天津科技出版基金资助项目

现代腹腔镜外科学

原著 Bruce. V. MacFadyen
主译 黄志强 李荣 周宁新

天津科学技术出版社

图书在版编目(CIP)数据

现代腹腔镜外科学/(美)麦克法迪恩(Macfadyen,B.V.)著;黄志强,李荣,周宁新译.
—天津:天津科学技术出版社,2006

书名原文:Laparoscopic Surgery of the Abdomen

ISBN 7-5308-4176-9

Ⅰ.现... Ⅱ.①麦...②黄...③李...④周... Ⅲ.腹腔镜检—外科学 Ⅳ.R656.04

中国版本图书馆 CIP 数据核字(2006)第 112204 号

责任编辑:袁向远 孟祥刚

版式设计:邱 芳

责任印制:张军利

天津科学技术出版社出版

出版人:胡振泰

天津市西康路 35 号 邮编 300051

电话(022)23332393(发行部) 23332392(市场部) 27217980(邮购部)

网址:www.tjkjcbs.com.cn

新华书店经销

天津市圣视野彩色印刷有限公司印刷

开本 889×1194 1/16 印张 33.5 字数 800]KG*3]000

2006 年 12 月第 1 版第 1 次印刷

定价:220.00 元

译 者 名 单

主译：黄志强　李荣　周宁新

译者：（按姓氏笔画排序）

王　宁	王大东	王悦华	田　文	付素珍	母得清
刘　博	刘全达	刘志伟	李　荣	李　涛	李文岗
陈　凛	陈光富	周宁新	赵向前	段伟东	贾宝庆
夏红天	郭立国	黄志强	黄晓强	梁　斌	

序

20 世纪 80 年代，腹腔镜摘除胆囊和阑尾的应用，打开了微创外科技术广泛应用于腹腔手术之门。而这些手术以前大部分需常规开腹手术治疗。20 世纪 90 年代的一些书籍中记述了这些技术的飞速进展。随着长期资料的积累和临床实践我们发展了一些新技术、改良了以前的手术程序、改进了治疗方法。本书是对这些进展和改进的总结，它既包含了新的治疗方法，也为普外科医生介绍了腹腔和盆腔手术的进展。本书从正反两方面对疾病治疗、技术操作和治疗效果进行了详细论述。由于腹腔镜技术的不断发展和应用范围的延伸，技术的改进和修正也是必然的。本书对腹腔镜外科技术进行了最新、最全面的阐述和总结。

本书的各篇和各章的作者都是本领域的专家，这为本书提供了极为丰富的经验素材。他们都是长期从事临床工作的外科医生，兼具术前、术中、术后治疗的理论和实践的经验。我特别对本书各篇作者的辛勤工作表示衷心的感谢。没有他们的勤奋工作，就不会有本书的面世。

本书是关于腹腔镜外科的“最新动态”，我希望它会激励外科医生们推动该领域的深入研究，并使该领域的应用范围得到快速的扩展。

BRUCE V. MACFADYEN，JR.，MD

黄志强　译

目　录

第一部分　食管和胃的微创外科

Section Editor: Jeffrey H. Peters

第二部分　腹腔镜胆囊切除术

Section Editor: Douglas o. olsen

第三部分 胆 总 管
Section Editore：Lee L. Swanström

第四部分 肾上腺和脾脏的腹腔镜切除术
Section Editore：Nathaniel J. Soper

第五部分 腹腔镜疝修补术
Section Editore：Maurice E. Arregui

第六部分　结肠及直肠的腹腔镜手术
Section Editor: Steven D. Wexner, MD

第七部分　腹腔镜检查诊断在急腹症中的应用

Section Editore: Steve Eubanks

第一部分

食管和胃的微创外科

Jeffrey H. Peters
Section Editor

第一篇

食管操作技术

第一章　内镜下食管黏膜切除术

Haruhiro Inoue

背景知识及历史发展

内镜下黏膜切除术（EMR）是当前唯一能提供完整的标本供组织病理学分析的内镜治疗方法。总体来讲，此项技术最适于无淋巴结转移危险的黏膜癌病人。作者在 1992 年把此项技术发展为 EMRC 技术（应用透明塑料帽的 EMR）。应用此项技术，能容易接近从咽部到胃食管连接任何部分黏膜（不包括咽后壁黏膜），并安全地切除。本章描述了此项技术的应用指征和技术细节及我们的临床结果和并发症的预防。

临床实践中，大多数的食管癌发现时已处于进展期时，伴有肿瘤相关症状，如慢性疼痛、胃肠道阻塞和出血。对于进展期癌来讲，即使广泛淋巴结切除加综合治疗，预后仍然很差。为了改善食管癌的预后，我们必须在早期检测到尚未出现淋巴结转移，相对处于早期阶段的黏膜病变的癌[1]。

术前检查

一、早期食管癌（鳞状细胞癌）的检测

内镜检查时，正常的食管黏膜常表现为光滑、平坦和带有白色光泽的表面。早期食管癌的特点为黏膜表面颜色改变，无光泽、粗糙伴有黏膜边缘隆起或凹陷。然而，这些特点不易被观察到，所以检测微小或早期病变是非常困难的。实际上，对于Ⅱb 型病变，甚至用录像内镜仔细观察也很难发现病变。幸运的是，碘染色法对于诊断食管癌性病变是一种很有效的方法。正常食管上皮有丰富的糖原颗粒，当喷洒 2%碘化钠溶液后染成深棕色。相反，食管黏膜癌变后，表皮细胞层丢失了糖原颗粒，不能被碘化钠染色，这样可以与染色的正常黏膜形成明显的边界而进行区别。此项检测对于鳞状细胞癌有很高的特异性和敏感性[2]。内镜下钳夹活检对于组织学上确认疾病的性质具有很关键的作用。

二、黏膜切除的适应证

食管癌黏膜切除适用于浸润深度不超过 m1 或 m_2，表面浸润应小于食管周径的 1/2 的肿瘤。根据日本对外科切除食管癌标本组织学评价的全国性研究数据表明[3]，仅仅有 4%局限在黏膜层的黏膜癌病例有淋巴结受累。与之相反的是 35%黏膜下浸润癌有淋巴结转移。

无淋巴结受累的黏膜癌是黏膜切除的最佳适应证，可以获得永久性治愈疾病目的。在黏膜癌病例中，我们发现了两个淋巴结阳性病例；这些病例出现广泛黏膜浸润，病变肿瘤已广泛接近黏膜肌层，表面扩展已经超过食管周径的 1/2。我们认为黏膜切除指征仅限于尚未侵及黏膜肌层（m_2），大小未超过食管周径 1/2 的肿瘤。

如果黏膜下癌能被黏膜下注射的盐水抬起，甚至黏膜下癌也能用此技术切除。如果病人拒绝手术或手术风险很大，黏膜下癌也被认

为是黏膜切除的适应证。

三、巴特雷(Barrett's)食管的治疗

EMR在巴特雷食管黏膜癌治疗方面有明显的疗效。近期已经有几篇这方面的研究文章出现在文献中。1990年[4]首次出现了应用于EMR切除短节段巴特雷食管腺癌的报道。内镜切除标本经组织病理学分析表明黏膜下的腺体被完全切除。因此,在理论上这项技术切除巴特雷食管是适当的。然而,根据我们在EMR治疗巴特雷食管的经验,完整的环形黏膜切除常常引起严重的狭窄。因此把EMR整体切除的黏膜分成几部分切除是更可取的。作者认为,在将来通过EMR对巴特雷黏膜主要部分切除更倾向于获得组织学标本来分析肿瘤的分化程度、浸润深度和管腔受累程度。随后的操作,通过重复EMR或其他切除方法来完全切除巴特雷黏膜。

食管早期癌的内镜下黏膜切除

虽然各种局部治疗(例如激光切除,氩等离子体凝固剂和照射)已经被用于治疗黏膜癌,但只有EMR才能为组织病理学分析提供完整的标本。我们首先开展EMRC技术用于黏膜切除。我们认为此项技术对于胃肠道任何部分黏膜切除都是最简单和最安全的。

一、操作原理

胃肠道由两层组成:黏膜层和肌肉层。从胚胎学来讲,黏膜层来源于内胚细胞层,肌肉层来源于胎生的中胚层。黏膜与肌肉层通过疏松的连接组织彼此接触,这两层能被外力分开。因此,我们能从腔内安全切除黏膜层,而完整的保留肌肉层。

然而,胃肠道壁厚度不到4毫米,操作过程中,格外小心防止穿孔是非常重要的。向黏膜下层注射盐水是避免肌肉受累的简单且有效的操作。在胃肠道的任何部分注射盐水都能看到黏膜被抬起。在注射完足够体积的盐水后,黏膜层(包括目的病变黏膜)都能被小帽安全地捕获,被圈套绳索勒住,通过电烧术切除。

二、(历史发展)背景

在1955年的硬管内镜年代,Rosenberg[5]报道了在直肠、乙状结肠息肉切除术过程中黏膜下注射盐水的重要性。大约1983年在日本通过纤维内镜来达到对表面癌症的黏膜切除用于治疗早期胃癌。最初Tada等倡导的"勒除活检"技术是"注射和套扎"(表1-1)。黏膜下注射盐水用于形成水泡,这个水泡被套圈勒住并切除。这项技术已经被Dehle等[7]于1973年在无蒂结肠息肉切除技术中报道。另外Takekoshi等[8]推荐的EMR技术为"捕获和套扎"(表1-1),也是通过一个捕获器吸住黏膜,然后通过套扎绳索勒住黏膜。Martin等人[9]也于1976年报道了此项技术。现在这两项技术已经被合并综合为"勒除活检"技术,也就是黏膜下注射盐水形成水泡,捕获器吸住黏膜,通过套圈捕获病变黏膜。Hirao等报道了"注射,预切除和套扎"技术,也就是在注射后,目标黏膜通过电针刀被切开,分离的黏膜被套索捕获(表1-1)。

表1-1 内镜黏膜切除术分类

非吸引技术
1. 套扎活检(注射和套扎)[6,7]
2. 抬起并切除活检"双套扎息肉切除"(捕获和套扎)[8,9]
3. ERHSE(注射,预切除和套扎)[10]
4. EMRT(捕获和使用套管捕获)[4a]
吸引技术
EEMR套管法(注射和使用套管套扎)[13a]
np-EEM(注射和使用套管套扎)[14a]
EMRC(注射和使用小帽套扎)[15～18]
EMRL(EVL和套扎)[20,21]
简单的吸引技术(使用硬套索套扎)[22a]

ERHSE,应用高渗盐水-肾上腺素溶液内镜下切除;EMRT,使用透明套管的EMR;EEMR,内镜下食

管黏膜切除；np-EEM，在负压控制下内镜下食管黏膜切除；EMRC，应用透明塑料小帽内镜下黏膜切除；EMRL，应用结扎工具的内镜下黏膜切除

[a]这些技术仅仅应用于食管

Momma 等和 Makuuchi 等在 1989 年首次报道了套扎活检技术（注射，抬举和套扎）[11,12]在食管疾病方面的应用。同时本作者报道了 EMRT 技术，应用特殊设计的 EMRT 管[4]（表 1-1）来实现“抬举和切开”方法。在同一篇论文中[4]，EMR 首次应用于短节段巴特雷食管腺癌被报道。Makuuchi 发展了内镜下食管黏膜切除（EEMR）套管方法[13]（表 1-1）。使用这种方法，与其他技术相比能获得更大的标本。改进的 Makuuchi 管被应用在 Kawano 技术，这个改进的套管有一个侧窗用于黏膜的捕获。我们把 EMRT 技术[4]简化为 EMR 小帽技术（EMRC）[15～18]（表 1-1）。EMRC 使外科技术更简单和更容易，它使该技术应用于从咽部到肛门的胃肠道任何部分（包括喉部的后壁黏膜和小肠）成为可能。EMRC 技术的基本原理是根据 Stiegmann 发展的内镜下曲张静脉套扎（EVL）技术[19]。

应用曲张静脉套扎器械的 EMR 是一项简单和安全的技术（表 1-1）。日本的 Masuda、Chaves 和 Freischer 等都报道了应用 EVL 器械的经验。这种方法在根本上与 EMRC 技术相似，但分为两步骤。这种方法适于切除不足 10 毫米、相对小的病变，因为标本的尺寸被套扎小帽的容积所限制。

Soehendra 等人介绍了黏膜切除术的极简单的吸引技术[22]。在他们的方法中，除了一个特殊设计的套索（它由直径约 0.4 毫米单纤维不锈钢丝制成），在操作过程中不需要其他辅助器械。因为内镜在插入套索的旁边能提供足够的吸力，所以一个大管道内镜（奥林巴斯 GIF-1T）连同特殊的套索被应用。切除标本的尺寸看上去比其他技术切除标本要小，但是此项技术的简单性是潜在的诱人之处。

EMRC 外科技术

准备 EMRC 操作，一个由透明塑料制成的小帽被安装在前视内镜的尖端，并且与有黏附性的套索牢固固定。小帽作为附属品可以在市场上从奥林巴斯公司获得，它在美国已经被 FDA 批准。

在食管和胃的 EMR 最初开始阶段，一个带有镶边的倾斜切割面大容积的小帽（MAJ297；奥林巴斯公司，东京，日本）被固定在标准尺寸内镜（Q240，Q140；奥林巴斯公司）的尖端以获得大标本。为了修整切除残存的病变，一个直切割面中等尺寸带有镶边的小帽（MH595，奥林巴斯公司）是恰当的。

黏膜癌的表面浸润用常规内镜是很难被精确发现的，但是能被染色内镜检查清晰的描述。对于食道的鳞状细胞癌而言，碘（2%碘化钾溶液）是一种最肯定的染色剂，病变作为非染色区域能清晰的显示。喷洒溶靛素深红溶液能突出胃表面的情况。套索的尖端围绕病变的边缘仔细的标记黏膜表面，标记点位于实际病变边缘外 2mm。在染色内镜几分钟内颜色消失过程中有视觉加强作用，因此通过电凝标记非常关键，特别是对于平坦的病变。

肾上腺素盐溶液稀释 500 000 倍（0.1%肾上腺素溶液 0.2ml 加正常盐溶液 100ml）用注射针（23 标准号，尖端长度 4mm）注射到黏膜下层。在黏膜下层控制针尖的位置在技术上不是很困难。避免针头透壁穿出最关键是用针头锋利的尖端穿刺黏膜。注射盐溶液的总体积依赖病变的大小，但必须注射足够的盐溶液以抬起整个病变，一般注射量大于 20ml。原则上位于病变远端的黏膜被首先穿刺（图 1-1）。当盐水被准确地注射到胃肠道任何部分的黏膜下层后，黏膜的抬起或黏膜表面的膨起总能被发现。注射区域作为白色隆起也总能被认出。伴随着黏膜下足够体积的盐水被注入后，任何类型的 EMR 技术总能被安全的进行。

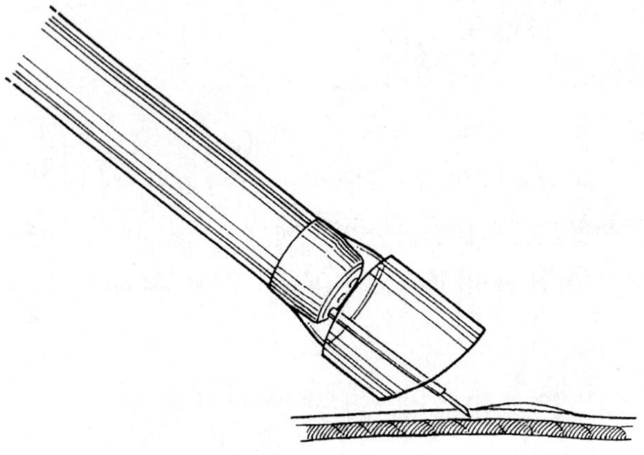

图 1-1 黏膜下盐水注射。首先穿刺病变远端部分。针头锋利的尖端穿刺黏膜避免针头透壁穿出

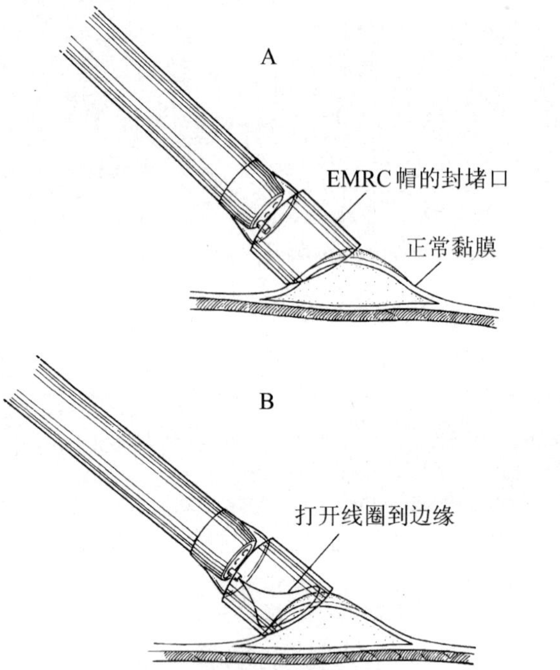

图 1-2 内镜下黏膜切除小帽(EMRC)预套扎过程。A:吸起正常黏膜以封闭 EMRC 小帽的出口;B:打开套扎绳索;绳索沿着小帽的边缘展开。创造了预套扎的条件。套扎绳索的外鞘被提起到小帽的远末端,套扎绳索沿着 EMRC 小帽边缘被固定

特殊设计的小直径套索 SD-7P(外壳直径为1.8mm;奥林巴斯公司)是预套扎过程的关键。套扎绳索沿着 EMRC 小帽边缘被固定。开始预套扎过程,中等吸引力应用于正常黏膜以封闭小帽的出口(图 1-2A)。通过内镜仪器通道的套扎绳索已经被打开(图 1-2B)。被打开的套扎绳索沿着小帽边缘被固定。套扎绳索的外鞘延伸到小帽的边缘(图 1-2B)。这个步骤完成了套扎绳索的预套扎过程。

当内镜靠近时,目的黏膜(包括病变黏膜)被完全吸引到小帽内并且通过预套扎绳索简单的合拢而被勒紧(图 1-3)。此刻,勒紧的黏膜看上去像被套扎的息肉病变。假性息肉样的被勒紧的黏膜由电烧器切断。切下的标本被保存在小帽内而很容易被取出,不用任何抓取钳。

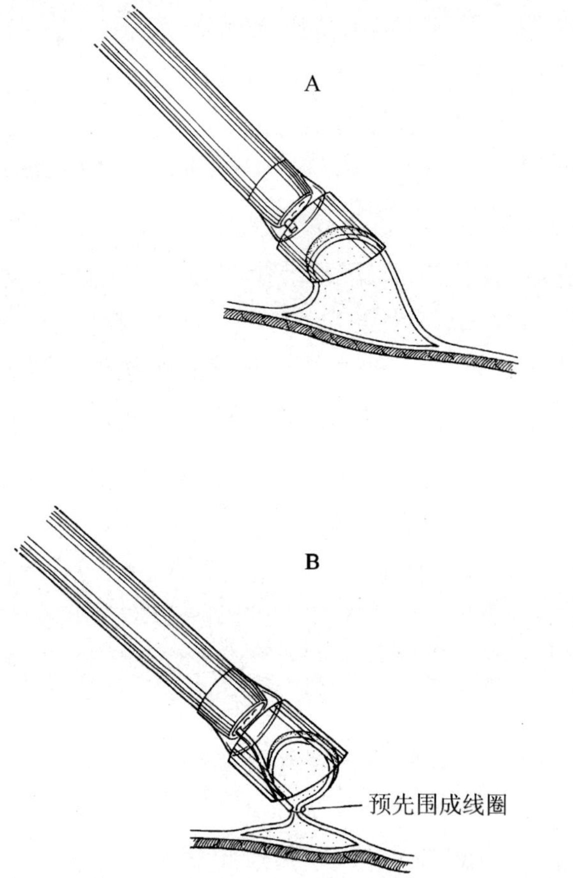

图 1-3 EMRC 步骤。A:在形成一个圆形后,把目标黏膜拖进小帽里;B:勒住的黏膜

在人工溃疡的底层可以看到肌肉层的光滑表面。在人工溃疡的中心可以看到一个大的管腔。可以应用止血夹子来阻止出血[23]。出血的情况通常不会出现或很少出现,用透明小帽压迫侧壁能同时止血。为确认病变完全切除,碘染色是非常有用的。

为达到完全切除病变的目的,附加的切除是必须的。所有的操作(包括盐水注射),都应该一步一步重复。注射的盐水经常向四周浸润并且在大约 5 分钟内消失,在黏膜和肌肉层之间的衬垫作用消失。因此在操作过程中,重复

盐水注射以减少肌肉层受累非常必要。我们仅有的食道穿孔经历发生在第二次套扎过程中，原因是没有再一次注射盐水。

一、组织病理学评价

切除标本应该被展平并且用细针固定在橡胶盘中，并且浸在10%的福尔马林溶液中。固定的标本被分成2mm的柱状。半连续切片组织病理学分析使得重建癌症的表面扩散成为可能。

二、手术后护理

EMR术后3天，人工溃疡被白色物质覆盖。EMR术后12天，人工溃疡已经被薄层但正常的鳞状上皮覆盖，几乎复原。几乎所有的病人诉术后胸骨后轻微疼痛和轻微的咽喉疼痛，应用药物处理，症状几天后将消失。

EMR术后，应用黏膜保护剂(例如Marlox)1天4次。最初的2天静脉应用抗生素，随后口服抗生素7天。根据我们的经验，食道接受近全周黏膜切除的患者，仅仅应用2天抗生素而没有随后的医学处置，常常患有严重的食道狭窄。这种狭窄被认为是由慢性持续炎症引起的。

治疗后数小时，患者可以喝冷水。术后第一天，患者可以进软食。治疗后的第二天，患者进正常饮食。

几乎所有黏膜切除的患者，生活质量能被维持[24]，因此我们相信，早期检测到癌症病变并且内镜下黏膜切除是癌症治疗的理想方式。

三、结果

根据我们的研究，180多例早期食管癌患者接受黏膜切除，主要采取两种操作技术。在这些病例中，根据我们的标准，72%的病例有绝对黏膜切除适应证。其他病例仅仅有相对适应证，因为手术愈后很差或拒绝手术。在绝对适应证的病例中，随访过程中没有局部或远处转移，包括其他的死亡原因，5年生存率为95%。5年随访过程中死亡的所有病人中患有其他致命性疾病，例如心肌梗塞、肝硬化和卒中发作。

作为食道的EMR主要并发症，我们早期病例中有一位病人在第二次烧灼后患有穿孔。那位病人通过保守治疗如静脉营养和抗生素治疗而康复。8年后，她很健康，没有外科相关的主诉。另外一个接受几乎全周径的黏膜切除的病人，发展为持续性狭窄，以致通过重复的球囊扩张也不能控制，他最后通过外科食道切除治疗。食道切除术后5年，他仍旧很健康。在这个病例，抗生素只应用2天，这种情况使慢性炎症发展，导致狭窄。

并发症

一、穿孔的机制

当不注射盐水而进行EMR操作时，表面黏膜层下的肌肉层连同覆盖的黏膜也被吸入小帽内，当套扎绳索收紧时，肌肉层也有受累的危险。少量盐水注射也不足以避免肌肉受累，因为这只能膨起一个小的水泡(图1-4A)。完全吸引小水泡是肌肉层被吸入小帽内的原因，导致肌肉连同黏膜一同被勒紧(图1-4B,C)。大体积的盐水注射能膨起大水泡(图1-4D)，这个大的衬垫能在套索勒紧过程中机械地阻止肌肉受累(图1.4D,E)。换言之，黏膜的套扎不应该在被抬起的黏膜根部操作(图1-4B)，而应该在被抬起黏膜的中部操作(图1.4E,F)。

为了避免穿孔，大量盐水注射是非常重要的。对于食管而言，大约20ml盐水能引起食管半周多的黏膜分离，使黏膜表面与肌肉层分离约1cm。当盐水被精确地注射到胃肠道任何部分的黏膜下后，黏膜的抬起或膨出总能被看到。

表1-1列出的吸引技术与非吸引技术相比，肌肉受累的潜在危险性很大，因此强烈推荐黏膜下注射大量盐水。作者每次套扎经常最少注射10ml盐水。大量盐水注射本身是一项非

常安全的操作。我们切除直肠黏膜浸润肿瘤的经验，大约是注射100ml盐水，整个病变被安全地切除，留下直肠半周径的溃疡。此病例术后治疗顺利，因此，大量注射盐水本身被认为是一项非常安全的操作。

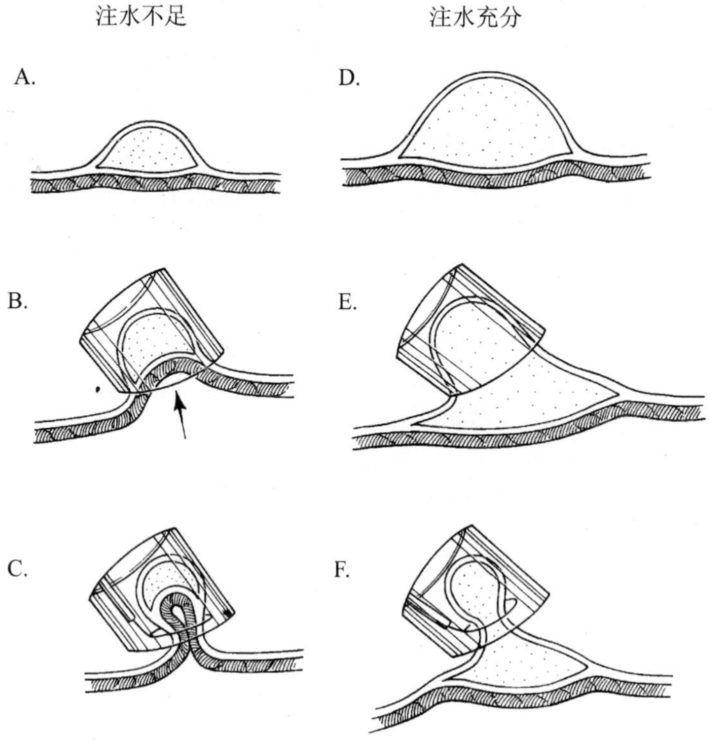

图1-4 黏膜下盐水注射。A. 少量盐水注射膨起一个小水泡；B. 目标黏膜吸引的过程中，肌肉层也被吸引到小帽内；C. 肌肉层被勒紧在套扎绳索内；D. 大量盐水注射膨起一个大水泡；E. 甚至在完全吸引过程中，仅仅水泡的顶端被吸引到小帽内；F. 水泡中间部分的黏膜被勒紧。此步骤使操作安全

二、溃疡床出血的控制

低浓度肾上腺素盐溶液（肾上腺素盐溶液稀释500 000倍）可以明确有效地控制EMR期间的出血。在食道黏膜下注射这种溶液可以彻底的止血，但胃的人工溃疡出血有时不能被这种溶液控制。目前止血夹是最可靠控制溃疡床喷血的治疗方法。因此溃疡床出血也能相对容易地被控制。

结论

食管黏膜癌没有淋巴结转移的危险的患者，它能通过EMR治愈，且EMR能为组织病理学分析提供切除的标本。

（陈凛 郭立国 王宁 译）

参考文献

1. Lambert R. Endoscopic detection and treatment of early esophageal cancer: a critical analysis. Endoscopy 1995; 27: 12-18.
2. Endo M, Takeshita K, Yoshida M. How can we diagnose the early stage of esophageal cancer? Endoscopic diagnosis. Endoscopy 1986; 18: 11-18.
3. Endo M, Kawano T. Analysis of 1125 cases of early esophageal carcinoma in Japan. Dis Esoph 1991; 4: 71-76.
4. Inoue H, Endo M. Endoscopic esophageal mucosal resection using a transparent tube. Surg Endosc 1990; 4: 198-201.
5. Rosenberg N. Submucosal saline wheal as safety factor in fulguration of rectal and sigmoidal polypi. Arch Surg 1955; 70: 120-122.

6. Tada M, Murakamai A, Karita M, et al. Endoscopic resection of early gastric cancer. Endoscopy 1993;25:445-450.
7. Dehle P, Largiader F, Jenny S, et al. A method for endoscopic electroresection of sessile colonic polyps. Endoscopy 1973;5:38-40.
8. Takekoshi T, Baba Y, Ota H, et al. Endoscopic resection of early gastric carcinomas: results of a retrospective analysis of 308 cases. Endoscopy 1994;26:352-358.
9. Martin TR, Onstad GR, Silvis SE, et al. Life and cut biopsy technique for submucosal samplings. Gastrointest Endosc 1976;23:29-30.
10. Hirao M, Masuda K, Asanuma T, et al. Endoscopic resection of early gastric cancer and other tumors with local injection of hypertonic saline-epinephrine. Gastrointest Endosc 1988;34:264-269.
11. Monma K, Sakaki N, Yoshida M. Endoscopic mucosectomy for precise evaluation and treatment of esophageal intraepithelial cancer (in Japanese). Endosc Dig 1990;2:501-506.
12. Makuuchi H, Machimura T, Sugihara T, et al. Endoscopic diagnosis and treatment of mucosal cancer of the esophagus (in Japanese). Endosc Dig 1990;2:447-452.
13. Makuuchi H. Endoscopic mucosal resection for early esophageal cancer. Dig Endosc 1996;8:175-179.
14. Kawano T, Miyake S, Yasuno M, et al. A new technique for endoscopic esophageal mucosectomy using a transparent overtube with intraluminal negative pressure (np-EEM). Dig Endosc 1991;3:159-167.
15. Inoue H, Takeshita K, Hori H, et al. Endoscopic mucosal resection with a cap-fitted panendoscope for esophagus, stomach, and colon mucosal lesions. Gastrointest Endosc 1993:58-62.
16. Inoue H, Noguchi O, Saito N, et al. Endoscopic mucosectomy for early cancer using a pre-looped plastic cap. Gastrointest Endosc 1994;40:263-264.
17. Tada M, Inoue H, Endo M. Colonic mucosal resection using a transparent cap-fitted endoscope. Gastrointest Endosc 1996;44:63-65.
18. Izumi Y, Teramoto K, Ohshima M, et al. Endoscopic resection of duodenal ampulla with a transparent plastic cap. Surgery (St. Louis) 1998;123:109-110.
19. Stiegmann GV. Endoscopic ligation: now and the future. Gastrointest Endosc 1993;39:203-205.
20. Chaves DM, Sakai P, Mester M, et al. A new endoscopic technique for the resection of flat polypoid lesions. Gastrointest Endosc 1994;40:224-226.
21. Freischer DE, Dawsey S, Tio TL, et al. Tissue band ligation followed by snare resection (band and snare): a new technique for tissue acquisition in the esophagus. Gastrointest Endosc 1996;44:68-72.
22. Soehendra N, Binmoeller KF, Bohnacker S, et al. Endoscopic snare mucosectomy in the esophagus without any additional equipment: a simple technique for resection of flat early cancer. Endoscopy 1997;29:380-383.
23. Hachisu T, Yamada H, Satoh S, Kouzu T. Endoscopic clipping with a new rotatable clip device and a long clip. Dig Endosc 1996;8:172-173.
24. Takeshita K, Tani M, Inoue H, et al. Endoscopic treatment of early oesophageal or gastric cancer. Gut 1997;40:123-127.
25. Inoue H. Endoscopic mucosal resection for esophageal and gastric mucosal cancers. Can J Gastroenterol 1998;12:355-359.

第二章　岑克尔（Zenker's）憩室的微创治疗

Luigi Bonavina, Surendra Narne, and Alberto Peracchia

内镜治疗的背景和历史发展

19 世纪末，Zenker 和 von Ziemssen 阐明了一个假设:咽食管憩室是由增加的下咽部压力产生,通过结构薄弱区域的疝引起,结构薄弱区域为下咽部括约肌和咽部环状肌的连接处,又被称为 Killian 三角。

目前认为咽食管憩室是由于咽部环状肌纤维增加了下咽部咽囊压力,导致食管上段括约肌不能充分舒张的缘故[1,2]。憩室的外科切除或悬吊术并没有同时做肌肉切除,因此手术不能减轻吞咽困难和阻止并发症或憩室的复发[3,4]。

与传统的外科方法不同的是手术方式的多样性依靠外科医师的个人习惯,内镜方法原则上集中在食道上括约肌。首先由 Mosher 在 20 世纪早期提出,食道上括约肌由在咽囊和颈段食管之间插入隔膜组成,因此在食道上部括约肌手术时,允许形成一个共同的腔。

目前一些医院已经应用电凝或激光开展此类手术;虽然治疗效果尚满意,但也出现了出血、穿孔和需要重复治疗等并发症。而且多数病人出现了术后疼痛,特别是电凝术后[5,6]。

近十年期间,由于内部缝合器的出现,在经口治疗岑克尔憩室手术中已经应用[7~9]。实际上,在全身麻醉下通过腔内外科技术分开隔膜是安全、有效的。

内镜治疗的指征

岑克尔憩室治疗的目的是减轻如吞咽困难和咽—口腔反流症状和阻止威胁生命的吸入性肺炎等并发症。咽囊逐渐扩大可能导致鳞状细胞癌,尽管概率很小,但为早期治疗提供了依据。

目前认为肌肉切开术是手术的关键步骤。已经表明肌肉切开术和咽囊的完全切除都能通过腔内外科技术实施。电视辅助手术的原理是在下咽囊和附近的食管腔之间通过线形缝合器建立一个共同的腔,共同壁的分隔是手术的一个阶段,需要几分钟,并且比电凝或激光简单而有效。

与传统的外科手术相比,腔内缝合的优点包括无皮肤切口、缩短手术时间、轻微的或无术后疼痛、快速恢复口腔进食和缩短住院时间。此外还能对传统手术复发性憩室患者和左侧颈部已经手术的患者适用。在这种情况下,传统的手术对外科医生提出更高的技术挑战和伴有瘘及再次发生神经瘫痪的高度风险。

小于 2mm 的憩室是腔内外科的禁忌证,因为共同壁太短以至不能容下一个缝合的钉仓,也不允许括约肌的完全分离。结果将是肌肉切开不完全,引起持续性的吞咽困难。

虽然那些病人(经常是老年人和姑息手术病人)的术后结果表现为更舒适和比传统手术恢复快,但也应该考虑到腔内外科技术需要全身麻醉。因此在伴有更多手术风险的患者中,在简单局部麻醉下进行的传统手术仍然是选择。

术前评价和准备

在手术前要常规进行钡餐和上消化道内镜检查。内镜要仔细地进入憩室,以便排除憩室内黏膜癌变。憩室长度地测量从食道上部括约肌至憩室的底部。余下食道部分要检查有无裂孔疝和食道炎的存在。如果计划要进行食道动力研究,插入内镜末端的细导丝可以帮助定位食道内压力测量导管位置。

病人在手术前一天要进流食,因吸入性肺炎而急诊入院的病人在手术前几天要静脉滴注抗生素和呼吸系统的物理治疗。在一些情况下,特别是老年患者,术前营养支持是必须的。在麻醉诱导阶段要给予抗生素预防感染。

外科技术

手术在经鼻气管插管全麻下进行。病人仰卧位头部过度伸展。外科医师坐在病人的头后。

改进的 Weerda 内镜(Karl Storz, Tuttlingen,德国)在直视下被导入下咽部并且被轻轻地推到气管内导管后部。两个自我收缩的阀门,能接近和调整角度以适应病人下咽部解剖以分别进入憩室和食道腔(图 2-1)。看到憩室和食道之间的分隔后,憩室镜被固定并通过胸部支持维持在原位(图 2-2)。

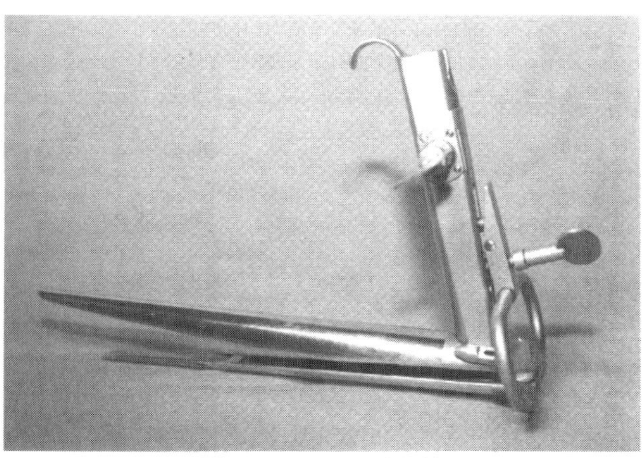

图 2-1 Weerda 憩室镜

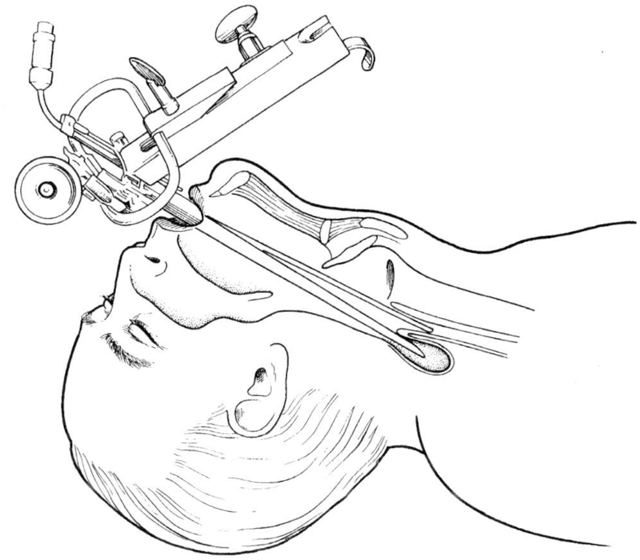

图 2-2 憩室镜的位置:下叶伸入 Zenker 憩室,上叶伸入食管腔

5mm 广角 0°电子内镜通过憩室镜插入憩室并且分别与冷光源和可视相机连接以便在电视屏幕上看到操作视野的放大图像。憩室的深度应用刻度杆测量。这个操作能使外科医师伸展憩室和延长共同壁(图 2-3)。

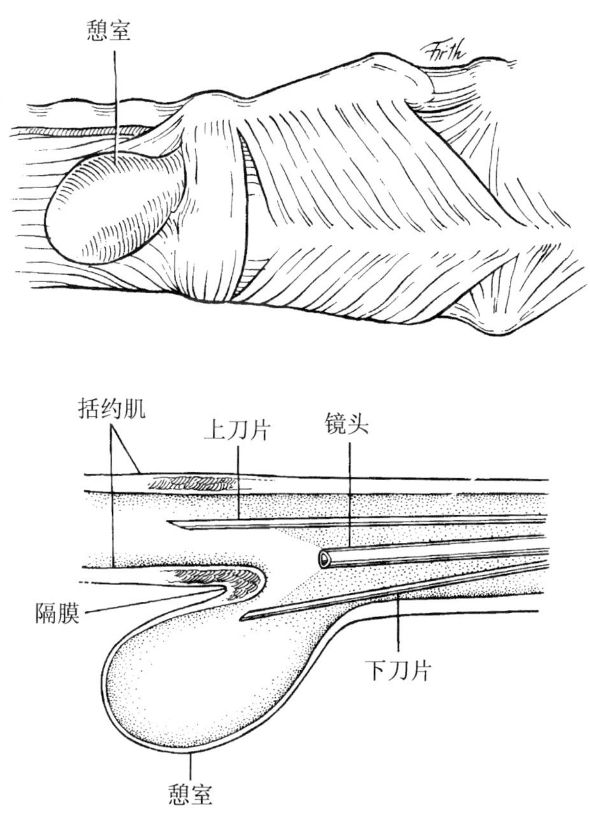

图 2-3 隔膜观察,内镜通过器械放入

憩室食道内切除术应用腔内一次性带有短针座的线性缝合器(EndoGIA 30，Tyco，或者ETS 35，Ethicon Endo-surgery)进行。因此能缝合组织并且分次缝合到分隔的底部。针座被放在憩室腔内，缝合器钉仓被放在颈段食管腔内(图 2-4)。器械两爪在击发前跨过隔膜放在中线上。单一应用腔内缝合器，食道后壁被缝合到憩室壁上，组织在每边三排钉子之间被横断(图 2-5)。根据憩室的大小，缝合器多次应用是必须的。应用针座的尖端，憩室的底部能被轻推向下来展平共同壁以便减少残留的壁刺。可用电凝内镜剪刀完全切除缝合器远末端部分。

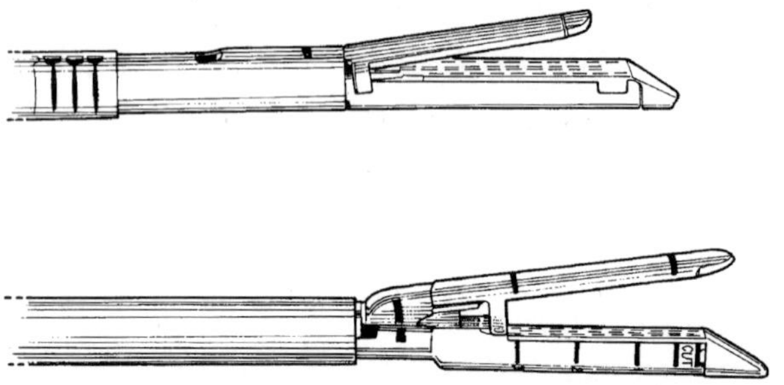

图 2-4 内镜下的线型缝合器 A. Ethico 35m 钉仓 B. Endo-GIA

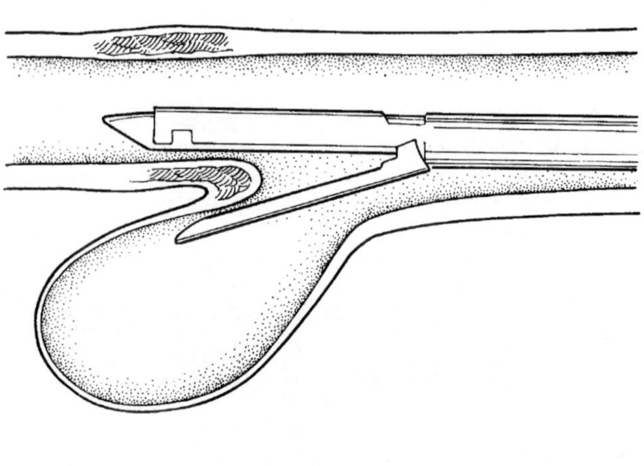

图 2-5 食道和憩室间的隔膜切断缝合

移开缝合器后，因为咽部环状肌的切开，两个伤口的边缘向两边回缩(图 2-6)。最后检查缝合线处止血是否彻底，下咽部用盐水灌洗。

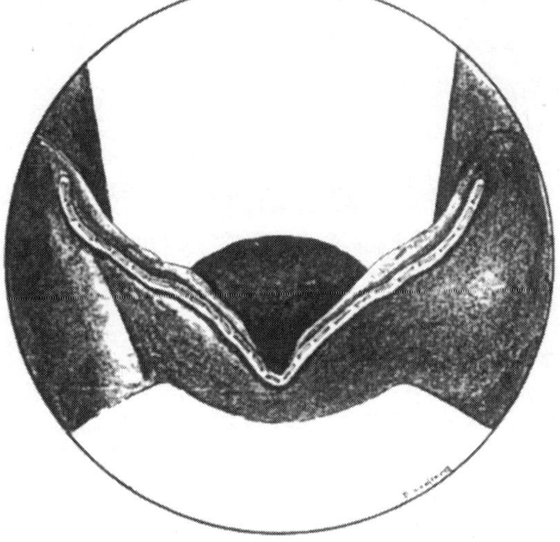

图 2-6 隔膜被切开缝合后的前面观，重建一个总腔

术后护理

一般不必要经鼻胃管。术后第一天要进行胃动力吞咽检查。随后允许病人饮水和吃饭并出院。术后第一个月要进软食。6～12 月后要进行钡餐检查。

结果

最近的病例中有 3%的病人要中转切开手术。有两例病人的原因是共同壁的暴露困难，另外一些病人出现黏膜撕裂。在这些病人中，由于张口受限或颈部延伸受限，内镜和缝合器的应用很困难。没有术后并发症和死亡。在大多数的病人，需要两次应用带有改进针座的线性缝合器。在 EndoGIA 缝合器针座 modication 之前，5 例患者出现持续性术后症状；3 个病人需要再一次内镜外科手术，1 例患者需要通过纤维内镜激光治疗，1 例患者甚至需要切开手术。

总之，这个技术被证明是安全和有效的。近 5 年持续随访，在放射学，压力测量和闪烁检查表明，咽食管连接处回流阻力降低。住院时间短，没有并发症，患者不适症状少，术后症状完全减轻。这使我们医院在近十年改变了对岑克尔憩室的治疗方法。

（陈凛 郭立国 王宁　译）

参考文献

1. Cook I. Dodds W, Dantas R. Opening mechanisms of the human upper esophageal sphincter. Am J Physiol 1989;257:G748-G759.
2. Mason R, Bremner C, DeMeester T. et al. Pharyngeal swallowing disorders. Selection for and outcome after myotomy. Ann Surg 1998;228:598-608.
3. Bonavina L, Khan N, DeMeester T. Pharyngoesophageal dysfunctions. Arch Surg 1985;120:541-549.
4. Shaw D, Jamieson G, Gabb M, Simula M, Dent J. Influence of surgery on deglutitive upper oesophageal sphincter mechanics in Zenker's diverticulum. Gut 1996;38:806-811.
5. Dohiman G, Mattson O. The endoscopic operation for hypopharyngeal diverticula. Arch Otolaryngol 1960;71:744-752.
6. Van Overbeek J, Hoeksema P, Edens E. Microendoscopic surgery of the hypopharyngeal diverticulum using electrocoagulation of carbon dioxide laser. Ann Otol Rhinol Laryngol 1984;93:34-36.
7. Collard J, Otte J, Kestens P. Endoscopic stapling technique of esophagodiverticulostomy for Zenker's diverticulum. Ann Thorac Surg 1993;56:573-576.
8. Narne S, Bonavina L, Guido E, Peracchia A. Treatment of Zenker's diverticulum by endoscopic stapling. Endosurgery 1993;1:118-120.
9. Peracchia A, Bonavina L, Narne S, Segalin A, Antoniazzi L, Marotta G. Minimally invasive surgery for Zenker diverticulum. Analysis of results in 95 consecutive patients. Arch Surg 1998;133:695-700.

第三章　腹腔镜下完全或部分胃底折叠术

Jeffrey A. Hagen and Jeffrey H. Peters

背景和历史发展

胃食管反流病(GERD)是西方社会最普遍的疾病之一。其疾病的原因还不清楚，且发病率正在增加。GERD 传统治疗方法有调整饮食、减肥和间断性抗酸治疗。然而这些治疗经常是无效的，外科治疗已经被用于内科治疗无效的患者。外科抗反流治疗的最初几天，经常有病人伴有难治性溃疡和严重的纤维性梗阻。应用 H_2 受体阻滞剂药物治疗，特别是近期质子泵阻滞剂的治疗，胃酸—胃蛋白酶相关并发症的患者数量已经下降。随着对 GERD 和巴特雷(Barrett's)食管之间关系的认识，反流性疾病的恶变已经成为一个大的问题。因为食管癌经常是致命的，而巴特雷食管患者经常是相对无症状的，所以对于有明显反流病史的病人，正规检查和住院正规治疗是非常重要的。

历史上有两个问题妨碍了抗反流手术被广泛应用。第一个问题是研究表明，胃底折叠术经常伴有吞咽困难和胃胀气，下食道高压区压力过度增高的有关的症状。第二是围手术期病态和抗反流手术伴有的死亡。住院时间常规是 1 周或更多，另外还有 6～8 周的休息时间。效力更强抗酸药的发展进一步限制了抗反流手术的应用，以致需要外科治疗的病人，往往局限于伴有复杂反流性疾病的患者，事实证明他们经过药物治疗是难以治愈的[1]。

在过去近十年来两方面主要发展改变了抗反流手术的结果和大众接受程度。首先是归功于更短时间和宽松的胃底折叠术明显地降低了抗反流术后并发症[2～5]。随着技术上的改进，大部分病人能正常的打嗝，且进食时没有出现长期的吞咽困难。没有在控制胃内容物反流入食管效果的手术中付出代价。其次，抗反流手术革命性的发展是腹腔镜 Nissen 胃底折叠术。

Bernard Dallemagne 首先创造了此项技术，该技术在 1936 年由 Nissen 偶然发现[6,7]。因为这些微创抗反流手术后并发症的减少，GERD 病人寻求外科治疗的门槛快速下降。结果在每天外科手术中，腹腔镜 Nissen 胃底折叠术已经成为最经常进行的腹腔镜手术之一。腹腔镜抗反流手术在世界范围的应用已经激起外科治疗 GERD 的研究兴趣。通过这些实践，我们已经学到了很多，但仍然留有很多争议。虽然如此，对于相对早期的 GERD 病人，腹腔镜抗反流手术已确立了安全、有效的地位，并可替代终生服药治疗。

临床特点

GERD 是一类综合征，包括一系列临床表现，如各种症状和食道异常的暴露于胃内容物导致的组织损伤。表现的症状各种各样，但可分为三类：典型症状、非典型症状和并发症。这三组病人的抗反流手术指征和预期的手术结果不同，因此三组病人有必要分开研究。

烧心和反流是 GERD 最典型的症状。烧心经常为胸骨后的烧灼感觉且放射到咽喉部。它经常在餐后或身体活动后发生，如做弯曲动作或弯腰活动，有的病人症状经常在夜间发生。据估计10%的人每天有烧心症状，1/3的人至少每月有一次烧心经历。有烧心症状的病人经常主诉食管反流，反流被描述为在没有任何征兆情况下，酸性或苦味液体反流入咽喉后部。反流经常在餐后或当病人在夜间躺倒之后发生。病人或其配偶描述因咳嗽或窒息而从睡眠状态惊醒的情节。除了烧心和反流症状外，典型症状的GERD病人可以有吞咽困难。此症状更常发生在伴发反流疾病的病人和梗阻的病人。但吞咽困难也可以发生在无梗阻的病人，可能是一个大的裂孔疝或是反流诱发的食道蠕动功能紊乱的结果。当出现吞咽困难症状时应该特别关注以排除癌症的可能。

反流性疾病的非典型症状包括胸部疼痛、声音嘶哑和肺部症状，如哮喘、慢性咳嗽和吸入性肺炎。病人很少出现长时间打嗝，夜间出汗和牙釉质的腐蚀。已经表明在伴有绞痛样胸痛的有异常负性心脏功能的病人中，有50%以上的病人是胃食管反流所致[10]。因此，GERD在这些病人中是最普通的异常症状。长时间的食道pH值监测研究表明，慢性声音嘶哑或反流性咽炎的患者常伴有异常的食道酸暴露[11]。颈段食管pH值间断监测在这些病人中是非常有用的。呼吸系统症状偶尔伴有GERD，包括重复性发作的吸入性肺炎、慢性咳嗽，更常见的是非过敏性哮喘。最近研究表明，20%伴有慢性咳嗽的病人有异常反流[12]，80%以上伴有慢性哮喘病人被证明有异常反流。

GERD并发症包括食道溃疡或狭窄的形成以及恶性并发症，包括巴特雷食管和食道肿瘤的形成。据估计大约有10%的未加选择的有反流症状的病人在内镜下有巴特雷食管的证据，使内镜评价成为对有慢性反流症状的病人评价的重要部分。

术前检查

为了证明胃食管反流是症状出现的原因，和增大抗反流手术成功的几率，怀疑患有GERD的病人在抗反流手术前要仔细的检查。已经表明抗反流手术成功在很大程度上由两个因素决定：取得长时期的缓解反流症状和没有并发症或手术导致的主诉。实际上，取得这两个简单目标是困难的。取得这两个目标很大程度上取决于手术所治疗的症状是由于食管过多的暴露在胃液中引起的。另外选择合适的抗反流手术方式是非常关键的。如果能满足这两个标准，大多数的病人可获成功。

为了取得这些目标，怀疑患有GERD拟实施抗反流手术病人，评价他们有四个重要部分：

(1)确定GERD是病人症状的主要原因；

(2)估计疾病发展的危险性；

(3)确定是否存在食道缩短；

(4)检查食道功能，偶尔胃排空功能也要检查。

一、GERD的客观证据

在过去，选择外科抗反流手术的病人病情更严重，常伴有严重的食管炎和狭窄形成。确定反流的原因在总体上并不困难。然而，随着外科手术指征的放宽，现在越来越多的没有内镜下食道炎和其他反流存在客观证据的病人考虑做腹腔镜抗反流手术[15,16]。在这些病人中，需要正规的诊断实验来证明存在食道异常暴露于胃内容物，也就是GERD的特点。诊断GERD的金标准是食道24小时动态pH值监测。

二、估计疾病发展的危险性

确认那些尽管在药物治疗的情况下也可能发展为进展性反流性疾病的病人，允许我们通过早期应用抗反流手术来阻止诸如梗阻或巴特雷食管等并发症。虽然绝对准确的预测目前仍然不存在，但 24 小时 pH 值监测，食管异常暴露于十二指肠内容物（胆汁检测）和食道动力性研究的综合应用，已经给我们提供了许多有用的指导。大量酸反流的患者，特别是在夜间，发展为复杂反流性疾病的危险性特别高。因此，仔细回顾酸反流的类型和严重性是很重要的。已经表明反流性疾病的并发症与食道异常的暴露与胆红素有关[19]。因此，在决定长期药物治疗前，应该仔细了解胆汁监测结果。最后，已经表明，复杂反流性疾病在患有食道下括约肌缺陷(LES)[20]和食道整体功能损害[21]的患者中更普遍存在。伴有一个或更多危险因素的食管反流性疾病并发症患者应该考虑早期手术治疗。

三、食管缩短的检查

在狭窄形成方式上，食管短缩是由于多次食管损伤引起纤维化和瘢痕的结果[22,23]。对食道解剖学上缩短的认识是非常重要的，因为它能使医师折中考虑进行充分无张力抗反流手术的能力。根据我们的经验[24]和其他学者的经验[25]，没有认识到食管短缩是疝复发的主要原因也是胃底折叠术失败的常见原因。这也是 Nissen 胃底折叠术"滑脱"的解释理由。在很多这样的例子中，最初的不正确修补术是在近端管状胃周围，而不是在末端食道重建（图 3-1）。虽然没有理想的方法检查食道短缩，可视 X 线对比研究和内镜检查的综合应用能使外科医师警觉食道短缩情况的可能[26]。在内镜下或食道视频图下的大食道裂孔疝有可能伴随着食道短缩，就像食道梗阻存在一样。内镜下疝尺寸是测量膈肌脚（由病人用力吸气证实）和胃食管连接（由于缺少胃皱襞被证实）之间的距离。我们认为梗阻病人或伴有大裂孔疝的病人（>5cm）短食道的可能性大，特别是食道钡餐造影时裂口疝在右上腹位置不能缩小的患者。由于经腹修补术后张力过大而失败的危险性大，那些病人最好通过咽部入路治疗，因为此入路能更加彻底的松解食道。完全松解后，通过评估膈肌下无张力胃食道连接缩短能力评价食道长度。当食道长度不能评估时，Collis 胃成形术同时部分或者完全胃折叠术对这些病人中的大多数能很好的控制反流症状[27,28]。

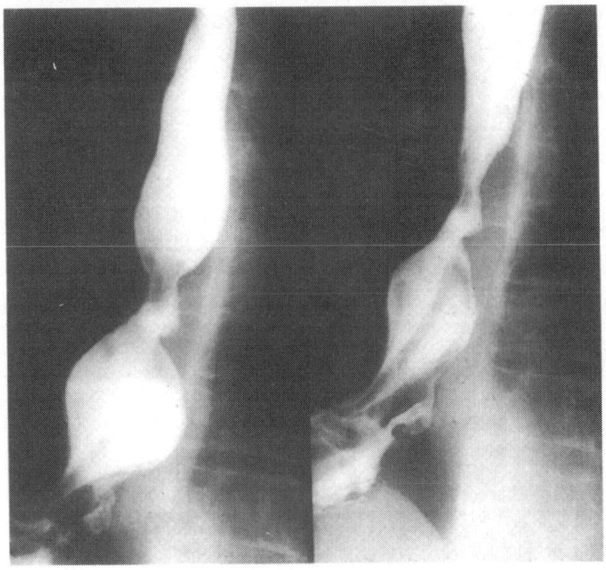

图 3-1 放射造影显示食道缩短

四、食道整体功能的评价

选择恰当的抗反流术式需要仔细地对每个病人评价食道整体功能。另外，完全胃折叠术阻止排空将在蠕动功能差的病人中导致吞咽困难的麻烦。食道整体功能的评价从预后的角度讲是非常重要的，因为食道整体功能与术后回流，吞咽困难和呼吸系统症状缓解有关。当食道蠕动能力缺失或严重紊乱（>50%同时收缩）或一个以致更多下食道部分收缩幅度低于 2.67 kPa(20mmHg)时，大多数外科医生倾向于部分胃折叠术。持续性的食道蠕动功能不良和不断的食管内容物反流可以解释与非典型反流症状比较典型症状患者胃底折叠术后效果较差的支持程度[29~31]。

抗反流手术指征

历史上，抗反流手术用于治疗严重食管炎

或狭窄或药物治疗难以控制的病人，伴有相对较严重的反流疾病的病人，主要因为在开放性手术年代手术产生的并发症。伴随着微创抗反流手术的开展和手术技术的成功，并发症降低和住院时间及休息时间缩短已经改变了原来的状况，以至于并非严重疾病的患者现在也考虑外科手术。实际上有可能正是这些并非严重疾病的患者恰恰是腹腔镜 Nissen 手术的最佳候选者(下文)。进而，许多传统的概念，如 GERD 的主要原因在于下食管括约肌缺陷和有缺陷的括约肌是手术的必要条件等，在腹腔镜胃底折叠术时代已不再准确[29]。现在已经明确，反流经常发生在胃食道屏障暂时性缺失期间和静态括约肌参数正常的病人，术后有很好的预后。

腹腔镜抗反流手术理想的候选者是典型的烧心和反流病人(与非典型症状如咳嗽、哮喘或声音嘶哑相对)，伴有 pH 值监测证实的异常的食道酸暴露和必须依赖质子泵抑制剂控制症状，但对其有不良反应的患者。预测腹腔镜 Nissen 手术成功的多参数分析证明三个参数是术后成功最重要的预测因子[32]。前文已经提到，病人选择最重要的方面是尽可能肯定胃食管反流是病人症状的根本原因。就这个情况而言，每个成功的预测因子都是为了确立胃食管反流的确是病人症状的原因。

有很多特殊的状况应该进行抗反流手术。第一，需要长期药物治疗的患者，尤其是控制症状需要质子泵抑制剂剂量逐步加大；这种状况特别是对于年龄不到 50 岁的患者来讲，终生药物治疗的花费很容易超过外科手术治疗的费用[33]。第二，不愿意药物治疗患者，药物成为经济负担的患者，或希望通过单一的最后治疗来结束长时间药物治疗的患者，这些人都应该考虑手术治疗。第三，尽管有药物治疗，但有很高危险性逐步发展为 GERD 并发症(参看前面的讨论)的患者也应该考虑抗反流手术。微创抗反流手术也许是这些病人的治疗选择。

假设病人身体上适合手术，反流已经通过仔细检查确诊，那么抗反流手术没有什么禁忌证。然而经验表明，可以在这些病人中遇到困难，如肝左叶较大的病人、病态肥胖的病人和上胃肠道手术后的病人。伴有侧方巨大食道憩室的病人代表着一个特殊的技术挑战。虽然大多数这些困难随着经验的增长而被克服，开腹或开胸手术对这些病人也许是最明智的选择。何时放弃腹腔镜手术而转向传统的开放手术，这个决定是个难题之一，目前正处在研究阶段。

外科技术

一、腹腔镜 Nissen 胃底折叠术

(一)穿刺点位置　腹腔镜 Nissen 胃底折叠术技术已经被标准化。入路是通过五个上腹部穿刺点(图 3-2)。我们选择用切开方法置入 Hasson 穿刺器用于腹腔镜镜头的放入。通过左侧腹直肌放入此穿刺器更有利于伤口的安全闭合和很少发生切口疝。两个侧方的牵引穿刺器位于左右腋前线。右边肝牵引器最好置在右侧中腹部(锁骨中线)，在腹腔镜摄像头水平或稍低。这个位点能提供朝向肝左叶恰当的角度，能将器械伸向手术床推器械而举起肝脏。第二个牵引位点被放在脐水平线与左腋前线交点处。术者的右手套管被放在左锁骨中线上，肋缘下 2.5～5cm。牵开肝脏，第五个或最后的穿刺点位于剑突区域镰状韧带的右侧。

食道裂孔通过右腋前线位点的扇形牵引器被暴露。一个被固定在床上的牵引器被用于安全地固定肝脏，减少肝脏损伤和解放助手的双手进行其他工作。不需要通过分离三角韧带游离肝脏左侧部分的。将 Babcock 钳放进左腋前线位点，将胃牵引向患者的左下方向。用这种方法暴露食道裂孔。一般来讲，食道裂孔疝需要缩小(图 3-3)。应该使用无损伤钳，小心操作避免过度牵拉胃，以免发生胃穿孔。

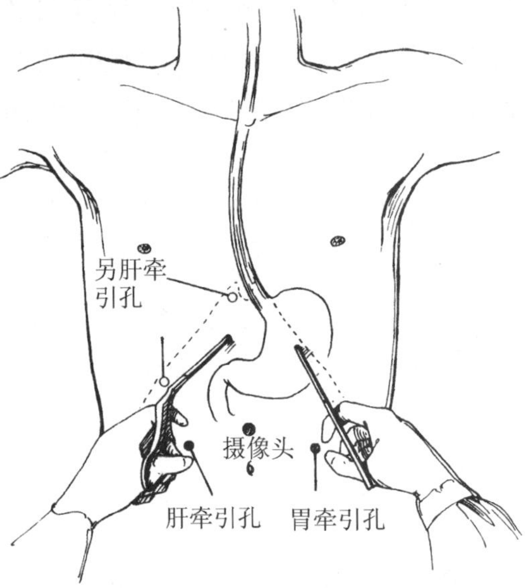

图 3-2 穿刺器位置

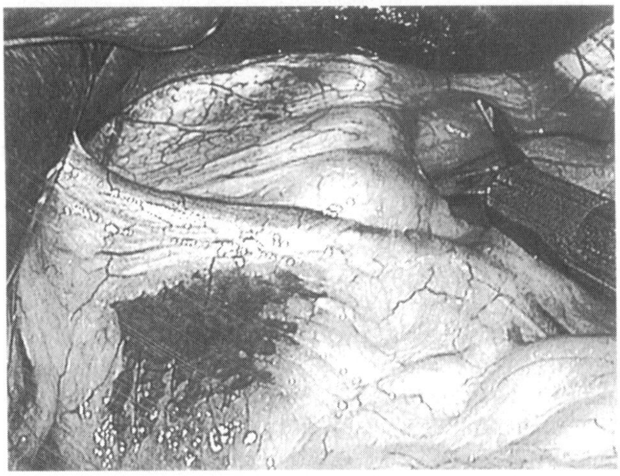

图 3-3 肝胃韧带及左肝动脉，缩小裂口疝

(二)裂孔的解剖 右膈肌脚的识别是裂孔安全解剖的最先和最重要的一步。Metzenbaum 型剪刀和好的抓钳更有利于解剖。除了大多数的肥胖病人，在所有病人中，一层非常薄的胃肝网膜覆盖在肝脏尾状叶的上面。通过切开胃肝网膜上下的前迷走神经肝支暴露膈肌右脚，迷走神经前支我们通常不伤害。由胃左动脉分出的一支大的肝左动脉大约在 25％的病人中存在。应该被辨认并避免伤害。

切开胃肝网膜后，膈肌右脚的侧面将变得很清楚(图 3-4)。位于右脚前面的腹膜用剪刀和电凝器切开，右角尽可能的由前向后解剖(图 3-5)。通过沿着膈肌右脚中间表面钝性分离进入纵隔。暴露下部纵隔食道。向侧面牵拉膈肌右脚暴露食道后面的组织。胃食道连接后面组织的暴露不用费力。仔细止血非常关键，否则血性液体将填满裂孔，在关键分离的过程中将阻挡视野。要尽量的减少冲洗。由于膈动静脉由前面经过到裂孔，尽量不要损伤。因为一个大的裂孔疝加强了膈肌角，使这一部分手术非常容易。另外大疝囊的解剖很困难。

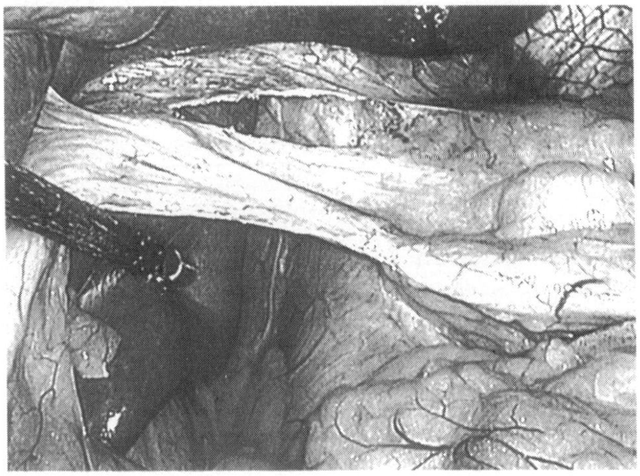

图 3-4 在迷走神经肝支的上下开窗，以右膈肌脚为依据

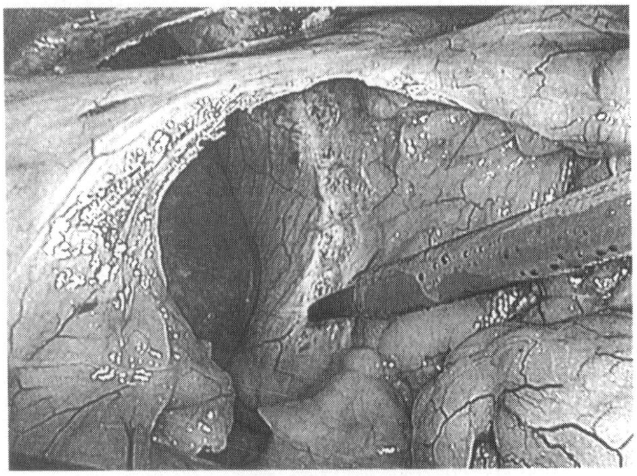

图 3-5 右膈肌脚前沿腹膜被切开

一旦膈肌右脚被游离，注意力将转向膈肌前脚的影响。食道前面的组织通过左手的牵引器被向上牵拉，食道向下和向病人的右侧倾斜，从左侧膈肌脚上分离食道(图 3-6)。膈肌前脚组织被分开并且左脚被识别。膈肌左脚尽可能由前到后完全解剖。胃底与左膈肌的粘连也应该被分开以尽可能向后暴露左侧膈肌脚。完全游离左侧膈肌脚的侧面及下面和胃底是食道全

周完全游离的关键操作(图 3-7)。不完全游离将导致环绕食道非常困难,特别是从右侧入路的病人。调整 Babcock 牵引器朝向胃底侧更有利于这一部分的操作。

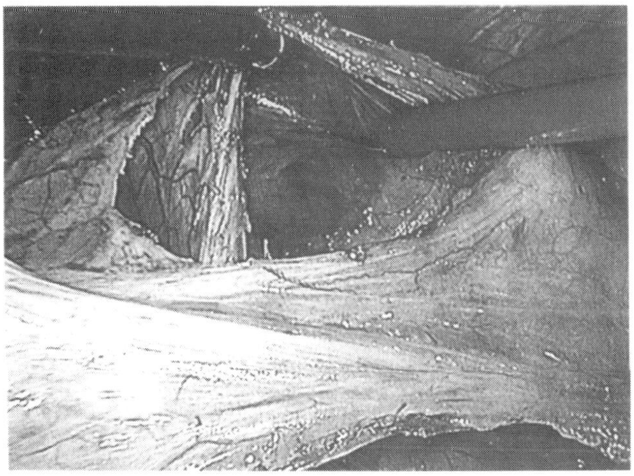

图 3-6　左手抓钳将前膈肌脚纤维提向上,食道则向下到右侧

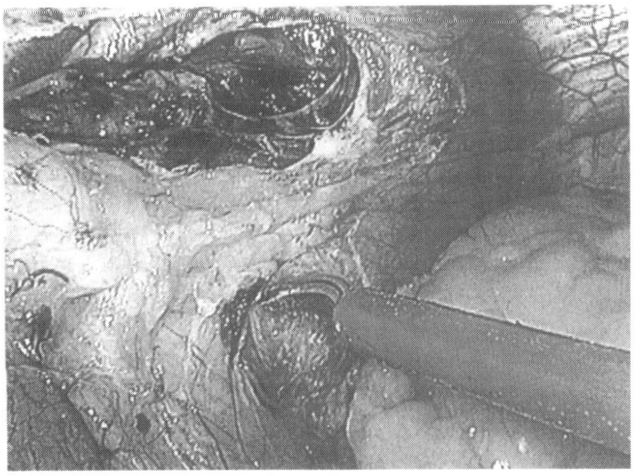

图 3-7　切断左膈肌脚,去除多余脂肪

在食道裂孔内经过仔细的解剖食管前面及后面的软组织,向上游离几厘米进入纵隔。如果膈肌脚像上述描述的那样游离,暴露食道后面的视野将不太困难(图 3-8)。随着食道向病人左侧的牵拉,可以从膈肌右侧进入裂孔。术者左手器械向前牵拉食道,右手器械分离后部,在膈肌下胃食道(GE)连接后面打一洞。迷走神经后支留在食道上。确认左膈肌脚的医学表面,解剖到左膈肌脚的尾部。现在有一种趋势是解剖进纵隔,必须仔细小心在左膈肌脚下面分离出后面的视野。当出现严重的食管炎、透壁性炎症、食道短缩、大的后部脂肪衬垫或这些情况的综合存在时,解剖可能特别困难。如果在解剖过程中遇到很大的困难,应该放弃,而在胃短血管分离后从左侧膈肌裂孔入路。一旦建立此视野,术者左手的抓钳通过此窗放入到食道后左膈肌脚上面。Penrose 引流管围绕食道周围放置,为手术余下的操作充当食道牵引器(图 3-9)。

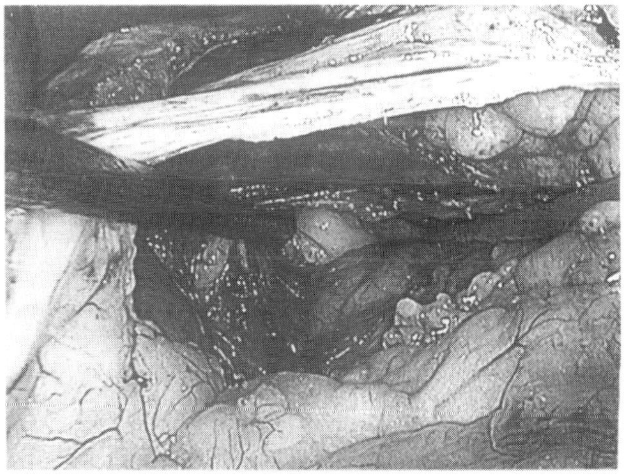

图 3-8　在胃食道结合部后方建窗,食道至左抓钳前方

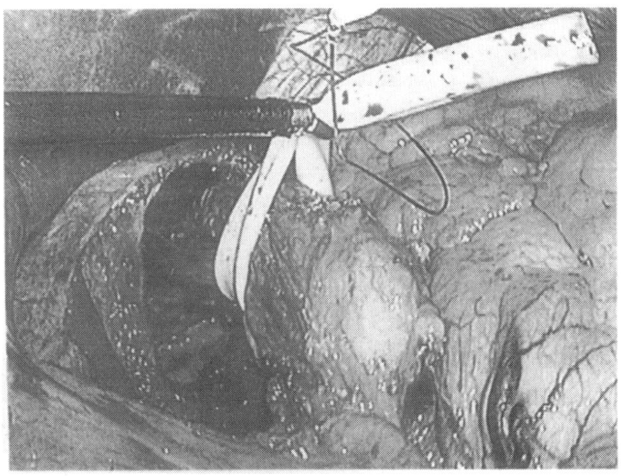

图 3-9　潘氏引流环绕食道,牵引食道

(三)胃底的游离　一旦裂孔的解剖完成,进行胃短血管游离以游离胃底。虽然关于胃短血管游离的需要性存在持续的争论,但是一个随机的实验表明,不分离胃短血管常伴有术后吞咽困难危险性增加[34]。胃底的游离是通过用第二把 Babcock 钳替代肝脏牵引器用于沿着脾脏下面钳夹胃大弯侧网膜开始。第二把 Babcock 钳通过左下位点放入,用晒衣绳方式

悬吊胃脾网膜(图 3-10)。在超声刀(Ethicon Endo-Surgery, Cincinnati, OH, USA)的帮助下,分离胃短血管。接近脾上极附近的最后几支胃短血管时,肝脏牵引器位点的 Babcock 钳放在胃后壁,另外的 Babcock 钳进一步移向上面的胃脾韧带,用由中间到侧面的方式悬吊胃短血管(图 3-11)。离断位于胃上部后面胰胃血管支以利于胃底的完全游离。当从左侧能看到右侧膈肌脚和肝脏尾状叶时,说明解剖是完全的(图 3-12)。小心仔细的解剖,几乎所有的病人胃底都能完全游离。

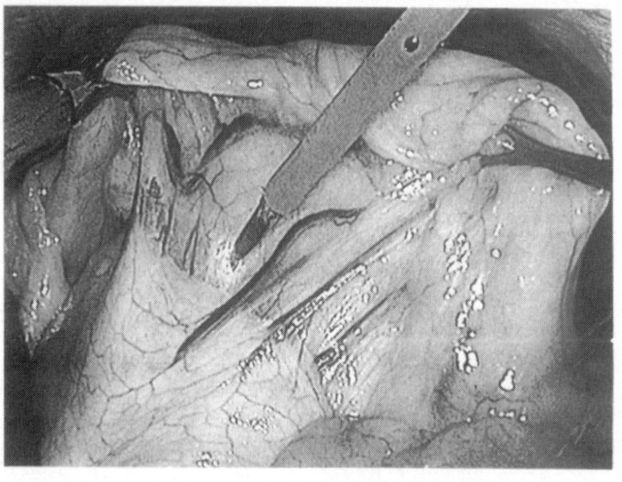

图 3-10 分离胃短血管

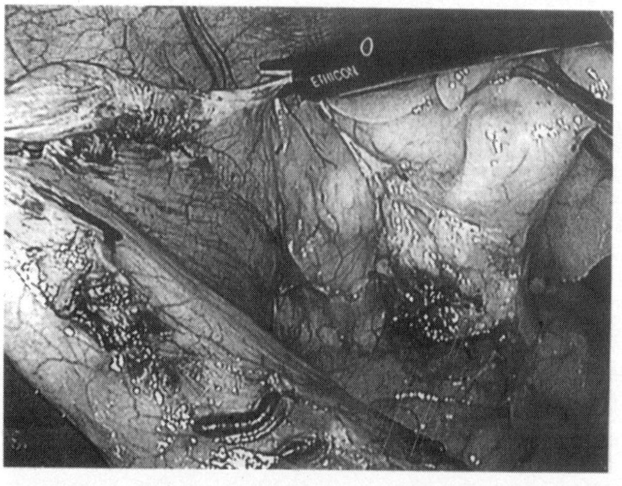

图 3-11 胃底贲门近 1/3 游离处

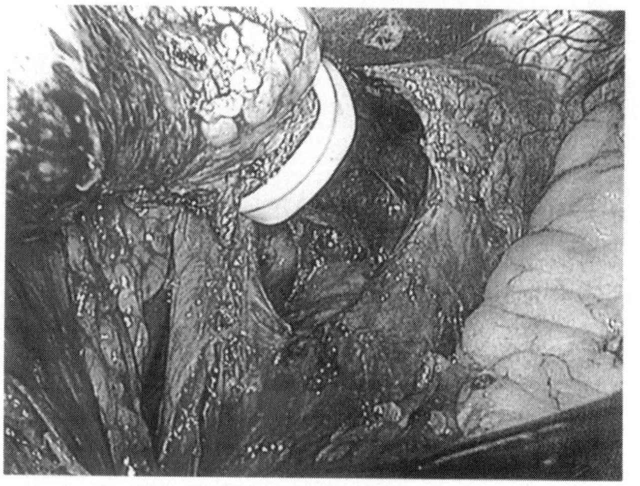

图 3-12 游离贲门部至从左后方能看到膈肌脚和肝尾叶

(四)膈肌脚的关闭 在食管后进一步解剖膈肌脚,尽可能扩大胃食管连接后面的空间。近期人们关注到最好游离食道进入纵隔几英寸(图 3-13)。操作要小心以防打开胸膜,它经常在食管侧面看到。食管向前向左牵拉,膈肌脚用大约 3~4 针 0 号丝线间断缝合,于左右膈肌脚的汇合点开始(图 3-14)。我们选择通过左上 10mm 套管、用大针(CT1)缝合使膈肌持久性闭合。因为食道后面的空间有限,术者必须使用左手器械牵引。有利于右手准确缝合膈肌脚。我们选择体外打结器打结,因为这种打结方法更安全。

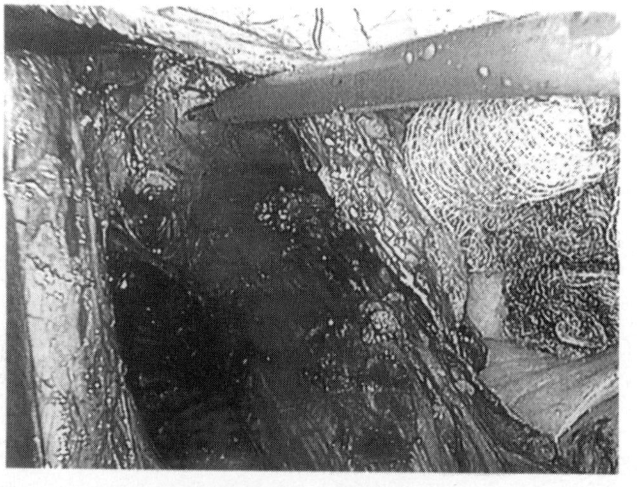

图 3-13 游离食道足够的长度

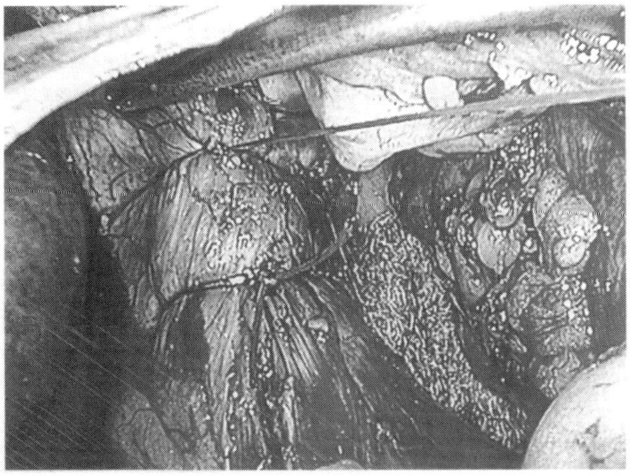

图 3-14　缝合膈肌脚 3～5 针

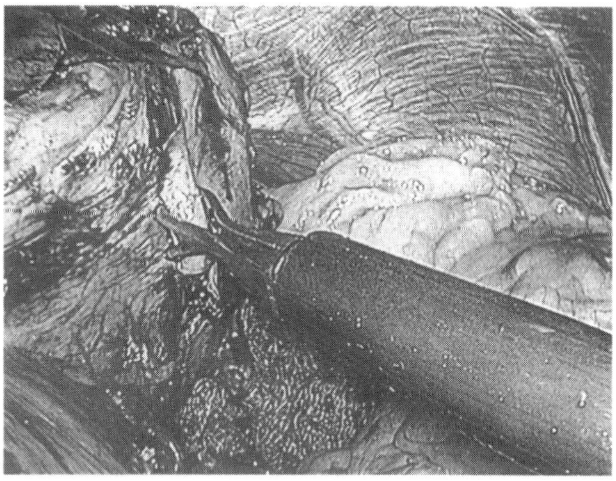

图 3-15　胃底中后部选择合适，以利从食道后转至右侧

虽然没有随机的研究评价常规膈肌脚缝合的作用，但明确的证据表明缝合应该标准化。不关闭膈肌脚常导致食管周围疝，Watson 等报道 253 例接受腹腔镜 Nisssen 折叠术病人中有 17 例(7%)发生疝。他们发现 11%没有关闭膈肌脚的病人出现此并发症，而膈肌脚修补的病人只有 3%。

(五)重建胃底　在重建胃底过程中没有必要经常强调恰当应用几何学的重要性。不坚持技术路线将导致与其说是真正的胃底折叠而不如说是扭曲的包裹。胃食道连接部的扭曲将导致下食道高压区不能松弛和吞咽困难的发展。恰当几何学的维持关键是后部胃底作为胃底折叠术的后壁，胃底的前表面向前折叠。

为了保证在胃底折叠重建中应用后部胃底，钳夹通过食管后部从左向右牵拉而不是从右向左牵拉。为了达到此目的，Babcock 钳通过左下戳孔放入，钳夹后部胃底的中部(图 3-15)。Babcock 钳向上通过裂孔区，到达食道的左侧，食管此时被牵拉向患者的左侧。胃底的后壁能通过食管的右侧看到，到达从后部创立的窗口。胃底前壁被拉到食管前壁的上方以支持 Penrose 引流管。应用胃底的前后唇，在胃底没有扭曲的情况下覆盖食管(图 3-16)。

意识到腹腔镜视野有放大后面视窗的倾向是非常重要的，因此食管后面的空间要比想象的小。结果当胃底经过食管后部时常导致胃底缺血。如果胃底折叠的后唇蓝色消失，胃应该被复原到原来位置，应该扩大后面的视窗。60F 的探针扩张器仔细地放入胃部。胃底的前后唇在食管的右前侧方钳夹在一起。应该没有张力，但也不应该松弛。两头带针的 2-0 Prolene 缝线 U 型缝合，用毛毡加固。缝线通过右手的戳孔放入，由胃底前壁开始缝合，在胃底后壁缝合前，带上食管夹。第二针也通过同样的戳孔，同样的方式缝合保证安全。两针通过右手戳孔拿出，它们穿过第二块毛毡。体外打结推送器送入结扣。

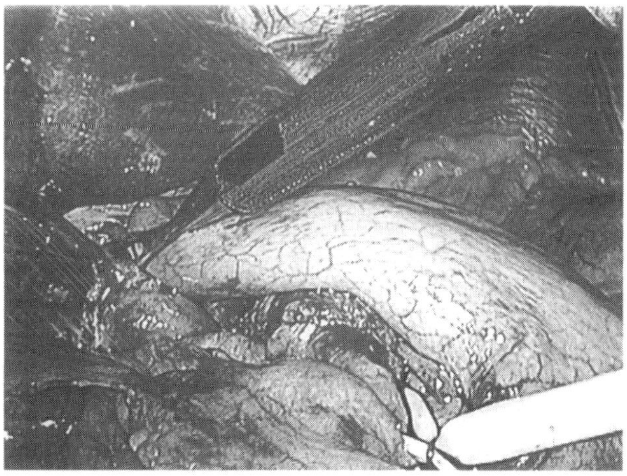

图 3-16　胃底折叠后固定在合适的位置

正如前面所述，重建胃底最常见的错误是钳夹胃前部并牵拉到食管后，此动作导致胃扭

曲在食道周围。食管缝合前应该由非扭曲的胃底覆盖。2-0 丝线固定缝合在 U 型缝合的上下 0.5cm 处以完成胃底折叠固定。

如果食管和胃底充分包裹，且包裹没有扭曲，胃应该保持在原来的平面，位于左后方向，胃底折叠的缝线应该面对右前方向和大弯侧。在拔除套管前，腹腔要灌洗，保证止血，移除探针。插入鼻胃管。

二、腹腔镜 Toupet 部分胃底折叠术

应用腹腔镜技术进行部分胃底折叠术的技术已有描述[36]。戳孔的位点、裂孔的解剖、胃底的游离和膈肌脚的缝合与 Nissen 胃底折叠术中描述一样。主要的不同在于 Toupet 胃底折叠术是 270°胃底折叠，而 Nissen 胃底折叠为 360°包裹。

游离完裂孔，闭合膈肌脚，胃底完全游离，胃底后壁象描述的一样经过食管的后面。用 3-0丝线缝合到右膈肌脚边缘，在胃底的后唇和食管的右侧壁之间附加 3～4 针缝合。胃底前唇被缝合到左膈肌脚边缘，3～4 针间断缝合在胃底和食道壁的左前侧之间以完成 270°胃底折叠。不必要用扩张器校准部分包裹术，完成后，插入鼻胃管，像上述描述的那样完成手术。

三、腹腔镜 Collis 胃成型术

通过腹腔镜进行 Collis 胃成型术近期已经出现，而且成为食道短缩患者开腹手术的替代方法[37]，但是它仅仅是偶尔的临床实验[38,39]。是否适合 GERD 的治疗需要进一步确定。叙述二种技术，一个是纯腹腔镜，另外是联合胸腔镜的方法。纯腹腔镜技术建立了胃成型术部分，首先从 His 角下 5cm 环行胃切除，用线性缝合器朝向食管击发重建新的食管段。这一操作类似于垂直带状胃成型术。这是一个技术上困难的操作，需要一个 18mm 的套管和仔细地调整胃上的 EEA 缝合器。

联合胸腔镜的方法是经过第四肋间隙胸腔套管放入线性腔内缝合器完成胃成型术。右侧胸膜从下面打开，将线性缝合器放到 His 角以重建新食道段。两种方法哪一种更好，有待观察。联合胸腹腔镜方法的复杂性限制了使用，因为它看上去几乎不优于开胸手术。腹腔镜入路的潜在问题包括放置 EEA 缝合器的困难和胃切除术的腹腔污染。

除非有设计良好的对照实验说明这些新技术的安全性和有效性，作者坚持认为开胸入路在怀疑短食管的情况下是最好的选择。我们已经证明，通过胸廓切开术的完全食管游离经常能提供更多的 2～3cm 食管长度，避免了食道延长手术。对于怀疑短食管的患者，我们发现在完全的开胸游离术后，仅仅有一半的病人需要做胃成型术[40]。据报道，胃成型术部分继续分泌酸液，这种情况将影响症状的缓解和黏膜损伤的愈合。因为食道短缩的术前指标仅仅在 5%～10%的 GERD 患者中出现，我们一直推荐对这些病人要开胸入路。腹腔镜胃成型术偶尔适合于在腹腔镜胃底折叠术时意外遇到的短食道患者。

四、胸腔镜抗反流手术

有报导胸腔镜下完成 Belsey Mark IV 和 Nissen 胃底折叠[41～43]。然而，两项技术都没有赢得广泛的接受。与胸腔镜入路有关的胸腔戳孔的严格性和与胸腔镜入路有关的食道裂孔的倾斜性仍然期待改进。缝合以及足够的胃底游离和膈肌裂孔的解剖都被认为比腹腔镜入路困难。因此，胸腔入路最好应用于需要完全食道游离的少数病人，他们需要进行开胸手术。

结果

成功的抗反流手术必须是长时间反流症状的缓解和没有形成并发症或继发于手术的主诉。取得这样的目标比看上去要困难。仔细注

意患者选择的原则和技术细节将加大成功的机会。

关于是否进行完全或部分胃底折叠术有时很困难。这个问题一直在争论。部分胃底折叠术的支持者认为，与完全胃底折叠术相比，部分包裹很少发生术后膨胀或吞咽困难。而获得相同反流症状的控制，前者可能是正确的，然而后者明显是不正确的。近期的报告已经说明，部分胃底折叠术后的复发性反流[44~46]发生率很高。在这些研究中，24h pH 值监测证明在术后平均 2～3 年后，术后反流在 46%的病人(22/48)发生[46]。这些发现在严重的 GERD 的病人中尤其多见。胃底折叠术失败的危险因素是下食管括约肌缺陷，远端食管蠕动停止和腐蚀性食管炎的存在(Savary-Miller 2～4 级)。

因为部分胃底折叠控制反流效果有限，特别是对进展期反流性疾病，因此不能常规进行部分胃底折叠术，总体来讲应该在轻度反流性疾病进行，例如正常的下食道括约肌病人，很小的疝或不存在疝的病人和无食道炎症的患者或食道蠕动不正常的患者。甚至对食管蠕动能力较差的患者，部分胃底折叠术也是一种挑战，很大程度上因为 GERD 诱导的蠕动能力不正常的患者常有严重的反流，因此部分胃底折叠术后复发的可能性较大。医生和病人在这种情况下面临尽量减少麻烦的选择，主要是复发性反流和术后吞咽困难的选择。

术后并发症发生在 8%～10%(范围为 2%～13%)的病人，中转手术率大约为 2%(范围为 1%～10%)。死亡很少见。在接近 3 年(表 3-1)随访时间内，大约 90%的病人典型反流症状(烧心、梗阻和吞咽困难)减轻。这些结果与"当代"开放胃底折叠术相比令人鼓舞。对于非典型反流症状(咳嗽、哮喘、咽炎)病人的结果则很难被预测，仅仅大约 2/3 的病人症状减轻[16,47,48]。

据报道，3%～10%的病人中出现吞咽困难(持续>3 个月)，如果吞咽困难在术前已经存在，此症状改善的几率较大[49]。术后暂时的吞咽困难是经常发生的(也许不是希望的)，总体来讲在 3 个月内症状消失。根据作者的经验，偶尔术后吞咽固体食物困难在 3 个月时 7%的病人存在，12 个月时 2%的病人存在，在 24 个月时仅仅有一个病人存在。其他人也已经发现术后吞咽困难随时间的发展而症状逐渐改善。

客观的研究已经表明，腹腔镜 Nissen 胃底折叠术后 1～3 年，90%多的病人有阴性的 pH 值结果[50,51]。我们近期的研究表明，随访 2 年，28 个病人中有 26 人(93%)有阴性的 pH 值结果[52]。

表 3-1 腹腔镜胃底折叠术后症状的结果

作者	国家	典型症状的缓解(%)	非典型症状的缓解(%)	随访时间(月)
Watson (1995)[35]	澳大利亚	98		16
Hunter (1996)[16]	美国	97	86	12
Gotley(1996)[72]	澳大利亚	93		12
Cadiere (1997)[73]	比利时	96		30
So(1998)[31]	美国	93	56	12
Allen(1998)[47]	加拿大	93	83	6
Dallemagne (1998)[54]	比利时	98		24
Peters(1998)[52]	美国	96		21
Ritter(1998)[29]	美国	97	50	18
Campos (1999)[32]	美国	92	67	15

一、失败的原因

很多作者已经分析出腹腔镜 Nissen 胃底折叠术失败最常见的原因[53~56]。包裹完全或部分断裂的复发性疝是腹腔镜失败最常见的解剖学原因。为什么发生这些的原因仍然不清楚，但可能与短食管病人腹腔镜入路选择，膈肌脚没有关闭或关闭缝线断裂，没有完全游离食管有关，也有可能与开放手术相比，腹腔镜术后粘连倾向减小有关。这些原因与开放 Nissen 手术失败的包裹缝线断裂或滑脱或包裹的太长或太紧的原因更常见形成鲜明对比。Dallemagne 等报道手术的技能是大多数失败（22/26，84.6%）的原因，大多数的失败继发于 Nissen-Rosetti 胃底折叠术（没有胃短血管的分离）和随后的吞咽困难[54]。Horgan 和 Pellegrini 总结出预防复发最重要的技术因素是有效的膈肌脚缝合，横穿裂孔的食管游离，注意胃底的几何形态，做好食管和周围组织包裹的固定[55]。

身体状况对腹腔镜胃底折叠术结果的影响较少受到关注。近期的研究证明肥胖是抗反流手术失败的主要原因。Perez 等评价了抗反流术后 224 例病人，腹腔镜 Nissen 胃底折叠术后 187 人，开放的经胸腔的 Belsey 修补术后 37 例[56]。在平均 37 个月的随访时间内，12%的病人有复发的客观证据。体重指数(BMI)大于 30 的病人比体重指数小于 25(5%)或体重指数在 25～29(8%)之间的病人有明显高的复发率(27%)。

二、手术后再次微创抗反流术

在首次开放或腹腔镜手术失败后，补救性腹腔镜修补的结果已有相关报道[53,57～60]。虽然对于很多患者再次抗反流手术成功是肯定的，但再次手术的经验正在积累中。已经表明再次腹腔镜胃底折叠的并发症发生率比初次手术高。如果初次手术采用腹腔镜进行，平均 90%的病人能再次经过腹腔镜完全修补；如果初次手术采用开放方式，则这个数字降到 80%。通过腹腔镜再次进行抗反流手术的方法只能由有丰富经验的医师决定。

三、经费

一项来自美国，两项来自欧洲的 GERD 长期药物治疗对腹腔镜胃底折叠术的花费效用分析表明，腹腔镜抗反流手术是经济有效的。开放手术或腹腔镜手术的花费少于终生每天服用质子泵抑制剂的花费[33,61,62]。甚至对于 65～69 岁的男性患者，终身服用奥美拉唑，每次 20mg 或 40mg 的花费也将超过开放手术或腹腔镜手术。荷兰 Van Den Boom 等报道，当服用药物和外科治疗花费相同时，平衡点为开放手术 4 年，腹腔镜手术 17 个月[62]。这三项研究都得出腹腔镜手术对于可能需要终生药物治疗的患者是最经济有效的治疗方式。

前景

一、门诊患者腹腔镜胃底折叠术

与腹腔镜胆囊切除术相比，门诊病人进行腹腔镜胃底折叠术更加有所保留，这种情况反映出腹腔镜胃底折叠术的复杂性，不能等同于普通门诊手术的现实。一些病例的成功促使人们继续对其研究，门诊腹腔镜胃底折叠术在一些成功病例的基础上正在被继续从事。Miford 和 Paluch[63]连续观察了 61 例进行腹腔镜胃底折叠术病人，结果发现，除了两例患者，其他病人都当天进行此种手术，这两例除外的患者原因为医院与住处距离过远。在 59 例当天手术患者中，54 例(92%)手术成功并同一天出院。2 例病人(3%)由于术中并发症(出血、食管穿孔)而入院，3 例(5%)因为术后过度的疼痛和恶心而入院；以上 5 例入院患者都在术后第一天出院。作者把他们当天手术的高成功率归功于由围手术期酮咯酸和局麻药组成的预先麻醉和仔细注意减少肠道外麻醉药的应用。美国的许多中心正在研究常规进行门诊病人腹腔镜胃底折叠术的可能性。

二、经口腔内镜下抗反流手术

直到最近，才刚刚出现有关纤维内镜抗反

流治疗的文章。至今主要有三种方法：两种现在处于Ⅲ期临床实验阶段，第三种大约处于临床Ⅱ期实验阶段。这些新方法包括在胃食道连接处控制疤痕的形成、括约肌加强手术、内镜下瓣膜成形。

通过诱导疤痕形成来阻止反流首先由Donahue和同事提出[64]。他们试图通过在狗的胃贲门周围注射硬化剂来增加下食管括约肌的能力。但随后人体上研究证实靠此种方法缓解反流症状是失败的，这种方法也被抛弃。直到通过控制性发射多重小剂量射频在胃食管连接处诱导病变[65]，这种概念才被重新提出。在装有气囊以便定位于胃食管连接处的经口导入设备和8个为传送能量而放射状定位的小针的引入后，建立了这种“控制性疤痕”。Ⅱ期人体实验已经证明有较好的效果。多中心、安慰剂对照的Ⅲ期实验目前正在进行中。

1984年，O'Connor和同事在动物实验中研究了应用生物降解和非生物降解材料，通过加强下食管括约肌压力来阻止反流的方法。根据这些实验结果，对临床证明的10名患有严重胃食管反流疾病的病人下食管内[67]注射胶原质、生物降解物质。结果是肯定的，但由于胶原物质的吸收效果短暂。Shafik[68]后来在食管括约肌水平用永久性聚四氟乙烯扩张食管取得一定的成功。永久性复合物应用的主要问题是有明显的移位倾向。

最后一种方法已经被运用，即应用内镜或经皮经胃缝合技术实现腔内瓣膜成形。能通过内镜活检孔放入针和缝线的器械已经出现并已经商品化[69]。通过内镜体部周围2～3cm的胃大弯和小弯组织做成新的胃食管阀门。动物实验和Ⅱ期人体实验已经完成，均取得成功。这项技术主要的缺点是时间长久性问题。打嗝、咳嗽、呕吐和进食等对胃食管连接的冲击是非常重要的，导致患者的实质部分缝合失败。我们已经在狒狒体内证明通过经胃技术进行的腔内瓣膜成形的有效性和长久性。经皮和内镜下操作完成此技术的必需器械正在发展之中。

结论

腹腔镜Nissen胃底折叠术可以作为需要外科治疗GERD病人的选择。腹腔镜胃底折叠可以明显解除胃食管反流症状和缓解90%以上病人典型症状，手术后症状持续缓解4年以上，有理由期待大多数患者终生受益。腹腔镜Nissen胃底折叠术经济有效，术后很少有并发症并且能改善生活质量。

假如非常肯定患者的症状继发于胃食管反流，选择合适的技术和手术方法和由外科医生进行仔细的操作技术，大多数患者将会希望早几年前能进行腹腔镜Nissen胃底折叠术。

（陈凛 郭立国 王宁 译）

参考文献

1. DeVault KR, Castell DO. Guidelines for the diagnosis and treatment of gastroesophageal reflux disease. Practice Parameters Committee of the American College of Gastroenterology. Arch Intern Med 1995;155(20):2165-2173.
2. Rossetti M, Allgower M. Fundoplication for treatment of hiatal hernia. Prog Surg 1973;12:1-21.
3. Donahue PE, Samelson S, Nyhus LM, Bombeck CT. The floppy Nissen fundoplication. Effective long-term control of pathologic reflux. Arch Surg 1985;120(6):663-668.
4. DeMeester TR, Bonavina L, Albertucci M. Nissen fundoplication for gastroesophageal reflux disease. Evaluation of primary repair in 100 consecutive patients. Ann Surg 1986;204(1):9-20.
5. Negre JB. Post-fundoplication symptoms. Do they restrict the success of Nissen fundoplication? Ann Surg 1983;198(6):698-700.
6. Dallemagne B, Weerts JM, Jehaes C, Markiewicz S, Lombard R. Laparoscopic Nissen fundoplication: preliminary report. Surg Laparosc Endosc Percutan Tech 1991;1(3):138-143.
7. Liebermann-Meffert DSH. Rudolf Nissen and the World Revolution of Fundoplication. St. Louis: Quality Medical,

1997.

8. Nebel OT, Fornes MF, Castell DO. Symptomatic gastroesophageal reflux: incidence and precipitating factors. Am J Dig Dis 1976;21(11):953-956.
9. Kaul BK, DeMeester TR, Oka M, et al. The cause of dysphagia in uncomplicated sliding hiatal and its relief by hiatal herniorrhaphy. A roentgenographic, manometric, and clinical study. Ann Surg 1990;211(4):406-410.
10. DeMeester TR, O'Sullivan GC, Bermudez G, Midell AI, Cimochowski GE, O'Drobinak J. Esophageal function in patients with angina-type chest pain and normal coronary angiograms. Ann Surg 1982;196(4):488-498.
11. Wiener GJ, Richter JE, Copper JB, Wu WC, Castell DO. The symptom index: a clinically important parameter of ambulatory 24-hour esophageal pH monitoring. Am J Gastroenterol 1988;83(4):358-361.
12. Lrwin RS, Curley FJ, French CL. Chronic cough. The spectrum and frequency of causes, key components of the diagnostic evaluation, and outcome of specific therapy. Am Rev Respir Dis 1990;141 (3):640-647.
13. Sontag SJ, O'Connell S, Khandelwal S, et al. Most asthmatics have gastroesophageal reflux with or without bronchodilator therapy [see comments]. Gastroenterology 1990;99(3):613-620.
14. Winters C Jr, Spurling TJ, Chobanian SJ, et al. Barrett's esophagus. A prevalent, occult complication of gastroesophageal reflux disease. Gastroenterology 1987; 92 (1): 118-124.
15. Jamieson GG, Watson DL, Britten-Jones R, Mitchell PC, Anvari M. Laparoscopic Nissen fundoplication. Ann Surg 1994;220(2):137-145.
16. Hunter JG, Trus TL, Branum GD, Waring JP, Wood WC. A physiologic approach to laparoscopic fundoplication for gastroesophageal reflux disease. Ann Surg 1996; 223 (6):673-685; discussion 685-687.
17. Johnson LF, DeMeester TR. Development of the 24-hour intraesophageal pH monitoring composite scoring system. J Clin Gastroenterol 1986;8(suppl 1):52-58.
18. Campos GM, Peters JH, DeMeester TR, Oberg S, Crookes PF, Mason RJ. The pattern of esophageal acid exposure in gastroesophageal reflux disease influences the severity of the disease. Arch Surg 1999; 134 (8): 882-887; discussion 887-888.
19. Nehra D, Howell P, Williams CP, Pye JK, Beynon J. Toxic bile acids in gastro-oesophageal reflux disease: influence of gastric acidity [see comments]. Gut 1999; 44(5): 598-602.
20. Costantini M, Zaninotto G, Anselmino M, Boccu C, Nicoletti L, Ancona E. The role of a defective lower esophageal sphincter in the clinical outcome of treatment for gastroesophageal reflux disease. Arch Surg 1996; 131 (6): 655-659.
21. Rakic S, Stein HJ, DeMeester TR, Hinder RN. Role of esophageal body function in gastroesophageal reflux disease: implications for surgical management. J Am Coll Surg 1997;185(4):380-387.
22. Kalloor GJ, Deshpande AH, Collis JL. Observations on oesophageal length. Thorax 1976;31(3):284-288.
23. Gozzetti G, Pilotti V, Spangaro M, et al. Pathophysiology and natural history of acquired short esophagus. Surgery (St. Louis) 1987;102(3):507-514.
24. Peters JH, DeMeester TR. The lessons of failed antireflux repairs. St. Louis: Quality Medical, 1994:188-196.
25. Stein HJ, Feussner H, Siewert JR. Failure of antireflux surgery: causes and management strategies. Am J Surg 1996;171(1):36-39;discussion 39-40.
26. Gastal OL, Hagen JA, Peters JH, et al. Short esophagus: analysis of predictors and clinical implications. Arch Surg 1999;134(6):633-636; discussion 637-638.
27. Swanstrom LL, Marcus DR, Galloway GQ. Laparoscopic Collis gastroplasty is the treatment of choice for the shortened esophagus [see comments]. Am J Surg 1996;171(5): 477-481.
28. Ritter MP, Peters JH, DeMeester TR, et al. Treatment of advanced gastroesophageal reflux disease with Collis gastroplasty and Belsey partial fundoplication. Arch Surg 1998;133(5):523-528; discussion 528-529.
29. Ritter MP, Peters JH, DeMeester TR, et al. Outcome after laparoscopic fundoplication is not dependent on a structurally defective lower esophageal sphincter. J Gastrointest Surg 1998;2(6):567-572.
30. Johnson WE, Hagen JA, DeMeester TR, et al. Outcome of respiratory symptoms after antireflux surgery on patients with gastroesophageal reflux disease. Arch Surg 1996;131(5):489-492.
31. So JB, Zeitels SM, Rattner DW. Outcomes of atypical symptoms attributed to gastroesophageal reflux treated by laparoscopic fundoplication. Surgery (St. Louis) 1998;124 (1):28-32.
32. Campos GM, Peters JH, DeMeester TR, Multivariate analysis of the factors predicting outcome after laparoscopic Nissen fundoplication. J Gastrointest Surg 1999; 3: 292-

300.

33. Viljakka M, Nevalainen J, Isolauri J. Lifetime costs of surgical versus medical treatment of severe gastrooesophageal reflux disease in Finland. Scand J Gastroenterol 1997; 32(8):766-772.
34. Dalenbak J, Lonroth H, Blomqvist A, Lundell L. Improved functional outcome after laparoscopic fundoplication by complete gastric fundus mobilization. Gastroenterology 1998;114:A1384 [abstract].
35. Watson DI, Jamieson GG, Devitt PG, Mitchell PC, Game PA, Paraoesophageal hiatus hernia: an important complication of laparoscopic Nissen fundoplication [see comments]. Br J Surg 1995;82(4):521-523.
36. Swanstrom LL. Laparoscopic partial fundoplications. Probl Gen Surg 1996;13:75-84.
37. Johnson AB, Oddsdottir M, Hunter JG. Laparoscopic Collis gastroplasty and Nissen fundoplication. A new technique for the management of esophageal foreshortening. Surg Endosc 1998;12(8):1055-1060.
38. Jobe BA, Horvath KD, Swanstrom LL. Postoperative function following laparoscopic collis gastroplasty for shortened esophagus. Arch Surg 1998;133(8):867-874.
39. Swanstrom LL, Marcus DR, Galloway GQ. Laparoscopic Collis gastroplasty is the treatment of choice for the shortened esophagus [see comments]. Am J Surg 1996;171(5):477-481.
40. Gastal OL, Hagen JA, Peters JH, et al. Short esophagus: analysis of predictors and clinical implications. Arch Surg 1999;134(6):633-636; discussion 637-638.
41. Yang HK, Del Guercio LRM, Steichen FM. Thoracoscopic Belsey Mark IV fundoplication. Surg Rounds 1997:277-291.
42. Demos NJ, Kulkarni VA, Arago A. A video assisted transthoracichiatal hernioplasty using stapled. uncut gastroplasty and fundoplication. Surg Rounds 1994:427-436.
43. Salo JA, Kivulisko T, Heikkila L. Thoracoscopic fundoplication. Ann Chir Gynaecol 1993;82:199-201.
44. Bell RC, Hanna P, Mills MR, Bowrey D. Patterns of success and failure with laparoscopic Toupet fundoplication. Surg Endosc 1999;13(12):1189-1194.
45. Jobe BA, Wallace J, Hansen PD, Swanstrom LL. Evaluation of laparoscopic Toupet fundoplication as a primary repair for all patients with medically resistant gastroesophageal reflux. Surg Endosc 1999;11(11):1080-1083.
46. Horvath KD, Jobe BA, Herron DM, Swanstrom LL. Laparoscopic Toupet fundoplication is an inadequate procedure for patients with severe reflux disease. J Gastrointest Surg 1999;3:583-591 [abstract].
47. Allen CJ, Anvari M. Gastro-oesophageal reflux related cough and its response to laparoscopic fundoplication. Thorax 1998;53(11):963-968.
48. Cornwell CJ, Trus T, Waring JP. Pattern of failure and results of redo fundoplication. Society of American Gastrointestinal Endoscopic Surgeon.
49. Patti MG, Feo CV, De Pinto M, et al. Results of laparoscopic antireflux surgery for dysphagia and gastroesophageal reflux disease. Am J Surg 1998;176(6):564-568.
50. Hinder RA, Filipi CJ, Wetscher G, Neary P, DeMeester TR, Perdikis G. Laparoscopic Nissen fundoplication is an effective treatment for gastroesophageal reflux disease. Ann Surg 1994;220(4):472-481; discussion 481-483.
51. Watson DI, Jamieson GG, Pike GK, Davies N, Richardson M, Devitt PG. Prospective randomized double-blind trial between laparoscopic Nissen fundoplication and anterior partial fundoplication [see comments]. Br J Surg 1999;86(1):123-130.
52. Peters JH, DeMeester TR. Crookes P, et al. The treatment of gastroesophageal reflux disease with laparoscopic Nissen fundoplication: prospective evaluation of 100 patients with "typical" symptoms. Ann Surg 1998;228(1):40-50.
53. Soper NJ, Dunnegan D. Anatomic fundoplication failure after laparoscopic antireflux surgery. Ann Surg 1999; 229(5):669-676; discussion 676-677.
54. Dallemagne B, Weerts JM, Jehaes C, Markiewicz S. Causes of failures of laparoscopic antireflux operations. Surg Endosc 1996;10(3):305-310.
55. Horgan S, Pohl D, Bogetti D, Eubanks T, Pellegrini C. Failed antireflux surgery: what have we learned from reoperations? Arch Surg 1999; 134(8); 809-815: discussion 815-817.
56. Perez AR, Moncure AC, Rattner DW. Obesity is a major cause of failure for both transabdominal and trans-thoracic antireflux operations. 100th Annual Meeting of the American Gastroenterological Association.
57. Curet MJ, Josloff RK, Schoeb O, Zucker KA. Laparoscopic reoperation for failed antireflux procedures. Arch Surg 1999;134(5):559-563.
58. DePaula AL, Hashiba K, Bafutto M, Machado CA. Laparoscopic reoperations after failed and complicated antireflux operations. Surg Endosc 1995;9(6):681-686.
59. Floch NR, Hinder RA, Klingler PJ, et al. Is laparoscopic reoperation for failed antireflux surgery feasible? Arch Surg

1999;134(7):733-737.

60. Watson DI, Jamieson GG, Game PA, Williams RS, Devitt PG. Laparoscopic reoperation following failed antireflux surgery. Br J Surg 1999;86(1):98-101.

61. Heudebert GR, Marks R, Wilcox CM, Centor RM. Choice of long-term strategy for the management of patents with severe esophagitis: a cost-utility analysis [see comments]. Gastroenterology 1997;112(4):1078-1086.

62. Van Den Boom G, Go PM, HameetemanW, Dallemagne B, Ament AJ. Cost effectiveness of medical versus surgical treatment in patients with severe or refractory gastroesophageal reflux disease in the Netherlands. Scand J Gastroenterology 1996;31(1):1-9.

63. Milford MA, Paluch TA. Ambulatory laparoscopic fundoplication. Surg Endosc 1997;11(12):1150-1152.

64. Donahue PE, Carvalho P, Yoshida J, et al. Endoscopic sclerosis of the cardia affects gastroesophageal reflux. Surg Endosc 1989;3(1):11-12.

65. Utley DS, Vierra MA, Kim MS, Triadafilopoulos G. Augmentation of the lower esophageal sphincter pressure and gastric yield pressure after radiofrequency energy delivery to the lower esophageal sphincter muscle; a porcine model. Gastrointest Endosc 1999;49:AB133.

66. O'Connor KW, Madison SA, Smith DJ, Ransburg RC, Lehman GA. An experimental endoscopic technique for reversing gastroesophageal reflux in dogs by injecting inert material in the distal esophagus. Gastrointest Endosc 1984;30(5):275-280.

67. O'Conner KW, Lehman GA. Endoscopic placement of collagen at the lower esophageal sphincter to inhibit gastroesophageal reflux; a pilot study of 10 medically intractable patients. Gastrointest Endosc 1988;34(2):106-112.

68. Shafik A. Intraesophageal Polytef injection for the treatment of reflux esophagitis. Surg Endosc 1996;10(3):329-331.

69. Kadirkamanathan SS, Evans DF, Gong F, Yazaki E, Scott M, Swain CP. Antireflux operations at flexible endoscopy using endoluminal stitching techniques; an experimental study. Gastrointest Endosc 1996;44:133-143.

70. Kadirkamanathan SS, Yazaki E, Evans DF, Hepworth CC, Gong F, Swain CP. An ambulant porcine model of acid reflux used to evaluate endoscopic gastroplasty. Gut 1999;44:782-788.

71. Mason RJ, Filipi CJ, DeMeester TR, et al. A new intraluminal antireflux procedure. Gastrointest Endosc 1997;45:283-290.

第四章　腹腔镜食管肌切开术

Marco G. Patti, Urs Diener, and Carlos A, Pellegrini

食管失迟缓症是一种病因尚未明确的原发性运动功能障碍性疾病，特征是：食管体部无蠕动；静息时食管下端括约肌压力增高；吞咽时食管下端括约肌不松弛或不完全松弛。治疗是姑息性的，就是为了解除在食管胃结合水平由于食管下括约肌功能异常所造成的流出阻力。

临床表现

1. 吞咽困难　失迟缓症最常见的症状是吞咽固体或液体食物时均有吞咽困难[1,2]。有些患者能够通过改变饮食而逐渐适应，但是有些患者吞咽困难会进行性加重，最终会导致体重下降。

2. 反流　第二个最常见的症状是反流，大约有 60%的患者有反流的症状。多数在卧位和吸入未消化的食物时出现反流。

3. 烧心　大约 40%的患者出现烧心。假设胃食管反流病是潜在的问题，长期经制酸药物治疗的患者经常会有烧心的症状。有趣的是未经治疗的失迟缓症病人很少出现异常反流[3]，这个症状通常是由于食物在食管末端滞留和发酵所引起的[4,5]。

4. 胸痛　大约有 40%的患者通常在进餐时出现胸痛[1]。

术前检查

除了要进行仔细的症状评价以外，在对怀疑有失迟缓症患者诊断时，下面的检查应该常规进行[6]。

1. 钡餐造影　在诊断失迟缓症时应首先进行钡餐造影检查。它通常可以显示在食管胃结合水平的狭窄（鸟嘴样改变）和食管体部各种各样的扩张。1991 年至 1998 年，通过微创技术进行治疗的 154 例患者中[1]，我们发现有 73 例患者（48%）的食管直径小于 4cm，33 例患者（21%）的食管直径在 4～6cm，38 例患者（31%）的食管直径超过 6cm。在行先期的食管肌切开术之后，钡餐造影检查在诊断患有持久性或周期性失迟缓症的病人时也非常重要。

2. 内窥镜检查　内窥镜检查应该在钡餐造影之后。它可以排除存在消化性或恶性狭窄和胃十二指肠的病理改变。

3. 食管测压检查　食管测压检查是诊断失迟缓症的关键检查。标准测压所见是食管无蠕动和食管下端括约肌高压，吞咽时食管下括约肌不完全松弛。当食管扩张并呈 S 型时，导管很难通过胃食管结合处进入胃，在这种情况下，导管应该在荧光镜或内镜引导下放入。

4. 长期 pH 值监测　长期 pH 值监测对于评价下列临床情况是非常重要的。

（1）烧心症状的患者。患有失迟缓症和有烧心症状的患者，单纯疼痛阳性不能说明存在异常胃食管反流。认真进行 pH 值跟踪描述用以区分由于食物滞留和发酵引起的假反流还是胃酸从胃进入食管引起的真反流[4,5]。

（2）球囊扩张术后仍有吞咽困难的患者，对于这些患者应该实行食管肌切开术。球囊扩张术后大约有 23%～35%的患者会出现异常反流[7,8]。此症状对于外科医生制定手术方案是至关重要的，因为它提示除了行肌切开术，还要行部分胃底折叠术。我们的经验是在行球囊扩张术的患者中，有 71%的患者行腹腔镜 Heller 手术和 Dor 胃底折叠术可以纠正异常反流。

（3）Heller 肌切开术后的患者。大约 60%行胸腔镜食管肌切开术后的患者和 15%行腹腔镜食管肌切开术、部分胃底折叠术后的患者有异常反流。由于大部分患者反流无症状，只有通过常规术后 pH 值监测才能发现异常反流。这些患者应该进行制酸药物治疗。

对于年龄大于 60 岁，近期出现吞咽困难并且体重过度下降的患者，应该排除继发性失迟缓症和假失迟缓症。因为食管胃结合处癌是假失迟缓症的最常见原因[9]。内窥镜超声和食管胃结合处 CT 扫描可以帮助确立诊断[10]。

非手术治疗方法

治疗是姑息性的，就是通过降低由于食管下端括约肌功能不良所造成的流出道阻力而缓解症状。因为食管无蠕动，所以食物由食管进入胃的过程中重力就成为关键因素。下面的治疗方法可以达到这个目的。

一、球囊扩张术

球囊扩张术作为治疗食管失迟缓症的一线治疗方法已有许多年了。Vantrappen 首先推广这个方法，他报道该方法有效率为 77%，穿孔率仅为 2.6%[11]。然而，很明显当时在其他医学中心无法重复达到这个效果。例如：1977 年和 1988 年间，在加州大学旧金山分校我们分析了我们自己用球囊扩张术治疗的病例，发现穿孔率是 12%[12]。此外，随后的 4 年跟踪随访发现，只有 50%的患者无症状，而 20%的病人出现持续性吞咽困难，30%的病人出现胃食管反流症状。近来更多的临床实践表明：用更好、更安全的扩张器治疗成功率在 70%和 85%之间，穿孔率低于 5%[13~15]。在选择球囊扩张术作为治疗失迟缓症首选方法前必需考虑到如下问题。

1. 缓解症状方面　球囊扩张术不如外科手术有效。在过去的 20 年中，只有少数一些研究回顾性和前瞻性地对这两种治疗方式进行了比较[16,17]，明确显示了手术方法的优越性[18]。因为担心长时间住院、术后疼痛以及较长的恢复时间，以前外科手术已经降为补救的治疗方法，仅限于扩张术穿孔或多次扩张后仍有顽固性吞咽困难的病人。现在，微创手术已经完全改变了这个治疗原则，因为它可以与开放手术获得相同的效果，有住院时间短、较轻的术后不适和术后恢复快的优点。

2. 异常胃食管反流　通过进行 pH 监测，可以发现 23%～35%球囊扩张患者术后会出现异常反流。强调这些研究的价值很重要，因为通过 pH 监测作者可以客观地估计扩张术后异常反流的发生率，并非仅仅依赖症状，因为症状不是存在反流可以信赖的指标。

3. 食管穿孔　在行扩张术时大约有 5%的患者会出现食管穿孔。这些患者需要行开放手术来关闭穿孔并行肌切开术，因此丧失了微创手术的优势。

基于上述考虑，我们认为现在球囊扩张术应该用于那些不想行外科手术的患者；或者当不具备完善的手术技巧时，或者用于治疗肌切开术后的狭窄[19]。

二、括约肌内注射肉毒素

食管下端括约肌的压力和松弛受刺激性（乙酰胆碱）和抑制性神经递质（一氧化氮和血管活性肠肽）[20]相互作用的调节。对于失迟缓症，这个平衡由于缺乏抑制性神经而被打破，导致食管下端括约肌高压和不松弛[21,22]。括约肌内注射肉毒素的原理就是通过阻断乙酰胆碱的释放来恢复这个平衡[23]。然而，多数研究表明治疗后 6 个月内仅有 60%的患者症状缓解[24]，治疗后 1 年仅有 30%的患者无症状[25]。除了远期效果不好以外，有关这个治疗方法其他的研究逐渐出现[26~28]：肉毒素注射可以在食管胃结合处水平产生炎性反应，它能消除解剖层面，因此，行腹腔镜肌切开术会更困难；黏膜穿孔发生更频繁；吞咽困难的缓解变得更加无法预知。由于这些缺点，括约肌内注射肉毒素被认为仅限于年老的病人和行扩张术和外科手术高危的病人[29]。

外科治疗方法

一、开放手术

Heller 肌切开术包括纵形切开食管末端 6 厘米的肌层，延伸到胃壁 0.5～2.0 厘米。习惯上经左胸或腹部入路，单独行肌切开术或合并抗反流术[30~32]。90%～94% 的患者可获得满意或较好的疗效。然而，今天开放手术大多已成为历史，已经完全被微创手术所替代。

二、微创手术

Cuschieri 是第一个描述用腹腔镜 Heller 肌切开术治疗失迟缓症的人[33]。随后世界上许多医学中心报道了这种新方法的效果可以与开放性手术一样好，而这种方法有缩短住院日、减轻术后不适和恢复快的优点[34~45]。微创手术的成功导致了实践的改变，由此，现在大多胃肠病专家和外科医生选择腹腔镜手术作为首选治疗方法。手术可用胸腔镜或腹腔镜的方法。

三、胸腔镜 Heller 肌切开术

(一)方法　用双腔管气管内麻醉诱导后，对于左侧胸廓切开术，患者取右侧卧位。将内窥镜插入食管。手术需四个孔(图 4-1)。孔 1，在第三肋间大约腋前线到腋后线 2 厘米处，用作开始的胸腔检查和直视下放置其他孔。随后，孔 1 用作插入肺牵开器。孔 2，在第七肋间腋后线 4 厘米处，用来放置光源。孔 3，第六肋间腋前线处，插入抓钳。孔 4，第七肋间腋中线处，用来插入钩灼器(或双侧剪刀)。另外的孔(孔 5)可用来降低膈肌、改善食管胃结合处的显露。

手术开始将肺韧带分开，把肺推向前上方。利用透照并且倾斜内窥镜顶部，识别食管位于大动脉和心脏之间的槽内(图 4-2)。切开纵隔胸膜。手术在膈与肺内静脉中间进行。游离至黏膜下层，切口由上至下大约 7 厘米。肌切开术的末梢延伸是手术最精细的部分；如果肌切开太短，患者术后仍会有持续性吞咽困难，但是如果切开太长术后会发生异常反流。用胸腔镜引导，我们切开延伸到胃壁上大约 0.5cm(图 4-4)。如果对黏膜的完整性有疑虑，可以从内窥镜吸入空气看有无液体自食管流出。若发现穿孔，可以用可吸收线修补穿孔处。从孔 4 插入胸管引流，手术完毕。鼻胃管拔除。

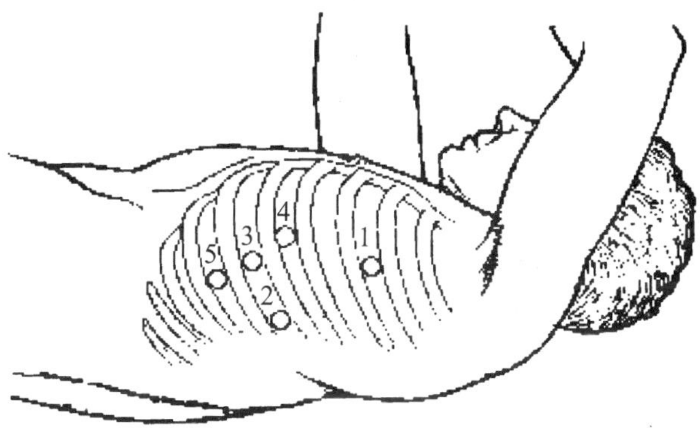

图 4-1　左侧胸腔镜穿刺器位置

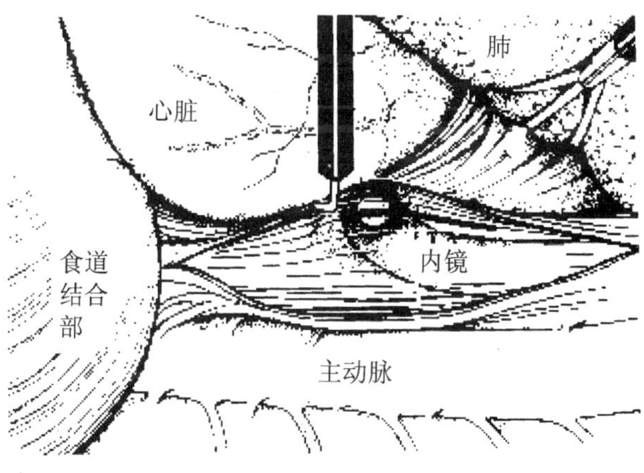

图 4-2　术中内镜

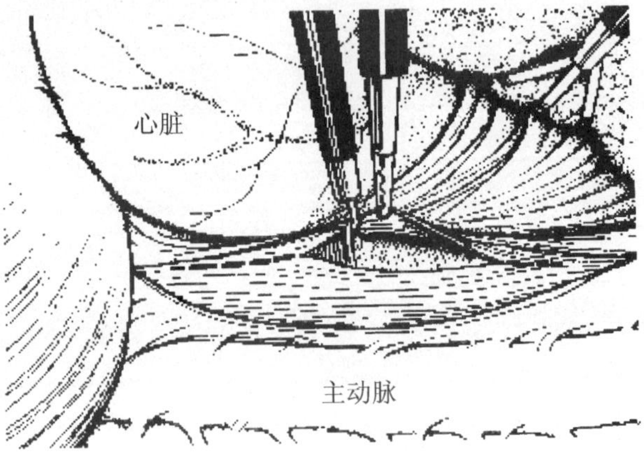

图 4-3　肌切开术开始

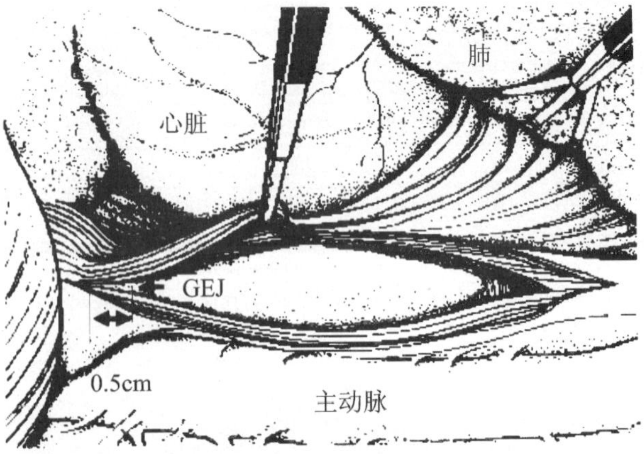

图 4-4　完成肌切开术

(二)住院治疗　术后第一天早晨患者可以进流食。通常 24 小时内拔胸管。开始可以用麻醉药控制疼痛,胸管拔除后可以口服止痛药。患者在 48 小时和 72 小时内出院。

(三)效果　1991 年和 1994 年间,我们尝试进行了 35 例胸腔镜肌切开术。33 例完全用胸腔镜完成,2 例为了修复黏膜穿孔而行开胸手术。1 例患者术后出现穿孔(可能由于电凝烧伤所致),行穿孔部分食管切除术。4 例患者由于肌切开过短出现残余的吞咽困难。经腹腔镜将末端延长切开来解除吞咽困难。

10 例患者进行术后功能监测。下端食管括约肌压力由术前的 4kPa(30mmHg)降到术后的 1.2kPa(9mmHg)。10 例患者中 6 例被发现有异常反流,其中 5 例没有症状。

大体上,从术后 72 个月随访来看 85%的患者认为吞咽状态优秀或良好。

四、腹腔镜 Heller 肌切开术和部分胃底折叠术

(一)方法　用单腔管进行气管诱导全身麻醉后,取仰卧位。麻醉成功后插入胃管减压,术后将胃管拔除。为预防深静脉血栓形成,常规使用气压缩袜。术中患者取反 Trendelenburg 位,医生站在患者两腿间。手术可用 5 个 Trocar(图 4-5)。孔 1,腹中线剑突下 15 厘米,用来置照相机。孔 2,右锁骨中线,用来置肝脏牵引器。孔 3,左锁骨中线,用来放置 Babcock 夹和腹腔镜电凝剪。孔 4 和 5,就在肋弓下,用来放置分离和缝合器械。

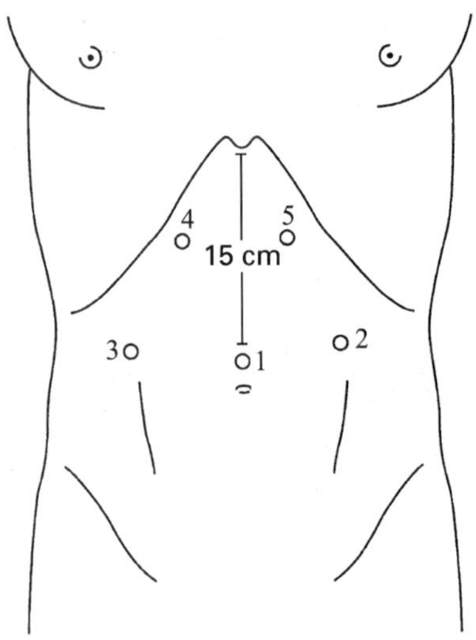

图 4-5　腹腔镜肌切开术的穿刺孔位置

手术开始切断肝胃韧带,然后钝性游离左膈肌角与食管,切开食管表面的腹膜。切断右膈肌角。实行后部分胃底折叠术的患者除外,游离食管前面侧面,保持食管后附着完整。食管肌切开可以在 11 点位置(在右前迷走神经),或者在 2 点位置(在左前迷走神经)。食管肌切开起始在食管胃结合处附近,延伸大约 6cm 直至切开胃壁 2cm(图 4-6)。切断结扎胃短静脉,实行 Dor 胃底折叠术。第一列针缝合胃底和食管壁左侧切缘(图 4-7)。折叠胃底盖住肌切开处,然后第二列将右侧食管切缘和胃底浆肌层缝合,最高一针要超过肌层切口顶端。最后在胃底和食道裂孔前加两针缝线(图 4-8)。

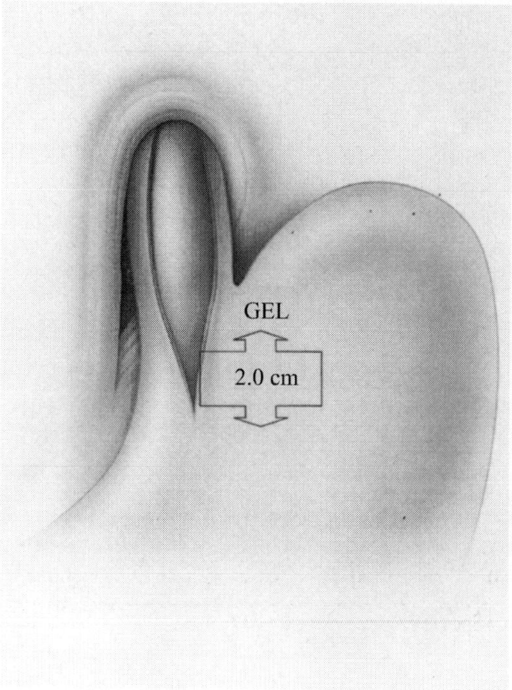

图 4-6

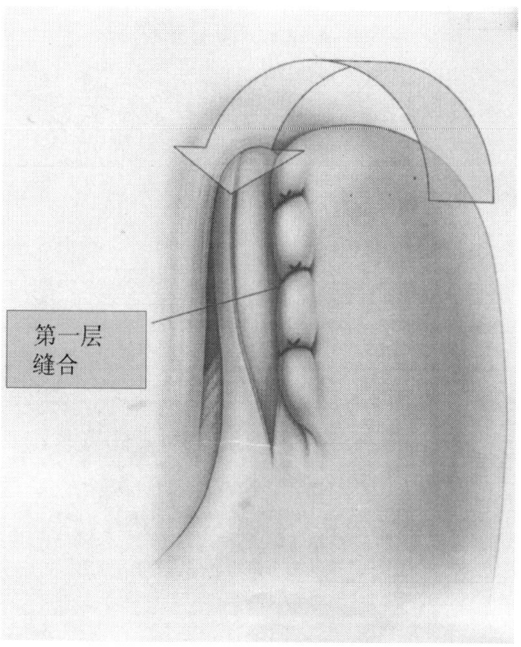

图 4-7

(二)住院治疗　术后第一天早晨患者可以进流食。术后 12 小时用麻醉药物控制疼痛，以后可口服止痛药。术后 24 小时到 48 小时患者可以出院。

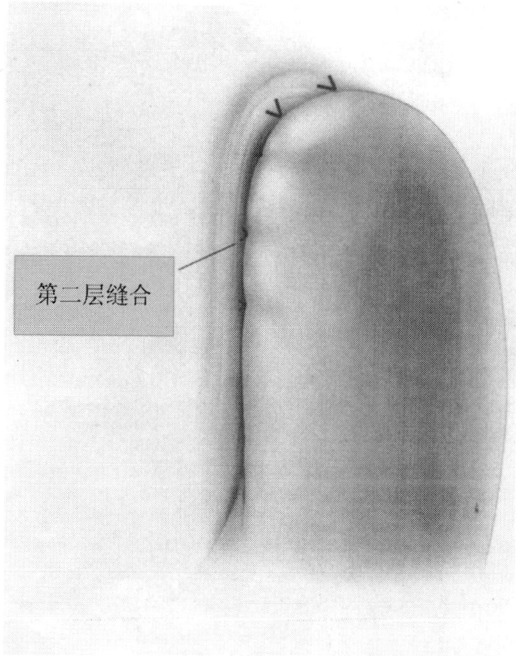

图 4-8

(三)效果　1993 年至 1998 年间，我们尝试进行了 133 例腹腔镜食管肌切开术[1]。其中 1 例患者由于 Verress 针刺破下腔静脉导致腹膜后血肿而行开腹手术。125 例患者(94%)行 Dor 胃底折叠术，8 例患者(6%)行后部分胃底折叠术。

6 例患者(4.5%)发生了黏膜穿孔，全部在腹腔镜下修复。其中 3 例行气囊扩张术治疗，两个患者在食管胃结合处水平发现透壁狭窄。其他 3 例患者用括约肌内注射肉毒素的方法治疗，在胃食管结合处水平发生严重的炎性反应，消除了正常的解剖层面。

第一次术后 10 例患者有持续性吞咽困难的症状。其中 3 例考虑是由于 Dor 胃底折叠术造成，在腹腔镜下将之拆除以缓解症状。气囊扩张术仅对 1 例患者有效。2 例患者在 12 个月的无症状间歇期后复发吞咽困难，可能因为肌切开术后末端愈合所致。需要二次手术以延长原来肌切口或者在食管对侧再一次行肌切开术。

35 例患者进行术后功能监测。下端食管括约肌压力由术前的 3.73kPa (28mmHg)降到术后的 1.33kPa (10mmHg)。6 例患者(17%)发现有异常反流,5 例无症状。总体来看,在随后的 23 个月中,93%的患者认为他们的吞咽状态优秀或良好。

评论

这些结果显示了微创手术能够与传统开放手术一样获得优秀效果,而且微创手术具有住院时间短,术后痛苦轻和恢复快的优点。此外,尽管既可以用胸腔镜也可以经腹腔镜行肌切开术,但是我们认为腹腔镜 Heller 肌切开术加 Dor 胃底折叠术是现在应该选择的术式,原因如下。

一、食管胃结合处的暴露

食管胃结合处的暴露很显然是最重要的,并且是手术最精细的部分。因为如果肌切开太短患者会出现残余性吞咽困难,但是如果肌切开太长将会发生胃食管反流。当通过左侧胸腔镜方法行肌切开术时,甚至用另戳一个孔来降低膈肌,但胃食管结合处暴露仍很困难。尽管常规术中用内窥镜,但是实行末端肌切开也经常很棘手。35 个患者中,10 例患者(29%)在肌切开术切开末端上出现了问题。4 例患者切开过短,需要腹腔镜下延长切口;6 例患者切开太长而出现术后胃食管反流。相反,腹腔镜方法可以提供清晰的食管末端、胃食管结合处和胃的显露视野,甚至比开放手术更好。解剖和分离脂肪提高了外科医生鉴别食管和胃壁转折处的能力,显露胃壁上较长的范围确保通过完全的高压带实行肌切开术。特别在实行腹腔镜技术的开始或者当碰到以前手术瘢痕时,术中内窥镜很有用处[46,47]。

二、术后胃食管反流

过去,失迟缓症手术的中心任务仅仅是缓解吞咽困难;现在,防止和纠正反流也是手术的目标。过去,由于仅仅依靠烧心的症状来判断,真正的术后反流发生率被低估了。然而,当应用客观 pH 值监测时,很明确经胸肌切开术术后反流发生率大约是 29%,而经腹 Heller 肌切开术和 Dor 胃底折叠术术后反流发生率仅仅是 7%。我们的经验证实胃底折叠术是手术的必要组成部分,因为胸腔镜肌切开术术后的反流发生率是 60%,而联合胃底折叠术后反流发生率仅为 17%。其他小组也报道了经腹腔镜 Heller 肌切开术和部分胃底折叠术术后较低的反流发生率。例如,Costantini 和他的同事们近来报道他们用腹腔镜 Heller 肌切开术和 Dor 胃底折叠术治疗了 100 例失迟缓症患者。93%患者的效果优秀,术后反流发生率仅为 6.3%(通过 pH 值监测)。

另外,有些患者因为以前做过扩张术,术后就已存在异常反流。我们遇到过 7 例这样的患者,腹腔镜 Heller 肌切开术和 Dor 胃底折叠术术后,5 例患者(71%)出现正常的反流痛。

三、手术和术后治疗

腹腔镜手术时,患者体位度摆放更快并且麻醉更简单。腹腔镜术后患者更舒适(没有胸管),很少应用止痛药,出院更早。

结论

在过去的 10 年里食管失迟缓症的治疗得到了巨大的进展。我们认为通过微创手术所得到的结果已经使人信服地停止进行扩张术和 Heller 肌切开术之间的争论。今天,腹腔镜 Heller 肌切开术和部分胃底折叠术应该被认为是对失迟缓症患者的一线治疗方法,而当手术失败或者不具备足够的外科手术技巧时,把球囊扩张术作为二线治疗方法。

(陈凛　译)

参考文献

1. Patti MG, Pellegrini CA, Horgan, S, et al. Minimally invasive surgery for achalasia. An 8 year experience with 168 patients. Ann Surg 1999;230:587-594.
2. Wong RKH, Maydonovitch CL. Achalasia. In: Castell DO (ed) The Esophagus. Boston: Little, Brown, 1992; 233-275.
3. Shoenut JP, Trenholm BG, Micflikier AB, et al. Reflux patterns in patients with achalasia without operation. Ann Thorac Surg 1988;45:303-305.
4. Crookes PF, Corkill S, DeMeester T. Gastroesophageal reflux in achalasia. When Is reflux really reflux? Dig Dis Sci 1997:1354-1361.
5. Patti MG, Arcerito M, Tong J, et al. Importance of preoperative and postoperative pH monitoring in patients with esophageal achalasia. J Gastrointest Surg 1997;1:505-510.
6. Patti MG, Way LW. Evaluation and treatment of primary esophageal motility disorders. West J Med 1997; 166: 263-269.
7. Benini L, Sembenini C, Castellani G, et al. Pathological esophageal acidification and pneumatic dilatation in achalasic patients. Too much or not enough? Dig Dis Sci 1996; 41: 365-371.
8. Shoenut JP, Duerksen D, Yaffe CS. A prospective assessment of gastroesophageal reflux before and after treatment of achalasia patients: pneumatic dilation *versus* transthoracic limited myotomy. Am J Gastroenterol 1997;92:1109-1112.
9. Kahrilas PJ, Kishk SM, Helm JF, et al. Comparison of pseudoachalasia and achalasia. Am J Med 1987;82:439-446.
10. Moonka R, Patti MG, Feo CV, et al. Clinical presentation and evaluation of malignant pseudoachalasia. J Gastrointest Surg 1999;3:456-461.
11. Vantrappen G, Hellemans J. Treatment of achalasia and related motor disorders. Gastroenterology 1980; 79: 144-154.
12. Sauer L, Pellegrini CA, Way LW. The treatment of achalasia. A current perspective. Arch Surg 1989; 124: 929-932.
13. Abid S, Champion G, Richter JE, et al. Treatment of achalasia: the best of both worlds. Am J Gastroenterol 1994;89:979-985.
14. Spiess AE, Kahrilas PJ. Treating achalasia. From whalebone to laparoscope. JAMA 1998;280:638-642.
15. Katz PO, Gilber J, Castell DO. Pneumatic dilatation is effective long-term treatment for achalasia. Dig Dis Sci 1998; 43:1973-1977.
16. Okike N, Payne WS, Neufeld DM, et al. Esophagomyotomy versus forceful dilation for achalasia of the esophagus: results in 899 patients. Ann Thorac Surg 1979; 28: 119-125.
17. Ferguson MK. Achalasia: current evaluation and therapy. Ann Thorac Surg 1991;52:336-342.
18. Csendes A, Braghetto I, Henriquez A, et al. Late results of a prospective randomised study comparing forceful dilatation and oesophagomyotomy in patients with achalasia. Gut 1989;30:299-304.
19. Parkman HP, Ogorek CP, Harris AD, et al. Nonoperative management of esophageal strictures following esophagomyotomy for achalasia. Dig Dis Sci 1994;39:2102-2108.
20. Murthy KS, Makhlouf GM. Interplay of VIP and nitric oxide in the regulation of neuromuscular function in the gut. Regul Pept Lett 1995;VI:33-38.
21. Aggestrup S, Uddman R, Sundler F, et al. Lack of vasoactive intestinal polypeptide nerves in esophageal achalasia. Gastroenterology 1983;84:924-927.
22. Holloway RH, Dodds WJ, Helm JF, et al. Integrity of cholinergic innervation to the lower esophageal sphincter in achalasia. Gastroenterology 1986;90:924-929.
23. Pasricha PJ, Ravich WJ, Hendrix TR, et al. Intraphincteric botulinum toxin for the treatment of achalasia. N Engl J Med 1995;322:774-778.
24. Cuilliere C, Ducrotte P, Metman EH, et al. Achalasia: outcome of patients treated with intrasphincteric injection of botulinum toxin. Gut 1997;41:87-92.
25. Vaezi MF, Richter JE, Wilcox CM, et al. Botulinum toxin versus pneumatic dilatation in the treatment of achalasia: a randomised trial. Gut 1999;44:231-239.
26. Eaker EY, Gordon JM, Vogel SB. Untoward effects of esophageal botulinum toxin injection in the treatment of achalasia. Dig Dis Sci 1997;42:724-727.
27. Horgan S, Hudda K, Eubanks T, et al. Does botulinum toxin injection make esophagomyotomy a more difficult operation? Surg Endosc 1999;13:576-579.
28. Patti MG, Feo CV, Arcerito M, et al. The effects of previous treatment on the results of myotomy for achalasia. Dig Dis Sci 1999;44:2270-2276.
29. Castell DO, Katzka DA. Botulinum toxin for achalasia: to be or not to be? Gastroenterology 1996;110:1650-1652.
30. Bonavina L, Nosadini A, Bardini R, et al. Primary treatment of esophageal achalasia. Long-term results of myoto-

my and Dor fundoplication. Arch Surg 1992;127:222-227.

31. Ellis FH Jr. Oesophagomyotomy for achalasia: a 22-year experience. Br J Surg 1993;80:882-885.
32. Streitz JM Jr, Ellis FH Jr, Williamson WA, et al. Objective assessment of gastroesophageal reflux after short esophagomyotomy for achalasia with the use of manometry and pH monitoring. J Thorac Surg 1996;111:107-113.
33. Shimi S, Nathanson LK, Cuschieri A. Laparoscopic cardiomyotomy for achalasia. J R Coll Surg Edinb 1991;36:152-154.
34. Pellegrini C, Wetter LA, Patti M, et al. Thoracoscopic esophagomyotomy. Initial experience with a new approach for the treatment of achalasia. Ann Surg 1992;216:291-299.
35. Ancona E, Anselmino M, Zaninotto G, et al. Esophageal achalasia: laparoscopic versus conventional open Heller-Dor operation. Am J Surg 1995;170:265-270.
36. Patti MG, Pellegrini CA, Arcerito M, et al. Comparison of medical and minimally invasive surgical therapy for primary esophageal motility disorders. Arch Surg 1995;130:609-616.
37. Swanstrom LL, Pennings J. Laparoscopic esophagomyotomy for achalasia. Surg Endosc 1995;9:286-292.
38. Mitchell PC, Watson DL, Devitt PG, et al. Laparoscopic cardiomyotomy with a Dor patch for achalasia. CJS (Can J Surg) 1995;38:445-448.
39. Holzman MD, Sharp KW, Ladipo JK. et al. Laparoscopic surgical treatment of achalasia. Am J Surg 1997;173:308-311.
40. Hunter JG, Trus TL, Branum GD, et al. Laparoscopic Heller myotomy and fundoplication for achalasia. Ann Surg 1997;225:655-665.
41. Vogt D, Curet M, Pitcher D, et al. Successful treatment of esophageal achalasia with laparoscopic Heller myotomy and Toupet fundoplication. Am J Surg 1997;174:709-714.
42. Patti MG, Arcerito M, De Pinto M, et al. Comparison of thoracoscopic and laparoscopic Heller myotomy for achalasia. J Gastrointest Surg 1998;2:561-566.
43. Rosati R, Fumagalli U. Bona S, et al. Evaluating results of laparoscopic surgery for esophageal achalasia. Surg Endosc 1998;12:270-273.
44. Stewart KC, Finley RJ, Clifton JC, et al. Thoracoscopic versus laparoscopic modified Heller myotomy for achalasia: efficacy and safety in 87 patients. J Am Coll Surg 1999;189:164-170.
45. Costantini M, Zaninotto G, Molena D, et al. One-hundred laparoscopic Heller-Dor operations: our experience in treating primary esophageal achalasia. Gastroenterology 1999;116:1305.
46. Alves A, Perniceni T, Godeberge P, et al. Laparoscopic Heller's cardiomyotomy in achalasia. Is intraoperative endoscopy useful, and why? Surg Endosc 1999;13:600-603.
47. Donahue PE, Teresi M, Patel S, et al. Laparoscopic myotomy in achalasia: intraoperative evidence for myotomy of the gastric cardia. Dis Esophag 1999;12:30-36.

第五章 各种食管手术

Hubert J. Stein and Joerg Theisen

分期

尽管在过去的几十年里，对于食管癌和胃癌的外科治疗取得了显著进步，但是这些患者的整体预后却没有明显提高。在西方，大多数情况下当食管癌和胃癌得到诊断时，肿瘤已经到了晚期或者已经发生了转移。而且，甚至在完全肿瘤切除、大范围淋巴结清扫和综合治疗后，全身和局部复发都很常见。因此，对于食管癌和胃癌患者总体生存率的提高只能通过治疗方案来获得，治疗方案是基于在发现肿瘤时个体组织学肿瘤分型、肿瘤位置和肿瘤分期来制定的[1~3]。很明显这需要一个精确的治疗前分期。只有准确的肿瘤分期才使得诊断明确的病人得到正确的治疗。

术前对食管癌和胃癌进行分期的目的是确定患者行外科手术还是行综合治疗方案[4]。食管癌或胃癌的病人，出现全身或腹膜转移，肿瘤未完全切除（也就是根据 AJCC/UICC 定义的 R1 或 R2 类）和出现淋巴结转移，这些都是意味着是术后生存率低的主要的独立预后因素[5]。肿瘤局限性切除（R1 或 R2 切除术）和出现全身或腹膜肿瘤转移的病人行手术都必须被考虑为姑息性的，应该避免，因为现在创伤小和更加安全的缓解方法是可以得到的。相反，有局限性淋巴结转移的病人，进行大范围淋巴结清扫后，长期生存仍然成为可能[6,7]。

尽管诊断全身肿瘤的无创成像方法有了显著提高，但是在诊断小的肝转移、腹膜肿瘤转移和淋巴结转移方面仍存在空白。食管癌或胃癌的根治性切除并非少见，但必须放弃。因为术中发现的肿瘤比术前诊断检查所估计的更加晚期。

近年来诊断性腹腔镜和胸腔镜检查被评价为填补这些诊断空白的工具。

一、食管癌和胃癌的腹腔镜检查分期

一些研究表明，对于胃癌或者食管胃结合处腺癌的患者，在发现肝转移、腹腔内淋巴结转移和腹膜肿瘤转移方面，诊断性腹腔镜检查优于其他的成像技术（图 5-1）[8~13]。最新进展甚至已经把诊断性腹腔镜检查作为更完整的成像工具：带有柔韧超声导管的腹腔镜超声波检查法和使用诊断性洗胃来寻找腹腔脱落肿瘤细胞。因此有些作者建议对每个考虑需要外科治疗的食管癌和胃癌患者都进行诊断性腹腔镜检查。

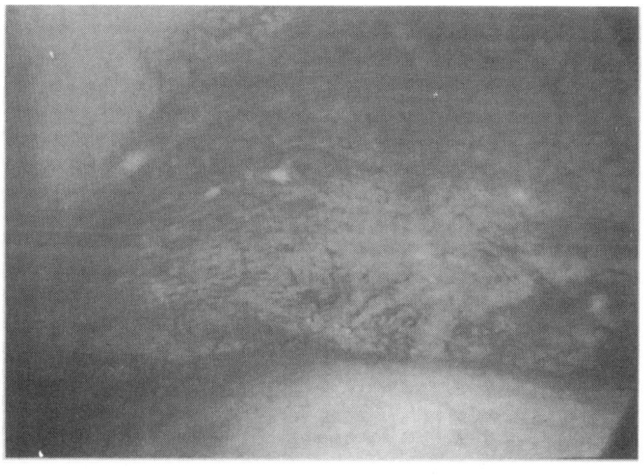

图 5-1 腹腔镜检查胃癌病人腹膜播散转移

更多详细研究表明食管癌和胃癌患者的腹内肿瘤转移程度与原发肿瘤的位置（食管、食管胃结合处，胃）、肿瘤类别和肿瘤组织学分型（腺

癌或鳞状细胞癌)有明确的关系。对于晚期(T3/T4 分期)末端食管腺癌、食管胃结合处腺癌和胃腺癌患者,用腹腔镜检查,未识别的腹膜肿瘤转移和肝转移可以达到 30%。与晚期腺癌形成对比,鳞状细胞食管癌患者(任何 T 分期)的腹腔镜检查诊断率很低(低于 5%),和早期(T1/T2 分期)末端食管、食管胃结合处和胃腺癌患者的诊断率一样。

根据现有的数据,用诊断性腹腔镜检查来发现和确诊腹腔内淋巴结转移这个作用是有争议的。病人局部或者腹腔淋巴结的活组织检查有潜在的危险性,并且预言价值很低。而且,淋巴结活组织检查的结果通常不会改变治疗计划[14]。

因此,我们建议对潜在诊断意义高的和真正与治疗计划有关的患者,也就是对那些考虑实行外科切除或新辅助疗法的食管胃结合处腺癌和胃的晚期腺癌患者,实行腹腔镜检查。对于这些患者,诊断性腹腔镜检查的惟一目的就是排除腹膜转移和肝转移。这些结果会把病人一些潜在的治疗策略排除。考虑到这个侵入性诊断方式的潜在并发症,对其他所有食管癌和胃癌患者常规使用腹腔镜检查是不恰当的。我们认为:不能确定有淋巴结转移和缺少治疗方案时不应在诊断性腹腔镜检查时常规行局部淋巴结活组织检查。

二、食管癌的胸腔镜检查分期

目前可以获得的传统成像方法(包括 CT 扫描、内窥镜超声和 MR 扫描)都不能可靠地预测食管癌淋巴转移。尽管正电子发射断层成像技术(PET)可以提示远处转移,也就是颈部和腹部淋巴结转移,但是目前成像技术的空间分辨率不能辨别原发肿瘤和局部淋巴结转移[15]。因为这个原因,一些研究人员用诊断性胸腔镜检查来鉴别食管癌的淋巴转移[10,11]。虽然这些研究表明胸腔镜下淋巴结活组织检查是可行的,并且会提高治疗前分期的准确性,但是治疗结果依然不明确。因此,食管癌诊断性胸腔镜检查仍在研究之中。

胸腔镜和腹腔镜食管平滑肌瘤摘除术

食管平滑肌瘤是最常见的食管良性肿瘤,发病率超过食管良性肿瘤的 2/3 。95%以上的平滑肌瘤起源于食管固有层。由于食管肌肉呈条纹状和光滑分布,平滑肌瘤通常位于食管的中、下段[16]。

有些食管平滑肌瘤患者有吞咽困难或者胸痛的症状,但是大部分患者完全没有症状,平滑肌瘤是由于其他原因行内窥镜检查时顺便发现的(图 5-2)。它可以通过钡餐和内窥镜超声来确诊[17]。钡餐检查可见食管腔内充盈缺损,内窥镜超声可见没有标记物渗透的高回声黏膜下肿块。表面黏膜通常是完整的。主要问题是将良性平滑肌瘤与少见的食管平滑肌肉瘤相互鉴别。和其他位置的胃肠道间质肿瘤相对比,病灶大小与恶性表现没有明确的关系。

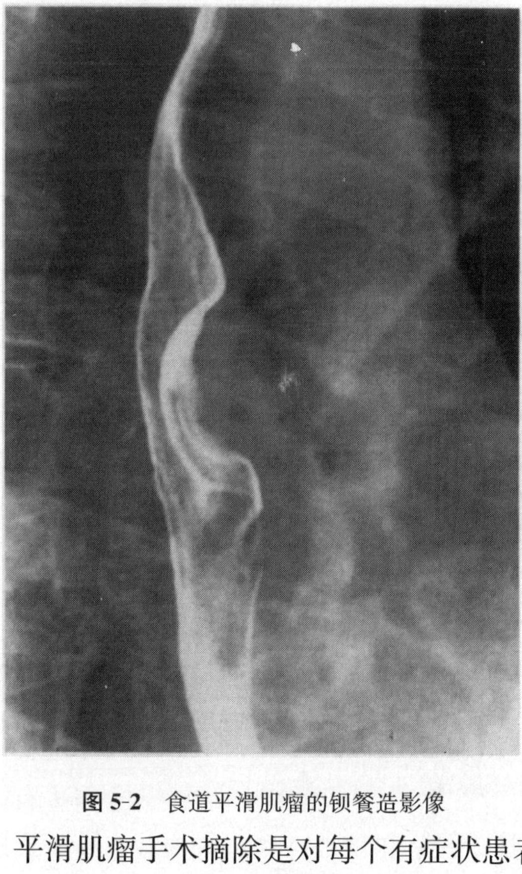

图 5-2 食道平滑肌瘤的钡餐造影像

平滑肌瘤手术摘除是对每个有症状患者的

治疗选择[16]。对于无症状、肿瘤小于 3 cm 的，当肿瘤增长时，改为手术切除是合理的。不应该进行穿透黏膜的活组织检查，因为它通常不能代表肿瘤，并且可以使随后进行的食管黏膜无损伤肿瘤切除变得更加困难。

过去，开胸或开腹手术是平滑肌瘤切除的常规选择方法。近来研究已经表明通过胸腔镜进行微创切除，或者当肿瘤位于食管胃结合处时，腹腔镜手术切除是可行的(图 5-3)[16,18]。手术时内窥镜可以帮助确定小肿瘤的位置。局部切开外层的纵行肌肉层后，肿瘤通常可以被完整切除。一定要注意保持黏膜的完整性。如果黏膜被损伤，可以缝一或两针修补。切除肿瘤后肌肉层几乎是完整的。

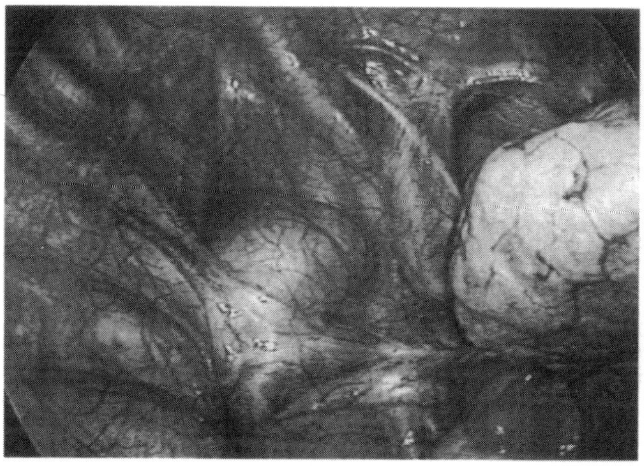

图 5-3　腹腔镜观察食道近端平滑肌瘤

微创食管部分切除和重建

一些医学中心已经成功进行了胸腔镜食管部分切除术。然而，关于这个方法的安全性、彻底性和好处仍有疑问[19]。由于缺乏比较性研究，微创食管部分切除目前仍处于试验阶段。相反，腹腔镜下胃的游离和为食管重制作建胃管已经成为除开腹手术外的另一个有力的选择，开腹手术值得进一步评价[20]。

（陈凛　译）

参考文献

1. Stein HJ, Sendler A, Fink U, Siewert JR. Multidisciplinary approach to esophageal and gastric cancer. surg Clin N Am 2000;80:659-682.
2. Siewert JR, Stein HJ, Sendler A, Molls M. Fink U. Esophageal cancer: clinical management. In: Kelsen DA (ed) Principles and Practice of Gastrointestinal Oncology. Philadelphia: Lippincott Williams & Wilkins, 2001.
3. Siewert JR, Fink U, Sendler A, et al. Gastric cancer. Curr Probl Surg 1997;34:835-942.
4. Stein HJ, Brücher BLDM, Sendler A, Siewert JR. Esophageal cancer: patient evaluation and pretreatment staging. Surg Oncol 2001;10:103-111.
5. Stein HJ, Feith M. Cancer of the esophagus. In: Gospodarowicz M, et al. (eds) Prognostic Factors in Cancer. New York: Wiley-Liss, 2001:237-249.
6. Siewert JR, Stein HJ, Feith M, Brücher BLDM, Bartels H. Fink U. Tumor cell type is an independent prognostic in esophageal cancer: lessons learned from more than 1000 consecutive resections at a single institution in the Western world. Ann Surg 2001;234:360-369.
7. Siewert JR, Böttcher K. Stein HJ, Roder JD, and the German Gastric Carcinoma Study Group. Relevant prognostic factors in gastric cancer: 10-year results of the German Gastric Cancer Study. Ann Surg 1998;228:449-461.
8. Heath EI, Kaufmann HS, Talamini TT, et al. The role of laparoscopy in preoperative staging of esophageal cancer. Surg Endosc 2000;14:495-499.
9. Burke EC, Karpeh MS, Conlon KC, Brennan MF. Laparoscopy in the management of gastric adenocarcinoma. Ann Surg 1997;225:262-267.
10. Krasna MJ, Flowers JL, Attar S, McLaughlin J. Combined thoracoscopic/laparoscopic staging of esophageal cancer. J Thorac Cardiovasc Surg 1996;111:800-807.
11. Krasna MJ, Reed CE, Nedzwiecki D, et al. CALGB 9380: a prospective trial of the feasibility of thoracoscopy/laparoscopy in staging esophageal cancer. Ann Thorac Surg 2001;71:1073-1079.
12. Feussner H, Omote K, Fink U, Walker SJ, Siewert JR. Pretherapeutic laparoscopic staging in advanced gastric carcinoma. Endoscopy 1999;31:342-347.
13. Stein HJ, Kraemer SJM, Feussner H, Siewert JR. Clinical value of diagnostic laparoscopy with laparoscopic ultrasound in patients with cancer of the esophagus or cardia. J

Gastrointest Surg 1997;1:167-173.

14. Stein HJ, Feussner H, Comment on The role of laparoscopy in preoperative staging of esophageal cancer. Surg Endosc 2001;15:528.
15. Lerut T, Flamen P, Ectors N, et al. Histopathologic validation of lymph node staging with FDG-PET scan in cancer of the esophagus and gastroesophageal junction: a prospective study based on primary surgery with extensive lymphadenectomy. Ann Surg 2000;232:743-752.
16. Bonavina I, Segalin A, Rosati R, Pavanello M, Peracchia A. Surgical therapy of esophageal leiomyoma. J Am Coll Surg 1995;181:257-262.
17. Massari M, De Simone M, Cioffi U, Gabrielli F, Boccasanta P, Bonavina. Endoscopic ultrasonography in the evaluation of leiomyoma and extramucosal cysts of the esophagus. Hepatogastroenterology 1998;45:938-943.
18. Tamura K, Takamori S, Tayama K, et al. Thoracoscopic resection of a giant leiomyoma of the esophagus with a mediastinal outgrowth. Ann Thorac Cardiovasc Surg 1998;4:351-353.
19. Peracchia A, Rosati R, Fumagalli U, Bona S, Chella B. Thoracoscopic esophagectomy: are there benefits? Semin Surg Oncol 1997;13:259-262.
20. Jagot P, Sauvanet A, Berthoux L, Belghiti J. Laparoscopic mobilization of the stomach for oesophageal replacement. Br J Surg 1996;83:540-542.

第二篇

胃的手术方法

第六章　内镜胃手术:器官内手术

Charles J. Filipi and Peter I. Anderson

背景知识和历史发展

在 Ponsky 和 Gandevev[1]开展经皮胃造口手术后,(微创腹腔镜技术进行革新之前),日本就已经广泛开展早期胃癌内镜前肠切除手术[2~4]。对于黏膜恶性病变,行内镜黏膜切除(EMR)的益处非常明显:T1 期肿瘤治愈率高达 98%。但是,对于直径>1cm 或位于胃后壁或胃底的病变则是 EMR 的禁忌证。基于以上原因,日本学者 Ohashi 开创了微创胃腔内手术[5]。

在美国和欧洲开展腹腔镜胆囊切除技术之后,我们实验室通过对胃入口部位通道进行了研究,目的是建立一个抗胃酸反流的乳头状瓣膜。然而很快就发现这些入口为一系列胃腔内手术提供了通路[6]。相伴随的是德国学者 Frimberger 和 Classen 发表了通过一个金属口可以进行胃腔内手术的描述性文章[7]。

Beuss et al 首先提出了腔内直肠手术的概念[8],随后的各种出版物证实这种手术方法对于良性、早期肿瘤具有较好的有效性[9~11]。Beuss 利用一个大的、密封的直肠镜向腹腔注气,以此来获得清晰的视觉效果;同时通过密封的孔引入 3 或 4 个其他仪器。这些仪器价格昂贵;有些人甚至怀疑与传统的低位前切、经直肠开放性手术相比,这种新方法是否有效。胃腔内手术也出现了相似的疑问,这主要因为对常见的胃腔内手术治疗的疾病,有些外科医生喜欢用腹腔镜、放射介入或剖腹手术治疗。那么目前哪些疾病是胃腔内手术的适应证,这种新方法的发展方向是什么?回顾胃腔内手术的发展过程有助于了解这些问题。

器官内入口通道

Ohashi 首先开展腹腔镜胃内手术(LIGS),通过微型剖腹术应用球形套管针作为通道[5]。Way et al 在 Innerdyne Inc.(Sunnyvale,CA,USA)的帮助下,推出一种扩张性的套管针,在经皮腹腔镜引导下它可以为 5mm 的仪器到达胃腔提供通道[12]。目前已有其他的商品器械使得许多国家开展腔内手术成为可能。在 T 形持着器的辅助下将胃壁贴紧腹膜,锐利的腹腔镜套管针可以刺入腹腔。但是,这项技术也存在一些并发症,主要是胃壁出血和套管针的意外脱出。Marlow(Cooper Surgical,Shellton,CT,USA)发明了一种球形的孔,可以在 T 形持着器放置好后,锐利地刺入。商家提供的通路设备,许多外科医生意识到腔内手术更容易成功。这些创新性的思想带动了多种胃腔内手术的开展。

我们实验室采用一种大口径牵引 PEG 来做器官内手术。这种孔不仅可以为大的仪器提供通路,而且还可以将标本取出。其安全性在于腔内球囊可防止套管的意外脱出。这种通路孔可以经皮放置;现在已经成功地应用,但是的确存在 10%的感染发生率。如果将抗生素药膏覆盖伤口,感染发生率可以有望降低一半。通过一个研制中的内径为 12mm 的口进行胃分隔，使得控制上消化道出血（UGI）和运用腔内方法治疗胃食管反流成为可能。

胃肿瘤

胃腔内切除术是微创的，但仍然提供外科通道。它是介于经口内镜套圈烧灼术和剖腹手术间的一种选择方法。本节涉及目前器官内切除的适应证主要有：胃息肉、良性胃壁肿瘤、Dieulafoy’s 肿瘤和早期胃癌。

胃息肉主要分为两种类型：增生型和腺瘤状。增生型息肉是再生性腺体增殖的产物，恶变率低，约占所有胃上皮息肉的 75%。息肉状腺瘤，占胃上皮息肉的 25%，恶变性大。但无论是哪种息肉，都是通过内镜活检诊断。目前，治疗手段包括内镜下息肉切除，必要时继而行开腹手术。器官内手术能够广泛而准确切除肿瘤边缘；相比较的是，内镜下套圈烧灼术则湮没了肿瘤组织学边缘。除此之外，正确选择穿刺孔的位置可以获得接近胃壁的通道，即胃底、幽门前、胃后壁；这是经口内镜所达不到的。器官内手术可以实现全层切除；如果有必要，直径可达 6cm，这些情况此前只能通过开腹手术实现。

胃壁肿瘤包括胃类癌、胃淋巴瘤和胃平滑肌瘤。由于常无症状，因而此等肿瘤的发病率尚不清楚。Bandoh 和 Isoyama[14] 证实这些病变中约 45%为恶性，手术治疗可以明显提高生存率。胃腔内手术可以对部位在幽门窦、后壁、或胃底的肿瘤实现剜除、黏膜切除、甚至胃全层切除（直径可达 6cm）。

胃类癌与胃泌素的高分泌状态有关系。由于它们在生物学性质上为良性，因此胃腔内手术是非常理想的选择。直径达 2cm 的肿瘤可以成功地切除。当然，如果肿瘤为恶性，则需要进行更广范围的切除。散发性的病变或与多发性内分泌瘤（MEN）综合征有关的病灶往往更可能是恶性；因而，胃腔内手术对那些出现症状的病变只能进行姑息性切除[15]。

胃恶性肿瘤中大约 5%为淋巴瘤。内镜活检即可对淋巴瘤进行确诊；但是，约有 10%内镜活检证实为淋巴瘤的病变实际上是假淋巴瘤。腔内切除可以提供充分的病变组织来进行全面而准确的病理学诊断，将有助于防止由假淋巴瘤向淋巴瘤转变。对于 I 期和 II 期胃淋巴瘤，可选广泛手术切除，同时结合放疗和化疗。但是对于体积较小的病变行胃腔内手术则有明显益处。

典型的胃平滑肌肉瘤是无症状的，内镜或开腹手术均可以确诊。切除的肿瘤病理结果证实高度恶性率在 30%～47%[14~16]。胃腔内手术对于平滑肌肉瘤是一种很重要的治疗手段，因为内镜活检不能获得黏膜下组织，无法进行黏膜下切除。而腔内手术可以对肿瘤进行详细的诊断和完整的切除（直径可达 4cm）。

Dieulafoy’s 病变可引起严重的上消化道出血症状。由于这些病变体积较小，难以发现，治疗方法通常采用内镜下电凝、血管造影栓塞、内镜下硬化治疗，但是成功率有限。外科治疗通常需要将胃切开，结扎出血的血管，或者切除组织。假如采用腔内手术，外科医生可以在直视下结扎血管和进行全层切除。患处常很难发现。这时可将胃腔内的血完全排空，再冲洗胃壁，那么出血部位大多可以发现。因此，对于胃隐匿性出血，我们优先选择腔内手术的方法。

早期胃癌可以成功地行内镜下黏膜切除（EMR）。然而，对于直径＞2cm、位于基底部、后壁、或者小弯窦部的肿瘤，EMR 在技术上行不通。腔内手术能更优越在这些解剖部位进行切除；对于直径＞2cm 的肿瘤也可进行手术[17]。Ohashi 报道对 6 例早期胃癌病人成功进行了腔内切除，肿瘤直径在 1.5～2.5cm。术后没有病人出现并发症，平均住院时间为 5 天。胃腔内手术已经显示出对认为是良性的胃肌源性肿瘤（虽然并不除外恶性）的可行性。Taniguchi et al 曾报道成功摘除大小为 5cm 的溃疡型胃淋巴瘤[18]。同时，对于不适合开腹手术的病人，腔内手术对于 T2 和 T3 期肿瘤病人也是一个可选择的治疗办法。Tomonaga et al 报道在1位有多种伴发病的患者成功切除位于胃食管交界、大小为1cm、分化良好的腺癌[19]。这报道说明姑息性腔内手术治疗胃癌的潜在应用价值。

一、手术技巧

最初组织学诊断很重要，尤其对于早期胃癌病人。图 6-1 显示了适宜行腔内手术的肿瘤部位，图 6-2 则显示了不宜行器官内手术的肿瘤的部位。

穿刺孔部位应选择在最大限度远离肿瘤的位置。这样就可以提供一个比较好的全景术野，利于器械间的相互配合，尤其是体内缝合、打结。

完全切除肿瘤边缘(侧面和深度)对手术的长期成功性是非常关键的。对早期黏膜低恶性肿瘤或者是胃壁平滑肌瘤，切除瘤体边缘 1cm 就足够了。但如果需要切除更多肿瘤的边缘的话，就应该进行开腹手术。如果肿瘤与胃食管交界或幽门部紧密相连，那么在进行肿瘤清扫时，必须注意均衡，否则会引起管腔图 6-1 的狭窄。对于只需要黏膜切除的病人，二期愈合就足够了。假如需要全层切除，必须保证胃腔内是通畅的；这是采用腔内手术很可能做到的。

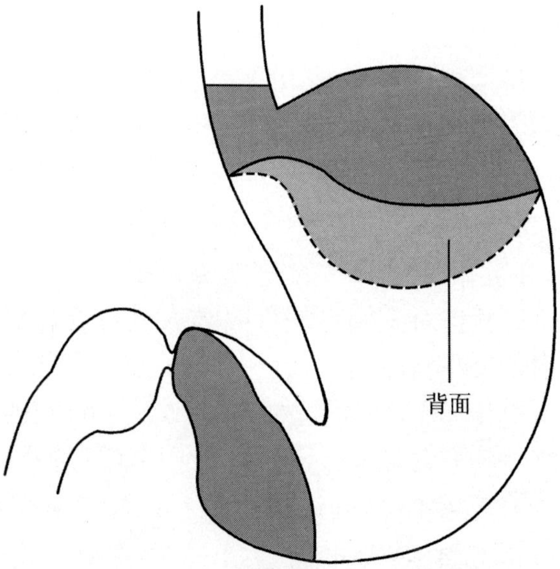

图 6-1 灰色区域为腔内手术最佳部位

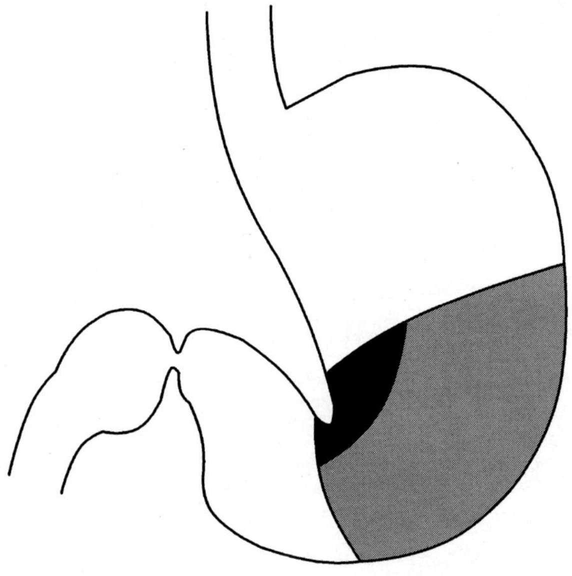

图 6-2 胃腔内手术的次理想位置，后部是最困难的位置

Harmonic Scalpel(Ethicon Endosurgery, Cincinnati, OH, USA)对胃小弯肿瘤全层切除是最理想的方法，原因是那个部位脉管系统增多。高流量、高压胃内 CO_2 注气法使得腔内手术成为可能，即使是在有相对较大、胃壁全层的缺失。如果存在胃内感染的可能性，那么事先行抗生素胃腔灌注是预防术后腹腔感染的有效办法，因为在进行全层切除时，总会有一些胃腔内液体溢出。关闭胃腔时，最好采用体外打结单丝线间断缝合，尤其是切除较大的肿瘤。胃壁的紧张程度对体内的线结的安全性是比较大的问题，因为头两个结(外科结)容易滑落。胃壁关上之后，注气检查缝线的完整性是比较恰当的办法。

二、结果

一项调查对腔内手术的有效性进行了研究。在实验室技术和穿刺孔设备发展成熟后，对 10 例进行了胃腔内切除：胃癌 2 例，多发性息肉 3 例，慢性良性溃疡 1 例，淋巴瘤 4 例(表 6-1)。

表 6-1　胃腔内手术的初步结果

病变	n	中转开腹	并发症	随访结果
胃癌	2	0	1	1 例复发
息肉	3	0	1	无复发
结肠	1	1	0	无复发
平滑肌瘤	4	1	1	无复发

10 例病人中，2 例病人由于技术难度大而中转开腹手术。第 1 例病人由于术野暴露程度不够，需要用一个大的、一次性的 10mm 的剪刀协助操作，但是没有此设备。第 2 例病人由于不慎将改良型 PEG 球囊剪破造成胃气体灌注失败，气体逸入腹腔影响显露。

平均住院时间为 12.2 天（范围：2～45 天）。这些数值较高主要因为有 1 个病人在日本做了手术，而在日本，病人胃切开术后一般住院时间在 14～21 天，对平均住院时间造成影响。第 2 个病人住院时间为 45 天，原因是手术后出现并发症。这例病人 PEG 拔除太早，形成了腹腔脓肿。平均的手术时间为 3.1h，30％的病人出现并发症，包括上述提到的脓肿和两例病人出现伤口感染，但是没有病人死亡。除了脓肿之外，术后并发症的发生率很低。这些结果说明腔内手术与开腹手术相比是一种可行的治疗方法。住院时间和并发症的发生率逐渐降低，越来越多的医生采用这项技术，使得这项技术成为胃开放性切除术的一种可行的替代方法。

胃食管反流疾病(GERD)

对于不适合全麻的老年病人，可采用比腹腔镜 Nissen 胃底折叠术更为微创的手术。有呼吸道问题的病人，特别是慢性阻塞性肺部疾病（COPD）在激素治疗下者，若手术能够在门诊施行并有长期疗效时，病人将会受益。初步资料证实 Swain 瓣膜成型术对于控制反流综合征是非常有效的。不宜再次开腹手术治疗 GERD 的老年病人最好选择此种手术。

不宜手术的病人，可能成为接受了这种治疗方法的大多数。无需高昂医疗费即可减轻疾病痛苦，也不必为做手术承受心理上的压力，使得许多患者选择这种治疗方法。腔内瓣膜成型术为这些病人提供了一种很好的选择。

一、Swain 腔内瓣膜成型术

严重的胃食管反流疾病（GERD）通常与低位食管括约肌（LES）的不健全有关，其特点为：静态 LES 张力（LESP）低、LES 腹腔段（AL）短、或者总的 LES 长度（TL）短[20,21]。目前手术治疗目的是提供外科治愈 GERD 的方法，寻求改善上述情况。腹腔镜 Nissen 胃底折叠术是目前治疗药物难以控制的、严重的 GERD 的金标准手术[22]。此手术人工延长了 AL 和 TL 之间的距离，同时增加了 LESP。大部分腹腔镜 Nissen 胃底折叠术的成功之处在于术后的较低的发病率和短期即可康复。

为了进一步减少手术的并发症发病率，许多人意识到了完全经口、腔内抗反流术的潜在价值，因为在门诊就可进行，而且无需全身麻醉。Swain 和 Mills[24]研制了一种仪器使得这种手术成为可能。Swain 内镜缝合器可以通过固有肌层进行缝合。LES 加固采用相同的方法，在动物[25,26]和人[27,28]身上产生可喜的成果。Martinez-Serna et al[29]对内镜下缝合最佳的位置、和形式进行研究：17 个狒狒进行内镜下腔内瓣膜成型术。第Ⅰ组 8 例〔小弯侧 3 针缝合间距 1 cm，最近侧缝合位置正好在胃食管交界处（GEJ）以下〕。第Ⅱ组 9 例（3 针缝合，GEJ 下相距 120°）。手术的模式与 Swain et al 所描述的相似[24,30,31]。

LESP、AL、和 TL 压力测定，吞钡透视检查、内镜检查、容积压力测定、食管和胃组织学等检查被用来判断术前和术后 LES 的功能。术后压力测定显示第Ⅱ组 TL、第Ⅰ组 LESP、两组 AL 增高具有统计学意义。内镜检查显示第Ⅰ组 3、6 个月缝线保存率分别为 62％和

37%;第Ⅱ组为67%、56%。吞钡透视检查结果不明显。容积压力测定两组与对照组间没有统计学差异。Martinez-Serna et al[29]报道没有出现与手术相关的死亡和有意义的并发症。总体手术时间为20min。

Kadirkamanathan et al[25]进行了相似的动物实验,采用同Martinez-Serna第I组相同的缝合处理。结果显示术后结果比较相似,只是TL和LESP增高具有明显的统计学意义,同时减少了病人食管内pH<4的存在时间。但是,最关心的问题是并发症的发生率和折叠的持久性。

二、括约肌加强术

目前多种腔内技术已经应用于对无功能性LES进行加强。另外一个办法就是内镜下加强术,它有多种类型的内镜下加厚技术,例如向远端食管注射胶原、聚四氟乙烯和硬化剂。这些治疗方法原理基本相同;都是在LES水平引起黏膜下纤维化,而从理论上希望较少胃酸反流。内镜下注射胶原增加了LESP,提高了症状评分,增加了24h监测分数[32]。Shafik[33]采取内镜下注射聚四氟乙烯,结果显示治疗后LESP提高、症状有所减轻。

其他外科医生选择通过腐蚀作用促使自身胶原形成的办法,比如向LES注射硬化剂鱼肝油酸钠等。此项技术在动物试验中取得低并发症发病率良好效果[34]。采用腐蚀作用的另外一种方法是激光治疗。McGouran和Galloway利用Nd:YAG激光促使贲门部纤维化,造成了较高的LES压力,支持了以前的观察结果,即伴随着胃的膨胀,人工的胃壁屏障可以减少LES力量的分散。

三、套叠瓣膜成型术

依据内镜下增厚型手术成功的范例,Mason et al开展了一种新的内镜下腔内瓣膜成型手术[36]。这项手术假设一个简单的机械改变可以阻止括约肌的伸展,在胃壁扩张时通过增强LES的先天性特点而提高自身功能。他们指出胃壁的扩张与LES长度的减少和功能的缺失有关系。但是,通过这种腔内瓣膜成型手术,这些制约因素可以得到明显改善。

他们的试验采用20个成年大狒狒(Papio ursinus)。13例行瓣膜成型手术,并随后施行腔内抗反流手术。一个12mm经皮内镜胃造口术(PEG)穿刺口和一个10mm的PEG孔给外科医生提供了可使仪器向后运动的通道,以便能够到达胃食管(GE)交界。10mm的孔可以容纳45°的腹腔镜,而12mm的孔容纳钉合器械。食管套入胃内大约4cm,在鳞柱上皮交界处形成一个乳头状的瓣膜。随后,应用刺穿瓣膜,注射硬化剂促使纤维化形成(图6-3)。

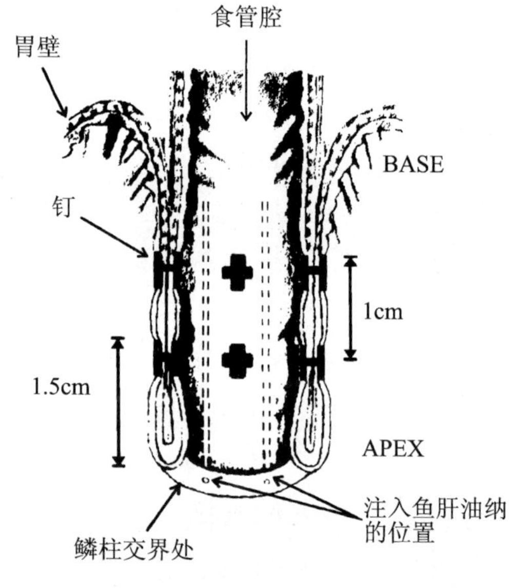

图6-3 Mason et al首先开展腔内瓣膜成型手术,食管套入鳞柱上皮交界形成一个乳头状瓣膜

此项手术的成功可以通过内镜、测压器、病理学分析和压力容量测定进行衡量。后一种试验是行中线开腹手术,将十二指肠紧密结扎。随后,进行一个小的胃造口手术,将一个24F Foley导管引入胃。一根水灌注测压导管经鼻进入食管和胃。在水灌入胃的时候,产生扩张,测定食管和胃的压力,并相互比较。胃内水的容积引起胃和食管压力的平衡便认为是LES产生的压力。

通过内镜观察乳头状瓣膜的完整情况,结

果显示：46%的狒狒6个月内瓣膜完整。剩下的6个狒狒瓣膜顶部存在局部破损，总体瓣膜周径的完整率为86%。术后压力测定结果显示总的和腹腔内LES长度变长、更高的LES向量容积压力。病理学检查显示瓣膜成型组的动物贲门部有明显的、由纤维化形成的“炸面圈”征。而对照组纤维化不明显。压力容积测定显示试验组和对照组相比，平均顺应压力、平均顺应容积明显要高。这些进步是由于胃扩张时，瓣膜成型术对于平滑肌的缩短起到保护作用。

已知胃的扩张引起了LES的失效，因此，一个假设过量饮食和高脂肪饮食可引起胃的扩张，久之，也就明显干扰了LES的正常功能，引起慢性胃食管反流疾病。腔内瓣膜成型手术目的在于为预防和减轻GERD症状，提供一种更为微创的治疗方法。在Mason的研究中，术后12h即可进行正常的饮食和活动，恢复时间很短。总结起来：手术时间短、不必解剖复杂的结构、胃周和贲门松动是腔内手术的主要优点，也确保了较低的发病率。

上消化道出血

对于上消化道出血需要手术治疗的病人，死亡率可达20%。更确切的微创手术也是有必要的。目前，上消化道出血中，十二指肠溃疡出血是最常见，而且亦是内镜下最难以控制[37]。尽管采用了很多种能量的治疗办法，但效果甚微，尤其对于肉眼可见的血管或活跃性出血。有时内镜下放置血管夹能够起到比较好的效果[38]，但是血管夹只能穿透3～4mm组织，无法对更深层的血管进行止血。开腹手术对于十二指肠球后溃疡出血止血率可达98%；在溃疡周围深层缝合4～5针，随后行幽门成型术和迷走神经干切断术。手术室中，我们利用超声证实这些缝线并没有将胃十二指肠动脉结扎，仅仅起到压缩组织的作用。但即使这样，止血效果良好。需要一种深部的钉缝合器或特殊的缝合器械能够将相同的缝线放于十二指肠球部狭小的间隙。已有此种仪器需要的12mm的穿刺口的设备。如果将10mm或12mm的仪器通过胃、幽门和足够深的组织压迫的话，十二指肠内的良好视野将是个限制因素。在未具备这种仪器之前，开腹手术或通过十二指肠切开直接进行腹腔镜缝合是唯一的外科选择。器官内手术的主要优点在于降低了感染率，如果有效的话，是一种更早的确定性方法可以控制出血和与不稳定的血流动力学有关的发病率，即心肌梗塞和肾功能不全。

Himpens(私人通讯，2000)证实胃腔内缝合能够控制出血，尤其适用于胃食管交界和幽门部位。引起出血的原因很多，大多可以治疗，包括Mallory-Weiss裂伤、消化道溃疡、和Dieulafoy's病变。理论上讲，胃炎和胃曲张静脉出血都可成功治愈，但还没有这方面的报道。

技术方面包括尽可能远离损害部位选择穿刺孔，仔细放置套管，使针持能互成直角。对于Ⅰ、Ⅱ或Ⅲ型合并血流动力学不稳定的胃溃疡出血病人，足够进行活检、冰冻切片，故而溃疡缝合是比较恰当的做法。对于Dieulafoy's病变，可以进行结扎，也可切除。一些很难发现的病变也可通过放置血管夹成功治愈[39]。但是，如果不能奏效，腔内手术是比较理想的，因为应用大口径抽吸仪器能够将胃腔内的血块清除干净，随后进行冲洗，仔细地放大检查胃黏膜表面，找到出血点，进行手术。Mallory-Weiss裂伤、幽门管溃疡可以只进行简单缝合，但应仔细，以防影响幽门管。

胰管囊肿胃吻合术

有多种方法可以成功治愈胰腺假性囊肿。器官内手术尤其适合囊肿内有坏死组织块的病人。颗粒状物有可能阻塞引流管，引起引流不畅。器官内手术的方法提供了3～4cm的囊肿胃吻合口，因而能够到达囊肿腔进行清创术。此项技术的成功率也是令人满意的。很少的情况下，囊肿壁并不与胃壁融合，因此有必要进行腹腔镜或开腹手术。

结论

腔内前肠手术是安全而可行的。但是，这项技术没有广泛开展，主要因为适用此项手术的病例比较少。预计伴随新技术的发展，此种途径和手术治疗胃食管反流和上消化道出血将会越来越普遍。

（陈凛 郭立国 译）

参考文献

1. Ponsky JL, Gandevev MWL. Percutaneous endoscopic gastrostomy: a nonoperative technique for feeding gastrostomy. Gastrointest Endosc 1981;27:9-11.
2. Tada M, Shimada M, Yanai H, et al. A new technique of gastric biopsy. Stomach Intestine 1984;19:1107-1116.
3. Haruma K, Sumii K, Inoue K, Teshima H, Kajiyama G. Endoscopic therapy in patients with inoperable early gastric cancer. Am J Gastroenterol 1990:85:522-526.
4. Sano T, Kobori O, Muto T. Lymph node metastasis from early gastric cancer: endoscopic resection of tumor. Br J Surg 1992;79:241-244.
5. Ohashi S. Laparoscopic intraluminal (intragastric) surgery for early gastric cancer: a new concept in laparoscopic surgery. Surg Endosc 1995;9:169.
6. Filipi C, Wetscher G, DeMeester T, Peters J, Hinder R, Fitzgibbons R. Development of endo-organ surgery and potential clinical applications. In Peter JH, DeMesster TR (eds) Minimally Invasive Surgery of the Foregut. St. Louis: Quality Medical; 1995;288-308.
7. Frimberger E, Classen M. A new pull-through trocar technique for percutaneous operative endoscopy. Endoscopy 1991;23:338-341.
8. Buess G, Theiss R, Hutterer F, et al. Transanal endoscopic surgery of the rectum-testing a new method in animal experiments. Leber Magen Darm 1983;13:73.
9. Mentges B, Buess G, Schafer D, Mannke K, Becker HD. Local therapy of rectal tumors. Dis Colon Rectum 1996;39:886.
10. Banerjee AK, Jehle EC, Shorthouse AJ, Buess G. Local excision of rectal tumors. Br J Surg 1995;82:1165.
11. Swanstrom LL, Smiley P, Zelko J, Cagle L. Video endoscopic transanal-rectal tumor excision. Am J Surg 1997;173:383.
12. Way LW, Legha P, Mori T. Laparoscopic pancreatic cyst-gastrostomy: the first operation in the new field of intraluminal laparoscopic surgery [abstract]. Surg Endosc 1994;8:235.
13. Tomonaga T, Houghton SG, Filipi CJ, et al. A new form of access for endo-organ surgery: the initial experiences with percutaneous endoscopic gastrostomy. Surg Endosc 1999;13:738-741.
14. Bandoh T, Isoyama T. Submucosal tumors of the stomach: a study of 100 operative cases. Surgery (St. Louis) 1992;113:498-506.
15. Ahlman H, Kolby L, Lundell A, et al. Clinical management of gastric carcinoid tumors. Digestion 1994;55(suppl 3): 77-85.
16. Yamagiwa H, Matsuzaki O, Ishihara A, Yoshimura H. Clinicopathological study of gastric leiomyogenic tumors. Gastroenterol Jpn 1978;13:272-280.
17. Ohgami M. Abstract. SAGES, 1998.
18. Taniguchi E, Kamiike W, Yamanishi H, et al. Laparoscopic intragastric surgery for gastric leiomyoma. Surg Endosc 1997;11:287-289.
19. Tomonaga T, Filipi CJ, Marsh RE, Awad ZT, Shiino Y. Endo-organ full-thickness excision for gastric cancer: report of a case. Surg Today 1999;29(12):1248-1252.
20. Zaninotto G, DeMeester TR, Schwizer W, Johansson K, Cheng S. The lower esophageal sphincter in health and disease. Am J Surg 1988;155:104-111.
21. Mason RJ, Oberg S, Bremner CG, et al. Postprandial gastroesophageal reflux in normal volunteers and symptomatic patients. J Gastrointest Surg 1998;2:342-349.
22. DeMeester TR, Bonavina L, Albertucci M. Nissen fundoplication for gastroesophageal reflux disease. Evaluation of primary repair in 100 consecutive patients. Ann Surg 1986;204(1):9-20.
23. Hinder RA, Filipi CJ, Westcher G, Neary P, DeMeester TR, Perdikis G. Laparoscopic Nissen fundoplication is an effective treatment for gastroesophageal reflux disease. Ann Surg 1994;220:472-483.
24. Swain CP, Mills TN. An endoscopic sewing machine. Gastrointest Endosc 1986;32(1):36-38.
25. Kadirkamanathan SS, Yazaki E, Evans DF, Hepworth CC,

Gong F, Swain CP. An ambulant porcine model of acid reflux used to evaluate endoscopic gastroplasty. Gut 1999;44(6):782-788.

26. Kadirkamanathan SS, Evans DF, Gong F, Yazaki E, Scott M, Swain CP. Antireflux operations at flexible endoscopy using endoluminal stitching techniques: an experimental study. Gastrointest Endosc 1996;44(2):133-143.

27. Kadirkamanathan SS, Evans DF, Gong F, Hepworth CC, Swain CP. Reflux control using endoluminal suturing at gastroscopy-early results in man [abstract]. Gastrointest Endosc 1995;41(4):352.

28. Swain CP, Kadirkamanathan SS, Brown G, Gong F, Evans DF, Mills TN. Sewing at flexible endoscopy in human gastrointestinal tract [abstract]. Gastrointest Endosc 1994;40(2part 2):35.

29. Martinez-Serna T, Davis RE. Mason R, et al. An endoscopic valvuloplasty for gastroesophageal reflux disease. Gastrointest Endosc (in press).

30. Swain CP, Kadirkamanathan SS, Gong F, et al. Knot tying at flexible endoscopy. Gastrointest Endosc 1994; 40(6):722-729.

31. Gong F, Swain P, Kadirkamanathan S, et al. Cutting thread at flexible endoscopy. Gastrointest Endosc 1996;44(6):667-674.

32. O'Connor KW, Lehman GA. Endoscopic placement of collagen at the lower escophageal sphincter to inhibit gastroesophageal reflux: a pilot study of 10 medically intractable patients. Gastrointest Endosc 1988;34:106-112.

33. Shafik A. Intraesophageal Polytef injection for the treatment of reflux esophagitis. Surg Endosc 1996;10:329-331.

34. Carvalho PJ, Donahue PE. Davis PE, et al. Endoscopic sclerosis prevents experimental reflux for longer than 12 months: reinforcement of the gastric component of the reflux barriers? Curr Surg 1990;47:20-22.

35. McGouran RCM, Galloway JM. A laser-induced scar at the cardia increases the yield pressure of the lower esophageal sphincter. Gastrointest Endosc 1990;36:439-443.

36. Mason RJ, Filipi CJ, DeMeester TR, et al. A new intraluminal antigastroesophageal reflux procedure in baboons. Gastrointest Endosc 1997;45:283-290.

37. Gostout CJ, Wang KK, Ahlquist DA, et al. Acute gastrointestinal bleeding. Experience of a specialized management team. J Clin Gastroenterol 1992;14:260-267.

38. Ohta S, Yukioka T, Ohta S, Miyagatani Y, Matsuda H, Shimazaki S. Hemostasis with endoscopic hemoclipping for severe gastrointestinal bleeding in critically ill patients. Am J Gastroenterol 1996;91:701-704.

39. Norton ID, Petersen BT, Sorbi D, Balm RK, Alexander GL, Gostout CJ. Management and long-term prognosis of Dieulafoy lesion. Gastrointest Endosc 1999;50:762-767.

第七章　腹腔镜技术治疗溃疡病

Namir Katkhouda ,Luca Giordano ,and Sharon Manhas

背景和发展进程

十二指肠溃疡的发病机理是多方面、比较复杂的。尽管还没有存在研究表明幽门螺杆菌与十二指肠溃疡之间存在直接因果关系，但是研究发现幽门螺杆菌与胃窦炎有关系，并且经常和十二指肠溃疡有联系[1~4]。

溃疡的治疗仍然采用标准方式。质子泵抑制剂的应用颇受争议，不赞成长期应用。三联抗生素也可联用铋剂，这样可根除幽门螺杆菌，也可起到对胃黏膜愈合的作用。尽管随后仍进行有效的治疗，但最近研究表明，初次治愈后 1 年，再次感染发生率在 6%～10%[3~5]。同时有必要考虑长期用药带来的副作用。对试验小鼠长期应用质子泵抑制剂，结果小鼠长出良性肿瘤；而三联应用抗生素也可以引起假膜性结肠炎。

Taylor et al 报道，在过去的几年里，尽管医疗进步，但是消化性溃疡疾病所致的死亡率一直比较稳定，甚至还有所增加，每年有 4 500 例。

目前已经采用多种外科方法治疗消化性溃疡：双侧迷走神经干切断术和胃窦切除术，高选择性迷走神经离断术，迷走神经后干离断术和胃前壁浆肌层切开术。当今，伴随着新的、先进的腹腔镜技术的发展和新型的、更精确的腹腔镜仪器的出现，所有这些手术都可以由有经验的外科医生安全、有效地开展。

1970 年，David Johnson 推广高选择性迷走神经切断术，作为溃疡手术可选择的治疗方案[7]。这项手术的成功与外科医生的经验技巧有直接关系。Johnson 告诫假如由没有经验的医生来开展这项手术，复发率会非常高。Taylor et al[8] 1982 年报道了迷走神经后干离断和胃前壁浆肌层切开术。1989 年，法国尼斯一家医院第一次应用腹腔镜做这项手术，使得它成为最先进的腹腔镜手术系列之一[9~12]。1994 年，Katkhouda et al[13] 报道了对 90 例慢性十二指肠溃疡病人进行腹腔镜迷走神经后干＋胃前壁浆肌层切开术。此项研究报道并发症少、没有出现死亡；同时在随后的 2～41 个月的随访时间里，复发率为 4.2%。

1997 年，Katkhouda et al[14] 采用一种改进的技术来进行腹腔镜高选择性迷走神经切断术（HSV），即应用 harmonic 刀。作者认为此项技术的应用可使手术敏捷迅速，而且易学。我们认为，此项手术能够产生非常好的效果，应该成为治疗慢性十二指肠溃疡的手术选择。此项手术的目标是分离出所有支配壁细胞的迷走神经纤维，而保留主干的终末支和 Latarjet 支（保留充足的窦部活性）。HSV 的成功需要仔细操作，因为如果遗留下基底部的一个分支，将会造成相应胃分泌区域的持续性胃酸分泌，导致早期复发[15,16]。

理想的腹腔镜技术易学、能够产生与开腹手术相同或更好的效果。近来，同单调的单支迷走神经、脉管系统结扎，超声刀电凝的应用提供了一个新的选择[17,18]。

适应证和病人选择

一般而言，慢性十二指肠溃疡病人术前评估与腹腔镜胆囊切除术病人相似。对于所选择的病人，手术适用于以下病例：

（1）内科治疗（药物治疗至少 2 年）症状不减轻，或经内科治疗后复发至少 2～3 次。

（2）由于地域或社会经济原因无法进行系统治疗，或者是无法承担医药费的病人。

（3）有穿孔或出血等并发症的病人。

腹腔镜高选择性迷走神经切断术（HSV）

一、术前评估

对于要施行 HSV 手术的病人，HSV 术前评估和准备尤其重要。应该仔细评估病人身体状况和手术风险。内镜检查和分泌功能测定是必须的。内镜检查可以证实溃疡，排除相关的狭窄和出血。分泌功能检查包括基础胃酸分泌量和刺激后胃泌素峰值分泌量。这些检查对于评估内科治疗无效的病人了解胃酸分泌过多的程度是必要的，也可以作为手术前后胃酸量比较的参考依据。另外，评估血清中促胃液素的水平，可以排除促胃液素瘤（Zollinger-Ellison Syndrome）。

二、手术技巧

病人体位呈 Y 形（大腿外展膀胱结石位），术者位于两腿间。电子监护仪放置在病人肩膀位置。在脐孔置入 Veress 穿刺针，建立气腹。随后放置 5 个套管针。电子摄像头所在的孔位于脐上 2cm，正好在中线的左侧，以避开镰状韧带。两个操作孔分别位于上腹部左、右肋缘下。扇形牵开器位于剑突下；最后一个套管针位于最左侧肋缘下，用于牵开胃壁（图 7-1）。

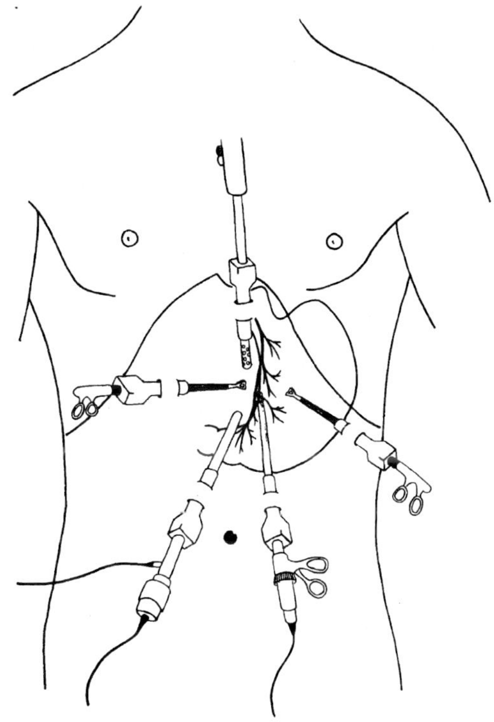

图 7-1　显示腹腔镜高选择性迷走神经切断术（HSV）套管针位置

手术开始后，由立于术者右侧的第 2 助手操作，抬起肝脏左叶。随后，用 Babcock 钳横向牵拉胃大弯。仔细检查小网膜，寻找解剖标志：跨过“鸦爪”血管的胃后壁迷走神经、Latarjet 支（与小弯血管平行走行）和末端“鸦爪”支。

将从“鸦爪”支至 His 角的小网膜前叶完全打开。Harmonic 钳进入此口，并且放置在与迷走神经干平行的位置（图 7-2）。

用无损伤牵拉器牵开小网膜以确保 Harmonic 钳只是切断了迷走神经分支，而不是 Latarjet 支。此时，没有必要分离和结扎个别的神经、血管束。重要的是每一次钳夹在夹闭后，都必须能超过血管，看到钳夹的头端，这样能够避免局部出血。烧灼过程完成后，组织就比较容易分离。另外，也没有必要牵拉那些脆性组织。

暴露胃小弯时，应用 4 或 5 把钳子应该足够了。接下来解剖迷走神经前干的食管支。在心脏食管交界处的脂肪垫其中含有迷走神经前干。向上提起脂肪垫，仔细游离“Grassi 罪恶神经”至 His 角处。术中应游离主要迷走神经的异常分支，以确保将后位基底部迷走神经完全切断。

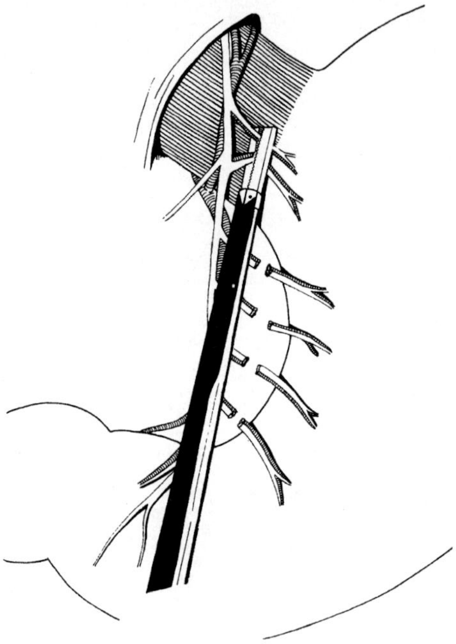

图 7-2　显示应用 Harmonic 钳进行 HSV 手术(目前水平)

接下来解剖远端胃。这时,将小网膜的前叶牵开,暴露出迷走神经后干。以同样的方法,在胃和 Latarjet 后神经间打开小网膜囊,这样即可切开小网膜后叶。再次用 Harmonic 钳与迷走神经干平行,分离迷走神经后干的所有分支直到"鸦爪"支。在胃食管交界处,辨认出迷走神经主干,将其牵开以避免损伤。暴露食管周径,利用腹腔镜的放大图像,识别出迷走神经小的分支,用电凝钩切断。手术最后,远端食管 6～8cm 的区域的所有神经分支都被"剥光"了,而只留下两个干和它们的远端分支。为了与"扩展的高选择性迷走神经切断术"的概念相吻合,利用腹腔镜的放大图像,游离邻近的胃网膜迷走神经分支。最后,将穿刺口封闭,手术结束。

三、术后护理

术后即可将鼻胃管拔掉。鼓励病人下床活动,手术当晚可进流食。第二天,病人可出院。

四、腹腔镜高选择性迷走神经干切断术(用夹)

上述的手术也可以选择用钛夹代替 Harmonic 钳(图 7-3)。

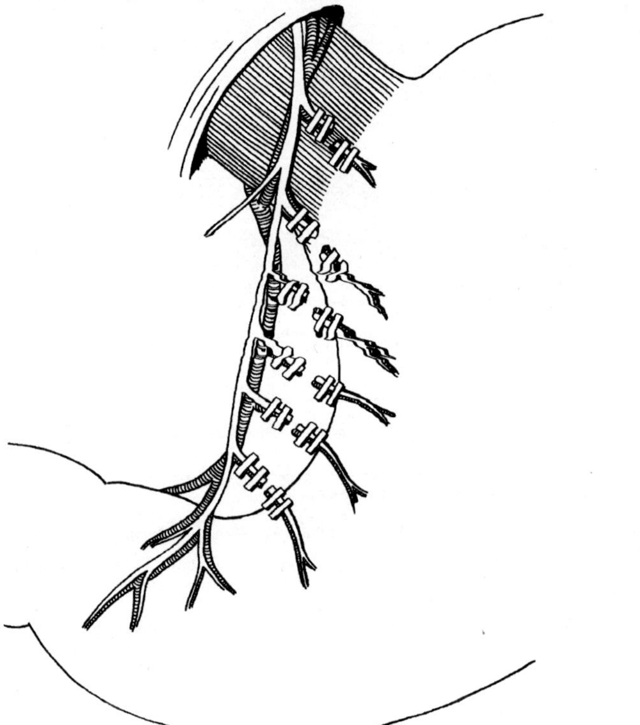

图 7-3　显示应用钛夹进行 HSV 手术

但这样手术不仅烦琐,而且浪费时间。况且,如果术者经验不够丰富,将不能产生与上述手术相同的效果。

迷走神经后干切断＋胃前壁浆肌层切开术(Taylor 法)

Taylor 法术前准备、病人体位、穿刺孔位置、手术开始步骤等与腹腔镜 HSV 法相似[19～25]。腹腔探查完毕后,用位于剑突下套管的扇形牵开器将肝左叶牵开,无血管区位于尾状叶前面。用解剖钩或 Harmonic 钳仔细游离蜂窝组织,直到显露出部分右膈肌脚。如果分离到胃左静脉,可将其扎断。尽管没有报道证明迷走神经肝支切断后会引起明显的术后并发症,但应尽可能避免损伤它。

迷走神经后干的两个重要解剖标志:肝尾叶和右膈肌脚。将肝推向右侧,打开食管前腹膜。将食管牵向左侧,显露出疏松结缔组织后,迷走神经后干呈白色,清晰可见。轻轻牵开神经,电凝其上的附着物,在两个夹子间离断神经;另一种方法是用 Harmonic 钳简单离断。取出切断的神经进行组织学检查。

胃前壁浆肌层切开术是在两个钳夹间将胃前壁进行延伸分离开始。以胃食管交界处为起点,切口线与小弯平行,并且距离小弯 1.5cm。终点距离幽门 5～7cm,在“鸦爪”支的水平。最远处的两个分支应该保留,以确保幽门和胃窦的神经分布。钩形凝固器成功切开浆膜层、斜肌层、环行肌层。牵拉切口的两个边缘,轻轻牵开,切断深层的环行纤维。一旦将最后的肌纤维切断,黏膜将略显蓝色,有从切口膨出的趋势。黏膜下层不应切开,因为黏膜与其紧密相连。利用腹腔镜提供的放大图像,在进行黏膜探查时,如果不注意,则容易造成黏膜穿孔。通过鼻饲管注入空气或者亚甲蓝可判断有无瘘口。游离时也许会碰到 2～3 支小的血管,可将其结扎掉。最重要的是应该正确解剖,并确保止血。胃前壁浆肌层切开术采用重叠缝合,这样就可防止术后黏连、止血良好、防止神经再生。关腹时无须引流。术后护理与腹腔镜 HSV 相同。

消化道溃疡疾病并发症的治疗

顽固性慢性十二指肠溃疡所致的胃输出段梗阻

顽固性慢性十二指肠溃疡所致的胃输出段梗阻是慢性十二指肠溃疡的常见并发症,可通过双侧迷走神经干切断和胃空肠造口术成功治愈。

迷走神经后干切断方法同前面所述。前干(左)切除需要 5 个套管针。在低位食管前面游离膈食管膜。重要的是识别出左迷走神经干和所有分支,因为它们在腹腔内呈丛状分布。清除掉食管所有神经纤维,以确保没有遗漏“Grassi 罪恶神经”。切除完成后,低位食管数厘米内应该轮廓清晰。神经标本应该做组织学检查。

胃空肠造口部位选择在胃大弯,尽可能靠近幽门处。识别出第二段空肠袢,接近胃体部。为了接近胃的末端和空肠,可以用 hernia stapler、Babcock 钳、或者是简单的 stich。胃和空肠切开两个小口,以便让 65＃腔内线形切割器进入。在击发之前,将仪器关闭、卷起,确保处于最佳吻合部位。为了防止出血和吻合不当,要检查吻合口内表面。再次击发相同型号的钉合器,完成吻合。如果在这个位置存在吻合口狭窄的风险,那么切口可用缝线关闭。

腹腔镜双侧迷走神经干切断和胃幽门窦切除治疗复发性胃溃疡

胃溃疡可能会并发穿孔和出血。在进行明确的治疗之前,应排除恶性溃疡。胃溃疡内科治疗效果不理想,治疗一般采用手术方式。以前,双侧迷走神经干切断和胃幽门窦切除被用来治疗多次复发、顽固性十二指肠溃疡。应用腹腔镜将胃幽门窦切除扩展至半胃切除后,这项手术也可用来切除远端胃溃疡。双侧迷走神经干切断已经在前面叙述,下面我们将着重描述远端胃切除术。

手术开始后,首先用电剪或 Harmonic 钳在胃网膜右血管下方打开胃结肠韧带。假如应用电剪的话,则需要用夹子夹住所有血管,以防出血。如果用 Harmonic 钳,则只需夹闭直径大于 4～5cm 的血管。用 Babcock 钳牵开胃,向十二指肠游离,可以到达十二指肠后面,放置一个带子,用一个抓钳提起。在用带有 3.8 mm 钉槽向腔内直线切割器 60＃横断十二指肠时,带子能够起到帮助作用。切开十二指肠后,就可以在两个 Babcock 钳间向后牵拉标本,结扎胃右动脉和胃左动脉的远端分支。随后,将胃网膜右动脉结扎,使胃后壁与胰腺分离。然后在胃的后面进行两次肠切开术,在第二个空肠袢引入腔内直线切割器 60＃行胃空肠吻合术。随后用 3-0 prolene 线和弯针将肠腔关闭。用重复装钉的连续腔内直线切割器切除标本,胃切除术完成。标本从腹腔中取出,冲洗伤口,拔除套管针,关闭切口。

胸腔镜双侧迷走神经切断治疗复发性消化道溃疡

胸腔镜双侧迷走神经切断术适用于胃 Billroth Ⅱ式术后复发性溃疡的治疗。首次手术引起的黏连使病人不适合再次经腹手术。如果复发的溃疡是良性的，胸腔镜双侧迷走神经切断可能是这种外科问题的一个可以选择的有效办法。

如果采用左侧方法，医生首先站在病人后面。双腔气管全身麻醉后，病人呈右侧卧位。请麻醉师行右侧单肺通气。4 个套管针呈三角形排列，胸腔镜位于两个主要的手术孔间。第 4 个套管针用于冲洗和吸引，也可以作为触诊探子。游离黏连组织，切开主动脉前的胸膜，以便能够到达食管。如果黏连严重，鼻饲管可以用来对食管进行定位，也可应用无损伤分离钩来定位食管。将所有迷走神经游离切断。应注意白色纤维是神经，不能与正常食管肌纤维相混淆。当手术结束时，食管应该被“剥光”，与神经纤维分离。通过一个套管针塞入 4×4cm 或 2×2cm 的纱布进行止血。

邻近食管的部位采用电烧灼，但应避免术后发生坏死。手术结束时通过一个孔或邻近的其他孔放置胸腔引流管。

结论

腹腔镜迷走神经切断术治疗顽固性十二指肠溃疡疾病安全而有效，效果同开腹手术一样。尽管内科治疗技术逐渐提高，但是如果不进行长期药物治疗，溃疡复发率仍然接近 90%。抗溃疡药物并不能减轻死亡率或者与溃疡有关的并发症，尤其是老年人。我们相信手术治疗是一种有效的治疗方法。因此，对于经仔细选择适合行开腹手术的病人，腹腔镜高选择性迷走神经切断或迷走神经后干切断加前壁浆肌层切除是治疗的方案之一。

（陈凛 郭立国 译）

参考文献

1. Graham DY. *Helicobacter pylori*: its epidemiology and its role in duodenal ulcer disease. J Gastroenterol Hepatol 1991;6:105-113.
2. George LL, Borody TJ, Andrews PO, et al. Cure of duodenal ulcer after eradication of *Helicobacter pylori*. Med J Aust 1990;153:145-149.
3. Graham DY, Lew GM, Klein PD, et al. Effect of treatment of *Helicobacter pylori* infection on the long-term recurrence of gastric or duodenal ulcer: a randomized controlled study. Ann Intern Med 1992;116:705-708.
4. Hentschel E, Brandstater G, Dragosics B, et al. Effect of ranitidine and amoxicillin plus metronidazole on the eradication of *Helicobacter pylori* and the recurrence of duodenal ulcer. N Engl J Med 1993;328:308-312.
5. Rauws EAJ, Tytgat GNG. Cure of the duodenal ulcer associated with eradication of *Helicobacter pylori*. Lancet 1990;335:1233-1235.
6. Taylor TV, Gunn AA, MacLeod DAD, et al. Morbidity and mortality after anterior lesser curve seromyotomy and posterior truncal vagotorny for duodenal ulcer. Br J Surg 1985;72:950-951.
7. Blackett R, Johnson D. Recurrent ulceration after highly selective vagotomy for duodenal ulcer. Br J Surg 1981;68:705-710.
8. Taylor TV, MacLeod DAD, Gunn AA, et al. Anterior lesser curve seromyotomy and posterior truncal vagotomy in the treatment of chronic duodenal ulcer. Lancet 1982;2:846-848.
9. Katkhouda N, Mouiel J. A new surgical technique of treatment of chronic duodenal ulcer without laparotomy by videocoelioscopy. Am J Surg 1991;161:361-364.
10. Katkhouda N, Mouiel J. Laparoscopic treatment of peptic ulcer disease. In: Hunter J, Sackier J (eds) Minimally Invasive Surgery. New York: McGraw-Hill, 1994:123-130.
11. Katkhouda N, Mouiel J. Laparoscopic treatment of peritonitis. In: Zucker KA (ed) Surgical Laparoscopy Update. St. Louis: Quality Medical; 1992;287-300.
12. Mouiel J, Katkhouda N. Laparoscopic truncal and selective vagotomy. In: Zunker KA (ed) Surgical Laparoscopy. St. Louis: Quality Medical, 1991;263-279.
13. Katkhouda N, Heimbucher J, Mouiel J. Laparoscopic posterior vagotomy and anterior seromyotomy. Endose Surg 1994;2:95-99.

14. Katkhouda N, Mouiel J, Waldrep PJ, et al. An improved technique for laparoscopic highly selective vagotomy using harmonic shears. Surg Endosc 1998;12:1051-1054.

15. Blackett RL, Johnston D. Recurrent ulceration after highly selective vagotomy for duodenal ulcer. Br J Surg 1981;68:705-710.

16. Donahue PE, Richter HM, Liu KJM, Anan K, Nyhus LM. Experimental basis and clinical application of extended highly selective vagotomy for duodenal ulcer. Surgery (St. Louis) 1993;176:39-48.

17. Laycock WS, Trus TL, Hunter JG. New technology for the division of the short gastric vessels during laparoscopic Nissen fundoplication. Surg Endosc 1996;10:71-73.

18. Swanstrom LL, Pennings JL. Laparoscopic control of short gastric vessels. J Am Coll Surg 1995;181:347-351.

19. Taylor TV. Lesser curve superficial seromyotomy. An operation for chronic doudenal ulcer. Br J Surg 1979;66:733-737.

20. Hill GL, Barker MCJ. Anterior highly selective vagotomy with posterior truncal vagotomy: a simple technique for denervating the parietal cell mass. Br J Surg 1978;65:702-705.

21. Burge HW, Hutchinson JSF, Longland CJ, et al. Selective nerve section in the prevention of post-vagotomy diarrhea. Lancet 1964;1:577.

22. Taylor TV. Experience with the Lunderquist Ownman dilator in the upper gastrointestinal tract. Br J Surg 1983;70:445.

23. Daniel EE, Sarna SK. Distribution of excitatory vagal fibers in canine gastric wall to central motility. Gastroenterology 1976;71:608-612.

24. Kahwaji F, Grange D. Ulcere duodenal chronique. Traitement par seromyotomie fundique anterieure avec vagotomie tronculaire posterieure. Presse Med 1987;161:28-30.

25. OostVogel HJM, VanVroonhovenTJMV. Anterior seromyotomy and posterior truncal vagotomy: technic and early results of a randomized trial. Neth J Sury 1985;37:69-74.

第八章　腹腔镜胃空肠吻合术

David W. McFadden and Shirin Towfigh

背景知识和历史发展

在微创手术中，腹腔镜胃空肠吻合术是近年来采用的手术方式。早期动物试验表明，腹腔镜胃空肠吻合术从技术上是可行的[1,2]。1992 年首先有病例报道应用腹腔镜胃空肠吻合术姑息性治疗胰腺癌[3]。起先，这项手术技术难度大，仅限于有经验的医生才能开展。现在，随着许多医生对腹腔镜逐渐熟悉和腹腔镜技术的发展，腹腔镜胃空肠吻合术的应用频率逐步增加。相应地，其适应证也越来越广。

适应证和病人选择

腹腔镜胃空肠吻合术已经广泛应用于许多良性和恶性疾病病人（表 8-1）。

表 8-1　腹腔镜胃空肠吻合治疗胃输出段梗阻的适应证

恶性	良性
胰腺癌	消化道溃疡
胃癌	慢性胰腺炎
淋巴瘤	Crohn'病
十二指肠恶性肿瘤	幽门狭窄
转移性病变	十二指肠肿瘤

姑息性腹腔镜胃空肠吻合术适用于那些预期寿命短的病人。最常用于胃恶性肿瘤输出段梗阻的病人，其次用于壶腹周围肿瘤，同时对胃癌、淋巴瘤和转移性结节也同样有效[4]。良性梗阻性疾病如 Crohn's 病和慢性胰腺炎也可应用腹腔镜胃空肠吻合术[5~7]。同样，消化道疾病也可采用腹腔镜治疗[8,9]。最近，随着腹腔镜技术的发展，腹腔镜治疗肥胖症也取得好的效果。病态性肥胖症引起许多技术上的新问题，本章不再叙述。

一、壶腹周围癌

胰腺癌在所有引起病人死亡的癌症中，位列第 4 位，在美国发生率为 9/10 万[10]。肿瘤局限于胰腺被膜的病人不足 20%，对于可切除的病人，术后 5 年生存率为 20%。大多数病人表现为晚期，总体 5 年生存率小于 5%[11]。手术通常是姑息性的，保留已经阻塞的胆管或邻近的胃肠道。腹腔镜分期对于辨别无法切除的疾病是必要的。

如果肿瘤无法切除，姑息性腹腔镜胃空肠吻合术可适用于胃输出段梗阻的病人。如果术前对肿瘤范围评估不全，可借助腹腔镜超声进行诊断。术中内镜下放置胆道支架，以减轻胆道梗阻。但是，如果技术条件达不到，腹腔镜胆囊吻合术是一个可供选择的方法[12]。

二、消化道溃疡疾病

腹腔镜可用于 Billroth Ⅰ和Ⅱ式胃切

除[13,14]。对于消化道溃疡病人，行腹腔镜胃空肠吻合术(伴或不伴迷走神经干切断)，效果良好。此项技术已经用于治疗顽固性溃疡、幽门狭窄和十二指肠溃疡疾病。术后随访 2～24 个月，治疗效果同开腹手术并没有差异。

手术技巧

进行腹腔镜手术，要求病人必须气管内全麻。对于阻塞性病人，病人提前 24h 放置胃管，胃肠减压，冲洗胃壁。预防性静脉应用抗生素。手术时放置尿管。

腹腔镜手术时，增加了静脉血栓的危险，这主要与气腹有关。我们常规应用气体压缩机。如果病人原来有深静脉血栓或肺栓塞病史，我们将应用肝素治疗。

病人取低位膀胱截石位，轻微反 Trendelenburg 体位。术者站在病人两腿中间，第一助手站在病人左侧；第二助手站在病人右侧。左侧肋下用一个 Veress 针刺穿腹膜。脐上 10mm 的孔是 30°腹腔镜进入孔。从这开始，随后穿刺孔的位置根据病人的体形而定。

通过右侧穿刺孔，放入扇形牵开器，暴露出胃食管交界处。左侧、上腹 12mm 穿刺套管口分别放置无损伤抓钳和 Harmonic 刀。第一助手在左侧肋下打一 10mm 穿刺孔，放入大的抓钳(图 8-1)。

用 Harmonic 刀切断胃结肠韧带。完成后，用抓钩调整空肠袢的位置再行胃空肠吻合。用无损伤肠钳提起横结肠中部，辨认出 Treitz 韧带。将恰当长度的空肠拉到胃壁前面，准备行结肠前胃空肠吻合。抓钩应该足够长，以便能够支托起胃大弯。一般在距离 Treitz 韧带 15～20cm 处进行空肠吻合。

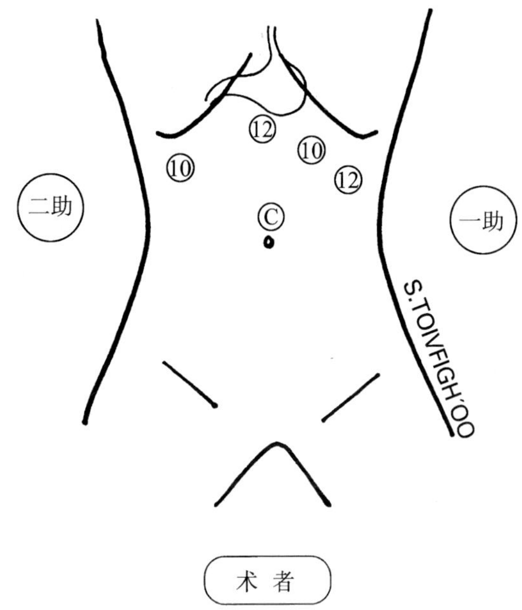

图 8-1　腹腔镜胃空肠手术设置：病人低位截石位，术者立于手术床末端，第一助手立于病人左侧，置入 5 个套管针，摄像头(C)位于脐上。肝脏牵开器位于侧面，两个 12mm 套管针分别位于胃食管端和左侧肋下 2 横指。其间置入 10mm 套管针

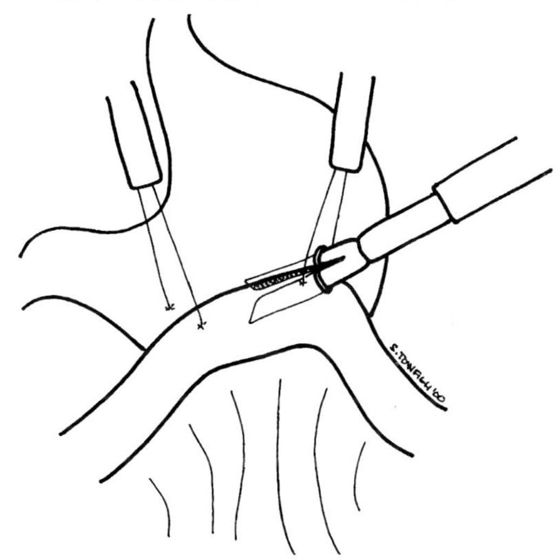

图 8-2　胃空肠吻合

不同的医生有不同的吻合方法。我们倾向于结肠前侧侧吻合。从上腹部穿刺孔，用 Harmonic 刀或血凝剪将胃和空肠切开，形成不同的小口。缝合胃和空肠时采用两层丝线连续缝合。45mm 线形钉合器从左侧穿刺孔进入腹腔，展开 2～3 次，确保充足的腔内长度(约 6cm)

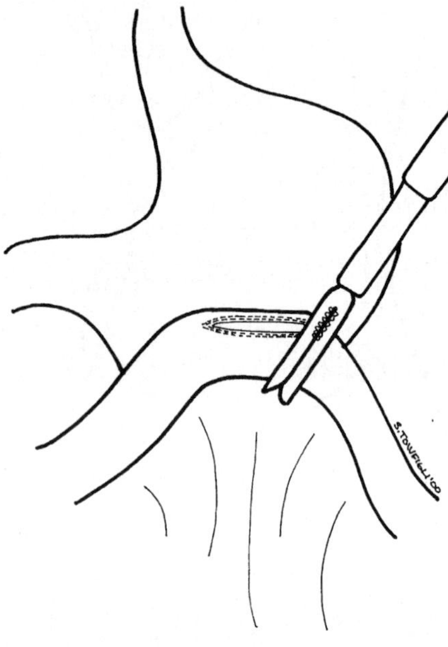

图 8-3　腹腔镜从胃切口进入，探查钉合线的渗血情况。将 Harmonic 刀从左侧孔拔出线形钉合器进入，关闭胃、空肠切口。另外，也可选择手工缝合方法。钉合线可以被附加的丝线缝合所加固

有些医生喜欢将胃、空肠从腹中取出行手工缝合[16]。也有医生在气腹仍然存在的情况下，应用“气腹套袖”将手放入腹腔进行操作。这种方法对于胃癌手术操作是很有帮助的，手指的触感、利用手指解剖和牵拉作用可以增强腹腔暴露的程度。

腹腔镜的其他用处还有腹腔镜下空肠造瘘放置饲管或胃造口后放置减压管，另外，腹腔镜胆囊空肠吻合也是腹腔镜的新的用途。

问题和争议

腹腔镜胃空肠吻合术是一项相对比较新的技术，目前其适用范围相对有限。此项技术目前的主要问题是术者的技术水平和病变组织学性质。腹腔镜胃空肠吻合术技术性强，还没有被基层医院广泛应用。随着先进腹腔镜手术经验的积累、腹腔镜器械的改进、手术室人员熟悉程度的提高，这些情况必将迅速得到改善。

任何腹腔镜手术都应该包括对安全性、有效性、手术时间、住院时间和生存质量进行完整的分析。腹腔镜胃空肠吻合术也是最近才出现的新技术，还需要大的随机对照研究来证实其有效性。

腹腔镜胃空肠吻合术的优点在于术后恢复快。同其他腹腔镜手术一样，对小肠的操作少、术后疼痛较轻、病人可以早期活动和早期进食。腹腔镜胃空肠吻合术切口小，呼吸道并发症少，早期就可恢复到正常生活[20]。手术时间取决于术者的经验和熟练程度。通过对利用腹腔镜和开腹 Billroth Ⅱ式胃切除进行比较，结果显示腹腔镜手术能够减少并发症的发生率、恢复快、住院时间短、减轻了术后疼痛[21,22]。Billroth Ⅰ和Ⅱ式胃切除术后，病人短期生存质量没有区别[21]。由于腹腔镜胃空肠吻合术，技术难度大，我们建议术者应具备先进的技术，并且经过腹腔镜手术专门训练。

对于病人的选择，腹腔镜治疗病态性肥胖是对外科医生的又一个新的挑战。我们认为除有经验的医生治疗肥胖之外，病态性肥胖应该是实行腹腔镜胃空肠吻合术的禁忌症。门静脉高压、凝血异常的病人不适合此类手术。另外，先前做过腹部手术或经胆道镜减压失败的病人是本手术的相对禁忌[23]。

腹腔镜治疗恶性病变颇受争议。医生和病人之间可相互协商是否行此种手术。腹腔镜手术的目的是治愈，同时也增加穿刺口部位肿瘤种植的危险。另外，腹腔镜治疗恶性病人存在以下问题：不能确切定位肿瘤部位、缺乏质感、不能对淋巴结或是否肝转移进行充分估计，切除不全等等。随着腹腔镜经验的丰富，腹腔镜恶性肿瘤切除将逐步开展，治疗效果也会不断提高。

术后护理

术后病人行鼻胃管减压至少 2 天。多数病人在术后 3～5 天即可进食[24]，而开腹手术病人则平均需要 6.5 天[25]。恶性病人平均住院时间为 7～10 天[26]，而开腹手术病人则要 13.3 天。

并发症

有关腹腔镜胃空肠吻合术方面的资料很少，相关病例报道也很少。到目前，还没有大的随机对照试验。在报道的病例中，没有出现死亡病例；而传统开腹手术平均死亡率为 8%～17%，恶性病变病人的手术死亡率则高达22%[25,26]。

腹腔镜胃空肠吻合术术后并发症根据疾病的性质和表现而不同。对于恶性病变，术后并发症包括穿刺孔出血、胃排空延迟、充血性心衰、肺炎、腹泻等[20,23,27]；传统开腹手术术后并发症发生率为 55%，其中胃排空延迟为16%[26]。同腹腔镜方法相比[4,25]，开腹手术病人切口感染、肺感染、和延期性肠梗阻的发生率要高得多；而胃排空延迟发生率则没有什么差异[23]。

良性病人，传统开腹手术术后并发症发生率为 25%。其中，发生胃排空延迟为 16%。腹腔镜胃空肠病人可能因胃液再聚集、切口疝、溃疡复发和腹泻等情况而变得复杂。与气腹和反 Trendelenburg 体位有关的并发症包括减少静脉回流和心输出量，增加了胃反流、误吸和血栓栓塞的机会，减少了肺活量。建立气腹时，CO_2 栓塞可以造成心律失常、高血压、肺脓肿、供氧不足和右心衰。

结果

腹腔镜胃空肠吻合手术前瞻性比较资料很少。少数医疗机构的很少医生具备开展此项技术的水平，而且病人选择范围也有限。

Brune et al 报道了对于恶性疾病的大样本回顾性资料[23]。这项研究包括 16 例因胃输出段梗阻行姑息性治疗的资料。腹腔镜结肠前侧侧吻合平均手术时间为 126min，术中没有出现并发症。1 人因粘连严重，而转向开腹手术。1 人出现术后套管针孔出血，需要处理。平均住院时间为 7 天。胃排空延迟发生率为 19%。平均生存时间为 87 天。死亡原因主要因为潜在的癌症。病人在生存期间能够进食。

对于良性疾病，Wyman et al 回顾性分析了 12 例胃输出段梗阻、消化道溃疡和幽门狭窄[8]。这些病人行腹腔镜迷走神经干切断和胃空肠吻合术，平均手术时间为 210min。其中 1 人转向开腹手术。平均住院时间为 6 天。2 例病人出现胃排空延迟，经保守治疗好转。12 个月内，所有病人效果良好。

结论

尽管适用范围有限，但是腹腔镜胃空肠吻合术已经成为一种成功的微创手术。随着外科经验的逐渐丰富，可以通过进行长期研究来充分阐述此项手术的适应证和对于普通外科病人实行这种手术的效果。

（陈凛 李涛　译）

参考文献

1. Patel AG, McFadden DW, Hines OJ, Reber HA, Ashley SW. Palliation for pancreatic cancer: feasibility of laparoscopic cholecystojejunostomy and gastrojejunostomy in a porcine model. Surg Endosc 1996;10:639-643.
2. Soper NJ, Brunt LM, Brewer JD, Meininger TA. Laparoscopic Bilroth Ⅱ gastrectomy in the canine model. Surg Endosc 1994;8(12):1395-1398.
3. Wilson RG, Varma JS. Laparoscopic gastroenterostomy for malignant duodenal obstruction. Br J Surg 1992;79:1348.
4. Kum CK, Yap CHA, Goh PMY. Palliation of advanced gastric cancer by laparoscopic gastrojejunostomy. Singapore Med J 1995;36:228-229.
5. Reissman P, Salky BA, Edye M, Wexner SD. Laparoscopic surgery in Crohn's disease. Indications and results. Surg Endosc 1996;10(12):1201-1203.
6. Gagner M, Pomp A. Laparoscopic pylorus-preserving pancreatoduodenectomy. Surg Endosc 1994;8(5):408-410.
7. Reissman P, Salky BA, Pfeifer J, Edye M, Jagelman DG, Wexner SD. Laparoscopic surgery in the management of in-

flammatory bowel disease. Am J Surg 1996;171(1):47-50.

8. Wyman A, Stuart RC, Ng EK. Chung SC, Li AK. Laparoscopic truncal vagotomy and gastroenterostomy for pyloric stenosis. Am J Surg 1996;171(6):600-603.
9. McCloy R, Nair R. Minimal access surgery--the renaissance of gastric surgery? Yale J Biol Med 1994;67(3-4):159-166.
10. Surveillance Research. Washington, DC: American Cancer Society, 1999.
11. Conlon KC, Klimstra DS, Brennan MF. Long-term survival after curative resection for pancreatic ductal adenocarcinoma: clinicopathologic analysis of 5-year survivors. Ann Surg 223(3):273-279.
12. Casaccia M, Diviacco P, Molinello P, Danovaro L, Casaccia M. Laparoscopic gastrojejunostomy in the palliation of pancreatic cancer: reflections on the preliminary results. Surg Laparosc Endosc 1998;8(5):331-334.
13. AblaBmaier B, Gellert K, Tanzella U, Muller JM. Laparoscopic Bilroth-Ⅱ gastrectomy. J Laparoendosc Surg 1996;6(5):319-324.
14. Ballesta-Lopez C, Bastida-Vila X, Catarci M, Mato R, Ruggiero R. Laparoscopic Bilroth Ⅱ distal subtotal gastrectomy with gastric stump suspension for gastric malignancies. Am J Surg 1996;171:289-292.
15. Lointier P, Leroux S, Ferrier C, Dapoigny M. A technique of laparoscopic gastrectomy and Bilroth Ⅱ gastrojejunostomy. J Laparosc Endosc 1993;4:146-148.
16. Chung RS, Li P. Palliative gastrojejunostomy: a minimally invasive approach. Surg Endosc 1997;11:676-678.
17. Naitoh T, Gagner M. Laparoscopically assisted gastric surgery using the Dexterity Pneumo Sleeve. Surg Endosc 1997;11:830-833.
18. Shallmann R. Laparoscopic percutaneous gastrostomy. Gastrointest Endosc 1991;37:493-494.
19. Duh Q-Y, Senokozlieff-Engelhart AL, Choe YS, Siperstein AE, Rowland K, Way LW. Laparoscopic gastrostomy and jejunostomy. Arch Surg 1999;134:151-156.
20. Goh PMY, Alponat A, Mak K, Kum CK. Early international results of laparoscopic gastrectomies. Surg Endosc 1997;11:650-652.
21. Adachi Y, Suematsu T, Shiraishi N, et al. Quality of life after laparoscolpy-assisted Bilroth I gastrectomy. Ann Surg 1999;229(1):49-54.
22. Watson DI, Devitt PG, Game PA. Laparoscopic Bilroth Ⅱ gastrectomy for early gastric cancer. Br J Surg 1995;82: 661-662.
23. Brune IB, Feussner H, Neuhaus H, Classen M, Siewert J-R. Laparoscopic gastrojejunostomy and endoscopic biliary stent placement for palliation of incurable gastric outlet obstruction with cholestasis. Surg Endosc 1997;11:834-837.
24. Rhodes M, Nathanson L, Fiedling G. Laparoscopic biliary and gastric bypass: a useful adjunct in the treatment of carcinoma of the pancreas. Gut 1995;36:778-780.
25. Lo NN, Kee SG, Nambiar R. Palliative gastrojejunostomy for advanced carcinoma of the stomach. Ann Acad Med Singapore 1991;20:356-358.
26. DeRooij DA, Rogatko A, Brennan MF. Evaluation of palliative surgical procedures in unresectable pancreatic cancer. Br J Surg 1991;78:1053-1058.
27. Nagy A, Brosseuk D, Hemming A, Scudamore C. Laparoscopic gastroenterostomy for duodenal obstruction. Am J Surg 1995;169:539-542.

第九章 胃切除术

Jo Buyske

腹腔镜胃切除手术的背景和历史发展

1991年才开始出现有关腹腔镜胃部小肿瘤楔形切除的报道[1]。这些报道中多数是非正规的，主要针对良性和低级别肿瘤。新加坡学者Dr. Peter Goh于1992年首次正式报道半胃切除治疗慢性溃疡疾病[2]。1993年Azagra和Georgen首次报道腹腔镜胃切除术治疗恶性肿瘤[3]。随后，腹腔镜胃切除成为手术领域中一项新的挑战，因为它不仅需要先进的技术，还需要先进的仪器。与腹腔镜胆囊切除不同，腹腔镜胃切除手术至今还没有得到广泛应用。1997年全世界范围内有统计记录的，应用腹腔镜开展了118例手术这种手术，楔形切除术除外[4]。现在，许多学者报道个别或小样本腹腔镜或腹腔镜辅助全胃切除、半胃切除、Billroth I和II式胃重建术手术病例[5~12]。也有学者报道腹腔镜楔形切除或局限性胃切除手术[13~20]。随着技术的不断进步和下一代住院医师腹腔镜技术的培训，腹腔镜胃切除手术将不断增多。

适应证和病人选择

正如这些先驱者所讲述的，腹腔镜胃切除术适应证和开腹手术适应证相同，主要包括：消化道溃疡伴胃输出段梗阻，胃癌切除和胃切除进行良性病变的确切诊断，梗阻和出血症状的处理。

在应用H_2受体拮抗剂和质子泵抑制剂的年代，通过胃切除治疗消化道溃疡并发症的情况很少见[21]。手术治疗如高选择性迷走神经干切除可能减少了胃切除的必要性。经内科治疗无效的病人仍然需要手术治疗。

超过75%的病人存在溃疡后胃输出段梗阻，最终需要手术治疗[21]。手术通常需要抗溃疡手术和引流技术，采用联合迷走神经干切断加Billroth Ⅰ和Ⅱ式胃重建。腹腔镜迷走神经干切断正如前面所述，而本章将讲述腹腔镜胃切除和重建术。

胃癌进行手术切除主要目的是为了达到治愈，尽管也可适用于减轻出血和慢性梗阻症状。T1期肿瘤是腹腔镜切除良好的适应证。进展期胃癌则需要广泛淋巴结清扫，但对于体积较大或者巨块型肿瘤则不太合适。病人心脏功能差、有CO_2潴留呼吸性疾病、病态性肥胖或先前有胃手术史的病人则是此种手术的相对禁忌证。充分利用先进的腹腔镜专门知识、技能和熟悉腹腔镜技术的人员，为手术的成功提供保证。

胃良性病变切除从技术上是比较简单、易懂的。部位在位于胃大弯，远离贲门和幽门的病变，是腹腔镜楔形切除的理想的适应证。对于已经穿透胃壁，位于胃后壁，或者与幽门、贲门相近的肿瘤，都可以通过腹腔镜手术方法。但是需要腔内或穿透胃壁，技术难度更大。术前的全面检查应该包括内镜活检、内镜超声、MRI或者CT扫描，以明确肿瘤的性质，为手术提供尽可能多的确定性。如果高度怀疑恶性或者术前不能排除恶性可能，那么就需要进行严格的切除，而不是简单的楔形切除。

手术技巧

一、Billroth Ⅰ和Ⅱ式胃切除术

病人采用改良膀胱截石位，两腿尽可能低，以便能让仪器自由活动。术者立于病人两腿中间，第一助手位于病人右侧，第二助手位于病人左侧。脐孔处放置第一个套管穿刺针，作为摄像时用。根据术者的爱好，可以采用30°或0°腹腔镜。第二个套管针放置在右上象限腋前线，主要是将肝牵拉开。手术孔位于上腹部，左、右上象限锁骨中线的位置。左上象限孔放置12mm套管针，以便能够容纳内镜钉合器〔图9-1〕。

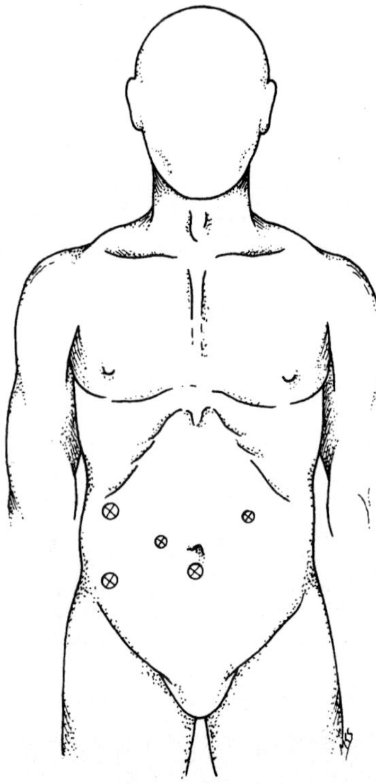

图9-1 显示腹腔镜胃切除术时穿刺孔的位置

手术开始后，探查腹腔和肝脏表面。充分估计胃的活动性，判断与邻近脏器有无严重粘连。如果条件允许的话，最好应用腹腔镜超声探查肝脏表面。

应用超声刀、内镜钛夹、钉合器将胃大弯切掉。切断所有胃短血管；应用Penrose引流管，以便于控制和牵拉〔图9-2〕。

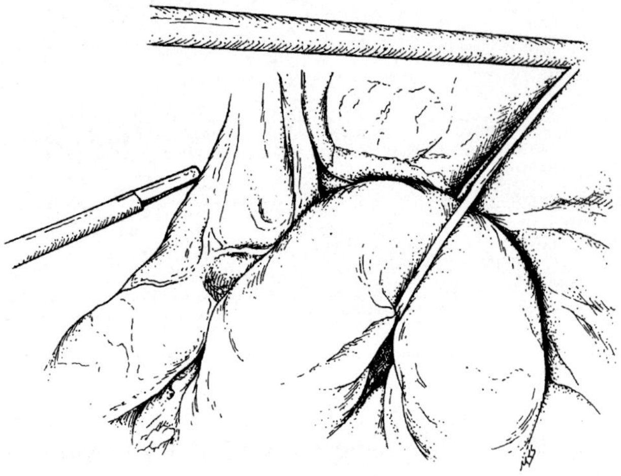

图9-2 显示腹腔镜胃切除术时，用悬带将胃进行牵拉

采用Kocher手法，将十二指肠第二段抬高至水平位置。将摄像头移至右侧上腹穿刺孔可以协助上一步的操作。通过左侧上腹穿刺孔，利用内镜钉合器可以将十二指肠切断。随后夹住和抬高十二指肠近端，暴露出胃和胰腺、腹膜后之间的附着物，用超声刀和电凝器切断。在进行这一项操作时，可以应用预先放置的Penrose引流管，向前、向上牵拉胃壁。超声刀清除掉残余的附着物。随后，用内镜钉合器从大弯向小弯切断胃壁。标本放置在右上象限的袋子里，吻合完成后，将其取出。如果标本较大，则可像拧毛巾一样，将胃壁拧曲，以便减小体积，利于取出。

BillrothⅡ式胃肠重建术可以采用线形切割钉合器[6]。改变病人体位至Trendelenburg体位，暴露出结肠前面。辨别出将要吻合的空肠的位置，用线进行标记；随后将其向上腹部牵拉，这时病人重新呈反Trendelenburg体位。采用烧灼术将残胃和空肠切开两个口，钉合器的角插入胃空肠的开口处，击发钉合器，进行吻合。残端可以用钉合器或缝线关闭。另一种方法是采用体外吻合方式[22]。

在进行BillrothⅠ式胃肠重建术时，应将左侧上腹套管针换成33mm，以便能够让内镜圆形吻合器插入[8]。切开十二指肠残端，放置内镜25mm环行抵钉座，内镜下套圈进行保护。胃前壁切开后，通过33mm孔插入内镜圆形吻合器，吻合器通过胃后

壁与抵钉座对合，击发吻合器，检查切缘是否完整。随后将胃前壁缝合或者用钉合器关闭[8]。

二、楔形切除术

胃良性病变或低分化肿瘤切除的方法根据肿瘤的位置不同而略有不同。一般情况下，摄像头置于脐孔位置，手术采用 30°腹腔镜。对于胃体前壁的肿瘤，尽可能少地采用 2 个辅助的套管针。操作孔位于上腹，相互间的距离以及与摄像头间的距离至少 8cm。它们的理想位置是：摄像镜头、二个操作孔与病灶位置在腹壁上形成菱形。用 Babcock 钳提起患处胃壁。或用缝合法提起。穿过帐篷形的胃壁，在患处的下面，击发线形钉合器，同时起到切除肿块和封闭胃壁的作用。标本放置在袋子里，通过扩大的套管孔取出[15]。

位于后壁的病灶可以以相同的方式进行切除，用超声刀或钛夹切开大网膜。像前面所述，夹住后壁，将后壁拉开。通常，后壁的肿瘤比较难处理。这时，可以通过将前壁切开的方法，将后壁肿瘤进行切除。用电凝在患处上方胃壁切开小的口，随后利用内镜钉合器将其扩大，在胃切开的同时起到止血的目的。胃切开后，用钳子提起病变，将其外翻(图 9-3)。

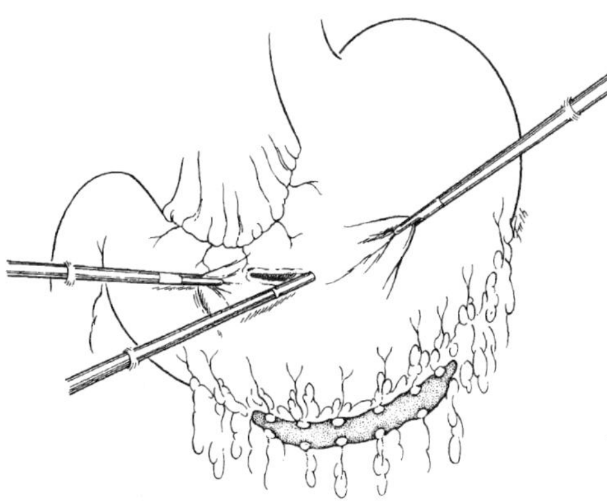

A

在患处下方击发钉合器，然后将病变组织放入袋子中，手术结束时取出。用内镜下 Allis 钳将边缘对齐，通过缺损处击发钉合器，通常需要这样操作两次。通过一个扩大的穿刺孔将标本取出，进行病理学检查证实边缘阴性。

位于幽门或者胃食管交界处附近的病灶可

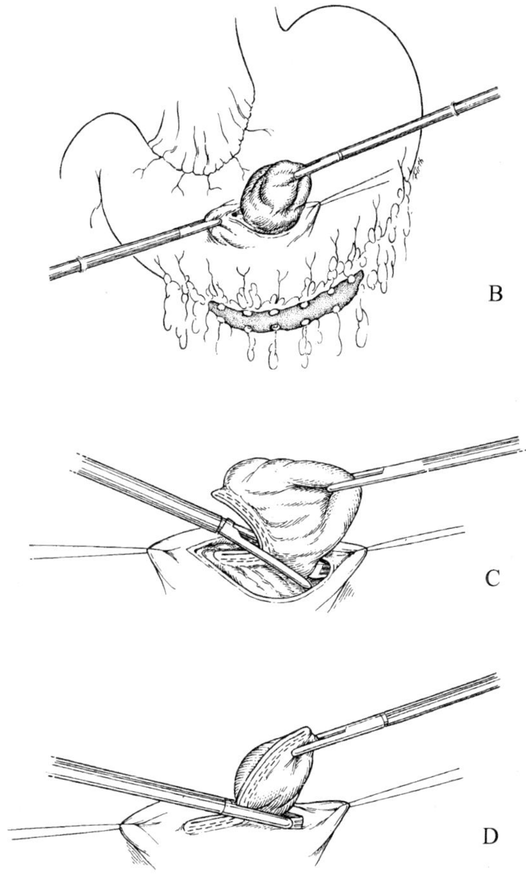

B

C

D

图 9-3　a 用电凝和线形钉合器将胃前壁切开；
b 通过将胃壁切开，提起后壁肿物；
c 通过胃后壁，击发钉合器；
d 用钉合器将胃切口关闭

以产生特殊的问题，简单的楔形切除可能导致胃入口或出口的狭窄。在这种情况下，胃腔内手术方法可以引导切除的范围和方法。相关内容将另述。

问题和争议

有关腹腔镜胃切除的争议主要包括两个问题：①是否腹腔镜适合胃恶性病变切除，或者适用于任何恶性病变切除；②腹腔镜是否比开腹手术益处更大。

腹腔镜手术治疗早期胃癌，尤其对局限于黏膜的肿瘤，同开腹手术一样有效。1999 年报道了 61 例日本病人，或者行腹腔镜楔形切除，或者行腹腔镜胃内黏膜切除，没有出现死亡病例，在随后的 4～65 个月的随访时间里，仅有 2

例出现复发[18]。

一个研究机构对行腹腔镜切除的13例胃癌病人进行了回顾性分析，随访27个月，84%的病人继续生存，69%的病人没有发病[5]。原发肿瘤分期从Ⅰa($T_1N_0M_0$)到Ⅳ期(表9-1)。

表9-1 腹腔镜胃切除术方法与病期

手术方法	No.(%)	分期
完全腹腔镜下全胃切除 D_1	2(15.4)	1 Ⅰa
腹腔镜辅助下全胃切除 D_1	7(53.8)	1 Ⅰb
		1 Ⅰb[a]
		3 Ⅱ
		1 Ⅲa
		2 Ⅳ
腹腔镜辅助下全胃切除 D_2	2(15.4)	2 Ⅲa
腹腔镜辅助下全胃切除 D_2+远端胰腺切除	1(7.7)	1 Ⅲb
腹腔镜辅助下远端胃切除术	1(7.7)	1 Ⅱ[b]

a 成人肥胖症 b Pickwick综合征

这些小样本的结果与开腹手术的结果没有什么差异(表9-2)。

表9-2 腹腔镜胃癌切除术的结果

Results	No. %
平均手术时间	240min
中转开腹	0
完全腹腔镜方法	2(15.4%)
平均出血量	300ml
术中并发症	1(7.7%)[a]
手术相关死亡率	1(7.7%)[b]
平均术后住院时间	10days(7-14)
术后早期并发症	1(7.7%)[b]
术后远期并发症	1(7.7%)[c]
平均恢复活动时间	1st day
平均恢复进食时间	5th day
平均随访时间	27.5 months(3-54)

a 意外损伤肝动脉；b HCV肝硬化的病人术后6天内出现急性肝衰竭或死亡；

c 上次手术后3个月，行腹腔镜脾切除治疗多发性脾脓肿

但至今，还没有关于穿刺孔肿瘤复发和广泛腹腔肿瘤播散的报道。

一项研究特别强调了病人行腹腔镜手术和开腹手术对病人生活质量的影响。腹腔镜组41例病人，开腹组35例病人，主要对体重减轻、吞咽困难、消化不良、体质进行了对比。结果显示腹腔镜组效果明显要好。在对医生进行问卷调查，结果显示：腹腔镜胃切除病人痛苦少、恢复快、美容效果好。而开腹手术切口长，影响美观、花费也高。

术后护理

腹腔镜胃切除手术后早期护理与开腹手术相同，主要为疼痛控制、静脉补液、胃减压。鼻胃管根据术者的要求是否继续保存。一些学者进行放射造影研究术后3～7天、进食前的吻合口的情况[5,8,11]。下床活动的早晚、尿管的处理、能否口服止疼药、进食情况和出院早晚等情况，均存在个体化差异。据报道，病人术后住院时间各不相同范围在3～31天[4,6,8,9]。病人最早要1周才能恢复正常活动。病人术后疼痛的程度的衡量，目前还没有正式的报道。

并发症

一、并发症发生率

腹腔镜胃切除术的并发症与开腹手术相同，报道的并发症包括吻合口梗阻、吻合口瘘、十二指肠残端瘘、气胸、缝线处出血、胃弛缓等[4,22]。胃肠体内重建后，25%的病人发生吻合口功能缺陷，以致有学者采用体外重建方式进行吻合。如果出现肝动脉的损伤则需要修补[5]。术后胰腺

炎是比较严重的一种并发症，可能表现为肠梗阻、腹痛、发烧或血淀粉酶升高等[22]。

二、死亡率

腹腔镜胃切除死亡率的报道很少。1997年报道的118例中，只有3例死亡[4]。主要是因为十二指肠残端瘘，伴有肠梗阻、肝下脓肿和肺炎。1例病人有肝硬化、Ⅱ期胃癌，最后死于肝衰竭[5]。

结果

腹腔镜胃切除手术仍然是一项富有挑战性的手术方式。据报道，手术时间为90～360min[4,6,11]。如果术者经验不足，则手术时间更长[6]。局限性胃切除手术是比较简单的手术，相应的报道手术时间为55～225min[15,17]。住院时间与开腹手术时间相同，有些病人术后最早3天出院，但多数病人需要1周或更长时间才能出院[4]。有些行楔形切除的病人，术后1～2天就可以出院。恢复到正常生活的时间不尽相同，最早为7天，最晚为90天。

结论

腹腔镜胃切除术是一种可行的手术方式，同开腹手术一样，并发症率低，效果良好。行楔形切除手术的病人住院时间短，恢复快。一般而言，与其他腹腔镜手术如腹腔镜胆囊切除术或者抗反流手术不同，腹腔镜胃手术不像它们一样能够清楚暴露术野，住院和恢复时间要长些[25]。然而，同开腹手术相比，其微创性小，仍然是一种很好的治疗方法。

（陈凛　李涛　译）

参考文献

1. Fowler DL, White SA. Laparoscopic resection of a submucosal gastric lipoma: a case report. J Laparoendosc Surg 1991;1(5):303-306.
2. Goh P, Tekant Y, Kum CK, et al. Totally intra-abdominal laparoscopic Billroth II gastrectomy. Surg Endosc 1992;6:160.
3. Azagra JS, Georgen M. Laparoscopic total gastrectomy. In: Meinero M, Melotti G, Mouret PH (eds) Laparoscopic Surgery in the Nineties. Barcelona: Masson, 1994:289-296.
4. Goh P, Alponat A, Mak K, et al. Early international results of laparoscopic gastrectomies. Surg Endosc 1997;11:650-652.
5. Azagra JS, Goergen M, DeSimone P, et al. Minimally invasive surgery for gastric cancer. Surg Endosc 1999;13:351-357.
6. Fowler DL, White SA. Laparoscopic gastrectomy: five cases. Surg Laparosc Endosc 1996;2(6):98-101.
7. Kitano S, Yasunori I, Moriyama M, et al. Laparoscopyassisted Billroth I gastrectomy. Surg Laparosc Endosc 1994;2(4):146-148.
8. Mayers M, Orebaugh M. Totally laparoscopic Billroth I gastrectomy. J Am Coll Surg 1998;1(186):100-103.
9. Naitoh T, Gagner M. Laparoscopically assisted gastric surgery using dexterity pneumo sleeve. Surg Endosc 1997;11:830-833.
10. Shimizu S, Uchiyama A, Mizumoto K, et al. Laparoscopically assisted distal gastrectomy for early gastric cancer. Surg Endosc 2000;14:27-31.
11. Taniguchi S, Koga K, Ibusuki K, et al. Laparoscopic pyloruspreserving gastrectomy with intracorporeal hand-sewn anastomosis. Surg Laparosc Endosc 1997;7(4):354-356.
12. Uyama I, Sugioka A, Fujita J, et al. Purely laparoscopic pylorus-preserving gastrectomy with extraperigastric lymphadenectomy for early gastric cancer: a case and technical report. Surg Laparosc Endosc Percutan Tech 1999;9(6):418-422.
13. Basso N, Sillecchia G, Pizzuto G, et al. Laparoscopic excision of posterior gastric wall leiomyoma. Surg Laparosc Endosc 1996;6(1):65-67.
14. Benitez LD, Edelman DS. Gastroscopic-assisted laparoscopic wedge resection of B-cell gastric mucosa-associated lymphoid tissue (MALT) lymphoma. Surg Endosc 1999;13:62-64.
15. Buyske J, McDonald M, Fernandez C, et al. Minimally invasive management of low-grade and benign gastric tumors. Surg Endosc 1997;11:1084-1087.
16. DiLorenzo N, Sica GS, Gaspari AL. Laparoscopic resection of gastric leiomyoblastoma. Surg Endosc 1996;10:

662-665.

17. GeisWp, BaxtR, KimHC. Benign gastric tumors minimally invasive approach. Surg Endosc 1996;10:407-410.

18. Ohgami M, Otani Y, Kumai K, et al. Curative laparoscopic surgery for early gastric cancer: five years experience. World J Surg 1999;23:187-193.

19. Otani Y, Ohgami M, Igarashi N, et al. Laparoscopic wedge resection of gastric submucosal tumors. Surg Laparosc Endosc Percutan Tech 2000;10(l):19-23.

20. Yoshida M, Otani Y, Ohgami M, et al. Surgical management of gastric leiomyosarcoma: evaluation of the propriety of laparoscopic wedge resection. World J Surg 1997;21:440-443.

21. Pappas TN. The stomach and duodenum. In: Sabiston DC (ed) Textbook of Surgery, 5th Ed. Philadelphia: Saunders, 1997;847-868.

22. Cuschieri A. Gastric resections. In: Scott-Conner C (ed) The SAGES Manual. Fundamentals of Laparoscopy and GI Endoscopy. New York: Springer, 1998;236-246.

23. Johnson AB, Oddsdottir M, Hunter JG. Laparoscopic Collis gastroplasty and Nissen fundoplication. Surg Endosc 1998;12:1055-1060.

24. Adachi Y, Suematsu T, Shiraishi N, et al. Quality of life after laparoscopy-assisted Billroth I gastrectomy. Am Surg 1999;229(1):49-54.

25. Trus TL, Hunter JG. Minimally invasive surgery of the esophagus and stomach. Am J Surg 1997;173:242-255.

第二部分

腹腔镜胆囊切除术

Douglas o．olsen
Section Editor

第十章　胆囊切除术的适应证及历史回顾

Douglas O. Olsen

1882 年，Langenbuch 施行了第一例胆囊切除术[1]。后来，他的话曾被引用为：“胆囊应该去除，不仅是因为它有结石，而且因为它能生成结石。[2]”手术切除胆囊也因此成为治疗胆石症的金标准。尽管开腹胆囊切除的并发症和死亡率很低，但是医生和病人还是愿意继续寻找一种治疗胆囊疾病的其他办法，和开腹胆囊切除一样成功，但疼痛较少。虽曾尝试过一些方法，但却没有成功。

随着 20 世纪 70 年代肾碎石的成功和广泛使用，医生们开始考虑将这种技术应用于胆石病的治疗。许多大的研究机构曾花费了大量的金钱、物力和人力共同致力于发展胆道碎石的技术。然而，在接受这种技术之前，腹腔镜胆囊切除已经开始了，也出现了大量的关于它的文献。由于该技术的迅速发展和普及，腹腔镜胆囊切除术被认为是一场革命。腹腔镜胆囊切除的病人可以选择一种没有手术切口并发症的治疗方法。这场革命带来了外科史上空前的新技术的发展。

谁发明了腹腔镜胆囊切除术，是一个类似于谁发现了美洲大陆的问题。最终，这是一个在医学领域中有关时间、技术及潮流的问题。在寻求代替开腹胆囊切除的方法过程中，人们做了很多的努力。腹腔镜成为一种技术，已经存在了半个多世纪，在 20 世纪 70 年代中期，腹腔镜被用于妇科，并取得了巨大的成功。许多外科医生也曾试图使用小切口来减少开腹胆囊切除术给病人带来的痛苦[3]。经过一段时间，这些努力终于迎来了腹腔镜胆囊切除术的成功开始。

现今，施行第一例腹腔镜胆囊切除术的荣誉给了德国的 Erich Muhe 博士[4]。1985 年 9 月，他做了第一例腹腔镜胆囊切除术，但是，他的努力却未被世人所知。由于当地政治原因，他的成果受到排斥，Muhe 本人也因此受到迫害。1987 年，法国外科医生 Philippe Mouret 在为妇科病人施行腹腔镜检查时，同时做了腹腔镜胆囊切除[5]。然而，他的成果再一次被忽视，直到巴黎的一位外科医生遇见该病人并询问了她的手术后，才被很多人知道。Francois DuBois 博士对寻找切除胆囊的微创技术很感兴趣，并且他也是有关小切口胆囊切除术文章的早期作者之一[6]。因而，他对这个病人以及她所接受的手术极其感兴趣。DuBois 找到了 Mouret 博士，并继续发展和完善了这项技术。1988 年 5 月，Dubois 博士施行了他的第一例腹腔镜胆囊切除手术[5]，并把他的工作向同事做了介绍，这项技术在法国引起了关注。

与此同时，两个美国小组也在进行腹腔镜技术的研究。佐治亚州的 Mckernan 和 Saye 博士，田纳西州的 Olsen 和 Reddick 博士也正进行腹腔镜胆囊切除的探索工作。他们分别在 1988 年的 6 月和 8 月施行了首例腹腔镜胆囊切除术[7]。美国和法国的小组都是独立工作的，彼此间并不知道对方的工作情况。那么，到底是谁“发明”了腹腔镜胆囊切除术呢？

1989 年秋天在佐治亚州亚特兰大的美国外科医师学院会议上，Olsen 和 Reddick 向世人介绍了腹腔镜胆囊切除术的概念。和 Muhe 为方便他的同事采用幻灯和演讲做介绍不同，

Olsen 和 Reddick 用录像展现了他们的技术。一夜之间，这个技术很快被接受并迅速发展成为目前治疗胆石病的标准方法。最后，我们可以说，是这盘录像“发明”了腹腔镜胆囊切除术。

早期的关于腹腔镜胆囊切除术的报道中，只局限于一小部分选择性的病人[8,9]。早期的大部分文献列出了很多腹腔镜胆囊切除的禁忌证和相对禁忌证[10～14]。一些文章报道了对所谓“困难”病人施行腹腔镜胆囊切除的经验，这说明事实上腹腔镜适用于任何拟行开腹胆囊切除术的病人[15～18]。仍保留的极少数禁忌证包括：

(1)不能耐受开腹胆囊切除；

(2)不能耐受气腹；

(3)妊娠；

(4)缺乏经验的外科医生。

不能耐受开腹胆囊切除的包括：病人最近有心肌梗塞，不能耐受全身麻醉，凝血功能异常。不能耐受气腹，这在手术前很难评估，如果在手术中发现病人属于这一类，可以不做气腹，而采用腹壁提起装置，则腹腔镜操作仍可继续进行。妊娠作为禁忌，是从医学法律观点出发的，而不是由于技术本身。尽管有对妊娠病人行腹腔镜胆囊切除的报道[19,20]，但目前尚没有关于气腹对胎儿远期安全性影响的研究。

前些年经常提到缺乏经验的外科医生是作为腹腔镜胆囊切除术的禁忌，但是，现在大多数外科医生已经熟悉了这项技术。重要的一点是，外科医生应该知道什么时候会达到他的专业技能的极限，也应该知道中转开腹的合适时机。总之，事实上任何准备做开腹胆囊切除的病人，都可以通过腹腔镜技术来进行。

（刘志伟　译）

参考文献

1. Langenbuch C. Ein Fall von Exterpation der Gallenblase wegen chronischer Cholelithiasis: Heilung. Klin Wochenschr 1882;19:725-727.
2. Halpert B. Fiftieth anniversary of the removal of the gallbladder. Arch Surg 1982;117:1526-30.
3. Olsen DO. Mini-lap cholecystectomy. Am J Surg 1993;165: 440-443.
4. Litynski G. Erich Muhe—a surgeon ahead of his time. The first laparoscopic cholecystectomies. In: Highlights in the History of Laparoscopy. Frankfurt: Bernert, 1996.
5. Litynski G. Mouret, Dubois, and Perissat. The French connection. In: Highlights in the History of Laparoscopy Frankfurt: Bernert, 1996.
6. DuBois F, Berthelot B. Cholecystectomie par mini laparotomie. Nouv Presse Med 1982;11:1139-1141.
7. Litynski G. The American spirit awakens. In: Highlights in the History of Laparoscopy. Frankfurt: Bernert. 1996.
8. Reddick EJ, Olsen DO. Laparoscopic laser cholecystec tomy: a comparison with mini-lap cholecystectomv. Surg Endosc 1989;3:131.
9. Dubois F, Berthelot G. Levard H. Cholecystectomie par coelioscopie. Presse Med 1989;18:980-982.
10. Soper N. Effect of nonbiliary problems on laparoscopic cholecystectomy. Am J Surg 1993;165:522-526.
11. Cameron JC, Gadaez TR. Laparoscopic cholecystectomv. Ann Surg 1991;213:1-2.
12. Soper N. Laparoscopic cholecystectomy. In: Wells S (ed) Current Problems in Surgery. St. Louis: Mosby-Year Book 1991:583-655.
13. Baily R, Zucker K, et al. Laparoscopic cholecystectomy, experience with 375 consecutive patients. Ann Surg 1991; 214:531-541.
14. Cushieri A, Berci G, McSherry C. Laparoscopic cholecys tectomy. Am J Surg 1990;159:273.
15. Olsen D, Asbun H, Reddick E, Spaw A. Laparoscopic cholecystectomy for acute cholecystitis. Probl Gen Surg 1991;8:426-431.
16. Cooperman AM. Laparoscopic cholecystectomy for severe, acute, gangrenous cholecystitis. J Laparoendosc Surg 1990; 1:37-40.
17. Unger S, Edelman D, Scott J, Hunger H. Laparoscopic treat- ment of acute cholecystitis. Surg Laparosc Endosc 1991;1:14-16.
18. Unger S, Unger H, Edelman D, et al. Obesity: an indication rather than contraindication to laparoscopic cholecys-tec-tomy. Obesity Surg 1992;2:29-31.
19. Arvidsson D, Gerdin E. Laparoscopic cholecystectomy during pregnancy. Surg Laparosc Endosc 1991;1:193-194.
20. Hunter JG. Laparoscopy in the pregnant patient. Surg Endosc 1992;6:52-53.

第十一章　胆囊、肝脏及胆管系统的外科解剖

Paul E. Wise 和 *Michael D. Holzman*

讨论腹腔镜胆囊切除，需要对肝脏、胆管系统、胆囊的解剖进行详尽的回顾。现今关于肝胆的解剖，大部分是由 Couinaud 在 20 世纪中期描述的，随后通过肝脏腐蚀模型，立体 X 线照相，计算机三维成像对其作了进一步的描述。胆管和肝脏血管的变异比人体其他部分的变异更常见[1]。对胆管系统的总体描述以及从胆管细胞到末端十二指肠括约肌的潜在变异将是本章讨论的焦点。另外，病理生理改变所致的解剖变异需要切除胆囊者也在本章中一并阐述。

肝脏的大体解剖

从外形上看，肝脏通过脐切迹裂和镰状韧带分为左右两叶。肝脏的这种外形解剖与实际的功能性分叶或分段是不同的。外形上，肝右叶下部的后方为肝横裂，横裂前方的这部分肝组织即为方叶。同样，门静脉后方的肝脏为另一个独立的区域，称为尾状叶。四叶（左、右、方、尾）构成了肝脏主要的外形解剖。在描述肝脏外形解剖中用“叶”这个词很常见，但是大多数肝胆外科医生和内镜医生更倾向于使用法国或美国（或同时使用）的分段解剖系统来描述肝脏。

一、法国分段系统

Couinaud 在 20 世纪 50 年代完善和发展了肝脏功能解剖的大部分描述工作，这被称作肝脏解剖的法国分段系统[2]。这个系统更多地考虑了肝脏的静脉回流，同时也兼顾了门静脉、胆管和动脉的解剖[3]。与肝脏外形系统中的四分法不同，这里共有 8 部分或段：右叶分为 4 段，左叶为 3 段，另一段相当于原来的尾状叶（Ⅰ段）。从Ⅱ段到Ⅳ段为左叶，Ⅴ段到Ⅷ段为右叶（图 11-1）主要的三支肝静脉将肝脏分为 4 个区域（sector），称做门脉区域（portal sector），每一区域收集一个门静脉根（portal vein pedicle）（图 11-2）。含有左、中、右肝静脉的平面称为门裂（portal scissurae）（右、主、左），含有门静脉根的平面称为肝裂（hepatic scissurae）[2]。

二、美国分叶系统

肝脏静脉、动脉、胆管主要分支的分布与外形解剖是不完全相符的，美国的肝脏分叶系统就是基于这个事实而进行分类的。在这个系统中，肝静脉和门静脉分支之间的关系决定了肝叶的解剖[4]。在肝脏血供中直接注射一些物质，如亚甲蓝或彩色火棉胶，就可使肝叶的解剖非常清晰的显示出来（图 11-3）。沿胆囊窝左缘到下腔静脉左缘的平面被称作门裂（portal fissure）（又称为 Cantlie’s line），这个平面把肝脏分为左、右两叶。左叶包括内侧段和外侧段：内侧段位于镰状韧带及脐切迹的右侧；外侧段位于镰状韧带的左侧。右叶包括一个前段和一个后段。右叶的分段没有明显的表面解剖标志。外形解剖中的大部分尾状叶位于左叶的内侧段，但是它又超过了胆囊窝和下腔静脉的平面突出到了右叶[5]。肝脏分叶、分段的概念是主要肝切除（肝左叶或右叶切除，左外段切除，右

三段切除)命名的基础(图 11-4)。肝叶又可分为亚段(subsegment),亚段相当于法国分段系统中的段。

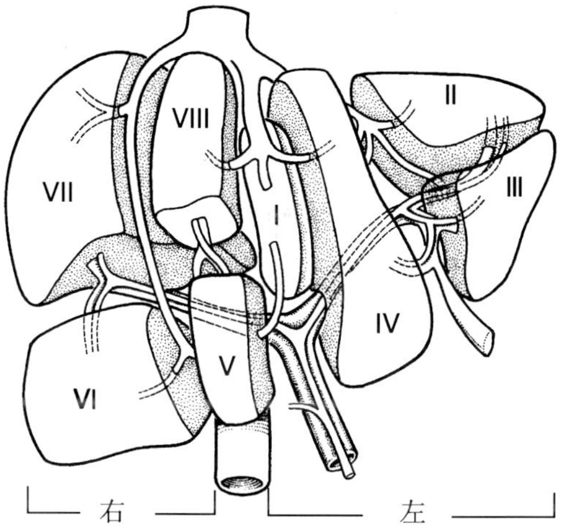

图 11-1　Couinaud 描述的法国分段系统,取决于门静脉血流和肝静脉回流

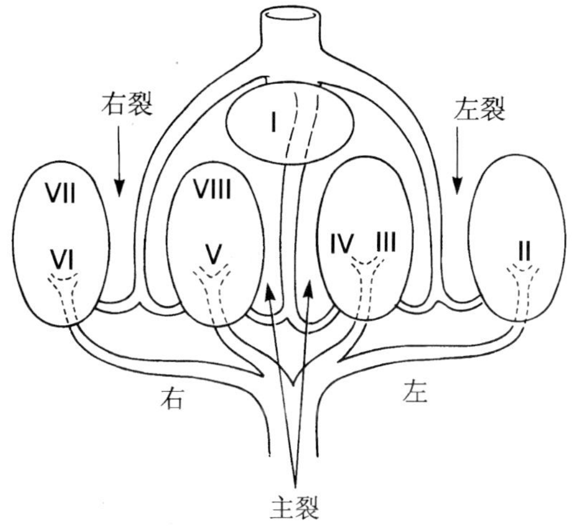

图 11-2　法国分段系统分割肝脏的另面观。每个门脉区域接受 4 个门静脉根之一。这些区域的平面称为门裂,含有 3 支肝静脉

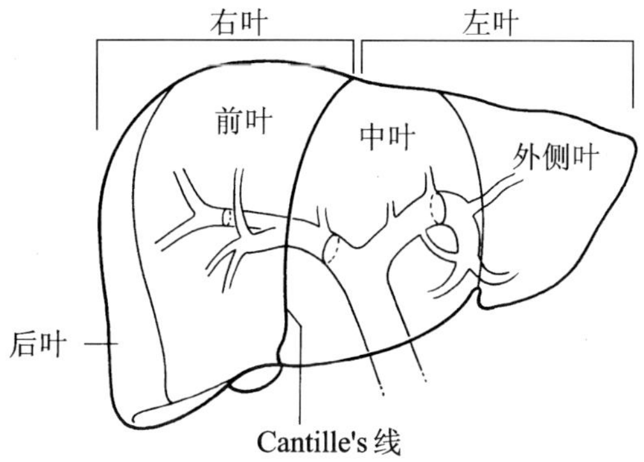

图 11-3　肝脏解剖的美国分叶系统取决于肝静脉和门静脉间的关系,但该系统不如法国分段系统能常规进一步对肝脏分段

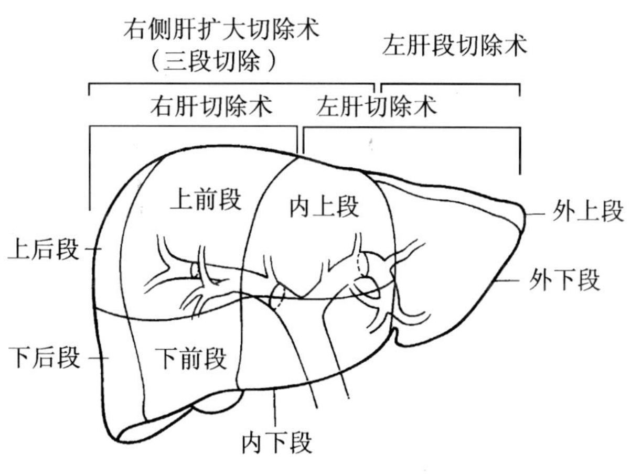

图 11-4　基于肝脏解剖的美国系统的经典肝脏切除

A. 肝右叶切除;B. 左叶切除;C. 右三段切除或扩大肝右叶切除;

D. 左外侧段切除

定义

仔细定义一些在本章和外科手术中使用的名词是非常重要的。胆管系统中使用的"近"和"远"是指胆汁流动的方向。因此,近端在肝实质内,远端指壶腹部的胆管。如前所述,"叶"用在美国分叶解剖系统中,应用胆囊窝区分左右肝叶(Cantlie 线)。当"叶"一词被用作外形解剖时,一般与另一词搭配使用,如尾状叶。"段"一词则指法国分段解剖系统。为了表达清晰,美国系统的"段"在本章中不使用,除非有特殊说明。

"胆总管"一词指的是从胆囊管的汇入处到十二指肠这段胆管。胆囊管以上到肝管汇合部这段胆管是肝总管。根据定义,胆总管包含胆囊管汇合的胆管区域,而肝总管则不包括这一区域。"汇合部"指的是肝脏最主要的左右肝的胆管相接处,它不一定是肝左叶和右叶胆管的最低汇合处。例如,来自于Ⅵ段的副肝管,可以汇入更低的位置如肝总管或胆囊管。汇合部由超过两支以上的胆管汇合也是可能的。肝段胆管是引流肝段(法国Ⅰ到Ⅷ段)的肝管。同样,区域肝管从属于法国系统的四个区域。

胆囊管指的是连接胆囊和主要肝外胆管的整个管道结构。如果有副肝管或变异的胆管汇入胆囊管,那么,直到它汇入一级胆管系统的整个管道仍是胆囊管。"副"指的是存在于非常规位置的可预见结构,如副肝管。"变异"指的是不能预见的多出的结构变异。例如,Ⅵ段肝管汇入到胆囊管即为副肝管,然而,胆囊和肝实质之间大的 Luschka 管即为变异的胆管,因为它不隶属于任何肝段或区域。需要多少胆管来引流特定的肝脏,不是绝对由其生理水平决定的,因此"副"这个词不应该简单的指胆汁引流的替代途径。胆囊是由胆囊管的存在决定的。例如,有分隔的胆囊只有一条胆囊管,因此它只是一个胆囊,然而,多条胆囊管连同多个盲袋即为多个胆囊(这种情况在奶牛相当常见)。

在胆管的末端,经常用到三个词。"壶腹"指的是十二指肠黏膜内胆管扩大的部分。胰管可能直接或间接汇入壶腹。"乳头"指的是小的、乳头状的组织,它是由壶腹连同附属的肌肉纤维生成,并突入十二指肠腔。"壶腹括约肌"指的是环状的肌纤维束,它收缩胆管通道,并可以关闭其自然的开口。

胚胎学

肝胆系统的原基早在人胚发生的第 5 周形成。这时,在原始消化管腹侧的前肠和中肠分界处下方,形成一向外的突起。这个突起最终形成肝脏、全部胆管、胰头和胰腺钩突的一部分。随着突起的发育,它分为上支和下支。上支发育成肝脏,下支发育成胆囊和胆总管。另外的第三支可发育成腹胰。如果下支过于向头侧发育,那么就可形成肝内型胆囊(通常在右叶)。腹胰和其余的胃肠束的旋转,使得胆总管与十二指肠的汇接部连接到十二指肠后内侧壁上。在胚胎的第 7 至 8 周,胆管和胆囊内形成空腔。胚胎发生 3 个月后,胆汁开始在肝脏分泌,并流经胆管系统[1]。

肝内胆管

胆汁引流系统开始于肝细胞/胆管细胞水平,肝细胞膜的一部分形成了小的管道称为胆小管(canaliculi)。胆汁经胆小管流入肝内胆管,遵循主要由血供决定的肝段解剖[6]。胆小管和近端的管道系统汇聚后称作 Hering 管(canal of Hering)。这些小的胆管汇聚成一条管道称作肝段胆管(segmental bile duct)。随着胆管系统从胆小管开始向远端走行,胆管变异越来越多。

肝段胆管在肝内汇合后构成左、右肝管。Ⅱ、Ⅲ、Ⅳ段的肝管汇集后在脐切迹裂处形成左肝管,然后沿着Ⅳ段底部(左叶的内侧,外形解剖的方叶)向右侧走行。尽管左肝管系统在段的水平有许多变异,但是在汇合部水平,它的变异却少于右侧肝管系统[7](图 11-5)。右前、右后肝管汇合后形成右肝管，引流Ⅴ段到Ⅷ段的肝脏。右前和右后肝管并不总是汇合成一条右肝管，对于这种解剖变异，早期的描述可能并不十分准确。右侧肝管互相汇合，但在汇合的次序和部位却有很多变异。最典型的解剖是：右后肝管与右前肝管汇合前，接近水平的走行，汇合后近似于垂直下降。这种方式，汇合部常常位于门静脉右支上方。少见的情况下，右叶的胆管不形成右肝管，而是右叶段或区域的肝管汇入左肝管，这看起来似有第三支胆管汇入左右肝管汇合部。尾状叶（Ⅰ段）的胆汁引流变异较多，但80％的情况是同时汇入左、右肝管，15％汇入左肝管系统，只有5％汇入右肝管[8]。

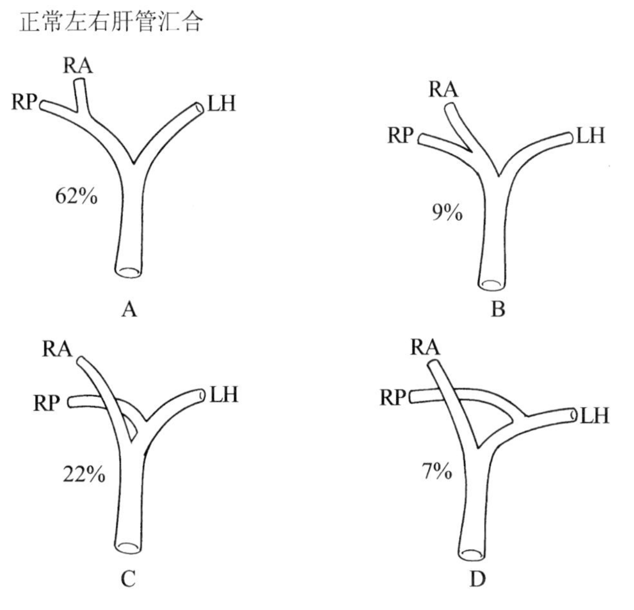

图 11-5　肝管汇合的主要变异类型（根据解剖研究的比例）
A.“正常的”左右肝管汇合（62％）；B.三支汇合（9％）；C.右后段胆管汇入左肝管或肝总管（22％）；D.右前段胆管汇入左肝管或肝总管（7％）

由于肝段胆管汇合后形成左、右叶胆管，其在肝内的长度通常为1～3cm。98％情况下，左肝管及右肝管在肝外汇合。通常，肝外部分的长度为0.5～1.5cm。最常见的是较短的右肝管和较长的左肝管在门静脉右支起始部的水平汇合[9]。因为它们长度的差异，使得左肝管在肝内的部分比右肝管更易于解剖出来。这一点在手术中，当考虑需要较长一段胆管与小肠吻合时显得很重要[10]。

根据它们在肝外的长度，左肝管和右肝管形成一个钝角或锐角，或者并行下降一段距离后再汇合。最常见的是它们出肝约1cm后汇合成肝总管。它们汇合的角度对内镜医生及肝胆外科医生具有临床意义。从肝总管平面看肝管的汇合，右肝管常成“直线”，而左肝管的角度更锐利一些。从这点来看，内镜医师行内镜检查和外科医师行胆道镜检查时，更容易直接进入右肝管，而进入左肝管就困难一些。

肝脏的损伤或肝段、肝叶切除后，肝组织代偿增大，使得肝内胆管的解剖发生变化，这一点我们已经知道近乎一个世纪了。肝脏外形的变化以及肝脏增生后旋转和延长过中线的趋势，增加了诊断和手术难度。血管和胆管随着肝脏的空间变化产生了如下的结果：首先，门静脉位置更表浅，损伤的风险增加；其次，门静脉的分支到了胆管的前方，这增加了手术接近胆管的难度。结果是肝门的血管结构在前方而胆管则在后方[11]。

肝总管

肝总管是从肝管汇合处到胆囊管的一段胆管。肝总管构成Calot三角的左缘，Calot三角在讨论腹腔镜胆囊切除时很重要，在其他章节中我们再做进一步的阐述。肝总管的长度由1cm到10cm不等，这取决于胆囊管汇入胆总管的位置[12]。肝总管在汇合部区域，通过前方的肝门板（hilar plate）与肝方叶的后方分开。肝门板是由肝门区域的Glisson鞘和该区域血管、胆管周围的结缔组织融合而成，打开肝门板，可以更好地显露[7]汇合部肝管和肝总管。

肝总管上经常出现副肝管。副肝管出现率较高，发现将近20％的人有副肝管。如果副肝管横过Calot三角，那么在胆囊切除中就可能发生损伤。出现副肝管时，一半以上的副肝管汇入肝总管，副肝管汇入胆囊管则较少见。最少见的情况是副肝管汇入对侧肝管。绝大多数变异的胆管发生在右侧。实际上，真正的变异胆管并不多见。我们应该对胆管的解剖变异保持高度的警惕，尤其是出现异常解剖的血管及胆管时[13]。

胆囊

胆囊是一梨形、可膨胀的肝外胆管系统的附属器官，通常它容纳 30～50ml 胆汁。它位于肝右叶脏面的下方。胆囊的位置是美国肝脏分叶解剖系统中左、右叶分界的标志。胆囊通过疏松结缔组织附着于肝脏，结缔组织中含有很多小淋巴管和静脉，这些静脉和淋巴管连接了胆囊和肝脏的静脉和淋巴系统。少见的情况下，一条或多条小的副肝管通过这些组织直接进入胆囊（Luschka 管）[14]。在更少的情况下，主要的肝管甚至可以直接开口至胆囊。

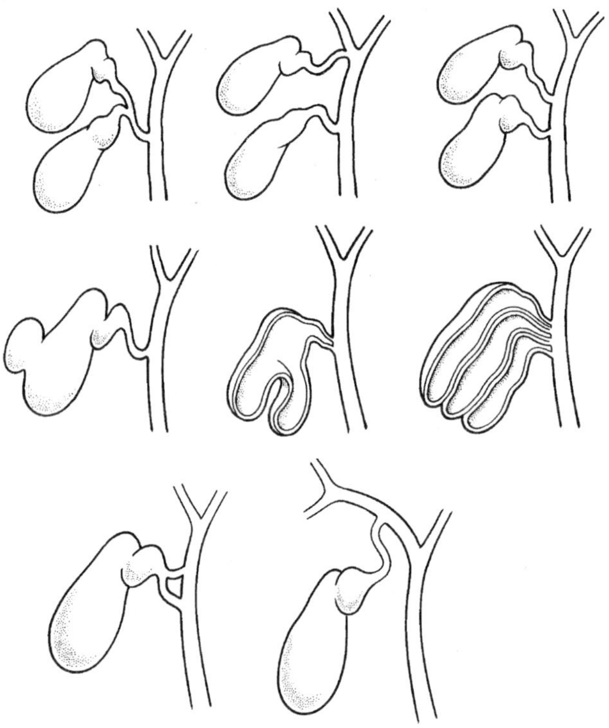

图 11-6 腹腔镜或剖腹探查时偶然遇到的少见胆囊形态

胆囊分为底、体、颈和胆囊漏斗四部分。底部是胆囊圆形的盲端，它经常突出于右肝边缘约 1cm。胆囊底的最高点常位于腹直肌右缘与第 9 肋软骨形成夹角的顶点上，在这个位置，它与前侧腹膜相接触。当胆囊肿大时，常可在右上腹触摸到胆囊底。通常，当有胆囊结石或胆汁淤积时，胆囊底会形成皱褶，这种异常称 Phrygian 帽。它看起来像真菌团块，但组织学上它只是大量的纤维组织。

胆囊底部与体部没有明显的分界，胆囊底为胆囊的最大部分。如果没有胆囊系膜，整个体部的上方通过胆囊床与肝脏脏面紧密相接。它与肝脏脏面的这种密切关系很容易使胆囊的炎症、感染或是肿瘤直接扩散至肝实质内。这种关系也使经肝实质进入胆囊的胆囊造瘘不发生胆漏。

胆囊漏斗部是体和颈之间逐渐变细的移行区域。它看上去像浅的憩室，与胆囊管下缘贴近，这种关系使得胆囊管看上去模糊不清。它通过无血管的腹膜皱褶—胆囊十二指肠韧带，与十二指肠第二段右侧缘相接。胆囊体和漏斗部的游离面与十二指肠第一段相邻，与结肠肝曲，横结肠右三分之一部分也相邻。

胆囊漏斗部迅速变细为颈部，颈部又细又弯，呈“S”形。胆囊颈部经常指向前和左。有时在它与胆囊管接合部位，它变细成为一个很难分辨的狭窄环。胆囊颈可以缓慢或突然的移行为胆囊管。颈部很短，通常只有 5～7mm[15]。漏斗部下面不对称的突出为 Hartmann 袋，与颈部相邻。在胆囊切除术中，经常牵开它以显露胆囊管，但有时它与胆囊管粘连，使手术困难[1]。Hartmann 袋有时会阻止大的结石进入胆囊颈或胆囊管。

少见的胆囊形态有分隔胆囊或重复胆囊，甚至在剖腹探查或腹腔镜检查中偶尔发现胆囊缺如(图 11-6)。所有这些罕见的变异，肝胆医生都应该熟悉。分隔胆囊的定义是只有一个胆囊管和两个胆囊底的双腔胆囊。重复胆囊意味着有两个胆囊管。两个胆囊管引流一个腔的胆囊也曾被描述过。最常碰到的胆囊变异是肝内型胆囊和胆囊位于肝左叶[16]。

胆囊管

胆囊管是胆汁进出胆囊的通道。它连接了胆囊颈和肝总管。10％的情况，部分右肝管系统在进入肝总管之前汇入了胆囊管。这是来自于临床研究和胆管造影的信息，而过去的来自于尸体解剖的研究有些误导。

一般胆囊管长约 4cm。胆囊管的长度在 0.5～8cm 之间，这种长度的变化取决于胆囊的位置和胆囊管与肝总管汇合的部位。胆囊管的周径为 3～17mm。胆囊管内衬的黏膜有 4～10 个皱褶，即为 Heister 螺旋瓣。螺旋瓣调节胆汁的流量，起着防止胆囊管过度扩张和塌陷的作用，尤其在胆囊管内压力变化的时候。在术中胆管造影时，螺旋瓣可以极度弯曲，使得插管变得复杂。

胆囊管通常走向背侧，并向肝总管的右侧、下方走行。胆囊管的行程可以非常弯曲，在分离前常与其他管道相混淆。一般的规律，胆囊管汇入肝总管的右侧。但是胆囊管也可：①以各种角度汇入肝总管；② 在汇入前与肝总管并行；③ 在肝总管的背侧并在其背面汇入；④ 在肝总管的背侧并于其左侧汇入；⑤ 直接汇入左肝管或右肝管；⑥ 在胆总管进入十二指肠后内侧壁前汇入。胆囊管可以成角、平行、螺旋的方式汇入肝总管。80％的人是以成角的方式汇入的，它的角度可以从直角到 10°的锐角。在平行式汇入情况下，胆囊管和胆总管可以并行几厘米，这种情况下，它们可以紧密贴在一起，甚至在不损伤胆总管的情况下很难分开它们。当胆囊管和胆总管被共同包裹在致密结缔组织鞘中时，就更加复杂。在胆囊切除手术中遇见这种情况，最安全的方法是保留较长一段胆囊管。螺旋型汇入方式的人群发生率约为 2％，胆囊管可以走行在肝总管的腹侧或背侧，可以在包括肝总管右侧在内的任何地方汇入[18]。

胆囊管和肝总管接合部位的不同决定了胆总管长度不一。如果汇合部位低，也就是说远离肝门而临近十二指肠，那么胆总管的十二指肠上段就非常短甚至缺如。如果这种情形存在，胆囊管和肝总管就并行一段距离，这就造成了胆囊切除手术的困难。胆囊管也可以非常短或者缺如，胆囊直接将胆汁排入肝总管。

Calot 三角和 Rouviere 沟

1890 年，当 Calot 还是医学生时所描述的 Calot 三角区域与现今我们所知的 Calot 三角不同。Calot 在他的论文中对该区域描述为：由胆囊动脉、胆囊管和肝总管构成的三角。现今，我们描述为由胆囊管、肝总管(或右肝管)和肝脏下缘为界构成的三角区域。这种变化是由于在临床应用中可帮助我们认识到，在这个较大的区域内有重要的胆囊动脉在其中走行[19]。

在施行胆囊切除时，知道 Calot 三角内的重要结构及其解剖分离是非常重要的，尤其在三角的尖部。在三角的尖部有胆囊动脉，肝动脉右支，95％的副右肝动脉，90％的副肝管。从肠系膜上动脉来的变异肝动脉(代替右肝动脉)，通常在胆总管后外侧沟内向上走行。因此，它会出现在 Calot 三角顶点的内侧，胆囊切除时在胆囊管后方极易损伤它。这种变异出现在 10％以上的病人中[19]。

胆囊切除术中经常发生胆管损伤是因为Calot三角显露不好,导致了肝总管或胆总管与胆囊管分辨不清楚。同样,不恰当显露也会造成血管的损伤及大出血。文献中提到了很多的方法和技术尽量扩大Calot三角的宽度,以尽可能显露重要的解剖结构。总之,为避免胆管和血管的损伤所采用的这些方法,都是建立在外科医生的经验积累上的[21]。

这个区域内另一个重要的解剖标志是由Rouviere于1924年定义的Rouviere切迹,它可帮助我们在胆囊切除时确定胆总管平面以避免损伤,它是2～5cm长的切迹,位于尾状叶前方,走向肝门右方,它通常包含右肝门三件。根据Couinaud的解剖研究及随后胆囊切除的研究,约75%的病人有明显的该切迹,胆管造影也证实了它能准确地确定胆总管平面。显露该切迹,需要向前上、向左牵开胆囊颈,并且分离和显露由胆囊颈、肝表面和该切迹平面构成的肝胆三角。在胆总管平面的腹侧小心分离解剖,注意辨清可能存在的胆囊动脉后支和迂曲的肝动脉是安全的[22]。

胆总管

肝总管与胆囊管汇合后形成胆总管。胆总管长度,在成人可以短至1cm,长至17cm[23]。正常胆总管直径的上限以前有争议。随着超声检查的增多,目前正常胆总管直径的上限定为6mm;包括胆管壁的正常胆总管宽度上限为8mm。这是95%可信区间的正常值,因此,我们还应该考虑到其他胆管宽度值也是正常的。胆囊切除后,正常胆管可以扩张至10～12mm。

胆囊管与肝总管汇合后的胆总管为胆总管十二指肠上段。然后为十二指肠后段,随后为胰腺段,最后为十二指肠壁内段。十二指肠上段通常是胆总管的最长部分,并位于肝十二指肠韧带内。在十二指肠第一段上面,胆总管位于Winslow网膜孔的腹侧。该段胆管内的结石在开腹手术中非常容易触及。很多淋巴结也临近胆总管十二指肠上段,其中大部分在胆管的后方。当淋巴结增大时,手术探查时可误认为是结石。

十二指肠后段胆管的长度为2～4.5cm。它位于十二指肠中间部分的背侧,并向下斜行。在它的左侧有胃十二指肠动脉。当有十二指肠后壁溃疡时,这段胆管可并发炎症反应。所以,在横断和缝合十二指肠近端时,外科医生注意一定要小心,不要损伤胆总管[14]。

胆总管胰腺段与胰头的解剖关系有两种方式。它可以完全在胰腺后方,位于胰腺和腹膜后疏松组织之间;或者在胰头后部胰腺组织之间,背侧被一薄层胰腺组织所覆盖。这段胆管在下降接近于十二指肠降段时,有一向外的弯曲。在胰腺段半程处,胆总管开始稍向右弯曲,然后在同一方向上急转近90°进入十二指肠降段。胃十二指肠动脉的胰十二指肠上支跨过该段胆管。由于动脉的位置以及它有很多的十二指肠和胰腺分支,使得显露该段胆总管难度增大[24]。

胆总管十二指肠壁内段在十二指肠壁内走行约2cm,大部分在黏膜下平面。胆总管进入十二指肠壁的经典解剖位置是在后内侧壁,通常距离幽门约7cm。胆总管十二指肠壁内段构成Vater壶腹,通常它是胆管和主胰管汇合的部分。壶腹的长度约3～14mm,这是由汇合的位置决定的。胆管与胰管汇合成壶腹有三种方式:① 两个管道在十二指肠后内侧壁外形成十二指肠外汇合(高位汇合)。两个管道在穿入十二指肠壁内前平行走行约2～10mm,当它们在十二指肠外结合后,形成一个管腔进入肠壁。② 当两管接近共同进入肠壁后,它们之间的分隔在壶腹处消失(低位汇合);这种汇合形成真正的共同通道,并开口于十二指肠大乳头。③ 约20%的人,两个管道始终存在分隔,这种情况下,在近大乳头处无共同通道,它们分别开口(无汇合)。(图11-7)这三种汇合是最常见的方式,但也有少见方式:胆管和胰管在穿入十二指肠形成壶腹前，有一长的共同通道。例如，近90%的Ⅲ型胆总管囊肿的病人，胆管和胰管在十二指肠上汇合，并形成很长的单一通道。

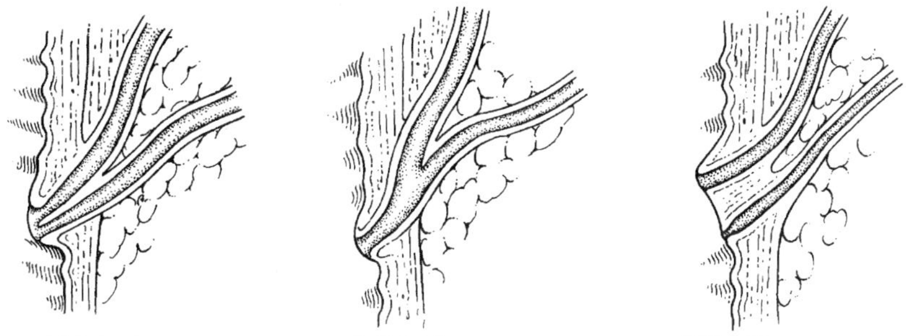

图 11-7　胆总管和胰管汇合的典型结构

当胆管穿过十二指肠壁时明显变窄，50%的情况，胆管在壶腹前变窄。几乎所有的病人，壶腹在十二指肠大乳头开口前也变窄，这个地方也是胆管结石最常嵌顿的部位。在这里，较宽的十二指肠外段胆管和较窄的十二指肠内段胆管之间也可形成嵴，它在ERCP和胆总管探查时很重要，因为这个结构可能被误认为病理性肿块，或者探查胆管下段时，不小心造成假道。

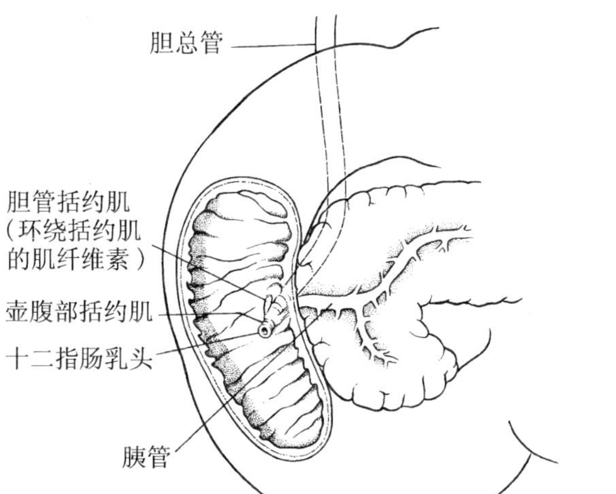

图 11-8　Vater壶腹包括乳头、壶腹括约肌、胆总管和胰管汇合部

Vater壶腹的环状平滑肌纤维构成Oddi括约肌，调节胆汁从肝脏向十二指肠的排出(图11-8)。Oddi括约肌包括3个部分。第一部分是胆管括约肌，为一组环绕胆管壁内和黏膜下的环形肌纤维，负责空腹状态下的胆囊充盈。第二部分是胰管括约肌，是胆管胰管之间的非肌性分隔，控制隔开胆管和胰管的分泌物。最后一部分是壶腹括约肌，是Oddi括约肌最重要的组成部分[26]。壶腹括约肌含有一层纵行肌纤维，防止肠内容物反流入壶腹。壶腹括约肌的松弛，也能促进胰管的反流[27,28]。

动脉供给

肝动脉供应约25%的肝脏血流；然而，它却供应肝脏75%的氧，并且85%～90%的血液供给肝外胆管系统(图11-9)。肝外动脉系统与门静脉管道尽管在肝内平行，但在肝外不平行。超过50%的人群存在这种肝动脉模式。肝动脉发自于腹腔干，沿胰腺上缘走向肝脏。在十二指肠上面和后面发出胃十二指肠动脉。在肝十二指肠韧带内，肝动脉分出右支和左支，随后发出更小的分支并与门静脉系统的段、亚段解剖相对应。经常出现供应部分Ⅳ段肝脏和右叶的第三支动脉。

因为存在大量的侧支循环，结扎靠近胃十二指肠动脉端的肝动脉，并不能对肝脏造成损害。

结扎远离胃十二指肠动脉端的肝动脉，偶尔会造成肝坏死。但是，这通常不产生严重后果，因为在肝外，肝动脉和胃十二指肠动脉有很多侧支。结扎肝右动脉或肝左动脉，可以造成肝酶的升高，但也不会有严重的临床表现。肝包膜下广泛的动脉丛对肝脏侧支循环有很大的贡献，这些侧支也接受来自腹腔动脉，肠系膜上动脉，膈下动脉的血液。最近的血管造影研究

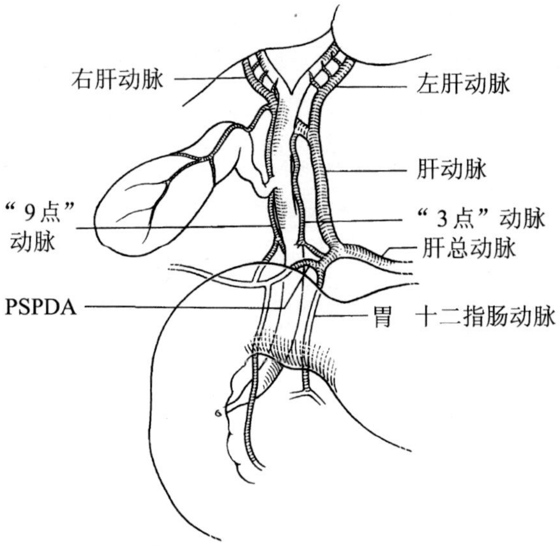

图 11-9 肝外胆管树的血供，通常十二指肠后动脉(RDA)负责远段，左、右肝动脉(RHA、LHA)的分支负责近段。胆树中段则依靠边缘吻合动脉(MAA)和 RDA 和 RHA 其他之间轴形的小侧枝供血

显示：在肝脏的悬韧带内也可建立丰富的侧支循环[30]。

肝动脉系统最重要的变异是肝右动脉发自肠系膜上动脉，以及肝总动脉发自肠系膜上干(“替代”肝动脉)。其他的变异包括肝左动脉发自胃左动脉，肝右动脉在门静脉前而不是门静脉后走行。另外，肝右动脉在肝外的行程经常是弯曲的，切除胆囊时不注意可以造成误扎。当重要的肝动脉分支发自肠系膜上动脉时，通常他们走行在门静脉的右后方。

胆囊的血液供给来自胆囊动脉。肝右动脉走行到肝总管后方不久即发出胆囊动脉，然而，胆囊动脉的起始变异非常大。最常见的变异是胆囊动脉发自变异的肝右动脉、肝左动脉、肝动脉的近端、胃十二指肠动脉，甚至腹腔动脉的其他分支。有 10% 的人存在两条胆囊动脉。大多数情况下，胆囊动脉在临近胆囊颈部分支。如果在这个区域没有发现胆囊动脉的浅支或深支，就应怀疑有双胆囊动脉。

典型的胆总管血供来自胆囊动脉或胰十二指肠后上动脉。一般来讲，供应胆总管的动脉非常细小，并且易受破坏。胆总管供应动脉分布的变异，以及动脉吻合弓的极其不确定的特点，这些是在手术中对胆管做过长的游离造成术后胆管缺血的原因。通常胆囊动脉的小分支，是十二指肠上段胆总管的营养血管。这些血管也供应肝总管和右肝管较低的部位。如果发自供应下段胆管动脉的上升支发育不完全，那么胆囊动脉，有时是肝右动脉就会发出 1～2 支降支动脉供应胆总管的第一段。

十二指肠后段或第二段胆总管，通常是由胰十二指肠后上动脉发出的 4～6 支动脉形成的围绕该段胆管的血管弓供血的。这些分支其中的一支，可以上升成为副胆囊动脉。胃十二指肠动脉的十二指肠上支，有时会发出一支细小的分支供应十二指肠后段的胆管。胰十二指肠前上和后上动脉两者共同供应胆总管的第三段和第四段。这两段胆管的动脉吻合情况比第一和第二段胆管的好。尽管胆总管外的动脉供应存在很大的变异，但胆管内的动脉系统通常在胆管全程都很固定。胆管内动脉系统是胆管上的动脉丛，并形成 2 条纵向的动脉，根据它们在胆管横断面上的位置，分别称为 3 点和 9 点动脉[31]。

静脉回流

绝大多数肝脏静脉流至三条主要的肝静脉(右,中,左)(图 11-10)。三支主要肝静脉在进入下腔静脉前,每条静脉的肝外段都很短,外科解剖分离很困难,尤其在试图控制它的损伤出血时。三支中最大的一条是右肝静脉,负责肝右叶的主要静脉引流。右肝静脉的主干沿着后段和前段之间的段间界面走行。一些小的静脉从右肝直接进入下腔静脉。中肝静脉在叶间裂内,引流肝左叶的内侧段和右肝前段的一部分。80%的情况下,中肝静脉汇入左肝静脉[32]。汇入的确切部位变异很大。左肝静脉主要引流左肝外侧段。另外,一些来自尾叶的小静脉可直接向下汇入下腔静脉。主要肝静脉有血栓后(Budd-Chiari 综合征),这些后方的尾状叶小静脉所形成的侧支循环非常重要。静脉的阻塞也可造成不同程度的胆管静脉曲张。

胆囊没有固定、单一的主要静脉干。胆囊的静脉回流到各个方向,可以通过很多小的静脉直接回流至肝床或流向胆总管。上部胆管的静脉回流可沿着胆总管、肝总管、胆囊管的表面上升,并直接进入肝脏而不是进入门静脉的分支。然而,下段胆管的静脉却汇入直接开口于门静脉的小分支。胆总管的腹面有一恒定的上升静脉,当这支静脉出血而不能控制时会成为胆管手术的障碍。

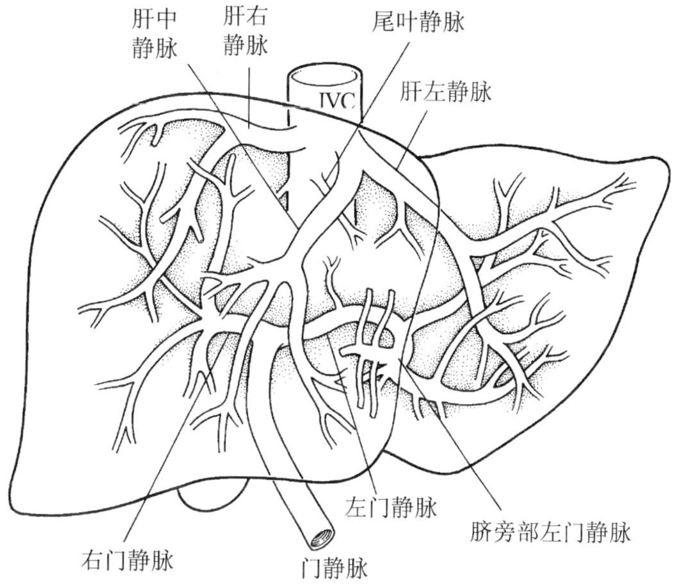

图 11-10　肝静脉和毗邻肝内门静脉系统的示意图。IVC, 下腔静脉

淋巴引流

肝脏的淋巴在窦周 Disse 间隙和 Mall 裂隙(Cleft of Mall)生成,并引流到肝门周围淋巴管[33],然后引流到乳糜池,最后进入胸导管。淋巴管在 Glisson 鞘内临近肝动脉,并包绕胆管。淋巴管也可穿过膈肌直接进入胸导管。肝脏的淋巴结可以在肝门、腹腔干区域和下腔静脉周围发现。肝门淋巴结经典的可分为门脉(后)组和腹腔(前)组。肝硬化、肝静脉阻塞性疾病和肝糖原病时都可导致淋巴管的扩张。肝窦状隙上皮细胞通透性的改变,可以影响淋巴液的量和蛋白含量,这在腹水形成机制中有重要的作用[34]。

胆囊的淋巴引流可以进入胆囊管上方的胆囊淋巴结,也可直接进入肝实质。胆囊和胆囊床之间的结缔组织内有大量丰富的淋巴管。这些淋巴管(和临近的静脉)可以解释胆囊恶性病变经常出现的局部浸润。

胆总管的淋巴引流可向上、向下进入胆管旁淋巴结，最后引流至一组6～10个的肝门淋巴结。胆总管的一些淋巴引流至肠系膜上动脉起始部的胰腺深组淋巴结，但通常这些淋巴引流至腹主动脉深组淋巴结。肝外胆管的这种淋巴引流方式需要我们在处理胆管癌时，清除门静脉后方和深部的淋巴结。另外有一点很重要，肝管汇合区域的淋巴可直接向后引流至肝尾叶。因此，一些肝胆外科医生建议在切除胆管癌时常规切除肝尾叶。

神经支配

门静脉和肝包膜周围遍布复杂的神经系统，它的临床重要性还不是十分清楚。前方的神经丛包含从两侧T7～T8神经节来的、而突触位于腹腔丛的交感神经节前纤维。来自于左、右迷走神经的神经纤维也在该神经丛中。前方的神经丛包围着肝动脉。后方的神经丛位于门静脉和胆管周围，并与前丛相交通。交感神经支配肝动脉。肝包膜和胆囊的张力可通过第3和第4颈神经引起右肩和右肩胛的牵涉痛。破坏前方神经丛可引起很多的生理变化，包括肝脏脂肪积聚，以及肝脏分泌胆汁中脂质成分的改变。

病理状态下胆囊、胆管的解剖改变

除了病理生理情况下需行胆囊切除术外，还有多种疾病可以引起重要的解剖变化，这对于肝胆外科医生非常重要。这其中的许多情况，在以前被认为是腹腔镜胆囊切除的禁忌证，但是随着腹腔镜外科经验的不断积累，这些情况下也可施行腹腔镜胆囊切除术。这些情况包括急、慢性胆囊炎，Mirizzi综合征，急性胰腺炎，肝硬化以及其他少见的病理状态。因为这些疾病在本书后面将做详细阐述，因此，这里仅主要说明其引起的解剖改变及临床意义。

胆囊炎，以胆囊壁急/慢性炎症形成以及纤维化改变为特征。急性和慢性胆囊炎在胆囊切除时可看到显著的解剖变化。这些改变中最有意义的是胆囊周围形成大量的粘连。胆囊窝的这些粘连（有时是整个右上腹，包括网膜）使其失去通常清楚的解剖平面，并且Calot三角的解剖关系不清，因此外科解剖分离将很困难[35,36]。有时，这些粘连尤其是在慢性胆囊炎症的情况下，可以造成胆囊与结肠、小肠，甚至与胃粘连。并可形成胆囊—小肠、胆囊—结肠、胆囊—胃的内瘘，并有潜在的胆石性肠梗阻的可能。大的胆石不能从胆囊进入胆管，但却可通过大的内瘘进入肠道，随后在远端回肠或回盲瓣嵌顿造成胆石性肠梗阻。除了严重的粘连，炎症改变可造成胆囊变脆（急性胆囊炎更明显），使牵引胆囊很困难，并可造成意外的胆囊穿孔，胆汁或胆石腹腔污染。胆囊牵引困难，也可见于胆囊内充满脓液造成的胆囊积脓，或见于胆囊出口梗阻，胆囊内充满黏液性物质引起胆囊积液。这两种情况都必须引流胆囊后才能抓住它并牵开它[37]。

Mirizzi综合征也和急性胆囊炎一样，因为炎症而改变解剖关系，这使腹腔镜外科手术非常困难，不得不经常中转开腹，阿根廷外科医生Mirizzi在1948年描述了这个综合征。由于结石嵌顿在胆囊颈部或胆囊管引起肝总管的外压和梗阻，并造成黄疸（有时是胆管炎）[38]。这个概念在20世纪80年代扩展为2种类型：①Ⅰ型表现为肝总管由于外压（结石，肿瘤，淋巴结）引起梗阻；②Ⅱ型的梗阻是因为结石通过了胆囊胆管瘘口所致，瘘口的形成是由于胆囊或胆囊管与肝总管间压迫性坏死所致。这两型都不常见，在所有施行的胆囊切除中，发生率在0.7%～1.4%，但胆囊癌的发生率则可能很高（可达28%以上）[39]。Mirizzi综合征的本质特点是胆囊或胆囊管与肝总管非常接近，这种接近的关系加之Calot三角内的炎症变化，使得手术中很难分辨胆管的解剖关系[40]。

胰腺炎也可以引起解剖变化并影响到腹腔镜胆囊切除的施行。胰腺炎最显著的解剖学变化并不涉及胆囊本身而是扭曲了胆囊周边的解剖结构[41]。腹膜后严重的炎症反应和水肿，使胰腺与周围组织形成包块，造成十二指肠圈扩大、胃前移、十二指肠黏膜增厚。这些变化连同腹腔内的炎症和液体积聚，使胆囊窝和 Calot 三角充分的显露变得很难[42]。

肝硬化以及它所引起的解剖变化可不直接影响到胆囊，但使手术操作变得困难。并发的门静脉高压，使得大量的曲张静脉形成，造成显露更加困难。这些曲张静脉中，脐静脉的开放造成了门静脉左支与上腹部血管间的侧支循环（海蛇头 caput medusa），此时脐静脉在腹腔镜胆囊切除时为脐部 Trocar 部位和胆囊之间设置了障碍[43]。曲张静脉和胆囊床的潜在出血，是胆囊切除术中最常见的并发症。肝硬化肝功能障碍、蛋白合成异常造成凝血异常，更增加了出血的危险性[44]。在肝硬化病人中，由于异常纤维化和肝细胞再生而引起的另一个解剖改变就是肝脏僵硬，这使得胆囊牵开非常困难。

其他一些少见的胆囊病理生理改变也可增加胆囊切除的难度。这包括胆囊憩室和胆囊腺肌增生症。胆囊憩室性疾病类似于结肠憩室，有真性和假性憩室。由于憩室与周围组织形成的瘢痕或甚至形成肝内憩室，增加了手术切除的困难，甚至为避免肝脏损伤和出血，有时不得不行胆囊次全切除[45]。胆囊腺肌增生症，同样可造成瘢痕性变化以及向肝内扩展，使胆囊切除增加危险。这个病的特点是胆囊黏膜局限性或弥漫性增生，并可延伸至胆囊壁，甚至有时超越胆囊壁；上皮内陷形成 Rokitansky- Aschoff 窦，也可见于胆囊憩室。一般认为胆囊腺肌增生症会发展为胆囊癌[46]，但胆囊憩室病却未发现与胆囊癌有关系。

（刘志伟　译）

参考文献

1. Lindner H. Embryology and anatomy of the biliary tree. In: Way LW, Pellegrini CA (eds) Surgery of the Gallbladder and Bile Ducts. Philadelphia: Saunders, 1987;3-4,7-8.
2. Bismuth H. Surgical anatomy and anatomical surgery of the liver. In: Blumgart LH (ed) Surgery of the Liver and Biliary Tract, 2nd Ed. Edinburgh: Churchill Livingstone, 1994: 3-7.
3. Rappaport AM. Anatomic considerations. In: Schiff L (ed) Diseases of the Liver, 4th Ed. Philadelphia: Lippincott, 1975.
4. Cantlie J. On a new arrangement of the right and left lobes of the liver. J Anat Physiol (Lond) 1898;32:iv.
5. Healy JE Jr. Clinical anatomic aspects of radical hepatic surgery. J Int Coll Surg 1954;22:542.
6. Chenderovitch J. Les conceptions actielles des mecanismes de la secrection biliarie. Presse Med 1963;71:2645.
7. Hicken NF, Coray QB, Franz B. Anatomic variations of the extrahepatic biliary system as seen by cholangiographic studies. Surg Gynecol Obstet 1949;88:577.
8. Rappaport AM. Hepatic blood flow: morphologic aspects and physiologic regulation. In: Javitt ND (ed) Liver and Biliary Tract Physiology. Int Rev Physiol 1980:21.
9. Anson BJ, McVay CB. Surgical Anatomy, 5th Ed. Philadel-phia: Saunders, 1971:597.
10. Smadja C, Blumgart LH. The biliary tract and the anatomy of biliary exposure. In Blumgart LH (ed) Surgery of the Liver and Biliary Tract, 2nd Ed. Edinburgh: Churchill Livingstone, 1994:11-16.
11. Mcindoe AH, Counseller VS. A report on the bilaterality of the liver. Arch Surg 1927;15:589.
12. Thaler MM, Way LW. The biliary tract. In: Sleisenger MH, Fordtran JS (eds) Gastrointestional Disease. Philadelphia: Saunders, 1978;1245.
13. Hjortsjo CH. The topography of the intrahepatic duct systems. Acta Anat (Basel) 1951;11:599.
14. Meyers WC, Jones RS. Anatomy. In: Textbook of Liver and Biliary Surgery. Philadelphia: Lippincott 1990;18.
15. Goss CM (ed). Gray's Anatomy, 29th American Ed. Philadelphia: Lea & Febiger, 1974.
16. Rex H. Beitrage zur Morphologie der Saugerleber. Morphol Jahrb 1888;14:517.
17. Higgins GM. The biliary tract of certain rodents with and those without a gallbladder. Anat Rec 1926;32:89.
18. Schulenberg CAR. Anomalies of the biliary tract as demonstrated by operative cholangiography. Med Proc 1970;16: 351.
19. Muirhead WR, O'Leary JP. Calot's triangle: loose interpre-tation or respectful accuracy? Am Surg 1999; 65(2):

186-187.

20. Nahrwold DL. The biliary system. In: Sabiston DC (ed) Textbook of Surgery. Philadelphia: Saunders, 1968:1128.
21. Sekimoto M, Tomita N, Tamura S, et al. New retraction technique to allow better visualization of Calot's triangle during laparoscopic cholecystectomy. Surg Endosc 1998; 12:1439-1441.
22. Hugh TB. Kelly MD. Mekisic A. Rouviere's sulcus: a useful landmark in laparoscopic cholecystectomy. Br J Surg 1997;84(9):1253-1254.
23. Jacobson JB, Brody PA. The transverse common duct. AJR 1981;136:91.
24. Hollinshead HW. The liver and the gallbladder. In: Anatomy for Surgeons, 3rd Ed. New York: Hoeber-Harper, 1982.
25. Job TT. The anatomy of the duodenal portion of the bile and pancreatic ducts. Anat Rec 1926;32:212.
26. Boyden EA. The sphincter of Oddi in man and certain representative mammals, Surgery (St. Louis) 1937;1:25.
27. Keddie NC, Taylor AW, Sykes PA. The termination of the common bile duct. Br J Surg 1974;61:623.
28. Linder HH, Pena VA, Ruggieri RA. A clinical and anatomical study of anomalous termination of the common bile-duct into the duodenum. Ann Surg 1976;184:626.
29. Michels NA. Newer anatomy of the liver and its variant blood supply and collateral circulation. Am J Surg 1966; 112:337.
30. Charnsangavej C, Chuang VP. Angiography classification of hepatic arterial collaterals. Radiology 1982;144:485.
31. Johnston EV, Anson BJ. Variations in the formation and vascular relationships of the bile ducts. Surg Gynecol Obstet 1952;94:669.
32. Nakamura S, Tsuzuki T. Surgical anatomy of the hepatic veins and the inferior vena cava. Surg Gynecol Obstet 1981;152:43.
33. Mall FP. A study of the structural unit of the liver. Am J Anat 1906;5:227.
34. Mallet-Guy P, et al. Recherches experimentales sur la circulation lymphatique due fofie. 1. Donnes immediates sur la permeabilite biliolymphatique. Lyon Chir 1962;58:847.
35. Liu C, et al. Factors affecting conversion of laparoscopic cholecystectomy to open surgery. Arch Surg 1996;131:98-101.
36. Kum C, Eypasih E, Lefering R, et al. Laparoscopic cholecystectomy for acute cholecystitis: is it really safe? World J Surg 1996;20:43-49.
37. Nahrwold DL. Acute cholecystitis and chronic chole-cystitis and cholelithiasis. In: Sabiston DC (ed) Textbook of Surgery, 15th Ed. Philadelphia: Saunders, 1997: 1126-1139.
38. Mergener K, et al. Pseudo-Mirizzi syndrome in acute cholecystitis. Am J Gastroenterol 1998;93(12):2605-2606.
39. Redaelli CA. et al. High coincidence of Mirizzi syndrome and gallbladder carcinoma. Surgery (St. Louis) 1997;121 (1):58-63.
40. Posta CG. Unexpected Mirizzi anatomy: a major hazard to the common bile duct during laparoscopic cholecystectomy. Surg Laparosc Endosc 1995;5(5):412-414.
41. Tang S, et al. Timing of laparoscopic surgery in gallstone pancreatitis. Arch Surg 1995;130:496-500.
42. Yeo CJ, Cameron JL. The pancreas. In: Sabiston DC (ed) Textbook of Surgery, 15th Ed. Philadelphia: Saunders, 1997:1156-1161.
43. Rikkers LF Surgical complications of cirrhosis and portal hypertension. In: Sabiston DC (ed) Textbook of Surgery, 15th Ed. Philadelphia: Saunders, 1997:1088-1089.
44. Angrisani L, Lorenzo M, Corcione F, Vincenti R. Gallstones in cirrhotics revisited by a laparoscopic view. J Laparoen-dosc Adv Surg Tech 1997;7(4):213-220.
45. Kramer AJ, et al. Gallbladder diverticulum: a case report and review of the literature. Am Surg 1998; 64(4): 298-301.
46. Alberti D, et al. Adenomyomatosis of the gallbladder in childhood. J Pediatr Surg 1998;33(9):1411-1412.

第十二章　腹腔镜胆囊切除术：手术技术

Douglas O. Olsen and Renee S. Wolfe

一般原则

腹腔镜胆囊切除术的一般原则与开腹手术所建立和遵循的原则是一致的。遵守下列基本原则是安全进行手术的关键：

（1）选择进入腹腔的安全入路；

（2）在进行手术操作前确保术野得到充分的显露；

（3）保持止血状态，仔细解剖，不要盲目地钳夹或烧灼出血点；

（4）在结扎任何组织结构之前都要进行确切的解剖辨认。

一、安全的入路

有多种技术可将腹腔镜送入腹腔。这些技术大体可分为两类：一类依靠 Veress 气腹针或套管针（trocar）非直视下进入腹腔；另一类是在直视下开小口进入腹腔（开放技术）。一旦第一个通路建立后，建立其他所有的后续通路的工作都能在直视下进行，因而相对来说，也不存在损伤空腔脏器和大血管的风险。尽管人们对这两种技术的安全性的优劣还有很大的争议，但采取开腹技术的入路几乎可以完全避免由套管针引起的并发症，这些并发症包括诸如大血管在内的腹膜后脏器的损伤。在特殊的情况下，当腹部中央有大量的疤痕组织不宜行开放技术时，可以采用 Veress 气腹针在左上腹或右上腹建立安全的通道。

二、充分的显露

传统开腹手术很难达到像腹腔镜那样良好的术野显露水平，这也许就是医生和病人迅速接受腹腔镜胆囊切除术的原因。外科信条是只有在看见的情况下才能施行手术操作，这句话仍然是腹腔镜外科的指导原则。建立起了进入腹腔的安全通路后，一定的技巧使外科医师能充分显露术野，并尽量保证能够获得最好的视角。腹腔镜固有的 16 倍放大、多用成角度的腔镜、选择合理的戳口布局、理想的病人体位和手术床的方向、熟悉相应的解剖均有助于满意的术野显露。选择的光源不合适或性能较差、光纤断裂、照相系统故障、充气不足、镜头上结雾、出血、戳口选择不当都会使操作技术受到限制。

三、解剖分离和维持止血

与开腹手术相比，相对很少量的出血就会影响腔镜的视野。因此要获得良好的显露，极其重要的一点就是操作医师必须认真地对待止血。腹腔镜操作是一种在可视状态下进行的过程，看不清楚就无法安全地进行解剖。精心解剖并合理地运用压迫、凝血和结扎血管止血是保持创面无血的最好办法。已成功运用在腹腔镜胆囊切除术的凝血手段有电凝、氩气刀、激光、双极电凝和超声（超声刀，harmonic scalpel）。需要时，偶尔可在一台手术中综合采用上述多种凝血方法。外科医师选用何种凝血手段因人而异，通常取决于他能选用的技术装备和对这种技术的熟悉程度。若已发生出血，在采取止血措施前就必须清楚出血来源。盲目的钳夹和电凝是不可取的，这样操作可能造成重要结构的损伤（如胆总管）。必要时可用冲洗器冲洗并随时用吸引器吸引。用含肝素的溶液冲洗可防止血凝块覆盖术野，并易于被吸引出腹腔。

四、辨清解剖

胆道解剖的重要性就在于它解剖的变异。即使在择期进行的常规胆囊切除术中也能遇到各种各样的胆管变异，在胆囊急性炎症期更能见到正常（或异常）的解剖结构严重的变形和收缩。结扎任何结构前要绝对辨清肝门和 Calot 三角的解剖关系，这是减少意外损伤，特别是避免胆总管损伤的唯一安全的办法。在确认前，不要结扎或切断任何组织结构。若解剖结构辨别不清，手术医师就要中转开腹手术，开腹后通过触摸进一步解剖分离常能辨清解剖关系。现在借助胆道造影技术，已很少需要开腹手术了。但作为一项备用手段，特别是对复杂的病例来说，开腹仍然是一种选择。

技术常规

一、手术区

手术室的配置如图 12-1 所示。术前的空间设置应确保：可方便地使用术中可能用到的仪器设备；方便拍摄平片及用于胆道造影的 C 形臂造影机的使用的手术床；以及必要的对摄像、冲洗和电凝等设备检查系统对发现、解决或检修这些仪器出现故障的能力的重要性并非夸张。病人的体位可依据手术医师的习惯摆放为仰卧位或取石体位。必须将主显示器及副显示器摆放在操作者的直视范围内。

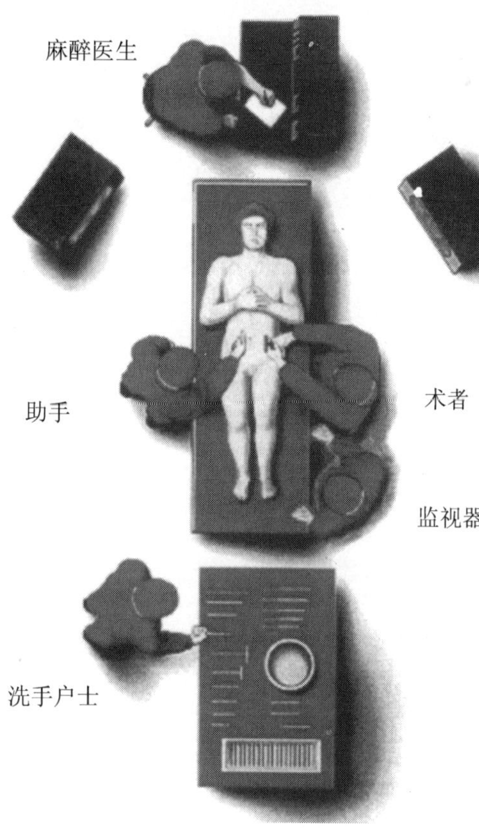

图 12-1 腹腔镜胆囊切除术手术室的常规布局

二、入腹方法

尽管人们已掌握了许多入腹技术，但常规用开放性技术能够减少严重的放置套管的损伤。空腔脏器和重要血管的套管伤是腹腔镜入腹过程中的两个严重并发症，也是引发对腔镜外科医师诉讼的第二和第三位的常见原因[1~4]。锐利的套管刺入过深可伤及套管尖与脊柱之间的胃肠道或腹膜后的重要血管，开放性入腹技术的重要优势就在于它能消除这种情况下的穿刺伤。这种损伤是非常危险的，因为很容易被外科医师进入腹腔后所忽视。

开放入路的第一步是在脐边界下方的腹中线上切开 1.0 至 1.5cm 的切口，用止血钳钝性分离皮下组织，辨认出从脐部延伸至前筋膜的厚组织就是脐脊，尽量贴近前筋膜用巾钳钳起脐脊。对于肥胖的病人，可能需要两把巾钳共同钳起脐脊才能达到这个目的。这种方法可将前筋膜提入切口内从而方便医师进行筋膜切口操作。用手术刀在此筋膜上切开一小口，使之仅足够置入一套管。试着小心夹起切口下面的腹膜，用血管钳轻轻地扩开切口从而在直视下建立明确的进入腹腔的通路。如果在建立的第一个造口下面有明显的粘连组织，术者可以放弃这个切口转而选用 Veress 气腹针在右上腹进行。术者可根据习惯选用适于自己的型号的套管。例如可选用经典的 Hasson 型套管（图 12-2），它的特点在于允许较大的筋膜切口，而不影响套管周围的密封从而能维持气腹。

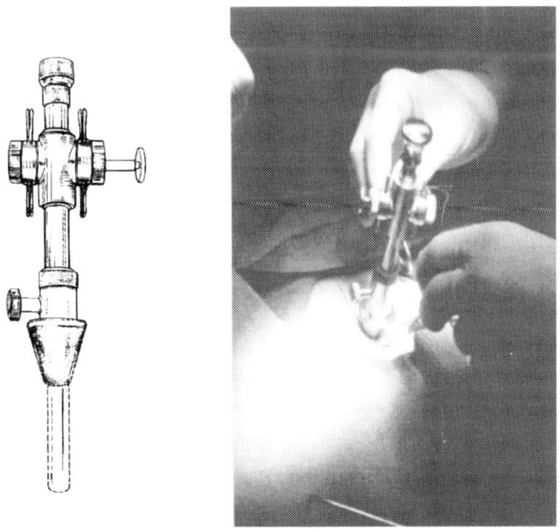

图 12-2　用 Hasson 套管进行腔镜入腹

使用 Hasson 型套管时，可将筋膜的每一边都缝合一根不打结的 0 号线，像锚一样地固定套管。若切口较大并引起持续的气体渗漏时，筋膜上下缘可不对称地缝合一针或进行 8 字缝合来减少套管经过的筋膜口径。在可选用的 Hasson 套管的两种型号中，一种是可用筋膜缝线在套管周围密封的标准套管。作者个人的经验是，开始时先切一小于 10mm 的筋膜切口并置入 5mm 的套管，建立起气腹之后，在 5mm 的腔镜指示下建立第二个戳口。继而将 5mm 的腔镜换到辅助的戳口套管内，并在其直视引导下将脐部的 5mm 套管置换为 10mm 的套管。较粗的 10mm 套管可将腹膜切口密封严实。

三、套管放置

选择适当的套管位置是充分显露腔镜术野的第一步。在建立了安全的脐部套管路径后，辅助的套管的位置将决定外科医师所能见到的分离的组织和视野的范围。在几个套管中最关键的是上腹部用于操作的套管的位置。这个套管应放在上腹部尽可能高的位置上，使得操作器械和摄像机视轴线的夹角最大化（图 12-3）。这样与沿摄像机视轴线相比，术者就很容易看见分离器械的尖部并易于进行夹持操作。

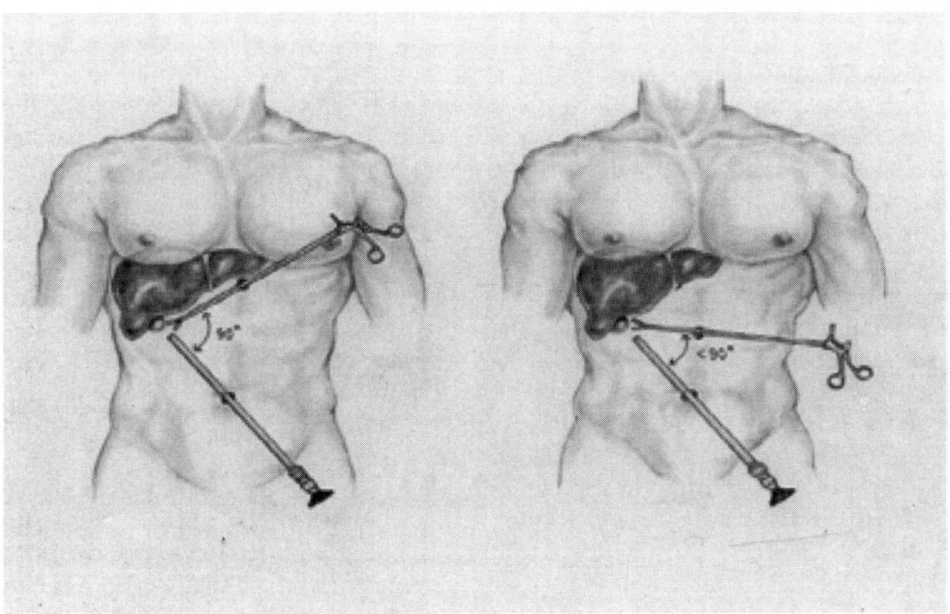

图 12-3　为便于操作，视镜轴线与操作器械的夹角应尽可能接近 90°

必须注意将上腹正中套管置于肝脏的边缘或其下方。这是因为镰状韧带将肝脏固定于此平面，过高位置的套管无法适应被镰状韧带提起的肝脏。选择侧方的套管位置也是如此。依据术者能有的器械，可选5mm或10mm内径的上腹部套管。紧沿肋缘下放置两个5mm内径的套管，一个位于右锁骨中线，一个位于右腋前线上（图12-4）。借助于高位5mm内径的套管，即使病人的肝脏低于肋缘，操作者最终也能将肝脏下缘抬起，通过一个很好的杠杆作用来方便地显露组织。对这些侧方套管的位置要求不像上腹正中套管那样严格，熟练操作和提起组织的能力的提高有助于显露最佳的术野。

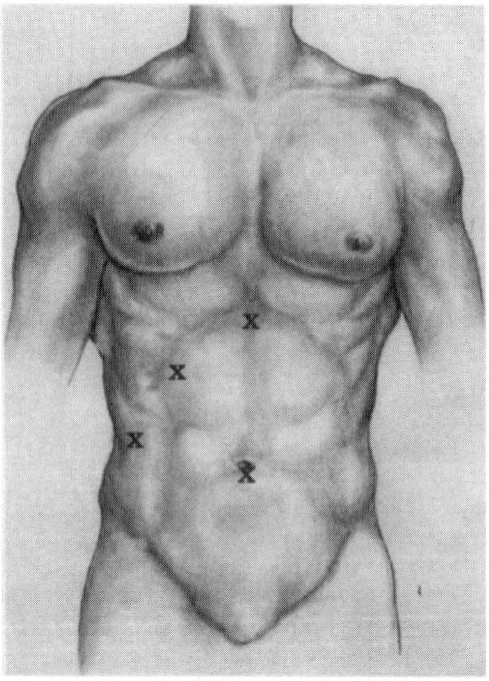

图12-4 腹腔镜胆囊切除术中常规放置套管的位置

四、手术床的调整

对腹腔镜外科来说，重力是外科医师的朋友。建立气腹后，将手术床头侧升高使病人呈陡的反向Trendelenburg体位，可使网膜及横结肠坠移向盆腔。由于肝脏紧附着于膈肌上，这时肝脏连同胆道结构仍会留在上部腹腔内。向左侧轻微旋转手术台，重力会进一步使脏器离开右上腹。这样的旋转使得术者在操作时处于更为舒适的位置。

五、显露肝门

在腹腔镜胆囊切除术中，外科医生的基本功在于抓起胆囊并提起右肝，从而充分显露胆囊及肝门。在气腹状况下，正常的肝脏可以有一定程度的翻转。术者可通过侧方的5-mm套管用无创伤钳抓住胆囊的底部，并将胆囊底提拉出肝下缘。通过这种操作，我们可以达到类似于教科书中所见到的那样的显露效果（图12-5）。需要注意的是要首先松解那些可能影响这种提拉操作的胆囊周围及肝脏的粘连，这种提拉操作往往需要几步才能完成。粘连松解后，就可以进一步提拉胆囊，直至达到最大限度的显露。术者抓紧胆囊底部的顶端往往可以获得最佳的显露。若因脂肪浸润、水肿或肝硬化等肝脏变厚而无法有效地翻转肝脏的情况时，术者只能依赖提拉肝脏，此时不必向上牵向膈肌，只须抓住胆囊近体部并且直接向腹前壁牵拉就可获得最好显露（图12-6）。继续向下抓住胆囊体部可进一步提拉肝脏。

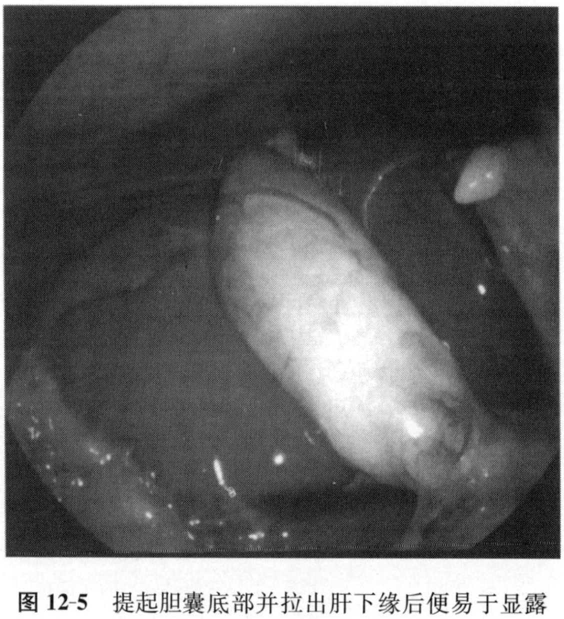

图12-5 提起胆囊底部并拉出肝下缘后便易于显露术野，此时肝脏已向上翻转

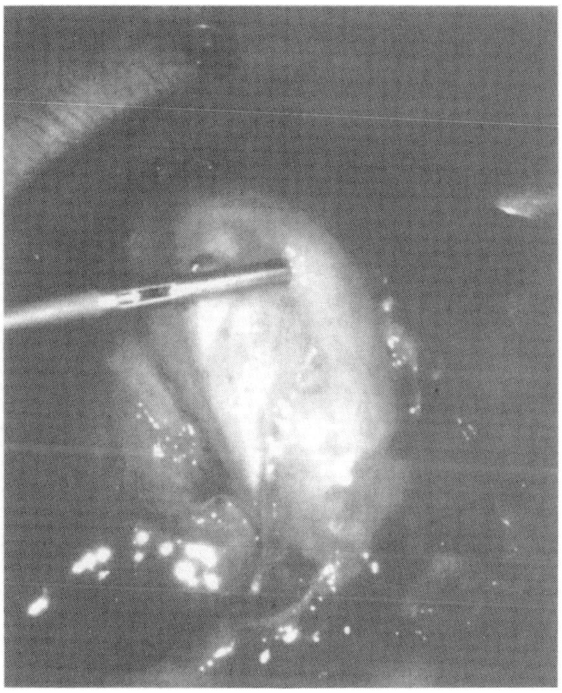

图 12-6　当肝脏不能翻转时，可抓住胆囊近体部直接向腹壁提拉

通过放置于锁骨中线的套管用抓钳抓住 Hartman 氏袋并适当地向下及侧方牵拉，可良好地显露肝门。在向上牵拉胆囊时胆囊管及总胆管之间的夹角是闭合着的，上述手法可帮助恢复这个夹角的正常角度。向头侧牵拉胆囊会扭曲正常的胆囊管和胆总管之间的解剖关系，并可能在辨认解剖位置时发生混淆。胆囊管与胆总管的夹角恢复得越正常，术者辨认越清楚，使术者可以正确地分离出胆囊颈部(图 12-7)。在抓持胆囊时必须注意不能太靠近胆囊颈部。若太靠近颈部，术者就可能将肝十二指肠韧带内的组织拉入手术区，从而可能使胆总管被牵起，这样就会在无意间切开或横断胆总管(图 12-8)。在腹腔镜胆囊切除的过程中，这种无意间将胆总管误认为胆囊管是胆道损伤中最常见的类型[5,6]。

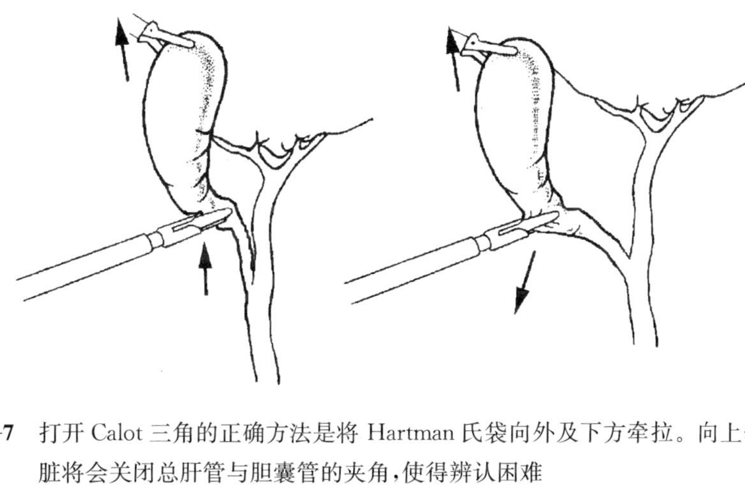

图 12-7　打开 Calot 三角的正确方法是将 Hartman 氏袋向外及下方牵拉。向上牵向肝脏将会关闭总肝管与胆囊管的夹角，使得辨认困难

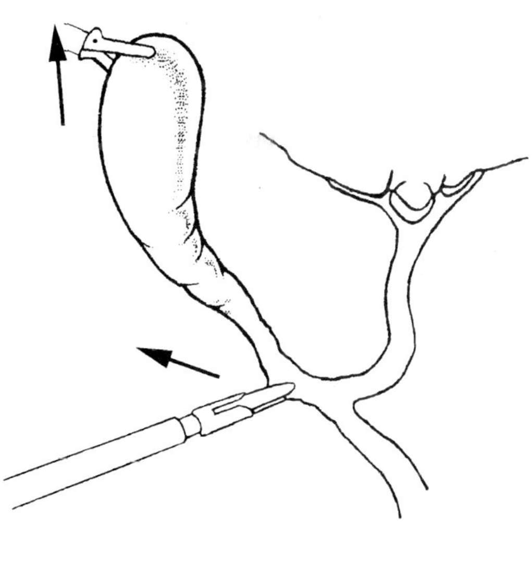

图 12-8　如果过于靠近胆囊管和胆总管结合部并进行过多的牵拉，就会发生隆起成角现象，从而使胆总管的走形失真，处于(被误伤)的危险之中

六、解剖 Calot 三角

Calot 三角是指胆囊管、总肝管和胆囊动脉组成的三角。只有正确地分离和显露 Calot 三角才能正确辨认解剖关系。然而，在 Calot 三角中过于粗暴地分离会造成出血，出血不仅在腹腔镜操作下难于控制并且十分危险。从 Calot 三角的外侧缘即从胆囊管开始分离可避免造成这种困境。分离胆囊壶腹部外侧的与肝脏相连的腹膜组织，使胆囊壶腹可活动。剥离壶腹外侧的组织，辨认出胆囊管的外侧壁。然后借助于这些辨认标记剥离胆囊壶腹的内侧面。进一步游离胆囊壶腹后，就能见到胆囊颈部。进一步钝性分离胆囊颈部，直至器械能环绕胆囊管。继续分离，直至能清楚地显示胆囊壶腹与胆囊管的交界处(图 12-9)。必须环绕进行这种分离从而完全确认分离区后面没有隐藏管道结构(图 12-10A,B)。依据这些辨认标记，继续向下分离出足够长的胆囊管，便于器械操作或进行结扎。最好将胆囊动脉一直游离到胆囊壶腹，这样做不仅能最大限度地减少损伤变异的肝右动脉，同时也使得即使在分离过程中出血也能够及时控制胆囊动脉。这样就能减少损伤重要管道结构的风险。

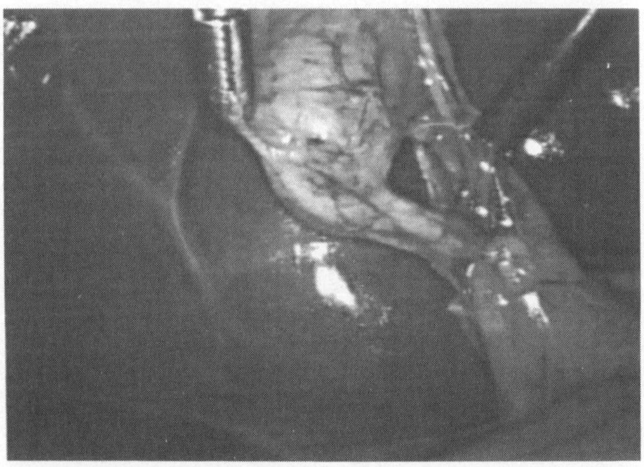

图 12-9 为了能够绝对确认"胆囊胆囊管连接部"，必须环绕分离胆囊壶腹部

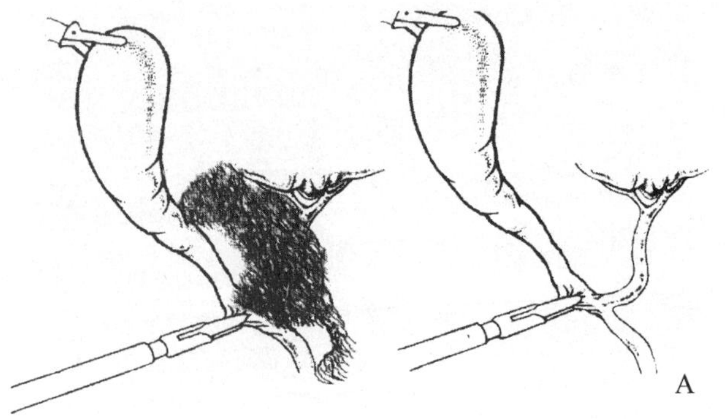

图 12-10 若未能进行完全的分离(A)，就可能有损伤后方的组织结构如成角的肝总管的风险(B)

作者通常是在完成胆道造影及结扎/切断胆囊管后才处理胆囊动脉，但在有解剖变异(例如：胆囊动脉位于胆囊管前)的情况下就必须及早切断胆囊动脉。但此时，术者在切断推测为动脉的管道前必须绝对确认所有的解剖关系，

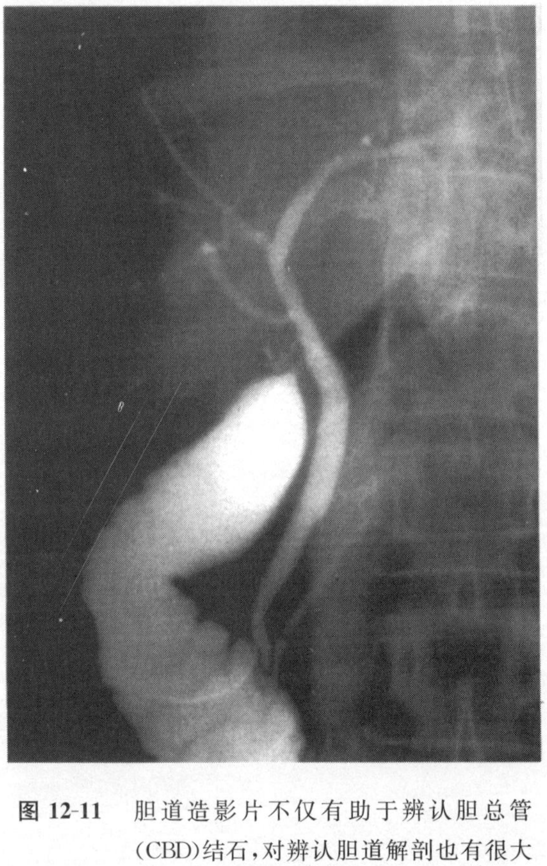

图 12-11 胆道造影片不仅有助于辨认胆总管(CBD)结石，对辨认胆道解剖也有很大的帮助。在本片中，在原始的胆管树中可见一支副肝管

以最大限度地减少可能存在的变异胆道结构的损伤。通过保持靠近胆囊颈部的高位进行解剖分离和辨认时，术者可能避免对胆道树的损伤。在这个区域，应尽量少用电凝止血以防误伤邻

近的组织结构。小心、轻柔地钝性分离常常能在无明显出血的情况下找出合适的层面。胆囊管显露出来后，如有必要可进行胆道造影。胆道造影片能显示出胆管解剖的全部细节，它不仅有助于辨认少见的胆总管结石，而且对辨认胆道解剖也有帮助(图 12-11)。本书第 13 章专门论述有关胆道造影的问题。

七、结扎胆囊管及胆囊动脉

完成胆道造影并移去造影导管后，在胆囊管近端，紧贴胆道造影管切口下方钳夹两个小夹。小夹钳应从上腹中部的套管口送入，在夹紧小夹前应当在目视下确信夹子已完全横过胆囊管。在近端上两个小夹，远端上一个小夹后，就能在胆道造影插管的位置用剪刀剪断胆囊管。术者夹紧小夹后，为避免误伤胆囊管后的组织，在剪断前能见到剪刀的尖部是很重要的。结扎并切断胆囊管后，向上方牵拉胆囊颈部就很便于在紧贴胆囊颈的上方显露出胆囊动脉，进而很容易进行游离、结扎及切断等操作(图 12-12)。有时，尤其是当胆囊动脉的后支在近端发出时必须单独结扎。必须辨清它确实是供应胆囊时才能结扎胆囊动脉。多数情况下术者不仅能见到胆囊动脉汇入胆囊，而且可见到沿胆囊壁自壶腹部汇入胆囊底部的动脉分支。

八、游离及切除胆囊

游离胆囊时，外科医师可根据自己的习惯选用适当的光源。术者自壶腹部向胆囊底部的方向分离，辅助抓钳向上牵拉胆囊底部，胆囊周围附着于肝脏的组织则将其牵向肝脏内侧，抓持胆囊壶腹部的抓钳将胆囊颈部向外牵离肝脏，这样就形成正向及反向的牵引力从而便于分离。这种牵拉及反向牵拉作用在游离胆囊的过程中是十分重要的，它不仅显露了分离面，而且可将需要切除的组织牵拉起来便于分离。首先，术者用左手抓持壶腹部并向头侧牵拉，从而显露附着于胆囊床的胆囊后壁；然后，逐步将壶

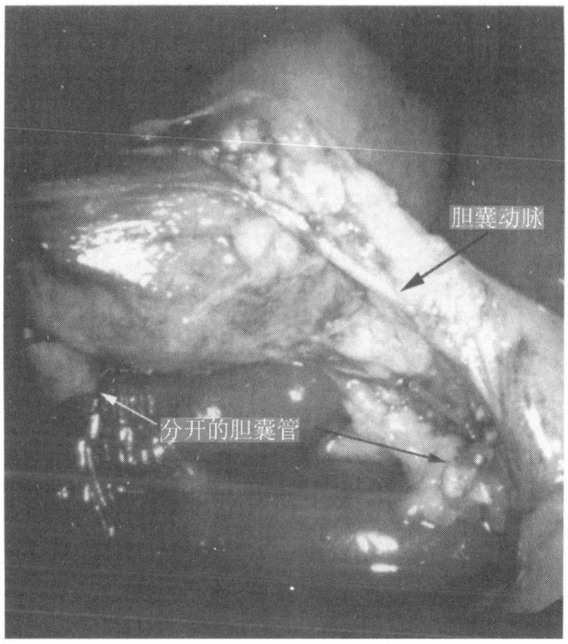

图 12-12　在辨清胆囊管并结扎切断后就可认清胆囊动脉。向上牵拉胆囊颈部，很容易在紧贴胆囊的上方找到胆囊动脉

腹部的牵拉点移至胆囊中部及外侧部，从而显露相应的组织。对于非炎症期的胆囊来说，胆囊及肝脏的胆囊床之间的界面应当是无血管的。常规胆囊切除时在此过程中出血常常意味着偏离了这个层面。游离至胆囊底部时，通常要将原来抓持壶腹部的抓钳改抓胆囊底部。这样，在胆囊底部和中部外侧的两把抓钳，可将胆囊的主体部分牵至肝脏的前膈面，从而便于分离附着于胆囊底部残存的粘连。

在分离胆囊的最后一丝粘连之前，应仔细检查胆囊床有无出血或胆汁渗漏(来自 Luschka 管)。同时应当检查胆囊管及胆囊动脉残端的小夹，确认在游离胆囊时这些夹子没有滑脱，但要避免拨动它们。在胆囊被完全从胆囊床剥离之前进行这些检查是很方便的。一旦完全移走胆囊之后，肝脏就会倒向自己正常的位置，这时再显露胆囊床及胆囊管会比较困难。胆囊床出血时一般用电凝止血。若发现肝床胆汁渗漏则放置引流。

分离胆囊周围最后的粘连完全游离胆囊后，可将胆囊置于肝上。将腔镜从脐部转移至上腹正中套管置入腹腔引导，从脐部套管置入

有齿抓钳抓住胆囊颈部并将胆囊颈拉入脐部套管，使得胆囊与套管可在直视下一起退出腹腔。使用 Hasson 套管时，必须在移动套管前去掉固定套管的缝线。一旦将胆囊颈拉出腹腔切口外，就立即用 Kelly 钳钳夹从而便于将整个胆囊拉出体外。如果发现胆囊有胆汁漏出，或急性胆囊炎病人胆囊张力很高或容易破溃时，可将胆囊装入回收袋中一并拉出。若胆囊壁很厚难以拉出切口时则需要扩张筋膜切口。若胆囊内容物较多或有较大的结石并妨碍取出胆囊时，可在胆囊内用取石钳夹碎结石，并可在拉出胆囊前通过胆囊颈用取石钳掏出结石。进行上述取石减压后，常常可以容易地将胆囊拉出腹腔。仍不能拉出时，则需要进行筋膜切口扩张。使用回收袋通过筋膜开口时，可用类似的办法将袋口拉出腹壁，然后用环钳掏出胆囊和结石。

九、缝合切口

取出胆囊后，无论是在替换脐部套管时还是当筋膜缺口大于套管外径时，均可用手指堵塞套管切口，重建气腹。用通过上腹部套管进入腹腔的镜头检查术野的止血情况，灌洗腹腔，将病人转回水平仰卧位后吸出冲洗液。用缝线闭合器关闭 10mm 的脐部切口。在腔镜引导下进行关闭筋膜口的操作是有益的，不但能保证切口闭合完全，而且能最大限度地避免气腹消退后再进行闭合切口操作而容易误伤肠管的情况出现。在直视下退出 5mm 套管并检查套管切口的止血情况。上腹部的套管内径若超过 10mm，也要缝合此处的筋膜切口。在退出最后的套管前，要先排出腹腔内的残余气体。用 4-0 的缝线间断对所有切口的皮下进行缝合。

复杂胆囊情况的处理

一、急性炎症

以往认为急性胆囊炎是腹腔镜胆囊切除术的相对禁忌证[7~11]。尽管中转开腹率相对较高(25% vs 2%)，急性炎症时仍可安全地进行腹腔镜下的胆囊切除[12~14]。重要的是要区分病人是处于炎症早期(<24 小时)还是症状已超过 48 至 72 小时。在炎症早期进行腔镜下胆囊切除术的成功率明显较高。随着疾病和炎症程度的加重，操作技术的难度也会增加。超过 48 小时后，水肿、粘连形成、疤痕、正常解剖扭曲以及血管增生极大地增加了手术的难度。这些增多的困难可能迫使术者为避免增大的并发症风险而中转开腹手术。

只要遵循上述基本的原则(前已叙述)，就能安全地实施腹腔镜胆囊切除术。若术者不能坚持这些原则，并且也不懂得什么情况下必须进行中转开腹手术时就容易出现问题。外科医师必须明白自己技术的局限性。急性炎症期进行的腔镜胆囊切除术的基本技术与择期进行的非急性期胆囊切除一样，一些需要改进之处将在下面详述。

(一)入路 通常情况下，急性胆囊炎并不会妨碍进入腹腔入路的安全性。如果炎症进一步加重，病人则可能出现一定程度的肠麻痹，这种情况下建立安全的入腹通道应该仍然没有太大的困难。体检可能会扪及扩张的或张力大的胆囊，平时在肝下的胆囊也会移位。只要术者避免为放置第一个套管而在右上腹(RUQ)穿刺，这些变化很少会影响放置套管的位置，也很少会影响入路的安全。

(二)术野显露 极度扩张的胆囊会妨碍术野的充分显露。另外，张力大或壁厚可影响抓持胆囊，或因胆囊太脆而易于抓破。这时应当在显露 Calot 三角前进行胆囊穿刺减压。可经由右上腹外侧套管或经皮放置胆囊穿刺针抽吸引流胆汁，穿刺针可接注射器或负压吸引管。选择在胆囊底尖部刺入吸引针，这时需要辅助抓钳固定或反向牵拉胆囊供穿刺。若胆囊内容物过于黏稠而吸引针难于吸出时，可用 5mm 的右上腹锁骨中线穿刺套管刺入胆囊底部，并通过套管向胆囊送入 5mm 的吸引器/冲洗器(图

12-13)。轻轻冲洗囊腔并小心吸净后，在开始进行胆囊切除前于内镜下结扎胆囊底部的穿刺口。若应用附加套管能充分显露术野进而能安全地进行手术，术者应当采用。但目前一般很少需要额外附加套管。如果炎症非常严重，必要时可通过左肋部放置的5mm的套管，经此附加套管导入器械协助牵拉扩张的横结肠及炎性水肿的网膜会对改善手术操作有一定帮助作用(图12-14)。

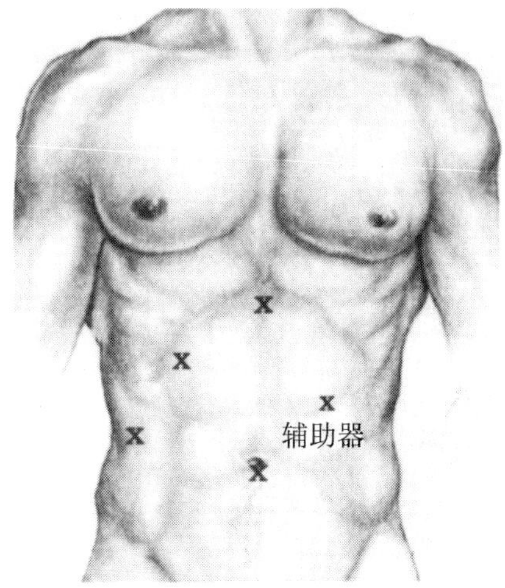

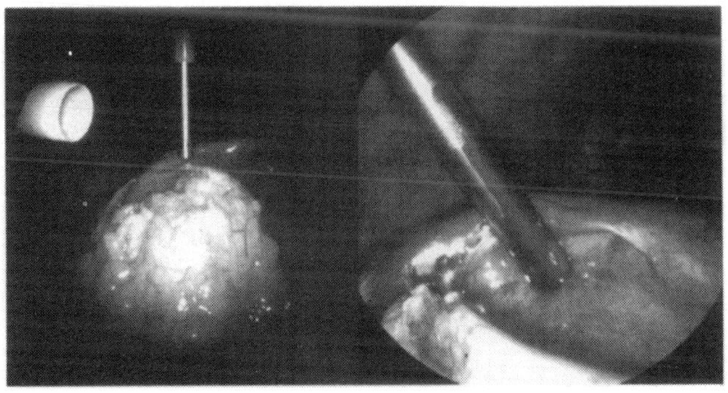

图12-13　当胆囊张力过大或扩张而难于抓持时，可通过穿刺抽吸针抽吸，或直接将锁骨中线上的5mm的套管直接穿入胆囊并用5mm吸引器抽吸减压胆囊

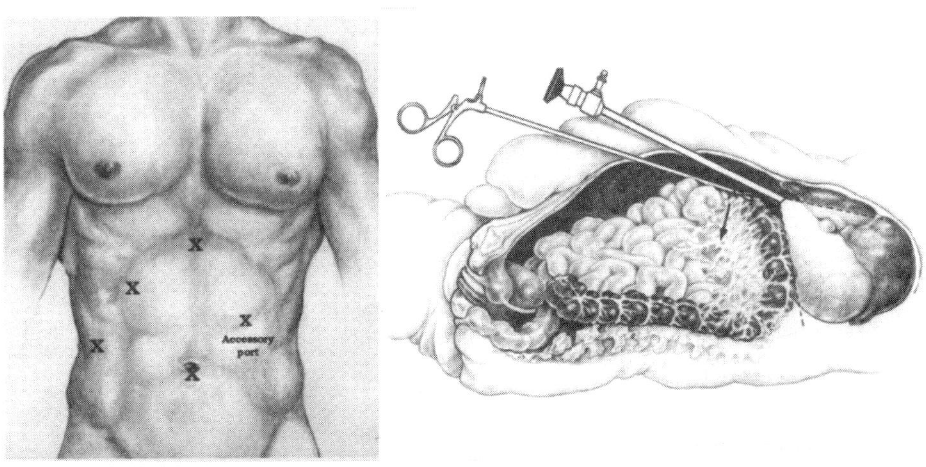

图12-14　当网膜因炎症水肿增厚而不易活动时就可能妨碍肝门的显露。在这种情况下为增加显露，可通过附加于左肋部的套管插入辅助器械帮助下压、牵拉网膜

常用的腔镜抓钳在抓持囊壁极度水肿增厚的胆囊时会有困难，这时常需要有创的带齿抓钳(图12-15)。若5mm的抓持钳仍不好用，则可将侧面的一个5mm套管换成10mm的套管以便能插入更粗大的操作器械。也可用经皮缝线牵拉胆囊，用一根缝线(例如2-0的prolene线)经皮穿入腹腔，在腔镜下穿过需要牵拉的胆囊部位然后再返回穿出腹壁，用腹壁外的止血钳就能将这些缝线拉紧、固定(不打结)。

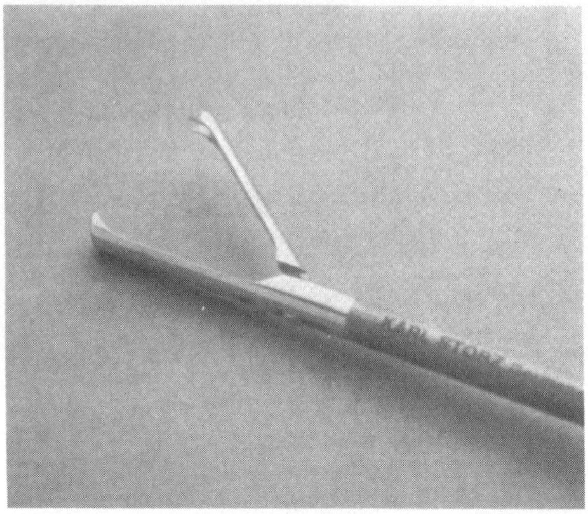

图 12-15 5mm的带齿抓钳能抓牢胆囊，但术者必须牢记这种抓钳可能会抓破胆囊，进而继发渗漏。因此，在使用这种有创的器械时，必须先进行胆囊减压

急性炎症时常因组织间隙水肿、扭曲并容易出血而使得显露 Calot 三角时很困难。炎症可造成因胆囊及附着组织收缩而使界面显示不清、解剖变形，使解剖操作变得危险。因此必须小心谨慎地分离组织。所有的结构必须在辨认清楚后才能拨动、电凝或结扎。

（三）止血 自始至终术者都应当小心翼翼地保持创面不出血，但急性炎症能造成妨碍术野显露的广泛渗血。常规用肝素液（5000u/L）冲洗创面使得手术面上的血液能被冲洗干净后吸走，不妨碍术野显露。认清、夹住并从附着结构上提起出血点，然后用电凝、小夹夹闭或结扎。分不清出血来源时不能盲目电凝或夹闭出血处。胆囊壶腹部的出血点应直接压迫止血，可用抓钳压迫或通过 10mm 的套管孔导入 4×4 海绵压迫止血。压迫控制出血后就常常能清楚显露进而认清出血点。若有持续大量出血或辨认不清出血点时应立即考虑中转开腹手术。

（四）辨认解剖结构 急性炎症期时辨认胆囊管和胆囊动脉可能比较困难。急性胆囊炎可能会合并有 Calot 三角淋巴结肿大，此淋巴结可以作为辨认胆囊管和胆囊动脉的标记（图 12-16）。这个淋巴结与胆囊动脉或胆囊管重叠，贴着胆囊的壶腹部。术者应从淋巴结的外侧面紧贴胆囊开始解剖，尽量保留胆囊三角靠上的部分。应避免一开始就解剖胆囊管与总胆管的汇合处。注意应早进行胆道造影，为进一步解剖和结扎任何结构提供路线图及参考。文献发现无意间横断胆总管的原因就是将总胆管误认为胆囊管[11]。

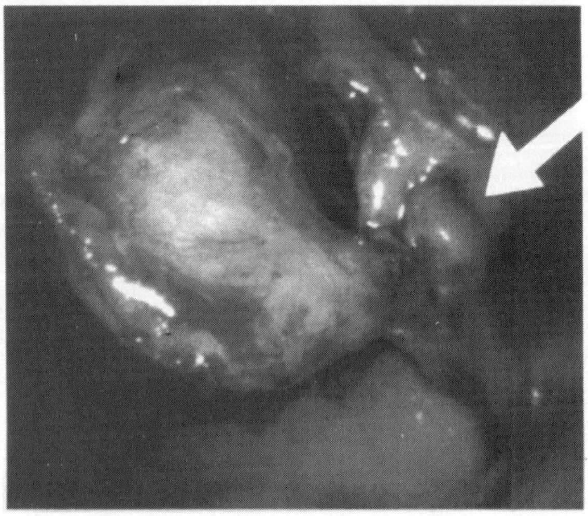

图 12-16 在解剖急性炎症期的胆囊时，发现增大的胆囊管淋巴结（箭头所指）是一个有价值的标记。典型的淋巴结位于 Calot 三角的外侧角上

对那些无论通过解剖分离或胆道造影仍不能明确认定胆管解剖结构的病人，在中转开腹前可尝试逆行切除胆囊。特殊情况下在进一步分离三角区前进行胆囊造影有助于判断胆囊颈的大体轮廓。因炎症的影响，胆囊动脉的解剖关系也会扭曲变化，偶尔也会因栓塞而导致动脉缺失。因此，在确认、结扎并离断胆囊管后再辨认胆囊动脉是有好处的。切断胆囊管后，向上牵拉胆囊颈部易于确认紧贴在胆囊颈的胆囊动脉。注意到这一点有助于防止误伤因炎症而被牵入到 Calot 三角的肝右动脉，也有助于避免损伤通常位于此处但因炎症而难以辨认的变异的肝右动脉。这都是潜在的危险区。只有当清楚认定胆囊动脉确实是汇入胆囊时才能够结扎。术者应当时时注意到可能存在着胆囊动脉的后支。最重要的是，若辨认不清解剖结构，应及早考虑中转开腹进行开腔胆囊切除。

（五）游离及移去胆囊 辨清解剖关系，结扎切断胆囊管和胆囊动脉后，就可以将胆囊自肝床分离。将整个炎性胆囊装入标本袋后移出有很大的益处。不仅是因为在拉出的过程中炎性胆囊常常因受到损伤而容易漏出内容物，同时在取出的过程中急性炎症的胆囊污染范围只限于标本袋，从而减少了套管口污染的可能性。另外，将标本袋口拉出腹壁后，可将肥厚水肿的炎性胆囊切碎，就能很容易地取出胆囊，不必扩张筋膜口。

二、病态肥胖病人的处理

对外科医师来说，病态肥胖的病人进行腹腔镜胆囊切除术有着特殊的挑战性。病态肥胖病人的胆囊切除不是腹腔镜胆囊切除术的禁忌证。事实上，肥胖病人接受腔镜下切除胆囊将受益颇多[15]。相对来说，与开腹手术相比，肥胖病人腹腔镜胆囊切除术减少的切口损伤程度较体重正常的病人更为明显。另外，对严重肥胖的病人来说，腹腔镜常常能够显示而且也更容易获得比传统的开腹手术更大的视野。显著缩小的切口不仅能减轻术后的疼痛，也有利于病人术后及早地下床活动。由于严重肥胖病人是深静脉血栓和肺不张等并发症的高危人群，及早活动有着特别重要的益处。因此，尽管为病态肥胖病人进行腹腔镜手术常常需付出更多的努力，但这种努力是值得的。努力去战胜这种特殊的挑战就能安全而有效地实施腔镜手术。

(一)手术入路　外科医生可以根据肥胖病人腹部的形态而重新选择套管口的位置。通常情况下套管口间的相对位置是恒定的，由于通常是以脐部套管口作为腹部标记，这时所需调整的只是脐部套管口的位置。对躯干特别长和腹壁特别厚的病人，可选在脐部上方放置10mm套管，这个套管是用来放置腔镜和录像镜头的。在距脐部上方多远放置套管，首先需要考虑的是这个切口与胆囊的相对位置。可以切开或用Veress针技术放置第一个套管。由于这些病人皮肤到筋膜间有相当的距离，其切口应当较普通病人更长以便能清楚地看到筋膜。对肥胖病人来说，在厚厚的腹壁中不容易找到层次，此时可能出现套管放置得太低并且不与腹壁垂直，从而使正常长度的套管无法自腹外壁进入腹腔(图12-17)。因此在筋膜上沿着脐嵴选择合适的位置进行最初的筋膜切开是非常重要的。与用S拉钩牵拉和长钳钝性分离来辨别筋膜相比，用巾钳抓起脐嵴并互相倒手后就能将筋膜轻松提至切口进行切开操作。

显露出筋膜后，进入腹腔的操作与对非肥胖病人的操作一样。多数情况下不需要超长的套管。由于显露筋膜很困难，可考虑在穿刺点缝合缝线以备闭合筋膜。总的来说，肥胖病人可能很难达到与一般病人同样的显露效果，这时也可考虑运用Veress针技术。为避免因脐部附近的结构较厚及解剖变化而易出现的问题，应选择右上腹为第一个Veress针的穿刺点，这个穿刺点也就是通常放置5mm锁骨中线套管的位置。建立气腹之后，放置5mm的套管，接着连接5mm的摄像头与摄像机。在打开气泵充气前必须小心地用注入盐水和抽气的办法检查Veress针是否在腹腔，从而将空气栓塞的风险降至最低。若不经意将Veress针刺入肝脏并开始充入CO_2，则有发生气栓的可能。这种右上腹入路避免了更长的脐部切口，有时也避免了在很困难的切开过程中所需要的复杂的开口技术。建立气腹之后，其他戳口均可在直视下进行。

许多这类病人都因脂肪浸润而形成肥厚的脂肪肝，因此在选择这些切口时也应考虑到肥厚肝脏的影响。将厚重的肝脏牵起或抬起较困难。术者不能指望像对待普通病人那样能够顺利地牵起或抬起肥厚的肝脏。由于这个原因，最好将戳口放置于肝缘下方。辅助戳口则需要安置于上腹部戳口偏下、腹中线的左侧，从而便于牵拉网膜和肝脏。

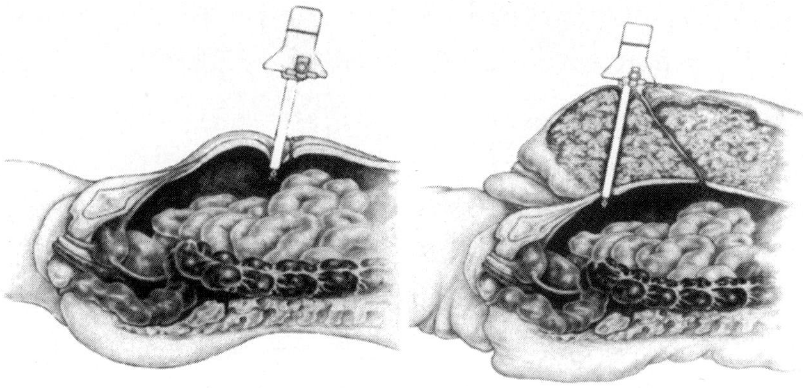

图 12-17 病态肥胖的病人腹部丰富的层次结构扭曲了脐部的解剖关系，因此，除非找到了“真正的”筋膜，否则很难将套管置入腹腔。这种困难可由正常病人纵切面（左图）和肥胖病人纵切面（右图）的两图对比中表现出来

（二）显露 按反向 Trendelenburg 位摆放手术床，病人左侧卧位，这样依靠重力作用网膜、结肠及十二指肠将坠离胆囊。在调整手术床位置前要确保适当地固定病人，这一点非常重要。30°或 45°视角的腹腔镜能更好地越过网膜看清肝胆三角，这样的视角对网膜肥厚的肥胖病人来说是很有用的（图 12-18）。必要时也可通过辅助套管置入辅助抓钳拨开网膜，也可通过内镜结扎一小部分网膜并通过结扎线的牵拉来牵开。结扎线的一端留长并用打结器引出腹壁外，然后用腹外的夹子收紧牵拉结扎线。腹外夹子牵引力量的大小取决于牵引线将网膜牵离胆囊的程度。肥胖病人内脏周围环绕的脂肪组织较多；因此要小心分离胆囊粘连及围绕 Calot 三角的组织，仔细止血。这些多余的脂肪也会妨碍和改变正常的解剖标志，因此在切断结扎任何结构前都必须完全辨清其解剖关系。

（三）闭合切口 肥胖病人的脐部套管口容易发生脐疝，部分的原因是在放置套管和拉出胆囊时对脐部套管口进行大量的分离操作。因此必须注意关闭好脐部套管戳口。

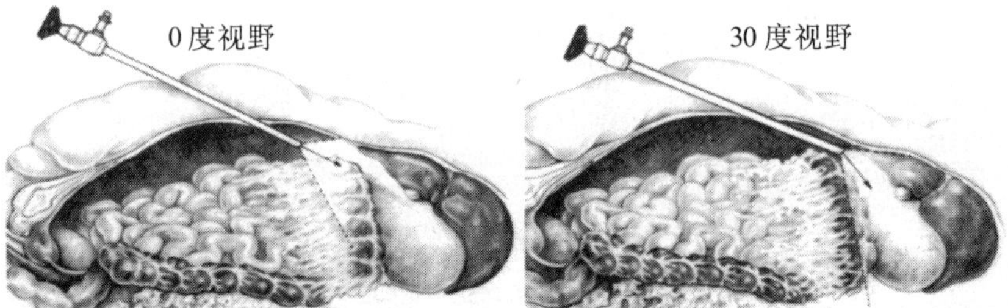

图 12-18 一般通过第五个套管口置入辅助性器械来牵拉影响视野的横结肠，而带角度的腹腔镜能够替代这个套管。术者可借助这种带角度的腹腔镜越过结肠看到肝门

三、左肝叶肥厚

临床上常常可以见到年老、瘦弱的女性病人的肝脏明显增大，左肝叶松软，这对腹腔镜胆囊切除术来说也是一个特殊的问题。松软的肝脏会给手术带来困难。由于松软的左肝不像一般病人那样紧附于右肝，当术者像平时那样牵起右肝时，左肝常会坠落下来妨碍手术视野。此时，即使用了带角度的腹腔镜重新看到术野，左肝叶处于操作戳口的下方，仍会直接妨碍对肝门结构的处理。简单直接的恢复术野显露的办法是运用扭矩的原理将左肝叶转离原来的位

置。正确的旋转扭矩的方法是适当地向上提拉胆囊底部，肝脏围绕腔静脉轴产生轻度的旋转，从而使左肝叶转离原来的位置。如果这个手法没有达到理想的效果，可直接在左上腹放置5mm的辅助套管，通过套管置入器械来拨开阻挡视野的左肝叶。

四、瓷化胆囊

瓷化胆囊是钙沉积于慢性胆囊炎的胆囊壁而引起的一种病理表现。在腹平片上常能看到钙化的胆囊轮廓。有相当一部分瓷化胆囊会发展为胆囊癌，因此这种胆囊是胆囊切除的手术适应证。

过去对用腹腔镜切除这种少见的癌前病变的胆囊一直存在争议，多数将其视为腹腔镜胆囊切除术的禁忌证。实际上，已有人证明用腹腔镜胆囊切除术治疗瓷化胆囊是安全的。术前必须特别注意病人的胆道解剖。这种胆囊的胆囊管通常较短，若不能安全地显露或抓持胆囊管，则建议中转开腹手术。与急性炎症相似，瓷化胆囊更常会有密集的粘连和回缩，并其疤痕化、纤维化挛缩的程度较急性炎症更为明显。囊壁钙化常使术者对胆囊的抓持或处理困难，这些均可通过在胆囊壁缝合牵引线来解决。一般来说，这些牵引缝合线能最大限度地减少那些更具损伤性的有齿钳的抓持损伤。只要充分地显露和正确地辨清解剖关系，就能提高成功进行腹腔镜胆囊切除的可能性。

（段伟东 译）

参考文献

1. Deziel DJ, Millikan KW, Economou SG, et al. Complications of laparoscopic cholecystectomy: a national survey of 4292 hospitals and an analysis of 77,604 cases. Am J Surg 1993;165:9-14.
2. Deziel DJ. Complications of cholecystectomy; incidence, clinical manifestation and diagnosis. Surg Clin N Am 1994;74(4):809-823.
3. SVMIC's 1998 Loss Prevention Seminar Series. State Volunteer Mutual Insurance Company, Brentwood, TN,1998.
4. Physician Insurers Association of America Laparoscopic Procedure Study. Physician Insurers Association of America, Rockville, MD, 1994.
5. Olsen DO. Bile duct injuries during laparoscopic cholecystectomy. Surg Endosc 1997;11(2):133-138.
6. Davidoff A, Pappas T, Murray E, et al. Mechanisms of major biliary injury during laparoscopic cholecystectomy. Ann Surg 1992;215:196-202.
7. Soper N. Effect of nonbiliary problems on laparoscopic cholecystectomy. Am J Surg 1993;165:522-526.
8. Cameron JC, Gadaez TR. Laparoscopic cholecystectomy. Ann Surg 1991;213:1-2.
9. Soper N. Laparoscopic cholecystectomy. In: Wells S (ed) Current Problems in Surgery. St. Louis: Mosby-Year Book, 1991;583-655.
10. Baily R, Zucker K, et al. Laparoscopic cholecystectomy: experience with 375 consecutive patients. Ann Surg 1991;214:531-541.
11. Cushieri A, Berci G, McSherry C. Laparoscopic cholecystectomy. Am J Surg 1990;159:273.
12. Olsen D, Asbun H, Reddick E, Spaw A. Laparoscopic cholecystectomy for acute cholecystitis. Probl Gen Surg 1991;8:426-431.
13. Cooperman AM. Laparoscopic cholecystectomy for severe, acute, gangrenous cholecystitis. J Laparoendosc Surg 1990;1:37-40.
14. Unger S, Edelman D, Scott J, Hunger H. Laparoscopic treatment of acute cholecystitis. Surg Laparosc Endosc 1991;1:14-16.
15. Unger S, Unger H, Edelman D, et al. Obesity: an indication rather than contraindication to laparoscopic cholecystectomy. Obesity Surg 1992;2:29-31.

第十三章　腹腔镜胆道造影术

Karen Draper-Stepanovich and William O. Richards

是常规还是选择性地进行胆道造影是普通外科的热点话题之一。在开腹手术作为胆囊切除标准术式的时代,这种争论就是外科医师的经典议题。而腹腔镜胆囊切除技术的引入,不仅提供了新的、具有技术挑战性的术中胆道造影手段,同时也会对这种争论起到火上浇油的作用。尽管这两种意见都有自己的支持者,并且都有大量的论据支持各自的观点,但有一点是多数外科医师一致认同的:所有从事腹腔镜胆囊切除的外科医师都有必要熟悉术中胆道造影技术。

绝对指征

实施术中胆道造影的适应证包括:存在双胆囊管、副胆囊、肉眼可辨的 Luschka 管、有胆石性胰腺炎病史、有胆总管结石病史或实验室及影像学检查支持胆总管结石表现[1~3]。

外科技术

目前存在着多种腹腔镜胆道造影技术,主要的术式有两种:经胆囊管入路和经胆囊入路。临床上应用最广泛的是经胆囊管入路,其最近报告的成功率在 90%～99%之间[4~8]。有多种可通过胆囊管的导管,其大小、形态构造各不相同。这些导管可经过腔镜胆囊切除术时的侧方套管导入腹腔并用一种特殊的胆道造影抓钳抓持,例如 Olson 钳(Karl Storz 内镜);也可经过 14-G 的穿刺针及穿刺套管经腹壁穿刺导入腹腔并用尖端带可扩张气囊或夹子的装置固定[9~13]。

经胆囊管胆道造影的基本技术是分离胆囊颈部,确认胆囊与胆囊管的结合部。靠近胆囊用夹子夹闭胆囊管,以防止造影剂逆流入胆囊。辨清胆囊动脉并分别于其近端及远端上小夹夹闭,要确保这些小夹不伤及胆总管并同时能在造影照片上显示出来。然后从前侧方打开胆囊管,用钝性分离器轻轻地像“挤牛奶”一样向胆囊方向挤压,以便挤出可能存在于胆囊管中的小结石。

将导管插入胆囊管并用小夹子、夹钳或气囊导管固定(图 13-1)。导管外接一个三通接头,其中两个接口分别连接装入造影剂和盐水冲洗液的注射器。先用盐水冲洗导管,然后注入 15～20ml 稀释一倍的不透射线的造影剂,就可得到整个胆管树的影像。轻微倾斜手术床使病人左侧抬高,以便将胆道后方的脊柱移开,这样才能得到最好的影像。应注意将不透射线的套管及巾钳移出显像区(必须确认病人所在的手术床适于进行 X 线照相)。为了能最好地显示胆总管结石,开始时应先注入 5ml 造影剂,这样可以防止大量浓度高的造影剂进入后掩盖了胆总管中的小结石。随后用少量的盐水冲洗导管并稀释造影剂,这样做有助于小结石的再现。随后,将注射器中剩余的造影剂注入导管以显示胆管树的整个轮廓[10,14]。

与经胆囊管途径相比,有报道认为经胆囊插管入路的胆道造影术可更容易,更快捷[6,15,16]。在开始造影时就已经确定了胆道的解剖关系,因而进行胆囊胆管造影时不需要分离胆囊管。因此也不存在不小心自胆总管插管

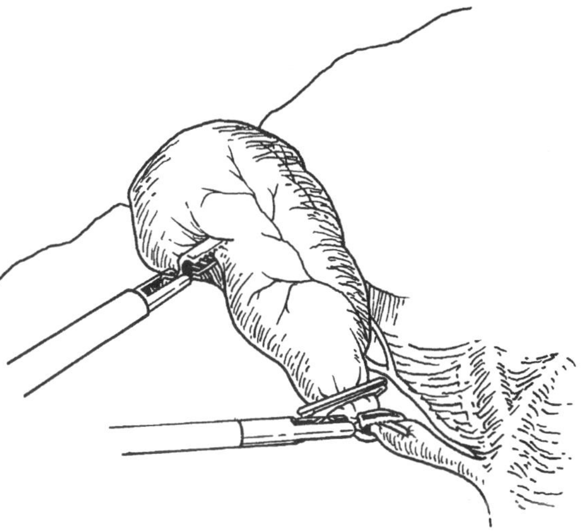

图 13-1　用小夹子或夹钳固定插管的位置并防止造影剂向外渗出(摘自 Ref 10,已获作者许可)

而进行胆道造影的风险。经胆囊胆管造影的缺点是:①不能表明术者是否正确地辨清了胆囊管;②不能为术者提供胆囊管插管的训练;③需要造影剂先充盈整个胆囊后才能流入胆管树;④可能发生穿刺点造影剂渗漏。胆囊胆管造影的基本步骤包括:①通过侧方套管用胆囊抽吸针穿刺胆囊;②吸净胆汁;③注入 30ml 造影剂进行 X 线照像(图 13-2)。拔除穿刺针后,可用抓钳抓住穿刺点或进行荷包缝合以防止胆囊内容物漏入腹腔。尽管操作技术简单,报道的成功率却低于经胆囊管胆道造影术。在二者的对照研究中[5],经胆囊管胆道造影的成功率为 92%(n=38),而经胆囊途径的成功率仅为 48%(n=31)。失败原因往往是胆囊管存在结石。

我们曾报道过用特殊的夹钳(Kumar clamp: Nashville Surgical, Nashville, TN, USA)隔离胆囊壶腹从而不必将造影剂注入整个胆囊的经验[15],其成功造影率可达 83%(n=60)。这种方法是用夹钳形成单向通道,通过 19-23G 的外接柔软插管的穿刺针向通道内注入 5～15ml 的造影剂(图 13-3)。这个方法并不需要复杂的腔镜技术,不需进行任何分离或横断部分管道结构就能获得胆道影像。不过,当胆囊壁很厚或充满结石时会出现阻断胆囊不完全的情况。

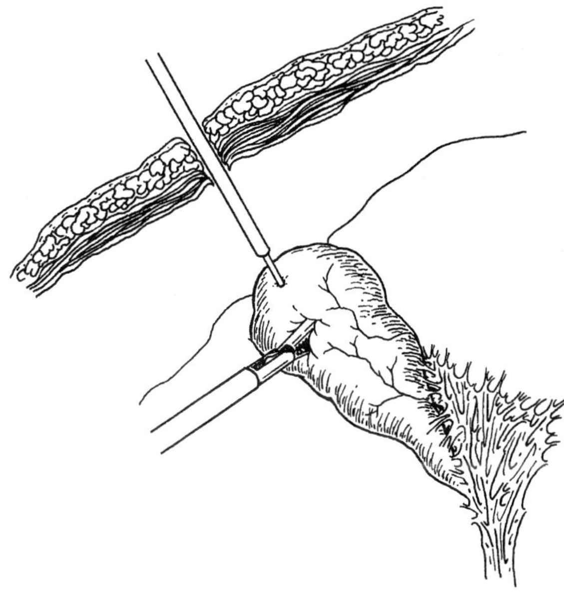

图 13-2　用胆囊抽吸针吸净胆汁,并注入 30ml 造影剂进行 X 线显影。(摘自 Ref 10,已获作者许可)

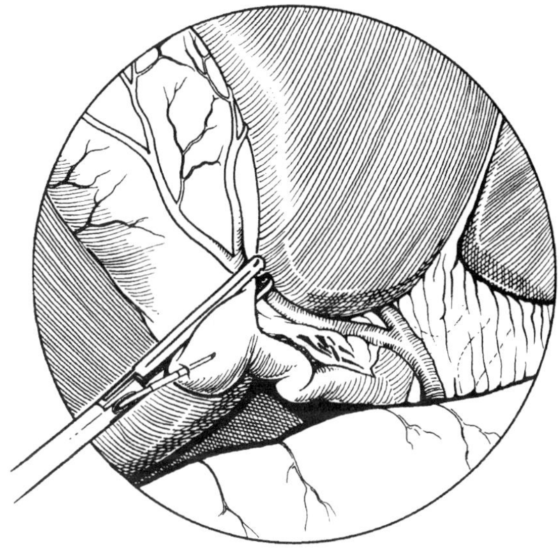

图 13-3　应用 Kumar clamp 横向钳夹胆囊壶腹。钳夹后形成单向通道,通过硬化治疗针刺入胆囊并向内注入造影剂(摘自 Ref 15,已获作者许可)

除了所述与胆道造影密切相关的技术外,更重要的是术者能获得好的影像和对影像进行正确的解释。一些作者对术后发现总胆管损伤的病人在术中是否应用了胆道造影进行了研究,发现某些病例术中进行了造影检查但术者却未能正确解释造影影像[4,17～19]。一张好的胆道造影片必须显示出整个胆总管的轮廓,包括左、右肝管分支的近端的胆管树以及造影剂流入十二指肠的情况[20～23](图 13-4)。有时胆管造影时也能见到胆囊显影,这通常都是因胆囊胆囊管结合部的小夹或抓钳的部位不合适引起的。胆管树显影之后造影剂进入胆囊腔则警示可能存在副肝管或 Luschka. 引起显影剂反流入胆囊[1]。在回顾分析未能正确解释胆道造影的原因时,最常见的错误是术者未能注意到近端胆管树未显影的重要性[4,18,19]。在许多情况下,术者往往将之归因于"造影剂快速排空进入十二指肠"。尽管在开始注射造影剂时常常很难见到近端胆管,但术者必须了解到当总胆管被误当作是胆囊管并在无意间进行插管造影时也能见到同样的影像(图 13-5)。若未能想到这一点,术者就可能横断或切开胆总管。因此,遇到这种情形,术者应当在有其他证据排除这种情况之前假定插管进入了胆总管。可将插管移入胆囊管或/和将病人摆成 Trendelenburg 体位重新进行胆道造影。通常情况下,即使病人处于 Trendelenburg 体位,也需要加压注射才能使得近端胆管显影。若进行上述努力之后仍未见到整个近段胆管,建议中转开腹手术。

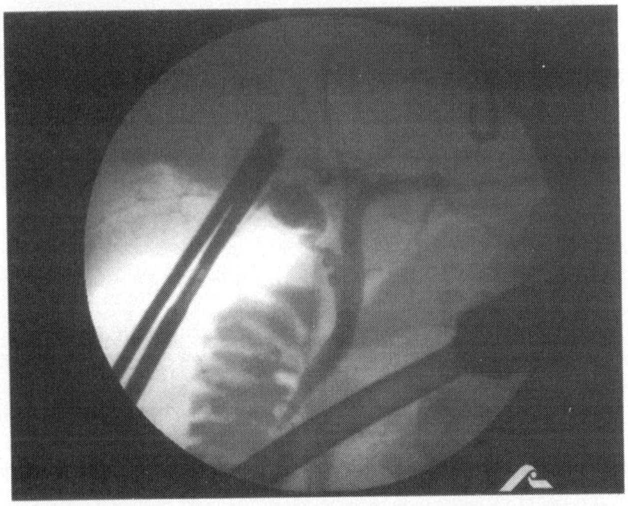

图 13-4 应用 Kumar clamp 获得的良好的胆道造影片

胆道造影的透视影像要优于静态的平片。尽管开始时购买透视设备的花费要高一些,但在整形外科和血管外科等其他学科的研究中也需要应用透视设备。已有报告表明在胆道显影的速度和图像分辨率方面,带图像增强的透视技术要好于静态平片[5,7]。Cuschieri 等报告了 496 例术中腹腔镜胆道造影病人应用透视技术和静态平片的对比观察结果,有 22%的平片因显示欠佳而需要重新照片。平均的胆道造影所需的时间比较:平片为 23 分钟而透视仅需 4 分钟。在回顾性调查中未发现显影不佳的透视影像[5]。

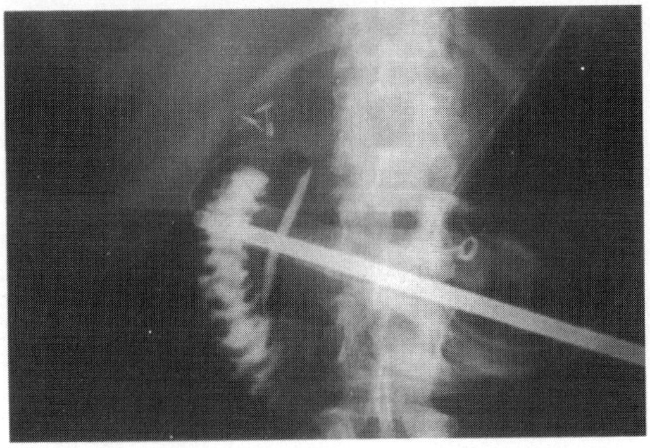

图 13-5 总胆管被误当作是胆囊管并在无意间进行插管造影的表现

过敏反应

尽管常常有报道指出在进行静脉胆道造影时病人出现了过敏反应,但有关在进行胆管胆道造影时发生严重过敏反应的报告却很少见[22,23]。尽管如此,因为所有类型的放射造影剂,不论是离子型或非离子型的,都含有不同剂量的碘,因此,对于有碘过敏史的病人应当在术前预防用药。表 13-1 列出了几种对碘过敏有预防作用的药物及用法[22]。对于有明确碘过敏史的病人,应当避免应用含碘的造影剂,可考虑用术中超声或用 Gd 类造影剂(用于 MRI)替代含碘造影剂。

表 13-1 预防造影剂过敏用药(引自 Ref 22,已获作者许可)

强的松	50mg,术前 13,7,1 小时服用
苯海拉明	50mg,口服或肌注,术前 1 小时
麻黄素	25mg,口服,术前 1 小时

选择性胆道造影

许多外科医师都支持有选择的进行胆道造

影，他们认为对每一位病人都花费额外的时间和费用是不公平的。对于选择病人进行胆道造影的标准，医师之间有微小的不同，一些术者手术时选择的标准较另一些人更为宽松一些。其实，最常用的指征与前面提到的绝对标准是一样的，大体相当于在解剖上分离遇到困难时的情况[24～30]。运用选择性胆道造影后，它的第一个作用就是显示胆总管梗阻的原因并能看清所有胆管解剖上不明确的地方。许多有胆总管结石表现的病人可在术前进行逆行胰胆管造影检查（ERCP），超过 90％的病人的结石可以取出，从而避免了在术中进行胆道造影检查[31,32]。对于没有胆总管结石症状和体征的病人，由于常规胆道造影的只能发现 4％到 8％的病人有胆石影像表现，因而它的低效率备受争议[4,5,7,33,34]。未进行胆道造影的腹腔镜胆囊切除病人术后出现残留的症状性结石不到 4％，相信多数这些未被注意到的结石可悄然排出胆管[24,25,29]。有资料表明直径小于 4mm 的结石可自行排出胆总管。Sauerbruch 等从事了超过 5 年的经体外震波碎石技术成功治疗胆总管结石病人的工作，他们用胆道造影检查碎石后总胆管内有无结石及结石碎石后的大小。在测量碎石直径小于 5mm 的 31 名病人中，有 22 人的碎石自行排出了胆管。Kondylis 等随访了 10 名在腹腔镜胆囊切除中进行胆道造影的病人，这些病人胆总管结石直径都小于 4mm，他们发现在术后 12 个月的随访中，所有病人均不需要住院或其他干预治疗。12 例病人中的 2 人由于出现症状而接受了后续的 ERCP 治疗。

术中胆道造影并不能取代术中适当的解剖分离和对 Calot 三角中解剖关系的辨认。避免胆总管损伤的最好办法是术中仔细辨别胆囊与胆囊管的结合部及其与胆总管的关系。几个大宗的不常规行术中胆道造影的腹腔镜胆囊切除术的系列研究支持这个观点，他们报告的胆总管损伤率等于或低于 0.1％，而开腹手术的损伤率为 0.2％（表 13-2）。数据资料也支持胆道造影术并不能防止损伤胆总管，有报告常规胆道造影时总胆管损伤的发生率高达 0.38％（表 13-3）。

除了需要耗费额外的时间和增加腹腔镜胆囊切除术的费用之外，胆道造影也会出现假阳性结果，从而导致不必要的胆总管探查。报告的常规胆道造影的假阳性的发生率为 0.4％～4％[29,30,33,34]，其中大多数可能是因造影剂混入气泡引起的。小心注入造影剂及盐水，并通过实时显影观察，随着反复注射或调节手术床改变病人的体位后充盈缺损是否会消失或移动，就能减少因继发于气泡的充盈缺损而引起的假阳性结果。

表 13-2　腹腔镜胆囊切除术时应用选择性胆道造影术的胆总管损伤的发生率

作者	病人人数	术中实施 IOC 数（％）	CBD 损伤数（％）
Newman 等[28]	1 525	165（10％）	0
Robinson 等[29]	495	161（33％）	0
Lonmer 等[26]	500	2（0.4％）	0
Tavlor 等[27]	2 038	0 (0)	7（0.2％）
Dorazkr[25]	1 344	98 (7％)	1（0.07％）
Barkun 等[48]	1 300	54 (4.2％)	5（0.38％）

IOC 术中胆道造影

表 13-3　腹腔镜胆囊切除术对常规胆道造影的胆总管损伤发生率

作者	病人人数	胆总管损伤数（％）
Khaiili 等[33]	1 323	5 (0.38％)a
Sackier 等[34]	464	1 (0.2％)
Corbitt 等[4]	511	1 (0.2％)
Kullman 等[37]	590	3 (0.5％)

a. 2 例为胆总管探查时损伤，1 例是 Mirizzi 综合征

常规胆道造影检查

在腹腔镜胆囊切除术中也有意见支持进行常规的胆道造影。尽管病人血清胆红素及碱性磷酸酶水平的升高或病人过去有黄疸或胰腺炎的病史提示他们患胆总管结石的可能性增大[2]，但无论何种实验室检查都无法准确预测到胆总管结石的存在与否。有报告发现常规胆道造影可发现4%～8%的病人存在隐匿型胆总管结石[4,5,33,34,37]。在腹腔镜胆囊切除术过程中发现胆总管结石可使病人在术中得到确切的治疗。尽管一些外科医师主张对有症状的病人术前进行ERCP检查或术后ERCP检查并进行括约肌切开术以取出胆总管结石，但内镜下十二指肠括约肌下切开会使病人冒1%～3%的严重出血、1%的十二指肠穿孔、1%～2%的中重度胰腺炎及1%～2%死亡率的风险[31,32]。ERCP的成功率因内镜医师的经验而不同，平均的成功率为90%[31,32]。

常规实施胆道造影能增加外科医师进行胆总管插管的熟练程度，这是对随后进行腹腔镜胆总管探查来说是很重要的技能。同样，常规实施胆道造影也能提高外科医师熟练解读胆道造影影像的能力。

常规实施胆道造影的另一个重要的优势是能够辨清胆管的解剖关系。选择性胆道造影并不能准确地预测哪些病人会有解剖变异的胆管。对腹腔镜胆囊切除术并常规进行胆道造影的研究发现，胆管解剖变异发生率在2%～19%之间[5,14,33,34,37,38]。变异胆管对胆囊切除术有着极其重要的作用，这些重要的变异包括副肝管（图13-6）、胆囊管异常汇入右肝管（图13-7）及胆囊管过短。发现胆囊管过短后可能需要用细线结扎或缝合以避免小夹的过分拥挤而影响胆总管。胆囊切除术时向头侧牵拉胆管也可导致总胆管与过短的胆囊管汇合部“隆起成角”（图13-8），如若没有意识到这种情况，很可能会损伤胆总管[14,19,39]。

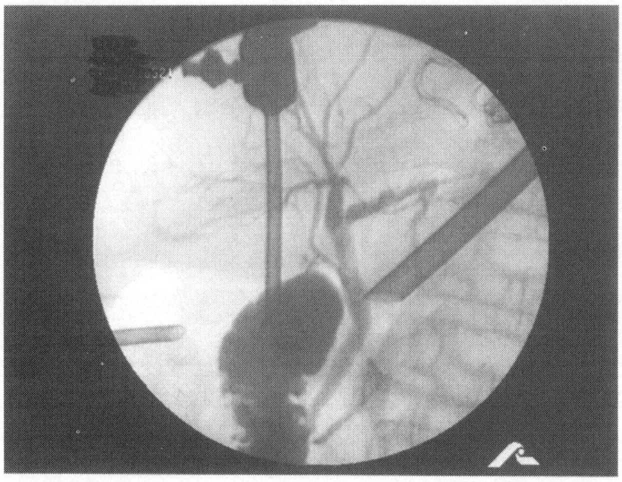

图13-6 胆道造影显示的副肝管

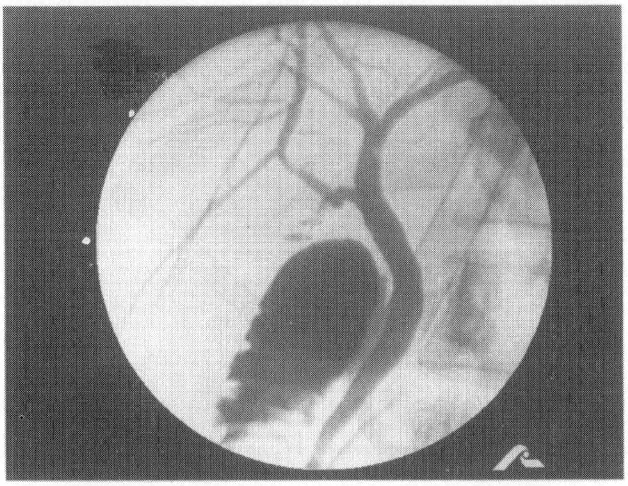

图13-7 胆道造影显示胆囊管异常汇入右肝管

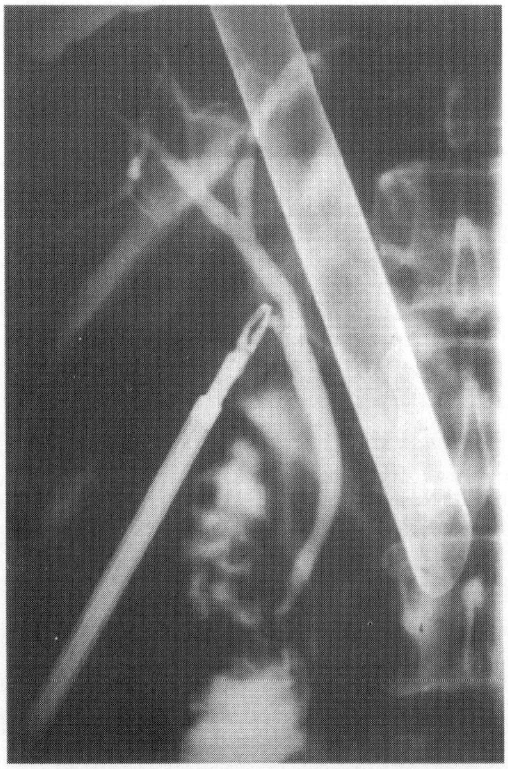

图13-8 胆道造影显示过短的胆囊管

最后，由于现在使用的放射显像设备的关系，胆道造影所需的手术时间及费用已明显下降了。以前使用静态平片进行胆道造影的经验曾报告每次造影的花费为 700 美元，平均所需时间为 24 分钟[40,41]。近来的经验报告：运用实时显像技术后，进行胆道造影所需的时间大约在 3～5 分钟之间[7,41]。在笔者单位，进行 1 小时(忽略实际所用时间的不同)放射显影的花费为 200 美元，造影插管的花费为 75 美元，额外使用手术室 5 分钟的费用是 80 美元。因此每个病人为术中胆道造影所需支出的总费用为 315 美元，这个费用与 Khalili 等报道相似[33]。

胆总管损伤的预防

胆总管损伤是胆囊切除术的最严重的并发症之一，可导致很高的并发症发生率和死亡率。许多胆总管严重损伤的病人在他们随后的一生中往往需要经历不止一次的手术[42～44]。Phillips 报告的复发性胆总管狭窄的发生率是从 Bismuth Ⅰ型损伤的 36％到 Bismuth type Ⅳ型损伤的高达 90％不等[45]。有人估计 BismuthⅢ型胆总管损伤病人的平均治疗费用可达 30 万美元[46]。对于常规术中胆道造影是否较选择性造影更能减少发生胆总管损伤的问题仍有争论。对两种造影要进行前瞻性的随机对照研究是最理想的比较方法，但由于两种造影的胆总管损伤的发病率都很低，需要将几万名病人纳入研究对象才能证明是否有统计学差异。尽管进行常规术中胆道造影时的胆总管损伤率的范围是 0％～0.38％，但对这些资料进行分析时，发现这些病例的损伤较轻，并适于发现后进行初期修复[4,17,33,34,37]。几个针对胆总管损伤病人的研究提示：在胆囊切除时未进行胆道造影的病人中，发生 Bismuth Ⅲ型或更严重的胆总管损伤的比例很高。与此相反，Carroll 等报告的 12 例均在术中接受了胆道造影检查的胆总管损伤病人，除 1 例外的所有病人均是当即发现了损伤，并且只有 1 例需要接受肝管空肠吻合术。12 例病人中没有 1 例的损伤程度达到或超过 Bismuth Ⅲ型(表 13-4)。

表 13-4 胆道损伤的资料比较

作者	胆总管损伤人数	接受术中胆道造影的人数(％)	损伤等级 >Bismuth Ⅲ型	术中当即发现损伤的人数
Moosa 等[44]	6	0	4(67％)	0
Larson 等[49]	5	0	1(20％)	0
Barkun 等[48]	5	1(20％)	1(20％)	1(20％)
Rossi 等[50]	11	1(9％)	6(55％)	3(28％)
Davidoff 等[46]	12	3(25％)	6(50％)	0
Southern Surgeons[51]	7	4(57％)	3(43％)	4(57％)
Woods 等[43]	63	25(40％)	N/A	27(45％)
Carroll 等[17]	12	12(100％)	0	11(92％)

尽管人们对常规胆道造影还存在争议，即可能在插管造影过程中无意间将导管直接插入胆总管中而损伤胆管，但这种损伤与其说是由实施胆道造影造成的，倒不如说是术者误将胆总管认作胆囊管而引起的。认识到对胆道造影的这种误判将会有效地防止胆总管的横断或切除损伤。早期修复因插管而引起的小的胆总管撕裂伤后，其并发症的发病率及死亡率比胆肠吻合要低得多。几项对常规实施胆道造影的病人的研究报告发现，有 83％～100％的胆总管

损伤的病人的损伤都是在首次手术时发现并且同时进行了早期修复(表 13-5)。已经有报告证明胆总管损伤的延迟发现将增加并发症的发病率和死亡率[19,45,47],因此在首次手术中能发现这些损伤是很重要的。

表 13-5 术中常规胆道造影与胆总管损伤

作者	病人总人数	胆总管损伤数(%)	早期修复数
Khalili 等[33]	1 323	5(0.38%)a	5
Sackier 等[34]	464	1(0.2%)	1
Corbitt 等[4]	511	1(0.2%)	1
Kullman 等[37]	590	3(0.5%)	3
Cuschieri 等[5]	483	0	-
Carroll 等[17]	3 242	12(0.37%)b	10

a. 2 例发生于胆总管探查过程中,其中 1 例是 Mirrizzi 综合征

b. 3 例发生于胆总管探查过程中,其中 1 例是 Mirrizzi 综合征

与此不同,Barkun 等对腹腔镜胆囊切除术中选择性胆道造影的研究发现,在 1 300 例病人中只有 5 例损伤胆总管,但其中 4 例损伤发生于术中进行了胆道造影的病人,而在这 4 例中仅有 1 例在首次手术中进行了早期修补[48]。在 Asbun 等的报告中对 21 例胆总管损伤的病例进行了复习。仅有 1 例在腹腔镜胆囊切除的过程中进行了胆道造影,而此例正是术者对术中造影的影像的误判造成的。其余 20 例均未接受术中胆道造影,其中仅 6 例损伤是在首次术中发现的。但是,6 例中的 5 例需要接受肝管空肠吻合术。最终 21 例病人中至少有 19 例需要接受肝管空肠吻合术。

总之,我们认为这些临床研究提示:术中胆道造影通过提醒术者出现了异常而提高首次手术发现胆道损伤的概率,同时也降低了损伤的严重程度。但从总体上看,常规或选择性胆道造影似乎并不能减少胆道损伤的发生。

(段伟东　译)

参考文献

1. Kellam L, Howerton R, Goco I, et al. Accessory bile duct and laparoscopic cholangiography: report of three cases. Am Surg 1996;62:270-273.
2. Onken JE, Brazer SR, Eisen GM, et al. Predicting the presence of choledocholithiasis in patients with symptomatic cholelithiasis. Am J Gastroenterol 1996;91(4):762-766.
3. Argov S, Schneider H. The major role of the operative cholangiogram within the indications for common bile duct exploration. Am Surg 1984;50(10):530-533.
4. Corbitt J Jr. Yusem S. Laparoscopic cholecystectomy with operative cholangiogram. Surg Endosc 1994;8:292-295.
5. Cuschieri A, Shimi S, Banting S, et al. Intraoperative cholangiograpy during laparoscopic cholecystectomy. Routine vs selective policy. Surg Endosc 1994;8:302-305.
6. Glattli A, Metzger A, Klaiber C, et al. Cholecystocholangiography vs cystic duct cholangiography during laparoscopic cholecystectomy. Surg Endosc 1994;8:299-301.
7. Lezoche E. Paganini A, Guerrieri M, et al. Technique and results of routine dynamic cholangiography during 528 consecutive laparoscopic cholecystectomies. Surg Endosc 1994;8:1443-1447.
8. Sabharwal A, Miniford E, Marson L, et al. Laparoscopic cholangiography: a prospective study. Br J Surg 1998;85:624-626.
9. Velanovich V, Kaufmann C. Two pitfalls of laparoscopic balloon cholangiography: recognition and correction. Am Surg 1993;5(5):290-292.
10. Olsen D. Laparoscopic intraoperative cholangiography. Probl Gen Surg 1996;12(3):23-33.
11. Karanjia N, Banerjee D, Dickson G. Angled metal cholangiography cannula for laparoscopic cholecystectomy. Br J Surg 1996;83:1441.
12. Howell HS. Operative cholangiogram: a simple, reliable, inexpensive method. Am Surg 1995;61(3):254-256.
13. Fretigny E. A simple device for laparoscopic cholangiography. Surg Endosc 1996;10:942-943.
14. Berci G. Biliary ductal anatomy and anomalies. The role of intraoperative cholangiography during laparoscopic cholecystectomy. Surg Clin N Am 1992;72(5):1069-1075.
15. Holzman M, Sharp K, Holcomb G, et al. An alternative technique for laparoscopic cholangiography. Surg Endosc 1994;8:927-930.
16. Baigrie R, Krahenbuhl L, Dowling B. Laproscopic cholan-

giography through the gallbladder. J Am Coll Surg 1994;178:175-176.

17. Carroll B, Friedman R, Liberman M, et al. Routine cholangiography reduces sequelae of common bile duct injuries. Surg Endosc 1996;10:1194-1197.

18. Carroll B. The laparoscopic cholangiogram of doom. Surg Endosc 1995;9:1029-1031.

19. Woods M, Traverso L, Kozarek R, et al. Characteristics of biliary tract complications during laparoscopic cholecystectomy: a multi-institutional study. Am J Surg 1994;167:27-34.

20. Willekes C, Edoga J, Castronuovo J, et al. Technical elements of successful laparoscopic cholangiography as defined by radiographic criteria. Arch Surg 1995;130:398-400.

21. Low V. The normal retrograde cholangiogram: a definition of normal caliber. Abdom Imaging 1997;22:509-512.

22. Greenberger P. Contrast media reactions. J Allergy Clin Immunol 1984;74(4):600-605.

23. Shehadi W, Giuseppe T. Adverse reactions to contrast media. Diagn Radiol 1980;136:299-302.

24. Clair D. Brooks D, Laparoscopic cholangiography: the case for a selective approach. Surg Clin N Am 1994;74(4):961-966.

25. Dorazio R. Selective operative cholangiography in laparoscopic cholecystectomy. Am Surg 1995;61(10):91-13.

26. Lorimer J, Fairfull-Smith R. Intraoperative cholangiography is not essential to avoid duct injuries during laparoscopic cholecystectomy. Am J Surg 1995;169:344-347.

27. Taylor O, Sedman P, Mancey Jones B, et al. Laparoscopic cholecystectomy without operative cholangiogram: 2038 cases over a 5-year period in two district general hospitals. Ann R Coll Surg Engl 1997;79:376-380.

28. Newman C, Wilson R, Newman L III, et al. 1525 laparoscopic cholecystectomies without biliary injury: a single institution's experience. Am Surg 1995;61:226-228.

29. Robinson B, Donohue J, Gunes S, et al. Selective operative cholangiography. Arch Surg 1995;130:625-631.

30. Gregg R. The case for selective cholangiography. Am J Surg 1988;155:540-545.

31. Sivak M Jr. Endoscopic management of bile duct stones. Am J Surg 1989;158:228-240.

32. Cotton P, Lehman G, Vennes J, et al. Endoscopic spincterotomy complications and their management: an attempt at consensus. Gastrointest Endosc 1991;37(3):383-393.

33. Khalili T, Phillips E, Berci G, et al. Final score in laparoscopic cholecystectomy. Surg Endosc 1997;11:1095-1098.

34. Sackier J, Berci G, Phillips E, et al. The role of cholangiography in laparoscopic cholecystectomy. Arch Surg 1991;126:1021-1026.

35. Sauerbruch T, Holl J, Sackmann M, et al. Fragmentation of bile duct stones by extracorporeal shock-wave lithotripsy: a five-year experience. Hepatology 1992;15(2):208-350.

36. Kondylis PD, Simmons DR, Agarwal SK, et al. Abnormal intraoperative cholangiography. Treatment options and long-term follow-up. Arch Surg 1997;132:347-350.

37. Kullman E, Borch K, Lindstrom E, et al. Value of routine intraoperative cholangiography in detecting aberrant bile duct injuries during laparoscopic cholecystectomy. Br J Surg 1996;83:171-175.

38. Traverso L, Hauptmann E, Lynge D. Routine intraoperative cholangiography and its contribution to the selective cholangiographer. Am J Surg 1994;167:464-468.

39. Olsen D. Bile duct injury during laparoscopic cholecystectomy. Surg Endosc 1997;11(2):133-138.

40. Ladocsi L, Benitez L, Filippone D, et al. Intraoperative cholangiography in laparoscopic cholecystectomy: a review of 734 consecutive cases. Am Surg 1997;63(2):150-156.

41. Soper N, Dunnegan D. Routine versis selective intraoperative cholangiography during laparoscopic cholecystectomy. World J Surg 1992;16(6):1133-1140.

42. Asbun H, Rossi R, Lowell J, et al. Bile duct injury during laparoscopic cholecystectomy: mechanism of injury, prevention, and management. World J Surg 1993;17:547-552.

43. Woods M, Traverso L, Kozarek R, et al. Biliary tract complications of laparoscopic cholecystectomy are detected more frequently with routine intraoperative cholangiography. Surg Endosc 1995;9:1076-1080.

44. Moossa A, Easter D, VanSonnenberg E, et al. Laparoscopic injuries to the bile duct. Ann Surg 1992;215(3):203-208.

45. Phillips E. Routine versus selective intraoperative cholangiography. Am J Surg 1993;165:505-507.

46. Davidoff AM, Pappas TN. Murray EA. et al. Mechanisms of major biliary injury during laparoscopic cholecystectomy. Ann Surg 1992;215:196-202.

47. McSherry CH. Cholecystectomy: the golden standard. Am J Surg 1989;158:174-178.

48. Barkun J, Fried G, Barkun A, et al. Cholecystectomy without operative cholangiography. Ann Surg 1993;218

(3):371-379.

49. Larson G, Vitale G, Casey J, et al. Multipractice analysis of laparoscopic cholecystectomy in 1983 patients. Am J Surg 1992;163:221-225.

50. Rossi R, Schimer W, Braasch J, et al. Laparoscopic common bile duct injuries. Arch Surg 1992;127:596-602.

51. Southern Surgeons' Club. A prospective analysis of 1518 laparoscopic cholecystectomies. N Engl J Med 1991;324(16):1075-1078.

第十四章　儿童和青少年的腹腔镜胆囊切除术

George W. Holcomb Ⅲ

历史上报道的第一例儿童的腹腔镜胆囊切除术是 1990 年 6 月实施的[1]。20 世纪 90 年代早期，开始出现有关儿童腹腔镜胆囊切除术的少量病例报告[2～4]。此后，用腹腔镜胆囊切除术治疗婴幼儿及儿童的胆囊疾病成为一个优选的方法。虽然在儿童腹部外科疾病中应用腹腔镜远远落后于成人病例，但是许多小儿外科医生仍然十分精通腹腔镜胆囊切除术。本章内容描述了婴幼儿和儿童胆石病的病因学，儿科病人的手术前准备，小儿病例的手术技术以及手术技术的必要改进。另外对范德比特儿童医院(Vanderbilt Children's Hospital)1998 年以前的经验进行了回顾。

胆石病

历史上，儿童高发的疾病并不包括胆石症。然而，在过去的 20 年中，儿童胆石病的发病率明显升高。在儿童的不明原因导致的腹痛的鉴别诊断中，都应当考虑到胆石病。此外，某些儿童具有发生胆石病的倾向，这些因素包括长期全胃肠外营养(TPN)；尤其是缺乏肠内营养；胆囊淤滞；因坏死性肠炎或 Crohn's 病导致回肠切除以及溶血性疾病的儿童。

各医疗机构的溶血性疾病发生率不同。这取决于每个医院中是否存在一个好的小儿血液病学科室。过去，对于大多数经历了开腹胆囊切除术的儿童来说，溶血性疾病是他们发生胆石病的最为常见的病因。然而，正如我们在先前发表的报道中强调指出的那样，非溶血性疾病导致的胆石病的危险性正在增加。其他学者发表的报告也注意到了这一点[5～10]。

一、非溶血性胆石病

(一)幼儿(0～2 岁)　发生于这个年龄组的胆石病往往有其他原因，如囊性纤维化、回肠切除或长期全胃肠外营养。治疗该年龄组患儿的正确方法还不完全清楚，因为有几位学者报道新生儿胆石病不经过处理可以自行消退[11,12]。然而，新生儿胆石病的并发症的确存在，已经有报道因此而造成胆总管梗阻的病例[11]。因此，6 个月龄前只给予观察，希望胆石病能够自行消退是并非没有道理的。若胆石持续存在、观察到胆石钙化或出现临床症状，就应当建议实施胆囊切除术，并可在腹腔镜下进行[13]。

(二)儿童(2～12 岁)　在儿童期，胆道疾病的有关症状常不明确，发病也是间断性的，但因其不能自愈，因此对于这些儿童应当积极治疗。一旦超声检查确定了诊断，就建议行腹腔镜胆囊切除术。

(三)青少年(13～19 岁)　青少年胆石病的症状表现很典型，与成年病人的症状非常相似。疼痛通常局限于右上腹，并向后放射至肩胛下区。许多青少年病人会出现恶心、呕吐、厌油的症状。其致病因素与成人组的相似，一些发病的危险因素如妊娠、口服避孕药物、肥胖等在这个年龄组中占较大比例。这个年龄病人也很确切有胆总管结石，可表现出黄疸或胰腺炎的症状。治疗这些病人和治疗成年病人是完全一致的，推荐切除胆囊，防止病情进一步发展引发相关的并发症。

二、溶血性胆石病

遗传性球形红细胞增多症和镰刀形红细胞贫血是与胆石病有关的两个原发性溶血性疾病。另外，过去认为重度地中海贫血是一个与胆石病有关的疾病，但是随着有计划的大量输血疗法的应用，与该病有关的胆石病的发病率正在逐渐降低[14]。

有 60%遗传性球形红细胞增多症的病人会并发胆石病[15]。因此，在对患有球形红细胞增多症的儿童作腹腔镜脾脏切除之前，应当先超声检查，以确定是否需要在腹腔镜下同时切除胆囊。

（一）手术前准备 术前应当进行超声检查以确定胆石病的诊断。应当与患儿的父母进行一次彻底的谈话，孩子本人如果年龄合适的话也应当参加，让他们充分了解腹腔镜胆囊切除术的风险和益处。尽管中转开腹手术的可能性很小，也应当在谈话中向他们交待清楚。最常见的中转开腹的原因可能是辨认胆总管和胆囊管时出现了困难。

接受胆囊切除术的病人中，需要对镰刀形红细胞贫血的病人进行特别处理。目前认为，这些病人需要输血，以使术前红细胞比积大于30%或血红蛋白含量高于 10g/dl，拟行胆囊切除术的病人在门诊治疗 2 周就可以达到上述指标。这些病人入院后，就放置静脉导管并且进行补液治疗。虽然可以在术前住院进行输血和补液治疗，但我们现在治疗方案中是不必要住院的。当然，这些病人应当在医院中留观一晚并且密切监测补液情况。

据我们自己的经验，这些病人中有 20%是因为首先表现为胆石病的并发症，需要立即治疗而被先送到了急诊科室[16]。另外，与成人病例一样，病人术前可能需要进行锝^{99m}标记的亚氨基二乙酸（IDA）的胆道同位素造影或内镜下逆行性胰胆管造影术（ERCP）来评判或治疗黄疸、急性胆囊炎或胆总管结石的问题。无论是急性胆囊炎还是急性胰腺炎，未合并胆总管结石的病人在急性炎症期过后，可以在住院期间接受腹腔镜胆囊切除术，也可延后 4～6 周手术。当然，延后手术期间可出现症状反复发作或在观察期间出现胆总管梗阻，然而，在急性炎症期过后同一住院期间进行手术的困难也会增大。以我们的经验，大多数病人在一次住院期间接受了腹腔镜胆囊切除术，没有出现并发症[16]。一部分家庭希望把原定的手术延后到一个合适的时间进行，我们尊重了他们的愿望，同样也没有出现因此而造成的后遗症。

（二）儿童病例的特殊问题 因患儿体形较小而为其治疗带来了一些特殊问题。小儿膀胱是一个腹腔内器官，在插入套管之前进行膀胱减压很重要，如果应用了 Veress 针技术，这一步骤将显得更加重要。然而，尿管置入幼儿尿道可以引起医源性尿道损伤。因此，推荐使用手工加压法（Crede 手法）来进行膀胱减压。对于时间较短的手术，尤其是像腹腔镜胆囊切除这样的手术，手法排空膀胱能够满足手术的需要。

幼儿和儿童的腹腔表面积要远远小于成人。因此，术中很重要的一点是将套管之间的距离留得足够长，以便能够留出足够的操作空间。管口的距离过近，就无法进行手术操作。此外，在幼儿和儿童病人应用 Veress 针技术时，建议选择脐部切口以避免医源性损伤。

幼儿和儿童的腹壁非常柔软，在置入锋利的套管（Trocar）时易损伤腹腔内脏器。因此，我们对不是经常向儿童体内放置套管的外科医生推荐采用逐步法入腹（Innerdyne，Sunnyvale，CA，USA）。先将一个带有护套的 Veress 针置入腹腔，移去针芯，而后通过护套将钝头的套管置入腹腔。采用这样的方法损伤内脏的可能性很小。

另一个需要注意的问题是诱导麻醉时很快出现肠胀气。对幼小的儿童病人使用压力较高的面罩进行诱导麻醉期间很容易将麻醉气体及空气挤入小肠。一个胀气的肠管会严重影响腹腔镜的操作。因此，与麻醉医生沟通尽量在麻醉诱导期间避免长时间的面罩给氧是非常重要的。

最后一个需要注意的问题是关腹。脐部切开的筋膜应当用 2-0 或 3-0 的可吸收线缝合。对于幼儿和低龄儿童，即使浅筋膜切口只有 5mm 也应当加以缝合。因为年龄大的病人术后发生脐疝的危险很低，对于年龄大的儿童则不必缝合这样小的切口。

手术技术

一、置入套管

实施幼儿及儿童的腹腔镜胆囊切除术时监视器的摆放和手术人员的站位与成年病人相似。两台电视监视器摆放在手术台头侧的两边。术者常规站在病人的左侧，操纵镜头的人在术者的左侧，一助在术者的对面，台上护士在一助的右侧，面对着镜头操纵者。

气管内插管麻醉后，通过胃管进行胃内减压。膀胱则可通过手法减压(Crede 手法)。随后对麻醉好的患儿进行广泛的消毒，尤其要包括耻骨上区，因为在低龄儿童可能需要在下腹部放置套管。与成年病人一样，儿童也要用四个套管，但是选择这些套管的位置很重要。必须根据病人的年龄和体型对这些套管的位置进行个体化设计。

(一)幼儿　在脐部切开后通过切口放置一个 5mm 的套管。另外一个 5mm 的套管放置在右侧腹股沟区。第三个 5mm 套管经腹直肌放在中线左侧。最后一个套管 3mm，放在右上腹(图 14-1)。病人的年龄越小套管之间的空间越要展开以便有足够的操作空间。

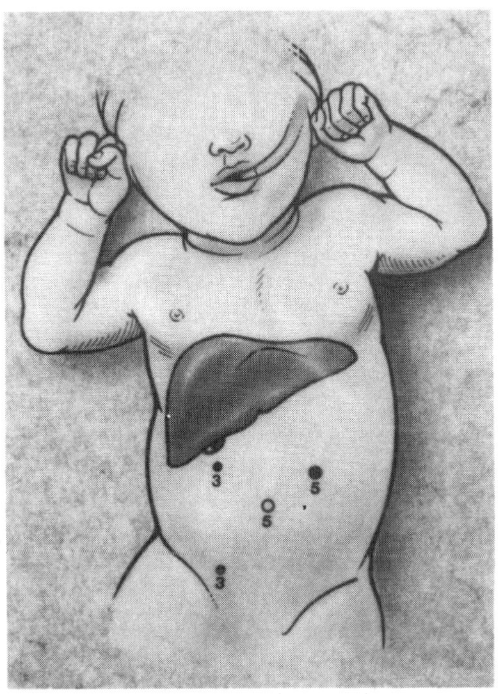

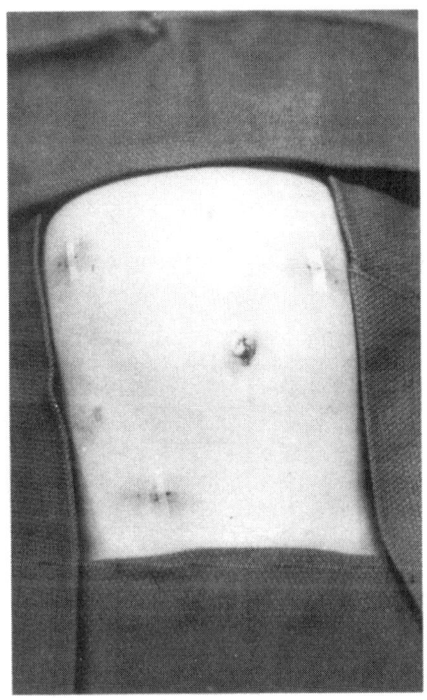

图 14-1　在幼儿患者，增大套管间的距离来获取足够的操作空间非常重要。注意右下腹的套管是怎样放在腹股沟区的。这些患儿的胆囊可以轻松地从 5mm 的脐部切口取出

(二)2～12 岁的儿童　不像幼儿组只要一个 5mm 的脐部套管就足够了，儿童组常常要在脐部放置一个直径 10mm 的套管以取出胆囊。当然在该组的低龄患儿中一个 5mm 直径的套管也许就能达到满意的效果。在脐部切口放置套管(10mm 或 5mm)后，接着就放置另外三个

套管。和上一组一样，右侧较低的套管可以放在腹股沟区或者右侧中腹部，这取决于患儿的体型。与幼儿组相似，上腹部的套管仍然放置在中线左侧以获得足够的操作空间。右上腹放置一个直径 3mm 的套管就足够了，因为这个套管是用于牵拉胆囊壶腹部的(图 14-2)。在幼儿组和该组，5mm 长的内镜用钛夹就足够满足需要了。可通过左上腹直径 5mm 的套管将钛夹送入腹腔。

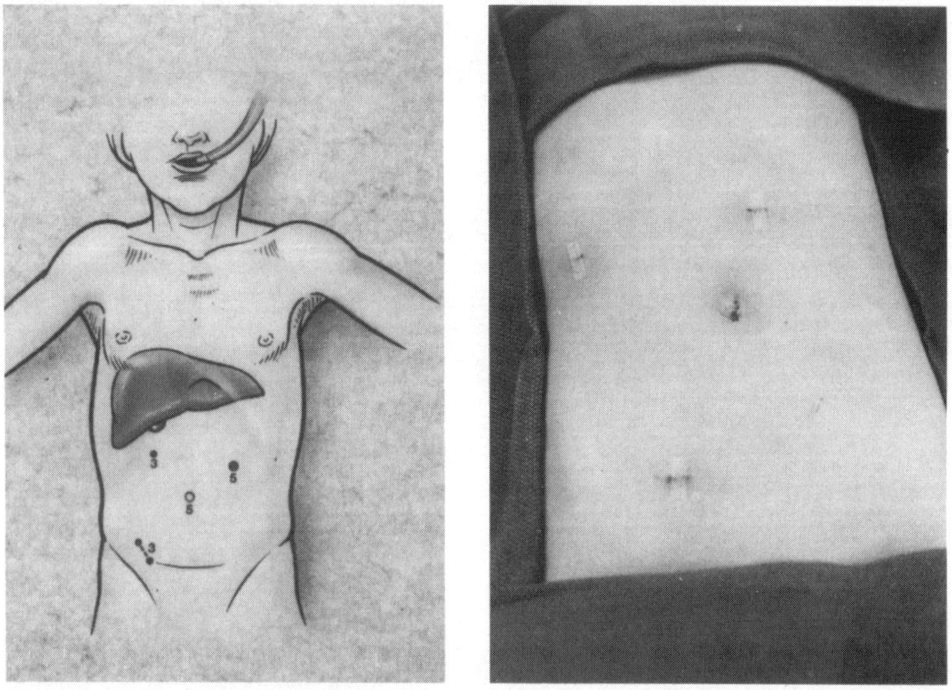

图 14-2 在 3～12 岁的儿童，套管的放置因为儿童的体型不同而有很大差异。注意上腹部的切口位于病人镰状韧带左侧，右下腹切口位于腹股沟区。这样的放置方法使得我们能够方便地对小儿实施手术

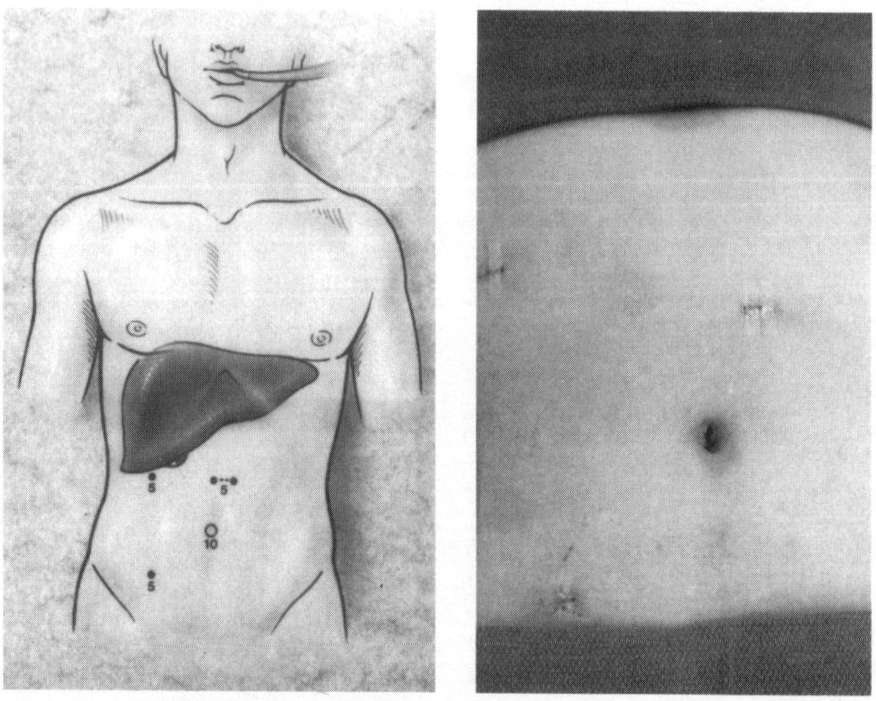

图 14-3 在青少年，套管位置的放置类似于成人。通常需要一个 10mm 的脐部切口来取出胆囊。上腹部切口选择在镰状韧带左侧

(三)青少年　腹腔镜胆囊切除术时青少年组套管放置的位置类似于成人组,那些体重超标的青少年更是如此。上腹部的套管可以放置在靠近中线的左侧或者是右侧。平脐的水平放置下腹部套管。右上腹放置3mm直径的套管,可用于牵拉胆囊壶腹部(图14-3)。年龄较大的患儿,脐部常常需要一个10mm的开口来取出急性炎症期的,或内有大块结石或多发结石的胆囊。

二、腹腔镜胆囊切除术

以下介绍的四套管模式的腹腔镜胆囊切除术在形式上与成人手术是相似的。用通过右下腹套管插入的抓钳夹持胆囊底部,将胆囊向上及向腹壁牵引旋转;从右上腹套管插入3mm的抓钳向外侧牵拉胆囊壶腹部以显露Calot三角;向外侧牵拉胆囊壶腹部使得胆囊管和胆总管之间形成90°夹角,这样就能防止对这两个重要结构的误认。轻轻分离胆囊管、胆囊和肝门之间的粘连,分离出胆囊管。此时若对解剖结构有疑问或疑有胆总管结石,则应行术中胆道造影。对儿童病人来说,用Kumar钳进行胆道造影最为容易[17](图14-4)(见第13章)。若要做胆道造影,撤出硬化治疗穿刺针和Kumar钳。在近胆囊管和胆总管起始部胆囊管一侧夹闭两个小夹,在近壶腹部胆囊管处夹一个小夹。随后在第二和第三个钛夹之间切断胆囊管,使得胆囊管残端留有两个小夹。用同样的方法夹闭和切断胆囊动脉。

然后用电铲或电钩逆行切除胆囊。在胆囊即将从肝脏上剥离下来之前,应详细检查分离过的创面并仔细止血。确切止血后,将胆囊完全从肝脏上剥离。由于内镜在术中是放置在脐部套管的,可以将其转向右上腹套管,胆囊可以从脐部套管取出或在去除套管后从脐部切口取出。

从腹腔取出胆囊后,立即仔细检查手术部位,确切止血。在拔除套管后,向切口内滴入0.25%的布比卡因来缓解术后疼痛。用2-0或3-0可吸收线缝合脐部的筋膜切口。用5-0可吸收线缝合其余的皮肤切口。无菌敷料覆盖切口,拔除胃管。

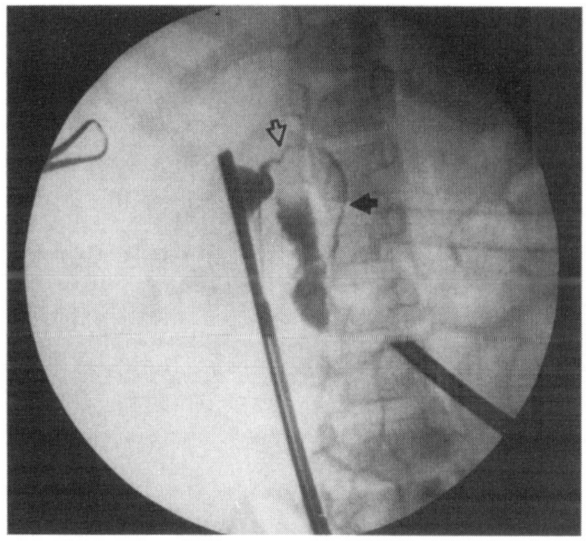

图14-4　图示用Kumar钳给一个7岁患儿进行胆道造影。注意这个小胆囊管(空心箭头)和胆总管(实心箭头)。用传统技术来进行小胆囊管的插管将会十分困难

术后当夜可进流食,次日晨可恢复正常饮食。术后用对乙酰氨基酚加可待因或用氧可酮控制疼痛。病人可于手术次日出院。有时,对于非镰刀红细胞贫血的病人,如果病人及家属要求回家并且病人住处离医院较近的话,在手术当天也可以出院。病人通常于术后2周复查,此后的复查根据需要进行。除非有特别的需要,一般不必常规进行超声和实验室检查。

胆总管结石病

如前所述到范德比特儿童医院就诊的一部分患儿会患有与胆道结石有关的疾病,其中包括伴黄疸的胆总管结石或胆石性胰腺炎[16]。对于术前就诊断有胆总管结石病人的治疗,将依据医院的医疗水平的不同而异。术前的超声检查中一旦确诊胆总管结石,可供选择治疗方案有以下几种。如果医院有一位有经验的内镜专家(成人外科或小儿外科的),那么就推荐进

行术前的 ERCP，并行内镜下括约肌切开和取石。如果在进行腹腔镜胆囊切除术时意外发现有胆总管结石，并且医院中有一位有经验的内镜专家，那么就应当先进行腹腔镜胆囊切除术，术后再进行 ERCP 及括约肌切开取石。此外，如果当时的外科医生具有腹腔镜下胆总管切开取石的经验，那么在胆道造影发现胆总管结石后行腹腔镜下胆总管切开取石也是可以的。另外，中转开腹也是一种可选择的方法。

上述推荐的方法通常是对于体格和体型都接近成人的青少年病人做出的。一般，对于年龄不足 10 岁，术前诊断胆总管结石的患儿，应当转儿童医院就诊。如果在行胆囊切除术时发现胆总管结石，则应完成胆囊切除术后转儿童医院就诊。

一、并发症

在过去 10 年里，全国估计进行了接近 1 000例儿童腹腔镜胆囊切除术。主要的并发症少见但是仍然有一定的发生率。主要的并发症是因胆囊管和胆总管辨认错误而导致的胆总管横断或者损伤，尽管这种情况的发生率很低，仍需要进行胆肠吻合术来纠正。因此，正确地辨认胆囊管和胆总管对于每一例手术都很重要。如果解剖结构不清楚，可以行胆道造影，这对于正确的辨认会有帮助。

据报道，在成人病例中，胆瘘的发生率为 1.5%～2%[19～21]。虽然该并发症在儿童病例中发生的概率尚不清楚，但是我们相信它应当是很低的，可能低于 1%。

二、范德比特医院的经验

从 1990 年 6 月到 1998 年 10 月，共有 120 例幼儿和儿童病人在范德比特儿童医院接受了腹腔镜胆囊切除术（表 14-1）。其中有两例是因为胆囊运动障碍而行胆囊切除术，其余的是因为胆石病。其中：女性 84 例，高加索人 89 例。病人年龄介于 25～230 月之间（平均 105 月），体重介于 10～122kg 之间（平均 46.5kg）。发生的胆石病危险因素有溶血性疾病（镰刀形红细胞贫血 17 例；球形红细胞贫血 5 例；丙酮酸激酶缺陷 1 例；溶血性贫血 1 例），肥胖症（17 例）和怀孕或使用避孕药（8 例）。

4 例病人因为恶性疾病曾行化疗，2 例在新生儿期曾接受体外膜氧化治疗（ECMO）。7 例病人有腹部手术史，其中脑室腹腔分流术 3 例，胃造瘘术 3 例，盆腔横纹肌肉瘤切除 1 例。另外，4 例儿童病人因为诊断遗传性球形红细胞贫血而在行腹腔镜胆囊切除术同时行腹腔镜脾切除术。在所有 120 例患儿中，23 例患儿以胆石病并发症为首发症状入院。入院的原因包括急性胆囊炎（8 例），黄疸和腹痛（6 例），胆石性胰腺炎（5 例）和胆绞痛（4 例）。对于急性胆囊炎和急性胆绞痛的鉴别诊断是通过超声检查做出的。急性胆囊炎病人超声表现为胆囊壁增厚或胆囊周围积液，具有相似症状但是没有胆囊炎的超声表现的病人为胆绞痛。表现为黄疸、腹痛但是淀粉酶正常的病人被分类至黄疸/疼痛组，表现为疼痛但是胆红素和淀粉酶升高的病人诊断为胆石性胰腺炎。

表 14-1　从 1990 年 6 月～1998 年 10 月间在范德比特儿童医院接受腹腔镜胆囊切除术的 120 例患儿的统计数据

平均年龄：9.9y
平均体重：49.6kg
危险因子：
溶血性疾病，24
肥胖，17
妊娠/口服避孕药，8
择期手术（97）
手术时间（平均）：
胆道造影（53），112min（±18）
无胆道造影（44），86min（±19）
术后住院时间，1.10d（±0.4）
急诊手术（23）
首发症状：
急性胆囊炎，8
黄疸/疼痛，6

续表

胆石症/胰腺炎,5
胆绞痛,4
手术时间(平均):
胆道造影(16),112min(±44)
无胆道造影(7),86min(±41)
术后住院时间(平均),1.68d(±1.2)
腹腔镜胆总管切开取石术

平均手术时间:择期胆囊切除+胆道造影组(97例)为112±18.6min;未行胆道造影组为86±19.3min。并发胆石病的病人(23例)+胆道造影的平均手术时间为149±44.1min;而未行胆道造影的病人为131±41.5min。所有择期的病人术后平均住院时间为1.10±0.4天,相比之下,以并发症首发的病人术后平均住院时间为1.68±1.2天(p=0.000 5)。除了简单的切口感染,没有出现其他严重的并发症。这些并发症包括诸如需要再次手术、术中损伤胆总管或在置入套管时损伤其他脏器、胆瘘或残留胆总管结石等。

(段伟东 译)

参考文献

1. Holcomb GW III. Olsen DO. Sharp KW. Laparoscopic cholecystectomy in the pediatric patient. J Pediatr Surg 1991;26:1186-1109.
2. Newman KD. Marmon LM. Attori R, et al. Laparoscopic cholecystectomy in pediatric patients. J Pediatr Surg 1991; 26:1184-1185.
3. Sigman HH. Laberge JM. Croitoru D. et al. Laparoscopic cholecystectomy:a treatment option of gallbladder disease in children. J Pediatr Surg 1991;26:1181-1183.
4. Rescorla FJ, Grosfeld JL. Cholecystitis and cholelithiasis in children. Semin Pediatr Surg 1992;1:98-106.
5. Kirtley JA, Holcomb GW Jr Surgical management of diseases of the gallbladder and common duct in children and adolescents. Am J Surg 1996;111:39-46.
6. Holcomb GW Jr, O'Neil JA Jr, Holcomb GW III. Chole cystitis, cholelithiasis, and common duct stenosis in children and adolescents. Ann Surg 1980;191:626-635.
7. Frexes M, Neblett WW III, Holcomb GW Jr. Spectrum of biliary disease in childhood. South Med J 1986;79:1342-1349.
8. Holcomb GW Jr, Holcomb GW III. Cholelithiasis in infants, children and adolescents. Pediatr Rev 1990;11:268-274.
9. Reif S, Sloven DG, Lebenthal E. Gallstones in children: characterization by age, etiology and outcome. Am J Dis Child 1991;145:105-108.
10. Bailey PV, Connors RH, Tracy TF Jr. et al. Changing spectrum of cholelithiasis and cholecystitis in infants and children. Am J Surg 1989;158:585-586.
11. St-VilD, YazbeckS, LuksFI, et al. Cholelithiasis in newborn and infants. J Pediatr Surg 1992;27:1305-1307.
12. Jacir NN, Anderson KD, Eichleberger M, et al. Cholelithiasis in infancy: resolution of gallstones in three of four infants. J Pediatr Surg 1986;21:567-569.
13. Holcomb GW III. Naffis D. Laparoscopic cholecystectomy in infants. J Pediatr Surg 1994;29:86-87.
14. Borgna-Pignatti C. DeStafano P, Pajno D, et al. Cholelithiasis in children with thalassemia major: an ultrasonographic study. J Pediatr 1981;99:243-244.
15. Bates GC, Brown CH. Incidence of gallbladder disease in chronic hemolytic anemia (spherocytosis). Gastroenterology 1952;21:104-109.
16. Holcomb GW III, Morgan WM, Neblett WW, et al. Laparoscopic cholecystectomy in children: lessons learned from the first 100 patients. J Pediatr Surg 1999;34(8):1236-1240.
17. Holzman MD, Sharp K, Holcomb GW III, Frexes-Steed M, Richards WO. An alternative technique for laparoscopic cholangiography. Surg Endosc 1994;8:927-930.
18. Newman KD, Powell DM, Holcomb GW III. The management of choledocholithiasis in children in the era of laparoscopic cholecystectomy. J Pediatr Surg 1997; 32: 1116-1119.
19. Peters JH. Gibbons GD. Innes JT, et al. Complications of laparoscopic cholecystectomy. Surgery (St. Louis) 1991; 110:769-778.
20. Schirmer BD, Edge SB, Dix J, et al. Endoscopic cholecystectomy: treatment choice for symptomatic cholelithiasis. Ann Surg 1991;213:665-667.
21. Wolfe BM, Gardiner BN, Leary BF, et al. Endoscopic cholecystectomy:an analysis of complications. Arch Surg 1991;126:1192-1198.

第十五章　腹腔镜胆囊切除术的并发症

Jonathan A. Cohen, Kenneth W. Sharp

Heuer在对20世纪30年代以前的胆囊切除术的结果进行回顾性分析时发现，大多数病例的死亡原因是慢性肝脏疾病和手术者的操作失误，术中死亡率为6.6%[1,2]。在20世纪30～40年代，Glenn，Mcsherry和Hays等人认为肝衰竭是胆囊切除术死亡的主要原因[3,4]。到了20世纪50年代，心血管并发症成为胆囊切除术中死亡的主要原因，但当时术中死亡率已经降至0.6%[3,4]。在20世纪70～80年代，因为在重症监护和冠状动脉介入方面有了突破性进展，胆囊切除术后的死亡率已降低至0.2%[5]，在20世纪90年代却出现了让人始料未及的情况，那就是外科操作技术再次变成胆囊切除术并发症和死亡的主要原因。不过这个时候胆囊切除已不再需要通过开腹手术来完成。

成千上万的有症状的胆囊结石病人因腹腔镜技术的异军突起而受益。不过，腹腔镜胆囊切除术的发展和普及也经历了一个艰难的过程。第一例腹腔镜胆囊切除术后，Erich Muhe博士认为其导致了呼吸系统的并发症，到20世纪90年代初人们仍然认为腹腔镜这一医学奇迹也同样伴随着危险。因此，在这一时期腹腔镜胆囊切除术对于外科医生和病人来说有喜也有忧[6]。结果是，媒体和美国司法机构对这项技术十分挑剔，同时他们也非常精通于对其并发症的分析。实际上，有些并发症与这项操作技术根本没有多大关系。

不幸的是，对其并发症的学术性研究非常困难而且常常有缺陷。例如，常常因缺乏对某些地区的数据进行统计而不能确定在统计并发症发生和治疗结果概率时分子和分母的真实数值。同时，自限性胆漏、胆囊管漏和因疏忽造成的胆总管损伤在临床表现、治疗和转归方面一般来说只有很少的共同之处，但研究者们为研究的需要已把它们都归到胆管损伤中。此外，胆管的侧壁灼伤可能要到腹腔镜胆囊切除术后数年才被发现，因此在讨论这一手术的并发症时可能会不把它考虑在内。另外一个问题，文献报道大多为回顾性分析，这些回顾性分析本身就存在研究方面的缺陷，只有少数是能提供有意义的研究结果的前瞻性研究。

在本章中，我们将对腹腔镜胆囊切除术并发症的有关文献进行回顾，重点讨论胆道损伤、血管损伤和脏器损伤等较为常见的并发症。另外我们还要讨论胆囊结石残留的相关并发症以及胆囊癌和腹腔镜胆囊切除术的有关问题。最后，我们对一些术者必须注意的问题进行了评价。

胆管损伤与胆漏

腹腔镜胆囊切除术最可怕的并发症就是胆管损伤。由于肝外胆道有精巧的纵向血供，在这一区域损伤的并发症发生率非常高[7,8]。同时，这一区域的解剖结构的复杂多变性也使得损伤不易被识别，这对那些不经常对肝门和肝门部进行探查的普外科医生来说更加困难。更由于公众对于术后很快出院和快速康复的期望值很高，因而对这些并发症的长期性非常悲痛。腹腔镜胆囊切除术中的胆道损伤迫使外科医生们重新审视微创手术和考验他们的知情同意等观念。

一、总体原则

胆道损伤的成功处理决定于损伤的类型、对损伤的快速认知、对解剖结构的确定和多学科专家的参与。如果我们在进行腹腔镜胆囊切除术时就发现了胆道损伤，则应该遵循以下几个原则：① 转为开腹手术；② 请肝胆外科专家会诊；③ 密切注意吻合的张力和血供；④进行引流和修复。如果病人在进行常规的腹腔镜胆囊切除术后出现症状或没有彻底恢复，经治医生应该注意对其进行血液生化和恰当的影像学检查。消化科和放射科医生应该尽早介入并成为治疗组中必不可少的成员，经皮和内窥镜检查以确定胆管和血管的解剖结构以及引流是该操作成功的关键。对于那些在社区工作的外科医生来讲，如果他们既得不到专家的帮助又没有足够的胆道外科手术经验，则应该将病人转到上一级医院去进行处理。

二、并发症的流行病学与分类

在腹腔镜技术出现以前，因胆囊切除术导致的胆道损伤发生率很低[5,9,10]。大量的多中心大样本对开腹式胆囊切除术胆道损伤的研究表明其发生率为0.053%～0.06%，然而公认的标准是 0.1%～0.2%[9,11,12]。与此相反，腹腔镜胆囊切除术的胆道损伤发生率为 0.2%～2%[13～19]。一直以来，对“学习曲线”现象(即随着医生所做手术数量的增加胆道损伤发生率的曲线变化)都存在争议，不同的研究表明外科医生在进行第 13[19]、30[20]甚至 100 例腹腔镜胆囊手术后胆道损伤的发生率开始下降[21～22]。另一项研究显示 91%的胆道损伤发生在一个外科医生进行前 50 例腹腔镜胆囊切除术的这一段时间内[23]。尽管与腹腔镜胆囊切除术相关的死亡率仅为 0.04%，但它们通常都与胆道损伤有关[17～18]。Rutledge 和同事进行了一项有关腹腔镜胆囊切除术后 4 年内胆道损伤发生率的流行病学调查，他们发现其发生率戏剧性地从 1990 年的 1.5%降低到 1993 年的 0.36%。然而，其结果是，尽管现在腹腔镜胆囊切除术比开腹胆囊切除术更加普遍，但因胆系疾病住院而接受胆道修复的比例仍然没有降低[24]。令人乐观的是，Richardson 等在 1996 年的报告和 Kramling 及其同事在 1999 年的报告似乎显示胆道损伤的发生率的高峰期已经过去了。

胆管损伤的定义较广，它包括胆囊管漏、近端肝管结扎和切除。Bismuth 根据胆管损伤导致的狭窄部位与肝管汇合部相对关系来分类[26]。这种分类模式的实用性是胆道造影术和外科探查发现之间的显著相关性(图 15-1)。然而，这种分类并没有包括胆漏(胆总管胆漏、肝胆囊床胆漏或区域性胆漏)和孤立性的节段性胆管夹闭，而这两种情况却占了腹腔镜胆囊切除术后损伤的大多数。

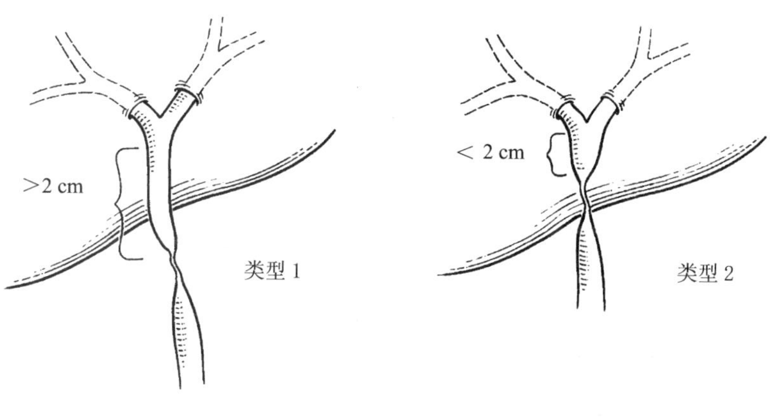

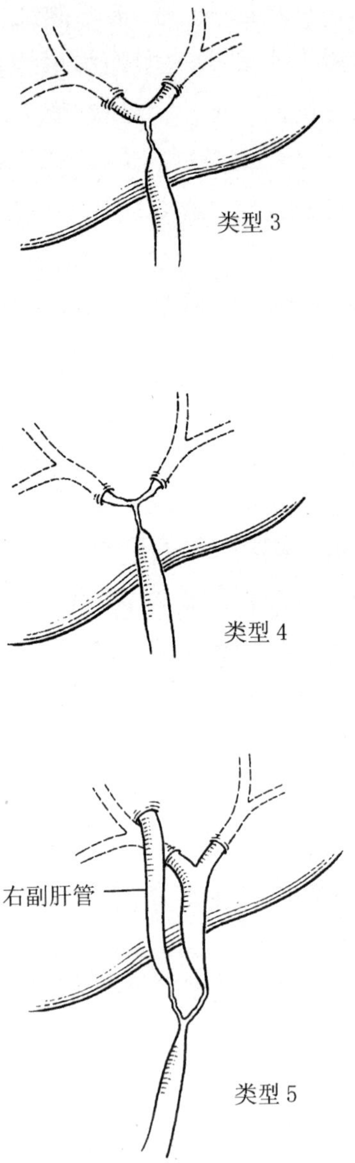

图 15-1 胆管损伤 Bismuth 分类，以损伤造成的狭窄水平与肝管汇合部的相对位置为根据进行。类型Ⅰ到类型Ⅳ相应的损伤水平逐一升高，损伤类型Ⅳ（Ⅳ型）不仅累及肝总管，同时也累及左右肝管汇合部。损伤类型Ⅴ是一型独特的损伤，累及直接汇入胆总管的迷走右肝管

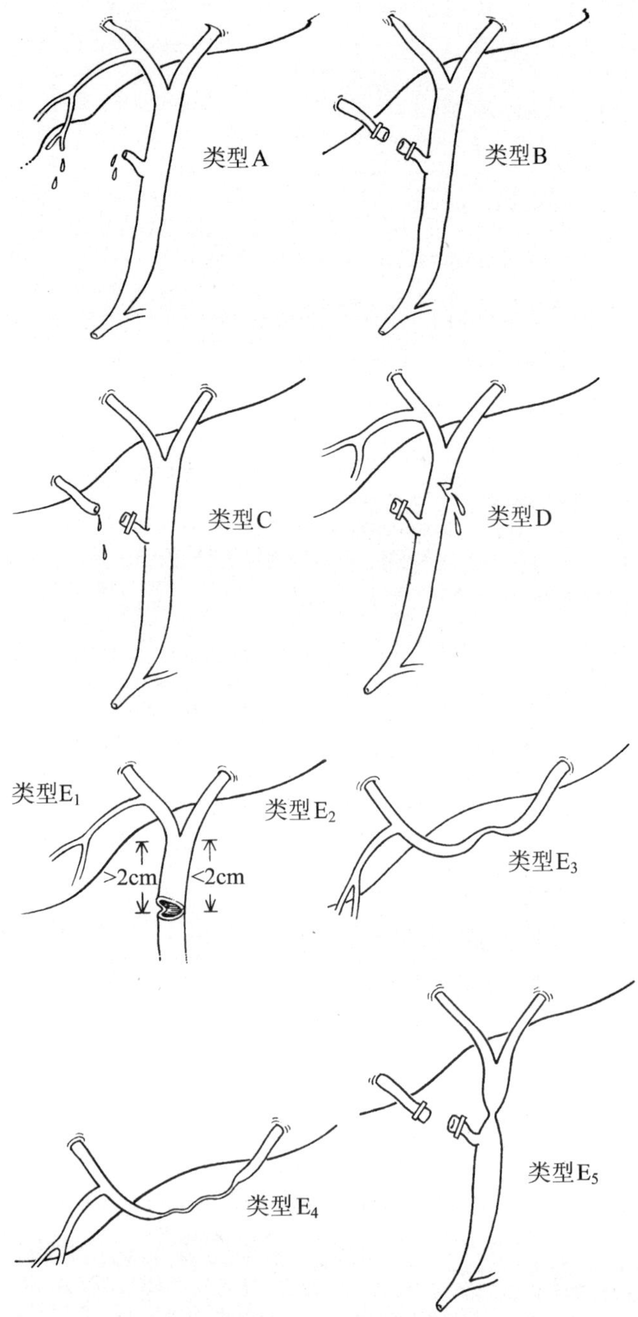

图 15-2 胆管损伤的 Strasberg 分类法比 Bismuth 分类法更为专业。它更注重实际损伤部位分型，而不只是对其导致狭窄的水平分型。虽然 Strasberg 分类法比 Bismuth 分类法更为专业，但是 Strasberg 分类法不能替代更为简洁实用的 Bismuth 分类法

Strasberg 于 1995 年提出的分类模式反映了胆系损伤的多样性和对它们的处理[27]（图 15-2）。这一分类模式将 Bismuth 依据狭窄的分类放在了第一位。然而，这种新的分类模式并没有取代 Bismuth 的分类模式，原因可能是在实际工作中它并不实用。

三、临床表现、发病机制和治疗措施

Strasberg 胆道损伤分类 A 型包括胆囊管残端和胆囊床小胆管的胆漏，但此情况下胆道肠道的连续性仍然保持完整（图 15-3）。胆囊管胆漏多是因为胆囊管夹闭失败和由于胆总管存

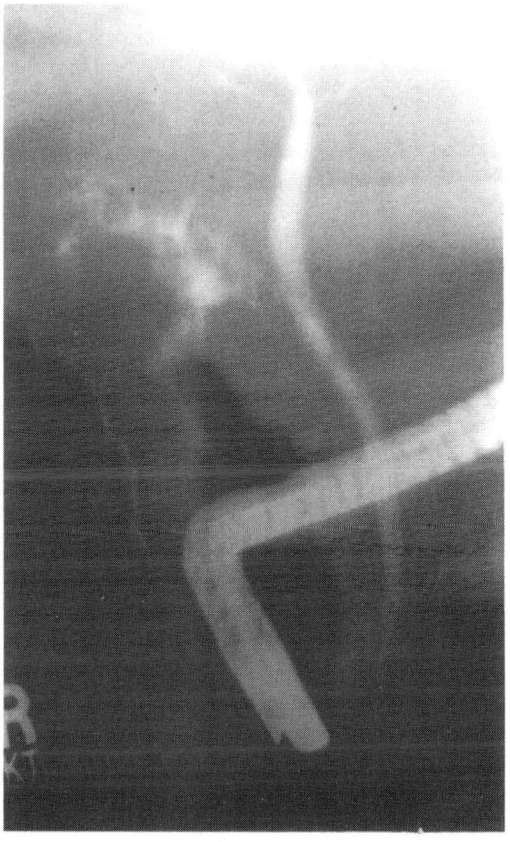

图 15-3　胆囊管漏胆，划为 A 型损伤

在结石致使胆囊管残端破裂所致，也可发生在单纯夹闭过紧导致的胆囊管绞窄时胆囊管残端坏死。在一篇由经验丰富的腹腔镜外科医师所发表的文献中，报道腹腔镜胆囊切除术的胆囊管胆漏占所有病例的 0.26%，并且均是在急性胆囊炎并且术中看到胆囊管过短、壁厚和扩张的情况下发生[28,29]。该文献强调重要的是在进行夹闭之前一定要具体地看到胆囊管夹的头端，对上述情况下的胆囊管要进行结扎和应用圈套器，指出正是这些方法降低了胆囊管胆漏的发病率[30]。小胆管漏通常情况下是因为进行胆囊分离时胆囊窝平面分离过深所致，即是与标本一起亦切除了一圈的肝组织，因而会损伤胆囊下方胆管和 Luschka 肝胆囊胆管。

A 型损伤病人的症状与胆汁进入腹腔密切相关，表现为：腹痛、食欲不振、麻痹性肠梗阻、胆汁性腹膜炎合并脓毒症等。出现后面几项临床症状可能导致剖腹探查。这型胆漏经常采用的治疗措施有：内窥镜下经乳头支架或括约肌切开来降低胆道内压力，经皮引流局部的胆汁性积液。内窥镜治疗的成功率达到 90%[32,33]。Marks 等所作的一精巧的动物实验证明支架法比括约肌切开法能更快地控制胆囊管胆瘘[34]。另外还可以选择鼻胆管引流进行治疗[33,35,36]。胆总管结石在这些胆囊疾病病人中发生率约 10%，应取出这些结石以便于瘘口的闭合[37,38]。是否对腹腔内胆汁性积液进行引流取决于病人的临床状况和积液区的大小。如手术过程中发现从胆囊窝漏出胆汁，就应进行胆管造影术。如果造影证实周围的渗出物来自于胆囊窝，但肝内和肝外胆管解剖正常，则应当进行缝合修补。如果修补失败，则放置闭式引流，这种情况下术后放置支架可能是必要的。

必须强调的是术后积液非常普遍，但罕有临床意义。接受腹腔镜胆囊切除术的病人中术后发现腹腔内有胆汁的几乎占到 10%[39~41]，但临床上能够发现的胆漏只占全部腹腔镜胆囊切除术的不到 1%[16,19,42]。

B 型损伤是指胆管树的一部位被夹闭，可以发生在胆囊管不是引流到胆总管，而是引流到右肝管，如见于一小部分人中[23]。右肝管或异常右肝管便被误认为胆囊管而进行结扎、分离，并将其一部分连同胆囊一起切除。手术记录经常描述为所谓的“副胆囊管”，实际上就是右肝管的更近侧部分。就此而言，如果术中看到有第二个管道结构进入胆囊，就应当进行胆管造影。由于这种变异的存在，所以强调重要的是术中不但要辨认胆囊管－胆总管交汇处，更要辨清胆囊管的完整径路和其进入胆囊的入口。发生 B 型损伤的病人可以是无症状的，只是所阻塞的肝叶或肝段萎缩，其余部分的肝脏过度增大。另外这些病人也可以出现疼痛或阻塞区域的胆管炎。对有症状的病人，治疗措施包括：① 采用经皮或内窥镜下胆管造影来完全确认解剖结构；② 放置引流以控制感染；③ 接着进而由经验丰富的医生来进行 Roux-en-Y 型肝管空肠吻合术。手术时机取决于损伤得以确认的时间。如果是手术过程中发现损伤，只要有修补所需的专业人士，就应当立即进行修补。如果当时没有合适的肝胆外科专家支持，则在结扎近侧端胆管并放置引流以策安全，病人应予以关腹，尔后转往三级医疗机构处理。术后发现的B型损伤，修补在所并发的脓毒症完全消除之后方可进行。如果肝管肠吻合的适应证明确但又手术操作困难，那么将损伤严重的肝脏实质局部切除亦可考虑。

C型损伤是指来自不与胆总管直接连续的胆管发生的胆漏，也就是说，是一种区域胆管损伤[27]。病人的症状就像A型损伤一样，同样是由于腹腔内胆汁积聚所引起的，有：腹痛、肠麻痹、恶心、腹膜刺激征以及脓毒症。但是该型损伤时引流到腹腔的胆管与胆总管并不相连，所以放置远侧支架是不合理的。这与A型损伤相反，后者的损伤部位仍然保持了与胆总管的连续性。此外，控制脓毒症和完成影像学检查对决定最终如何处理C型损伤具有重要意义。如果发生胆漏的胆管较大（比如其引流两个或更多的肝段），就要进行肝管Roux-y空肠吻合；如果胆管较小，则可以将其结扎。若胆漏自闭或者被结扎，可能会继发胆管炎，意味着需要建立旁路，或者肝脏对应部位会发生萎缩。

D型损伤指肝外胆管任何部位的侧壁损伤（没有完全离断）。D型损伤的原因和其他许多损伤一样，是由灼伤、剪切和夹具放置不当所致。其临床表现由损伤的位置和严重程度决定。例如，夹子或剪刀损伤右肝管时表现很像A型损伤，即表现为胆漏，但保持了完整的胆管—肠道间连续通道。放置跨过损伤部位的支架或者远侧支架会对愈合有所裨益，但是一旦发生狭窄，就要进行修补。胆总管的修补可以是端端方式附加放置T管，也可以是Roux-en-Y型肝管空肠吻合，但一般情况下端-端方式的吻合口的张力大，比较让人头痛。这些结果倾向于支持建立旁路的治疗方法，但是许多资料存在选择性偏倚，可能会低估了采用更保守的办法治疗此类损伤的成功率。D型损伤有一种情况是无症状的，就是胆总管已灼伤但还没有引起胆漏。患有此类损伤的病人可以在手术几年后发生胆管狭窄，伴或不伴有黄疸、胆管炎和肝功能衰竭[43]。

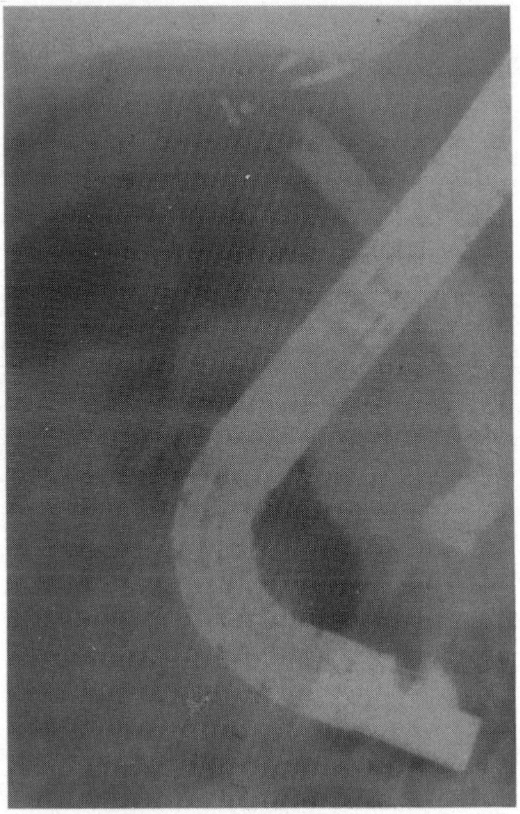

图 15-4 内镜下逆行胰胆管造影证实E型损伤，胆管—肠道连续性完全中断

E型损伤是指肝总管或胆总管切断或完全夹闭，胆道—肠道连续性的完全中断（图15-4，15-5）。由于胆囊切除术导致的占此型损伤的80%，其余可见于胃、十二指肠以及胰腺手术时[43～46]（图15-6，15-7）。在腹腔镜胆囊切除术时发生此型损伤的原因有：① 误把胆管主干视为胆囊管，进而进行了结扎、分离和切除；② 胆管主干或其供血血管发生严重灼伤；③ 结扎胆囊管时太靠近胆总管。在1992年Davidoff的文献回顾中指出，该型损伤最常见的发生机制是将胆总管误认为胆囊管，进而予以切除[47]。E型损伤的预后不良，据认为与胆管血供是纵向的并且比较脆弱有关，下文将会详述。后续的修补因此要冒胆管缺血的风险，从而使得治疗处理更加复杂化。

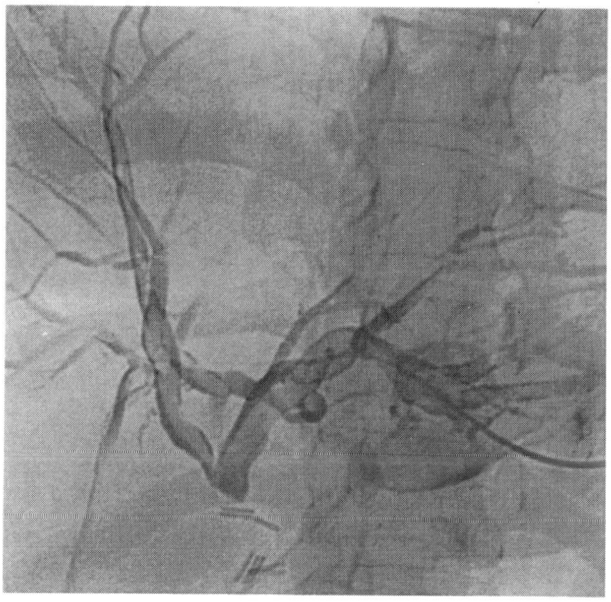

图 15-5　E 型损伤的经皮肝穿刺胆管造影

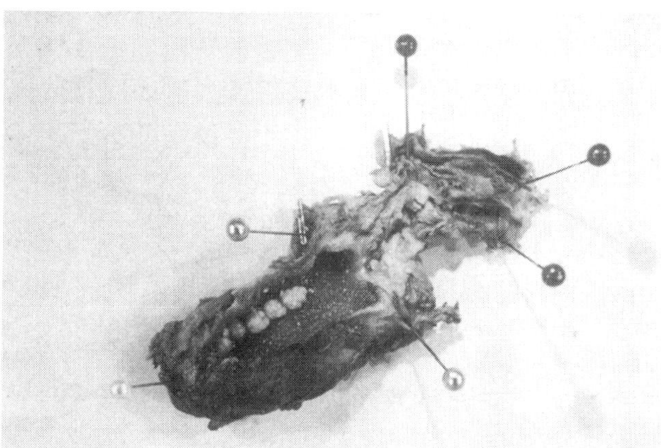

图 15-6　腹腔镜胆囊切除术发生 E 型损伤的术后大体标本。注意胆囊、胆囊管及已切开的胆总管

E 型损伤表现为黄疸、复发性胆管炎、腹痛、脓毒症。临床表现亦可以不那么引人注意，因而胆囊切除术后胆管狭窄在术后一周确认的只有 10%。虽然其中 80%的狭窄可以在一年内得以确认，但在术后数年内胆管狭窄的表现仍可能不明确。这些不仅仅是使得确认 E 型损伤的发病率的工作复杂起来，同时，也是更为重要的，是将病人推向了肝硬化和门静脉高压症的危险境地。

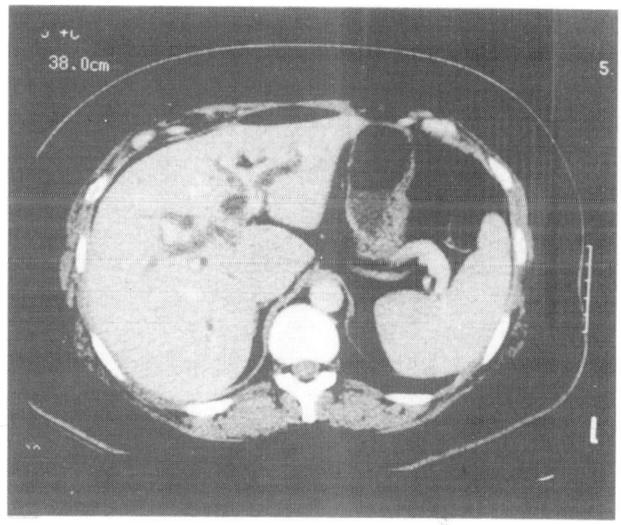

图 15-7　腹腔镜胆囊切除术中胆道损伤后，CT 证实肝内胆管扩张

E 型损伤的治疗目的是采用使发生再狭窄和并发继发胆管炎、肝功能衰竭机会最小的方式来重建胆道—肠道的连续性(图 15-8)。治疗 E 型损伤的方法必须包括：① 采用上入路和下入路完成胆总管造影，完全明了损伤的性质；② 经皮穿刺引流整个胆管系统；③ 应用抗生素和引流积液治疗脓毒症和肝门周围炎症；④ 选择合适时机，进行一个专业水准的、确定性的修复。焦点应当放在尽量避免出现再狭窄的可能。我们在本文要讨论手术修复和非手术修复两种观点，但深层次的技术问题不在本文的讨论主旨中。

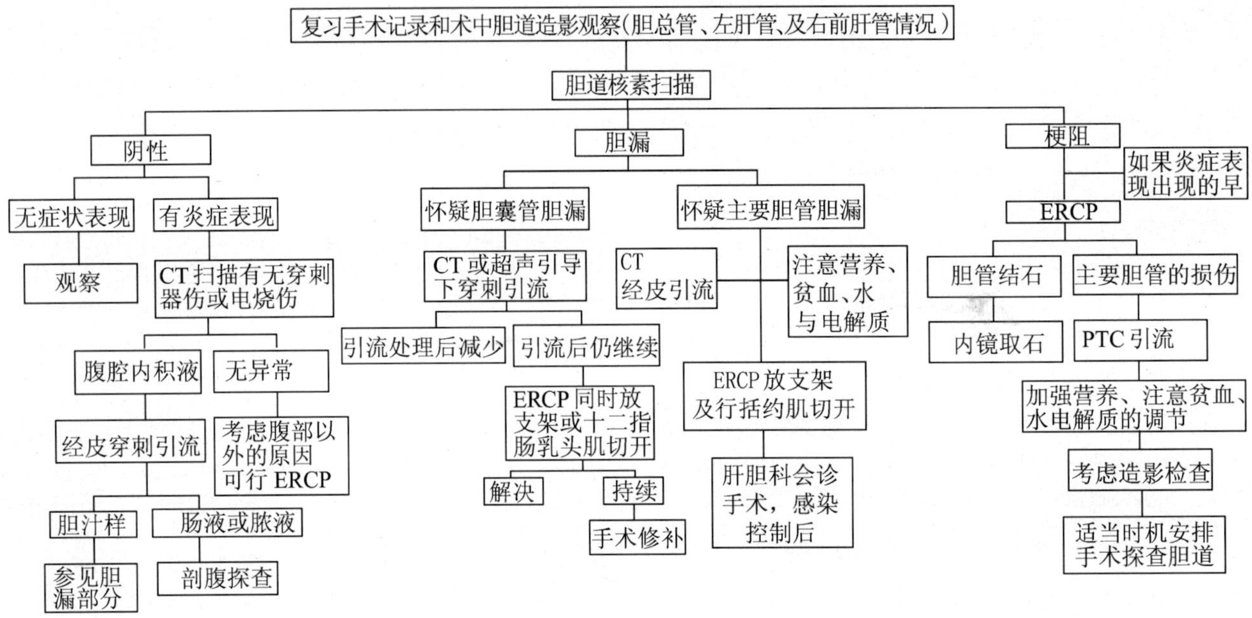

图 15-8 腹腔镜胆囊切除术后不明腹部并发症的治疗路线图

对于狭窄或闭塞胆管的手术治疗方法的选择首先取决于3个因素。第一因素是损伤部位的解剖,要求保留血供,为修复提供最小张力。例如,对于立即发现的不是热力引起的离断或结扎,如果胆管组织缺损不超过1cm,就可以进行端端方法修复并放置T管。相反如果是热力损伤,手术中又没有确认出来,损伤引起的组织缺损就应在适当清创后采用肝管空肠或胆总管空肠Roux-en-Y型端侧吻合来进行修补[44,45,49,50]。虽然作肝管十二指肠吻合或非Roux式的肝管肠吻合可能会有引诱力,但是Roux吻合时非功能袢有漏出也不会引起十二指肠瘘,并且Roux吻合修复(带有40～60cm的Roux袢)还可以使肠内容物向胆管树的反流减少到最小程度。决定治疗方案的第二个因素是损伤确认时病人及其右上腹部的情况。值得强调的是一旦在脓毒症得以控制,胆道系统得以引流之后,不必急于进行最终的修复手术[27,50]。围肝门区感染无法显露能用于吻合的正常胆管黏膜,所以并不提倡对术后发现的损伤进行立即修复。此外,修复前必须改善营养不良和贫血,纠正水、电解质紊乱。最后一个因素是手术者的经验。如果是一个无经验的外科医师诊断出近端胆管损伤,又没有一个专家的帮助,那他就应该为病人开腹进行胆管造影,放置一个胆管内引流,然后关腹。再让病人去肝胆专科治疗。第一次修复成功机会最大。

非手术的介入治疗方法诸如:经皮穿刺球囊扩张、内镜下扩张,只有在阻塞狭窄部位可以通过导丝才可以用于治疗E型损伤,无法应用于胆管结扎和切除的情形。这些技术手段对那些无法承受开腹手术的病人具有极高的价值,但是这些技术和胆道重建技术一样,要求高水平的专业技术。这些方法介入后并发症发病率明显升高,包括有:出血、胆道出血、胰腺炎和脓毒症。需进一步说明的是,这些技术往往需要反复多次进行,这样非手术治疗的住院天数与外科修复的住院天数相当接近。还应当指出的是,许多外科医师认为严格意义上的E型损伤不适宜应用非手术修复方法治疗。

无论选择何种方式治疗胆管损伤,必须进行长期随访。目的在于迅速确认狭窄,在修复后长达数年的时间范围内都可以出现这种狭窄。随访检查的内容包括:血清胆红素、碱性磷酸酶、转氨酶等,并用胆道核素成像和超声检查,来测量胆流情况和肝内胆管的大小。

四、胆管损伤合并血管损伤

腹腔镜胆囊切除术中右肝动脉受损风险

大，它在Calot三角出现的概率达到82%，因此术中易被误认为胆囊动脉，进而将其结扎[51]（图15-9，15-10，15-11）。胆囊切除过程中在止血时也可无意中损伤右肝动脉。腹腔镜手术中所遇到的出血，应采用压迫、分离出血血管、准确地放置夹具和结扎等方法来止血。如果这些手法均不奏效，就中转开腹。由于这些因素的存在，必须要强调的是：应当辨清胆囊动脉，追踪其进入胆囊的全程并在靠近胆囊处进行结扎，甚至要达到将胆囊动脉前支和后支予以分别结扎。除为肝脏右叶提供充分氧合的血流之外，右肝动脉还自上而下对胆管进行血流灌注，对应地胃十二指肠动脉和胃右动脉提供自下而上的血液供应[8]。所以说，胆总管横断和右肝动脉的联合损伤将会导致胆总管或肝总管近侧断端的缺血。这样的复合伤进行胆管损伤的初期修复特别冒险的，并支持要求在作任何类型的吻合之前均对近端彻底清创。

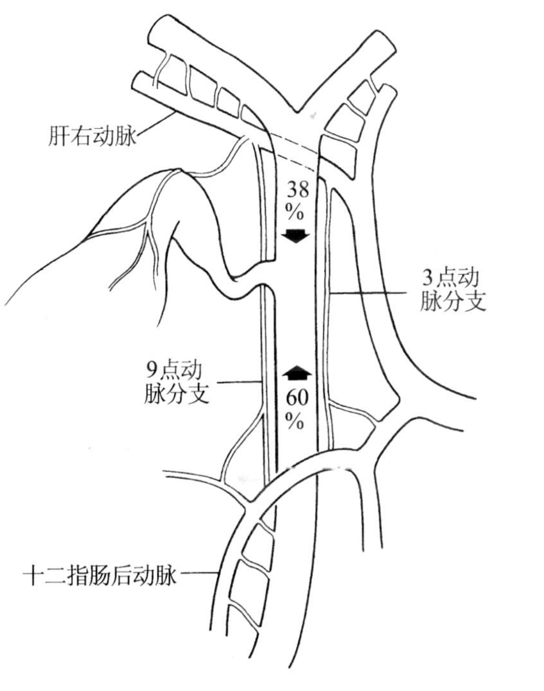

图15-9 肝外胆道系统的血液供应。注意胆道十二指肠上血管的轴向特性，血管位于3点钟和9点钟位置。同时注意来自下方的血液供应为主。十二指肠后动脉起源于胃十二指肠动脉

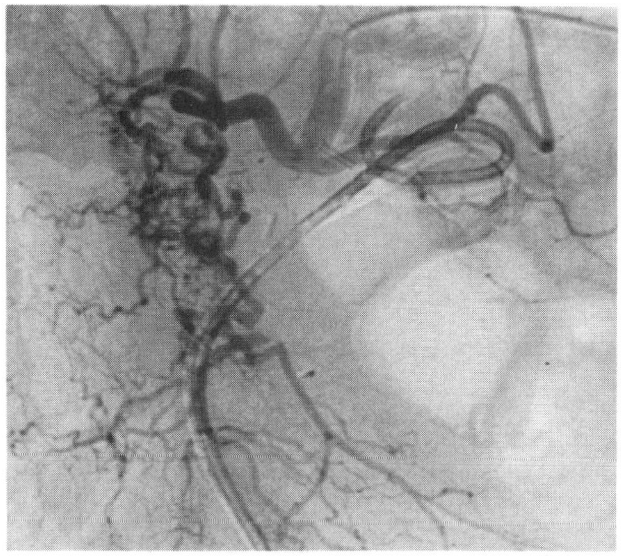

图15-10 血管造影证实腹腔镜胆囊切除术中损伤了右肝动脉

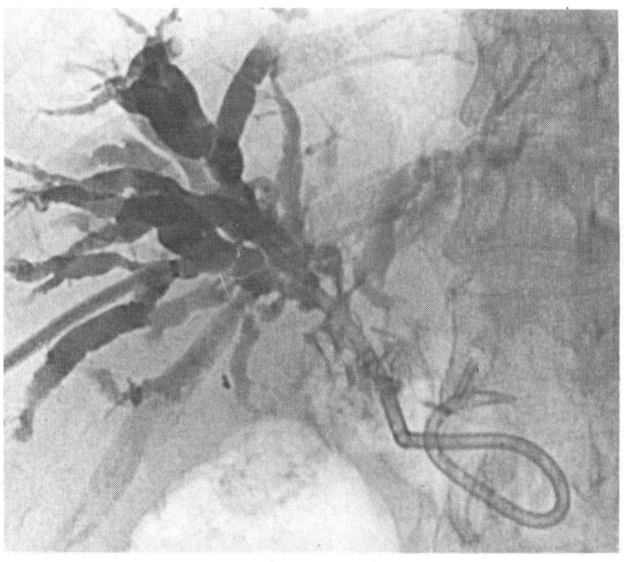

图15-11 同一病人的胆道造影，证实有多处缺血性狭窄

这种损伤除了有发生胆漏和狭窄形成的可能外，由损伤胆管所引流的肝脏区域还有发生肝坏死和形成脓肿的可能性。这需要进行肝切除，在一些特别罕见的情形下，甚至需要进行肝移植来治疗[52]。另外，病人可以表现为胆道出血[53]。要为患有狭窄、肝坏死、肝脓肿的病人进行胆道重建的外科医师，应当分析原手术记录，并质询原手术医师，特别是要关注原手术中出血情况。无论是从病史回顾，还是从图像分析，或者是在X片已经表现多个钛夹并呈“猎枪征”(Shotgun pattern)，只要提示怀疑有血管损伤，就要进行术前血管造影[54,55]。

五、腹腔镜胆囊切除术发生损伤的危险因素和预防

有许多研究罗列出估计胆道损伤发生可能性的危险因素。既然是“没有一个术者对发生损伤有免疫力，也没有一个病例可以认为是常规的”[22]，关注这些因素将帮助外科医师决定采用那些能减少风险的方法。腹腔镜胆囊切除术中胆管损伤的危险因素包括：解剖变异、粘连、急性和慢性感染、出血等，或许还包括术者的经验不足[23]。肥胖症作为预测要中转开腹的因素，并不是胆管损伤的危险因素之一，但对此也有不同意见[57]。

如果对肝外胆管系统和血管系统的解剖变异不加考虑就解剖 Calot 胆囊三角是危险的。腹腔镜胆囊切除术胆道并发症由于误认解剖结构造成的占 2/3 以上，不管是否进行胆道成像[58]（图 15-13）。这一发现提示重点仍应放在辨认胆囊管—胆总管交汇处，而不是辨认胆囊管全程和其进入胆囊的入口。事实上，要求看清胆囊管—胆总管交汇处并非完全必要[59]。讨论腹腔镜胆囊切除术发生损伤的潜在可能性时，有几种解剖变异值得一谈。第一种，就是前面已经提到过的胆囊管引流到右肝管。每次辨认胆囊管—胆总管交汇处时应考虑到这种变异，以避免损伤右肝管。第二种变异就是胆囊管与胆管主干并行并与之紧贴。术中为使胆囊管和肝总管之间的“角度打开”，正规地要将 Hartman 氏袋牵向右下，这可以使得变异胆管壁“帐篷化”，从而引起损伤[60]。胆管造影有一定诊断作用，并应避免使用烧灼。第三种变异是胆囊管在汇入胆总管之前行走于胆总管的后方，并汇入其左侧壁。因此，术者在看到两根管道时绝不能想当然认为靠右侧的那根是胆囊管。靠近胆囊进行解剖并远离肝门是一个要遵循的原则；在长的残留胆囊管内留有残余结石是很少引起问题。最后一种变异表现为“无蒂”胆囊或短胆囊管，这也容易引起损伤，正如胆囊纤维化附于胆总管或肝总管时的情况相似。这种情况不适合使用夹子和圈套器，因为会损害到胆总管。这种情况下曾推荐使用内镜下钉合装置。不过这是一种极其危险的变异，所以除非书钉能很清楚地放置在离开胆总管的位置，否则还是应开腹手术。

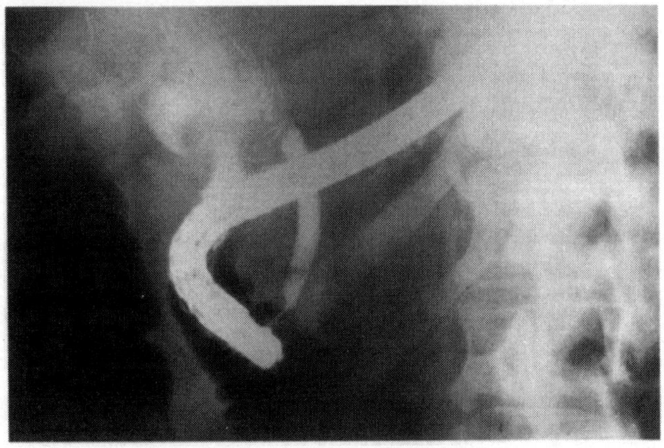

图 15-12 胆管造影显示腹腔镜胆囊切除术中为止血而使用的止血夹呈“猎枪征”（shotgun pattern）。胆道造影发现如此图像应怀疑并发了大血管损伤

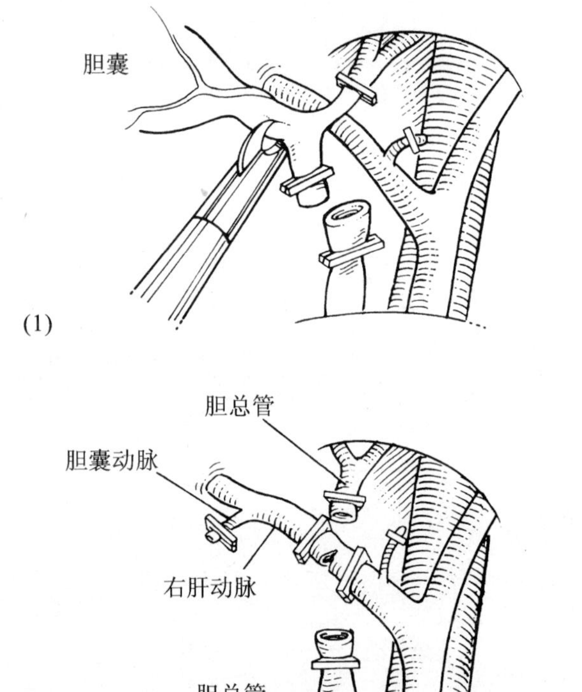

图 15-13 Davidoff“典型的腹腔镜胆管损伤”示意图。注意正常的肝门解剖，将胆总管误认为胆囊管并加以结扎和切断(1)，相似的损伤/结扎右肝动脉(2)

另一个危险的解剖问题是 Mirrizi 综合征，可

见于不到1%的腹腔镜胆囊切除术病例[62,63]。由于胆囊管结石及其伴发的炎症对肝总管产生了外在性压迫，在解剖Calot三角的过程中损伤肝总管的风险巨大，特别是在管道之间已形成窦道的情况下。如果患有这种综合征，解剖胆囊三角是禁忌的[64]。该综合征常常不被认识(无论是术前还是术中)，需要高度警惕以制定出预防损伤的措施。术前如确诊为该综合征(胆囊缩小或萎缩；黄疸；胆管扩张；胆管造影提示压迫)，可用内镜进行初步治疗，最终的治疗要通过开腹手术解决。如果是在术中诊断为该综合征，术者要加倍考虑中转开腹。同样也要进行胆管造影(如果可能经胆囊进行)，如果这样仍不能明确诊断，术中超声检查有助于明晰解剖结构。进而应考虑胆囊底部入路手法，或切开胆囊，取出结石。再者，有必要进行部分胆囊切除，留下部分致密粘连的胆囊壁。罕见情况下，可有胆囊——肠道旁路的适应证。

粘连和炎症也为安全进行腹腔镜胆囊切除术增加了困难。关于急性胆囊炎病人进行胆囊切除最佳手术时机的著述颇丰，已明确在急性胆囊炎的情况下可以安全地进行腹腔镜胆囊切除术，特别是在疾病早期手术更安全[25,65~68]。急性胆囊炎时有可能增加胆管损伤的概率，因此，要相应调整行胆管造影和中转开腹手术的标准。

在各个章节都强调了要实施常规和选择性胆管造影。这里再说一句就足够了：施行腹腔镜胆囊切除术的外科医师应当十分乐于行胆管造影和阅造影片。但是已有报道表明：在发生胆管损伤时常常发现对胆管造影进行了误读[22]。外科医师对X片的误读而造成诊断和治疗的延误是诉讼起因中最突出的因素。

对于任何解剖，都存在电外科(electrosurgery)的时空问题。腹腔镜手术所致的肠损伤大多数是由Trocar锥引起的，但也有许多损伤证实是电灼伤引起的。已研究出多种办法来降低电损伤的发病率。第一，器材在使用前应检查有无绝缘缺陷(法院不会因为设备故障而免除手术者的罪责)[70]。第二，绝不能在视野之外使用电手术器械，手术器械的电机只能采用与之匹配的回路电极监视系统。第三，腹腔镜进出道套管要么是全金属，要么是全塑料的，以防在器械周围产生电容藕和释放能量；其他的金属器材应防止腐蚀，以免产生电弧[71](图15-14)。最后，在用电器械进行分离时要尽量减小发生电容藕的危险性。分离应当用“切割”电流，“凝固”电流只用于需要时进行表面电灼。允许在短暂的电流脉冲之后清晰状态下牵动胆囊体外面的粘连和腹膜，但同时进行分离和凝血是不允许的。在Calot三角区不提倡使用单极电灼，更不能在不确认的结构附近应用。其他器材如双极和谐波器械使用不便，有的比较昂贵，但可以大大降低一些损伤发生的风险。

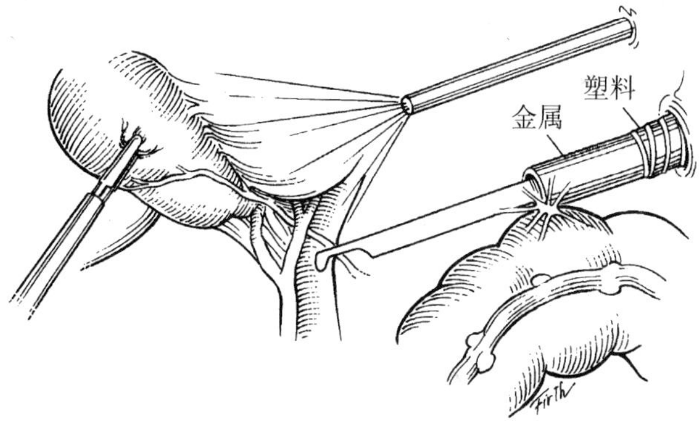

图15-14 电容藕合示意图。金属Trocar锥外套和塑料锚定器材不允许电流流向腹壁，然而电流却流向邻近脏器

在肿瘤外科手术中有一传统，一旦切除了标本就立即查验以确认切除边缘是否合适，以指导外科医师是否准备着手进入重建手术阶段。与此相似，从腹腔镜戳孔中取出胆囊就查验，是外科医师确定是否只切除了胆囊和胆囊管、胆囊是否有肿瘤的最后机会。显然，发现有多余管道分支和黏膜肿块就应迅速进行胆管造影或中转开腹。

理想化的话，所有的腹腔镜手术就应象开腹手术一样的施行，也就是说，做一个没有切口但与“经验证明是良好的”术式一样的手术。例如在开腹胆囊切除术时代，手术技巧就是辨认和游离胆囊管和胆囊动脉，从胆囊底部向下将胆囊自胆囊床剥离开来，确切辨清胆囊管道结构并将其离断。这些由 Glenn 总结的技巧，降低了开腹胆囊切除术胆道损伤的发生率，是胆道外科历史上的一个巨大飞跃，特别是对炎症情况下的胆囊切除意义重大。

美国最常采用的腹腔镜胆囊切除术技巧已有所变化，那就是在胆囊从肝脏剥离之前就离断胆囊管道结构。这种方法益处有二：①胆囊剥离时保持在 Calot 三角的上方，并远离之；②提早结扎胆囊动脉使得接着进行的胆囊剥离止血良好。有几个中心报道“底部优先”的腹腔镜技巧。这一技巧对胆总管牵拉很少，可以推测该技巧胆总管帐篷化也少，减少了由此导致的夹子损伤和其他胆管损伤[75~77]。如果漏斗部能从肝脏完全分开并在离断胆囊管前看到胆囊颈部漏斗状地向下移行到已完全暴露的胆囊管，那保持肝脏上胆囊底部和体部不动似乎是有道理的。也许历史会证明这一点。

六、胆管损伤的法医学问题

值得庆幸的是，多数研究已经证明腹腔镜胆囊切除术中导致的胆道损伤发病率正在下降（图 15-15，15-16）。但是腹腔镜胆囊切除术仍比其他腹腔镜手术的并发症多，并且正如预计的那样，成为对普外医师诉讼的最多见的情况。Kern 就玩忽职守这一主题著述颇丰，并提出对此如何研究才能更好地教育外科医师，比如更多像每周进行并发症发病率—死亡率讨论会之类的方法。他列出了并发症转化成玩忽职守的四项标准。第一项是经济损失：危及病人胆管损伤是慢性病，其后进行的修复愈合很慢，因此，病人可能会数周内无法上班，甚至永远不能再工作。另外病人的保险公司就住院和诊疗费用提起诉讼。第二项是严重的致残和死亡：显然，肝功能衰竭和复发性胆管炎是高危病情，容易引起这些消极后果。与它们类似的还有迟发性腹膜炎，它由肠损伤又没有及时发现所致，死亡率近 25%。第三项是可能的巨大赔偿支出：腹腔镜胆囊切除术导致的损伤裁定或和解的平均赔付在 200 000～500 000 美元之间。第四项是病人坚信存在疏忽大意：诊断延误，多次手术等，肝胆外科专家的会诊意见会强化病人的看法。医师想避免诉讼要控制的正是第四项。胆管损伤与其他不幸事件相比，提出的索赔额有可能多几倍[80]。

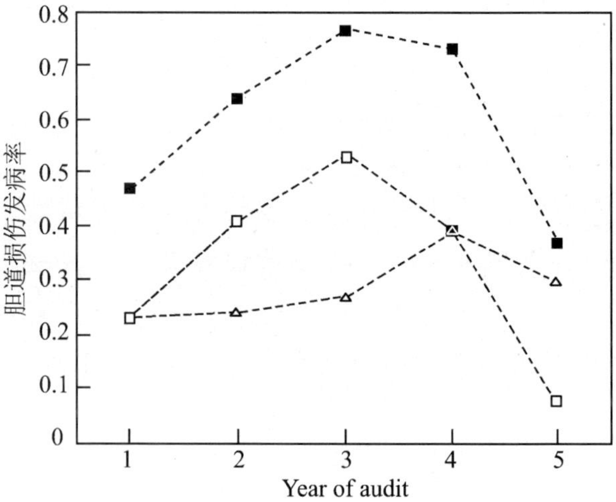

图 15-15 Richardson 等报告的 1990～1995 年苏格兰胆道损伤的年度发病率。实心框：总体损伤；空心框：胆管主干损伤；三角：小胆管损伤

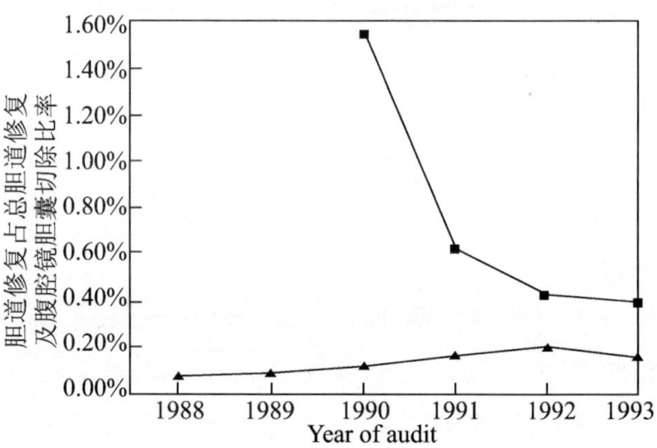

图 15-16 北卡罗来纳州 Rutledge 的研究报告，显示 1988～1993 年胆道修复占腹腔镜胆囊切除术的比例在下降，胆道修复占胆道疾病总住院人数的比例保持平稳。方框：胆道修复占腹腔镜胆囊切除术的比例；三角：胆道修复占胆道疾病总住院人数的比例

Kern 还指出胆道解剖变异几乎占人群的五分之一，但导致胆管损伤的却十分罕见。他向进行腹腔镜胆囊切除术的外科医师推荐了几条规避风险的策略，这也是减少被起诉风险的

三条基本原则：① 预先告知病人手术风险和国内确认的并发症发生率。将此类谈话记录在案可使“没有能适当地告知手术风险”的辩护理由不再成立。这样的谈话可让人放弃认为治疗不合规定导致并发症的起诉。谈话中必须对胆管损伤和应用电手术设备带来的损伤的风险作特别的说明；② 迅速发现损伤，避免多次重复手术。重申一下，损伤没有及时发现的、需要多次手术修复的、引起慢性疾病的极有可能引起诉讼；③ 采用合适的修复方式，也就是说有必要进行 Roux-en-Y 肝肠吻合术时就不能满足于胆总管修复加放置 T 管的方法。修复只能由有丰富的胆道重建经验的术者施行。

腹腔镜胆囊切除术的血管创伤并发症

腹腔镜胆囊切除术中转开腹的 7%～21%是由大出血并发症导致，在所有的腹腔镜胆囊切除术中，大出血的发生率低于 1%[16~19,21,23,30,57,81,82]。这种并发症的发生机制有三：① Trocar 锥和 Veress 气腹针损伤腹内、腹壁或腹膜后血管；② 肝脏裂伤或胆囊窝出血；③ 分离胆囊动脉、肝动脉和门静脉等肝门部血管的损伤。一个大宗研究报道损伤胆囊动脉和胆囊窝出血占术中出血并发症的 81%[16]。伴发胆道损伤的血管损伤前面已有评论，这里我们将重点讨论进腹时发生的损伤和肝脏裂伤。我们还将讨论发生静脉血管损伤时腹腔充注气体的危险。

Trocar 锥和 Veress 气腹针导致的血管损伤确实并非腹腔镜胆囊切除术所特有，但是它们在这种手术中的并发症占有相当比例。因此，这里的讨论已将这种情况包括在内。一般情况下这类损伤发生在建立气腹进行的“盲穿”时，累及的血管有腹主动脉、下腔静脉、髂动脉和髂静脉。虽然腹腔镜手术这类损伤的发生率仅为 0. 10%～0. 25%，但死亡率可以达到 10%[17,18,56,83,87]。正是由于这个原因，鼓励用切开的方法进入腹腔[88]。如果采用的是闭合法，病人应取 Trenlenburg 体位（头垂仰卧位），Veress 气腹针和第一个 trocar 锥要朝向盆腔，要采用圆锥头穿刺针，穿入前用力提起腹壁。这些技巧会提高手术的安全性。此外，体型瘦的病人在穿刺前常常可以触及腹主动脉分叉，因而可以避开它[90]。成功治疗的关键是尽早发现低血压、Veress 气腹针有血液返流以及中转开腹后尽早发现膨大的腹膜后血肿。要是发现是 trocar 锥损伤，腹腔打开后已经穿透血管的 trocar 锥一定要保持在原位，这样做可以达到堵塞破口和有助于发现伤处的双重目的。还要将损伤血管充分游离[91]以排除后壁损伤。

Veress 气腹针损伤除有出血的问题之外，还存在一个确确实实的危险，那就是针已经穿入一根静脉中但没察觉，接着又充注了二氧化碳。已有报道，由于没有发现这种损伤而发生了致命的二氧化碳栓塞[92]。解剖分离造成的血管损伤也可引起二氧化碳气体进入血管内，有一个报道说在将胆囊从肝脏上分离时使肝窦状隙暴露之后发生心跳骤停。一旦高度怀疑发生这类损伤，就迅速解除气腹，并将病人置于左侧卧位（Durant 氏手法），可能增加存活机会。

Trocar 锥穿刺后如发现 Trocar 锥持续滴血或 Trocar 锥周边部位膨大的血肿，就应确认发生了腹壁血管损伤（一般是腹壁上动脉和腹壁上静脉，开放的脐动脉罕见）。Trocar 锥放置在腹直肌鞘外侧可以避免这种损伤，另外在放置 Trocar 锥前用腹腔镜透照腹壁偶然能显现腹壁血管。一旦确认这种损伤，手术医师控制出血有三种方法可供选择：① 压迫止血，方法是通过 Trocar 锥放置 Foley 氏导管并呈张力状态；② 在腹腔镜直视下进行腹壁全层缝合；③ 探查创口直接结扎出血点。这种损伤有可能是灾难性的，这一点没有引起人们的重视。肝硬化病人的深部腹壁上血管撕裂或脐动脉断裂如没能及时发现可能会致命[85]。

腹腔镜胆囊切除术时肝脏裂伤通常在施行以下三个手术步骤中发生：① 放置 Trocar 锥；② 将胆囊底部向头侧牵拉；③ 从胆囊窝分离

胆囊[94]。在直视下放置 Trocar 锥可以有效地消除第一种方式的损伤。避免第二种损伤方式很简单，就是不要进行那种像要把胆囊从肝脏上撕脱下来的过度牵拉。同样，放置上腹部 Trocar 锥时要避开镰状韧带，这样肝脏不会固定在腹壁上，在做头向牵拉时能有良好的活动度。避开镰状韧带的方法是从锁骨中线戳孔放入抓持钳将韧带向左牵拉。此外如果张力过大，可以将镰状韧带离断，这样可以将肝脏与腹壁解离。要避免最后一种方式损伤肝脏，在肝脏与胆囊之间分离时要在正确的层面并小心谨慎地进行，这要靠不断地调整胆囊体的牵拉方向，取得良好的暴露，避免"在洞穴中工作"。肝脏出血的另外一个机制可能与在围手术期非甾体类抗炎药物的应用日益增加有关，已有报道在应用这类药物之后腹腔镜胆囊切除术中发生了肝包膜下血肿[95]。

腹腔镜胆囊切除术肝脏损伤的处理适用传统的外科原则。基于这个原因，本文对肝脏损伤的治疗不作详尽的讨论。腹腔镜胆囊切除术肝脏损伤通常采用电灼法和氩气束止血法来治疗。亦有能施放止血药物的内镜设备。

腹腔镜胆囊切除术肠道损伤

消化道损伤可以发生在 Trocar 锥插入和在右上腹部进行分离时，特别是在用带电器械分离时。空肠、回肠和结肠均易遭受 Veress 气腹针和 Trocar 锥损伤，相反，十二指肠最有可能在探查 Calot 三角时损伤[96]。Mickel 憩室和仍保持与脐部固定的残留脐尿管，特别容易在建立进腹通道时损伤。在已有系列报道中肠损伤的发病率为 0%～0.4%[13,16～19,23,82,99,100]，但是该发病率似乎在下降[99]。发病率为零的报道系列采用的是切开法来建立进腹通道。作为对比，Morgenstern 等二十世纪八十年代连续1 200例开腹胆囊切除术的系列病例中肠穿孔的发病率为 0.17%[9]。

如同胆管损伤一样，肠道损伤在损伤当时可能发现不了，这会导致更高的死亡率。肠道损伤的致伤机理可能有热损伤和机械损伤，特别是热损伤可能当时注意不到，直到术后几天病人出现肠壁坏死或因并发恶心、全身不适、脓毒症和腹膜炎体征返回医院才发现。Deziel 等所作的回顾性分析表明腹腔镜胆囊切除术全部肠道损伤的死亡率为 4.6%，相比之下，十二指肠损伤相应的死亡率为 8.3%[17,18]。这一研究证实肠道损伤的发病率只有 0.14%而低估了其严重性，但着重指出这种损伤情况，特别是那些又没有马上察觉的肠损伤，是可以致命的。另外也要注意到，Veress 气腹针所致的消化道损伤可以完全没有症状，可以自行愈合。

胆囊穿孔和结石掉落

在从肝脏上将胆囊分离下来和取出胆囊的过程中，均有胆囊穿破的危险，并可能造成结石漏出和散失。穿破很普遍，发生在约 10%～40%的腹腔镜胆囊切除术，但结石散失的发生率仍不清楚[101,102]。在急性胆囊炎的情况下穿孔发生率似乎会增加(差不多 50%)，不管胆囊壁已经增厚。DeSimone 和他的同事近来回顾性分析了 350 例连续的腹腔镜胆囊切除术，发现穿孔的预警因子有:炎症程度(用术前超声检查的胆囊壁厚度表示)、既往腹部手术史、胆囊积水等。结石散失虽然普遍，但罕有引起严重并发症的。一份来自瑞士的报道说在超过10 000例的腹腔镜胆囊切除术中结石漏出率为5.7%，发生结石散失导致严重并发症的只有 8 例，占结石漏出病人的 1.5%。

虽然一度认为遗留结石是无害的或者仅仅引起粘连，但是现在已知有些情况下结石的危害出乎意料，比如成为感染灶或腐蚀穿透肌体和脏器组织结构。已报道的结石散失的后果多种多样，包括:腹腔内、腹壁和戳孔部位形成脓肿，发展成腹腔—皮肤窦道，穿入小肠、子宫，甚至穿入胸腔引起阻塞性肺炎[104～115]。另外结石穿入小肠可以导致肠梗阻[116]。这些后遗症可以在腹腔镜胆囊切除术后一年以上才充分表现出来，病人主诉发热、疼痛，或者是摸到包块[117]。炎症包块和积液的细菌培养可以阴性，也就是说，并发症的产生可能并不需要感染参与。但是，正如Johnston和他的同事用动物模型揭示的那样，结石散失并发症可能是复合因素造成的。结石若是在胆汁存在的条件下散失的，那么它在占60%的有胆囊炎既往史的病人中应该是已污染的[118]。

预防在分离过程中的胆囊穿孔和结石散失，主要是分离时对抗牵引要适度，一旦发生穿孔时要尽量减小损伤。当首先发现从胆囊破口溢出胆汁时，要吸尽胆囊内容物，采用预制圈套器、夹子和缝合法来修补胆囊壁。胆囊较软，穿孔不大时预制圈套器和夹子最为适用，而缝合法用于厚壁胆囊或大的撕裂伤较好。漏出的结石用勺状钳取出或放到标本袋中。接着对肝下间隙和膈下间隙进行大量冲洗。扩大筋膜切口和使用标本袋可预防在取出大胆囊时发生穿孔。扩大筋膜切口不会引起额外的并发症[119]。

如果已知或高度怀疑有结石散失，手术医师必须决断是否施行剖腹探查。先前提到的瑞士研究报告结石散失后剖腹探查使局部并发症下降一半，并完全消除了再手术率的发生。但是如预计的一样，剖腹术全身并发症的发病率较高。由于单一散失结石产生并发症的危险性很低，所以一般都认为取出结石并不是剖腹探查的适应证，而术后应谨慎地短程使用抗生素。要让病人明白其状况，并把谈话内容记录在案。病人患有结石散失的晚期并发症，其治疗通常要进行经皮穿刺或手术引流炎性积液，对所有窦道进行清创，同时取出结石碎片。不能完全取尽的结石碎片将会导致症状复发。是否应用抗生素取决于病人的情况和细菌培养的结果。

胆囊癌与腹腔镜胆囊切除术

一、背景与流行病学

胆囊癌转移播散是腹腔镜胆囊切除术预料之外、不常见的并发症。总体来看，胆囊癌是非常罕见的，只占全美所有恶性肿瘤的0.57%，只在0.5%～3%的胆囊结石病人中遇到[120～122]。但是还是有一些信号提示外科医师可能有胆囊癌存在。例如，高达90%的胆囊癌病人患有胆囊结石，所以（理论上）后者是胆囊癌一个粗糙的放射学信号。相比而言，胆囊壁钙化（所以称之为瓷化胆囊）是胆囊癌的一个更加特定的信号，成功预测出同期25%～60%的胆囊癌。女性患病率通常为男性的3倍，确诊时的平均年龄为65岁。西南部土著美国人、阿拉斯加人、墨西哥人、西班牙裔美国人发病比一般人群高5～6倍，相反非洲裔美国人中该病非常罕见。在胆囊结石大于3cm的病人中，胆囊癌的发病率明显上升，另外在慢性伤寒带菌者中也更为常见[122,123]。有了这些流行病学知识，现在可以介绍一个典型病例，其中的病人患有有症状的胆囊结石病，在腹腔镜胆囊切除术后发生了胆囊癌扩散。

一名65岁的西班牙裔妇女主诉右上腹部疼痛，并在近一个月来症状加重。在青年时代，她在怀孕期间腹痛发作，后被告知患有胆囊结石。由于那时症状轻微，她接受了保守的治疗。现在的超声检查确认有胆囊结石，包括有3cm的结石和急性胆囊炎的征象。经过液体补充和输注抗生素，为她施行了腹腔镜胆囊切除术，期间出现胆囊破裂，在分离和从脐部戳孔取出胆囊时发生了胆汁漏出。病理检查发现为第三期癌，对她进行了辅助性治疗。三个月后在她脐周出现了疼痛性结节，活检证实为转移性腺癌。对这一部位的病变进行了广泛切除，但四个月后死于肿瘤广泛转移。

意外胆囊癌占全部开腹胆囊切除术的1%～2%中得以发现[124～126]。但是南方外科医师俱乐部的一份前瞻性研究表明仅在0.1%腹腔镜胆囊切除术中发现胆囊癌。由此看来目前胆囊癌更多是在术后诊断出来的，这也许是因为在腹腔镜手术时完全失去了触觉的缘故[19,127]。

理想状态是胆囊癌总应是在术前和早期阶段诊断出来，随后保留阴性边缘开腹胆囊切除，并进行淋巴结清扫而不损及胆囊壁。但是在现实情况下，胆囊癌在术前诊断的只占所有病例的三分之一[128～131]。此外，在一个对928例腹腔镜胆囊切除术的大规模回顾性分析时，发现是胆囊癌的有9例，但其中3例外观大体正常；事实上，胆囊炎的病理所见与胆囊癌的表象并不一致[132]。

腹腔镜胆囊切除术绝对不是一个“肿瘤手术”。也就是说，如果术前超声或CT扫描发现包块、息肉和局部增厚，把开腹手术作为最终的治疗手段是合适的。特别是对直径超过1cm的息肉更应如此，因为其中癌变的可能性达到90%[133～135]。胆固醇息肉是一个例外，如果高度怀疑是这种类型的息肉(也是胆囊息肉最为常见的类型)，腹腔镜就不再是禁忌[134,136]。有人提议对T分期早期的胆囊癌施行腹腔镜胆囊切除术可能是适宜的，但是这样的肿瘤能在术前诊断的非常罕见[124]，同时应注意到即使是原位癌，分离过程中如造成胆囊穿孔，也是会播散的[132,137]。

二、戳孔部位癌转移问题

腹腔镜胆囊切除术是否比开腹胆囊切除术发生切口癌转移更为常见，这个问题仍不清楚(图15-17)。研究这一重要课题的难点是多方面的。第一，当术前高度怀疑是胆囊癌时，就会施行开腹手术；此种情况下无疑会在术中保护切口，切除标本后会用水甚至是聚烯吡酮碘冲洗切口。第二，这种癌的罕见性使得统计计算难以完成；正如前面讨论过的，只有低于1%的切除胆囊发现隐匿着肿瘤。最后，这种肿瘤更多是在晚期阶段才表现出来，这样就无法确定戳孔部位转移癌是由于肿瘤细胞直接种植引起，还是纯粹只是肿瘤已经扩散的一个更为明显的外在表现。正由于有这些原因，关于这一问题还没有进行过任何前瞻性的随机对照研究。

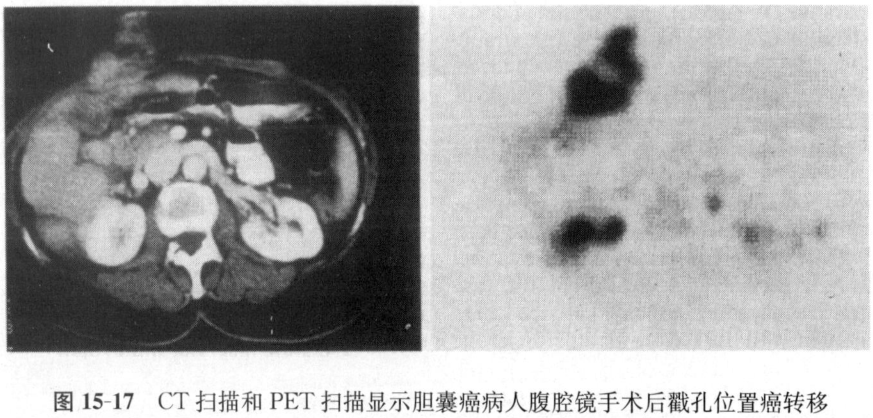

图15-17 CT扫描和PET扫描显示胆囊癌病人腹腔镜手术后戳孔位置癌转移

转移癌可能在胆囊取出戳孔处发展迅速，表现为脐部切口疝[138,139]。胆囊取出戳孔是个更为常见的复发部位，但确实其他戳孔也并没有倖免[140]。戳孔部位成为转移部位，理论上把其机理归结为是二氧化碳气体正压灌注的影响结果，以及腹腔镜器械操作对该部位组织具有较大的创伤性所致[137,141]。在一前瞻性研究中胆囊癌病人接受腹腔镜胆囊切除术戳孔部位转移癌的发病率为14%，占该研究系列所有10 925例腹腔镜胆囊切除术的0.05%[121]。胆囊破裂和中转为开腹胆囊切除术不影响戳孔部位转移癌的发病率，但是穿破有导致戳孔部位更高的肿瘤复发率的趋势。目前通行的看法，对于术前高度怀疑或已确诊的胆囊癌病人，不施行腹腔镜胆囊切除术。更为合适地，考虑对病人进行根治性治疗如开腹术和经皮穿刺活检[133]，而不采用腹腔镜。腹腔镜胆囊切除术取出胆囊的过程中持续使用取物袋，可以降低取出戳孔的转移癌发病率，但是对其他戳孔部位的复发可能没有影响[139,142]。若是在腹腔镜胆囊切除术之后诊断出胆囊癌，推荐对所有戳孔进行广泛的切除，虽然还没有资料显示这样做可以提高生存率和无瘤期。Z'graggen 系列研究中所有戳孔部位转移癌的病人，后来都进展为其它的远处转移。在进行大鼠结肠癌戳孔转移癌的研究时，有一小组近来证明用 5-氟尿嘧啶冲洗戳孔部位，与用水、盐水和肝素冲洗相比较而言，可降低切口转移癌的发病率[143]。这一结果和人类胆囊癌关系如何尚不清楚，但值得研究。

总而言之，胆囊癌是罕见的，但是不要忘记，只要这种肿瘤病变已增厚或胆囊已穿孔，它是可以通过尚不明确的机制，播散到腹腔镜戳孔部位和腹膜表面。病史和影像资料怀疑胆囊癌就可以作为开腹手术的理由。当没有被怀疑的癌变胆囊采用腹腔镜切除时，应用不透水的取物袋可以降低脐部戳孔部位的转移癌发病率。

其他相关并发症

一、腹腔镜胆囊切除术血管非创伤并发症

腹腔镜胆囊切除术最常见的施行方式是在全身麻醉下，取反 Trendelenburg 体位，二氧化碳充注到腹腔，压力为 1.33～2.0kPa（10～15mmHg）。所有这些因素会影响下肢和内脏血流，进而有诱发血栓性并发症的可能[144,146]。另外，腹腔镜胆囊切除术后高凝状态和血管内皮损伤在下肢深静脉栓塞（DVT）也可能起重要作用。但是若是预防措施充分得当，下肢静脉栓塞的发生率可能低于 1%，死于肺梗塞的危险性为每 100 000 例手术出现 4～25 例[17,152]。基于这些原因，所有接受腹腔镜胆囊切除术的病人应该给予针对围手术期 DVT 的某种形式预防措施，不管是药物还是机械方法，或者是二者同时给予，术前评估危险性对选择采用何种预防办法会有帮助。比较腹腔镜胆囊切除术和开放的腹股沟疝修补术的围手术期纤维蛋白溶解活性，二者没有显著差别[154]。

除 DVT 之外，腹腔镜胆囊切除术肠系膜动脉并发症也有报道[155～157]。这种并发症可导致肠切除，甚至是围手术期死亡。但是，这一并发症的病例报告通常都会记录一些潜在的疾病背景，如动脉粥样硬化和活跃的肠道炎性疾病等危险因素。Ishizaki 和他的同事进行了一个精巧的动物实验研究，证明了腹腔充注二氧化碳压力达到 2.13kPa（16mmHg）时，可以使心排血量降低、全身血管阻力升高，肠系膜上动脉血流降低[145]。对预防肠系膜缺血的术前危险因子分析表明采用免气腹腹腔镜手术、肺动脉导管、间断性解除气腹甚至中转开腹是合适的办法。

二、伤口的表浅感染和切口疝

应用腹腔镜的主要好处是没有大切口，但是腹腔镜手术留下的伤口会遇到和传统开腹手术后的伤口一样的并发症。这就是说，腹腔镜手术伤口的处理与开腹手术伤口的处理没有什么不同，都是为了防止发生感染和疝形成。类似地，二者发生伤口并发症的危险因子也相同，即肥胖、气管炎、吸烟，也许还要把使用类固醇包括在内[158]。

以切口感染为主题的评论文献对以下情况并不总是加以区别：伤口表浅感染、伤口深部感染、血肿、积液、切口疝，因此，无法进行直接的比较。另外，由于急性胆囊炎已经很少作为腹腔镜手术的禁忌证，所以研究样本发生了改变，同时

危险因子也增加了。腹腔镜胆囊切除术后伤口并发症的危险性可能低于1%，而切口疝的危险性可能在0.5%左右[16,19,23,30,42,100,159,160]。有个回顾性报告用开腹胆囊切除术作对照，结果没能证实两种手术的切口疝发生率有差别，同时报告还表明1 200例开腹胆囊切除术“切口问题”率为0.75%[9]。

大多数腹腔镜胆囊切除术后的切口问题发生在脐部戳孔部位，该戳孔通常是一个10mm的切口，胆囊由此戳孔取出。较小的戳孔部位发生感染和临床上出现疝是非常罕见的，但在儿童和成人人群中均有这方面的记载[161～164]。一般认为筋膜切开超过8mm就应该关闭，更小的切口可以不予处理。许多术者并不关闭上腹部戳孔的筋膜，而是经Z形插入Trocar锥，或是用镰状韧带作为隔板来防止将来发生切口疝，不过镰状韧带可能含有通畅的血管，一旦将其割伤，要想控制它是极其困难的。此外取出胆囊时使用标本袋可能会降低感染率，但是，还没有前瞻性的随机对照研究进一步证实这一点。

三、皮下气肿和高碳酸血症

皮下气肿既可以由于Veress气腹针充气时充到筋膜表面形成，也可以是在气腹建立后二氧化碳经Tracar部位逃逸到皮下空隙而形成。皮下气肿向头端潜行可达头部和颈部，也可以潜行到足部和会阴。南方外科医师俱乐部所作的前瞻性研究中0.3%的病人发生皮下气肿，而加拿大Liwin和其同事的研究为0.5%[16,19]。大多数病例的皮下气肿一般可以自行吸收，但是也可以伴发极其严重的高碳酸血症和酸中毒[165]。皮下气肿病人应进行血气分析，如果合适的话，还应过度通气。另外要注意排除气胸（先临床排除，然后透视排除）。预防皮下气肿的方法有：切开筋膜不要过大，变换Trocar锥穿刺腹壁的角度。无论是在腹膜腔之内还是腹膜腔之外，这些手法减少了戳孔的活动度。再就是，切开法进腹入口完全消除了初期充气在错误平面进行的可能性[166]。继发于气腹的高碳酸血症和呼吸性酸中毒经常遇见，通过增加每分钟通气量可轻易的得以纠正。动物实验提示酸碱失衡可以传导到胎儿循环，因此，妊娠妇女作腹腔镜胆囊切除术时应特别注意进行血气分析[61]。

四、膈肌损伤

并发于腹腔镜胆囊切除术的膈肌损伤有2例报告。一个病例是膈肌全厚的4cm长的裂伤，发生在电灼钩在胆囊同肝脏分开的情况下滑掉。此时对组织和器械强力的牵拉。立即在腹腔镜下进行了修补并放置了胸腔引流管，在此手术过程中气胸没有发生的血流动力学改变[167]。第二例报告膈肌损伤手术时没有发现。病人在术后6周因为疼痛返回医院，在进行了包括请疼痛和精神病专家会诊在内的全面检查后，经CT证实发生了膈肌疝，并通过开胸途径进行了修补。作者把原因归结为要么是膈肌被电灼器烧伤，要么是冲洗器头端（在冲洗时）或者是抓持钳（向头端牵拉胆囊时）刺伤[168]。要明确告诫的是关腹前要检查膈肌，成角的腹腔镜可以轻易地完成这一操作。

结论

腹腔镜胆囊切除术具有与传统胆囊切除术同样的风险，并要加上腹腔镜的风险。然而由于腹腔镜胆囊切除术确实是治疗性腹腔镜的“热点”，其并发症得以广泛宣传并受到深究。这些可能有些过头了，学习曲线是一个实实在在的问题，在技术进步使大众受益的同时也使一些病人遭受了痛苦。但是对具体一个外科医师，学习曲线应当和手术的安全性和稳定性无关。可以说，学习曲线只是确定该花多长时间来完成学习任务和形成一个外科医师可以在其中寻求帮助的氛围。乐观地说，整个腹腔镜胆囊切除术学习曲线的陡峭上升部分已经过去了。

进腹入口是否采用切开法、胆管造影是否常规进行、胆囊是否要从底部切除，很好理解腹腔镜胆囊切除术的并发症会有助于找到一个更为安全的手术程序。开拓微创手术技术需要创造性，但是外科医师应努力重现开腹胆囊切除时代的历史泰斗们所做出的出色的成果。

出于医疗诉讼的压力，外科医师在面临处理腹腔镜胆囊切除术后腹痛和无名热的病人时，会采取“防卫性”医疗方法。不过，对损伤高度警觉、降低诊断检查的门槛、广泛利用专家会诊等措施可以及早认识损伤，改善治疗效果。

（王悦华　译）

参考文献

1. Samuelson R. A high-tech accounting? Newsweek 2000;37.
2. Heuer G. The factors leading to death in operations upon the gall bladder and bile ducts. Ann Surg 1934;99:881.
3. Glenn F, Hays D. The causes of death following biliary tract surgery for nonmalignant disease. Surg Gynecol Obstet 1952;94:283-296.
4. Glenn F, McSherry C. Etiological factors in fatal complications following operations upon the biliary tract. Ann Surg 1963;157:695-704.
5. McSherry C. Cholecystectomy: the gold standard. Am J Surg 1989;158:174-178.
6. Muhe E. The 1999 Karl Storz Lecture in New Technology. The first laparoscopic cholecystectomy: overcoming the roadblocks on the road to the future. SAGES Scientific Session. San. Antonio, TX, March 26, 1999.
7. Vellar I. The blood supply of the biliary ductal system and its relevance to vasculobiliary injuries following cholecystectomy. Aust NZ J Surg 1999;69:816-820.
8. Terblanche J. Allison H, Northover J. An ischemic basis for biliary strictures. Surgery (St. Louis) 1983;94:52-57.
9. Morgenstern L, Wong L, Berci G. Twelve hundred open cholecystectomies before the laparoscopic era: a standard for comparison. Arch Surg 1992;127:400-403.
10. Glenn F. Trends in surgical treatment of calculous disease of the biliary tract. Surg Gynecol Obstet 1975;40.
11. Pickleman J, Gonzales R. The improving results of cholecystectomy. Arch Surg 1986;121:930-934.
12. Roslyn J, Tompkins R. Reoperation for biliary strictures. Surg Clin N Am 1991;71:109-116.
13. Huang X, Feng Y, Huang Z. Complications of laparoscopic cholecystectomy in China: an analysis of 39,238 cases. Chin Med J 1997;110:704-706.
14. Richardson M, Bell G, Fullarton G, Group TWoSLCA. Incidence and nature of bile duct injuries following laparoscopic cholecystectomy: an audit of 5913 cases. Br J Surg 1996;83:1356-1360.
15. Regoly-Merei J, Ihasz M, Szeberin Z, Sandor J, Mate M. Biliary tract complications in laparoscopic cholecystectomy: a multicenter study of 148 biliary tract injuries in 26,440 operations. Surg Endosc 1998;12:294-300.
16. Litwin D, Girotti M, Poulin E, Mamazza J, Nagy A. Laparoscopic cholecystectomy: trans-Canada experience with 2201 cases. Can J Surg 1992;35:291-296.
17. Deziel D, Millikan K, Economou S, Doolas A. Ko S-T, Airan M. Complications of laparoscopic cholecystectomy: a national survey of 4292 hospitals and an analysis of 77,604 cases. Am J Surg 1993;165:9-14.
18. Deziel D. Complications of cholecystectomy. Incidence, clinical manifestations, and diagnosis. Surg Clin N Am 1994;74:809-823.
19. Southern Surgeons Club. A prospective analysis of 1518 laparoscopic cholecystectomies. N Engl J Med 1991;324:1073-1078.
20. Cagir B, Rangraj M, Maffuci L, Herz B. The learning curve for laparoscopic cholecystectomy. J Laparoendosc Surg 1994;4:419-427.
21. Z'graggen K, Wehrli H, Metzger A, Buehier M, Frei E, Klaiber C. Complications of laparoscopic cholecysteetomy in Switzerland: a prospective 3-year study of 10,174 patients. Surg Endosc 1998;12:1303-1310.
22. Carroll B, Birth M, Phillips E. Common bile duct injuries during laparoscopic cholecystectomy that result in litigation. Surg Endosc 1998;12:310-314.
23. Vecchio R, MacFadyen B, Latteri S. Laparoscopic cholecystectomy: an analysis on 114,005 cases of United States series. Int Surg 1998;83:215-219.
24. Rutledge R, Fakhry S, Baker C, Meyer A. The impact of laparoscopic cholecystectomy on the management and outcome of biliary tract disease in North Carolina: a statewide, population-based, time-series analysis. J Am Coll Surg 1996;183:31-45.
25. Kramling H, Hutti T, Heberer G. Development of gallstone surgery in Germany. Surg Endosc 1999;13:909-913.

26. Bismuth H. Postoperative strictures of the bile duct. In: Blumgart L (ed) Clinical Surgery International, vol 5. The Biliary Tract. Edinburgh: Churchill Livingstone, 1982; 209-218.

27. Strasberg S, Hertl M, Soper N. An analysis of the problem of biliary injury during laparoscopic cholecystectomy. J Am Coll Surg 1995;180:101-125.

28. Wise-Unger S, Click G, Landeros M, Group CDLS. Cystic duct leak after laparoscopic cholecystectomy. Surg Endosc 1996;10:1189-1193.

29. Willsher P, Sanabria J-R, Gallinger S, Rossi L, Strasberg S, Litwin D. Early laparoscopic cholecystectomy for acute cholecystitis: a safe procedure. J Gastrointest Surg 1999; 3:50-53.

30. Baird D, Wilson J, Mason E, et al. An early review of 800 laparoscopic cholecystectomies at a university-affiliated community teaching hospital. Am Surg 1992;58:206-210.

31. Roberts R, Pettigrew R, Van Rij A. Bile leakage after laparoscopic cholecystectomy: biliary anatomy revisited. Aust NZ J Surg 1994;64:254-257.

32. Davids P, Rauws E, Tytgat G. Post-operative bile leakage: endoscopic management. Gut 1992;33:1118-1122.

33. Liguory C, Vitale G, Lefebre F, Bonnel D, Cornud F. Endoscopic treatment of postoperative biliary fistulae. Surgery (St. Louis) 1991;110:779-784.

34. Marks J, Ponsky J, Shillingstad R, Singh J. Biliary stenting is more effective than sphincterotomy in the resolution of biliary leaks. Surg Endosc 1998;12:327-330.

35. Raijman I, Catalano M, Hirsch G, et al. Endoscopic treatment of biliary leakage after laparoscopic cholecystectomy. Endoscopy 1994;26:741-744.

36. Ryan M, Geenen J, Lehman G, et al. Endoscopic intervention for biliary leaks after laparoscopic cholecystectomy: a multicenter review. Gastrointest Endosc 1998;47:261-266.

37. Liberman M, Phillips E, Carroll B, Fallas M, Rosenthal R, Hiatt J. Cost-effective management of complicated choledocholithiasis: laparoscopic transcystic duct exploration or endoscopic sphincterotomy. J Am Coll Surg 1996;182: 488-494.

38. Voyles C, Sanders D, Hogan R. Common bile duct evaluation in the era of laparoscopic cholecystectomy. Ann Surg 1994;219:744-752.

39. Elboim C, Goldman L, Hahn L, Palestrant A, Silen W. Significance of post-cholecystectomy subhepatic fluid collections. Ann Surg 1983;198:137-141.

40. Gilsdorf J, Phillips M, McLeod M, et al. Radionuclide evaluation of bile leakage and the use of subhepatic drains after cholecystectomy. Am J Surg 1986;151:259-262.

41. Rayter Z, Tonge C, Bennett C, Robinson P, Thomas M. Bile leaks after simple cholecystectomy. Br J Surg 1989; 76:1046-1048.

42. Spaw A, Reddick E, Olsen D. Laparoscopic laser cholecystectomy: analysis of 500 procedures. Surg Laparosc Endosc 1991;1:2-7.

43. Parks R, Spencer E, McIlrath E, Johnston G. A review of the management of iatrogenic bile duct injuries, Ir J Med Sci 1994;163:571-575.

44. Lillemoe K, Pitt H, Cameron J. Postoperative bile duct strictures. Surg Clin N Am 1990;70:1355-1380.

45. Lillemoe K, Martin S, Cameron J, et al. Major bile duct injuries during laparoscopic cholecystectomy: follow-up after combined surgical and radiologic management. Ann Surg 1997;225:459-471.

46. Lindenauer S. Surgical treatment of bile duct strictures. Surgery (St. Louis) 1973;73:875-880.

47. Davidoff A, Pappas T, Murray E, et al. Mechanisms of major biliary injury during laparoscopic cholecystectomy. Ann Surg 1992;215:196-202.

48. Pitt H, Miyamoto T, Parapatis S. Factors influencing outcome in patients with postoperative biliary strictures. Am J Surg 1982;144:14-21.

49. Jarnagin W, Blumgart L. Operative repair of bile duct injuries involving the hepatic duct confluence. Arch Surg 1999; 134:769-775.

50. Chapman W, Halevy A, Blumgart L, Benjamin I. Post-cholecystectomy bile duct strictures: management and outcome in 130 patients. Arch Surg 1995;130:597-602.

51. Gray S, Skandalakis J. Atlas of Surgical Anatomy for General Surgeons. Baltimore: Williams & Wilkins, 1985.

52. Bacha E, Stieber A, Galloway J, Hunter J. Non-biliary complication of laparoscopic cholecystectomy. Lancet 1994;344:896-897.

53. Zilberstein B, Cecconello I, Cardoso Ramos A, Alfonso Sallet J. Andersen Pinheiro E. Hemobilia as a complication of laparoscopic cholecystectomy. Surg Laparosc Endosc 1994;4:301-303.

54. Gupta N, Solomon H, Fairchild R, Kaminski D. Management and outcome of patients with combined bile duct and hepatic artery injuries. Arch Surg 1998;133:176-181.

55. Balsara K, Dubash C, Shah C. Pseudoaneurysm of the hepatic artery along with common bile duct injury following laparoscopic cholecystectomy. Surg Endosc 1998;12:276-

277.

56. Fried G, Barkun J, Sigman H, et al. Factors determining conversion to laparotomy in patients undergoing laparoscopic cholecystectomy. Am J Surg 1994;167:35-41.

57. Vincent-Hamelin E, Pallares A, Felipe J. et al. National survey on laparoscopic cholecystectomy in Spain: results of a multiinstitutional study conducted by the Committee for Endoscopic Surgery. Surg Endosc 1994;8:770-776.

58. Kern K. Medicolegal analysis of bile duct injury during open cholecystectomy and abdominal surgery. Am J Surg 1994;168:217-222.

59. Asbun H, Rossi R. Techniques of laparoscopic cholecystectomy. The difficult operation. Surg Clin N Am 1994; 74:755-775.

60. Ress A, Sarr M, Nagorney D, Farnell M, Donohue J. McIlrath D. Spectrum and management of major complications of laparoscopic cholecystectomy. Am J Surg 1993; 165:655-662.

61. Hunter J, Swanstrom L, Thornburg K. Carbon dioxide pneumoperitoneum induces fetal acidosis in a pregnant ewe model. Surg Endosc 1995;9:272-279.

62. Baer H, Matthews J, Schweizer W, Gertsch P, Blumgart L. Management of the Mirizzi syndrome and the surgical implications of cholecystodochal fistula. Br J Surg 1990; 77:743-752.

63. Bower C, Nagorney D. Mirizzi syndrome. Hepatopancreatobiliary Surg 1988; 1:67-76.

64. Contini S, Dalla Valle R, Zinicola R, Botta G. Undiagnosed Mirizzi's syndrome: a word of caution for laparoscopic surgeons-a report of three cases and review of the literature. J Laparoendosc Adv Surg Tech 1999; 9:197-203.

65. Flowers J, Bailey R, Scovill W. Zucker K. The Baltimore experience with laparoscopic management of acute cholecystitis. Am Surg 1991;161:388-392.

66. Cooperman A. Laparoscopic cholecystectomy for severe acute, embedded, and gangrenous cholecystitis. J Laparoendosc Surg 1990;1:37-40.

67. Unger S, Rosenbaum G, Unger H, Edelman D. A comparison of laparoscopic and open treatment of acute cholecystitis. Surg Endosc 1993;7:408-411.

68. Wilson R, Macintyre I, Nixon S, Saunders J, Varma J, King P. Laparoscopic cholecystectomy as a safe and effective treatment for severe acute cholecystitis. Br Med J 1992;305:394-396.

69. Kum C-K, Eypasch E, Lefering R, Paul A, Neugebauer E, Troidl H. Laparoscopic cholecystectomy for acute cholecystitis: is it really safe? World J Surg 1996;20:43-49.

70. Perantinides P, Tsarouhas A, Katzman V. The medicolegal risks of thermal injury during laparoscopic monopolar electrosurgery. J Healthcare Risk Manag 1998:47-55.

71. Voyles C, Tucker R. Education and engineering solutions for potential problems with laparoscopic monopolar electrosurgery. Am J Surg 1992;164:57-62.

72. Glenn F Atlas of Biliary Tract Surgery. New York: Macmillan. 1963.

73. Moosa A, Mayer A, Stabile B. latrogenic injury to the bile duct. Arch Surg 1990;125:1028-1031.

74. Herman R. A plea for a safer technique of cholecystectomy. Surgery (St. Louis) 1976;79:609-611.

75. Cox M, Wilson T, Jeans P, Padbury R, Toouli J. Minimizing the risk of bile duct injury at laparoscopic cholecystectomy. World J Surg 1994;18:422-427.

76. Kato K, Matsuda M, Onodera K, Kobayashi T, Kasai S, Mito M. Laparoscopic cholecystectomy from fundus downward. Surg Laparosc Endosc 1994;4:373-374.

77. Martin I, Dexter S, Marton J, et al. Fundus-first laparoscopic cholecystectomy. Surg Endosc 1995;9:203-206.

78. Kern K. Risk management goals involving injury to the common bile duct during laparoscopic cholecystectomy. Am J Surg 1992;163:551-552.

79. Kern K. Malpractice litigation involving laparoscopic cholecystectomy. Arch Surg 1997;132:392-396.

80. Weiler P, Newhouse J, Hiatt H. Proposal for medical liability reform. JAMA 1992;267:2355-2358.

81. Perissat J, Collet D, Belliard R, Desplantez J, Magne E. Laparoscopic cholecystectomy: the state of the art. A report on 700 consecutive cases. World J Surg 1992; 16: 1074-1082.

82. Trondsen E, Ruud T, Nilsen B, et al. Complications during the introduction of laparoscopic cholecystectomy in Norway. Eur J Surg 1994;160:145-151.

83. Wherry D, Marohn M, Malanoski M, Hetz S, Rich N. An external audit of laparoscopic cholecystectomy in the steady state performed in medical treatment facilities of the Department of Defense. Ann Surg 1996;224:145-154.

84. AJ P. How to prevent complications of open laparoscopy. J Reprod Med 1985;30:660-663.

85. Nordestgaard A, Bodily K, Osborne R Jr, Buttorff J. Major vascular injuries during laparoscopic procedures. Am J Surg 1995;169:543-545.

86. Saville L, Woods M. Laparoscopy and major retroperitoneal vascular injuries. Surg Endosc 1995;9:1096-1100.

87. Geers J, Holden C. Major vascular injury as a complication of laparoscopic surgery: a report of three cases and review of the literature. Am Surg 1996;62:377-379.

88. McKernan J, Champion J. Access techniques: Veress needle-initial blind trocar insertion versus open laparoscopy with the Hasson trocar. Endosc Surg Allied Technol 1995;3:35-38.

89. Hurd W, Wang L, Schemmel M. A comparison of the relative risk of vessel injury with conical versus pyramidal laparoscopic trocars in a rabbit model. Am J Obstet Gynecol 1995;173:1731-1733.

90. Apelgren K, Scheeres D. Aortic injury: a catastrophic complication of laparoscopic cholecystectomy. Surg Endosc 1994;8:689-691.

91. Usal H, Sayad P, Hayek N, Hallak A, Huie F, Ferzli G. Major vascular injuries during laparoscopic cholecystectomy. Surg Endosc 1998;12:960-962.

92. Lantz P, Smith J. Fatal carbon dioxide embolism complicating attempted laparoscopic cholecystectomy-case report and literature review. J Forensic Sci 1994;39:1468-1480.

93. Khan A, Pandya K, Clifton M. Near fatal gas embolism during laparoscopic cholecystectomy. Ann R Coll Surg Engl 1995;77:67-68.

94. Fusco M, Scott T, Paluzzi M. Traction injury to the liver during laparoscopic cholecystectomy. Surg Laparosc Endosc 1994;4:454-456.

95. Erstad B, Rappaport W. Subcapsular hematoma after laparoscopic cholecystectomy. associated with ketorolac administration. Pharmacotherapy 1994;14:613-615.

96. Berry S, Ose K, Bell R, Fink A. Thermal injury of the posterior duodenum during laparoscopic cholecystectomy. Surg Endosc 1994;8:197-200.

97. McLucas B, March C. Urachal sinus perforation during laparoscopy. A case report. J Reprod Med 1990;35:573-574.

98. Westcott C, Westcott R, Kerstein M. Perforation of a Meckel's diverticulum during laparoscopic cholecystectomy. South Med J 1995;88:661.

99. Hashizume M. Sugimachi K, Study Group of Endoscopic Surgery in Kyushu J. Needle and trocar injury during laparoscopic surgery in Japan. Surg Endosc 1997; 11: 1198-1201.

100. Wolfe B, Gardiner B, Leary B, Frey C. Endoscopic cholecystectomy: an analysis of complications. Arch Surg 1991;126:1192-1198.

101. Schafer M, Suter C, Klaiber C, Wehrli H, Frei E, Krahenbuhl L. Spilled gallstones after laparoscopic cholecystectomy. Surg Endosc 1998;12:305-309.

102. Jones D, Dunnegan D, Soper N. The influence of intraoperative gallbladder perforation on long-term outcome after laparoscopic cholecystectomy. Surg Endosc 1995; 9: 977-980.

103. De Simone P, Donadio R, Urbano D. The risk of gallbladder perforation at laparoscopic cholecystectomy. Surg Endosc 1999;13:1099-1102.

104. Preciado A, Matthews B, Scarborough T, et al. Transdiaphragmatic abscess: late thoracic complication of laparoscopic cholecystectomy. J Laparoendosc Adv Surg Tech 1999;9:517-521.

105, Golub R, Nwogu C, Cantu R, Stein H. Gallstone shrapnel contamination during laparoscopic cholecystectomy. Surg Endosc 1994;8:898-900.

106. Carlin C, Kent R Jr, Laws H. Spilled gallstones-complications of abdominal wall abscesses (sic): case report and review of the literature. Surg Endosc 1995;9:341-343.

107. Memon M, Deeik R, Maffi T, Fitzgibbons R Jr. The outcome of unretrieved gallstones in the peritoneal cavity during laparoscopic cholecystectomy: a prospective analysis. Surg Endosc 1999;13:848-857.

108. Bour E, Gifford R. Gallstone umbilical sinus tract formation following laparoscopic cholecystectomy. Arch Surg 1995;130:1007-1008.

109. Steerman P. Delayed peritoneal-cutaneous sinus from unretrieved gallstones. Surg Laparosc Endosc 1994; 4: 452-453.

110. Gallinaro R, Miller F. The lost gallstone: complication after laparoscopic cholecystectomy. Surg Endosc 1994;8:913-914.

111. Van Brunt P, Lanzafame R. Subhepatic inflammatory mass after laparoscopic cholecystectomy: a delayed complication of spilled gallstones. Arch Surg 1994;129:882-883.

112. Janu N, Donnellan M. Chronic sinus after laparoscopic cholecystectomy. Aust NZ J Surg 1995;65:361-362.

113. Mellinger J, Elridge T. Eddelmon E, Crabbe M. Delayed gallstone abscess following laparoscopic cholecystectomy. Surg Endosc 1994;8(11):1332-1334.

114. Benhamou G, Opsahl S, Le Goff J-Y. Can gallstones be left in the peritoneal cavity? Surg Endosc 1998;12:1452.

115. Noda S, Soybel D, Sampson B, DeCamp M Jr. Broncholithiasis and thoracoabdominal actinomycosis from dropped gallstones. Ann Thorac Surg 1998;65:1465-1467.

116. Paul A, Eypasch E, Holthausen U, Troidl H. Bowel obstruction caused by a free intraperitoneal gallstone-a late complication after laparoscopic cholecystectomy. Surgery (St. Louis) 1995;117:595-596.

117. Zamir G, Lyass S. Pertsemlidis D, Katz B. The fate of the dropped gallstones during laparoscopic cholecystectomy. Surg Endosc 1999;13:68-70.

118. Johnston S, O'Malley K, McEntee G. Grace P, Bouchier Hayes D. The need to retrieve the dropped stone during laparoscopic cholecystectomy. Am J Surg 1994;167:608-610.

119. Bickel A. Szabo A, Shtamler B. A safe simple method for removal of the gallbladder through the umbilical trocar site during laparoscopic cholecystectomy. J Laparorendosc Surg 1993;3:485-487.

120. Greenlee R, Murray T. Bolden S, Wingo P. Cancer statistics, 2000. CA Cancer J Clin 2000;50:7-33.

121. Z'graggen K, Birrer S, Maurer C, Wehrli H, Klaiber C, Baer H. Incidence of port site recurrence after laparoscopic cholecystectomy for preoperatively unsuspected gallbladder carcinoma. Surgery (St. Louis) 1998;124:831-838.

122. Piehler J. Crichlow R. Primary carcinoma of the gallbladder. Surg Gynecol Obstet 1978;147:929-942.

123. Morrow C, Sutherland D, Florack G, Eisenberg M, Grage T. Primary gallbladder carcinoma: significance of subserosal lesions and results of aggressive surgical treatment and adjuvant chemotherapy. Surgery (St. Louis) 1983;94:709-714.

124. Yamaguchi K, Chijiiwa K, Ichimiya H, et al. Gallbladder carcinoma in the era of laparoscopic cholecystectomy. Arch Surg 1996;131:981-984.

125. Bergdahl L. Gallbladder carcinoma first diagnosed at microscopic examination of gallbladders removed for presumed benign disease. Ann Surg 1980;191:19-22.

126. Frank S, Spjut H. Inapparent carcinoma of the gallbladder. Ann Surg 1967;33:367-372.

127. Targarona E, Pons M, Viella P, Trias M. Unsuspected carcinoma of the gallbladder: a laparoscopic dilemma. Surg Endosc 1994;8:211-213.

128. Donohue J, Nagorney D, Grant C, Tsushima K. Ilstrup D, Adson M. Carcinoma of the gallbladder. Does radical resection improve outcome? Arch Surg 1990; 125: 237-241.

129. Shirai Y, Yoshida K, Tsukada K, Muto T, Watanabe H. Radical surgery for gallbladder carcinoma. Long-term results. Ann Surg 1992;216:565-568.

130. Bartlett D, Fong Y, Fortner J, Brennan M, Blumgart L. Long-term results after resection for gallbladder cancer. Implications for staging and management. Ann Surg 1996;224:639-646.

131. Wanebo H, Castle W, Fechner R. Is carcinoma of the gallbladder a curable lesion? Ann Surg 1982; 195: 624-631.

132. Wibbenmeyer L, Wade T, Chen R, Meyer R, Turgeon R, Andrus C. Laparoscopic cholecystectomy can disseminate in situ carcinoma of the gallbladder. J Am Coll Surg 1995;181:504-510.

133. Fong Y, Brennan M, Turnbull A, Colt D, Blumgart L. Gallbladder cancer discovered during laparoscopic surgery. Arch Surg 1993;128:1054-1056.

134. Koga A, Watanabe K. FukuyamaT, Takiguchi S, Nakayama F. Diagnosis and operative indications for polypoid lesions of the gallbladder. Arch Surg 1988;123:26-29.

135. Edelman D. Carcinoma of a gallbladder polyp: treated by laparoscopic laser cholecystectomy. Surg Laparosc Endosc 1993;3:142-143.

136. Kubota K, Bandai Y, Otomo Y, et al. Role of laparoscopic cholecystectomy in treating gallbladder polyps. Surg Endosc 1994;8:42-46.

137. Texler M, King G, Hewett P. From inside out: microperforation of the gallbladder during laparoscopic surgery may liberate mucosal cells. Surg Endosc 1998; 12: 1297-1299.

138. Clair D, Lautz D, Brooks D. Rapid development of umbilical metastases after laparoscopic cholecystectomy for unsuspected gallbladder carcinoma. Surgery (St. Louis) 1993;113:355-358.

139. Nally C, Preshaw R. Tumour implantation at umbilicus after laparoscopic cholecystectomy for unsuspected gallbladder carcinoma. Can J Surg 1994;37:243-244.

140. Jacobi C, Keller H, Monig S, Said S. Implantation metastasis of unsuspected gallbladder carcinoma after laparoscopy. Surg Endosc 1995;9:351-352.

141. Bouvy N, Guiffrida M, Tseng L, et al. Effects of carbon dioxide pneumoperitoneum, air pneumoperitoneum, and gasless laparoscopy on body weight and tumor growth. Arch Surg 1998;133:652-656.

142. Weiss S, Wengert P, Harkavy S. Incisional recurrence of gallbladder cancer after laparoscopic cholecystectomy. Gastrointest Endosc 1994;40:244-246.

143. Eshraghi N, Swanstrom L, Bax T, et al. Topical treatments of laparoscopic port sites can decrease the incidence

of incision metastasis. Surg Endosc 1999;13:1121-1124,
144. Lord R, Ling J, Hugh T, Coleman M, Doust B, NivisonSmith I. Incidence of deep vein thrombosis after laparoscopic vs minilaparotomy cholecystectomy. Arch Surg 1998;133:967-973.
145. Ishizaki Y, Bandai Y, Shimomura K, Abe H, Ohtomo Y, Idezuki Y. Changes in splanchnic blood flow and cardiovascular effects following peritoneal insufflation of carbon dioxide. Surg Endosc 1993;7:420-423.
146. Ido K, Suzuki T, Kimura K, et al. Lower-extremity venous stasis during laparoscopic cholecystectomy as assessed using color Doppler ultrasound. Surg Endosc 1995;9:310-313.
147. Caprini J, Arcelus J. Prevention of postoperative venous thromboembolism following laparoscopic cholecystectomy. Surg Endosc 1994;8:741-747.
148. Caprini J, Arcelus J, Laubach M, et al. Postoperative hypercoagulability and deep-vein thrombosis after laparoscopic cholecystectomy. Surg Endosc 1995;9:304-309.
149. Bonatsos G, Leandros E. Dourakis N, Birbas C, Delibaltadakis G, Golematis B. Laparoscopic cholecystectomy. Intraoperative findings and postoperative complications. Surg Endosc 1995;9:889-893.
150. Bond G, De Costa A. Laparoscopic cholecystectomy: the experience of community hospital. Aust N Z J Surg 1996;66:14-17.
151. Dubois F, Levard H, Berthelot G, Mouro J, Karayel M. Complications of celioscopic cholecystectomy in 2006 patients. Ann Chir 1994;48:899-904.
152. Mayol J, Vincent-Hamelin E, Sarmiento J, et al. Pulmonary embolism following laparoscopic cholecystectomy: report of two cases and review of the literature. Surg Endosc 1994;8:214-217.
153. Scott T. Zucker K, Bailey R. Laparoscopic cholecystectomy: a review of 12,397 patients. Surg Laparosc Endosc 1992;2:191-198.
154. Martinez-Ramos C, Lopez-Pastor A, Nunez-Pena J, et al. Changes in hemostasis after laparoscopic cholecystectomy. Surg Endosc 1999;13:476-479.
155. Sternberg A, Alfici R, Bronek S, Kimmel B. Laparoscopic surgery and splanchnic vessel thrombosis. J Laparoendosc Adv Surg Tech 1998;8:65-68.
156. Paul A, Troidl H, Peters S, Stuttmann R. Fatal intestinal ischaemia following laparoscopic cholecystectomy. Br J Surg 1994;81:1207.
157. Dwerryhouse S, Melsom D, Burton P, Thompson M. Acute intestinal ischaemia after laparoscopic cholecystectomy. Br J Surg 1995;82:1413.
158. Sanz-Lopez R, Martinez-Ramos C, Nunez-Pena J, Ruiz de Gopegui M, Pastor-Sierra L, Tamames-Escobar S. Incisional hernias after laparoscopic vs open cholecystectomy. Surg Endosc 1999;13:922-924.
159. Cuschieri A, Dubois F, Mouiel J, et al. The European experience with laparoscopic cholecystectomy. Am J Surg 1991;161:385-387.
160. Larson G, Vitale G, Casey J, et al. Multipractice analysis of laparoscopic cholecystectomy in 1983 patients. Am J Surg 1992;163:221-226.
161. Walhausen J. Incisional hernia in a 5mm trocar site following pediatric laparoscopy. J Laparoendosc Surg 1996;6:S89-S90.
162. Kopelman D, Schein M, Assalia A, Hashmonai M. Small bowel obstruction following laparoscopic cholecystectomy: diagnosis of incisional hernia by computed tomography. Surg Laparosc Endosc 1994;4:325-326.
163. Wagner M, Farley G. Incarcerated hernia with intestinal obstruction after laparoscopic cholecystectomy. Wis Med J 1993;93:169-171.
164. Reardon P, Preciado A, Scarborough T, Matthews B, Marti J. Hernia at 5-mm laparoscopic port site presenting as early postoperative small bowel obstruction. J Laparoendosc Adv Surg Tech A 1999;9:523-525.
165. Holzman M, Sharp K, Richards W. Hypercarbia during carbon dioxide gas insufflation for therapeutic laparoscopy: a note of caution. Surg Laparosc Endosc 1992;2:11-14.
166. Kent R III. Subcutaneous emphysema and hypercarbia following laparoscopic cholecystectomy. Arch Surg 1991;126:1154-1156.
167. Seiler C, Glattli A, Metzger A, Czerniak A. Injury to the diaphragm and its repair during laparoscopic cholecystectomy. Surg Endosc 1995;9:193-194.
168. Armstrong P, Miller S, Brown G. Diaphragmatic hernia seen as a late complication of laparoscopic cholecystectomy. Surg Endosc 1999;13:817-818.

第三部分
胆总管

Lee L. Swanström
Section Editor

第十六章　胆石症外科治疗的历史回顾

George Berci

在公元前 1000 年的埃及木乃伊中发现了胆囊结石[1]。在 16 世纪，Paracelsus 就评述了“人体内化学性的紊乱启动了胆道内杂质的沉积”的理论[2]。1863 年，Thudichum 在他的“胆囊结石的历史研究”论文中很好地描述了胆道结石[3]。Naunyn 在 1892 年发表了另一篇经典的研究“胆结石的临床特征”[4]。那时，长时间的胆汁郁积被认为是胆结石的成因。Naunyn 也提到了感染是形成胆结石的第二因素。

流行病学

有很多因素影响胆囊结石和胆总管结石的发生。其中之一就是人群中不同的遗传学特征，如性别、种族特点和遗传因素。在美国对 55 至 65 岁的男性进行的常规体检中，10%的人有不正常的超声或胆囊造影检查[5]。在斯堪的纳维亚人中进行尸检很普遍，报告了更高的发生率[6]。在亚利桑那洲北美印第安人中的发生率则更高，30 岁以上女性中 70%患有胆囊结石，而 60 岁以上男性中 70%患有胆囊结石[7]。相比之下，在日本的发病率则较低，而在东非的一些地方尚未发现胆囊结石[8～10]。

危险因素

一、遗传

在某些家族，胆结石的发病率在上升，可能是环境所致或遗传的影响。肥胖症是被广泛认为与胆囊结石形成有关的因素。因为导致肥胖的饮食习惯是在家庭环境中获得的，发现多个家族成员中患有胆道结石并非少见[11]。患有镰状红细胞病的年轻病人有较高的结石发病率。溶血所生成的结石成分主要是钙和胆红素钙。镰状红细胞病人在 20 岁之前的发病率约 50%，并随年龄的增长而升高。有时很难将镰状红细胞病或其他溶血性疾病引起的腹部病情危象与胆结石的症状相区别[12]。

二、年龄

在老年人群中胆囊结石和胆总管结石更常见。其原因可能是食物摄入量的减少、慢性脱水、肝脏分泌胆汁总量的减少、血清胆固醇浓度增加、性激素调节能力的丧失、或者简单地说是由于寿命的延长[13,14]。

三、妊娠

大量资料显示育龄期妇女或妊娠期间胆囊结石发病率升高。长久以来，胆固醇代谢的变化被认为是妊娠妇女胆囊结石发病率升高的原因[15～18]。

四、其他因素

很多其他的因素也与胆道结石的发生有关，如感染、免疫球蛋白缺乏症、肝病、糖尿病、胰腺炎、胆总管狭窄和其他终末期疾病[19～22]。另一个原因是肥胖病人体重的快速降低[15]。

五、无症状的胆管及胆囊结石

无症状的胆道结石是外科医生面临的有趣问题。对这些病人外科处理是否恰当或者一直观察直到出现症状才处理呢？分析一下斯堪的纳维亚的研究结果会显得这一点很有意思，那里对所有的 Malmo 居民都进行了胆囊造影，并随访了 11 年。对于结石造影阳性的病人，49％持续无症状，33％曾有过胆绞痛，18％发展为急性胆囊炎，27％病人有胆总管结石[6]。

在美国所报道的无症状结石的发生率较低，有一项广为报道的有关白色人种男性的研究，对 123 例胆囊结石病人进行了 11～24 年的研究。有一些因出现症状而行胆囊切除术，另外的死于非胆道疾病。有 58 例以往没有症状，其中 28％最终出现了胆绞痛，只有 5％症状较重。研究认为，对于美国男性，无症状结石行外科手术是没有理由的。当然，这只是由一组较小例数的研究得出的结论[23]。对于钙化的或瓷性胆囊应当考虑外科手术，因为癌变的几率接近于 20％[24]。

对于胆道结石外科处理的指征已扩宽，因为对有症状的病人，外科手术的并发症率、麻醉的危险性和有症状的病人对不舒服的耐受性已大为减低。今天，随着腹腔镜胆囊切除和腹腔镜胆管探查技术的发展，对伴有糖尿病、瓷性胆囊、普通的动脉粥样硬化的结石病人，甚至静止性结石病人都可以选行腹腔镜胆囊切除术。

胆囊及胆管结石外科治疗简史

印第安纳州的 John Bobbs 在 1868 年第一个详细报道了胆囊结石取出术，这种手术（胆囊造口术）是在印第安纳波利斯的一个医药批发公司的三层，在氯仿麻醉下进行的。那个病人又活了 45 年[11]。

纽约妇科医院的外科医生 James Sims 在他的论文《对胆囊积水行胆囊切除术的评论》中，描述了胆囊切开造口取出结石的手术。论文发表于 1878 年的《英国医学杂志》上，这是第一次有计划的胆囊切开造口术[12]。

Karl Langenbuch 于 1882 年在柏林第一个开展有计划的胆囊切除术。他可能是第一个在动物身上或尸体上做胆囊切除实验的外科医生。对于胆囊结石，他建议确定性手术而不采用胆囊造口取石术，他认为“胆囊切除不是因为胆囊内含有结石，而是因为胆囊能生长结石”[13]。

Ludwig Courvoisier 在瑞士做外科医生并教学，他在 1886 年首次完成了胆管切开取石术。Courvoisier 征即以他命名。

Theodore Kocher 是第一位获得诺贝尔奖（1909）的外科医生，他对甲状腺的生理和外科手术做出了贡献。他的一生都在瑞士度过。他推广了探查胆道用的右肋缘下切口，并提出了游离十二指肠第二段以显露、探查胆总管远端的标准入路（Kocher 切口）。他在 1911 年介绍了十二指肠乳头括约肌成形术。

Hans Kehr 专心致力于胆道外科事业。他以应用“T”管，Kehr 切口及胆管重建术而出名。1913 年他以 2 600 例胆道手术为基础，出版了第一部胆道外科专著。

William J. Mayo 于 1890 年第一次在美国行胆囊手术。他组建了胆道外科队伍，于 1919 年他发表了 2 147 例胆囊炎和胆囊结石手术的文章。

除了对胸外科的突出贡献外，1923 年 Evarts A. Graham 和 Cole 一起提出了胆囊造影术，并于 1928 年发表了他们的最初的经验。

对胆管和胆囊结石的外科治疗做出突出贡献的其他外科医生还有 William Halstedt、Frank Leahy、Kenneth Warren、Frank Glenn 和 charles McSherry。

开腹胆总管切开取石术

在过去的 80 年，开腹胆总管切开探查术和其他对胆总管结石的外科治疗，如括约肌成形术和胆肠内引流等已经成为标准化治疗。适应证、手术技术、并发症的处理以及手术并发症发生率及死亡率等，对有经验的外科医生来讲，都差不多。在过去的50年中，提高胆道手术疗效的进展包括以下几方面。

（1）抗生素的应用和重症监护（ICU）的开展；

（2）术中胆道造影和随后的X线荧光屏下胆道造影术；

（3）胆道镜的应用；

（4）内镜逆行胆胰管造影（ERCP）和内镜乳头肌切开术（ES）。

一、ERCP和内镜乳头肌切开术

内镜逆行胆胰管造影（ERCP）和内镜乳头肌切开（ES）取石技术，首次在20世纪70年代中期出现，但很快就成了胆道结石病的诊断和治疗的重要方法之一[25]。所有这些内镜技术的成功取决于行内镜者的经验，在美国大多数是胃肠病专业的医生。ERCP在手术前很重要，特别是对那些因急性重症胆管炎和败血症而行外科处理非常危险的高龄病人。在这种情况下，ERCP的作用是确定诊断、引流胆总管或取出结石；这些处理可以使后续的对这些重症病人的外科治疗成为可能，作为控制后的择期手术。ERCP的另一种主要作用是在术后，当出现残余结石的症状和体征时应用。ERCP的并发症发生率在5%～10%之间，死亡率在0.5%～1%之间。由于技术上的困难，约有5%的胆总管无法插入[26]。术后出现胆漏、残余结石和胆管狭窄时，ERCP还被用作主要的处理手段。

二、腹腔镜胆囊切除术

腹腔镜胆囊切除术（LC）首次应用于1987年，不久就出现了腹腔镜胆管切开取石术（LCL）。这些微创的外科治疗手段在正负两方面改变了对胆管结石的治疗。与传统的开腹手术相比，腹腔镜确实提供了一种微创的手段，较少的组织损伤意味着疼痛轻、免疫抑制轻，进而病人恢复快，疗效满意。很多外科医生认为手术遗留的胆总管结石经术后ERCP取石是容易解决的，加上腹腔镜胆管切开取石术（LCL）技术上的困难和生疏，较少接受和采用LCL方法。这种选择是不恰当的，因为会把病人置于高费用和再次手术的危险之中，而且失败率高达5%，甚至需第三次手术[27]。

随着腹腔镜胆总管探查技术的进一步改进，LCL应作为首选措施，它可以提供一次性清除胆管结石的机会。

（王悦华　译）

参考文献

1. Womack NA, Zeppa R, Irvin GL. Anatomy of gallstones. Ann Surg 1963;157:670.
2. Hoppe-Seyler G. In: Nothnagel's Encyclopedia of Practical Medicine (American translation). Philadelphia: Saunders, 1905.
3. Thudichum JLW. Treatise on Gall-Stones. Their Chemistry, Pathology and Treatment. London: Churchill. 1863.
4. Naunyn B. Die Klinik der Cholelithiasis. Leipzig, Germany, 1892.
5. Wilbur RS, Bolt RJ. Incidence of gallbladder disease in "normal" man. Gastroenterology 1959;36:251.
6. Wenchert A, Robertson B. The natural course of gallstone disease. Eleven years review of 781 non-operated cases. Gastroenterology 1966;50:376.
7. Sampliner RE, Bennett PH, Commess LJ, et al. Gallbladder disease in Pima Indians: demonstrations of high prevalence and early onset by cholecystography. N Engl J Med 1970;283:1358.
8. Maki T, Saito T, Yamaguchi I, et al. Autopsy incidence of gallstones in Japan. Tohoku J Exp Med 1964;84:37.
9. Nakayama F, Miyaka H Jr. Changing state of gallstone disease in Japan: composition of the stones and treatment of the condition. Am J Surg 1970;120:794.
10. Biss K, Hank-Jey H, Mikkelson B, et al. Some biologic characteristics of the Masai of East Africa. Afr Med 1971;

284:694.

11. Danzinger RG, Gordon H, Schoenfield LJ, et al. Lithogenic bile in siblings of young women with cholelithiasis. Mayo Clin Proc 1972;47:762.
12. Cameron JL, Maddoy WL. Zuidema GD. Biliary tract disease in sickle cell anemia: surgical considerations. Ann Surg 1971;174:702.
13. Kozoll D, Dwyer G, Meyer KA. Pathologic correlation of gallstones: a review of 1874 autopsies of patients with gallstones. Arch Surg 1959;79:514.
14. Torvik A, Hoivik B. Gallstones in an autopsy series. Acta Chir Scand 1960;120:168.
15. Kleeberg J. Experimental studies on the colloid-chemical mechanism of gall-stone formation. Gastroenterologia 1953;80:336.
16. Bockus HL. Willard JH, Metzger HN. Role of infection and of disturbed cholesterol metabolism in gallstones genesis. Pa Med J 1935;39:482.
17. Admirand WH, Small DM. The physicochemical basis of cholesterol gallstone formation in man. J Clin Investig 1968;47:1043.
18. Gerdes MM, Boyden EA. Rate of emptying of human gallbladder in pregnancy. Surg Gynecol Obstet 1938;66:145.
19. Diaz-Buxo JA, Hermans PE, Elveback LR, Prevalence of cholelithiasis in idiopathic late-onset immunoglobulin deficiency. Ann Intern Med 1975;82:213.
20. Herfort K, Keclik M. Kovaurova M, Hepatitis and the. origin of cholelithiasis. Am J Dig Dis 1962;7:907.
21. Bouchier IAD. Postmortem study of frequency of gallstones in patients with cirrhosis of the liver. Gut 1969;10:705.
22. Twiss JR, Carter F. The relationship of biliary tract disorders to diabetes mellitus. Am J Med Sci 1952,224:263.
23. Gracie WA, Ransohoff DF. The natural history of silent gallstones: the innocent gallstone is not a myth. N Engl J Med 1982;307:798.
24. Ashur H, Siege B, Oland Y, Adam YG, Calcified gallbladder (porcelain gallbladder). Arch Surg 1978;118:594.
25. McCune WS, Shorb PE, Moscovitz H. Endoscopic cannulation of the ampulla of Vater: a preliminary report. Ann Surg 1968;167:752.
26. Cotton PB. Cannulation of the papilla of Vater by endoscopy and retrograde cholangiopancretography (ERCP). Gut 1972;13:1014.
27. Urbach DR, Khajanchee YS, Jobe BA, Standage BA, Hansen PD, Swanstrom LL. Cost-effective management of common bile duct stones: a decision analysis of the use of endoscopic retrograde cholangiopancreatography (ERCP) intraoperative cholangiography, and laparoscopic bile duct exploration. Surg Endosc 2001;15:4-13.

第十七章　术中胆道造影

George Berci, Carl Westcott

术中胆道造影

Mirizzi 在 1932 年首次描述了术中胆道造影[1]。他提出了在复杂胆道手术中用于评价胆道解剖结构的作用。1936 年 Hicken 等在美国提出了常规应用术中胆道造影的建议[2]。早期，尽管资料显示了其优点并大力加以推荐，术中胆道造影从来没有被外科医生广泛采用。在随后的几年里出现了对胆道造影的几种观点[3]。一组人的观点是由于以下的技术问题反对使用术中胆道造影。

(1)使用移动式 X 线摄像机获得的照片不够清楚，特别是对需要较长曝光时间的肥胖病人。

(2) 由于 X 线摄像设备和底片曝光技术等问题，在最终的 X 线照片上重要解剖结构不能显示。

(3) 出现假阴性和假阳性的概率过高。

(4) 由于在手术开始之前不能做试验性的拍片以调整曝光指数，照片有时曝光不足，有时又过度曝光。

(5) 没必要地延长手术时间，等待找到一个放射科技师或者拍上 1～3 张片、冲洗和返回，身着无菌衣等待 15～20 分钟是令人心烦的。

(6) 如果所拍的 X 片不足以提供充分的信息，还要重复整个的拍片过程，又进一步延长了手术过程。

当然，很明确的一点是，如果从未应用术中胆道造影，胆道损伤的发生率和胆道结石的残余率将会增加。

另一组人的观点是选择性应用术中胆道造影，在技术难度和费用之间取得平衡，以发挥术中胆道造影所获得临床信息的价值。为了有效地应用这种方法，需要在术中明确选择何时需要行术中胆道造影，最常见的适应证见表 17-1。

需要行选择性术中胆道造影的问题包括：术前影像检查或化验检查的不足，致使胆管残留结石率增加，但是这些情况可以在术后有症状时通过 ERCP 来处理。很多胆总管结石病人没有症状，而有些曾出现过明确的胆总管结石症状的病人，在外科手术时可发现结石已排出胆总管。最后，胆道解剖变异是无症状的，在术中常难以发现，直到发生胆管损伤才被发现。

表 17-1　选择术中胆道造影的适应证

术前适应证
黄疸病史
胰腺炎病史
肝功能化验指标升高
胆总管扩张
多发性小结石
可见胆总管结石
术中适应证
解剖结构不清
解剖变异
触摸到或发现胆囊管或胆总管结石

第三组人的观点则推崇常规行术中胆道造影。这些外科医生认为，胆道造影的技术难度和费用可以用提高手术安全性和一期处理发现的胆管结石来抵销。另外有利的条件是手术室人员和放射科常常是做好了随时照片的准备。

常规地应用术中胆道造影还能促使外科医生维持较高的手术技术水平，而这些手术通常是比较困难的。

1978 年数字化的术中动态胆道造影（IOF）在手术室开始应用[4]，其后可移动式机器开始应用[5]，这对解决以往标准的术中胆道造影所遇问题是很大的进步。外科医师能够即时观察注入造影剂的情况是独特的，如果在体位或目标上存在问题，可以随时调整。所获得的图像清晰度和对比情况是极好的，并可以制作放大了图像的点片或录像带，这要比静态的照片准确得多。数字式的动态影像信息又可以经线路传输，甚至经互联网或与远程会诊相连，对于复杂困难的图像，可快速获得其他人会诊的意见。

动态胆道造影使以往术中胆道造影从一种令人厌倦的，并在很多种情况下不准确的技术，变成一般只需要 5 分钟或更少时间的快速准确方法。在很大程度上，这种方法解决了标准的术中胆道造影过分延长手术时间之不足。术中动态 X 线胆道造影为胆道充盈缺损、解剖异常、造影剂截断征和外漏提供及时的辨认和处理。常规动态术中胆道造影可以大大地减少术后不必要的 ERCP/ES，从而减少了因其所致的费用增加、并发症增多、甚至内镜所致的死亡。

虽然术中动态胆道造影有很多优点，有时也需要静态的造影照片。需要这种的情况之一就是病人过度肥胖。很多手术室的手术台对病人的重量有限制，而适合于过度肥胖的病人做动态术中胆道造影者的手术台却不普遍。另外，身体较厚的病人需要较多的能量以穿透组织，而放射球管距病人皮肤的距离需要缩短，直至皮肤的过度曝光来获得较好的影像。另一种静态的造影照片的用途是，在手术台上病人的位置特殊而不适于术中动态胆道造影仪器的使用。这种情况可能发生于手术室人为的错误或术前没有做动态术中胆道造影的计划，却在术中遇到了需要做动态术中胆道造影的情况。另外，造影所用的机器被其他科室人员应用，如骨科和血管外科等，而当胆道外科手术需要时，这些机器不一定完备可用。静态的造影仪器价廉耐用，临时的应用更适用。同时，在世界上的很多地方，即使是发达国家，经济方面的因素也限制了术中动态胆道造影机的提供[6]。

设备与技术

动态胆道造影仪器的 C 形臂上连接发射 X 线的真空管，其外有射线保护层。X 线发出后穿透病人，病人吸收并滤过大部分射线。有一小部分发射的射线穿透病人机体，到达图像增强接受器上。由滤过后的 X 射线在这种仪器上产生的图像，再传导到荧光屏上并放大，最后图像传至电视屏幕以显示[3]（图 17-1）。

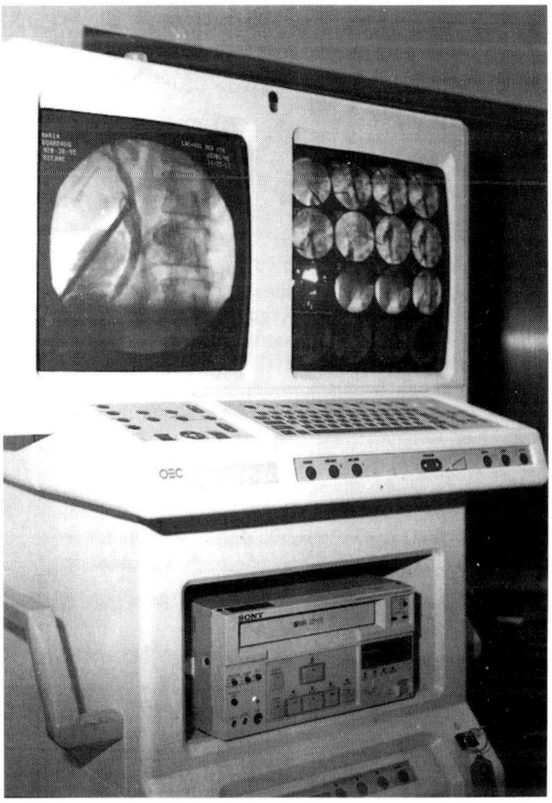

图 17-1　移动式数字化 C 形臂透视设备　左侧屏幕显示一实时、全屏透视影像；右侧屏幕显示保存的影像，以备选择和洗印。胆管造影的功能是预编程序的，只需摁动按钮。足踏开关即可开启模式和 VHS 录像（USA 犹他州盐湖城 OEC Co. 惠赠）

标准的动态造影单元包括几种技术指标。对它们的了解有助于取得高质量的图像并加强放射安全。经电子发射产生X射线的放射球管中的电流是用毫安(mA)表示的,电流越大产生的X射线越强。在通常的动态造影中,球管中的电流很少会超过5毫安。电子束的电压值是医用X射线的另一个重要的特性,用千伏(kVp)来表示峰值。这个指标显示X射线中电子的速度(每个电子的能量)和穿透力,通常的范围是60～125 kVp。由于高电压的X射线穿透力好,可以用低电流,而总的曝光和离散减少。高电压的X射线的缺点是图像的对比性减低。有效地选择这两种指标要根据病人的体形大小、图像要求和剂量要求。除了电流和电压以外,病人的剂量与曝光时间相关。

放射安全性

对透视技术的用途和危险性的认识已有一个多世纪。虽然很少,在美国食品和药品委员会(FDA)对病人和工作人员的放射性烧伤还是有记载的。1944年美国的FDA顾问团推荐,医院和其他医疗机构应保证对应用透视的工作人员进行恰当的资格认证和培训[7]。这个顾问团提出了几项特别的建议,并确定为联邦的标准。任何行透视的医生,无论是否有技师在场,都应当了解并遵循此标准。就是说,大多数胆道造影要在较小的病人曝光的条件下获得。一种例外,就是身体较肥胖的病人放射球管距病人皮肤的距离需要缩短,以过度曝光来获得较好的影像。另外就是在造影辅助下胆道探查手术中,需要较长时间的胆道显影。预防X射线辐射有两种选择:① 在做胆道造影时外科医生及有关人员,包括麻醉医师,应该穿上防护铅衣;② 或有关人员用可移动的X射线隔离板隔离保护。无论做什么类型的X线胆道造影,外科医生都要意识到这些问题。

经腹腔镜胆道造影,除了X射线仪器外,几乎不需要其它设备。内镜外科剪锐性剪开胆囊管,需要用标准的内镜用钳子来控制胆囊管近端。胆道造影导管和插管系统在市场上均有售。胆道造影导管可分为两大类,可自动保留的导管和借助钳子或有关其它设备夹持操作的导管,例如一种特制的可重复使用的非闭塞性钳夹("Olson钳")(图17-2)或内镜外科夹(图17-2)。用钳子夹持的导管是可行的,但在穿刺部位易于发生漏液。要谨慎选用比较贵的那种可自动保留的导管,因它要靠顶端的气囊突出部分来固定,只适用于扩张的或较短的胆囊管,那时用钳子夹持的管道难以密封好。必要的延长管、活塞开关和注射器也应准备好(图17-3)。造影剂应适当稀释,以免使造影结果模糊不清,常用30%或相当稀释度的泛影葡胺。在行造影前应询问病人对碘造影剂是否有过敏史,如果病人有过敏情况,则选用不含碘的造影剂或选用其他方法。最后,在造影期间应用无菌罩或无菌单以遮盖X线机,防止术野污染。

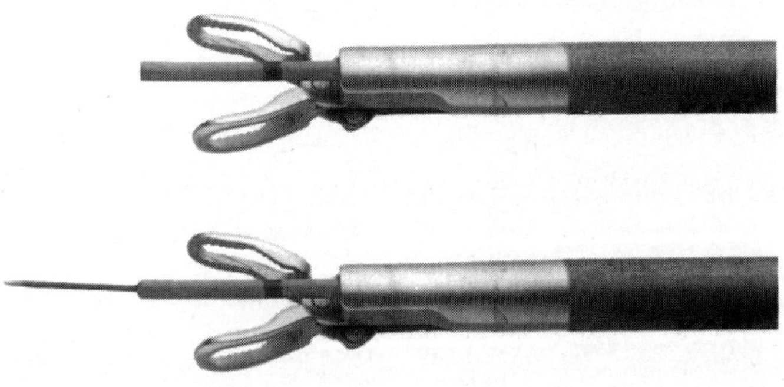

图17-2 前带导管的胆道造影抓钳(上图)
操作困难时,通过导管,插入导丝,进入胆囊管(下图)

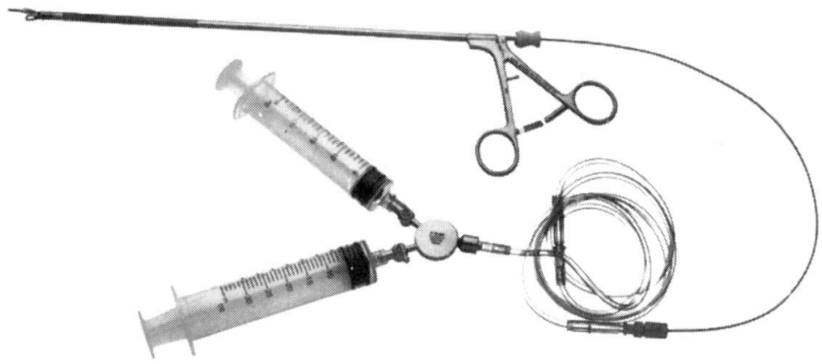

图 17-3 胆道造影抓钳
附插入的 4-F 导管、延长管、Y 型连接器和 2 个不同大小的注射器。(Karl Stora Endoscopy-America Inc. 惠赠, Culver City, CA, USA.)

技术

在行胆囊切除术中沿胆囊管周经辨别胆囊管与胆囊汇合连接部很重要。在腹腔镜下是通过游离胆囊流出道,从清楚的地方向不清楚的部位分离,直到胆囊管与胆囊连接部。从两侧游离肝脏脏面的胆囊远端,向外下牵拉胆囊壶腹部便于辨认胆囊管及周围结构。一旦游离好以后,用夹子夹住胆囊管胆囊连接部,在近侧端剪开一个小口放入胆道造影管。微型的剪刀非常有用,但因为很锋利,一定要在直视下操作。经剑突下戳孔途径切开胆囊管最初的切口在近端胆囊管的右外侧。在切开一个小口后可见胆汁流出,微型的剪刀即可伸入到胆囊管内,沿前壁延长切开。这种方法保存了胆囊管的后壁,形成一个通道,为自前方插入胆道造影管创造了条件。

胆道造影管经右前腹壁插入腹腔,导管提前排气以免气体进入胆道。为使胆管和操作器械成最佳的角度以便于插管操作,可从其他戳孔处选择置入管的位置。可用位于剑突下或右侧腹部戳孔处的器械将导管插入,用两只手操作法要比医生和助手同时合作操作更容易将导管插入。

有时可以碰到由于导管过粗插入胆囊管切口过紧而使置管困难。恰当放置 30°角的镜头可以帮助同时观察到导管尖端及胆囊管切口。用一只手控制胆囊的远端以使胆囊管处于易于插管的角度,用另一只手抓住导管,最好抓住距尖端 1cm 的地方,以一定的角度插入胆囊管。当导管尖端插入后,可以松开导管向后再夹住导管接着插。导管上一般均有刻度,插入 1cm 即可。如果插入过深,可能直接把造影剂注入胆总管,而不能观察胆囊管及胆总管的解剖,只能观察到胆总管的远端。选择合适型号的导管可使导管固定成功。然后,小心撤离牵拉的器械,以免将导管弄松。将手术台放平或略头低位,以使造影剂容易进入肝内胆管。特别是在做静态肝内胆系照片时显得更为重要,以减少重复造影照片的次数。静态胆道造影照片需要稀释泛影葡胺造影剂,静态照片时底片照得比较清楚,纯浓度的造影剂可能使小的充盈缺损显示模糊。然后,注入 12~20ml 造影剂,根据注意事项完成照片。胆管扩张时需要较多的造影剂,有时需要重复照片。

如果使用胆道造影 X 线透视检查,那么在注入造影剂前要先开启并调整动态透视机的位置。然后将造影剂注入以使管道充盈。首先调整仪器的位置来观察胆囊管、胆总管和十二指肠。在十二指肠显影后,向头侧移动仪器观察肝胆管和肝内胆管的充盈情况。要使这些结构显示清楚,头低位有时是必要的,去除气腹及减少对肝脏的压力也有助于此。

多数情况下胆道造影容易完成，但有时需要额外的方法来获得高质量的图像。

（一）造影管头部插入，却不能顺利通过胆囊管 处理这个常见问题的第一步是去除可能存在的胆囊管结石。可用无损伤钳由底部向顶部轻轻地挤压胆囊管，这样可使一些小结石到达胆囊管上的切口。如果触及胆囊管内有结石但是取不出来，需要向远端分离胆囊管。另一个插管困难的原因可能是胆囊管的螺旋瓣所致，解决这个问题可用一个小的分离器插入胆囊管，使螺旋瓣张开。或者，一边插入造影管，一边向胆囊管中注入水，胆囊管“漂浮”螺旋瓣张开。同时，这种方法还可将胆囊管中的结石残渣、血和胆汁冲出，提高插管操作时的清晰度。最后，实在不行时，可经导管先插入导丝，深 2.54～3.81cm（1～1.5 英寸），然后沿导丝插入造影管。

（二）造影剂不能充填肝内管道系统 重力作用可以帮助解决这个问题，特别是由肝总管

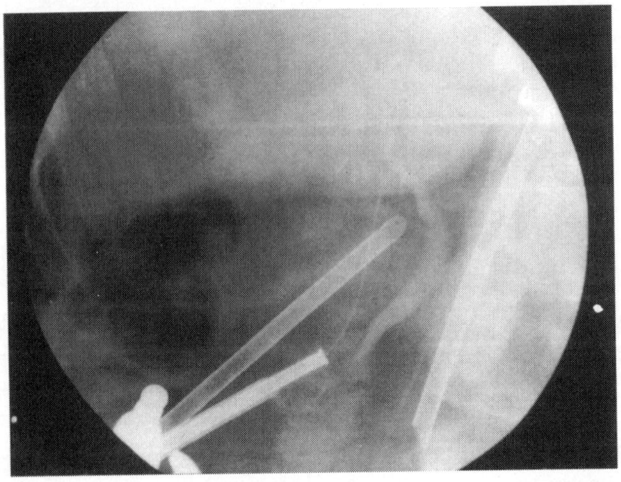

图 17-4 造影剂在近端肝管中断，注意钛夹在造影剂截断之上

向前上发出的左肝管的灌注。把病人置于头低位，可以使比重较大的造影剂流入肝内胆管。另一个小技巧是给病人静脉注射一针吗啡，吗啡可使 Oddi 括约肌一过性痉挛，从而使造影剂回流到胆管树。另外的原因可能是造影管插入过深到达了胆总管的远端。这时可在透视下将插入的造影管回撤一段，但往往需要在腹腔镜下操作重放。气囊导管注入过多或插入胆总管可引起胆管受压，把气囊放气减压则可解决问题。另外一种引起近段胆管充盈不好的原因，可能是由于慢性胆管梗阻所致胆管扩张，需要 60～70ml 的造影剂才能使十二指肠段和肝内管道系统充盈。最后，可能是肝总管被夹住了或是发生了管道的损伤（图 17-4）。如果考虑有这种可能，必须在进行其他分离前开腹探查胆管的解剖。

（三）造影剂不能进入十二指肠 发现这种表现可能提示结石梗阻、病变或 Oddi 括约肌痉挛。对于后者可经静脉注入 1～2mg 胰高血糖素，使十二指肠乳头肌松弛，以使造影剂通过。如果这样做不成功，反复几遍形态无改变的话，外科医生应当开腹或腹腔镜下探查胆管。

（四）难以区别胆总管内的气泡和结石 一般来讲，结石很少是圆的，而气泡则总是圆的。应当注意观察充盈缺损的边缘是否有提示结石的不规则表现。其次，由于在水中空气有上浮而结石有下沉的特点，可通过调整病人的体位观察气泡向上移动，结石下沉的情况。通过再次向胆管注入造影剂，气泡容易被冲进十二指肠。也可以试着用温盐水冲洗胆总管，然后再缓慢地注入造影剂。如果阴影依然存在，则可一边向外拔管一边快速注入造影剂，如果随着操作阴影移动，那么就有可能是气泡。如果仍然不能确定，则可用胆道镜更准确地进行鉴别。最后，要认识到气泡可加压变形，而结石不会变。持续注入造影剂可见随压力增加，圆形的充盈缺损逐渐移动并变形，则提示不像结石。这些方法也说明了动态胆道造影的优点。

（五）真正的充盈缺损有时难以与视野中的骨骼像及肠道积气相区分 这个问题在躯体庞大的病人尤为突出，因为图片不易照清楚。通过调整扫描的角度来观察，可以减少由于解剖结构的重叠造成的影响。此等病人，有时需要通过提高电压，把射线发生器靠近皮肤，延长曝光时间，来获得较好的图像可能发生对皮肤过度曝光。如果这

样的尝试失败，可单独选择静态胆道造影。

（六）**如果有造影剂外溢**　需要立即处理（图17-5）。

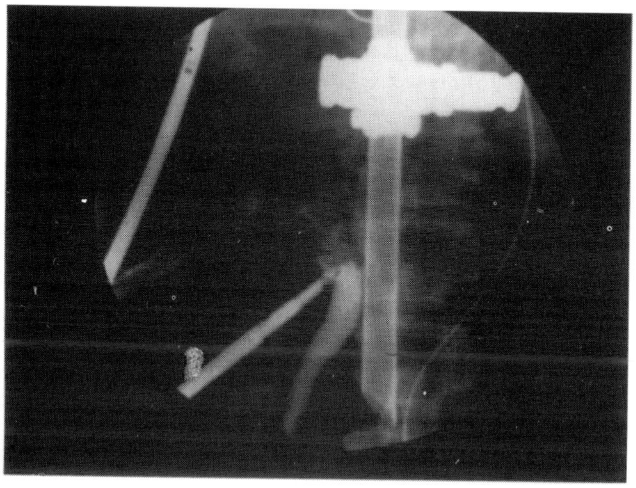

图 17-5　插管处上方造影剂外溢（断面）

对结果的解释分析

外科医生不仅要有熟练的胆管造影技术，同时也要参与对结果的分析。照了一张片而又错误地读片，结果无任何好处。外科医生必须特别清楚肝外胆道树的解剖变异，因为有一定比例的胆道损伤是由此引起的。肝外胆道有解剖变异者要比正常的多，实际上教科书中所讲的胆囊与胆管的结构图很少见。据外科的常识，约75%的病例胆囊管于肝外胆管的侧壁汇入。自1978～1989年，在洛杉矶的Cedars-sinai医疗中心做了3 500多例开放法胆囊切除并常规术中胆管造影，平均每例做了6张照片。分析这2万多张照片发现，41%的病例胆囊管在胆总管的后方汇入，35%是螺旋型的，7%是并行的，只有17%是从胆总管的侧面汇入的（图17-6）。对于常规地行胆囊切除的医生来说应当熟知这些胆管的变异情况。不能辨认胆管的解剖结构是导致医源性胆管损伤的基本原因。发现这些变异要靠经常做胆管造影的经验。其他在分析中遇到的问题诸如由于胆囊管与胆管（胆总管或肝总管）重叠造成胆囊管与胆总管的汇合部分辨不清，而胆管内造影剂的过度充盈也可由于"三明治"的现象造成小的结石遗漏。

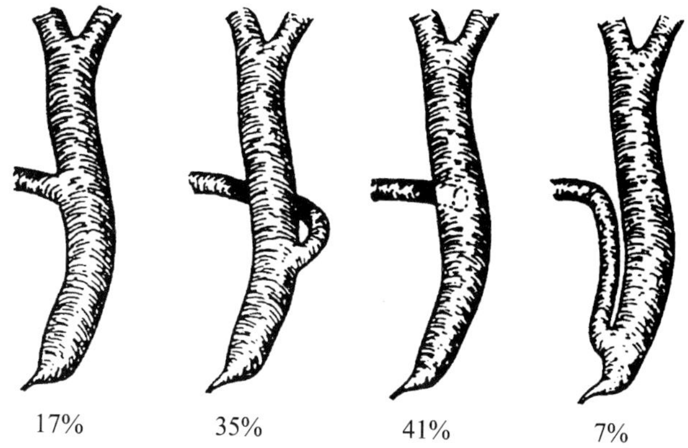

图 17-6　只有17%的胆囊管从侧面汇入胆总管；35%是螺旋型汇入；41%从后方汇入；7%并行走形

在行腹腔镜胆囊切除或腹腔镜胆总管探查时，弄清楚胆囊管汇入胆总管的位置、结石的大小和位置以便于选择合适的途径是很重要的（图17-7）。如果当胆囊管非常短，不经意的然而却是毁灭性的胆管损伤就会发生（图17-5）。胆囊管很短的情况约有8%～10%，其中约2%开口于右肝管，这也是如果不注意引起胆管损伤的原因（图17-8和图17-9）。如果在胆管造影时发现夹子、胆管造影导管抓钳或其他器械太靠近胆总管，医生应当做进一步的仔细探查。另一个可能胆管损伤的信息是胆管造影时出现造影剂外溢或显影突然中断。部分例子见图17-4、图17-5。

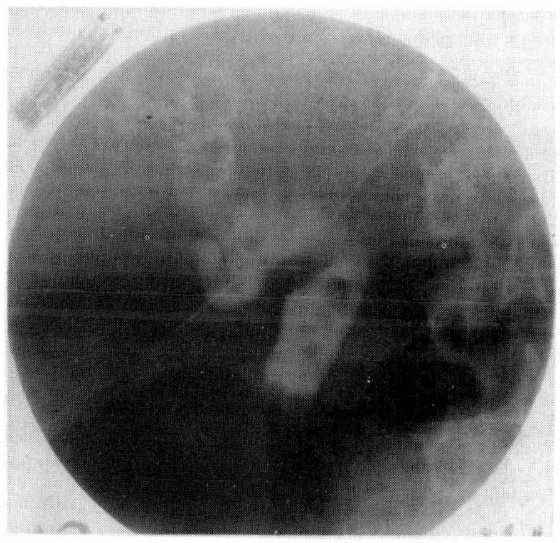

图 17-7　胆管的直径，结石的数量、大小和胆管解剖对决定采用何种类型的胆总管切开术十分重要

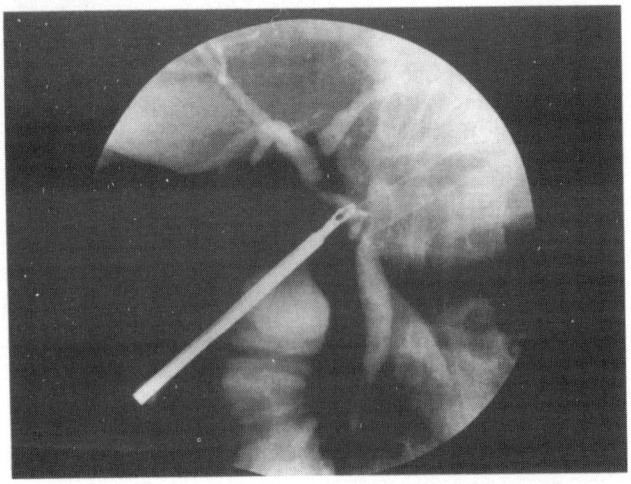

图 17-8　短的胆囊管很容易导致不经意的胆管损伤

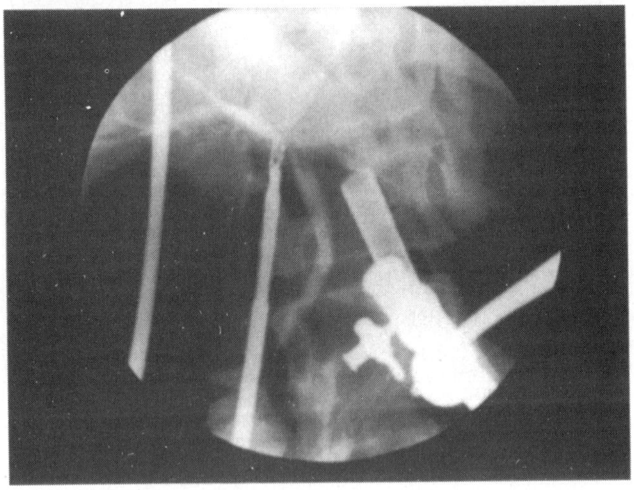

图 17-9　短的胆囊管汇入右肝管

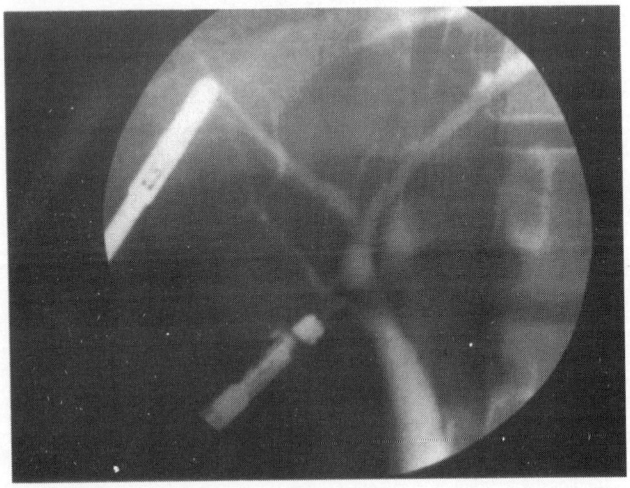

图 17-10　副肝管汇入胆囊管

结论

当代的资料强有力地支持对于棘手的病例采用术中胆道造影，这对辨认外科解剖结构的异常(约占 10%病例)很有意义，对于避免或发现胆管的损伤有很大作用。在腹腔镜手术中，对于发现已不可避免的意外胆管损伤，术中胆道造影的优点并不是被高估。如果发生了不经意的胆管损伤而得到了及时的修补，病人就有机会避免进一步的并发症，如胆管狭窄和胆管炎。如果医生对胆管重建缺乏经验，术中发现胆管损伤时可先行胆道引流，待病人一般情况好转后由经验丰富的胆道外科医生处理这些复杂的病例。如果没有术中胆道造影，绝大多数胆管损伤的病例，只能在术后病人出现腹膜炎症状时被发现，此时病人一般情况很差，常导致较高的并发症发生率和死亡率(图 17-10)。这一点得到了 Cedars-sinai 经验的很好证明，他们在 4 年(1991～1995)时间里由住院医生和主治医生完成的 2 500 例腹腔镜胆囊切除术。其间发现了 13 例胆漏(0.52%)，而其中的 4 例出现完全横断。除了 1 例以外，全部在最初手术时经术中动态胆道造影发现。这使得这些病人在手术时及时得到一次性的修补，效果良好。只有一例病人在几天后出现症状返回医院进行手术探查和修补。

只占用几分钟的手术时间进行术中动态胆道造影。如果在 200 例常规的胆道造影中预防了一例胆管损伤，或者发现了不经意的胆管损伤，而得到了及时的修补，这二百分之一的病例完全抵得上全部胆道造影所用的时间、努力和金钱的花费。在术中发现胆总管结石，也可以预防性治疗，采用手术或经内镜治疗，都可以避免等到残余结石有症状时无计划的治疗所带来的花费和不便。毫无疑问，腹腔镜胆道外科发展迅速，但存在一些伦理上的问题需要腹腔镜胆道外科的医生来考虑，如对胆总管结石的发现和治疗，以及预防胆管损伤[9]。

（王悦华　译）

参考文献

1. Mirizzi PL. La Cholangiografia durante las Operaciones de las vias Biliares. Bol Soc Cir Buenos Aires 1932;16 : 1133.
2. Hicken NF, Best RR, Hunt HB. Cholangiography. Ann Surg 1936;103:210.
3. Berci G, Sackier JM, Paz-Partlow M. Routine or selected intraoperative cholangiography during laparoscopic cliolecystectomy. Am J Surg 1991;161(3):355-360.
4. Berci G, Hamlin JA. Morgenstern L, et al. Modern operative fluorocholangiography. Gastrointest Radiol 1978;3:401.
5. Berci G, Cuschieri A. Techniques of laparoscopic cholangiography. In: Berci G, Cuschieri A (eds) Bile Ducts and Ductal Stones. Philadelphia: Saunders, 1997:60-77.
6. Berci G. Static cholangiography vs digital flouroscopy. Intraoperative cholangiography: benefit and cost ratio. Surg Endosc 1995;9:1244.
7. U. S. Food and Drug Administration. Avoidance of serious x-ray induced skin injuries to patients during fluoroscopically guided procedures. Public health advisory, Sept. 30, 1994.
8. Earley D. Radiation hazard. In: Berci G, Hamlin JA (eds) Interoperative Biliary Radiology. Williams and Wilkins, Baltimore: 1981;27-35.
9. Morgenstern L. Ethical considerations in laparoscopic choledocholithotomy. In: Berci G, Cuschieri A (eds) Bile Ducts and Ductal Stones. Philadelphia: Saunders, 1997:161-166.

第十八章 腹腔镜下超声探查胆总管

Nathaniel J Soper

哪种方法是胆囊切除时探查胆总管的最好方法已经争论了多年。在19世纪早期，探查胆总管的方法仅限于视诊和触诊。20世纪30年代，Mirizzi描述了术中胆道造影[1]，此后这种方法就成为检查胆道的金标准。从此有关常规性与选择性胆道造影优点的争论无休止地进行着，直到进入腹腔镜时代[2~7]。在开腹胆囊切除术中利用超声检查胆总管开始于20世纪80年代，它具有与胆道造影相同的准确率[8~10]，但大多数外科医生并不经常应用它。

10年前出现腹腔镜胆囊切除术，重新燃起了对胆囊切除时评价胆总管的最好方法的争论。最初认为在腹腔镜胆囊切除术中行胆道造影是一个困难的技术步骤[11~14]，许多外科医师很少在腹腔镜胆囊切除术中行胆管造影，而是愿意行逆行内镜检查胆总管。随后大量的研究证明，在多数腹腔镜胆囊切除术中能成功地进行胆道造影，胆道造影不仅用于检查胆总管结石[15]，而且还能显示胆管的解剖结构，其对减小胆总管损伤程度有帮助[7]。本文，我们讨论在腹腔镜胆囊切除术中评估胆总管的技术的相对价值。目的是为了检查胆总管的严重的畸形；或是为手术选择一个恰当的解剖方法，看是否有胆总管结石存在。

最近，已有在腹腔镜胆囊切除术中应用腔内超声成像技术探查胆管的报道[16~20]。由于应用了腔内接触探头，其成像质量好于经腹壁超声，高频探头的应用使得显示质量更高。由于检查厚度的减少，更容易获得高分辨率的图像。有几组比较在腹腔镜胆囊切除术中应用超声或是胆道造影探查胆总管的实验报告[21~23]。这些研究总的表明：超声较胆道造影更快捷，其发现胆总管结石的敏感度更高，但是胆道造影在证实胆道解剖方面要好于超声。因此，有作者认为，胆道造影和超声在评估胆道时是互为补充的技术[17]。

超声物理特性和仪器设备

超声成像可以应用体内、体外两种技术进行，微型超声探头为纤维内镜和腹腔镜下超声检查开辟了道路。内镜技术和超声技术相结合，扩大了临床应用超声检查的可能性，这可能是腹腔镜外科技术发展的重要环节。

超声波是由通过一定介质传导的机械声波构成的。医学超声波的使用频率为1～30 MHz。超声波的传播速度依赖于传导介质，人体的软组织(如水)是一种非常好的超声传导介质。

超声图像是由声纳和雷达的有规律的回波产生。超声探头发射超声波，然后接收反射回来的超声波。在其通过组织的过程中，一部分超声脉冲被吸收和散射而丢失，另一部分能量(叫回声)被反射回超声探头。测量(计时)由发射到接收的时间，并且将回波放大。其能量的衰减依赖于组织的阻抗，其与组织的密度密切相关。分界面是两种不同阻抗介质的交界面，当超声波经过时会在交界面上发生穿越、反射或折射。

探头接收并放大的超声回波，被以灰阶的形式记录在显示器上。特殊的回波来自明亮的反射物，并已被高度放大（如膈肌和肝被膜），而弥散的回波来自于小点状的反射物，其由于分散的超声脉冲而被低度放大（如肝实质）。强的回波决定大器官团块的边界。病灶或不同声学特性的区域（骨、囊肿、外科夹等）表现出与周围组织不同的或高或低的回波放大率。

超声探头产生一个两维的平面图像，它从横的、纵的或斜的方向对探测物进行定位。超声探头内的主要器件为一个压电晶片，而电压的变化是随超声波对压电晶片刺激的变化而变化。当一个超声回波被压电晶片接收后，其回波产生的电压变化是与回波放大的压力相称的。现代超声探头能产生每秒 25 次以上的图像，并且能“实时”描述探测物的解剖信息。

现有几种不同形状结构的超声探头被应用于临床的实时超声检查。其中最简单的一种是一种机械的扇形的探测器，在其中是一个单纯的元件往复的摆动，产生一个扇形的图像。随后代替的是，将几个元件安装在一个围绕一个轴向旋转的轮子上，这些被放射状排列的探头检查一个与轴向垂直的平面，并产生一个 360°的图像。复合探头也可由一些单个元件纵向排列而构成。这些线形排列的探头用相邻元件产生的沿排列面平行的超声波，发射并回收就产生一个矩形的图像。沿着一个凸面弯曲排列探头可增加检查的范围。定向排列探头由一定数量的并列放置的探头组成，他们有一定的时间延迟或相位不同，允许控制超声光束的方向。一个小的静止的探头因此可以扫查一个大的解剖区域并可避免解剖上的声学障碍。

一小部分检查器对特殊结构的成像受一定的深度限制，要克服限制探查更深的深度就需要应用更高的检查频率，这样就可提高图像对细节的分辨率。在手术中行超声检查时须将探头尽量放置于靠近探查物的位置。既有好的成像和又具有较小结构的探头已经被设计完成。

大多数临床中应用的超声技术是用相同的收集信息的方法。其变化之处仅在于超声波进入人体的方式或图像显示的方法。实时或二维图像是通过显示一个放大的超声回波在图像中的光亮点的亮度变化来反映回波的强度。B 型超声是临床上最普遍应用的显示技术，进行实时显像是可行的，因为超声波能在软组织中高速传播，其每秒钟可产生 25 幅以上的图像，如低于这个速度其图像将仅显示为闪光点。B 超检查允许观察体内运动的器官，并允许检查面迅速的变化以检查解剖结构。

多普勒超声方法是依靠观察由运动物体反射回的超声频率的变化来实现的，如流动的液体（如血液）流向探头方向时，其频率变化是增高的，反之是降低的。多普勒显像必须要有两个探头元件，一个不停地产生超声波，而另一个接收反射回来的超声波。将多普勒超声和二维超声相结合叫做多普勒成像技术。血流区域既可用听到的声音变化来描述也可用图像的颜色变化来描述，红色表示血流流向探头方向，而蓝色表示血流向离开探头的方向流动。

超声是一种有用、不贵并且安全的显像方法。其既有在体外的准确性和实用性又有在内镜管腔内的可弯曲性，因此，在腹腔镜手术中常规应用术中超声检查已被确立。腹腔镜下超声检查有其特殊的价值，它允许外科医师在腹腔镜手术中通过将探头直接放在被检查物体的表面进行检查，同样可用具有较高的频率和较低的穿透力，但所获得的分辨率更大的探头。因此，腹腔镜下超声检查比通过体表进行的超声检查有更高的准确性。腹腔镜下超声检查能应用于多种目的，它特别对检查实质器官（如肝、脾、肾或肾上腺）有较大帮助。显示腹膜后结构可以区分空腔脏器四壁的异常，我们已经发现腹腔镜下超声检查的一个巨大用处是在腹腔镜胆囊切除术时扫查胆总管，以及结合腹腔镜探查，在开腹手术前确定肝胆胰肿瘤的进展阶段[24]。

腹腔镜超声技术

腹腔镜超声探查的实用频率为 5～

10MHz，使用各种形状的电子换能器（如线形、扇形和凸面阵列等）。大多数腹腔镜下超声探头还合并有多普勒功能，以帮助在图像中区分血管和非血管结构。有一些探头是硬的，但多数探头是可弯曲的，其控制方法如同可弯曲的

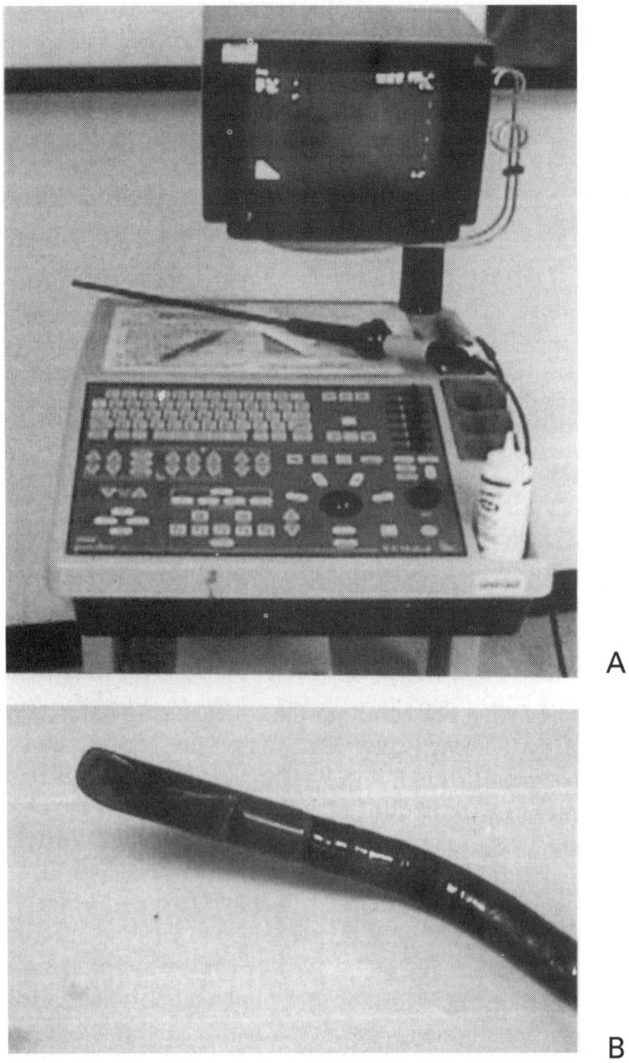

图 18-1 腹腔镜超声机和可弯曲探头，结合线形排列和凸面尖部设计

内镜一样是由旋转的旋钮来进行的（图 18-1）。大多数腹腔镜超声的直径为 10mm，因此探头能进入标准的 10～11mm 的穿刺套管。虽然直型探头在大多数病例中能用来检查胆总管，但可弯曲的探头具有更大的自由活动度，可更好的与凸型组织（如肝组织）表面接触。我们现在流行的是可弯曲的探头。可以在一个平面上进行接触，前端并有线性陈列与凸面探头设计相结合（B & K Medical Systems, North Billerica, MA, USA）。

腹腔镜超声检查胆总管的适应证和禁忌证

腹腔镜超声检查的适应证很广，根据影像需要，腹腔镜超声能应用于几乎所有的腹腔镜病例。在腹腔镜胆囊切除术中，我们常规进行超声检查以评价胆总管有无结石，并查明详细的解剖结构。对大多数腹腔镜胆囊切除术来说，其近端胆管树的详细解剖结构并不关重要，但胆总管与胆囊管连接的部位是有用的，而且在大多数病例是能被容易地显示出来的。进一步评估近端胆管是可能的，但这常需要连续多点插入探头，这需要较多的时间。腹腔镜超声还能显示除胆管以外的解剖结构，如变异的肝动脉、肿大的淋巴结或异常的胰头等，在严重感染的病例或其他因解剖异常而干扰解剖分离的病例，进行腹腔镜超声检查可帮助更早的做出决定，在术前诊断为胆囊息肉的病例，它还可评估胆囊壁是否被侵犯，后者将提示胆囊癌（图 18-2）。

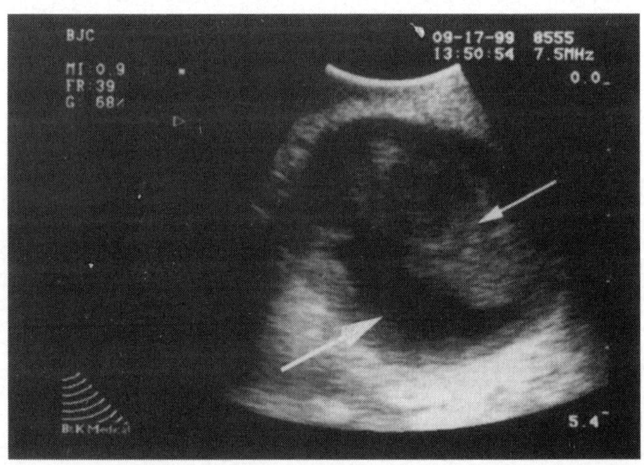

图 18-2 腹腔镜下超声成像胆囊癌，大箭头显示胆囊腔，小箭头显示腔内的息肉样团块

在腹腔镜胆囊切除术中应用腹腔镜超声检查几乎没有禁忌证。在极度肥胖的患者进行此项检查可能是困难的，其过多的脂肪组织存在于肝门处，因此妨碍了超声的穿透。同时太瘦的病人由于软组织太少，不利于声波的传导，在这些病例的腹腔中注入水作为声学介质可使检查容易进行。

操作方法

为了在腹腔镜胆囊切除术中评估胆总管，超声探头必须能够通过任何 10mm 的穿刺套管。在用“美式”方法行腹腔镜胆囊切除术时，许多外科医师选用脐上或上腹部作为 10mm 穿刺点。如探头是通过上腹部穿刺点插入腹腔，探头的定向作用使检查通常是横向的或与肝门轴向垂直的(图 18-3)。如探头是通过脐部穿刺点插入腹腔，将可对肝门及胆管进行纵向检查，由于在通常情况下腹腔镜的镜头是由脐部插入的，通过上腹部插入腹腔镜超声来横向检查肝门是我们的检查方式。当采用这种方式时，通常的术野图像可以得到保持，腹腔镜不需要移动或反复在其他点插入，探头的镜面图像是没有问题的，并且可获得完整可靠的整个胆总管图像。通过上腹部穿刺点检查的缺点是其对近端胆管的显像不够确实。然而，大多数胆管结石存在于远端胆管内，使用此途径时，与胆道分离有关的解剖学几乎均可以得到显示。

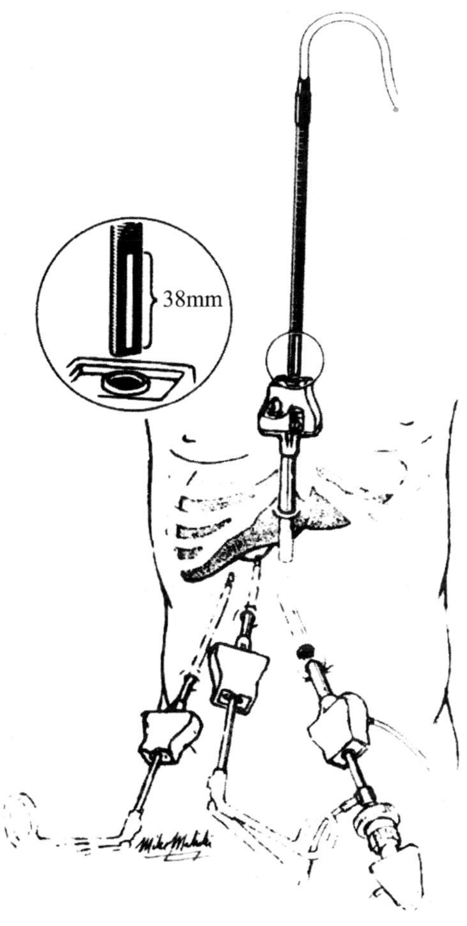

图 18-3　介绍经上腹部穿刺点(剑突下)进入腹腔镜超声探头的方法(来自文献 Machi 等[16])

在超声探头的表面包绕有一层塑料或橡胶的外套，如果这层保护套被损坏，超声就不能成像，并且重新更换这个外套是非常贵的(大约 5 000美元)。特别当使用旧的可重复使用的腹腔镜套管时，其阀门可能抓住探头的外套，当探头插入或取出时就可能将外套剥脱，因此我们的实践是将腹腔镜穿刺套管拔除，重新将超声探头通过其窦道直接插入腹腔，进行通过上腹部插入点的横向检查胆管的超声检查。视频混合器的应用，可以将腹腔镜图像和超声图像同时显示在显示屏上。用抓钳抓住胆囊底将胆囊提高，转动肝右前叶以显示胆囊和肝门。探头开始接触胆囊，检查从基底部到颈部，这个步骤可快速评估胆囊壁的厚度和形态，并可评估结石的数量和形状，同时让外科医师熟悉超声显像。然后转换图像(变换目标和深度)，将探头轻柔地置于肝门的表面，可探及“麦克鼠”样的肝门结构，门静脉位于其后面，与“麦克鼠”的头相似，胆总管和肝动脉像耳朵一样分别位于其

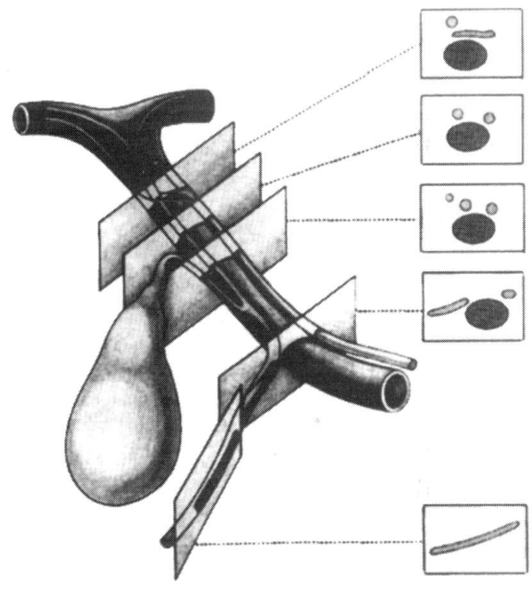

图 18-4　图解显示肝十二指肠韧带结构，说明其正常结构，并说明由上腹部穿刺点进入腹腔镜超声的图像特点

左或右侧(图 18-4)。

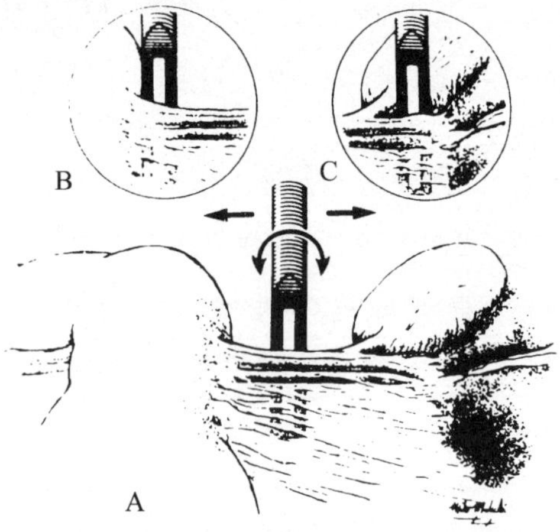

图 18-5 用经上腹部穿刺点插入探头横向检查肝门的图像：A．探头位于胆囊管与肝胆管的交界处的下方；B．探头在十二指肠的上方；C．顺时针旋转探头，显示胰腺内胆管，并将探头位于胆囊管与肝胆管交界处的上方

当在不压迫胆管而要获得足够的组织接触有困难时，将手术野灌注无菌盐水，用水作为声学介质进行检查。如果肝门的胆管和血管结构不能被区分，多普勒能清楚地区分门静脉和肝动脉与胆总管(根据血流)，因胆总管内不存在内流。在准确确认胆总管后，将探头轻柔地沿着胆总管的前面下滑以获得足够的组织接触。通过这样的操作，超声检查对胆总管的定位就逐渐变得倾斜了(图 18-4)。滑动持续进行直到探头顶端插入至肝门与十二指肠对肠系膜肠壁的汇接处，然后将探头顺时针缓慢转动，对着十二指肠后面成像，通过胰头显示胆总管远端进入十二指肠壁的部分(图 18-5)。通常胆总管与胰管的连接处可清楚显示，同时壶腹括约肌的低回声环也可显示。如果应用此技术仍然不能获得良好的远端胆总管的图像，这时可将探头收回，将其放置在十二指肠表面上，将十二指肠轻轻挤压以排除肠腔内的空气，因为空气的明亮反射会形成许多干扰。用这种方法远端胆总管进入十二指肠的结构几乎总能显示清楚(图 18-6)。在显示完远端胆管后，再次将探头旋转与胆总管形成垂直轴向，探头向肝门滑动直到显示胆囊管，然后显示与胆囊管相连的胆囊颈，胆囊管与胆总管的连接处被可靠地显示，但更

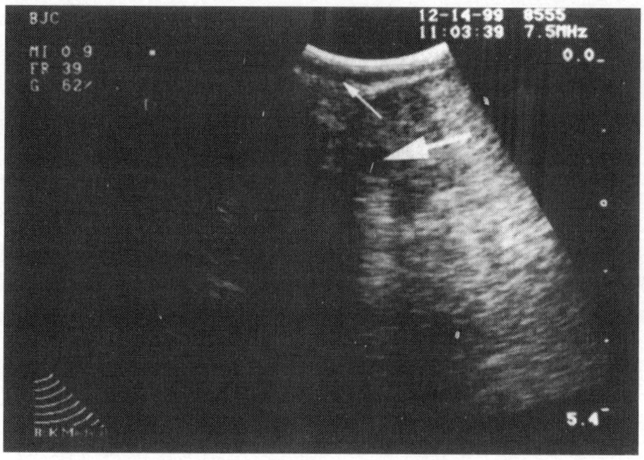

图 18-6 腹腔镜下超声图像，通过十二指肠显示胆管的胰内部分。小箭头指示十二指肠壁；大箭头指示远端胆总管

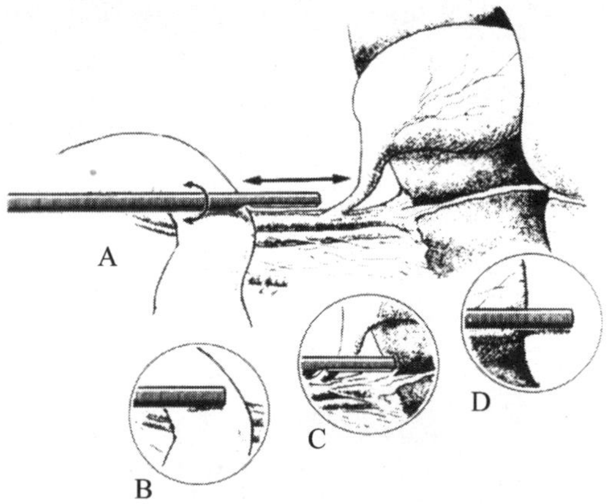

图 18-7 经脐部穿刺点插入探头，获得纵向和斜向的部分胆管图像 A．探头位于肝十二指肠的中央；B．探头位于十二指肠上；C．探头位于肝门前方；D. 探头位于肝门表面的后方以显示肝内胆管

近端的胆囊管由于太小而且位置表浅相对缺乏表面组织来作为声学介质故不能显示清楚。

为了获得一个纵向的胆管系统图像，可将腹腔镜的镜头由位于上腹部的穿刺点重新插入，而将超声探头由脐部穿刺点插入，然后将探头放置在肝门的表面(图 18-7)。遗憾的是这要求“镜像”的视野，需要反复实践才能熟练。将超声探头置于肝十二指肠韧带的上方，并保持胆总管的图像向远方拉动(图 18-8)。显示胆管的最远端时需用经十二指肠成像。如果用此方法不能清楚显示近端胆管，但这个区域的图像又是必须的，这时可将胆囊放松，将肝脏放回正常位置，同时将探头置于肝第Ⅳ段的前上方，通过肝实质窗来清楚显示肝内胆管和近端胆

总管。

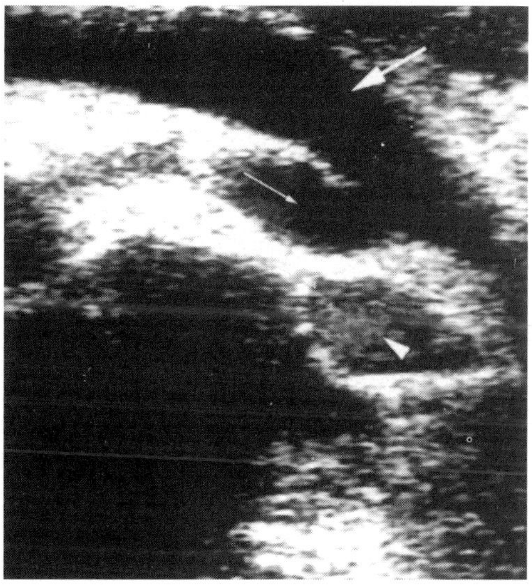

图 18-8　纵向成像 肝总管与胆囊管的交界处。大箭头 肝总管；小箭头 胆囊管；箭头 淋巴结

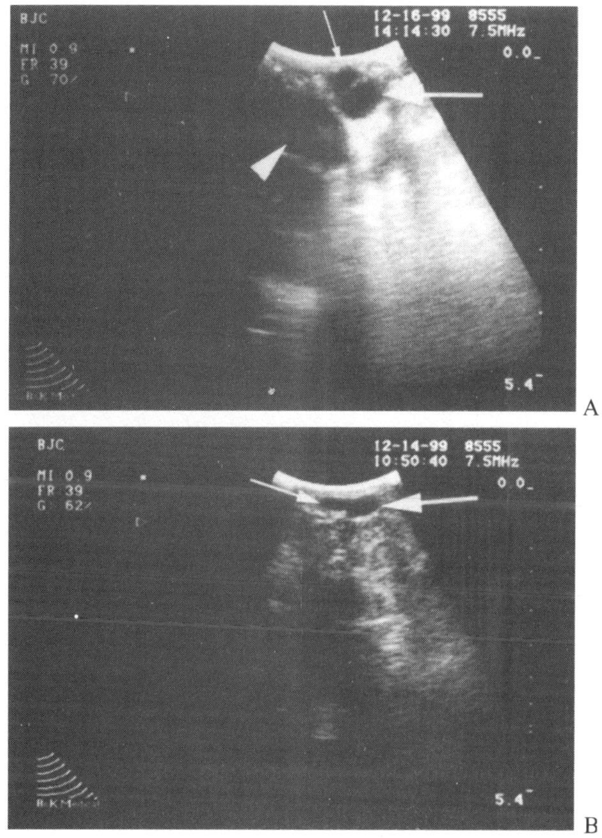

图 18-9　腹腔镜超声横向成像。小箭头 胆囊管近端交界处；大箭头 肝总管。A 门静脉；B 胆囊管（小箭头）进入肝总管（大箭头）的位置被清楚显示

腹腔镜超声图像

腹腔镜超声检查肝门，将探头通过上腹部穿刺点插入，进行检查所获得的图像如图 18-9 到图 18-12 所示。胆囊管和胆总管的连接点可以远距解剖部位而清楚显示（图 18-9）。胆管的直径大约是 4mm，没有可见的回波充盈损缺，在胆囊与胆总管连接处之下方的典型的“麦克鼠”结构见（图 18-10）。胆总管结石被显示为强回声结节，后方伴有声影（图 18-11）。相对于结石，当淤泥存在于胆总管内时，它被显示为一回声团块，但无声影，并可自由活动（图 18-12）。

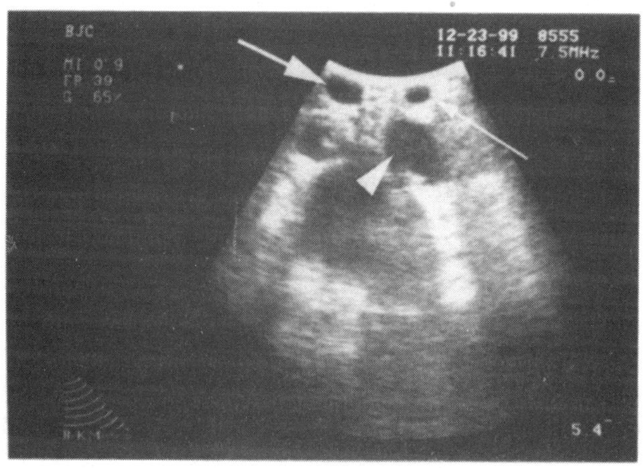

图 18-10　“麦克鼠”被显示在经上腹部穿刺点腹腔镜下超声视图：胆囊管与肝胆管交界处。大箭头 胆总管；小箭头 肝动脉；箭头 门静脉

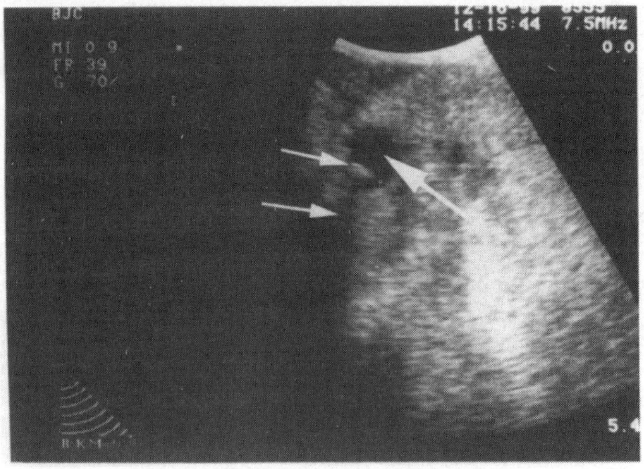

图 18-11 腹腔镜超声视图：显示结石影，声影（小箭头），包括远端胰腺内部分胆总管（大箭头）

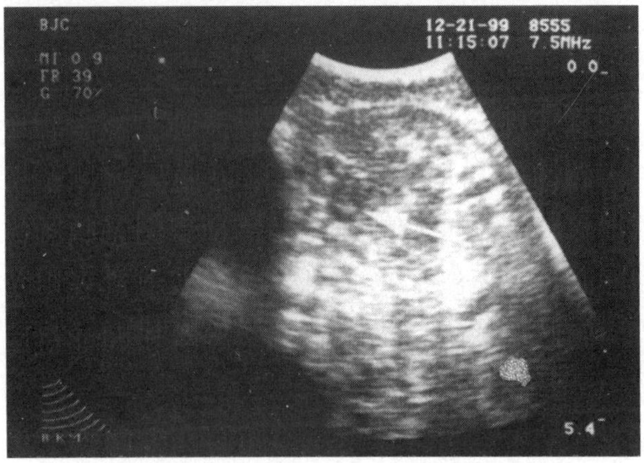

图 18-12 胆泥回声被显示在远端胆总管（箭头）其外不显示声影

结果

我们医院的外科医师对体内腹腔镜下超声进行了初步的前瞻性的评价，对连续 95 例行腹腔镜胆囊切除术的病人进行实验。先对病例进行超声检查，然后立即行 X 线胆道造影[23]，所获得的图像由放射科医生与外科医师分别独立地阅片。在这个实验中 93/95 例成功地用超声显示胆总管，而胆道造影为 90/95 例。其完成检查的时间是超声检查明显较少（平均值±标准差，8±3min），而胆道造影为（14±6min，$p<0.05$）。超声检查组证实胆总管结石为 12/93 例，相对胆道造影组为 5 例。这个差异可能是由于小结石在胆道造影时被冲进了十二指肠，有 2 例病人胆道造影失败而腹腔镜超声证实为胆总管结石，因此超声显著改变了手术处理。胆管的解剖异常在超声检查中未被发现，而在胆道造影中看见了 13/90 例。但这些胆管异常并未影响胆囊切除术的施行，而且大多数异常是累及近端肝管，这个区域在经上腹部插入探头进行超声检查是不能很好显示的。

当熟悉超声操作后，我们开始在腹腔镜胆囊切除术中用超声检查替代胆道造影，从那时起对 600 多例病人进行了超声检查。将最初的 200 例病人，与腹腔镜超声检查引入之前的连续的 407 例在腹腔镜胆囊切除术中常规行胆道造影的病例进行比较[15]，发现病人的人口统计和医生的手术指征在两组间比较是没有什么差别的（差别微小），在实验早期，我们将超声检查后高度怀疑胆总管结石的病人直接进行胆道造影，因为我们认为胆道造影是金标准。摒除的病人包括中转开腹和那些没有进行这种检查方式的患者。381 例进行了胆道造影，而 172 例患者进行了术中超声检查。其胆总管被适当显示的比例分别为，胆道造影 97%，超声检查 100%（$p<0.05$），平均时间：胆道造影 15 分钟，超声检查 5 分钟（$p<0.01$），结石发现率：胆道造影组为 7%，超声检查组为 13%（$p<0.05$）。另外，有 6% 的病人在超声检查时被发现胆总管内存在淤泥，这种发现在胆道造影中是从未被发现的。在超声检查组中发现胆总管结石的大多数病人（77%），可用单纯的冲洗技术将结石排除，而不需要用其他损害性更大的操作方法。其胆总管结石的平均直径（能被用冲洗法成功清除的）为 1.6mm，相比较需要用其他损害更大的方法清除的结石的平均直径为 2.7mm。直径小于 2mm 的结石总能用冲洗的方法清除。分析两种方法所用费用显示，行胆道造影的病人每例病人要比超声检查的病人多花约 150 美元[23]。

一、其他报道的腹腔镜超声检查的结果

一系列关于在腹腔镜胆囊切除术中，用腹腔镜下超声或术中胆道造影的方法评价胆总管的比较实验显示，在诊断胆总管结石的敏感性、特异性和准确性上，两种方法都很好，都大于90%。大多数报告显示体内超声在准确率上稍高(表 18-1)[21,22,25,26]。

表 18-1 腹腔镜胆囊切除术中诊断胆管结石。超声检查(U/S)与胆道造影(IOC)的对照结果

作者	例数	结石	U/S(%) 敏感性	U/S(%) 特异性	U/S(%) 准确性	IOC(%) 敏感性	IOC(%) 特异性	IOC(%) 准确性
Barteau et al.	236	—	83	97	—	96	99	—
Orda et al.	117	12	92	98	97	100	87	89
Stiegmann et al.	209	19	89	100	99	53	100	96
Birth et al.	518	24	83	100	99	96	99	99

二、应用超声检查与胆道造影的比较

在腹腔镜胆囊切除术中应用超声检查和胆道造影评估胆总管的优缺点见表(18-2)。腹腔镜超声检查要求在手术室中购置一些新的仪器，并要进行适当的保管，要有一个逐渐学习(通过大约 20 例)以获得熟练技术的过程[27]。超声检查在仔细区分精确的近端胆管的解剖结构方面不如胆道造影。相反腹腔镜下超声能在整个手术过程中反复进行检查，而不需要暴露病人，手术组也不必受到放射线的照射，胆囊管不必被解剖和插管，并且消耗材料如导管，放射照相的对比剂都不需要。超声检查胆总管较胆道造影更快。这种技术显示胆总管远端结石和淤泥更敏感。其价值计算在某种程度上是不清楚的，因其需要一个较大的经济支出去购买一台超声机和探头，特别是如果这个探头使用不当的时候，需要更换探头的外套。但是，我们的数据显示，对每一个病人来讲超声检查胆总管较胆道造影要节约大约 150 美元。综合这两种技术的优点，我们认为它们在腹腔镜胆囊切除术中是互补的评价胆总管的好方法。

表 18-2 腹腔镜胆囊切除术中评价胆总管。腹腔镜超声(U/S)和术中胆道造影(IOC)的相对优点

	U/S	IOC
可重复性	++	+/-
X 线暴露	+	-
检查时间	+	+/-
费用	+/-	+/-
检查胆总管结石的敏感性	++	+
仔细评价胆管解剖	+/-	++
行其他检查的灵活性价值	++	-
检查时的解剖需要	+	-

注：+阳性；一阴性

结论

腹腔镜超声已被认为是内镜时代的外科医师的听诊器[28]，并且在胆囊切除术中显示出无法估量的价值。这种优点的发现是因为腹腔镜显示物体的表面结构，而超声可通过物体表面看到其深部结构。大多数外科医师不熟悉超声

的原理和使用方法，但每年进行大量的腹腔镜胆囊切除术，这个过程是学习腹腔镜超声的良好方法，在腹腔镜胆囊切除术中，超声检查是一种快速和不贵的，并且是有效的探查胆总管结石和胆管解剖结构的方法。在腹腔镜胆囊切除术中，超声检查和胆道造影是一组互补的探查胆总管的好方法。应根据需要适当运用两种技术。应有计划地将受训人员暴露在两种技术环境下，增加腹腔镜外科医师在未来的灵活性。

（夏红天 译）

参考文献

1. Mirizzi PL. Operative cholangiography. Surg Gynecol Obstet 1932;65:702-710.
2. Robinson BL, Donohue JH. Gunes S, et al. Selective operative choiangiography: appropriate management for laparoscopic cholecystectomy. Arch Surg 1995;130:625-631.
3. Lorimer JW, Fairfull-Smith RJ. Intraoperative cholangiography is not essential to avoid duct injuries during laparoscopic cholecystectomy. Am J Surg 1995;169:344-347.
4. Berci G, Sackier JM, Paz-Partlow M. Routine or selected intraoperative cholangiography during laparoscopic cholecystectomy? Am J Surg 1991;161:355-360.
5. Soper NJ, Dunnegan DL. Routine versus selective intraoperative cholangiography during laparoscopic cholecystectomy. World J Surg 1992;16:1133-1140.
6. Cuscheri A, Shili S, Banting S, Nathanson LK, Pietrabissa A. Intraoperative cholangiography during laparoscopic cholecvstectomy: routine versus selective policy. Surg Endosc 1994;8:302-305.
7. Carrold BJ, Fiedman RL, Liberman MA, Phillips EH. Routine cholangiography reduces sequelae of common bile duct injuries. Surg Endosc 1996;10:1194-1197.
8. Lane RJ, Coupland GAE. Ultrasonic indications to explore the common bile duct. Surgery (St. Louis) 1982;91:268-274.
9. Sigel B, Machi J, Beitler JC, et al. Comparative accuracy of operative ultrasonography and cholangiographv in detecting common duct calculi. Surgery (St. Louis) 1983; 94: 715-720.
10. Jakimowicz JJ, Rutten H. Jurgens PJ. Carol EJ. Comparison of operative ultrasonography and radiography in screening of the common bile duct for calculi. World J Surg 1987;11:628-634.
11. Clair DG. Carr-Locke DL, Ecker JM, Brooks DC. Routine cholangiography is not warranted during laparoscopic cholecystectomy. Arch Surg 1993;128:551-555.
12. Voiles CR, Sanders DL, Hogan R. Common bile duct evaluation in era of laparoscopic cholecystectomy: 1050 cases later. Ann Surg 1994;219:744-752.
13. Lillemoe KD. Yeo CJ, Talamini MA, Wang BH, Pitt HA, Gadacz TR. Selective cholangiography: current role in laparoscopic cholecystectomy. Ann Surg 1992;215:669-674.
14. Flowers JL, Zucker KA, Graham SM, Scovill WA, Imbembo AL. Bailey RW. Laparoscopic cholangiography: results and indications. Ann Surg 1992;215:209-216.
15. Jones DB, Soper NJ. Results of the change to routine fluorocholangiography during laparoscopic cholecystectomy. Surgery (St. Louis) 1995;118:693-702.
16. Machi J, Schwartz HAH, Zaren HA, Noritomi T, Sigel B. Technique of laparoscopic ultrasound examination of the liver and pancreas. Surg Endosc 1996;10:684-689.
17. Yamashita Y, Kurohiji T, Hayashi J, et al. Intrasoperative ultrasonography during laparoscopic cholecystectomy. Surg Laparosc Endosc 1993;3:167-171.
18. Machi J, Sigel B, Zaren HA, et al. Technique of ultrasound examination during laparoscopic cholecystectomy. Surg Endosc 1993;7:544-549.
19. Rothlin M, Largiade RF, The anatomy of the hepatoduodenal ligament in laparoscopic sonography. Surg Endosc 1994;8:173-180.
20. Wu JS, Dunnegan DL, Soper NJ. The ultility of intracorporeal ultrasonography for screening of the bile duct during laparoscopic cholecystectomy. J Gastrointest Surg 1998;2:50-59.
21. Stiegmann GV, Soper NJ. Filipi CJ, McIntyre RC, callery MP, Cordova JF. Laparoscopic ultrasonography as compared with static or dynamic cholangiography in laparoscopic cholecystectomy: a prospective multi-center trial. Surg Endosc 1995;9:1269-1273.
22. Barteau JA, Castro D, Arregui ME, Tetik C. A comparison of ultrasound versus cholangiography in the evaluation of the common bile duct during laparoscopc cholecystectomy. Surg Endosc 1995;9:490-496.
23. Teefey SA, Soper NJ, Middleton WD, et al. Imaging of the common bile duct during laparoscopic cholecystectomy: sonography versus video fluoroscopic cholangiography.

AJR Am J Roentgenol 1995;165:847-851.

24. callery MP, Strasberg SM, Doherty GM, Soper NJ, Norton JA. Staging laparoscopy with laparoscopic ultrasonography: optimizing resectability in hepatobiliary and hepatobiliary and pancreatic malignancy. J Am Coll Surg 1997;185:33-39.

25. Birth M, Ehlers KU. Delinikolas K, Weiser H-F. Prospective randomized comparison of laparoscopic ultrasonography using a flexible-tip ultrasound probe and intraoperative dynamic cholangiography during laparoscopic cholecystectomy. Surg Endosc 1998;12:30-36.

26. Orda R, Sayfan J. LevyY. Routine laparoscopic ultrasonography in biliary surgery. Endosc Surg 1994;8:1239-1242.

27. Falcohn RA. Fegelman EJ, Nussbaum MS, et al. A prospective comparison of laparoscopic ultrasound versus intraoperative cholangiogram during laparoscopic cholecystectomy. Surg Endosc 1999;13:784-788.

28. Holthausen U, Troidl H, Paul A. Ultrasonography the stethoscope of the surgeon in the era of endoscopic surgery. Surg Endosc 1994;8:1163-1164.

第十九章　胆总管结石的内镜治疗

John R. Craig and Aaron S. Fink

20多年前，剖腹探查提供主要途径以诊断和取出胆总管内结石，开腹胆囊切除术常伴行术中胆道造影和胆总管探查。从那时起，已陆续出现了几种较为微创的方式，包括内镜下逆行胰胆管造影（ERCP）和内镜下乳头括约肌切开术（ES）。这些新技术现已非常流行，尽管尚较少长期疗效的证据，然而病人已从这些技术发展中得到了益处，但是如何选择最合适的方法常是复杂的并经常引起争论。可以肯定的是，最合适的治疗胆总管结石的方法必须基于当地拥有的专家，疾病的特异性因素和病人的伴同病。本章讨论多种诊断和处理胆总管结石的方法，重点是ERCP和ES的作用以及它们在临床工作中的最佳运用。

诊断方法

多达50%的胆总管结石的病人由于其症状发展而需要治疗[1]。胆总管梗阻导致胆管内压力增高，阻碍了结合胆红素的正常排泄，血清胆红素的升高导致黄疸和尿色变深，但它在胃肠道的缺失导致陶土色大便。如果发生感染，病人可表现为右上腹痛、黄疸和发热（Charcot's三联征），诊断为胆管炎的特征。另外还表现为精神状态变差和低血压（Reynold's五联征），这表现显著支持化脓性胆管炎，它是一个更严重的威胁生命的感染。后者常应进行急诊胆道系统减压的操作。病人还可表现为胆源性胰腺炎，常出现中腹疼痛、恶心、呕吐和血清淀粉酶升高。

虽然上述这些情况常导致诊断胆总管结石病，但胆管结石也可以是无症状的。实际上，虽然对无症状结石的自身病史还不清楚，仍有大约10%～15%表现为急性胆囊炎的病人合并有胆总管结石[2]。虽然对无症性胆总管结石的自然过程尚不清楚，但考虑它的潜在威胁，当治疗症状性胆囊结石时，对其进行预防性治疗是适当的。对怀疑有胆道结石病的病人应行常规的实验室检查，虽然血清胆红素升高（结合和非结合胆红素）及天门冬氨酸转移酶（AST）和碱性磷酸酶升高不是特异的，可提高对肝外胆管被胆总管结石梗阻的怀疑。

一、超声和CT成像

超声检查是最常应用的诊断方法，它对胆总管结石有中等度的敏感性。但必须将壶腹周围团块与胆总管结石相区分，不幸的是胆总管结石的影像并不恒定。

虽然不是特异的，但肝内外胆管扩张是最可靠的超声异常表现。公认的标准是，胆总管直径小于3～4毫米时可排除胆总管结石的诊断，当胆总管直径大于10毫米时在临床上是高度支持胆总管结石的[3]。胆管梗阻的水平在90%以上的病人是可以辨认的，虽然确定梗阻的原因只有71%的准确率。

CT扫描也是一种诊断胆总管结石的准确方法（图19-1）。这种方法较经腹超声要好，特别是在那些身体肥胖和肠道积气限制了超声检查的病人。其敏感性和特异性分别为76%和98%[3]。

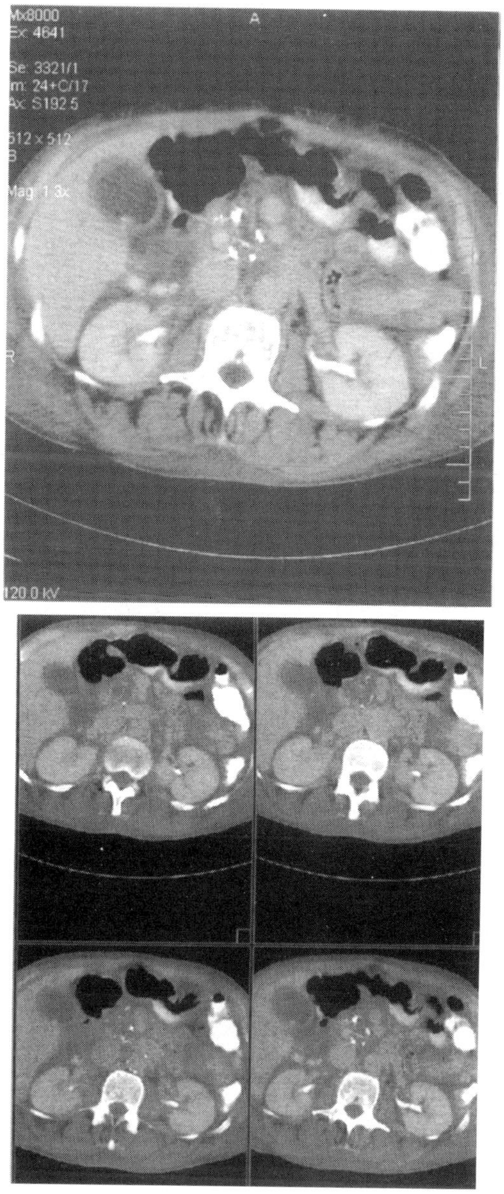

图 19-1　CT 扫描显示扩张的胆总管和胆总管结石

二、核磁共振胆胰管成像(MRCP)

MRCP 是一种相对较新的诊断方法,它产生的胆管树的图像与直接胆道造影的图像相似,MRCP 让人特别感兴趣是因为它具有在没有外源性对比剂的情况下产生图像的能力。

MRCP 是基于体液成分(如胆汁)在 MRI 的 T_2 加权图像表现为白色(高信号强度),相反,周围背景组织表现为暗色(低信号强度)。背景信号可用磁共振技术被进一步减弱,即选择性的抑制脂肪信号,因脂肪信号是腹腔磁共振图像背景信号的主要来源。因为呼吸运动在腹部 MRI 时劣化图像质量,所以图像最好是在单次摒气时获得;呼吸触发可用在那些不能暂停呼吸的病人。据特殊的扫描仪,各种快速自旋回波序列的扫描方法在使用。

经常采用多排扫描技术获得图像,它产生一个数据系列适宜于计算机处理。这个数据将进行最大强度的投影(MIP)处理,使其围绕最高强度信号并沿射线垂直投影面显像。这种处理产生的三维图像与在 ERCP 中获得的图像相似。可替代的(可选择的)是单层技术,只有一个厚的层面图像被获得,获得的结果不必经过最大强度投影处理,结果图像显示其平均数据,这些数据在完全组织体积和最大强度投影间互为补充。

MRCP 图像被认为较 ERCP 能更准确地反映胆管特征,是因为 MRCP 时胆管是在静息的状态下被显示,在 MRCP 图像上胆管结石表现为在高信号强度的胆管上出现一个信号缺损区(图 19-2)。仔细阅读每一个通过胆管树的切面以免漏掉胆总管结石,因为在最大强度投影重建时可能显示不清。MRCP 发现胆总管结石具有明显的高敏感性(81%～100%)和高特异性(85%～100%),其阳性和阴性的预测价值在 90%～100%之间[4~7]。在别的系列报告的假阳性是由于空气泡或在胆总管处的止血夹造成的。这种无创检查技术允许胆道外的解剖结构显影,这对评价黄疸病人是非常重要的。MRCP 的缺点是其只能单纯用于诊断而不能进行治疗。

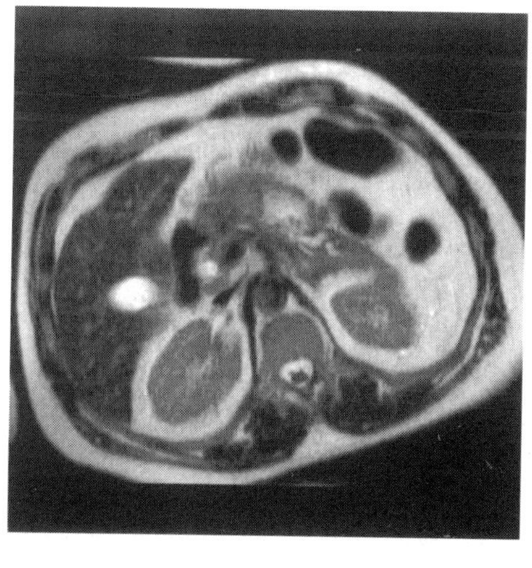

A

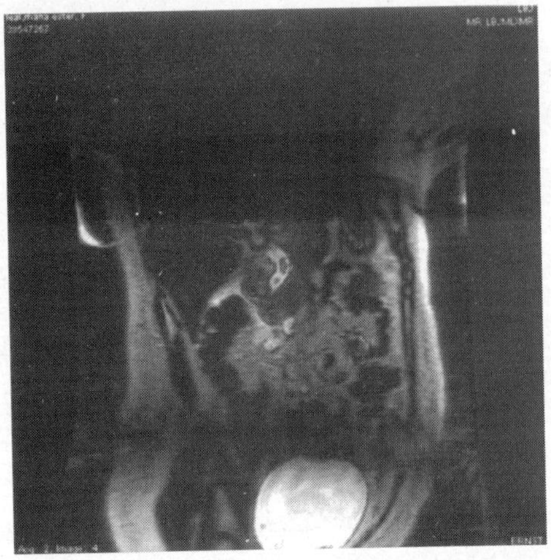

B

图 19-2 T_2 加权像，MRCP 显示（A）胆石病和（B）胆总管结石

内镜治疗胆总管结石

一、内镜下逆行胆胰管造影（ERCP）

自从 1974 年 Classen、Demling 和 Kawai 最早描述内镜下括约肌切开术后[8,9]，用 ERCP 和乳头括约肌切开术在胆总管结石的诊断和治疗上扮演着重要的角色。到 10 年后的 1984 年，全世界文献已报告了 50 000 例病例[10]。

ERCP 是一个复杂的操作过程，需要一个熟练的内镜医生和一个有兴趣的放射医生相配合。实际上，这是一个放射学操作必须由一个内镜医生来做。病人经过适当的准备后用侧视内镜通过咽部放入近端食道，镜子快速通过近端胃，在此处将一些剩余的分泌物抽出，当内镜经过并通过幽门后保持内镜在胃窦的中轴是很重要的。这样一个位置是通过保持内镜与角切迹的垂直来获得的。

将内镜通过十二指肠降段需要绕十二指肠上角“旋瓶塞”的手法。这个操作时通常将内镜回拉，在十二指肠内保留较短的位置，距门齿 60～70cm，对着十二指肠内侧壁（图 19-3）。如果在插入十二指肠后持续旋转内镜前进，长镜位置表现为如图 19-4 的效果，这个位置是不受欢迎的。它不但使病人不舒服，而且也降低了内镜尖端的可操作性。

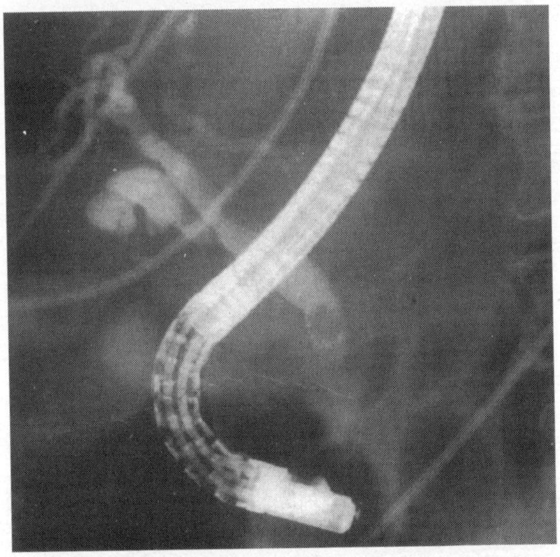

图 19-3 十二指肠侧视镜位于十二指肠中短镜位置，胆管造影显示一个大的胆总管结石，括约肌切开器已通过乳头插入胆总管内，准备行括约肌切开术

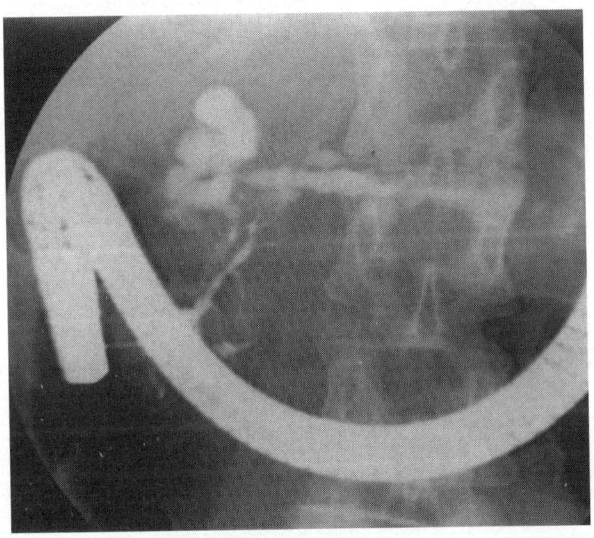

图 19-4 十二指肠镜为长镜位置，这个位置不是最佳位，因为病人不舒服，而且不利于对内镜尖端的控制。胰管造影显示慢性胰腺炎，包括背侧胰管

在短镜位置，乳头常被直接看见位于十二指肠内侧壁，如果看不见，乳头通常位于一个或几个从十二指肠角起始的纵向皱襞的顶点。一旦认定，应间歇性给予胰高血糖素（0.25 毫克），使十二指肠麻痹并维持松弛状态。应先照一张 X 线平片，以证明良好的 X 线技术，并辨别在注入造影剂前已有的钙化或其他表现。插

入乳头时可选用任何一种合适的导管(图 19-5),更常用的是尖端不透 X 线的导管,因为这个放射标记物在造影时能更容易的确定导管的尖端位置。乳头成功插入导管后,在放射线监控下将造影剂注入,但要避免过分充盈胆道和胰管系统。如果胆道扩张,可用稀释的(半浓度)造影剂以避免胆道内的小结石被掩盖。要注意放射技术,因为诊断信息是靠放射图像的质量来获得的。

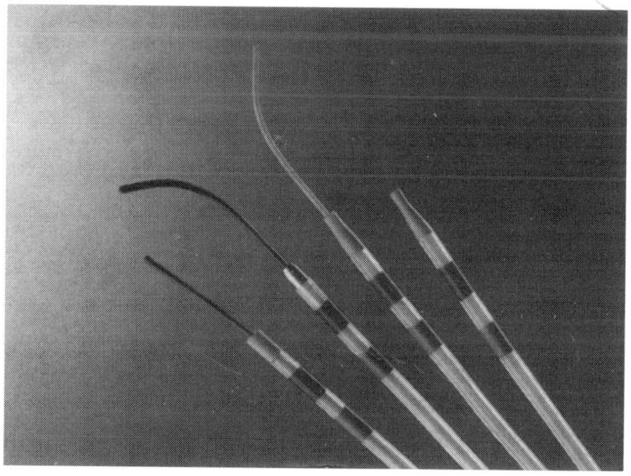

图 19-5　选择 ERCP 导管,显示几种不同尖端的导管,许多导管的尖端是不透 X 线的,可在荧光屏上确定导管的位置。注意,大多数导管允许通过 0.04cm (0.035 英寸)导丝

选择性导管插入胰、胆管的方法是成功的 ERCP 的关键,这与介入治疗是一样的。虽然有多种插入法可用(如用逐渐变尖的导管、导丝和乳头肌切开),但其所有的目的是成功的将导管送入胆管内,胰管多倾向于相对垂直的方式进入乳头,相反的,胆管多是由乳头的右下方十一点的位置进入乳头。

如上所述,要获得有价值的图像掌握好造影技术至关重要,人为现象如空气泡、造影剂流动和层流以及造影剂流入十二指肠,都应被辨认并正确使用恰当的技术纠正。由于现有的高专业技术,ERCP 时最大的危险是对 ERCP 结果的误读[11]。

如果适合进行内镜乳头切开术,取出诊断性的导管,改用乳头切开刀替换(图 19-6)。后者包括一个标准的套管内含一个连续的金属环,金属环的顶端 20～30 cm 暴露在外,最初将其尖端很好的插入胆管(图 19-7),只有在清楚的确认乳头切开刀位于胆管内而不在胰管内时乳头切开才能进行。

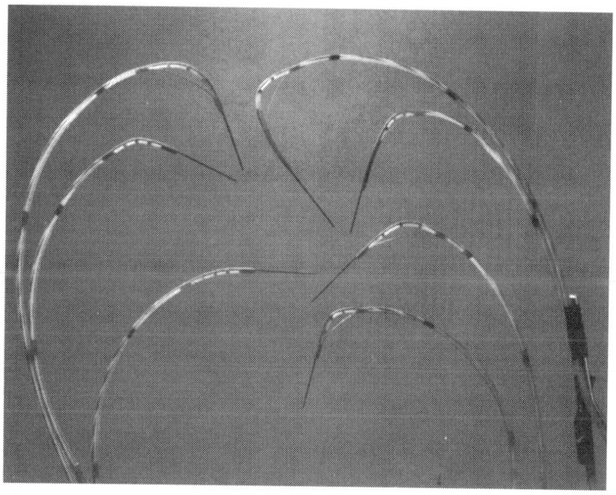

图 19-6　不同型号的内镜下括约肌切开器

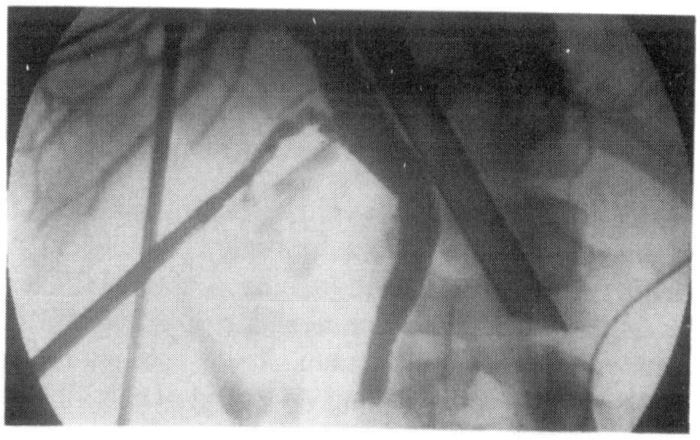

图 19-7　腹腔镜下胆道造影显示胆总管结石

确认胆管插管后,将乳头切开刀向下拉,直到看见大约一半的金属线在乳头外时。切开点指向十一点或十二点的位置,然后将金属丝收紧、弯曲,对着乳头顶部。电流用点射的方式以保持柔和的向上的力量,保持切开的切口一点点增大。保证乳头切开的长度是足够的但又不过大是重要的,切口长度应基于最大结石的大小。

从专业中心的大宗报告中得出,通过乳头切开术 85%～90%的胆总管结石能被用取石网篮和球囊成功取出[12,13]。并发症包括出血、穿孔、胆管炎、胰腺炎等。虽然有经验的医疗中心报告其并发症的发病率和死亡率分别为 6.5%和 1.0%[14,16],但经验少的手术者有相当高的失败率和并发症的发生率[14,17]。大约75%～80%的并发症可通过非手术方法处理。

出血是最常见的内镜下乳头切开术的并发症。它通过缓慢的控制切开速度可以避免[14]，如果出血能在内镜下看见，用注射肾上腺素或球囊压迫止血是有用的。如果必须进行外科手术，最好是将出血的血管结扎掉。

穿孔是最少见的并发症，它常导致外科手术和死亡[14]。其诊断常依靠在腹膜后发现空气或造影剂。如果与乳头切开术后胰腺炎区别有困难，行CT扫描是有帮助的。如果穿孔被早期诊断而且胆管显示是清楚的，许多病人可用下列方法处理：用鼻胆管减压、经鼻胃肠减压(抽吸)和静脉内用抗菌素等[14]，但是如果结石仍保留在胆总管内或病人经保守治疗病情恶化，这就有了外科手术的指征。手术包括胆管的清理和减压，腹膜后间隙的引流。

内镜乳头切开术后也可发生胰腺炎和胆管炎，前者可通过减少插管创伤和避免在胰管附近的电凝来减少，如果能获得适当的胆管显像，胆管炎的发生是非常少见的。

内镜乳头切开术时推荐同时行胆管清理，因为如果依赖结石自行排出的话，增加胆管炎、胰腺炎和结石嵌塞的危险，甚至需要再次做内镜[14]。如果结石未被完全取出，充分的胆管引流必须确实。后者可用鼻胆管引流和内支架置入来完成[18～20]，其选择依赖于临床(如需要反复胆管造影，计划注入溶石剂，残余结石的多少，病人的危险因素等)。

二、术中胆道造影

Mirizzi于1931年发展了术中胆道造影，希望改善50%的胆总管阴性探查率和25%胆总管探查术后结石残余率的情况。胆道造影将上述两个发生率分别减少到6%和11%[21]。开放经胆囊管胆道造影技术一直很少有变化。为此，专门设计的导管使其操作变得容易。随着腹腔镜应用的增加，这项技术发展允许通过腹腔镜下行经胆囊管胆道造影。

争论坚持认为术中胆道造影是否应列为常规或在腹腔镜胆囊切除术中选择性地使用(图19-7)。有些建议认为，不应在术中行胆道造影[22]。反对行术中胆道造影的指出，低劣的图像质量、误诊率高并延长手术时间、增加费用是其缺点。取代用更易进行的ERCP和乳头切开取石术治疗残余结石。而支持者认为，有经验的医生行IOC能在7分钟内完成并几乎不出现并发症，因此应避免潜在的并发症的发生率、增加费用和术后行ERCP[23]。

其他技术

依靠ERCP或ES取出结石，有时是无法完成的或不是病人的最好选择。这些病例包括术前ERCP失败的病例(由于解剖因素、有十二指肠憩室的病例、以前有胃切除手术病史的病人)或技术因素。同样，如果术中确认结石，外科医生若有方法在术中处理这个问题就可避免第二个治疗过程。

一、术中ERCP

已有报告术中用ERCP来解决在开腹或腹腔镜手术中发现的结石问题。在这个方案中，内镜医生将十二指肠镜插入十二指肠内来观察乳头的变化，外科医生使用导丝或在某些病例用经胆囊管胆道造影导管，通过胆囊管并穿过乳头括约肌；可使确认和插入乳头更加容易。特殊的亲水导丝有助于通过远端胆管狭窄或嵌顿的结石，用一个标准的括约肌切开器切开乳头。外科医生经胆道造影管注入盐水冲出结石和碎片。

术中ERCP的主要问题有：对麻醉仰卧病人行内镜检查时位置困难；手术室拥挤的环境条件、在保护手术野无菌亦是对内镜医生的挑战和外科手术组的不满。

二、腹腔镜下经胆囊管顺行乳头括约肌切开术

1993 年 DePaula 等[24]报告了将腹腔镜下胆总管探查和内镜乳头括约肌切开术相结合的技术，虽然作者大力推荐[24]，但大多数情况下只是当腹腔镜经胆囊管胆总管探查和腹腔镜下胆总管切开失败时才采用这种技术。

操作方法是通过胆囊管或肝总管进入胆总管，将一个内镜括约肌切开器通过胆总管并穿过乳头进入十二指肠；当括约肌切开器插入时，同时，经病人口腔插入一个侧视的电子内镜到十二指肠。通过用内镜下的图像监视，外科医生操作弯的括约肌切开器对准乳头的十二点的位置，牵拉括约肌切开器并通电完成括约肌切开。冲洗胆总管，通过切开的乳头将残余结石冲入十二指肠。

这项技术的技术要求相当高，它通常要求那些在胆胰内镜方面非常有经验的医生来施行。但是，一旦条件和设备准备就绪，其操作过程常可以相当快的速度进行。在这样的条件下，可以避免或最大限度地减小内镜括约肌切开术的高危因素包括胰腺炎、十二指肠穿孔和胆管炎等。

三、经皮、经肝胆道镜术

经皮、经肝胆管引流(PTC)是在介入放射科进行的。一根腰穿针在局麻下穿过右侧腹腔，通常穿刺点位于右侧腋中线，持续抽吸直到抽出胆汁为止，通过导丝引导将一根引流管置入胆管系统，从而将梗阻近端的胆管减压。穿刺过程的成功是与很多因素有关的，凝血病可能存在于许多病人中，并且是 PTC 的禁忌证；如果操作成功，PTC 可用于急救，待脓毒症得到控制，在间隙期用于取除结石[25]。这项操作过程后可以迅速施行经肝胆道镜术，通过将穿刺通道扩张并将胆道镜直接插入胆道从而将结石取出或使其变为碎片。此项操作经常对体质衰弱的病人采用这个技术可以降低麻醉风险。

处理的决策

一、术前处理的决策

术前阶段的治疗选择通常基于临床条件和病人的稳定性，大多数病人需要住院以治疗脱水。有全身性感染表现的病人静脉内注射抗生素，或者用于那些体质衰弱的病人，他们可能没有系统感染的表现(免疫抑制剂使用者、糖尿病人和老年患者)。应积极创造一个良好的治疗条件，假如病人的血液动力学状况能耐受因此而延缓的决定性治疗。

如果条件可行，急诊 ERCP 可应用于那些有严重胆管炎的病人。ERCP 的成功率非常高，并且与开腹手术相比有较低的并发症发生率。Lai 等比较紧急外科减压的 82 例严重急性胆管炎的患者，他们的研究证实，内镜治疗的死亡率明显少于开腹手术(10％比 32％)[26]。一旦感染已缓解，出院前行间隙期腹腔镜胆囊切除术。严重衰弱的病人可能不能承受常规的麻醉，此时行 ERCP 并取除结石后观察也许足够[1]，如果 ERCP 不能进行，替代的是开腹胆道引流或经皮、经肝胆道引流。开放引流仅包含在结石梗阻的近端放置 T 管或通过胆总管探查将结石取出后并放置 T 管，放置依赖于病人血液动力学的稳定；如果病人病情不稳定，在急性期只需行 T 管引流。待脓毒症恢复后再取出结石。任何情况下，病人后期手术是行胆总管清理同时行胆囊切除术，以排除胆管结石复发的潜在来源。严重的胆源性胰腺炎也是行 ERCP 的指征。几个随机的前瞻性研究显示，早期在有经验的内镜医生操作下行 ERCP 处理对病人是有益处的[27,28]。

对怀疑有胆总管结石并血液动力学稳定的病人，术前行 ERCP 并随后进行腹腔镜胆囊切除术，早已是标准的治疗方法，但是由于外科医

生获得腹腔镜下胆总管探查和取石的经验日渐丰富，术前行 ERCP 的必要性在减小，这些病人可能只需(24～48 小时)补液和抗生素治疗即可。腹腔镜或开腹胆囊切除术允许行术中胆道造影和胆总管探查以发现结石，这样的处理方法避免了对轻度怀疑有胆总管结石的且病情稳定的病人行常规的 ERCP[29,30]。在这些行 ERCP 的病人中[31]，有大于 50%是阴性结果。最近的一个随机研究支持上述相类似情况，选择性的术前应用 ERCP，与对临床上、影像学实验室检查没有怀疑胆总管结石的病人，不适合常规进行术前 ERCP[32～34]。

二、术中处理的决策

在开腹或腹腔镜胆囊切除术中触诊到胆总管结石或术中胆道造影确定有结石是胆道探查最明确的指征。在腹腔镜胆囊切除术中选择包括胆总管探查、结石取出或完成腹腔镜胆囊切除术后 ERCP 和乳头切开术。由于腹腔镜胆总管探查的经验和成功率逐渐升高，术后 ERCP 为病人额外增加了一个治疗过程。但是，这个过程成功率为 90%～95%，当不能有效进行腹腔镜胆总管探查时，因为这些病人和外科医生都希望在达到治疗目的的同时使外科创伤最小化，术后 ERCP 是一个有吸引力的选择。如果拥有经验的内镜医生，应用这么一个处理过程似乎是合理的。事实上，最近由于腹腔镜下胆总管支架的辅助措施，可以提高术后 ERCP 的成功率[35]。

当腹腔镜胆总管探查或术后 ERCP 不具备时，可转为开腹胆囊切除和开胆总管探查取石，这是一个可靠的选择。开腹胆总管探查取石的成功率为 90%～100% 。但是它比内镜治疗的创伤要大。另外，开腹 CBDE 死亡率的范围在年轻人的不到 1%，而在老年人或衰弱病人的将近 4%；如结石大于1.5cm，应强烈支持开腹取石，因为术后行乳头切开 ERCP 对大的结石更容易失败[2,13,36]。残留结石在开腹 CBDE 后的发生率报告为 2%～10%，但通常可采用 Burhenne T 管摘除技术处理。

一直持续的争论是，当腹腔镜下胆总管探查失败后是否行腹腔镜下经胆囊管顺行乳头切开术或中转行开腹胆囊切除术或者术后 ERCP 和乳头切开术。由于腹腔镜下经胆囊管和经胆总管探查的经验的增多，术后 ERCP 或中转开腹胆囊切除并开放 CBDE 将逐渐减少。

三、术后处理的决策

理想的来说，很少有病人仅在术后阶段才被发现有胆总管结石。无症状的病人可观察以希望小的结石自行通过胆道，但是这些情况无疑是很少见的。大多数术后发现有结石的病人有临床表现，即有肝功能实验(LFT)异常、黄疸或胰腺炎。对全身情况稳定的有症状的病人的合理选择是 ERCP 和括约肌切开术。有症状的病人 ERCP 失败则行开腹手术探查。

在术后 T 管造影发现胆总管内残余结石，其通常的处理方法是保持 T 管 6～8 周以便纤维窦道形成，然后将胆道镜插入胆总管用取石网篮、球囊或碎石器械取石[1]。

结论

可弯曲内镜已经成为处于不同阶段的胆总管结石病人的重要处理方法。ERCP 和 ES 能够稳定急性胆管炎病人的病情，帮助在手术中去除结石并解除术后结石残留所引起的症状。

(夏红天 译)

参考文献

1. Jones D, Soper N. Current management of common bile duct stones. Adv Surg 1996;29:271-289.
2. Fink A. Current dilemmas in the management of CBD stones. Surg Endosc 1993;7:285-291.
3. Sharp K, Peach S. Common bile duct stones. In: Cameron J

(ed) Current Surgical Therapy. St. Louis: Mosby. 1998: 410-415.

4. Ledinghen V, Lecesne R, et al. Diagnosis of choledocholithiasis: EUS or MRC? A prospective controlled study. GI Endoscopy 1999;49:26-31.
5. Guibaud L, Bret PM. et al. Bile duct obstruction and choledocholithiasis: diagnosis with MR cholangiography. Radiology 1995;197:109-115.
6. Reinhold C, Bret PM Current status of MR cholangiography. AJR 1996;166:1285-1295.
7. Coakley F, Schwartz L. Magnetic resonance cholangiopancreatography. Magn Reson Imaging 1999;9:157-162.
8. Classen M, Demling L. Endoskopische Sphikterotomie der Papilla Vateri und Steinextraktion aus dem Ductus Choledochus. Dtsch Med Wochenschr 1974;99:496.
9. Kawai K, Akasaka Y, Murakami K. Endoscopic sphincterotomy of the ampulla of Vater. GI Endoscopy 1974;20:148.
10. Cotton P. Endoscopic management of bile duct stones (apples and oranges). Gut 1984;25:587.
11. Fink AS. Valle PA, Chapman M, Cotton PB. Radiological pitfalls in endoscopic retrograde pancreatography. Pancreas 1987;1:180-187.
12. Seitz U, Bapaye A, Bohnacker S. Advances in therapeutic endoscopic treatment of CBD stones. World J Surg 1998; 22:1133-1144.
13. Cotton P. Non-operative removal of bile duct stones with duodenoscopic sphincterotomy. Br J Surg 1980;67:1.
14. Cotton P, Lehman G, Vennes J, et al. Endoscopic sphincterotomy complications and their management. An attempt at consensus. GI Endoscopy 1991;37:383-393.
15. Leese T, Neoptolemos J. Carr-Locke D. Successes, failures, early complications and their management following endoscopic sphincterotomy: results in 394 consecutive patients from a single center. Br J Surg 1985;72:215-219.
16. Freeman M, Nelson D, Sherman S. Complications of endoscopic biliary sphincterotomy. N Engl J Med 1996; 335: 909-918.
17. Cotton PB, Baillie J, Pappas TN, et al. Laparoscopic cholecystectomy and the biliary endoscopist. GI Endoscopy 1991;37:94-97.
18. Cotton PB, Forbes A, Leung JWC, et al. Endoscopic stenting for long-term treatment of large bile duct stones with a biliary endoprosthesis: 2 to 5 year follow-up. GI Endoscopy 1987;33:411.
19. Bergman J, Rauwa E. Tijssen J. et al. Biliary endoprostheses in elderly patients with endoscopically irretrievable bile duct stones: report on 117 patients. GI Endoscopy 1995;42:195.
20. Maxton DG, Tweedle DE. Martin DF. Retained common bile duct stones after endoscopic sphincterotomy: temporary and long-term treatment with biliary stenting. Gut 1995;36:446.
21. Mirizzi P. La colangiograffia durante las operaciones de las vias biliares. Bol Trab Soc Ciruj Buenos Aires 1932; 30: 1413.
22. Rosenthal RJ. Steigerwald SD, Imig R, Bockhorn H. Role of intraoperative cholangiography during endoscopic cholecystectomy. Surg Laparosc Endosc 1994;4:171.
23. Carroll B, Phillips E, Rosenthal R, Gleishman S, Bray J. One hundred consecutive laparoscopic cholangiograms: results and conclusions. Surg Endosc 1996;10:319.
24. De Paula AL. Hashiba K, Bafutto M. Laparoscopic management of choledocholithiasis. Surg Endosc 1994;8:1399.
25. Simon T, Fink A. Experience with percutaneous transhepatic cholangioscopy in the management of biliary tractdisease. Surg Endosc 1999;13:1199-1202.
26. Lai E, Mok F, Tan E, et al. Endoscopic biliary drainage for severe acute cholangitis. N Engl J Med 1992;326:1582-1586.
27. Neoptolemos JP, Carr-Locke DL, London NJ, et al. Controlled trial of urgent ERCP vs. conservative treatment for acute pancreatitis due to gallstones. Lancet 1988; 2: 979-983.
28. Fan S, Lai EC, Mok FP, et al. Early treatment of acute biliary pancreatitis by endoscopic papillotomy. N Engl J Med 1993;328:228-232.
29. Surick B, Washington M, Ghazi A. ERCP in conjunction with laparoscopic cholecystectomy. Surg Endosc 1992; 7: 388-392.
30. Stiegmann G, Pearlman, Goff J. Endoscopic cholangiography and stone removal prior to cholecystectomy. Arch Surg 1989;124:787-790.
31. Chang L, Lo S, Stabile BE, et al. Preoperative versus postoperative endoscopic retrograde cholangiography in mild to moderate gallstone pancreatitis. Ann Surg 2000; 231:82-87.
32. Berci G, Morgenstern L. Laparoscopic management of CBD stones: a multi-institutional SAGES study. Surg Endosc 1994;8:1168-1175.
33. Neuhaus H, Hoffman W, Feussner H, et al. Prospective evaluation of the utility and safety of ERC before laparoscopic cholecystectomy. Gl Endoscopy 1992;38:257A.

34. Sackmann M, Beuers U, Helmberger T. Biliary imaging: MRC vs. ERC. J Hepatol 1999;30:334-338.

35. Fanelli, RD, Gersin KS, Mainella, MT. Laparoscopic endobiliary stenting significantly improves success of postoperative endoscopic retrograde cholangiopancreatography in low-volume centers. Surg Endosc 2002;16:487-491.

36. Hunter J, Soper N. Laparoscopic management of bile duct stones. Surg Clin N Am 1992;72(5):1077-1097.

第二十章　X线引导下经胆囊管探查胆总管

Mattew F. Hansman and L. William Traverso

在腹腔镜胆囊切除术出现以前，在开腹胆囊切除术中外科医生用很成熟的技术以去除胆总管结石。由于在腹腔镜外科时代，切除胆囊的技术已发生了变化，其探查胆总管的技术方法也随之发生了相应的改变。为了保持腹腔镜胆囊切除术的微创性质，许多外科医生更常用手术后 ERCP 来去除在腹腔镜胆囊切除术中发现的胆总管结石。这种处理方法本身是不经济的，而且增加了并发症的发生率。为了扭转这种趋势，已经出现了能在腹腔镜手术中同时处理胆囊和胆总管结石的一种新技术。X线引导下的经胆囊管取出胆总管结石的技术已经发展成熟，它是一种非常简单的方法。只需要很少的培训，外科医生就能将腹腔镜胆囊切除术中发现的胆总管结石大部分取出。本章的目的就是描述这种简单而有效的技术。

在腹腔镜胆囊切除术中，常规行术中胆道造影发现胆总管结石的阳性率为 10%[1]。由于术前没有可靠的生化和影像资料可以确定胆管结石的存在[2]，在腹腔镜胆囊切除术中，发现胆总管结石的唯一方法是用术中胆道造影(IOC)或术中超声来寻找胆总管结石。成功取出术中发现的胆总管结石，可避免在术后出现症状以后才给以治疗，同时也避免了经 ERCP 行乳头切开的处理，这是非常经济的。而且行X线引导的经胆囊管胆总管探查，也能较容易的将大多数结石取出[3]，并可避免经胆囊管的胆道镜或其他更复杂的腹腔镜技术，如胆总管切开术等。

常规术中胆道造影

由于术前检查并不能确实预见是否存在胆总管结石，外科医生是不可能很准确地选择患者行胆道造影[2]。作为本章的目的，我们假设外科医生接受这个长期的信念，应该在手术当中取出发现的胆总管结石，以免因胆总管内的残留结石所导致的并发症。这些术后并发症包括胆管炎、胰腺炎或单纯术后疼痛等。一旦在术中发现胆总管结石，目前尚没有确切的研究来指导外科医生进行判断，是否保留结石以便术后行 ERCP 或是在术中去除胆总管结石。

如果外科医生选择放弃在术中处理发现的胆总管结石，那么病人常需要行 ERCP，伴有或不伴有内镜下乳头切开。这样病人将被暴露在疾病和附处理的危险之下。同时外科医生也必须认识到在某种情况下——内镜医生并不愿意在胆囊切除前或后行胆总管结石取出术。下列情况下据内镜医生的经验而不同，多发结石大于 2 厘米，结石位于胆管狭窄的上方，十二指肠乳头进入困难(如 Billroth Ⅱ 胃大部切除术的病史或 Roux-en-Y 胃空肠吻合术后)或年纪幼小的病人等。不愿意对小孩行内镜下乳头切开是基于多项研究显示，内镜下乳头切开后对没有胆道梗阻疾病的病人伴有一个高的持续性的胆道狭窄率，如胆道运动失调，对于患有胆总管结石的病儿，预期 5～10 年的狭窄率可高达 10%。

因此，对外科医生来说，从道德立场和临床

疗效两方面来讲,不论是腹腔镜或开腹手术,术中取出结石都是最佳选择。然而,这种处理不是每每都能实现的。经胆囊管胆总管探查的相关禁忌证包括:左侧胆囊管、胆囊管开口靠近十二指肠乳头、通过胆囊管与胆总管连接处不能达到的近端胆总管结石、缩小的胆管树(直径小于 3mm)、极短的或缺失的胆囊管(在我们的经验中极少发生),不能将一根亲水的金属导丝插入十二指肠,直径较大(大于 2cm)的嵌塞结石或技术上外科医生不能完成其基本技术操作等。

图 20-1 提呈一种在腹腔镜胆囊切除术中处理发现的胆总管结石的方法。注意在该程序中 ERCP 的重要性,虽然 ERCP 有一定的危险性,但它在特殊情况下的高成功率,使其成为一种有用的技术。

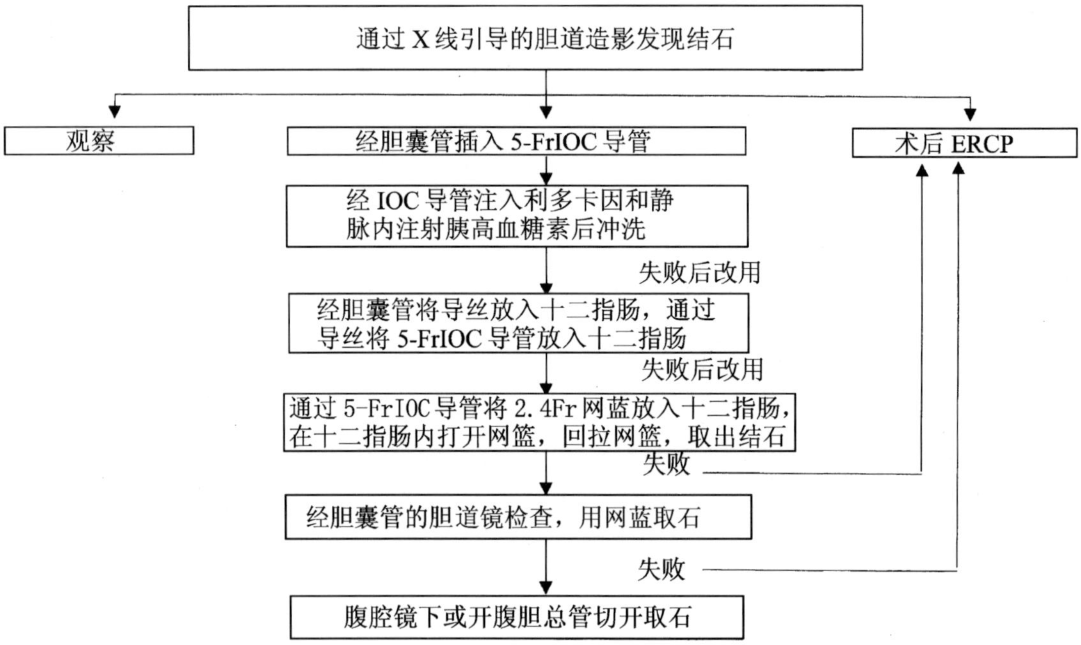

图 20-1 发现胆总管结石后首先采用最简单的技术,如果最简单的技术失败,下一步采用相对复杂的技术。设备清单在文中有更详细的解释或在表中有标出

理论知识和技术设备

在 X 线引导下经胆囊管行胆总管探查需要一个成功的胆道造影并具备以下条件。①一个有经验的行胆道造影的小组必须到场,除外科医生外还包括巡回和洗手护士,加上放射技师;②一个可用的处理胆总管结石的推车,车上备有所需的设备;③一部现代化的数字 X 光透视机,这种具备数字存储能力的仪器通常被运用于矫形外科。除了荧光屏外也必须应用放射防护用品,包括独立各种无菌的悬挂品或轻便的个人铅围裙;④所有的胆道造影和取石设备应能相互配合,即使在通过胆囊管到十二指肠时常出现的导管是在成角的状态下,也能够应用导丝和网篮(表 20-1);⑤手术医生必须有完整的胆管走行的解剖知识,外科医生不能仅依靠放射医师提供的信息,他自己必须能准确的解释胆道图像;⑥观察到结石的次数和在胆总管内的位置,这也是手术医生应该很好掌握的[1]。

表 20-1　成功进行腹腔镜下经胆囊管胆总管探查术的设备清单

设备
胆道造影导管：5F，尖端可弯曲，带锁嘴，远端每 1cm 带有标记。
造影剂注射系统：允许在注射时远离放射源，采用两根静脉用延长管将一个三通与两个 20ml 注射器连接。一个注射器连接盐水，另一个连接 50%造影剂。
Olsen-Berci 胆道造影导管夹：支持 5F IOC 胆道造影导管并增加插管的成功率，允许胆道造影于浅的（小于 1cm）插入胆囊管而无外漏。
可弯曲的 Martin 臂：可以稳定胆道造影管夹，这个可回收的操作臂放置于手术台上，病人的右侧。
胆总管结石车的设备：
① 亲水柔软导丝：0.035in，带有可弯曲的前端。
② 各种型号的取石网篮：开始用 2.4F，然后用 3 或 4 丝网篮；首先用一个平滑丝的网篮，然后用半球形网篮。
③ 1%利多卡因（10ml），通过 IOC 导管注入胆总管。
④ 1mg 静脉用胰高血糖素，由麻醉师注入静脉内。

X 线引导下经胆囊管胆总管探查的特殊设备

本章提到的胆道造影导管是 5F 的导管，有一个可弯曲的尖端，导管的远端都有长度（每 1 cm）标记，这是非常有帮助的。同样有帮助的是在插入的导丝所通过的导管的远端是一个有一定摩擦力的带锁形的尖嘴。外科医生经常运用具备这些特点的导管，从而保证每一次插管几乎都能够成功。我们用的导管是一个 5F 的输尿管导管改型而来的（CookSurgical，Inc.，Bloomington，IN，USA）。通过导管注入对比剂，由导管连接两个 20ml 注射器（一个用于 50%稀释的对比剂溶液，另一个为普通的生理盐水冲洗用），用一个活塞连接一根静脉内输液的延长管，这个连接管可使外科医生在行放射照相时离开放射区。一旦胆囊管被连接并发现结石将胆道造影管的带摩擦力的尖嘴取下，以便在胆总管探查时应用。当外科医生能用双手熟练的操作导丝和导管进入时，胆总管探查就变得非常容易。我们用悬吊带吊起胆道造影导管来完成操作，以便一只手能被解放出来，术中胆道造影导管是被一个 Olsen-Berci 胆道造影导管夹，经 Martin 臂来保持稳定（图 20-2 A，B）。

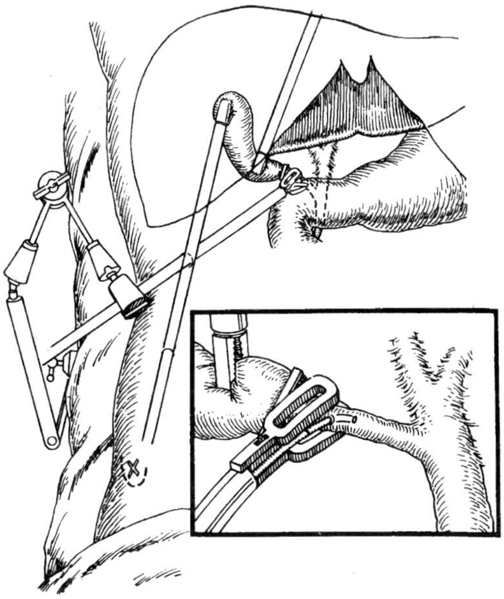

B

图 20-2　A．近距离显示 Olsen-Berci 胆道造影导管夹的前端，此时有一个 Cook 5F 的输尿管导管随着其可弯曲的尖端从通道中暴露（Karl Storz Company，Los Angeles，CA，or Olympus Corp.，San Jose，CA，USA.）。夹子的前端尖嘴呈打开状态。一个 0.035in 的亲水导丝能通过导管推进，将导管作为一个套管。这个操作法仅在 IOC 过程中插入导管小于 1cm 需要完成一个容易渗漏的灌注有困难的时候需要。如果在荧光屏监控下导管必须通过导丝插入十二指肠，此时必须应用导丝。详细说明见文中叙述。B．作者用示意图说明 Olsen-Berci 胆道造影导管夹的位置由可回收的 Martin 臂控制（Elmed，Inc.，Addison，IL，USA）。Martin 臂放置于手术台上，位于病人的右侧。注意，右侧上腹部穿刺导管的位置较常用的偏外侧。这个位置使胆囊管轴向位置和穿刺套管在一个平行的位置上，有助于导管通过胆囊管的切开处

Olsen-Berci 胆道造影导管夹不仅能稳定导管，还允许在导管仅有很浅一部分插入胆囊管的情况下（<1 cm）获得成功（图 20-3）。胆道

造影导管夹的关节允许通过导管夹夹住胆囊管切口，并可防止造影剂外溢，因为术中胆道造影导管不必很深地插入胆囊管，其插管成功率接近100％。这种类型的夹子不会夹闭造影导管，以便于导丝和网篮通过。胆道造影导管夹子的近端允许术中将胆道造影导管固定，以便通过断开的导管远端探查胆总管。Olsen-Berci胆道造影导管夹自身的稳定是由可弯曲的关节臂将其固定于手术台的右侧。

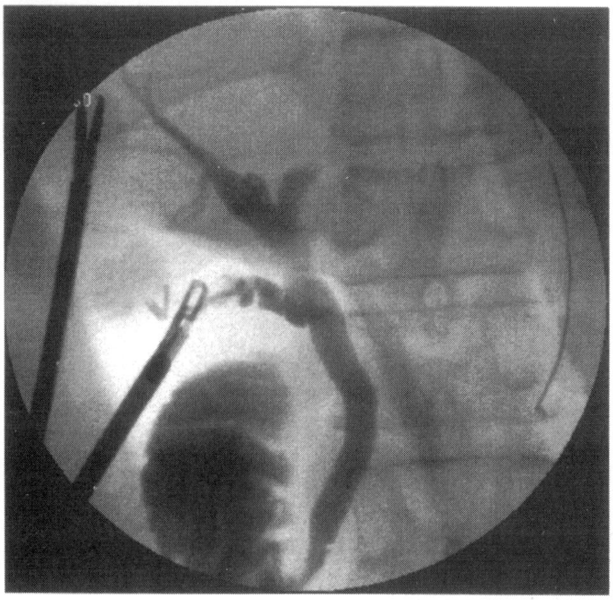

图 20-3 术中胆道造影显示：Olsen-Berci 胆道造影导管夹和在 IOC 时如何能允许一个小于 1cm 的浅的胆囊管插管，以获得一个良好的液体注入。浅的插管法可以避免胆囊管螺旋瓣的障碍，从而保证作者在行 IOC 时几乎 100％的成功

Olsen-Berci 胆道造影导管夹和牵引臂都是可重复使用的，我们在所有的术中胆道造影中都运用所有这些设备。但当发现胆总管结石时，几种便宜的一次使用的设备必须从胆总管结石车取得。首先，使乳头括约肌松弛，静脉内注射胰高血糖素（1mg iv）并在胆总管内通过术中胆道造影导管注入 1％的利多卡因溶液，然后冲洗胆总管，如果这种冲洗方法失败，可用胆总管结石车上的导丝和网篮（表 20-1）；一个 0.035- in亲水导丝带一个前端可弯曲的和不同型号的取石网篮是必须的，所有这些设备都在术前检查过，以保证它们能通过 5F 的胆道造影导管。我们开始时用一个 2.4F 的平滑的 4 丝的 Segura 网篮，如果这种网篮不便于结石的取出，可选用一个2.4F螺旋形 4 丝网篮。

技术步骤：经胆囊管 X 线引导下的操作

这种方法模拟了泌尿外科医生、内镜医生和介入科医生共同开发的方法。经胆囊管的方法避免了胆总管切开，而且不必放入 T 形管。X 线引导的经胆囊管探查技术不需要外科医生熟练在腹腔镜下对胆总管进行缝合，但是其必须运用术中 X 线适时成像。所有必须的设备在现代化的手术室是具备的。这项技术假定胆囊管已被导管插入约 1.0cm，并得到一个高质量的胆道造影图像。应注意导管已经入胆囊管约 1 cm，IOC 的可弯管尖允许这样的浅插入并避免刺伤胆囊管对侧（图 20-2 A）。用 Olsen-Berci 胆道造影导管夹臂轻轻夹住胆囊管切口而不压挤弯曲的导管尖端。压迫导管尖部能迫使导管腔变小，从而阻碍取石网篮通过到达胆总管。成功放置导管夹后，调节夹子的末端以使胆囊管与胆总管连接处无张力（避免撕脱）。这个过程是应用多关节的牵开器手柄来完成的，以保证夹子的末端被准确的放置并保持不错过 1 mm。应用这项技术我们从未发生意外的胆囊管撕脱或其他对胆管的意外损伤事件。

必须注意对外科小组人员的放射防护。我们在病人的左侧挂一个消毒单保护的铅围裙，在术中胆道造影时，荧光屏由患者的右侧放入，外科医生站在消毒的铅裙的后面。当通过实时 X 线下胆道造影发现胆总管结石，外科医生撤出，刷手，穿上铅裙并重回手术台站在病人的右侧。在这个过程中，10ml 1％的利多卡因溶液通过胆道造影导管注入胆总管内，并将连接导管的活塞关闭，同时麻醉师从静脉注入 1mg 胰高血糖素。Oddi 括约肌完全松弛仅需几分钟，当外科手术医生重返手术台时，从胆总管内快速注入 20ml 生理盐水冲洗，同时 X 线荧光屏下观察。这样，可成功的将大约一半病人的结石由胆总管冲入十二指肠[3]。我们还没有观察到任何由注射导致的胰腺炎等并发症，这是在用手推20ml注射器时可能发生的，我们不推荐使用机械加压注射系统，它将结石从胆总管冲走的同时可能导致术后胰腺炎。应记住，超过30%的病人通过常规术中胆道造影发现胆管与主胰管有一个共同通道，一部分胰管在术中胆道造影时充满了造影剂，这应是胆源性胰腺炎的重要原因[1]。

经过上述处理如果结石仍然存在，可选用其他方法取石（图20-1）。首先，将一根0.09cm（0.035英寸）的亲水柔软导丝用水打湿，通过胆道造影导管放入，其可由安装在桌上的牵开器固定。5F的导管保证其腔内能通过导丝，在荧光屏的监控下，导丝被放入十二指肠，同时胆道造影管通过导丝安全的放入十二指肠。胆道造影管夹允许外科医生用双手操作导丝、导管和网篮。现在，将导丝用一个2.4F的四丝网篮通过导管替换。网篮同样在荧光屏监控下通过术中胆道造影导管放入十二指肠。如果术中胆道造影管在通过胆囊管时过于弯曲并弯曲着进入胆总管，那么2.4F的网篮在通过导管弯曲部分时会很困难，从经验上避免在导管内发生过急的弯曲，可尝试获得一个小的弯曲度，如同导管通过一个银圆的边缘一样。

在荧光屏监控下，将网篮推进超过导管前端并在十二指肠内将其打开，打开的网篮通过乳头回拉至结石附近，其过程在剩余的造影剂下是容易看见的。一些导管系统采用一个侧孔来调节操作时的对比。但我们发现，胆管内剩余的造影剂几乎总能显示结石。将网篮上下拉动直到结石进入打开的网篮，将网篮连同结石一起或者放回十二指肠，通过转动或摇动网篮将结石释放，或者将网篮通过胆囊管拉出。虽然已有担心结石不易于通过细小直径的胆囊管，但是应注意这些来源于胆囊的结石可通过细小的但有弹性的胆囊管进入胆总管。

辅助技术

所有的经胆囊管操作前须首先进行术中胆道造影，而顺利进行胆囊管插管后才能进行术中胆道造影。为使插管顺利，Olsen-Berci胆道造影导管夹的轴应平行于胆囊管的主轴。为达到这一点，一旦看清病人的胆囊管纵轴后，在右肋下应放置一个套管；或者说应将胆囊抓起，向右侧牵拉以便于决定胆囊管新的轴向，然后选定右肋下套管的最佳位置，这个套针点通常位于常规位置的旁边（图20-2B）。应用右肋下套针和术中胆道造影夹和导管以避免术中胆道造影的假阴性，例如当在剑突下进行术中胆道造影时，不透射线的器械可能挡住胆总管的一部分。

亲水导丝几乎解决了所有病人的胆囊管螺旋瓣的通过问题，特别当用胆道造影导管来支撑时，术中胆道造影管首先被放置入不超过1.0cm的胆囊管内，可允许导丝通过。我们从未发生过亲水导丝的可弯曲末端穿破胆囊管或胆总管的情况。如果柔滑导丝或术中胆道造影管均不能穿过结石，要取出一个远端的嵌塞于胆总管的结石是很困难的，如图20-1显示，如果网篮尝试失败（有很小一部分病例），其他处理方法是经胆囊管胆总管镜、腹腔镜或开腹胆总管切开或外科医生选择术后ERCP。

要取出位于胆囊管开口上方的近端胆总管结石也存在一定的困难，但通常可通过改变手术床的角度而顺利取出结石。有一些结石可漂浮于胆汁中，而其他结石比胆汁和盐水重，观察结石随重力移动的方式是很重要的，它可决定正确的手术床的角度和位置。通过荧光屏监控，亲水导丝也许能放置于胆管树的近端，但通常比较困难。如果胆总管结石能由重力作用而位于胆囊管开口的远端，清除结石是可行的。当然，这种情况是假设能反复进入的胆囊管。偶尔，胆囊管不允许多次插管操作，这时应该放弃这种操作过程。

如果胆道造影管有太多的弯曲，网篮通过

阻力点是非常困难的,因此我们尽可能采用最小直径的网篮,通常为 2.4F。这种小直径网篮有一些缺点,网篮丝之间的空间变成了一个限制因素,由于四丝网篮比三丝网篮的内部空间要小,一个位于细的胆管系统的四丝网篮,可能不能充分扩展因而不允许其有足够的结石进入扩张的网篮。在这些病例三丝网篮可能因有较大的丝间空间的优点可以容纳结石。这就是建议同时备四丝和三丝两种网篮的原因。

气囊尖端导管在腹腔镜胆道探查时是有帮助的。我们优先选用网篮取石是因为气囊导管仅能将结石从胆总管去除,将其经乳头拉入十二指肠。但是气囊导管亦可将嵌塞的胆总管结石拉回到胆囊管与胆总管连接处。一旦结石远离远端,一个取石网篮就能抓获漂浮的结石。不幸的是,大多数气囊尖端导管没有一个能插入导丝的通道,而且通常没有足够的长度来通过用来保持稳定的术中胆管造影夹。

结果

关于经胆囊管 X 线引导下的用网篮取出术中发现的胆总管结石的研究,仅有很少的短期的和长期的随诊报道。我们 1995 年报告,包括 1990～1994 年之间的学习阶段共有 55 例术中胆道造影阳性的病人,结果按探查技术或存在结石的数量将其归纳为表 20-2。经胆囊管探查失败的主要原因是无法清除多发性的结石,不论结石是否位于近端或远端胆管。当单一结石存在时,唯一的失败原因是胆囊管的解剖位置(胆囊管低位进入胆总管或胆囊管汇入右肝管)或在注射冲洗失败后医生便放弃了这项技术操作。

表 20-2 我们的研究显示的经胆囊管腹腔镜技术的成功率

	例数	单个结石	多个结石	冲洗	网篮取石	合计
目前完成	32	87%(13/15)	35%(6/17)	62%(8/13)	58%(11/19)	59%(19/32)
长期随访	29	77%(10/13)	25%(4/16)	54%(7/13)	44%(7/16)	48%(14/29)

注:冲洗是在胆总管内注入 10ml 1%的利多卡因和静脉内注入 1mg 胰高血糖素后进行。

注:网篮取石是在注射冲洗失败后进行的。

这些过程中应用 X 线荧光屏的平均时间为 306 秒。完成腹腔镜手术的平均时间包括胆囊切除术是 166 分钟。对于那些不行经胆囊管探查的病人来讲,其手术时间为 122 分钟。经胆囊管探查的病人的平均住院日为 1.7 天,而行 ERCP 和腹腔镜下胆囊切除术后乳头切开的病人的平均住院日为 3.3 天。没有经胆囊管探查术后并发症特别是胰腺炎的发生。但是有 2/10 例病人行胆囊切除术后 ERCP 发展成胰腺炎必须住院治疗[3]。胆管结石清除的总成功率为 59%,但在后 6 个月其上升为 100% 。值得关注的是,术中胆道造影本身就可能导致术后胰腺炎的发生,并且冲洗方法也可能是导致胰腺炎的原因。在随后的一组回顾研究发现 335 例常规行术中胆道造影的病例,原本不认为存在胆总管结石或不需行胆总管探查的病人,其胆总管结石发现率为 14% 。我们没有发现 435 例行 IOC 的病人发生胰腺炎[4]。总的来讲,采用经胆囊管技术 87%的单个结石能在手术中被清除,但其不能应用于胆囊管开口以上的肝总管结石的取出。根据我们的最初的研究材料,仅有 35%的多发性结石被成功清除。这些数据包括我们的学习阶段,最近几乎所有的单个结石均被从胆总管清除。

随后的费用分析比较了开腹、腹腔镜和 ERCP 技术胆总管探查与标准腹腔镜胆囊切除伴术中胆道造影阴性结果时的费用(图 20-4)。如果经胆囊管腹腔镜下胆总管探查成功,外科医生仅需花费比腹腔镜胆囊切除术伴术中胆道造影阴性结果病人多 14%的费用。如果经胆囊管腹腔镜下胆总管探查不成功,并行胆囊切除术后 ERCP,就要增加 90%多的费用,这主要是由于增加的治疗过程和住院治疗的费用[5]。因此，从费用考虑术中治疗胆总管结石是合适的。

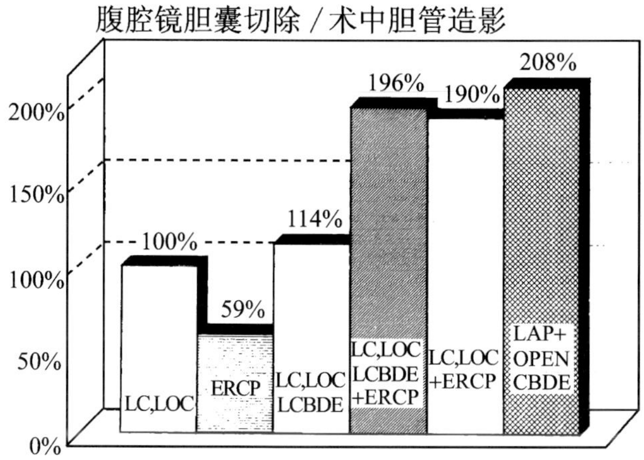

图 20-4　比较每一种胆总管结石治疗方法的相对费用。总费用包括：专业费用、住院时间的费用、实验室检查和手术费用。左边条图显示一个不复杂的腹腔镜胆囊切除术同时伴有 IOC 阴性病人的所需费用，以此作为 100%。当 IOC 为阳性即发现结石时，各种处理的费用可供外科医生选择。如果外科医生采用经胆囊管技术清除结石，其费用只较上述病人增加 14% 。但如果外科医生不采用经胆囊管技术，而采用行 ERCP，其费用将增加 90% 。LC—腹腔镜胆囊切除术；IOC—术中胆道造影；ERCP—内镜下乳头切开伴取石；LCBDE—腹腔镜下经胆囊管用冲洗和网篮将胆总管结石取出；LAP + OPEN CBDE—腹腔镜下用胆道造影诊断，然后开腹胆囊切除并开腹胆总管探查术（From Traverso LW, Hargrave K, Kozarek RA. A cost-effective approach to the treatment of common bile duct stones with surgical versus endoscopic techniques. In: Berci G, Cuschieri A(eds) Bile ducts and Bile Duct Stones. Philadelphia: Saunders, 1997; 154-160, with permission. ）

结论

腹腔镜胆囊切除术是普通外科医生当前进行的最普遍的手术。大约有 10%行这种手术的病人，在行常规术中胆道造影时发现有胆总管结石。应用 X 线引导下的经胆囊管胆总管探查技术，能在保持腹腔镜微创的同时去除结石。这个处理过程对大多数病人是一个简单的去除胆总管结石的方法，并且不需要对医生增加训练。这种方法是安全的，其经济效益是好的，它能减少术后 ERCP 的必要性、危险性和费用。

（夏红天　译）

参考文献

1. Traverso LW, Hauptmann EM, Lynge DC. Routine intraoperative cholangiography and its contribution to the selective cholangiographer. Am J Surg 1994;167:464-468.
2. Koo KP, Traverso LW. Do preoperative indicators predict the presence of common bile duct stones during laparoscopic cholecystectomy. Am J Surg 1996;171:495-499.
3. RoushTS, Traverso LW. Management and long-term follow up of patients with positive cholangiograms during laparoscopic cholecystectomy. Am J Surg 1995;169:484-487.
4. Morgan S, Traverso LW. Intraoperative cholangiography and postoperative pancreatitis. Surg Endosc 2000; 14: 264-266.
5. Traverso LW, Hargrave K, Kozarek RA. A cost effective approach to the treatment of common bile duct stones with surgical versus endoscopic techniques. In: Berci G, Cuschieri A (eds) Laparoscopic Diagnosis and Treatment of Common Bile Duct Stones. Philadelphia: Saunders, 1997: 154-160.

第二十一章　腹腔镜下经胆囊管胆道镜检查

Kristin H. Haraldsdottir, Sigurdur Blondal, Margret Oddsdottir

自1987年开展腹腔镜胆囊切除治疗胆石症以来，腹腔镜胆囊切除术很快被广为接受。1989年首次在腹腔镜胆囊切除术中行胆管造影术，此后不久，有几例胆总管结石成功地施行腹腔镜胆总管探查术（laparoscopic common bile duct exploration，LCBDE）的报道[1~4]。近年，实施腹腔镜胆总管探查的技术及设备都有改进，这种手术的安全性及有效性已得到证实，并有详细描述[5~11]。一些回顾性和前瞻性的随机研究显示，腹腔镜一步法（腹腔镜胆囊切除和LCBDE）要优于二步法（腹腔镜胆囊切除和术前或者术后内镜逆行的胆管造影（endoscopic retrograde cholangiography，ERC）和胆道取石术[8,12~14]。一步法提供给病人一次性、低花费的治疗胆道结石的方法，同时缩短住院天数[14,15]。腹腔镜下胆总管探查及ERC胆道结石的清除率与外科及内镜医师的手术技巧有很大关系，据报道两者具有相似的成功率[11,12,16]。然而，采用腹腔镜一步法可保留括约肌功能的完整性，具有更低的并发症发生率和死亡率[8,12,13,17,18]。

胆结石病人中大约8%～15%有胆总管结石[12,13,19]。胆总管（CBD）结石使胆道手术的并发症及死亡率增加大约四倍[4]。因此，对于胆总管结石病人的评估和治疗是胆囊结石治疗中不可或缺的部分。术前对于胆总管结石的诊断不是十分准确的，除非采用像ERC[3,13,16,20]这样有创的方法。然而，将所有怀疑有胆总管结石的病人应用ERC作为术前检查，会使超过50%的病人接受不必要的检查，同时仍然会漏掉大约5%的无症状的、并没有怀疑患有胆总管结石的病人[6,12,21,22]。常规术中胆管造影快速、简单且没有其引起并发症的报道[6,23]，可用于疑似及患有胆总管结石症的病人。一些学者认为常规术中胆管造影可用于探查胆道损伤，也是对住院医生的一种训练。此外，通过常规实行术中胆管造影可使外科医生及相关人员在评估胆道和应用透视方面获得经验。如果10%的病例可确认患有胆总管结石，一般的普通外科医生一年会遇到5～7位此种病例（一年做50～70例胆囊切除术）。常规的术中胆管造影对于打算施行腹腔镜下经胆囊管CBDE的外科医生而言是一项重要的技术，因为两者具有许多相同的手法。

目前有三种方法可用于腹腔镜胆总管探查[8]：腹腔镜下经胆囊管胆总管探查，腹腔镜下胆总管切开及腹腔镜下顺行的括约肌切开。每种方法都有一定的手术指征，多数情况下，外科医生可有所选择。多数腹腔镜医生遇到可以行经胆囊管方法处理的胆总管结石时，会首选该方法（详见手术适应证）。这种方法不需要切开及缝合胆总管（理论上有形成狭窄的危险），很少需要胆道引流，病人满意度高[8,13,24]。经胆囊胆总管探查较腹腔镜下胆总管切开，并发症发生率及死亡率低，恢复快[8,13]。腹腔镜下顺行括约肌切开至今未广泛应用，因为这种方法需要一台侧视胃镜及另一位外科或消化科医师辅助[25,26]。

本章重点讲述腹腔镜下经胆囊管胆道镜胆总管检查。

适应证和禁忌证

术中胆管造影显示胆总管结石时，外科医生必须评价何种治疗方法是最佳选择（图 21-1）。如果不具备腹腔镜胆总管探查相关工具或者外科医生不熟悉或未经腹腔镜胆总管探查训练，可选择中转开腹或者采用术后 ERC 及取石。如果选择腹腔镜胆总管探查，外科医生可以选择经胆囊管或者是胆总管切开术。然而，在作出选择之前，一定要对于经胆囊管实施探查的可行性做出评估（图 21-2），胆管造影可提供多数所需要的信息。

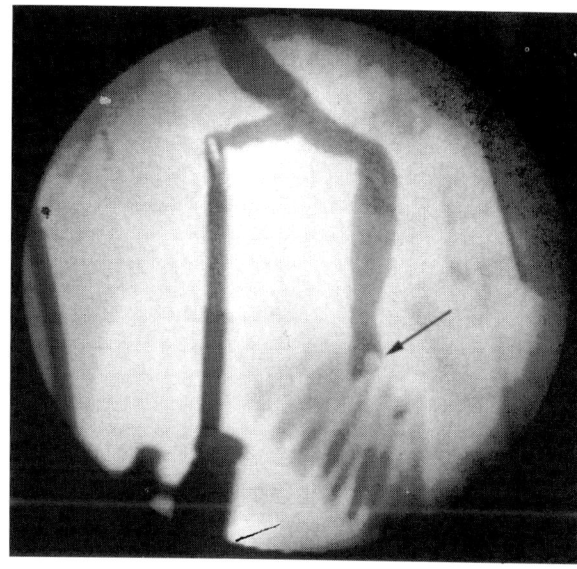

图 21-1　术中胆管造影显示结石存在于胆总管末端（箭头）

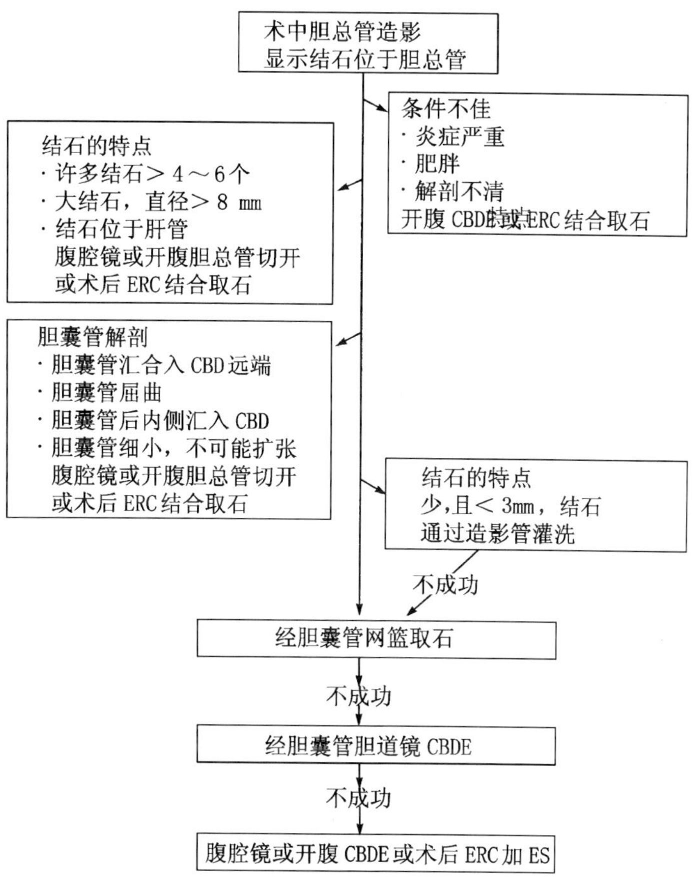

图 21-2　胆总管结石的治疗策略。CBD，胆总管；CBDE，胆总管探查；ERC，内镜逆行胆总管造影；ES，内镜下括约肌切开

直径大于 8mm 或多于 5 个的结石可能无法经胆囊管途径取出。此法处理肝内胆管结石也非常困难。必须考虑胆囊管的解剖和走行,纤细的胆囊管可能无法扩张到足以通过 3mm 的胆道镜和结石。胆囊管汇入胆总管远端或其环绕胆总管并汇入胆总管后内侧,则无法经胆囊管行胆总管探查。严重的胆囊炎伴胆囊管及近端胆囊坏疽,肥胖以及肝门处炎症严重时,Calot 三角解剖不清时经胆囊管胆总管探查也比较困难。

胆囊结石合并胆管炎或伴有中重度胰腺炎者不适宜腹腔镜胆总管探查,最好应用内镜逆行胆管造影及括约肌切开取石[14,27]。当其临床及生化指标改善后,可行腹腔镜胆囊切除。老年或者状态不稳定的胆囊结石伴有严重的其他并发疾患的病人,出现黄疸(或者近期有黄疸病史)、肝功异常、超声显示胆管扩张,应该考虑行内镜逆行胆管造影及胆管取石。通常内镜逆行胆管造影及括约肌切开取石对此类病人是必要的。是否行胆囊切除决定于病人的全身及胆囊结石的状况。如果在老年或者高危的病人中通过常规术中胆管造影发现未料到的胆总管结石,那么术后可行内镜逆行胆管造影及括约肌切开,以免延长手术时间[1,14]。

仪器设备

如果手术室没有提供相应设备,没标记或准备好,没贴签以备使用,那么从事腹腔镜下 CBDE 时会使术者沮丧且耗费时间。所需的器械应统一放入一个手推车或专用橱中。除带有胆管导管的常规腹腔镜胆囊切除仪器盘外,尚需胆管造影的相应设备。以下是用于腹腔镜下经胆囊管胆总管探查所需物品:

(1)静脉注射用胰高血糖素 1mg,用于松弛括约肌。

(2)数字 C 型臂透视机及无菌套单。

(3)备有充气垫圈的经皮套管针。直径 12F (4mm),长约 10~15cm,带有穿刺针,插管器以及经皮植入的导丝,此外,可选用 5mm 的无机械性活瓣的套管。

(4)一条至少 90cm 长,直径 0.89mm (0.0035in)的亲水导丝。

(5)一条直径为 2.4F 或 3F 的直的 Segura 型篮网(图 21-3B)。

(6)胆囊管扩张器(图 21-3C):周围带有管型气囊的血管成形术导管,4cm 长,最大扩张外径 0.8cm(允许范围 0.4~0.8cm);此外可选择机械性扩张器,7-14 French。

(7)外径为 3.2mm 或更细的纤维胆道镜,至少需要 1.2mm 的工作通道及尖端探测头(图 21-3A)。

(8)胆道镜光源。

(9)用于胆道镜的照相机。

(10)第二个用于胆道镜的监测器或者带有视频功能的同步的监视显示器(可呈现图像)。

(11)盐水灌洗,增温、保持压力装置,维持在 6.67~13.3kPa(50~100mmHg),可通过胆道镜的工作通道。

(12)用于灌洗的静脉输液导管。

(13)无创把持钳,用于操作胆道镜。

(14)胆囊管引流管或者用于胆汁引流的 5F 儿科鼻饲管。

(15)打结器或者缝合打结器,用于结扎胆囊管。

(以下为可用到,但非必用之器械:)

(16)3~5 根 Fogarty 胆道导管。

(17)碎石器,脉冲式或液电设备(electro-hydrolic unit)带有长探头可通过胆道镜的。

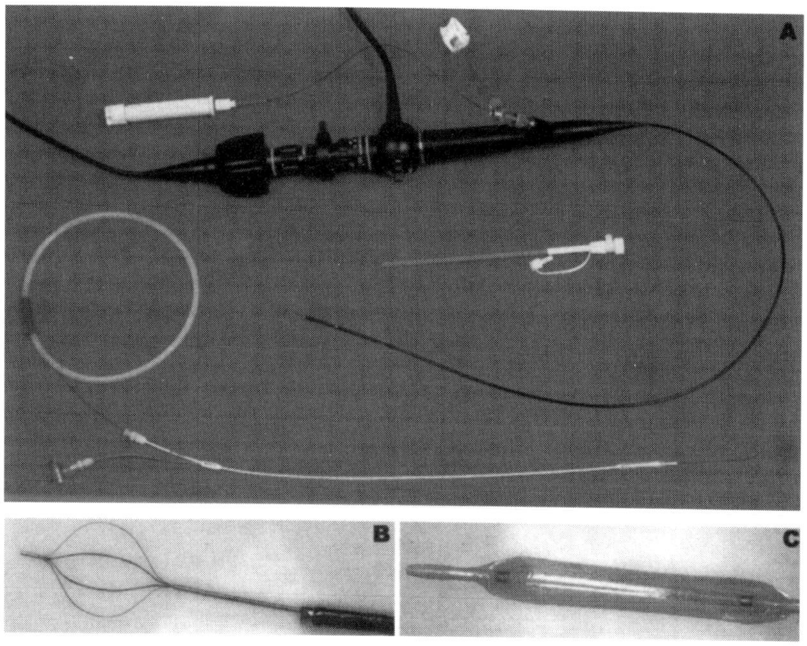

图 21-3 A．胆道镜以及插入工作通道的篮网。下为可通过导丝的气囊成形管；中为经皮套管针 B．张开的、直且扁平，四线篮网(俯视图)；C．用于扩张胆囊管，带有气囊的管道成型导管(俯视图)。注意：气囊两端为黑色的、不透射线的标记

技术

当胆管造影显示胆总管中存在结石，估计可经胆囊管途径将其取出时，则需要在手术室准备腹腔镜下胆总管探查相关器械(图 21-3)。在进行胆管内任何操作前，应由麻醉师静脉给予 1mg 胰高血糖素(glucagon)，以松弛 Oddi 括约肌。因其半衰期短，所以在胆总管探查过程中胰高血糖素需每隔 20～30 分钟应用一次。如果结石不大或未嵌顿，在等待胆总管探查器械准备时，可以应用生理盐水经胆管插管进行冲洗，往往可将小的结石冲入十二指肠。

如果胆管造影提示临近胆总管开口处胆囊管长，则需要解剖到胆囊管和胆总管的汇合部。在距起始部 1cm 处做一新的胆囊管切口。此时，Calot 三角已解剖清楚，结扎切断胆囊动脉，分离胆囊漏斗部与肝脏之间的腹膜。放入经皮套管针或者另一套管，用于通过胆道镜和篮网。为保持镜子的活动度，需要不带有机械性活瓣的套管，而且其边缘应当光滑。通常套管针放置的最佳位置位于肋缘下，锁骨中线内几厘米处(图 21-4)。需要调整套管针的位置，便于使镜子以最近最直接的方式到达胆囊管。

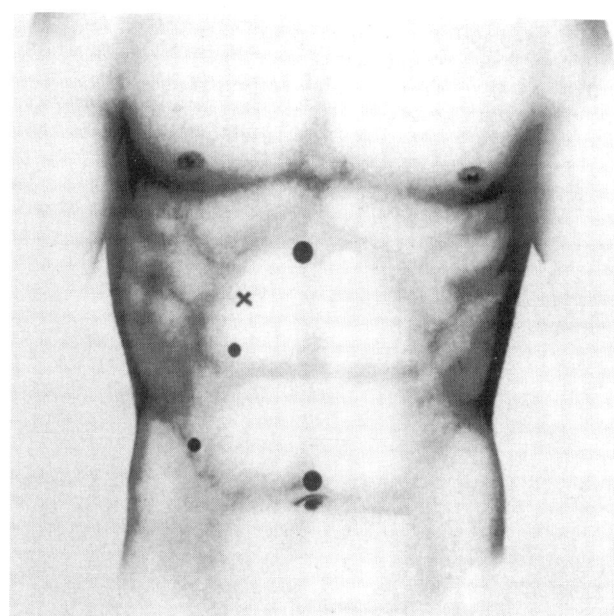

图 21-4 套管摆放位置。圆点代表腹腔镜胆囊切除术时的把持位置。对于经皮套管针最佳的位置是锁骨中线内几厘米，以 X 作为标志点

多数情况下，接着在透视导引下行带有导丝的篮网处理，在非嵌顿型的胆总管结石，成功率为 30%(参见 20 章)。如果仍残留结石，再行经胆囊

管胆道镜探查。

胆道镜与另一个光源和相机连接。如果不能应用视频混合处理器(video mixer),要在主监视器旁摆放另一台监视器,使术者可以方便地看到两个显示屏。通过与镜子相连的温盐水灌洗,使胆管扩张,增加清晰度。手术操作区会比较杂乱,另建一个摆放镜子及其导线、管子的无菌台是一个好办法。在放入镜子之前,要估计胆囊管的大小,如果太小,无法通过镜子,则要对其扩张。50%的胆囊管需要扩张。

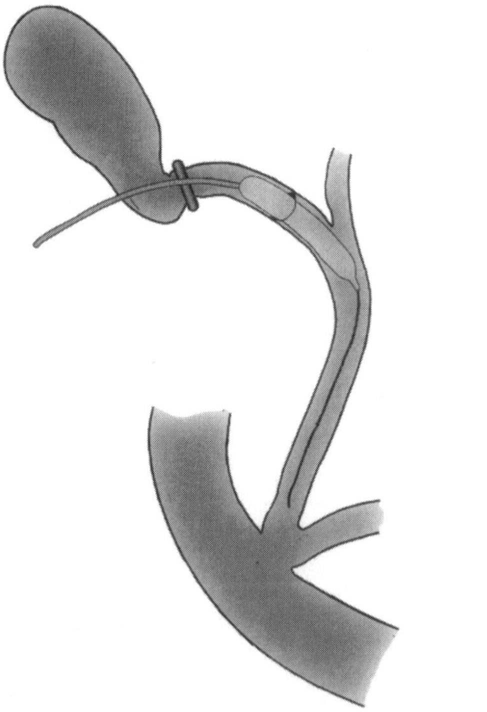

图 21-5 胆囊管扩张示意图。气囊导管通过牵引导丝。气囊末端通过胆囊管和胆总管接合部,但其近端位于胆囊管切口外

可用气囊或者机械扩张器逐步扩张胆囊管。这两种情况都需要首先通过套管,经胆囊管并进入胆总管置入一个长的亲水导丝。在导丝的引导下气囊导管末端通过胆囊管与胆总管的结合部,但其近端位于胆囊管切开处外面(图 21-5)。气囊扩张至少 5 分钟;这种气囊的作用力是一种放射状的推力,因而较应用扩张器逐步扩张更为安全。然而,如果操作不当,它亦可能撕裂胆囊管及其与胆总管结合部。如果用扩张器逐级扩张,通常先用 9F 的扩张器,然后逐级扩张到 12F。扩张胆囊管的过程必须在监视器的监控之下,探子以一种剪切力扩张胆囊管,易造成撕脱伤。

退出扩张器,导丝留在原处。胆道镜在导丝的引导下穿过导丝并进入胆囊管。通过上腹部孔置入无创性抓钳,用来控制镜子。镜子外膜易撕毁,传导纤维易断裂,需要耐心把持。镜子进入胆总管后,将导丝退到针鞘内,打开生理盐水灌洗通道。如果镜子通过胆囊管与胆总管结合部有困难,需要进一步切开胆囊管。

外科医生一只手握住镜子的头部并控制导向杠杆;另一只手在套管或者导引套管外通过旋钮控制镜子。这样,在直视下镜子进入胆总管末端。发现结石后,在直视角度上,通过镜子中的工作通道,插入拉网并超过结石;打开篮网并退至结石处(图 21-6)。篮网须前后移动以抓取结石。在一些情况下,需要转动镜子并通过操作镜子将结石套入拉网中。

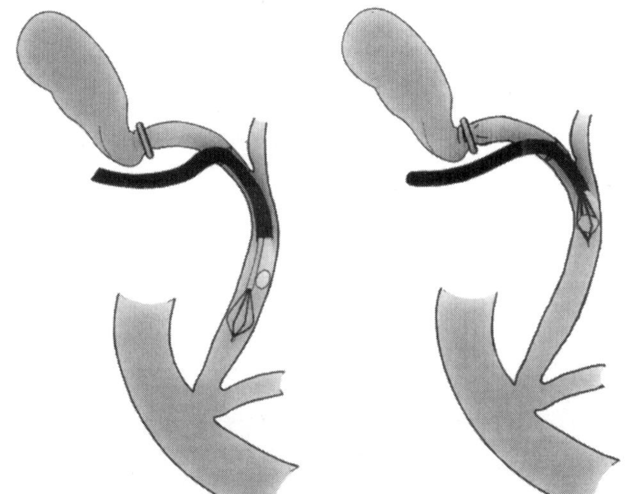

A B

图 21-6 A．胆道镜放入胆总管中,张开其内的拉网,待捕结石;B．用拉网抓取结石,回拖于胆道镜。同时将胆道镜及其内的拉网、结石拖出胆管

一旦结石位于拉网之中,慢慢将其收紧,同时逐步退镜(当拉网收紧后,其本身可退入胆道镜中,则结石可滑脱)。收紧的拉网后退至紧贴胆道镜,网有结石的拉网与胆道镜一同退出胆囊管(图 21-7)。结石可掉落在大网膜上,此时可以通过上腹部的戳孔,用抓钳将其取出,或者将其放入收集袋中,最后一并取出。取出拉网,

再次将胆道镜放入胆管。通常不需要导丝。如果推进镜子存在阻力，可以再次应用导丝。

不断重复同样的过程，直至取净所有结石。如果镜子和拉网已应用数次还存在结石，或小的碎屑或碎石漂浮于管中或贴附于管壁，往往可以自行通过胆管，或采用生理盐水冲洗使其排出。如果结石嵌顿于胆管，虽经冲洗仍无法移动，可考虑用气囊导管或液电式或激光脉冲式碎石器。碎石器的探头通过胆道镜的工作通道，其尖端位于结石上，直视状态下碎石。应用碎石器必须小心，因为如果探头没有准确地位于结石上，会造成胆管损伤。大的碎片可通过拉网抓取，小的裂片可将其冲入十二指肠。

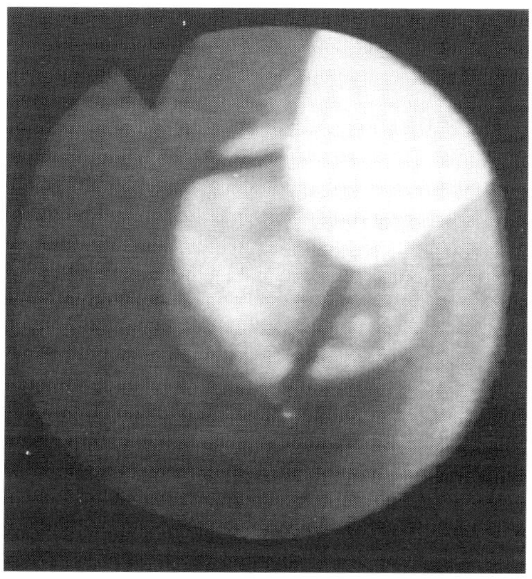

图 21-7　通过胆道镜看到一个结石位于拉网中

一旦清除胆管内所有结石，则可施行胆管造影。如果未见到结石，可夹闭或用打结器套扎或缝扎胆囊管残端。若考虑到术后括约肌痉挛或壶腹部水肿，可在胆囊管中留置导管；采用专用的胆囊管导管或儿科鼻饲管（5F）。整条导管放入腹腔内；末端位于胆囊管中并打结固定，另一端在胆囊切除术完成时，通过一个钳孔引出，接引流袋，引流 2～3 周。

如果胆道造影发现残留结石，外科医生必须决定是否重新采用前述方法，是否采用胆总管切开术（腹腔镜下或者开腹手术），或者术后 ERC 括约肌切开清除结石。决策的作出不仅依赖于结石的大小、位置以及病人的状态，而且要考虑到外科医生手术技巧及有无内镜专业的专家。

通常经胆囊管的胆总管探查无需引流。如有必要，可采用闭式引流。引流需要考虑当时胆囊炎症或感染是否严重，胆囊管组织的完整性是否存在问题。如果胆囊管内留有导管或者经胆囊管探查后残留结石，为术后行 ERC，一些外科医生也放置引流，以预防胆囊管切除后的胆漏。

手术后的恢复过程

胆总管探查取石后，如果未放置引流管，其术后恢复过程同于未行胆总管探查的腹腔镜胆囊切除术。如果因为炎症严重，放置了闭式引流，通常在术后第一天或第二天拔出。

带有胆囊管引流管的病人，如果有清晰的造影片，无需重复造影，当肝功正常，引流液较少（＜50ml /24h）时，可以拔管。拔管后常会出现有限的胆漏。当引流管拔出之后，病人可能需要止痛及数小时的休息。

围手术期的问题

肝门处炎症严重，会使解剖辨认困难。尽管伴有此处炎症，腹腔镜经胆囊管胆总管探查要较腹腔镜胆总管切开安全，但仍是非常困难的。若碰到炎症明显，术中的胆管造影可提供胆管树位置与结构方面的有价值的信息，在开始重要的胆管解剖前必须进行此项检查。即使如此，当此处炎症非常严重，分离近端胆囊管及胆囊管与胆总管结合部，虽属行家里手也非易事。组织的层面模糊，组织脆弱。当操作腔镜和相关器械时，损伤胆总管的危险性亦增加。如遇到肝门部炎症严重，外科医生必须比较应用腹腔镜经胆囊管探查与中转开腹之间或与术后 ERC 胆管取石之间的危险性。其他的一些不能行经胆囊管的胆总管探查的因素包括肥胖、肝内胆管结石及设备问题[8, 27]。

胆囊管近端及胆囊管与胆总管结合部的撕裂发生于分离或者扩张胆管时，以及通过胆道镜或者连同带有结石的拉网一同退出时。这种撕裂伤通常可于结扎胆囊管后应用可吸收缝线缝合。放置闭式引流以防胆漏的发生。拉网以及液电碎石器的应用也会导致胆总管的损伤。最好能在手术时发现胆管损伤，此时可行修补或者旁路引流。进行完成期的胆管造影时，不但要观察是否残留结石，同时要注意是否有胆管损伤。

胆漏的发生与经胆囊管胆总管探查有关系者，可出现于胆囊管开口处、胆囊管与胆总管交界处或者胆总管自身。在完成经胆囊管胆总管探查后，要妥善处理胆囊管，需要进行缝扎，特别是当胆囊管变短、增厚、增粗或者部分坏疽以及当处理胆总管远端可能引起胆管的暂时性高压时。如果估计术后需行 ERC，应考虑缝扎胆囊管。术后怀疑胆漏，核素扫描可以明确诊断，并可显示远端梗阻。腹部 B 超和 CT 有助于确定胆汁聚积的位置，如果需要，可以置入引流管。若怀疑 Oddi 括约肌的相对性梗阻，可行术后 ERC 以预防胆漏的自发性闭合。经括约肌支架置入可以减轻由于结石、痉挛或者碎石屑导致的梗阻。如果胆漏未自行封闭或者病人状态恶化，怀疑出现腹膜炎，则需要手术探查。

经胆囊管胆总管探查术后症状明显的胰腺炎少见[21,27]。然而常见一过性血淀粉酶增高，并无胰腺炎症状。在行经胆囊管胆总管探查过程中静脉给予胰高血糖素，在胆管内轻柔操作器械可以减少对远端胆管及 Oddi 括约肌的损伤。若经胆囊管胆总管探查术后出现胰腺炎，应予正规支持治疗。

如果手术完成时胆管造影显示造影剂可以顺利进入十二指肠，管腔内没有充盈缺损，意外残留结石很少见。然而，病人出现上腹部疼痛伴有肝脏功能异常，应怀疑是否有残留结石。小的碎片可以自行排出，但是常常需要行 ERC 检查。如果结石排出，可清楚显示管腔，若有结石，需行括约肌切开取石。术后 ERC 结石的清除率是 75%～95%[16,27]。

结果

腹腔镜胆总管探查已开展十余年。由于技术的进步和设备的改进，胆总管结石行腹腔镜胆总管探查已成为一项相当标准的术式。腹腔镜胆总管探查的总成功率高达 90%以上(包括经胆囊管途径和胆总管切开术)[1,5,6,9,11,13,14,22,27～30]。已经报道有几千例成功地实行经胆囊管胆总管探查，此法可用于 80%的胆总管结石病人。在多数情况下，胆管结石清除率是 70%～95%[2,4,7,9,10,13,21,24]。

腹腔镜胆囊切除术加经胆囊管胆总管探查术的手术时间较单纯胆囊切除术至少长 1 小时。报道称腹腔镜胆囊切除加经胆囊管胆总管探查平均的手术时间为 95～228 分钟。平均住院 1.5～5.5 天[7～9,13,14,21,24]。腹腔镜下胆总管切开术的手术时间和平均住院日均较经胆囊管途径长，分别为 175～225 分钟及 2～10 天[6,9,14,24]。在一些非随机试验中，腹腔镜下胆总管探查的并发症发生率、死亡率均较腹腔镜下经胆囊管途径明显增高[6,7,8,14,27]。

我们的经验，在以往 5 年中，每年平均有 6 位(5～8)病人行腹腔镜胆总管探查，我们已意识到对所有病人行术中胆管造影的重要性。对 31 例行腹腔镜胆总管探查的病人应用此种方法检查，未见残留结石。其中三例经胆囊管胆总管探查失败改腹腔镜下胆总管切开，两例中转开腹。一例是因为结石嵌顿中转开腹(未准备碎石器所用的探针)，另一例是胆管造影发现结石残留，然而此例病人既往曾行胃大部切除，毕Ⅱ式吻合术。平均手术时间为 215 分钟。术后一位病人有轻度胰腺炎，三位有短暂的血淀粉酶增高而未出现临床症状。一位病人于拔除胆囊管引流管后有轻度胆漏，行 ERC 并置入支架以封闭漏口。虽然这些数目尚少，但它提示一位每年行 50～70 例腹腔镜胆囊切除术的外科医生，可为胆总管结石病人提供一期的解决方法，而效果较好。

结论

腹腔镜胆总管探查是治疗胆总管结石的一次性微创的方法。大约 80% 的胆总管结石病人，经胆囊管途径是可行的。应用经胆囊管途径的结石清除率是 75%～95%，并发症和死亡率低，恢复过程与腹腔镜胆囊切除术相似[2,4,7,9,10,13,21,24]。实行腹腔镜胆总管探查需要外科医生及其团队成员的特殊技术及额外的装备和设施。许多可以做腹腔镜胆囊切除术的外科医生不愿行腹腔镜胆总管探查，而依赖于术前和术后内镜取石。然而，一期胆总管结石清除，一次性麻醉对于病人更易于接受，而且更加经济[6,8,9,11,15]。

（刘博　译）

参考文献

1. Petelin JB. Laparoscopic approach to common duct pathology. Am J Surg 1993;165:487—491.
2. Hunter JG. Laparoscopic transcystic common bile duct exploration. Am J Surg 1992;163:53-58.
3. Philips EH, Rosenthal RJ, Carroll BJ. Fallas MJ. Laparoscopic trans-cystic commonbile-duct exploration. Surg Endosc 1994;8:1389-1394.
4. Petelin JB. Clinical results of common bile duct exploration. Endosc Surg 1993;1：125-129.
5. Berci G, Morgenstern L. Laparoscopic management of common bile duct stones. A multi-institutional SAGES study. Society of American Gastrointestinal Endosopic Surgeons. Surg Endosc 1994;8:1168-1174.
6. Rhodes M, Sussman L, Cohen L, Lewis MP. Randomised trial of laparoscopic exploration of common bile duct versus postoperative endoscopic retrograde cholangiography for common bile duct stones. Lancet 1998;351:159-161.
7. Martin I, Bailey I, Rhodes M, et al. Laparoscopic common bile duct exploration. Br J Surg 1998;85:412.
8. Memon MA, Hassaballa H, Memon MI. Laparoscopic common bile duct exploration: the past, the present, and the future. Am J Surg 2000;179:309-315.
9. Lauter D, Froines EJ. Laparoscopic common duct exploration in the management of choledocholithiasis. Am J Surg 2000;179:372-372.
10. Motson RW, Keeling N, Walsh CJ, Finch AC. Laparoscopic exploration of the common bile duct. Gut 1997;40:81A.
11. DePaula AL, Hashiba K, Bafutto M. Laparoscopic management of choledocholithiasis. Surg Endosc 1994;8:1399-1403.
12. Phillips EH, Liberman M, Caroll BJ. et al. Bile duct stones in the laparoscopic cholecystectomy era: is preoperative sphincterotomy necessary? Arch Surg 1995;130:880-886.
13. Berthou JC, Drouard F, Charbonneau P, Mousalier K. Evaluation of laparoscopic management of common bile duct stones in 220 patients. Surg Endosc 1998;12:16-22.
14. Cuschieri A, Lezoche E, Morino M, et al. E. A. E. S. multicenter prospective randomized trial comparing to-stage vs single-stage management of patients with gallstone disease and ductal calculi. Surg Endosc 1999;13(10):952-957.
15. Urbach DR, Khajanchee YS, Jobe BA, et al. Cost-effective management of common bile duct stones. Surg Endosc 2001;15:4-13.
16. Cotton PB. Endoscopic retrograde cholangiopancreatography and laparoscopic cholecystectomy. Am J Surg 1993;165:474-478.
17. Peppelenbosch AG, Naber AHJ, van Goor H. Recurrencerate of common bile duct stones is higher after endoscopic sphincterotomy than after common bile duct exploration in patients below 60 years of age: a longterm follow-up stay. Br J Surg 1998;85:54.
18. Freeman ML, Nelson DB Sherman S, et al. Complications of endoscopic biliary sphincterotomy. N Engl J Med 1996;335:909-963.
19. NIH Consensus Developmental Panel. Gallstones and laparoscopic cholecystectomy. JAMA 1993;269:1018-1024.
20. Koo KP, Traverso LW. Do preoperative indicators predict the presence of common bile duct stones during laparoscopic cholecystectomy. Am J Surg 1996;495-499.
21. Carroll BJ, Phillips EH. Rosenthal R, et al. Update on transcystic exploration of the bile duct. Surg Laparosc Endosc 1996;6:453-458.
22. Swanstrom LL, Marcus DR, Kenyon T. Laparoscopic treatment of known choledocholithiasis. Surg Endosc

1996;10:526-528.

23. Gompertz RHK, Rhodes M, Lennard TWJ. Laparoscopic cholangiography: an effective and inexpensive technique. Br J Surg 1992;79:233-234.
24. Hensman C, Crosthwaite G, Cuschieri A. Transcvstic biliary decompression after direct laparoscopic exploration of the common bile duct. Surg Endosc 1997;11:1106-1110.
25. Meyer C, Vo Huu Le J, Rohr S, et al. Management of common bile duct stones in a single operation combining laparoscopic cholecystectomy and perioperative endoscopic sphincterotomy. Surg Endosc 1999;13:874-877.
26. Cox MR, Wilson TG, Toouli. Perioperative endoscopic sphincterotomy during laparoscopic cholecystectomy for choledocholithiasis. Br J Surg 1996;82:257-259.
27. Gigot JF, Navez B, Etienne J, et al. A stratified intraoperative surgical strategy is mandatory during laparoscopic common bile duct exploration for common bile duct stones. Surg Endosc 1997;11:772-728.
28. Giurgiu DI, Margulies DR, Carroll BJ, et al. Laparoscopic common bile duct exploration: long-term outcome. Arch Surg 1999;134(8):839-844.
29. Paganini AM. Lezoche E. Follow-up of 161 unselected consecutive patients treated laparoscopically for common bile duct stones. Surg Endosc 1998;12:23-29.
30. Arvidsson D, Berggren U, Haglund U. Laparoscopic common bile duct exploration. Eur J Surg 1998;164:369-375.

第二十二章　腹腔镜胆总管切开治疗胆总管结石

Monty H. Cox 和 *Thadeus L. Trus*

背景及发展史

手术治疗有症状的胆囊疾病是美国最常见的腹部手术之一，大约每年行 650 000 例胆囊切除术[1]。自 1987 年开始，腹腔镜胆囊切除术作为治疗有症状胆囊疾病的手术方式已被广泛接受。据报道，腹腔镜胆囊切除术时胆总管结石的出现率是 4%～15%[2～6]。估计 10%的此类病例如不治疗将会出现症状[7]。在 20 世纪 80 年代末期，腹腔镜胆囊切除术开始阶段，腹腔镜胆总管探查（laparoscopic common bile duct exploration，LCBDE）的设备和技术还未出现。因为缺少适当的设备，不具备腹腔镜胆总管探查的经验，许多外科医生借助术前或者术后治疗性内镜逆行胆道造影（endoscopic retrograde cholangiography，ERC）清除胆总管（common bile duct，CBD）结石。病人需要接受几次微创性手术来处理胆囊和胆总管结石。

术中胆总管造影可使外科医生评价胆总管。过去，从胆管中取石需要直接进入胆管，应用逆行的胆道镜和内镜泌尿外科技巧。专业设备和新的技术使得外科医生有不同的选择来开展腹腔镜胆总管探查。这些技术包括透视引导下的经胆囊管探查拉网取石，经胆囊胆道镜检查和腹腔镜胆总管切开胆道镜检查。本章主要介绍腹腔镜胆总管探查的技术、结果、缺陷及并发症。

胆管造影术

常规术中胆管造影有以下益处：明确胆管解剖和病理变化，可以降低胆总管损伤的发生率和严重性，可确定是否存在胆总管结石[8]。而且，通过实施常规胆管造影，外科医生可精通胆管的入路。现有各种导管和专业的钳夹。除了使用各型导管，还可应用数字实时透视 C 型臂。“点”片无法真实反映胆管情况，妨碍透视下的取石。

有几种方法可用于胆管造影术。一种方法是直接穿刺胆囊底部并注入造影剂，充满胆囊和胆管树（图 22-1A）。另一种选择是一种专业性的胆管造影钳（Nashville Surgical Instruments，Springfield，TN，USA），可用于分离胆囊壶腹部以插管和注入造影剂，这样可以防止造影剂逆行填充胆囊（图 22-1B）。作者首选应用直接胆囊管插管行胆管造影（经胆囊管的胆管造影，图 22-1 C）。经胆囊管的途径优于经胆囊途径的胆管造影术，有以下是几个原因：①造影剂注入胆囊底部可将小的结石冲入胆总管；②结石可嵌顿于胆囊颈部，造影剂无法进入胆总管；③如果发现胆总管中存在结石，取石的腔镜技术包括胆囊管的暴露和插管，这些工作如果常规采用经胆囊管途径，则已经完成。

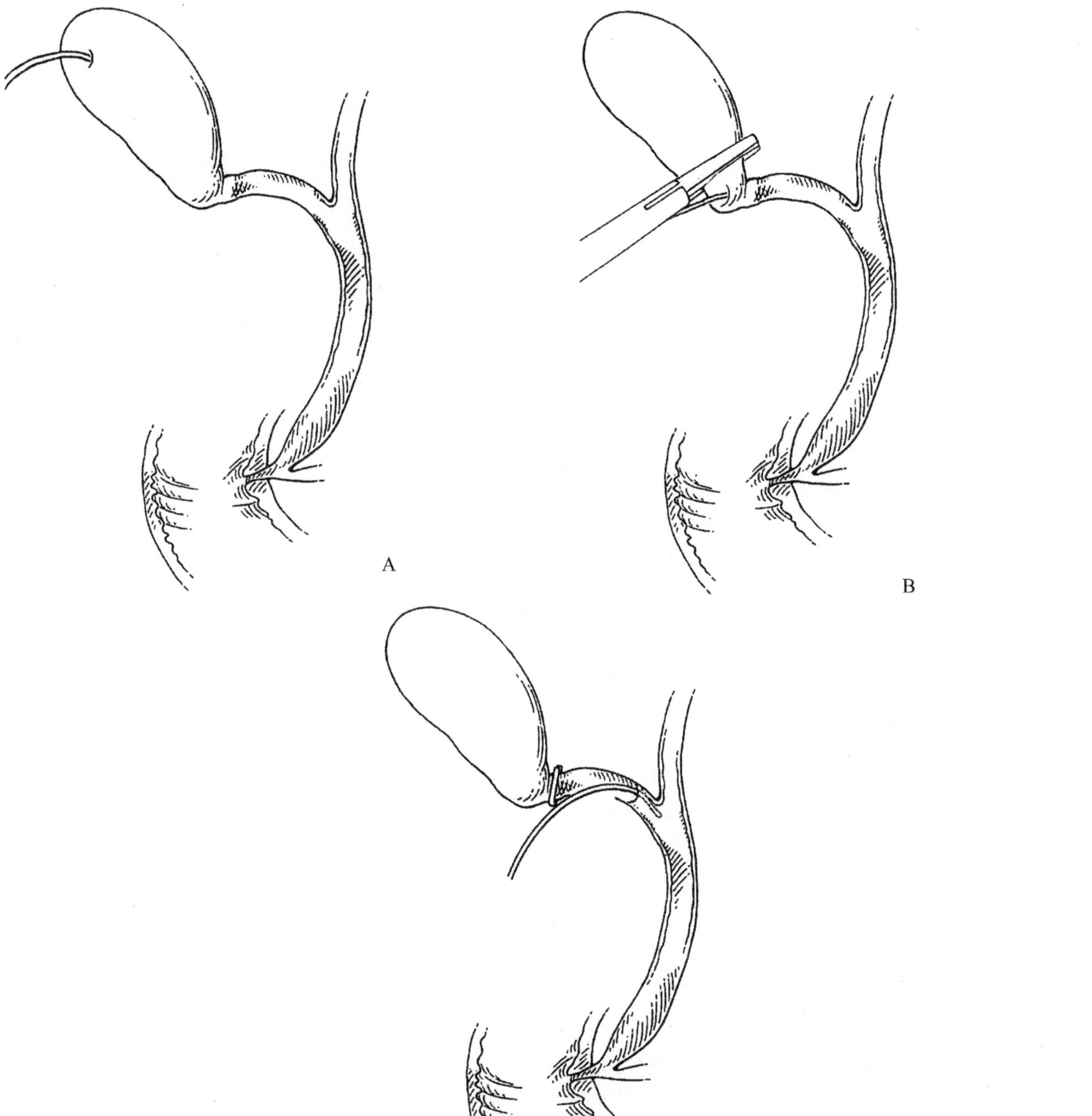

图 22-1 胆管造影技术。 胆管造影插管可直接插入胆囊底部(A);或者应用钳夹夹闭防止造影剂流入胆囊体部和底部,插入胆囊壶腹部(B);作者更愿采用经胆囊管途径直接插管(C);用夹子或气囊导管控制反流

腹腔镜胆囊切除术最初采用标准的穿刺位置。右上腹部刺口在腋前线外侧,紧贴肋缘下(图 22-2)。在胆囊和胆囊管结合部将胆囊管骨骼化。近端应用血管夹,再用小剪刀在胆囊管上剪口。胆管造影插管(Cook Surgical, Bloomington, IN, USA)经皮导入腹腔并置入胆囊管中。另一种选择是,通过右侧腹套管针使用胆管造影钳(Karl Storz, Culver City, CA, USA)。

通过胆管造影管注入半张造影剂 renograffin,可呈现实时的图像。假阳性的胆管造影图像可能为胆管内气泡或者 Oddi 括约肌痉挛。如必要,可从不同角度的图像明确充盈缺损。

如果胆管造影发现充盈缺损,在应用器械或者拉网通过 Oddi 括约肌前,应注射胰高血糖素(1mg，IV)以松弛括约肌。然后通过胆管造影管用10ml生理盐水灌洗以冲走胆总管结石。以1%的利多卡因作为冲洗液可以进一步松弛括约肌。在灌洗过程中应用透视检查可观察到结石的移动以及排出。反复行胆管造影，评价结石是否已经排净。

胆管切开和胆道镜的必需设备要放在一起，以减少胆总管探查的准备时间。理想的设备和助手的位置安排可见图22-2。需要强调的是，胆道镜必须另接一套光源及摄像头。这种图像要在另一监视器上或者可分割荧屏的监视器上显示，以便同时能观察到腹腔镜和胆道镜的图像。虽然可以通过将腹腔镜的镜头移至胆道镜的方法进行胆总管的检查，但是这种方式不值得借鉴。当胆道镜进入胆囊管时，腹腔镜的视野应固定于胆道镜上，以避免胆囊管的撕裂。

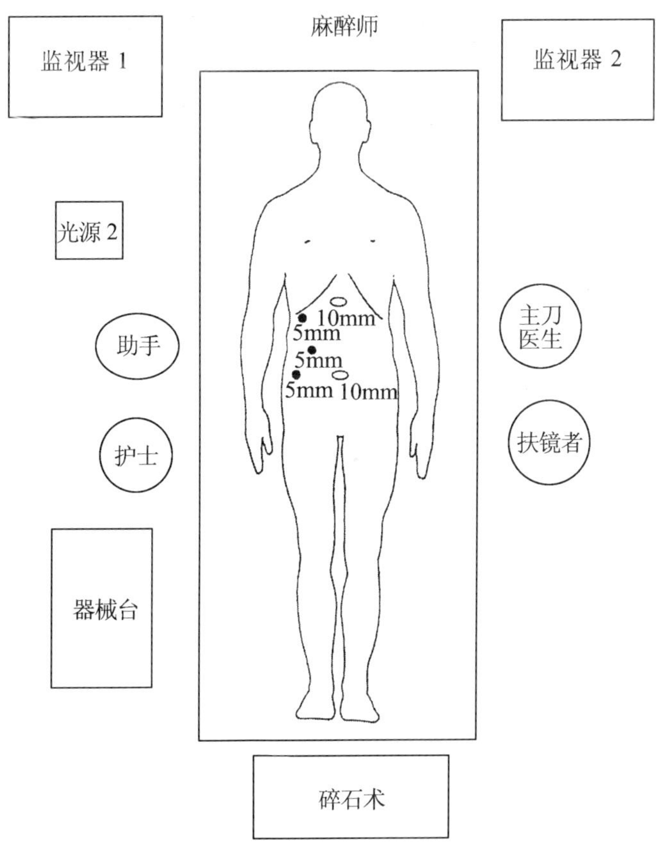

图22-2　推荐使用的腹腔镜胆总管切开时套管针的位置，术者及设备的位置。套管放置的位置与标准的腹腔镜胆囊切除术相似；额外增加一右上腹的位点，作为胆管造影导管以及胆道镜的通道

胆道镜检查时先分离胆总管汇合部1cm以内的胆囊管。然后切开胆囊管，导丝通过位于右侧肋缘下的套管针内3mm的减径管进入胆囊管。另一个办法是，如果经皮放入胆管造影导管，可扩张此点，置入Berci胆囊管导入器用以通过胆道镜(Cook Surgical)。胆囊管往往太细无法通过胆道镜，因此必须加以扩张(50%的病例会出现这种情况)。放气后的气囊导管(直径5～8mm;Cook Surgical)随着导丝进入胆囊管，末端置于胆囊管和胆总管交界处。大约三分之一的气囊从胆囊管中突出(图22-3)。然后气囊扩张到3～10个大气压(取决于气囊的大小)，持续5分钟。应使腹腔镜保持直视状态，监测胆囊管有无裂伤。如果扩张过程中胆囊管开始撕裂，则需要放气及更换气囊。在气囊扩张过程中应避免过分牵拉胆囊，防止胆囊管的撕脱。

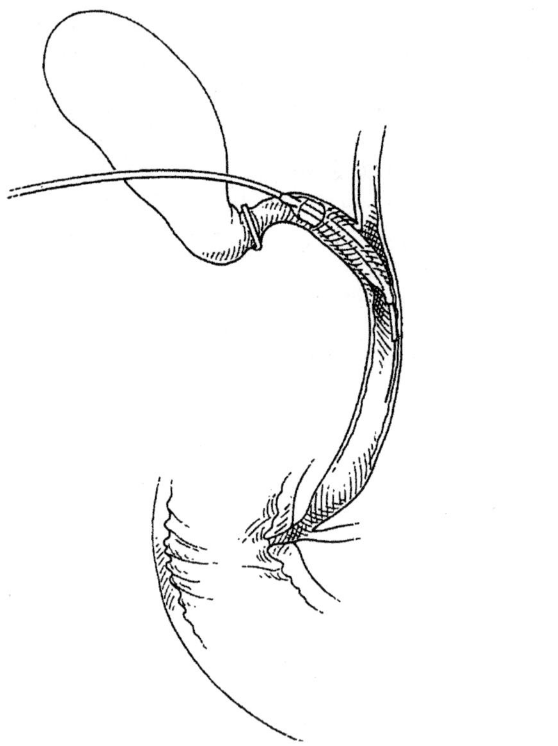

图 22-3 气囊扩张胆囊管。气囊末端位于胆囊管和胆总管交界处。当气囊扩张时，大约气囊长度的三分之一从胆囊管中突出

胆囊管的最大扩张直径不能超过 8mm；大于 8mm 的结石需用碎石器处理，或采用胆总管切开，括约肌切开。充分扩张胆囊管后，放气抽出气囊，将导丝留在原处。然后胆道镜在导丝的引导下进入扩张的胆囊管。在胆道镜推进的过程中，以不超过 6.67～13.3kPa（50～100mmHg）的压力，用盐水持续地通过胆道镜冲洗，这样可获得清晰的视觉效果。如看到结石，可通过胆道镜的工作通道放入 Segura 结石拉网。然后打开拉网，使得拉网的中段与结石中段并行。仔细操作拉网，使其以进出的方式运动，将结石抓牢。当结石位于网丝之中时，闭合拉网，将结石拉于镜子的尖端。然后将镜子和结石一道拉出（图 22-4）。如果存在多个结石，可重复以上操作。可将结石放于肝脏表面或塑料袋中，当完成胆管探查后将其取出。当胆道内结石清除干净后，则镜子易于通过并进入十二指肠（如果从最初注射开始超过 15 分钟，可追加胰高血糖素）。完成胆管造影后，以预先打结的线结扎胆囊管

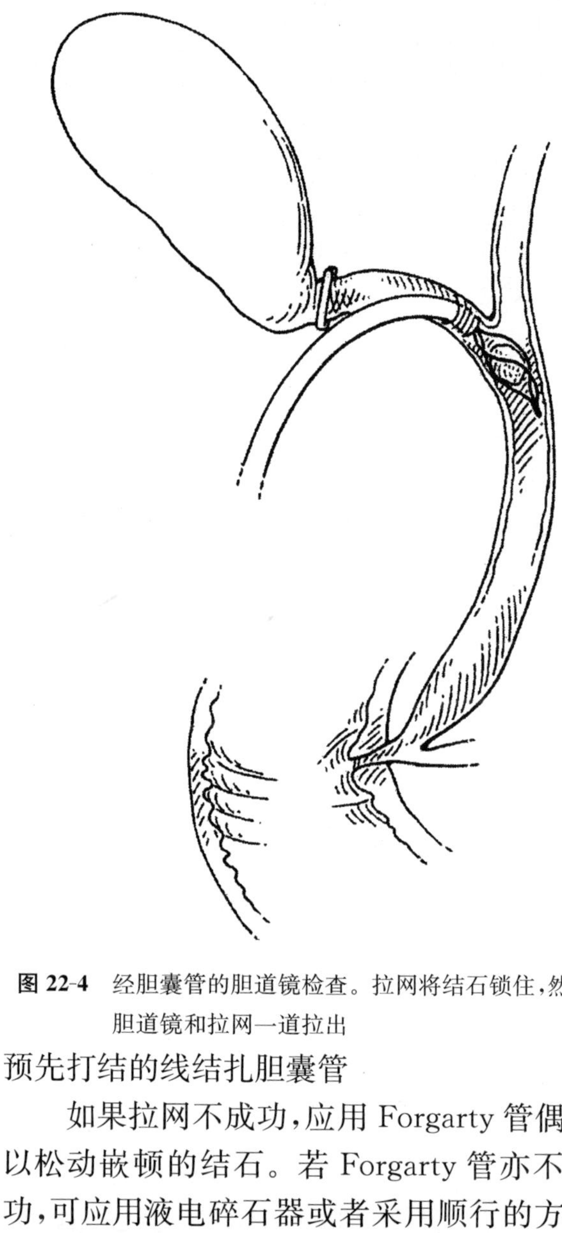

图 22-4 经胆囊管的胆道镜检查。拉网将结石锁住，然后将胆道镜和拉网一道拉出

如果拉网不成功，应用 Forgarty 管偶尔可以松动嵌顿的结石。若 Forgarty 管亦不能成功，可应用液电碎石器或者采用顺行的方式切开括约肌。肝管常无需探查，因为 90%的胆管结石位于胆囊管汇入的胆总管远端。然而，如果近端胆管发现结石，探查是很困难的，因为肝管和胆囊管的汇合部呈锐角。近端胆管的插管有时可以通过向下牵拉 Hartmann 袋以改变胆囊管的角度获得成功。也可将病人的体位放置为反 Trendelenburg 位或者通过灌洗的方式使其落于胆总管中。如果无法触及结石，应放弃经胆囊管途径探查，改为腹腔镜胆总管切开或者术后 ERC。为了便于术后 ERC 时胆总管插管，手术中于胆管中留置导丝，其尖端通过乳头进入十二指肠。

经腹腔镜胆总管切开

高达 10%的胆总管结石无法通过胆囊管途径取出。一般情况下,若结石较大(8mm),胆囊管不适合(小或者螺旋状),或者结石位于镜子不能达到的位置,如胆管近端,则要放弃经胆囊管的途径探查,采用腹腔镜下胆总管切开。不要尝试在正常大小的胆总管上行胆总管切开术。需要附加其他仪器,包括腔镜下的针持(Olympus, Lake Success, NY, USA),细线,例如 4-0 Vicryl (Ethicon, Cincinnati, OH, USA),以及 T 管和闭式吸引引流器。

将胆囊牵向头侧,将胆总管分离到胆囊管汇合部下方 1～2cm。开腹胆总管探查,通常要放置牵引线,但这并非腹腔镜技术所必需。用微型剪或者关节镜的解剖剪垂直剪开胆总管。然后用生理盐水冲洗胆管,带走松动的结石(也可应用 Forgarty 导管)。通过切开之胆总管,将胆道镜直接放入胆总管中,采取和经胆囊管相似的方法用拉网将结石取出。清除胆管结石之后,将 12F 或 14F 的 T 管放入胆总管中,间断缝合管壁(图 22-5)。将镜头放于上腹部刺口,通过脐部位点缝合有利于胆管的缝合。T 管经肋缘下引出,最低位置放置 7F 的闭式负压引流管,并引出体外。

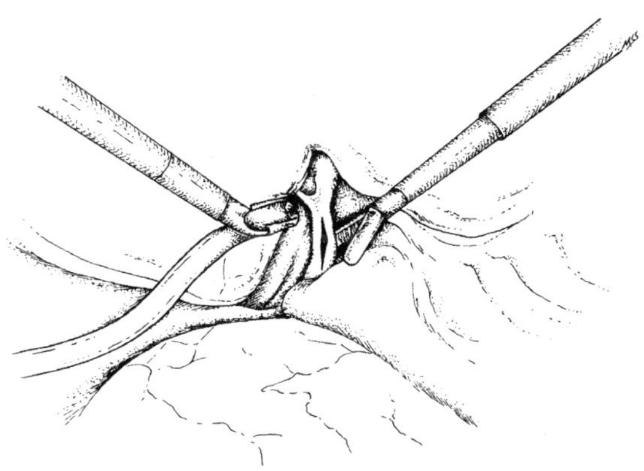

A

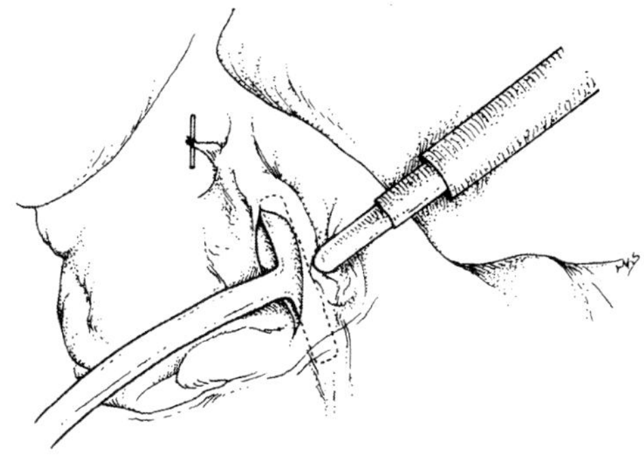

B

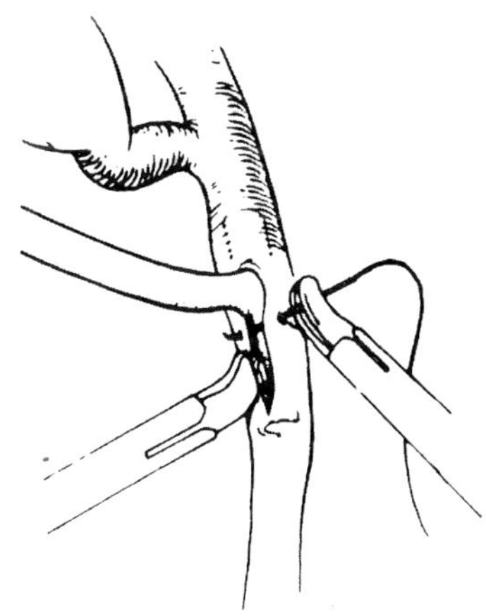

C

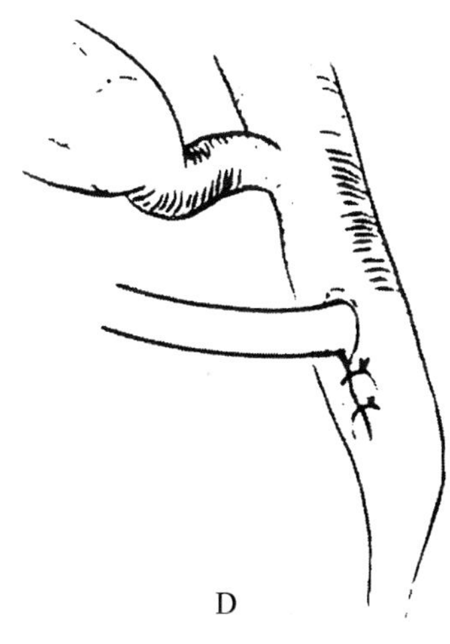

D

图 22-5 胆总管修补。一个 T 管置入胆总管中(A、B)。间断缝合切开的胆总管(C、D)

腹腔镜胆总管探查的结果

对于有症状的胆结石，腹腔镜胆总管探查是安全有效的治疗方法。最近的报道显示，80%～96%病例的胆总管结石可以成功取出[4,9～19]。多数情况下是通过经胆囊管途径取出。一般而言，少于5%的病例需要开腹取石或者术后ERCP取石（表22-1）。并发症一般较少，最常遇到的是一过性血淀粉酶增高。

表22-1　腹腔镜和开腹胆总管探查术取石成功率、并发症和死亡率比较

研究者	总例数	腹腔镜胆总管探查		开腹胆总管探查		并发症		死亡率	
		例数	百分比%	例数	百分比%	例数	百分比%	例数	百分比%
Hunter(1992)[4]	20	17	85.0	3	15.0	1	5.0	0	0.0
DePaula(1994)[9]	114	108	94.7	3	2.6	7	6.1	1	0.9
Rhodes(1995)[10]	129	119	92.2	2	1.6	7	5.4	0	0.0
Phillips(1995)[11]	145	116	80.0	4	2.8	18	12.4	0	0.0
Lezoche(1996)[12]	100	96	96.0	4	4.0	7	7.0	1	1.0
Gigot(1997)[13]	92	77	83.7	11	12.0	14	15.2	2	2.2
Millat(1997)[14]	236	208	88.1	2	0.8	31	13.1	1	0.4
Drouard(1997)[15]	161	152	94.4	4	2.5	12	7.5	0	0.0
Rhodes(1998)[16]	40	30	75.0	1	2.5	7	17.5	0	0.0
Ferguson(1998)[17]	25	20	80.0	1	4.0	0	0.0	0	0.0
Berthou(1998)[18]	220	210	95.5	3	1.4	20	9.1	4	1.8
Snow(1999)[19]	136	114	83.8	11	8.1	13	9.6	2	1.5

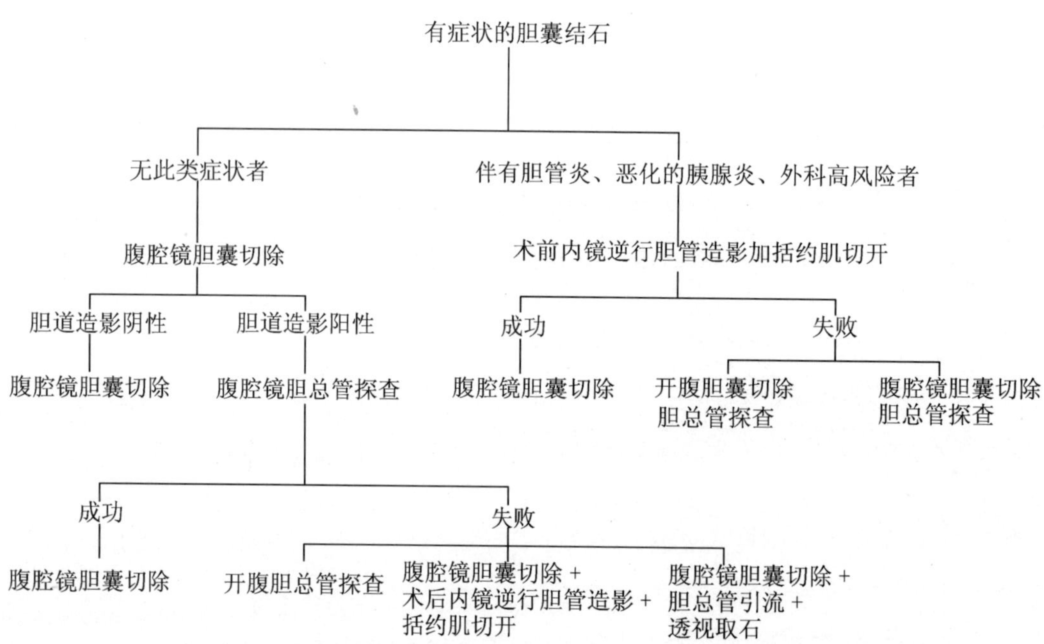

图22-6　推荐使用的治疗有症状的胆囊疾患的策略。术前内镜逆行胆管造影加内镜括约肌切开(ERC＋ES)，可选择性地用于胆管炎病人、恶化的胰腺炎或者手术高风险的病人中。如果腹腔镜胆总管探查不成功，其他可供选择的方法有开腹胆总管探查，术后内镜逆行胆管造影加内镜括约肌切开，或者胆总管引流加术后透视取石

随着腹腔镜设备和技术的改进，胆总管结石的治疗方法已发生改变。过去，许多外科医生依赖术前或者术后内镜逆行胆管造影及内镜下括约肌切开。这种趋势是由于对腹腔镜胆总管探查技术的不熟悉或者缺乏必要的设备的结果。然而，由于内镜括约肌切开有 1％的死亡率及 8％的并发症发生率，包括出血、穿孔、胰腺炎以及乳头狭窄[20]。内镜括约肌切开的失败率有高达 30％的报道。此外，在怀疑患有胆总管结石的病人中，ERCP 结果提示高达 85％的病人没有必要行术前内镜逆行胆管造影检查[21]。因此，多数病例可以避免术前及术后行 ERCP 检查。术前内镜逆行胆管造影检查应该选择性地应用，例如胆管炎、恶化的胰腺炎或者外科手术高风险的病人中。如果内镜逆行胆管造影检查时胆囊显影，一旦胆管已经清除结石，只有 10％～15％的病人出现结石症状[22]。如果胆囊未填充造影剂，由于多数病人将持续出现症状，则需切除胆囊 。

腹腔镜清除胆管结石的技术失败之后，尚有几种可供选择的方法，包括开腹胆总管探查，术后内镜逆行胆管造影括约肌切开或者腹腔镜胆管引流随即通过引流管道运用透视导引取石。上述方法的选择要基于外科医生的技巧和经验、是否有必要的设备以及能否提供非外科方法及其可信度。图 22-6 是建议使用的方案。

在腹腔镜胆囊切除术时运用腔镜技术治疗胆总管结石是一项安全、有效，一次性完成的治疗方案。由于腹腔镜胆总管探查具有较高的成功率，因此多数病例无需术前或者术后内镜逆行胆管造影检查及内镜括约肌切开。

（刘博　译）

参考文献

1. Ellison EC. Carey LC, Cholecystostomy, cholecystectomy, and intraoperative evaluation of the biliary tree. In: Nyhus LM, Baker RJ, Fischer JF (eds) Mastery of Surgery, 3rd Ed. Boston: Little. Brown, 1997:1086-1093.
2. Stimpson REJ, Way LW. Common duct stones. In: Moody FG, Carey LC, Jones RC, et al. (eds) Surgical Treatment of Digestive Diseases. Chicago: Year Book Medical, 1986; 306-322.
3. Hermann R. The spectrum of biliary stone disease. Am J Surg 1991;161:171-173.
4. Hunter JG. Laparoscopic transcystic common bile duct exploration. Am J Surg 1992;163:53-58.
5. Helms B, Czarnetski HD. Strategy and technique of laparoscopic common bile duct exploration. Endosc Surg 1993;1: 117-124.
6. Rosenthal RJ, Rossi RL, Martin RF. Options and strategies for the management of choledocholithiasis. World J Surg 1999;22:1125-1132.
7. McEntee G, Grace PA, Bouchier-Hayes D. Laparoscopic cholecystectomy and the common bile duct. Br J Surg 1991; 78:385-386.
8. Kullman E, Borch K, Lindstrom E, Svanvik J, Anderberg B Value of routine intraoperative cholangiography in detecting aberrant bile ducts and bile duct injuries during laparoscopic cholecystectomy. Br J Surg 1996;83:171-175.
9. DePaula AL, Hashiba K, Bafutto M. Laparoscopic management of choledocholithiasis. Surg Endosc 1994;8(12):1399-1403.
10. Rhodes M, Nathanson L, O'Rourke N, Fielding G. Laparoscopic exploration of the common bile duct: lessons learned from 129 consecutive patients. Br J Surg 1995;82 (5):666-668.
11. Phillips EH, Liberman M, Carroll BJ, Fallas MJ, Rosenthal RJ, Hiatt JR. Bile duct stones in the laparoscopic era: is preoperative sphincterotomy necessary? Arch Surg 1995;130:880-885.
12. Lezoche E, Pananini AM, Carlei F, Feliciotti F, Lomanto D, Buerrieri M. Laparoscopic treatment of gallbladder and common bile duct stones: a prospective study. World J Surg 1996;20:535-541.
13. Gigot JF, Navez B, Etienne J, et al. A stratified intraoperative surgical strategy is mandatory during laparoscopic common bile duct exploration for common bile duct stones: lessons and limits from an initial experience of 92 patients. Surg Endosc 1997;11(7):722-728.
14. Millat B, Atger J, Deleuze A, et al. Laparoscopic treatment for choledocholithiasis: a prospective evaluation in 247 consecutive unselected patients. Hepato-Gastroenterology 1997;44(13):28-34.

15. Drouard F, Passone-Szerzyna N, Berthou JC. Laparoscopic treatment of common bile duct stones. HepatoGastroenterology 1997;44(13):16-21.

16. Rhodes M, Sussman L, Cohen L, Lewis MP. Randomised trial of laparoscopic exploration of common bile duct versus postoperative endoscopic retrograde cholangiography for common bile duct stones. Lancet 1998;351:159-161.

17. Ferguson CM. Laparoscopic common bile duct exploration: practical application. Arch Surg 1998;133:448-451.

18. Berthou JC, Drouard F, Charbonneau P, Moussalier K. Evaluation of laparoscopic management of common bile duct stones in 220 patients. Surg Endosc 1998;12(1):16-22.

19. *Snow LL, Weinstein LS, Hannon JK, Lane DR. Management of bile duct stones in* 1572 *patients undergoing laparoscopic cholecvstectomy. Am Surg* 1999;65:530-547.

20. *Cotton PB, Lehman G, Vennes J, et al. Endoscopic sphincterotomy complications and their management: an attempt at consensus. Gastrointest Endosc* 1991;37:383-393.

21. *Southern Surgeons Club. A prospective analysis of* 1,518 *laparoscopic cholecystectomies. N Engl J Med* 1991;324:1073-1078.

22. *Safrany L, Cotton PB. Endoscopic management of choledocholithiasis. Surg Clin N Am* 1982;62:825-836.

第二十三章　腹腔镜治疗复杂的胆总管结石

Daniel M. Herron

在开展腹腔镜胆囊切除术治疗的最初几年，尚不具备治疗胆总管结石的技术。外科医生对胆总管结石的诊断和治疗，主要依靠术前及术后的内镜下逆行胰胆管造影（endoscopic retrograde cholangiopancreatography，ERCP）及乳头肌切开。随着外科医生的操作技术逐渐娴熟，内镜下胆总管探查已成为一种令人满意的替代措施。目前，腹腔镜下经胆囊管胆总管探查以及胆总管切开已被认为是一种安全、有效和微创的一次性治疗手段。

最简单的腹腔镜胆总管探查，若小的结石位于胆囊管开口附近或者胆总管切开的部位，用腹腔镜抓钳即可将其“挤出”。中等大小的结石以及位于胆管远端的结石，可以用灌洗导管将其冲过乳头。嵌顿于胆管内大的结石，可在透视或者胆道镜的导引下，应用气囊导管或者内镜拉网将其取出。

但是仍有这些方法无法取出的复杂结石。这些结石之所以难处理是因为他们的位置或者大小。对于 1cm 以上的结石有以下难题。首先，因为它们的直径大于胆囊管的管径，必须行胆总管切开。其次，这类结石更有可能嵌顿于胆总管中，气囊和拉网不易通过。有时虽可通过，但是结石嵌顿于炎性和易碎的胆管壁，通过牵拉将其取出也是不安全的。

非嵌顿性结石，如果它处于难以达到的位置，处理也较困难。结石可形成于狭窄的胆总管的近端，甚至超出细的胆道镜的取石范围。或者，胆肠吻合术后，结石存在于肝内胆管，内镜无法通过吻合口。

鉴于上述情况，外科医生可采用体内或者体外碎石术（lithotripsy）进行处理（希腊语中，lithos 意为结石，tripsis 意为碾碎）。碎石器包括一个能源和一个传导能量到结石的设备，可使结石成为碎片。体内碎石器，需要将探头插入胆管树中，可在手术室行胆总管探查时应用。体外碎石器可在术后应用。碎石后，小的结石通常可自行通过乳头部排出。残留在胆总管内的碎片因为其体积变小，更易于通过传统的方法取石。

腔内碎石术

一、机械性碎石

碎石术的最简单的方式是通过直接的机械力作用于结石。一个带有导丝的碎石器，功能上与内镜拉网相似，可通过胆道镜或者透视的导引插入胆总管中。将粗丝套索围绕结石，收紧直到结石碎裂。这些结石的碎片可以通过胆总管应用经典的取石技术或者大量的灌洗将其清除。

这些导管的优点在于它的简单性。无需额外的电源，碎石的能量来自外科医生之手。这样，这种技术明显较其他方法经济。此外，这种操作是有效的。1997 年有报告，内镜下机械性碎石术处理的 162 个病人，结石清除率为 84%（图 23-1）[1]。

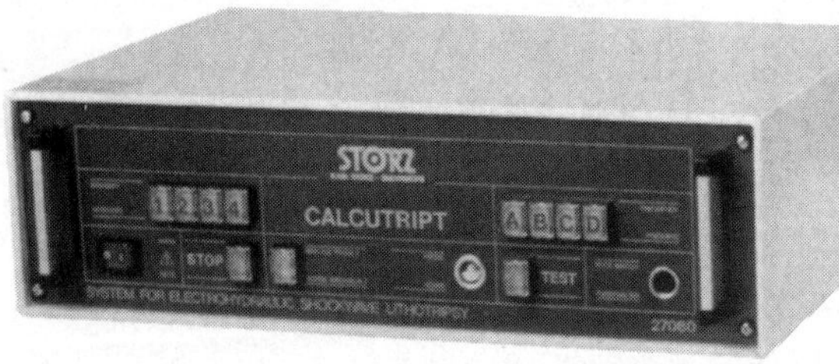

图 23-1 液电碎石器(electrohydraulic lithotripter, EHL)(Karl Storz Endoscopy-America Inc. 惠赠, Culver City, CA, USA.)

遗憾的是,这种技术存在几个主要的问题。为了传递足够的力量给导丝套索,当医生给手柄加压后,外鞘必须能够抵抗足够的被动压力。因此这些套管结构上显得沉重,使得它们较拉网笨重而僵硬,不是经胆囊管探查胆总管的最佳选择。而且,虽可造成牢固的结构,但在勒紧结石时,套索可出现堵塞,出现不利的情况,使得导管顽固地固定于嵌顿的结石之上,不能将其压碎。第三种不利情况是这种机械性碎石器的尖端需要超过结石;然而在14%的病人无法做到。如果结石嵌顿严重,这种操作有胆管壁穿孔的危险[2]。

二、液电碎石术

液电碎石器(electrohydraulic lithotripsy, EHL),可以克服许多机械性碎石器的缺点。这种技术最早作为工业应用出现于苏联,1968年用于治疗膀胱结石。1975年,这种技术用于胆道[3]。1992年Arregui医生首次报道此项技术在腹腔镜下的应用[4]。

EHL碎石是通过贴近结石产生瞬间小的爆炸起作用的。放置于电源组内的电容器产生电流(图 23-1)。这种能量可释放到一根细的同轴电缆上,此电缆通过胆道镜的灌洗孔插入(图 23-2)。探头末端产生的火花可以气化周围的液体,产生强振幅的冲击波,如果探头贴近结石,这种振动波的力量足以碎石。因为通过振动波传播的能量以距离的平方衰减,远离火花放电处的结构,也就是说胆总管壁可相对免受损伤[5]。

若要安全应用此项技术,必须遵循一定的原则。在放电过程中EHL电极的头部必须持续显示,以防胆总管的损伤。需超出胆道镜末端大约6mm,防止损伤镜头。电极头部应离结石约1～2mm,不要直接接触,以确保在其尖端有足够的液体造成气化可产生震荡波。因为结石的破坏可产生大量的悬浮颗粒聚集,为获得良好的清晰度,需经常或持续灌洗。

EHL探头持续放电不到1分钟就会损坏电极。为了延长电极的寿命,减少胆总管的损伤,外科医生应用短脉冲及尽可能低的电源档位。如果应用低档数次也无法将结石充分碎裂,可根据需要增加电量。EHL的目的不在于完全地将结石分解,只是将其分裂后,更易于应用传统的拉网取石等胆总管技术。需要注意的是探头要始终远离胆管壁。短暂的接触将导致管壁的纤维化,长时间接触,特别是探头和胆管壁垂直,将导致胆管穿孔(图 23-2)[5]。

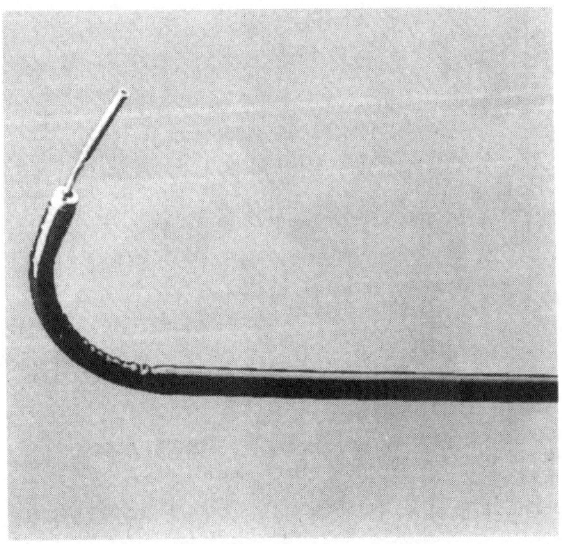

图 23-2 EHL探针从胆道镜工作通道中穿出(Courtesy of Karl Storz Endoscopy-America Inc, Culver City, CA, USA)

EHL设备相对激光及体外碎石器便宜。电源设备大约需要10 000美元;一次性探针需另外付费。因为电极相当柔软、纤细,足以通过胆道镜的灌洗通道,所以这种技术非常适于腹腔镜胆总管探查。如果操作得当,EHL可以快速、安全地裂解大的嵌顿的结石。

1995 年 Sheen-Chen 医生报道了 10 例病人应用 EHL 治疗胆总管远端的嵌顿结石。所有的病人均完成胆道取石；唯一的并发症是一位病人轻度胆道出血，后自行恢复[6]。在另一项研究中，Arregui 医生回顾性分析了 36 位怀疑胆总管结石病人的液电碎石治疗。两例病人用其他所有的传统手段均无法取出嵌顿的结石。用液电碎石在内镜下均成功地将结石破碎[4]。

三、激光碎石术

20 世纪 90 年代早期，许多研究者认为激光可以作为一种体内碎石的能源。设计出几种不同类型的激光器。香豆素绿染激光（波长 504nm）可被胆结石吸收，但血红蛋白和富含血红素的组织吸收差。碱性蕊香红-6G 染色激光（波长 594nm）可产生橘红色的光；如果激光未指向结石，后散探测器可自动将其关闭[7,8]。这种装置包括存放激光硬件的大箱子，这些硬件

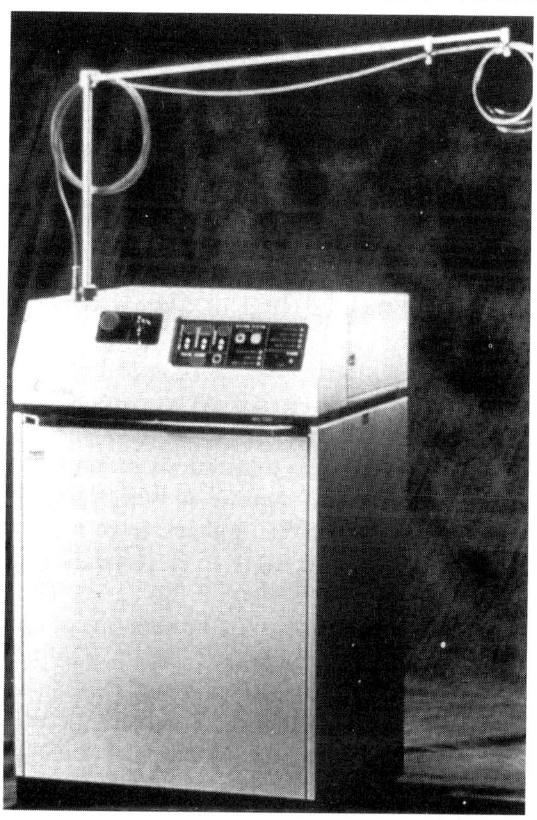

图 23-3　激光碎石装置（经美国 Candela 公司，Wayland 同意）

通过镜片与将光束导入体内的光导纤维相连（图 23-3）。虽然单一激光脉冲的能量很小，60 到 100 mJ，但是最大的能量可达到 100 000 瓦特[9]。这种由于结石吸收热量产生的强热，会产生浆液区，结果产生声震波，这种波以巨大的能量通过结石传播，导致结石裂解。

一种钬激光（波长 2 100nm）以另外一种方式产生功效。由此装置产生的红外线波可以在结石上产生一个小孔；孔隙内的液体气化，其内压可使结石分裂。这种类型的激光在白色的胆固醇型结石中可以更广泛应用，因为胆固醇无法吸收短波[10]。

赞成使用激光的认为其有几点优于 EHL。用于传导激光束的石英纤维直径仅 1/3 毫米，很容易通过胆道镜的灌洗通道，并留有足够的灌洗空间。不同组织对激光能量的选择吸收是另外一个理论上的优点。1993 年的动物实验证实应用 504nm 的激光对黏膜的损伤小于 EHL 探头[11]。

1992 年，Josephs 医生通过 T 管窦道治疗 8 个胆总管残留结石病人，将有 504nm 脉冲式染色激光的胆道镜放入其内[12]，应用 3～5Hz 的 100～120 mJ 的脉冲，结果结石全部碎裂。这组病人唯一的并发症是：一个病人出现一过性的菌血症，静脉输注抗生素后好转。1995 年利用碱性蕊香红-6G 染色激光治疗了 16 例难治性胆管结石。结石全部碎裂，结石清除率是 88%[13]。

用作传导激光的细石英光纤必须谨慎操作。纤维相当细，在胆总管内用力顶及胆管壁即可折断，导致胆管内出现潜在的成石核心。此外，由于不发射激光的纤维也可穿透胆管壁，因此所有操作必须在直视下进行。激光碎石器的缺点在于它的费用；一套激光碎石器本身费用为 250 000 美元，而且这种复杂技术设备的维护及染料更换也很昂贵。此外，需要对所有激光接触人员进行安全培训。这种仪器较 EHL 体积大，在手术间安放储备亦困难。

体外碎石术

液电及激光碎石器均需进入胆道。如果不能通过腹腔镜或者胆道镜进入胆道，特别是当结石位于胆管狭窄部以上时，则无法应用。此种情况下，体外震波碎石器（extracorporeal shockwave lithotripsy，ESWL）便有用武之地。利用静电火花、电磁，或者压电（piezoelectric discharge）释放可在病人体外产生一种震荡波。通过一系列装置，将这种强振幅的波聚焦于目标靶点。早期的体外震波碎石器需要将病人身体浸于水中，这样可在震荡波产生器与病人腹部之间产生足量的声学共振。近来的仪器让病人平卧于床上，仅在装置和病人皮肤之间涂抹一薄层油性物质。

体外震波碎石器于 1980 年首先在德国治疗肾结石，取得满意效果。其用于治疗有症状的结石病被广泛接受是 20 世纪 80 年代末，此时腹腔镜胆囊切除术尚未被广泛接受。《新英格兰医学》杂志于 1988 年刊登的一篇重要的文章报道了体外震波碎石器联合应用口服溶石（鹅脱氧胆酸和熊脱氧胆酸）治疗 175 例病人[14]。经过 12～18 个月的治疗，超过 90%的病人结石分裂。因为这种方法治疗结石需要较长的时间，逐步被广为接受的腹腔镜胆囊切除术所代替。

虽然体外震波碎石器不再常规用于治疗胆石症，然而在其他手段难于达到胆总管的胆管结石治疗方面仍是重要的工具。当前其应用指征包括胆管狭窄处以上的结石，应用内镜无法达到的结石碎片，例如，毕Ⅱ式手术后解剖学上的困难。它也提供了一种非手术的方式治疗虚弱的不能耐受手术的病人。

遗憾的是，体外震波碎石器治疗胆道结石方面不如肾结石有效。1988 年，应用体外震波碎石器联合口服溶石疗法治疗肝内外胆管结石，对 50 位病人进行了研究[15]。治疗结束后结石的自发排出率仅 10%。然而，嵌顿性结石经体外震波碎石器治疗之后，86%的病人可以通过内镜取出。一项最近的涉及 27 位病人的研究显示，采用内镜括约肌切开术失败的患有大的胆总管结石病人[16]，经压电型体外震波碎石器治疗后，27 位病人中有 18 位结石清除干净（67%）。

其他可选用的技术

无论是体外还是体内的碎石设备，均为经传统方法处理失败的、困难的嵌顿性结石提供了一种有效的处理手段。然而，在许多医院没有液电碎石、激光碎石器及体外震波碎石器等设备。现介绍一些简单廉价的更为常见，也是处理难治的嵌顿性结石有用的辅助手段。

一、药物松弛括约肌

通过静脉注入胰高血糖素（1mg）可以松弛 Vater 壶腹括约肌。如果伴以生理盐水快速灌洗胆管，此时的结石清除率高达 76%[17]。

二、经壶腹部的仪器

可通过壶腹部放置一种可弯曲的导丝，以利术后 ERCP 及括约肌切开的成功进行。导丝可以经胆囊管断端插入，在透视指引下通过胆总管进入十二指肠。如果没有合适的导丝，可以应用胆道造影导管。然后将导丝周围的胆囊管轻柔夹闭或者结扎，导丝经侧方把持钳的位点引出体外。术后，内镜医生可以在导丝的引导下行 ERCP 插管及括约肌切开。ERCP 也可在术中进行，但是平卧位时操作困难，使手术时间增加 2 小时或更多[18]。

也可顺行切开括约肌。1993 年 DePaula 首先报道，腹腔镜下括约肌顺行切开，需将内镜切开线经胆囊管或者胆总管切开途径放入[19]。应用侧视型十二指肠镜确认括约肌的切开位置，用烧灼导丝将括约肌切开。1995 年 Cure 等报道应用此项技术治疗 6 位病人[20]。虽然一半的病人会发生一过性无症状的淀粉酶升高，但是所有病人胆总管的结石均得以清除。

一些作者建议采用气囊经胆囊管或者胆总管行 Oddi 括约肌扩张[21,22]。赞成此项技术的认为它可以很好地清除胆总管结石，并且避免了灼伤壶腹部的危险。尽管此项技术的结石清除率高达 85%，气囊所致的壶腹部损伤伴有淀粉酶的增高和轻度胰腺炎会出现于 15%的病人中[21,23]。

三、术后经胆总管的溶石疗法

T 形管或者引流管可以放置在胆总管中，不但可引流胆汁，同时也为术后进入胆道提供了路径。如果胆囊管足够大，则可插入 14F 的红色橡胶导管。如果采用胆总管切开，T 管置入，缝合管周胆管。一旦窦道形成，可在透视下由介入放射医师取出结石。

胆总管内置管也为化学溶石治疗提供了可能。虽然甲基戊丁醚(methyl-tert-butyl-ether，MTBE)具有良好的溶石效果，但是由于其强挥发性难以临床应用。另外，它可导致较高严重的并发症，如溶血、坏死及胆管的永久性扩张的发生率为 79%[24]。单辛烷因其安全而广泛应用，但成功率仅 28%[25]。可通过加热及提高流量而增加其有效性，这也增加了复杂性和手术费用[26]。

结论

多数胆总管结石可以通过腹腔镜下经胆囊管的胆总管探查加以处理。如果胆总管结石较大或者数量多，腹腔镜胆总管切开可能更有效。在一些可提供此项技术的中心，体内及体外碎石提供了一种有效治疗复杂的嵌顿性结石或者内镜无法触及结石的方法。如不具备上述设备，药物或者机械性扩张乳头部或者经乳头的器械操作是有益的。

(梁斌 刘博　译)

参考文献

1. Cipolletta L, Costamagna G, Bianco MA, et al. Endoscopic mechanical lithotripsy of difficult common bile duct stones. Br J Surg 1997;84:1407-1409.
2. Cotton PB, Lehman G, Vennes JA. Endoscopic sphincterotomy complications and their management: an attempt at consensus. Gastrointest Endosc 1991;37:383-390.
3. Burhenne HJ. Electrohydraulic fragmentation of retained common duct stones. Radiology 1975;117:721-722.
4. Arregui ME. Davis CJ. Arkush AM, et al. Laparoscopic cholecystectomy combined with endoscopic sphincterotomy and stone extraction or laparoscopic choledochoscopy and electrohydraulic lithotripsy for management of cholelithiasis with choledocholithiasis. Surg Endosc 1992;6:10-15.
5. Yucel O, Arregui ME. Electrohydraulic lithotripsy combined with laparoscopy and endoscopy for managing difficult biliary stones. Surg Laparosc Endosc 1993;3(5):398-402.
6. Sheen-Chen S, Chou F. Intraoperative choledochoscopic electrohydraulic lithotripsy for difficultly retrieved impacted common bile duct stones. Arch Surg 1995;130:430-432.
7. Neuhaus H, Hoffmann W, Gottlieb K, et al. Endoscopic lithotripsy of bile duct stones using a new laser with automatic stone recognition. Gastrointest Endosc 1994;40(6):708-715.
8. Ell C, Hochberger J, May A, et al. Laser lithotripsy of difficult bile duct stones by means of a rhodamine-6G laser and an integrated automatic stone-tissue detection system. Gastrointest Endosc 1993;39(6):755-762.
9. Hunter JG, Soper NJ. Laparoscopic management of common bile duct stones. Surg Clin N Am 1992;72(5):1077-1097.
10. Burdick JS, Magee DJ, Hernandez E, et al. Holmium laser for treatment of left hepatic duct stone. Gastrointest Endosc 1998;48(5):523-526.
11. Carroll B, Chandra M, Papaioannou T, et al. Biliary lithotripsy as an adjunct to laparoscopic common bile duct stone extraction. Surg Endosc 1993;7:356-359.
12. Josephs LG, Birkett DH. Laser lithotripsy for the management of retained stones. Arch Surg 1992;127:603-605.
13. Schreiber F, Gurakuqi GC, Trauner M. Endoscopic intracorporeal laser lithotripsy of difficult common bile duct stones with a stone-recognition pulsed dye laser system. Gastrointest Endosc 1995;42(5):416-419.
14. Sackmann M, Delius M, Sauerbruch T, et al. Shock-wave litho-

tripsy of gallbladder stones. N EnglJ Med 1988;318(7):393-397.

15. Greiner L, Wenzel H, Jakobeit C. Biliary lithotripsy of difficult bile duct stones. In: Burhenne HJ. Paumgartner G, Ferrucci JT (eds) Biliary Lithotripsy, vol II. Chicago: Year Book Medical. 1989;119-127.
16. GilchristAM, RossB, ThomasWEG. Extracorporeal shock-wave lithotripsy for common bile duct stones. Br J Surg 1997;84:29-32.
17. Rhodes M, Nathanson L, O'Rourke N, et al. Laparoscopic exploration of the common bile duct: lessons learned from 129 consecutive cases. Br J Surg 1995;82(5):666-668.
18. Zucker KA, Bailet RW. Laparoscopic cholangiography and management of choledocholithiasis. In: Zucker KA (ed) Surgical Laparoscopy Update. St. Louis: Quality Medical, 1993;145-193.
19. DePaula AL, Hashiba K, Bafutto M, et al. Laparoscopic antegrade sphincterotomy. Surg Laparosc Endosc 1993;3(3):157-160.
20. Curet MJ, Pitcher DE, Martin DT, et al. Laparoscopic antegrade sphincterotomy. A new technique for the management of complex choledocholithiasis. Ann Surg 1995;221(2):149-155.
21. Carroll B, PhillipsEH, Chandra M, et al. Laparoscopic transcystic duct balloon dilatation of the sphincter of Oddi. Surg Endosc 1993;7(6):514-517.
22. Fujisaki S, Nezu T, Miyake H, et al. Laparoscopic treatment for common bile duct stones by transcystic papilla balloon dilatation technique. Surg Endosc 1999;13(8);824-826.
23. Ido K, Tamada K, Kimura K, et al. The role of endoscopic balloon sphincteroplasty in patients with gallbladder and bile duct stones. J Laparoendosc Adv Surg Tech A 1997;7(3):151-156.
24. Neoptolemos JP, Hall C, O'Connor HJ, et al. Methyl-tert-butyl-ether for treating common bile duct stones: the British experience. Br J Surg 1990;77(1):32-35.
25. Palmer KR, Hofmann AF. Intraductal mono-octanoin for the direct dissolution of bile duct stone: experience in 343 patients. Gut 1986;27(2):196-202.
26. Janssen D, Bommarito A, Lathrop J. A new technique for the rapid dissolution of retained ductal gallstones with monoctanoin in T-tube patients. Am Surg 1992;58(2):141-145.

第二十四章　胆总管结石的术中顺行治疗

Karl A. Zucker

自1985年德国首次施行腹腔镜胆囊切除以来，腹腔镜胆囊切除术几乎已成为所有有症状胆囊疾病的一种治疗选择[1]。随后不久，医生们认识到，用腹腔镜技术来处理并发的胆总管结石，是一个相当大的挑战。多年来，很多微创外科医生在行腹腔镜胆囊切除之前，极度依赖胆道内镜医师通过内窥镜来发现和治疗胆总管结石。若逆行胆管造影(ERC)发现胆总管结石，多同期行内镜下乳头括约肌切开、胆总管结石取出[2~5]。然而，即使这一技术也不能将腹腔镜医生所面临的潜在问题完全解决。有50%的患者是在手术期间才发现有胆总管结石的，虽然随着越来越多的消化科医生从事胆道内窥镜工作，ERCP检查病例逐渐增多，使这一比例有所减低[3~6]。但对胆总管结石病人，外科医生仍面临着这样的选择，要么中转开腹，行常规胆总管探查，要么腹腔镜手术后再行ERC和乳头括约肌切开，但前者丧失了微创外科的优势，而后者若在术后不能将胆总管内结石清除干净，临床医生将进退两难。

随着微创技术、器械的发展以及经验的积累，对大多数无并发症的胆总管结石病人行腹腔镜下胆总管探查是安全、成功的[7~9]。然而，当有多发胆总管结石、肝内胆管结石或壶腹部结石嵌顿时，在腹腔镜下经胆囊管行胆总管探查或直接行胆总管切开往往不成功。以往，为了保证术后胆道通畅引流，大多数病人不得不行T管引流、胆肠内引流、开腹行经十二指肠括约肌切开或在围手术期行内窥镜下乳头括约肌切开手术。

为使患有复杂胆道疾患的病人也能进行微创手术，巴西的内科医生Aureo Ludovicio Depaula发明了腹腔镜下顺行胆道括约肌切开技术[10]。它由腹腔镜下胆总管探查和软质的胆道内窥镜检查结合而成。这样外科医生就能对复杂胆总管结石病患者施行腹腔镜手术时施行确定性处理，并能在腹腔镜下完成胆道引流操作，以便使术后残留的结石碎屑或小结石通过壶腹。同时也开展了与此相应的一些技术，像顺行支架管放置和碎石等。

外科技术

术前，根据病史、体征、腹部超声以及胰腺、肝脏的酶学检查，来判断病人有无胆总管结石。一旦疑有胆管结石，则术前可选择ERC检查或直接行腹腔镜手术。

用Reddick叙述的标准四孔法完成腹腔镜下胆囊切除[11]。术中常规经胆囊行胆道造影(用有C臂的X线透视机会更好)。若造影发现胆管结石，首先试着经胆囊管将结石取出。常用的步骤是在荧光屏监视下将气囊导管送入胆总管远端。当将导管送过结石时，可以缓慢地注入造影剂。然后将气囊充胀，将导管缓慢撤出。通常用此方法，可取出一块或多块结石。若通过气囊导管不能将结石取出，可向胆总管内送入取石网篮，用网篮取石。若取石仍不成功，则应经胆囊行胆道镜检查。为便于胆道镜的送入，需在右上腹另外行一5mm小切口，通过此口，送入一个小口径(外直径3.1mm)的软质胆道镜(URF-P2 胆道镜，奥林巴斯，日本)。多数病例，胆道镜可经原先行胆道造影的胆囊管上的切口放入。若胆道镜通过困难，可将胆囊管继续向下切开至胆总管，以利于胆道镜的进入。这样可得到一个够大的开口使胆道镜能容易地到达胆总管的远端和近端。看到结石后，通过胆道镜的工作通道送入网篮(4-丝)，越过结石将网篮打开，套取结石后，收紧网篮。因为胆道镜的工作通道很窄(1～1.5mm)，通过此通道，不能将结石取出，所以，需将结石、网篮连同胆道镜一并从胆总管取出。然后送入胆道镜再次取石，直至结石取尽。

腹腔镜下进行顺行括约肌切开的适应证有：胆总管多发结石、壶腹部结石嵌顿或胆总管结石不能完全取尽时(如有肝内胆管结石)。再者，若用网篮取石时结石破碎，再继续用上述方法取石很困难，也是括约肌切开的一个适应证。决定行顺行括约肌切开后，首先移走胆道镜，然后再通过胆囊管或胆总管开口送入一个标准的内窥镜括约肌切开器，像做 ERCP 一样，直接进入胆总管远端，越过壶腹，直视下进入十二指肠。

市场上有多种型号的内窥镜括约肌切开器，它们的配置都和胆道内镜师用来进行 ERC 和括约肌切开者一样。我们一般用 30mm，短鼻子括约肌切开器(Microvasive Ultratome，波士顿，马萨诸塞，美国)。巴西的 Depaula 喜欢用 Classen-Demling 或毕罗Ⅱ型乳头切开刀，括约肌切开器由第 5 个穿刺孔用一个缝线引导器(Ruture intio ducer)送入腹以减少漏气。由剑突下穿刺套管送入组织抓钳，以帮助括约肌切开器进入胆囊管或胆总管内。括约肌切开器进入胆道后，经口插入侧视十二指肠镜(奥林巴斯，TJF100)或标准的前视胃镜(奥林巴斯，GIF)，以便外科医生看到括约肌切开器通过壶腹。最理想的是，用一个带有视频的内窥镜，这样内窥镜医生和外科医生可更易观察到十二指肠，在插入十二指肠镜前，要将胃管、食管听诊器、温度传感器取走。因为病人是仰卧位，且有气管内导管的阻塞，将十二指肠镜插入咽部和食道近端时，需不断抬高病人颌部，这可能需要麻醉师的协助。十二指肠镜通过食道、胃窦、幽门后，最终进入十二指肠，这时用胰高血糖素(0.5～1.0mg静脉注射)来减少十二指肠蠕动。

用气体来充分扩张十二指肠有时很困难，因为全身麻醉下肌肉松弛，气体很容易反流而经口逸出。此时可通过轻压颈部将近端食道封闭，以减少空气逸出。十二指肠镜最后要放于壶腹对面，在侧视十二指肠镜观察下外科医生操作括约肌切开器，将刀丝放于 12 点的位置(图 24-1)。

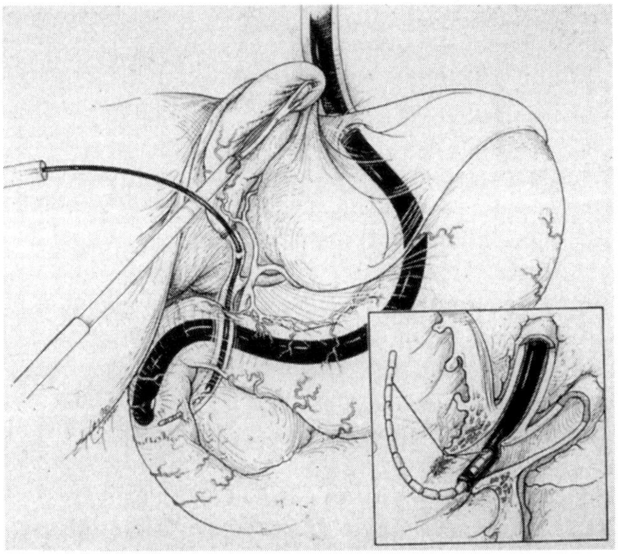

图 24-1 侧视内窥镜放于十二指肠，观察括约肌切开器的概略图

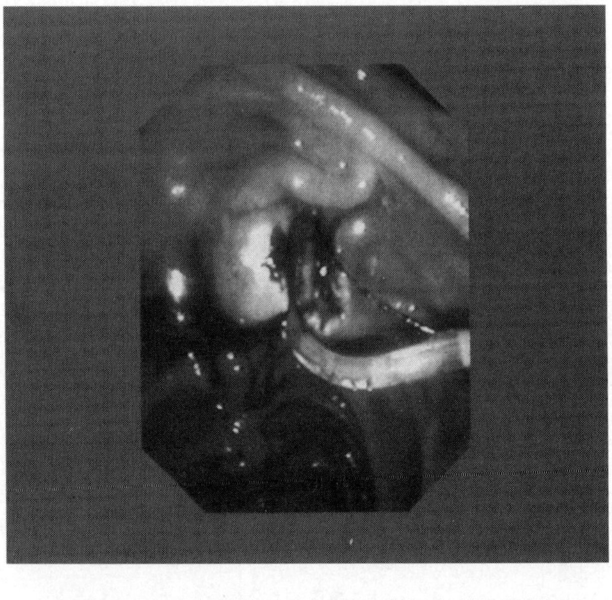

图 24-2 十二指肠镜下，刀丝放好位置行括约肌切开

当结石嵌顿在壶腹部时，括约肌切开器进入十二指肠比较困难。此时应试行通过胆道镜的工作通道置入导丝，导丝在直视下越过壶腹，移走胆道镜，循导丝置入括约肌切开器。然后用混合电流行括约肌切开，近端一直切至壶腹的第一横行皱襞处(图 24-2)。多数病例，结石将自行或在冲洗下进入十二指肠。括约肌切开完成后，必须再行胆道镜检查，以确保无结石残留。此时胆道镜进入十二指肠应很容易(图 24-3)。

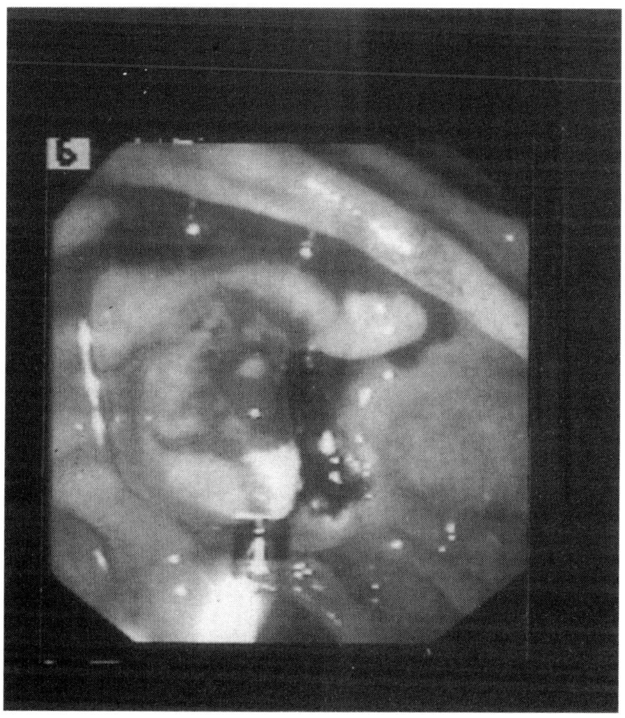

图 24-3　顺行括约肌切开后，胆管镜顺利通过壶腹

这几年，一直在讨论腹腔镜下胆总管探查要不要放置 T 管的问题。我们的观点是，若仅经过胆囊管行胆总管探查和括约肌切开器置入，可不放置 T 管或类似的胆道引流管。只须保证胆囊管腹腔镜下结扎牢靠，壶腹部引流通畅即可。若行胆总管切开并直接插入器械，可放置 14～16F 的 T 管，T 管的长臂通过最右侧的穿刺孔引出，腹腔镜下胆总管切开即告完成。术后应常规于肝下放置一密闭吸引引流管，以防止术野的渗漏。偶有碰到术前诊断为胆总管远端结石患者，最后发现是胆管癌或胰腺癌。在这种情况下，可经胆囊或胆总管切开放置一个经十二指肠的塑料支撑管(10～12F)或可自动张开的金属引流管(图 24-4)。

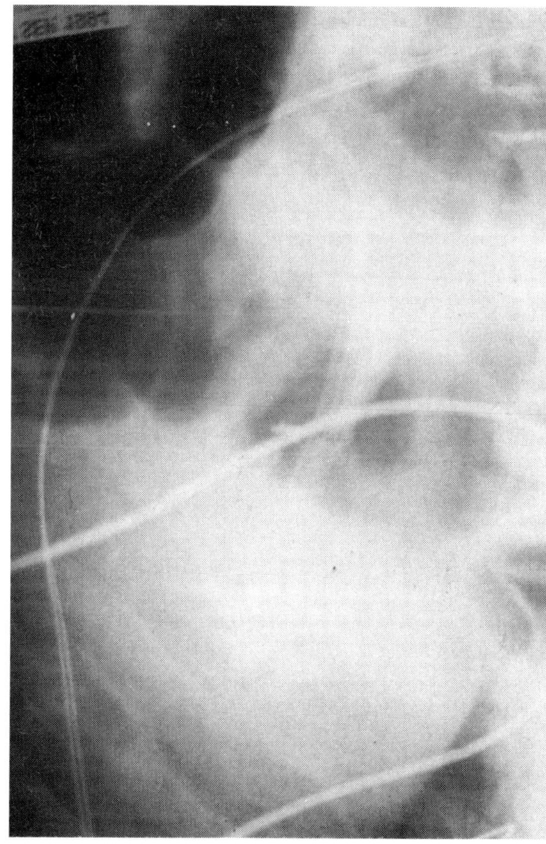

图 24-4　术中胆道造影显示，为一胆管恶性肿瘤患者经胆囊放置一 10F 胆道引流管

讨论

随着腹腔镜技术、器械的不断发展以及经验、知识的不断积累，外科医生开始尝试行腹腔镜下胆总管探查。在多数病人，此技术是成功的[7～9,12]。然而，有一些病人，用目前的腔镜技术不能将胆总管内结石清除干净，顺行的括约肌切开技术可解决这一难题。虽然目前已进行了术中 ERC 和括约肌切开的尝试，但在手术室完成胆总管的逆行插管相当困难，因为病人不是取胆道内窥镜检查常用的俯卧位。况且从内窥镜送气口进入的空气使小肠膨胀，明显妨碍术野的显露，使腹腔镜手术变得困难。还有一点，术中行 ERC 检查明显延长麻醉时间，另外

此检查还有不成功的可能。

而腹腔镜下顺行括约肌切开能有效、快速地将胆管内结石清除干净，保证胆道引流通畅。同传统的内窥镜下括约肌切开相比，腹腔镜下顺行括约肌切开有许多优点。虽然需在近端十二指肠插入侧视十二指肠镜，但它的作用仅仅是为了确定刀丝的位置。括约肌切开器顺行通过壶腹要快于 ERC 时的逆行插管。Depaula 最近报告 34 例病人接受了顺行括约肌切开手术[13]。除了腹腔镜下其他胆总管探查方法所花费的时间，这一手术仅平均增加手术时间 18 分钟(10～29 分钟)。Depaula 认为施行这一手术的适应证包括胆总管内结石或碎屑不能完全清除、有肝内胆管结石以及疑有乳头狭窄时。我们完成括约肌切开的时间略超过 20 分钟，这不包括胆总管探查和等待其他设备进入手术室的时间。

值得高兴的是，目前并发症的报道很少，原因之一是很多施行这一手术的外科医生也是一个有经验的内镜医生，另外，顺行通过括约肌切开器也是较安全的。在腹腔镜下施行顺行括约肌切开，可以将逆行内窥镜检查(如 ERCP)所引起的一些并发症的发生减少到最小，这些并发症包括胰管内插管所致的胰腺炎，假道的形成，胆管和十二指肠的穿孔等[14～16]。因为括约肌切开器顺行通过胆总管更容易、更简单，所以避免了胰管内插管或假道的形成。我们有一例病人，在向十二指肠内插入侧视内窥镜时，造成了十二指肠黏膜的损伤，此病人体型瘦小(身高，135cm)，所以大口径的十二指肠镜可能是引起这一损伤的主要原因。虽用一个小型号的胃镜可避免此情况出现，但它不能像大口径的十二指肠镜那样清晰显示乳头切开过程。这组病人中，有一病人临床症状和实验室检查有胰腺炎的表现，住院时间延长，这是因为手术时胆囊管意外横断，导致腹腔镜下顺行括约肌切开的时间明显延长。另有三例病人，术后出现短暂的血淀粉酶升高(平均 252IU/L，正常值 <114IU/L)，但无临床症状，3 天后，血清酶恢复正常，没有胰腺炎的临床表现。若意外发现病人胆道阻塞系恶性肿瘤所致或结石阻塞不能取出时，顺行放置经十二指肠的引流管可明显缓解病情。

逆行胆道内窥镜检查很普遍的原因是，它的胆管结石清除率达 90%～95%，但要知道这些结果可能是病人在行 2 次甚至 3 次内窥镜取石后的结果[2,5,15,17]。腹腔镜下单独行胆总管探查的胆管结石清除率是 70%～90%，若再加上括约肌切开，此比率会更高。我们最近有一组胆总管结石病人，虽然施行腹腔镜下括约肌切开、胆管结石取出非常困难，我们还是对 12 例病人成功施行了此手术[18]。有 1 例病人发生了十二指肠黏膜损伤，为除外肠穿孔而中转开腹行胆总管探查。

另一重要方面是病人的愿望，他们愿意将胆管问题一次解决(尤其是用腹腔镜外科)，而不愿胆囊切除前后多次处理胆道问题或中转开腹。但我们不能过分夸大说一次微创手术就可以将胆石和胆总管结石问题完全解决。

然而，顺行括约肌切开也有自身的缺点，虽然能熟练进行腹腔镜下胆总管探查的外科医生可很快掌握这一技术，随着经验的积累，此手术可在 30 分钟内完成，但还是延长了手术和麻醉时间。顺行括约肌切开要求在本很拥挤的手术室添加额外的设备，为达到最佳效果，还需要一个有经验的做侧视内窥镜的医生。因侧视内窥镜比标准的前视内窥镜操作困难，所以，操作这些设备以及做括约肌切开最好要经过专业训练。但是，目前只有很少的手术室配备有侧视内窥镜，因此，就需要由胃肠内窥镜室来提供这些设备。这些设备的准备和运输需要花费一些时间，为避免耽搁时间，医院应配备一个轻便的顺行括约肌切开手推车，以便将这些设备很快运到手术室。

我们的经验以及 Depaaula 的报道说明此手术安全、术式先进、疗效确切。目前还没有统一的选择病人的标准。Depaaula 选择的是患有多发胆总管结石、近端胆管结石、胆总管明显扩张以及疑有乳头狭窄的病人[10,13]。我们选择的是只有当胆总管结石不能被常规腹腔镜技术所清除时，才施行腹腔镜下顺行括约肌切开，这通常是因为多发结石或者壶腹部有一个或多个结石嵌顿所致。我们的经验与 Depaaula 的一致，只有少数胆总管结石病人须要行此手术。

腹腔镜下顺行括约肌切开技术的出现，扩大了治疗复杂胆总管结石病的术式选择。如何选择应根据病人具体情况以及医生的技能而定。胆道内窥镜检查（术前或术后）、开腹行胆总管探查、腹腔镜下胆总管探查、腹腔镜下胆总管探查＋顺行括约肌切开都是一个可能的术式，具体如何选择应慎重考虑。

（赵向前　译）

参考文献

1. NIH Consensus Conference Statement. Am J Surg 1993; 165:390-396.
2. Cotton PB. Endoscopic retrograde cholangiopancreatography and laparoscopic cholecystectomy. Am J Surg 1993; 165: 474-478.
3. Flowers JL, Zucker KA, Graham SM, Scovill WA, Imbembo AL, Bailey RO. Laparoscopic cholangiography: results and indications. Ann Surg 1992;215:209-216.
4. Van Stiegmann G, Perlman NW. Goff JS, Sun JH, Norton LW. Endoscopic cholangiography and stone removal prior to cholecystectomy. Arch Surg 1989;124:787-790.
5. Traverso LW, Kozarek RA, Ball TJ, et al. Endoscopic retrograde cholangiopancreatography after laparoscopic cholecystectomy. Am J Surg 1993;165:581-586
6. Zucker KA, Bailey RW. Laparoscopic cholangiography and management of choledocholithiasis. In: Zucker KA (ed) Surgical Laparoscopy Update. St. Louis: Quality Medical, 1993:145-193.
7. Hunter JG. Laparoscopic transcystic common bile duct exploration. Am J Surg 1992;163:53-58.
8. Petelin JB. Laparoscopic approach to common duct pathology. Am J Surg 1993;165:487-491
9. Petelin JB. Laparoscopic approach to common duct pathology. Surg Laparosc Endosc 1991;1:33-41.
10. DePaula AL, Hashiba K, Bafutto M, Zago R, Machado MM. Laparoscopic antegrade sphincterotomy. Surg Laparosc Endosc 1993;3:157-160.
11. Reddick EF, Olsen DO. Laparoscopic laser cholecystectomy: a comparison with mini-laparotomy. Surg Endosc 1989;3:44-48.
12. Van Stiegmann G, Goff JS, Mansour A, Pearlman NW. Reveille RM, Norton L. Pre-cholecystectomy endoscopic cholangiography and stone removal is not superior to cholecystectomy, cholangiography and common duct exploration. Am J Surg 1992;163:227-230.
13. DePaula AL. Intraoperative endoscopic retrograde cholangiopancreaticography. In: Maurice E, Arregui ME (eds) Principles of Laparoscopic Surgery. Berlin: Springer, 1995;185-210.
14. Cotton PB. Non-operative removal of bile duct stones by duodenoscopic antegrade sphincterotomy. Br J Surg 1980; 67:1-5.
15. Reiter JJ, Bayer HP, Mennckem C, Manegold BC. Results of endoscopic papillotomy; a collective experience from nine endoscopic centers in West Germany. World J Surg 1978;2:505-511.
16. Leese T, Neoptolemos JR. Carr-Locke DL. Successes, failures early complications and their management following endoscopic sphincterotomy: results in 394 consecu-tive patients from a single center. Br J Surg 1985;72:215-219.
17. Cotton PB, Lehman B, Vennes J, et al. Endoscopic sphincterotomy complications and their management: an attempt at consensus. Gastrointest Endosc 1991;37:383-393.
18. Curet MJ, Pitcher DE, Martin DT, Zucker KA. Laparoscopic antegrade sphincterotomy: a new technique for the management of complex choledocholithiasis. Ann Surg 1995;221:149-155.

第二十五章　腹腔镜下胆总管小肠吻合术

Joseph Mamazza, Eric C. Poulin, Christopher M. Schlachta, Pieter A.. Seshadri, and Margherita O. Cadeddu

背景及发展史

内镜下治疗良性和恶性梗阻性黄疸的效果是肯定的，而且内镜治疗的并发症少，死亡率低，花费少[1~3]。很多病例可以通过内窥镜下括约肌切开和(或)放置支撑管来解决胆道问题，而不必行外科胆道引流手术。但是，仍有一些病例需要外科手术，尤其是当内镜下治疗失败时(图 25-1)。外科胆道引流常用的术式是胆总管十二指肠吻合和胆总管空肠 Roux-en-Y 吻合。但这种常规的开腹手术可使病人身体更加虚弱，特别是对老年病人和恶性肿瘤患者。而腹腔镜下胆肠引流手术的出现，使得胆道引流能在具有微创优势的腹腔镜下进行，这就为病人提供了一个比开腹手术损伤更小的术式选择。

腹腔镜下行胆总管小肠吻合非常困难，需要有高超的腹腔镜技术才能完成。到目前为止，所报告的腹腔镜下胆道旁路手术大多是相对简单的手术，像腹腔镜下胆囊空肠吻合和胆总管十二指肠吻合[4~10]，这些报告表明这些技术是可行的，而且在适当的时间里这些手术是可以完成的。而更为复杂的手术，像胆总管空肠 Roux-en-Y 吻合，即使术者很有经验，手术也相当费时。预计腹腔镜下胆肠吻合领域的新研究和新发展，像一些吻合器械，能促使技术上可行又可操作的方法得以出现[11,12]。

腹腔镜下胆总管十二指肠侧侧吻合

一、适应证和外科策略

胆总管十二指肠吻合的适应证包括由于胆泥、原发或继发结石、胆总管多发结石(当内镜下乳头括约肌切开，网篮取石失败时)引起的胆总管梗阻或引流不畅，以及因慢性胰腺炎或远端胆管良性狭窄所致的胆总管远端梗阻。为保证吻合口宽敞，胆总管直径应在 1.5cm 以上，当胆总管直径小于 1.5cm、胆管壁或十二指肠壁有急性炎症或严重纤维化时，不应行胆总管十二指肠侧侧吻合。同样，胰头癌引起的胆道梗阻同样不能行此手术，因为肿瘤会很快侵及吻合口。

行此手术，有几点必须注意。因为胆总管十二指肠侧侧吻合后，肠内容物很容易进入胆总管，因此，一定要保证吻合口足够大，以保证食物自由出入。若吻合口太小，将大大增加胆管炎发生的机会。若有可能，应行一个 2.5cm 大小的吻合。为防止术后吻合口漏，应做到无张力吻合，所以，胆总管应尽可能在远端切开，同时要保证胆管壁周围组织质量满意。通过十二指肠的 Kocher 手法处置，也能进一步降低吻合口的张力，虽然它并不一定需要。但吻合口足够大，位置又更低的吻合将明显减低发生胆总管盲端综合征的风险，而胆总管盲端综合征

（食物残渣或结石在胆总管末端的潴留）正是发生胆管炎的必要条件(图 25-1)。

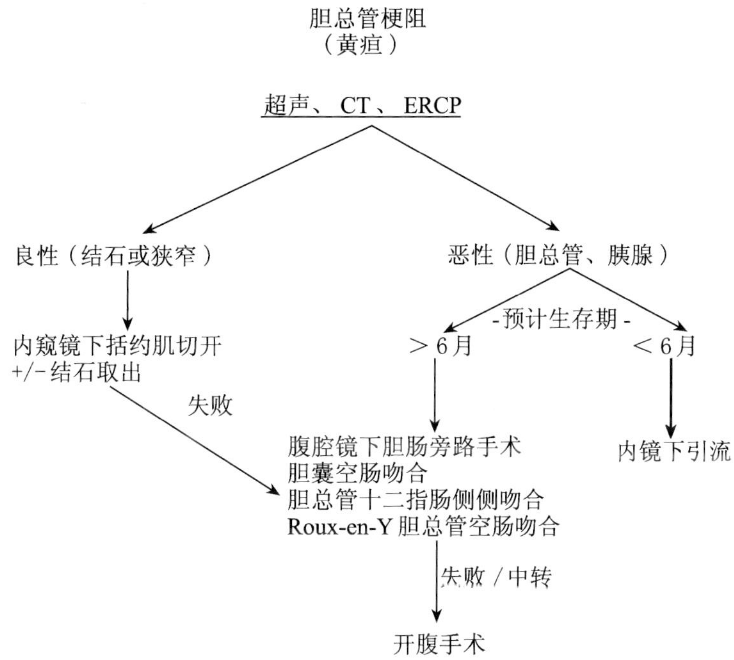

图 25-1　胆总管梗阻的处理

二、外科技术

全身麻醉后，病人取仰卧位，两腿分开，术者站立于病人两腿之间或在病人左侧。脐部行一小切口直达腹腔，直视下插入 12mm 套管，这样避免了盲插第一个套管所带来的风险。然后建立气腹，插入 30°或 45°腹腔镜，这种角度的腹腔镜可以充分显露十二指肠及胆总管。直视下在左上腹肋缘下插入 12mm 套管，然后在脐上右锁骨中线插入 5mm 套管，低于此点的右腋前线上插入另一个 5mm 套管(图 25-2)。将胆囊、十二指肠、胆总管显露清楚，若有粘连，行锐性分离，尽可能不用电刀。然后通过最外侧穿刺套管，送入无创组织抓钳，抓取胆囊底部，将胆囊、肝一并抬向右膈面(这一简单操作可清晰显露胆总管)。将覆盖远端胆总管的腹膜打开，暴露胆总管壁，纵形切开约 2.5cm。

打开胆管后，胆汁可自行流出，用吸引器将流出的胆汁吸走以减轻污染。若发现胆总管内有很多结石或碎渣，一方面吸走结石，一方面将结石收集在一个小无菌冷藏袋内，以防止污染腹腔。通过 5mm 套管送入胆道镜，沿胆总管伸入左右肝管及远端胆管(图 25-3)。若发现残留结石可用水冲出或用网篮取出。在靠近胆总管远端的位置，沿纵轴切开十二指肠(图 25-4)，因为在吻合时，切口会拉长，切开时一定要注意切口不能太大。

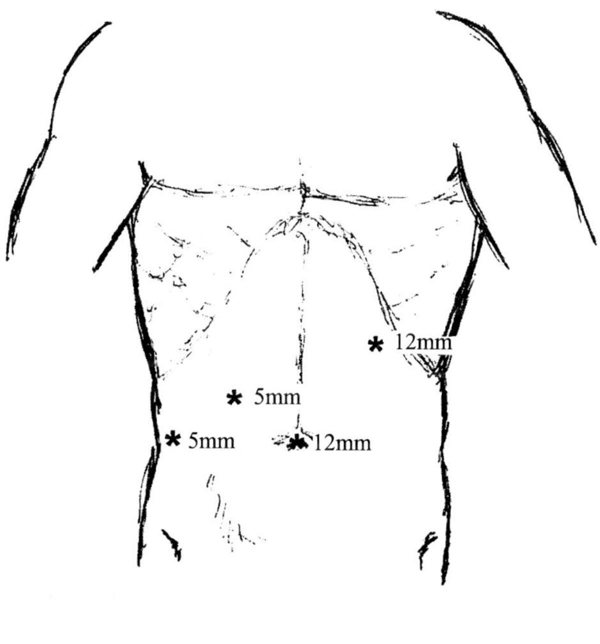

图 25-2　腹腔镜下胆总管十二指肠吻合：穿刺套管位置

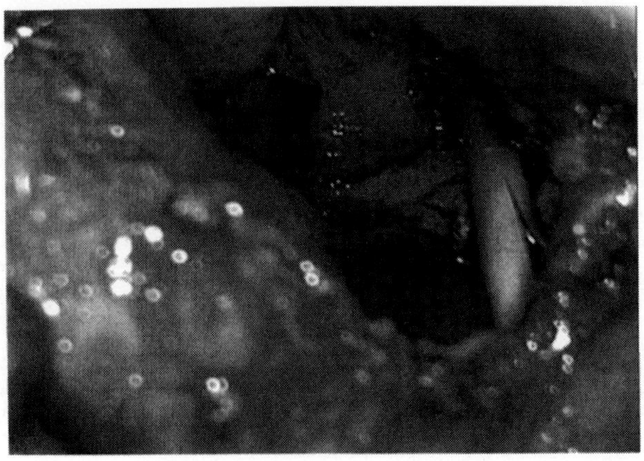

图 25-3 腔内插有引流管的胆总管

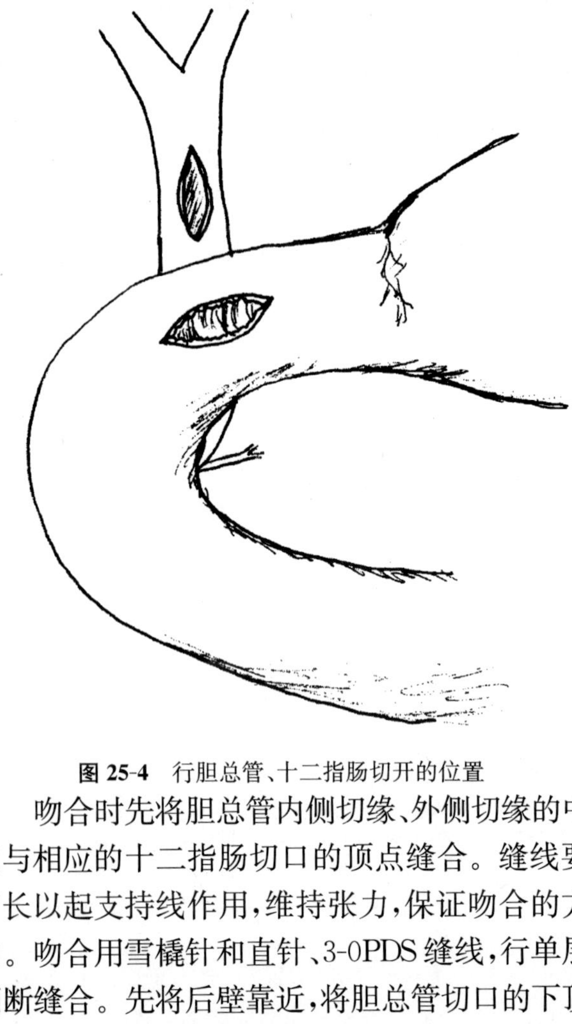

图 25-4 行胆总管、十二指肠切开的位置

吻合时先将胆总管内侧切缘、外侧切缘的中点与相应的十二指肠切口的顶点缝合。缝线要留长以起支持线作用，维持张力，保证吻合的方向。吻合用雪橇针和直针、3-0PDS 缝线，行单层间断缝合。先将后壁靠近，将胆总管切口的下顶点与十二指肠切缘的中点缝合(图 25-5)，然后将胆总管壁与十二指肠切缘全层缝合，完成后壁缝合(图 25-6)。前壁也用 3-0PDS 缝线行胆总管壁与十二指肠缘全层间断缝合(图 25-7，25-8，25-9)。应保证吻合无张力。因结石疾病行胆道旁路手术时，经常需要切除胆囊。我们常规在吻合口附近放置一根密闭吸引的引流管，当然这并不是必需的，引流管从最外侧的 5mm 套管处引出。截止到目前，我们已报道腹腔镜下胆总管十二指肠吻合 17 例，所有 17 例病人均达到胆道完全减压和黄疸的完全解除。手术均在可接受的时间内完成，无明显的术后并发症。若同时行胆总管探查，手术时间将会加倍延长[7,8,9,13]。

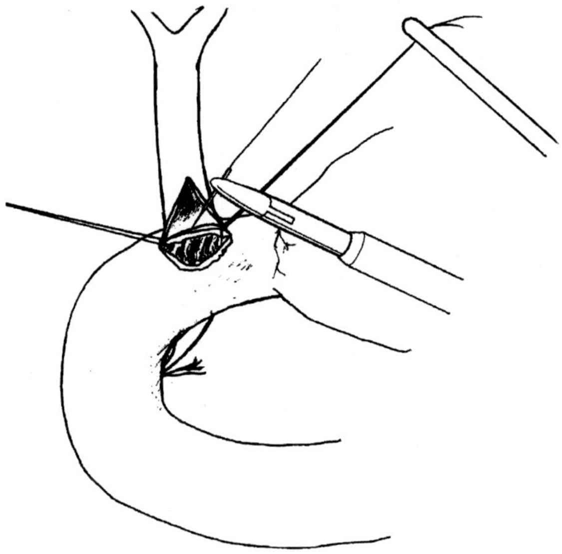

图 25-5 胆总管十二指肠后壁吻合，牵引缝线以维持张力

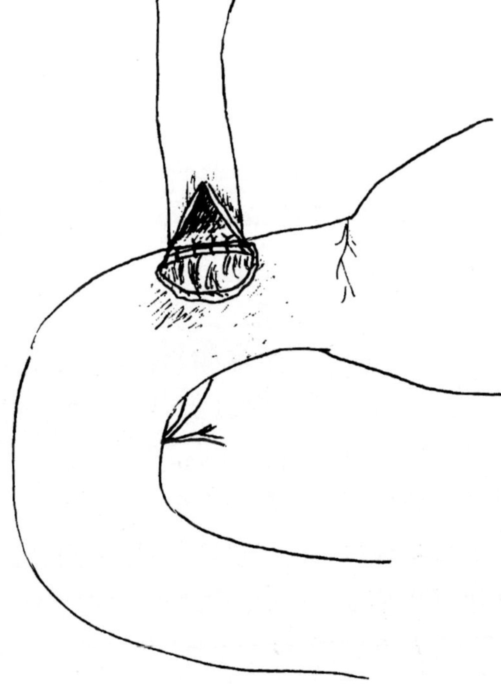

图 25-6 胆总管十二指肠吻合，后壁吻合完成

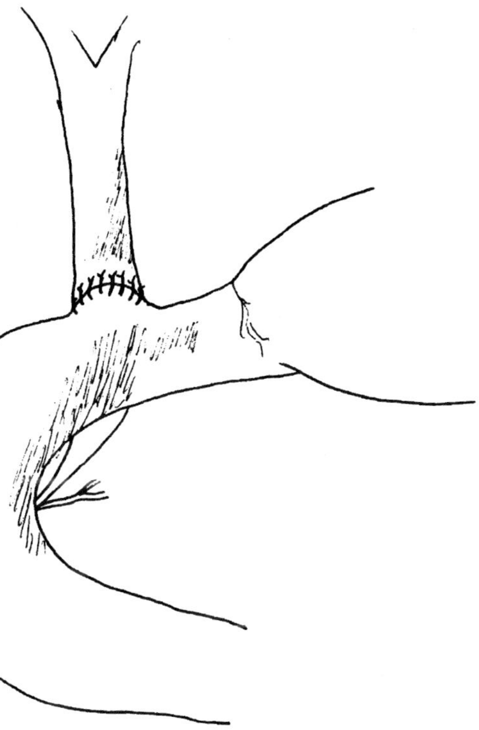

图 25-7　胆总管十二指肠侧侧吻合

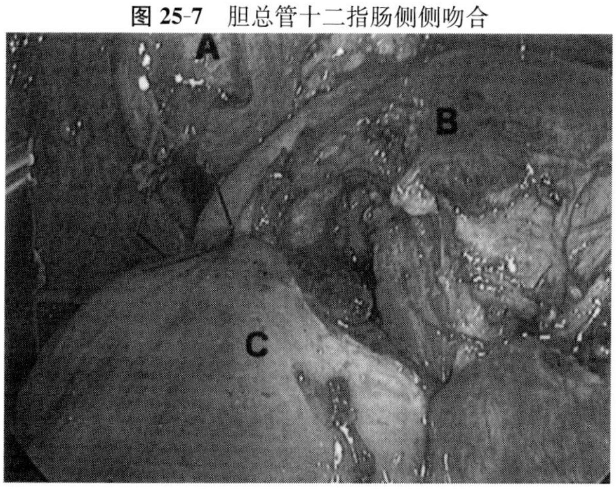

图 25-8　完成一部分的胆总管十二指肠吻合
A．胆囊；B．胆总管；C．十二指肠

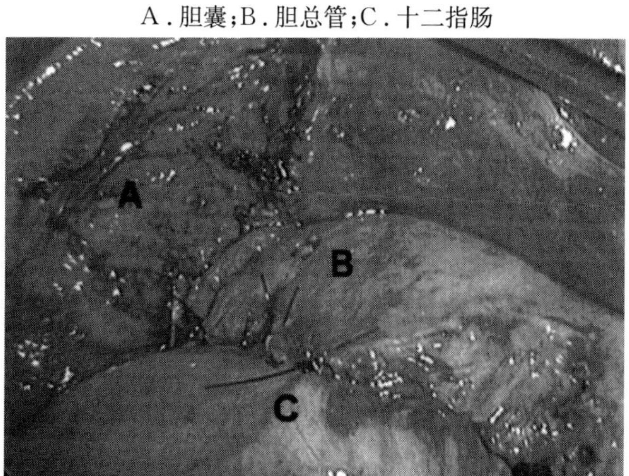

图 25-9　完成后的胆总管十二指肠侧侧吻合
A．胆囊；B．胆总管；C．十二指肠

腹腔镜下胆总管空肠 Roux-en-Y 吻合

一、适应证和外科策略

当胆总管直径小于 1.5cm 时，应行胆总管空肠 Roux-en-Y 吻合，因为此术式可消除吻合口的张力，同时靠改变食物的流向，来防止胆总管盲端综合征和胆管炎的发生。胆总管空肠 Roux-en-Y 吻合适用于因无法切除的肿瘤所致黄疸，同时预计生存期能超过半年的患者[14]。这一手术降低了肿瘤侵犯胆肠吻合口而引起梗阻的风险，而若行胆总管十二指肠吻合，这种情况常可发生。这一术式最适宜用于 Caroli's 胆管性肝炎、肝胆管结石、良性胆道狭窄患者。也适用于有明显的十二指肠炎或十二指肠、胆总管纤维化的病人。

胆总管与空肠 Roux-en-Y 吻合的失败率为 0，远期并发症很少，死亡率也很低[15]，是最安全的胆肠吻合。胆总管空肠吻合时，Roux-en-Y 段应至少 50～60cm 长，以防止食物逆流至胆管，这一点很重要。另外要保证 Roux-en-Y 段有足够的长度到达胆管，在大多数病例，通过切断空肠系膜边缘动脉达第二血管弓，常可成功。若仍不够长度，可继续切断远端的第三、四血管弓。

二、外科技术

腹腔镜下的胆总管空肠 Roux-en-Y 吻合是一个技术要求高并且耗时的手术。它要求术者有很高的腹腔镜技术，而这一点在当前妨碍了它的广泛应用。我们在这里介绍的技术最初来自于实验室的动物实验，目前证明这种手术在技术上是可行的[13]。病人的体位、手术室设备与前述的腹腔镜下胆总管十二指肠吻合一样。穿刺位置相似，但用了 3 个 12mm 穿刺套管和 2 个 5mm 套管（图 25-10）。多出的 12mm 穿刺套管能让我们用内窥镜下的直线切割闭合器来完成肠道的吻合以及远端胆道的切断。

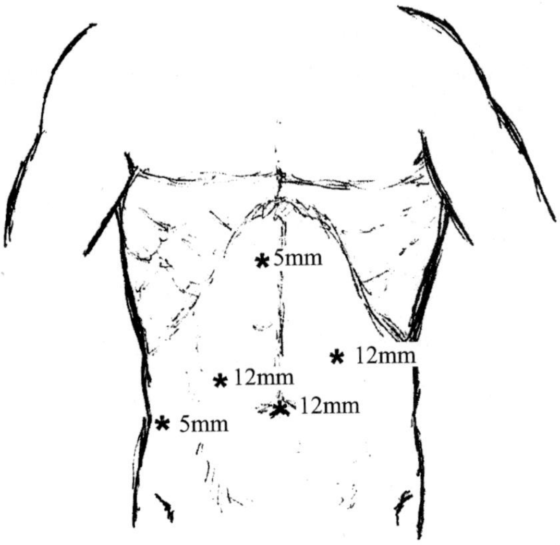

图 25-10 腹腔镜下胆总管空肠吻合:穿刺套管位置

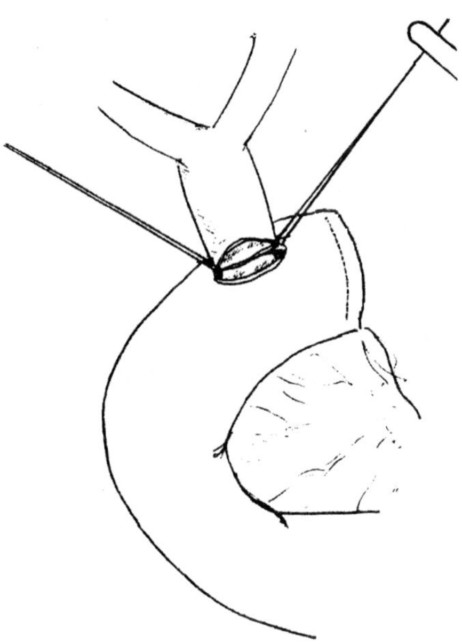

图 25-11 胆总管空肠端侧吻合,牵引缝线以维持张力

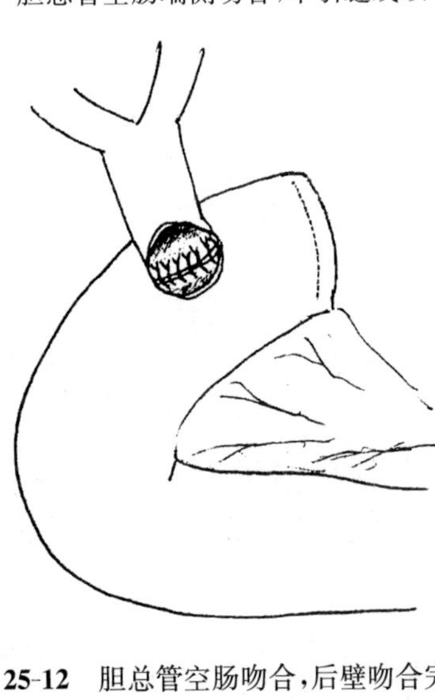

图 25-12 胆总管空肠吻合,后壁吻合完毕

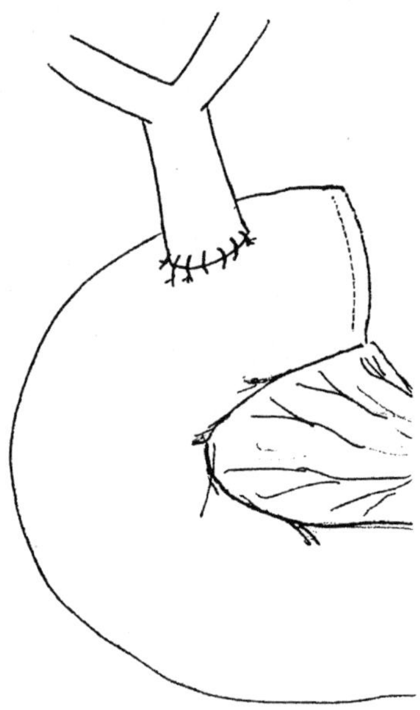

图 25-13 胆总管空肠吻合完毕

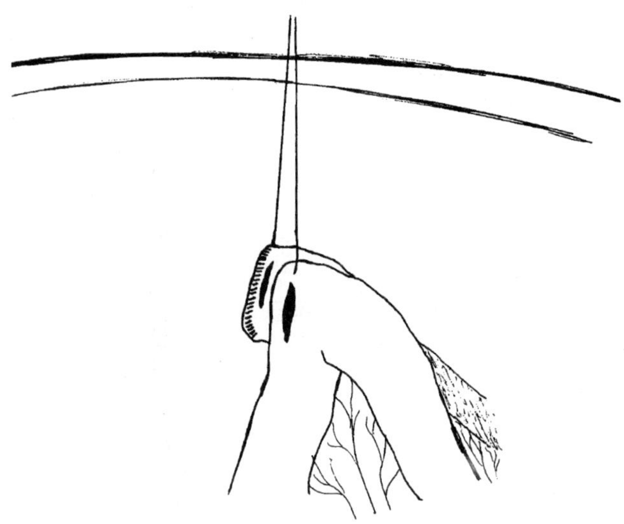

图 25-14 牵引缝线以保持空肠方向

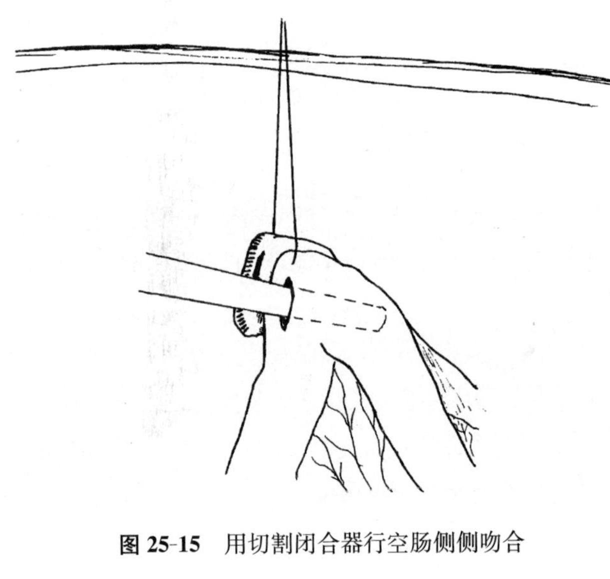

图 25-15 用切割闭合器行空肠侧侧吻合

30°腹腔镜送入腹腔后，彻底检查肝门结构及十二指肠区域，根据看到的情况来判断是否行旁路手术。若行旁路手术，首先要建立 Roux-en-Y 的空肠段。抬起横结肠，暴露 Treitz 韧带和近端空肠，分离空肠系膜血管到第二血管弓，根据需要的长度，可继续分离至第三、四血管弓。空肠系膜分离完后，用直线切割闭合器切断空肠。

将覆盖远端胆总管的腹膜切开，将胆管仔细地与肝动脉、门静脉分离，分离过程中可用直角分离器。远端胆管游离完毕后，用 30mm 的直线切割闭合器将远端胆管切断。切除近端胆管的闭合线，然后与准备好的空肠段行端侧单层手工缝合（图 25-11，25-12，25-13）。用直针将 2-0 聚丙烯缝线穿过腹壁，进入腹腔，将近端空肠与距胆肠吻合口 50～60cm 的远端空肠行浆肌层缝合，以固定空肠并保持方向（图 25-14）。两段空肠分别切一小口，以便于直线切割闭合器的钉仓和底座的插入（图 25-15）。用 45mm 内镜下直线切割闭合器完成空肠侧侧吻合（吻合时注意勿将肠道扭曲），再用闭合器或手工缝合将空肠切口缝闭。

截止到目前，除了动物实验外，几乎没有胆总管空肠吻合的报道，更不用说用于临床的胆总管空肠 Roux-en-Y 吻合。现在说内镜下胆总管空肠吻合手术时间短而且安全，可以取代目前的治疗模式（包括开腹手术），还为时过早。然而，随着吻合器械的发展以及应用纤维蛋白胶的动物实验的发展，临床上行内镜下胆总管空肠吻合的报告很快就会出现[11,12,16]。最终能否将这一技术应用于临床，取决于外科医生是否具备了保证内镜下胆总管空肠吻合这一新技术安全、有效的体内缝合技术。

（赵向前　译）

参考文献

1. Safrany L. Endoscopic treatment of biliary tract diseases (an international study). Lancet 1978;2:983-985
2. Anderson JR, Sorensen SM, Kruse A. Randomized trial of endoscopic endoprosthesis versus operative bypass in malignant obstructive jaundice. Gut 1989;30:1132-1135
3. Brandabuc JJ, Kozarek RA, Ball TJ, et al. Nonoperative versus operative treatment of obstructive jaundice in pancreatic cancer: cost and survival analysis. Am J Gastroenterol 1988;83:1132-1139
4. Rhodes M, Nathanson L, Fielding G. Laparoscopic biliary and gastric bypass: a useful adjunct in the treatment of carcinoma of the pancreas. Gut 1995;36:778-780
5. Shimi S, Banting S, Cuschieri A. Laparoscopy in the management of pancreatic cancer: Endoscopic cholecystojejunostomy for advanced disease. Br J Surg 1992;79:317-319.
6. Fletcher DR, Jones RM. Laparoscopic cholecystojejunostomy as palliation for obstructive jaundice in inoperative carcinoma of the pancreas. Surg Endosc 1992;6:147-149.
7. Farello GA, Cerofolini A, Bergamaschi G, et al. L'astomose cholédoco-duodénale par voie laparoscopique. J Chir Paris 1993;130:226-230.
8. Gurbuz AT, Watson D, Fenoglio ME. Laparoscopic choledochoduodenostomy. Am Surgeon 1999;65:212-214.
9. Rhodes M, Nathanson L. Laparoscopic choledochoduo denostomy. Surg Laparosc Endosc 1996;6:318-321.
10. Chekan EG, Clark L, Wu J, et al. Laparoscopic biliary and enteric bypass. Semin Surg Oncol 1999;16:313-320.
11. Schöb OM, Schmid RA, Schlump FR, et al. New anastomosis technique for (laparoscopic) instrumental small-diameter anastomosis. Surg Endosc 1995;9:444-449.
12. Schöb OM, Schmid RA, Morimoto AK, et al. Laparoscopic Roux-en-Y choledochojejunostomy. Am J Surg 1997;173:312-319.
13. Mamazza J, Seshadri PA, Schlachta CM, et al. Laparoscopic choledochoduodenostomy. Video submission to SAGES 1999.
14. van den Bosch RP, van der Schelling GP, Klinkenbijl JHG, et al. Guidelines for the application of surgery and endoprosthesis in the palliation of obstructive jaundice in advanced cancer of the pancreas. Ann Surg 1994; 14: 21918-21924.
15. Bismuth H, Franco D, Corlette MB, et al. Long term results of Roux-en-Y hepaticojejunostomy. Surg Gynecol Obstet 1978;146:161-167.
16. Jones DB, Brewer JD, Meininger TA, et al. Sutured or fibrin-glued laparoscopic choledochojejunostomy. Surg Endosc 1995;9:1020-1027.

第四部分
肾上腺和脾脏的腹腔镜切除术

Nathaniel J. Soper
Section Editore

第二十六章　腹腔镜肾上腺切除术

L. Michael Brunt

在过去的10年里，由于腹腔镜肾上腺切除术的发展，肾上腺外科的方法发生了显著改变。腹腔镜肾上腺切除术已成为切除肾上腺肿瘤的首选方法，大多数肾上腺肿瘤体积小而恶性度低。由于肾上腺位于腹膜后深部，开放的肾上腺切除术需要做一大切口来切除小肿瘤，腹腔镜肾上腺切除术优点包括术后疼痛轻、住院时间短、恢复快，此外也降低了肾上腺切除术并发症的发生率。本章综述了各种腹腔镜肾上腺切除方法的现状，提供一个认知这些肿瘤以及选择病人进行手术的基本框架。

背景和发展历史

历史上，肾上腺切除术曾经采用了多种不同的开放手术途径，包括：经腹入路、侧腹入路、腹膜后入路和胸腹入路[1]。经腹入路通过正中切口或双侧肋缘下切口，优点是可以通过一个切口探查全腹腔或切除双侧肾上腺。在开展腹腔镜肾上腺切除术之前，这种手术方式主要用于切除嗜铬细胞瘤、肾上腺大肿瘤或可疑的肾上腺恶性肿瘤。今天，开放的经腹肾上腺切除术主要指征是不能用腹腔镜切除的大肿瘤及原发肾上腺恶性肿瘤。后侧或侧切口也是经腹入路，通过长侧切口，通常要切除11肋，视野开阔，直达肾上腺，但近年来未得到广泛应用，因为切口疼痛，不能够接近对侧肾上腺。

开放的后路肾上腺切除术是一个腹膜后、胸膜外入路，手术时病人取俯卧位，采用曲棍球棍形低背部切口，切除11、12肋。这种路径的优点是直接到达肾上腺，避免进入腹膜后腔。与开放经腹入路相比，此入路减少了并发症[2,3]。但外科显露受限。这种入路限于小肾上腺腺瘤或肾上腺增生。这种入路的另一缺点是切口疼痛时间长[4]。因此后方入路几乎完全被腹腔镜肾上腺切除术取代。胸腹部入路已很少使用，保留这种入路主要用于非常大的可能侵犯血管的恶性肿瘤，要求整块切除肿瘤及邻近的脏器。

1992年，Petelin首先开展了腹腔镜肾上腺切除术[5]。Gagner等随后报道了3例经腹膜腔侧径路腔镜肾上腺切除术[6]。这种改进的入路被Gagner推广，很快在北美及全世界被采用[7]。通过腹膜后入路内镜下肾上腺切除术在1993年取得实验进展[8]。临床系列的内镜下肾上腺切除术由Mercan及其同事于1995年首先报道[9]。此后的几个组报道了经腹腔和腹膜后路入路腹腔镜肾上腺切除术，手术非常成功。在大多数医疗中心腹腔镜肾上腺切除术已取代了开放手术，作为治疗良性肾上腺肿瘤病的常规手术。

肾上腺解剖

肾上腺位于腹膜后肾的中上部。肾上腺由皮质和髓质构成，各有不同的内分泌功能和不同的胚胎学起源。肾上腺皮质起源于体腔中胚层，合成和分泌糖皮质激素、盐皮质激素和雄激素。髓质起源于神经嵴，合成儿茶酚胺。正常肾上腺大小为(4～5cm)×(2～3cm)×(0.5～1cm)，腺体重4～6g。右侧肾上腺呈三角形，左侧肾上腺呈扁平或新月形，比右侧肾上腺更靠近肾脏。肾上腺脂质密度高，使之呈金黄色，有助于将腹膜后脂肪和包埋其中的肾上腺区分开来。尽管肾上腺有纤维囊，但肾上腺组织较脆，外科操作容易使之断裂破碎。

无论采用何种技术，全面理解肾上腺解剖及其与邻近结构的关系，对于成功开展肾上腺切除术都是必要的。如图 26-1 所示右侧肾上腺位于膈肌后外侧，前面有肝脏及右三角韧带，下腔静脉的前内侧，以及位于肾脏上方。肾上腺前内侧的一部分可能位于下腔静脉后方。左侧肾上腺与周围结构关系如下：后邻膈肌，中部邻脾，外侧邻肾，下方与肾血管、胰、脾静脉相邻。

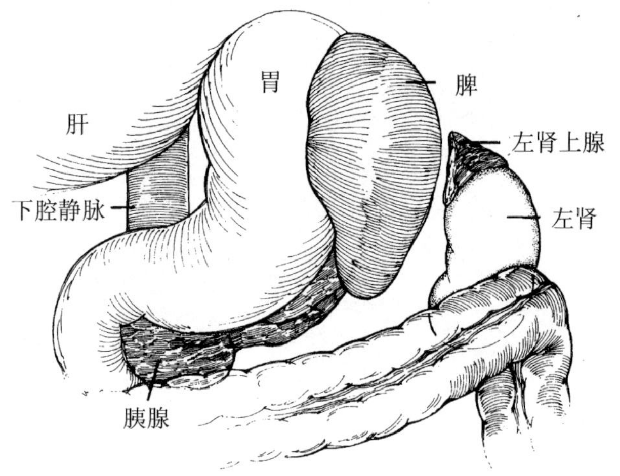

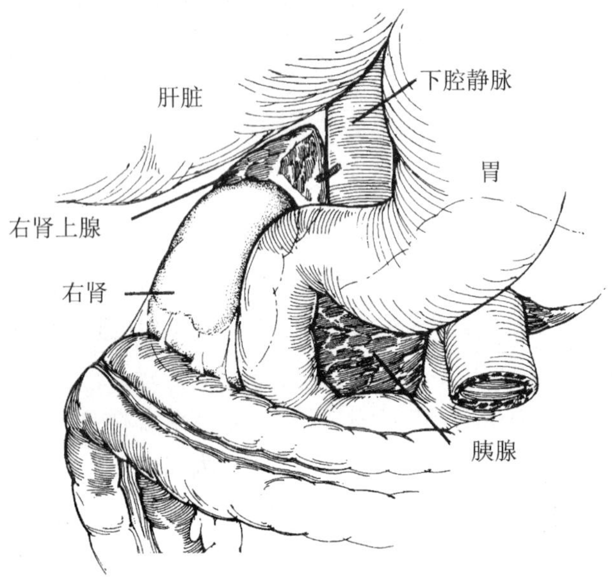

图 26-1 肾上腺和周围结构的解剖关系。IVC 下腔静脉

肾上腺富血管，起源于膈下动脉、主动脉、肾动脉（图 26-2），这些小动脉分支从上、中、下进入腺体。右侧肾上腺中动脉经过下腔静脉后方，然后进入肾上腺。每侧肾上腺由一支静脉回流。右侧肾上腺静脉短（长约 1cm），直接进入下腔静脉。有些人右副肾上腺静脉可进入下腔静脉或肝静脉。左肾上腺静脉较长，从肾上腺中下部出肾上腺，斜行注入肾静脉。左肾上腺静脉，常在距其注入肾静脉 1.5cm 处接受膈下静脉。肾上腺静脉的外科控制可能是腹腔镜肾上腺切除术最重要的步骤。由于右侧肾上腺静脉短，很容易从下腔静脉撕裂或撕脱。

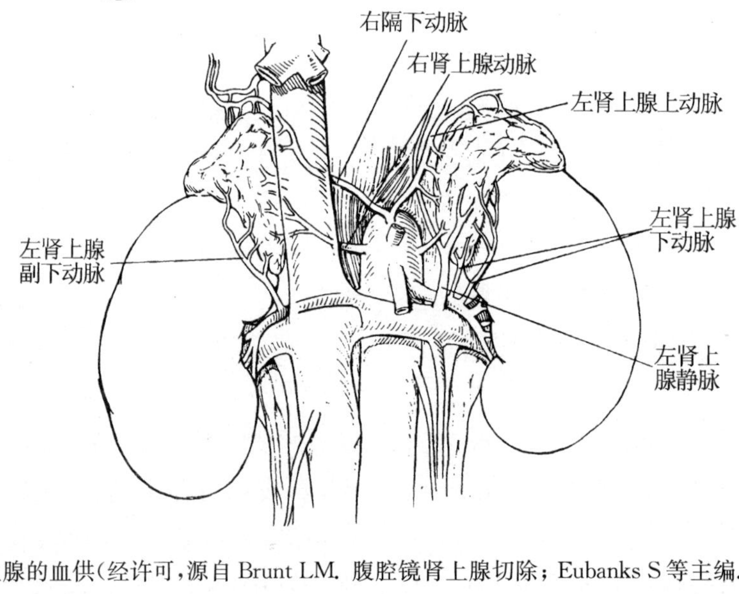

图 26-2 肾上腺的血供（经许可，源自 Brunt LM. 腹腔镜肾上腺切除；Eubanks S 等主编. 掌握内镜和腹腔镜外科. Philadelphia：Lippincott，2000：321.）

肾上腺生理

一、肾上腺皮质

肾上腺皮质是合成和分泌3种激素的部位：糖皮质激素、雄激素和醛固酮。胆固醇是所有肾上腺类固醇的前体，胆固醇向孕烯炔醇酮是激素合成的限速步骤，是促肾上腺皮质激素（ACTH）的主要激活位点。醛固酮仅由球状带合成，球状带缺乏合成糖皮质激素和雄激素所必须的17-α羟化酶。束状带和网状带合成糖皮质激素和雄激素，缺乏合成醛固酮所必需的酶。

（一）糖皮质激素　机体每天产生10～30mg糖皮质激素，在应急时可以产生200mg糖皮质激素。糖皮质激素的内分泌受下丘脑及垂体调节，下丘脑和垂体分别分泌促肾上腺皮质激素释放激素（CRF）和ACTH，分别构成各自的负反馈环路。糖皮质激素分泌遵循昼夜节律，在早晨上午4～8点达到顶峰水平，下午8点至半夜最低。在身体和情绪应激包括手术、创伤、疼痛、出血、锻炼、急性焦虑的情况下分泌增加。

糖皮质激素调解各种细胞和组织的代谢。通过增加肝糖原合成和肝糖原储存，促进氨基酸向碳水化合物转化而节约碳水化合物。糖皮质激素控制外周葡萄糖摄取，导致代偿性高胰岛素血症。糖皮质激素抑制蛋白合成，增加蛋白代谢，导致糖皮质激素过剩的病人肌肉无力。糖皮质激素也刺激脂肪分解，导致脂肪向躯干重新分布。其他的影响包括抑制小肠钙吸收，导致负钙平衡及骨质疏松症。糖皮质激素还可影响胶原合成，抑制成纤维细胞活性，不利于手术后伤口愈合。糖皮质激素还起抗炎症作用，包括减少细胞因子的产生，抑制中性粒细胞及其他炎性细胞的功能。最后，糖皮质激素可增强心血管的稳定性，如肾上腺功能不足病人可发生心血管虚脱可反证这一点。慢性循环中过量的糖皮质激素导致正常的肾上腺皮质萎缩，而导致应激时不能够增加糖皮质激素分泌。

（二）肾上腺分泌的雄激素　肾上腺分泌的基本雄激素是脱氢雄甾酮（DHEA），它的硫酸盐衍生物为硫酸脱氢雄甾酮和雄烯二酮。雄激素只有在外周转化为睾酮或双氢睾酮才能发挥生物活性。分泌受ACTH调节和刺激。正常男性肾上腺产生的雄激素不足睾酮总产物的5%。分泌异常增加的情况见于Cushing综合征、肾上腺癌、双侧肾上腺增生。由于正常成年男性体内肾上腺对总睾酮贡献少，肾上腺雄激素产物的临床效应常很弱。但青春前期男孩如有过量的肾上腺雄激素会导致第二性征的早期发育，女孩过量的雄激素会引起痤疮、多毛症、男性化和月经失调。

（三）醛固酮　只有球状带的细胞才产生醛固酮。醛固酮调解钠钾平衡和保持细胞外液容量。分泌受肾素-血管紧张素-醛固酮轴的调节。肾脏入球小动脉的灌注压下降刺激肾脏的球旁细胞分泌肾素，肾素刺激血管紧张素转化为血管紧张素Ⅰ，血管紧张素Ⅰ被肺的转化酶转化为血管紧张素Ⅱ。血管紧张素Ⅱ是强血管收缩素，刺激肾上腺分泌醛固酮。醛固酮刺激肾小管通过与钾交换而重吸收钠，导致液体重吸收和容量增加。

二、肾上腺髓质

有生物学活性的儿茶酚胺如多巴胺、去甲肾上腺素、肾上腺素是由肾上腺髓质和中枢神经系统的某些神经元合成的。酪氨酸，源自食物或苯丙氨酸，作为合成儿茶酚胺的底物。去甲肾上腺素向肾上腺素的转化由苯丙氨酸甲基转移酶（PNMT）催化，PNMT只见于肾上腺髓质和主动脉旁体。肾上腺髓质局部高糖皮质激素浓度对PNMT活性诱导是必要的。儿茶酚胺的分泌受各种刺激包括运动、出血、手术、创伤、心肌缺血、低血糖症和焦虑。在外周，儿茶酚胺通过作用于α、β肾上腺素受体而发挥作用，刺激 α-肾上腺素受体导致血管收缩，β_1 受体介导心率增加和心脏收缩，而激活 β_2 受体导致血管和支气管扩张。

肾上腺肿瘤和相关临床综合征

一、醛固酮瘤

原发性醛固酮增多症（Conn’s 综合征）由球状带自主分泌醛固酮增加为特征。由于球旁细胞对细胞外液容量扩张的负反馈，肾素分泌受抑制。估计原发性醛固酮增多症在高血压人群中比率为 0.7%[10]，尽管近来在一些中心观察到这种疾病更高的发生率[11,12]。原发性醛固酮增多症最常见的病因是产生醛固酮的肾上腺腺瘤，约占原发性醛固酮增多症病例的 70%～80%。20%～30%的病例是来源于双侧皮质增生的特发性醛固酮增多症。产生醛固酮的癌是很少见的，占外科治疗病例不到 1%。

醛固酮增多症的症状和体征是非特异性的，但包括可有肌肉软弱无力、疲劳、多尿，这一切都是由于低钾血症引起的。任何人如有高血压和低钾血症就要怀疑是否患有醛固酮增多症。病人血浆或者尿中醛固酮浓度升高连同血浆肾素活性（血浆醛固酮：血浆肾素活性＞20～30）抑制，从生化水平确立了诊断[13～15]。24 小时尿钾丢失量超过 30mmol。

一旦生化检查明确了原发性醛固酮增多症的诊断，下一步是确定其病因。重要的是区别产生醛固酮的腺瘤和特发性醛固酮增多症，由于后者应该用药物氨体舒通治疗，而不是肾上腺切除术。应该进行影像学检查，CT 比 MRI 对小腺瘤更敏感。如果 CT 显示存在散在的腺瘤（＞1cm）而对侧肾上腺正常，病人应该行单侧肾上腺切除术。如果结节小于 1cm（小腺瘤）或双侧有结节，应该从双侧肾上腺静脉取血查醛固酮和糖皮质激素来确定是否存在单侧梯度[16]。如果升高的醛固酮产物定位于一侧腺体，那么病人应行肾上腺切除术。产生醛固酮的腺瘤是腹腔镜切除术的理想病例。因为这类病灶大部分小而且是良性的。

二、Cushing 综合征

Cushing 氏综合征是由于肾上腺皮质长期产生过量的糖皮质激素，所引起的临床疾病。肥胖是 Cushing 综合征最常见的体征，而且呈特征性向心性分布，包括满月脸、水牛背和锁骨上脂肪沉积。其他共同特征包括面部多血质、多毛、高血压、肌肉无力、皮纹易出现瘀斑。Cushing 综合征最常见的原因是垂体腺瘤分泌过多的 ACTH，约占全部病例的 60%～70%[17]。原发性肾上腺肿瘤很少见，只占病例的 15%～20%。偶有由原发性肾上腺增生疾病的 Cushing 综合征，又叫做色素沉着小结性肾上腺增生或巨结节肾上腺增生[18]。非肾上腺肿瘤产生异位的 ACTH 约占病例的 15%。

疑似 Cushing 综合征病人的诊断分为两步：① 证明其存在过量的糖皮质激素分泌；② 确定过量皮质醇产生的原因[17,19]。最有意义的诊断依据是 24h 尿游离皮质醇增高，前 1 天晚上服 1mg 地塞米松不能将早晨血浆皮质醇抑制到 5μg/dl 以下。一旦确定高皮质醇血症的存在，进一步的诊断试验是确定病因。血浆 ACTH 升高的病人应该进一步鉴别 ACTH 是垂体源还是异源的。如果血浆 ACTH 水平低，应怀疑是肾上腺来源，应该行肾上腺 CT 或者 MRI 成像。产生皮质醇的腺瘤的最佳治疗是一侧肾上腺切除。治疗失败的垂体肿瘤或者异位持续性 ACTH 综合征或罕见的原发性肾上腺增生所致的 Cushing 综合征是双侧肾上腺切除的适应证。

三、肾上腺皮质癌

肾上腺皮质癌是罕见疾病。发病率约为两百万分之一[20,21]。女性发病高于男性，并且 30～50 岁是发病高峰。肾上腺皮质癌也可发于儿童，发生率比良性疾病高。大部分肾上腺皮质癌病人就诊时就已发现一巨大肿块，甚至部分病人可从体表触及肿块。两大样本的肾上腺皮质癌临床研究表明，肿瘤大小分别平均为12cm、15cm[22,23]。大约一半的肾上腺皮质癌有生物学活性，分泌皮质醇、雄激素及其代谢产物。最常见临床特征是Cushing氏综合征，约10%病人有男性化特征，12%病人具有女性化的特征。除了测定尿皮质醇水平，尿分析包括测定尿17-酮和血浆DHEA硫酸盐水平。小的肾上腺皮质癌（小于5cm）罕见，但也有报道[24～28]。

手术完整切除肿瘤是治愈肾上腺肿瘤的惟一机会。因为肿瘤大，腹腔镜手术时肿瘤破裂的风险大，需开放手术经腹切除。同时侵犯邻近器官的巨大肿瘤需要整块切除时，偶尔还需要经胸腹联合切口。右侧肾上腺肿瘤可侵犯下腔静脉，甚至蔓延到右心房，这需要在体外循环下切除肿瘤。总的5年生存率约为35%[20,23,29]，完整切除率约为50%[20,23]。具有激素活性的肿瘤不能完整切除，实行肿瘤减细胞术可减少症状。已观察到一些病人对嘧妥坦(mitotane)化学治疗有部分反应。外科切除后辅助化疗无益。

肾上腺皮质癌的组织学诊断可能有困难。因为肿瘤大小（直径＞6cm）和重量（＞100g）是判断恶性肿瘤最重要的两个预测因子[30,31]，因而不要试图用腹腔镜切除符合这些标准的、大的原发肾上腺肿瘤。其他与恶性相关的组织学特征包括血管或被膜侵犯的证据，有丝分裂活性增加，坏死和出血。这些肿瘤局部蔓延到了淋巴结和邻近结构；远处转移常见部位包括肺、肝和肋骨。Harrison及其同事[22]发现肿瘤大于12cm，高有丝分裂活性（达6个有丝分裂/10Hp）和肿瘤内出血都是不良的预后征象。

四、嗜铬细胞瘤

嗜铬细胞瘤是分泌儿茶酚胺的肿瘤，发生于肾上腺髓质或交感神经节。这些肿瘤约占舒张期高血压病例的0.1%，并以10%分布频率为特征：10%～15%分布于肾上腺外，10%为家族性，10%恶性，10%双侧，10%发生于儿童。肾上腺外的肿瘤可沿嗜铬细胞位所在的交感神经链的任何部位发生，但是最常见的肾上腺外位置是腹主动脉左侧，肠系膜下动脉和主动脉分叉之间的主动脉旁体内。与肾上腺内嗜铬细胞瘤相比，肾上腺外肿瘤有更高的恶性风险。家族性嗜铬细胞瘤可发生于各种背景，包括多发内分泌肿瘤2A型及2B型，以及Von-Hippel-Lindau综合征。这些病人的嗜铬细胞瘤常发生于年轻人，双侧发生率高。

嗜铬细胞瘤的典型表现高血压伴间断发作性心悸、心动过速、头痛和焦虑。病人也可因周围血管紧张出现出汗和苍白。一些病人可表现高血压危象，出现极度的血压升高和充血性心力衰竭，心肌梗死，中风。50%病人的高血压是持续性的[32]。

24小时尿中儿茶酚胺（去甲肾上腺素和肾上腺素）及其代谢产物水平升高为嗜铬细胞瘤的确诊依据。血压升高时血浆中儿茶酚胺水平升高也可诊断，但主要用于尿中儿茶酚胺水平正常或者处于临界水平时。应用激发试验的指征很少，且有潜在的危险。一旦诊断确立，就应行CT或者MRI。典型的嗜铬细胞瘤长T_2MRI图像为亮信号[33]（图26-3）。嗜铬细胞瘤可用放射性核素^{131}I-甲基（^{131}I-MIBG）显像。^{131}I-MIBG可使嗜铬细胞瘤成像，但不能够使正常肾上腺组织成像。^{131}I-MIBG显像主要用于：① 用于有嗜铬细胞瘤的临床或生物学证据而CT或MRI扫描阴性的病人，以寻找潜在的肿瘤；② 评价肾上腺外肿瘤病人；③ 随访恶性嗜铬细胞瘤的病人。

一旦嗜铬细胞瘤诊断确立，病人应准备行肾上腺切除术。腹腔镜手术适用于大部分病人，但有明显局部组织侵犯、体积大、明显的恶性嗜铬细胞瘤病人应该采用开放手术。至关重要的是所有嗜铬细胞瘤病人术前应进行药物准备，以免手术刺激或术中探查切除肿瘤时儿茶酚胺释放导致高血压危象。术前几天用α-肾上

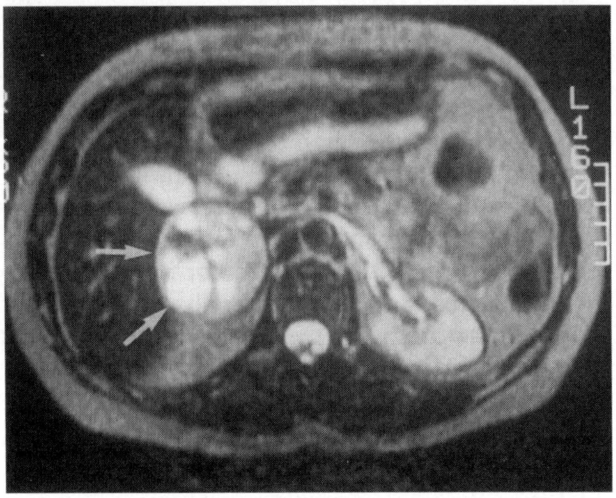

图 26-3 右肾上腺嗜铬细胞瘤病人的 T_2 MRI 像

腺素受体阻滞剂酚苄明(phenoxybenzamine)。治疗目的是控制高血压、心动过速和症状。术前给予液体以充分扩容。β受体阻滞剂只用于心动过速和主要内分泌肾上腺素的肿瘤。药物准备不充分的病人,术中可发生严重高血压危象,可造成致命后果。

五、偶然发现的肾上腺肿块

在约 0.4%～4.4%的全部腹 CT 扫描可检测出肾上腺肿块。因此偶发肾上腺肿块是当今外科临床最常见的肾上腺疾病。一旦发现偶发肾上腺肿块,应进一步明确:① 是否有激素活性,② 是否为恶性肿瘤。评价应自仔细的病史和体格检查,注意高血压和各种上述的各种激素综合征的特征。所有病人都应该测尿中儿茶酚胺浓度及其代谢产物水平以便排除嗜铬细胞瘤。已观察到 2%～15%肾上腺偶发瘤的病人部分自发性分泌皮质醇导致亚临床高皮质醇症[39～41]。高皮质醇症筛查应进行小剂量地塞米松过夜试验[41,42]。高醛固酮症的生化检查用于高血压或特发低钾血症病人。肿瘤较大(≥4cm)或潜在恶性的病人应测量血浆 DHEA 硫酸盐水平,恶性肿瘤病人 DHEA 硫酸盐水平升高可能性更大。肾上腺切除术是所有高功能疾病的适应证。

大小是决定肾上腺偶发瘤是否切除的重要因素。大部分肾上腺瘤直径小于 4cm ,直径大于 6cm 的肿瘤中癌的发生率为 35%～98%[30,31,43]。影像学特征对判断是否为恶性肿瘤大有帮助。在非对照的 CT 影像中,皮质醇腺瘤通常是局限清楚,低衰减的病损(<10Hu)与之相比,典型恶性疾病是不均质的,边界不规则,有局部侵犯的证据,在非对照扫描通常有高衰减值(>18Hu)[44,45]。MRI 对诊断这些肿瘤也是有帮助的。良性疾病在反相 MRI 典型的表现为无信号密度丧失[46,47](图 26-4 和 26-5)而恶性病变则正相反。细针抽吸(FNA)细胞学检查通常不适用于诊断原发性肾上腺肿块病人,除非生化已先排除嗜铬细胞瘤,否则根本不应该行此检查。FNA 的基本作用在于已知肾上腺外恶性肿瘤具有单侧肾上腺肿块的病人。

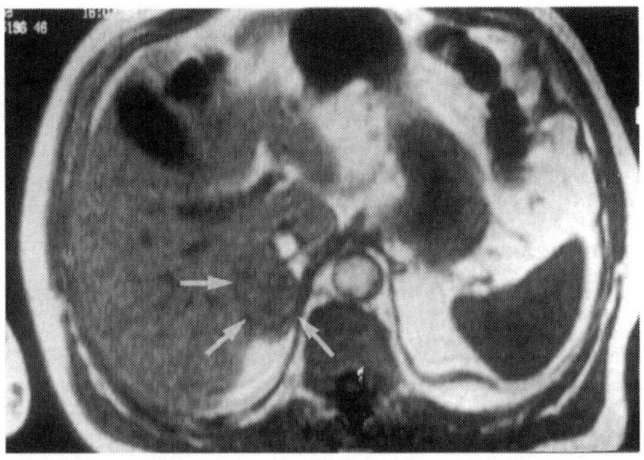

A

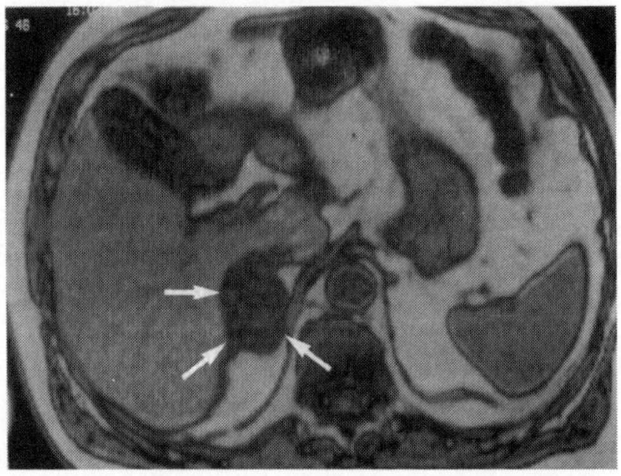

B

图 26-4 肾上腺腺瘤病人的化学位移 MRI 序列。A. 同相图像(in-phase images);B. 反相(opposed-phase)图像与同相序列相比,表现为无信号密度

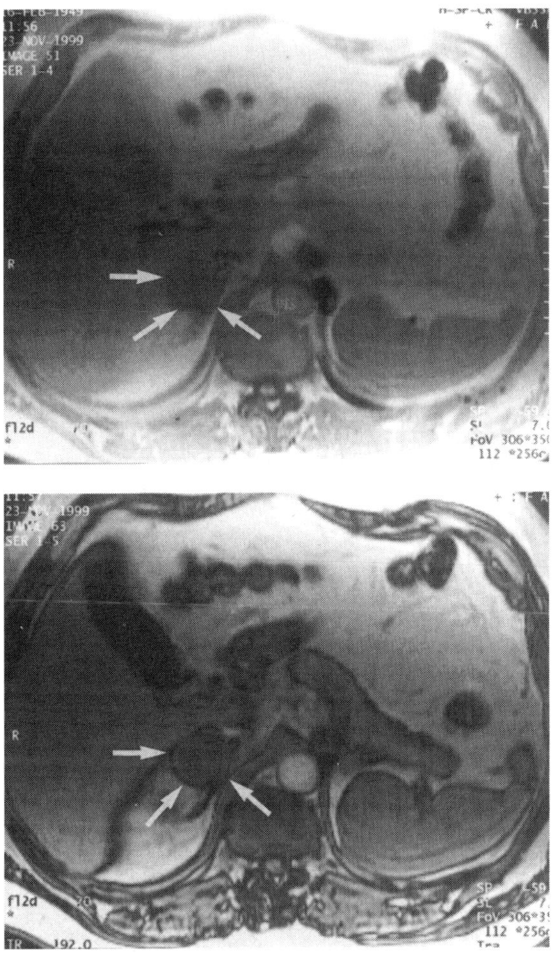

图 26-5　肾细胞癌转移的右肾上腺腺转移癌的化学位移 MRI 序列。
A. 同相图像；B. 反相图像与同相序列相比，表现为信号密度无改变

对多大肾上腺肿瘤行手术切除的精确界值是有争议的。大部分内分泌外科医生建议对小于 4cm 的观察，对大于 6cm 的肿瘤切除。对于中间大小(4～6cm)的病人是否应该行肾上腺切除术是一个必须根据肿瘤影像表现，病人意愿和其他因素而做出个体化的决定。腹腔镜肾上腺切除术也许适合于无功能肾上腺肿瘤，但不应因为能做这手术便对所有肾上腺肿瘤随意进行肾上腺切除术。未行肾上腺切除术的病人在 3 个月和 12 个月时随访 CT 和 MRI 评价肿块的生长。

六、肾上腺转移瘤

根据组织的重量，肾上腺是最常见肿瘤的转移部位之一。肾上腺转移瘤发生率高的原发肿瘤包括肺癌和肾癌，但其他癌包括结肠癌、直肠癌、乳腺癌、淋巴癌和黑色素癌也可以扩散到肾上腺。大部分病例肾上腺转移瘤是在全身转移性疾病的背景下发生的，尽管偶有病人尚适合切除；已患肾上腺外原发肿瘤的病人，在其他部位发生转移癌时，肾上腺转移的发生率为 13%～26%[42,48,49]。Candel 等[50]发现肾上腺外原发肿瘤随着病灶大小增加，转移的风险增加。在他们的系列病例中小于 3cm 的肿瘤 87%是良性的，而大于 3cm 的肿瘤 95%是恶性的。具有肾上腺外恶性肿瘤历史的肾上肿块病人，有理由行细针穿刺活检。但只有生化研究排除嗜铬细胞瘤时，才能行活检。据少量病例报道切除单侧肾上腺转移瘤后得到长期存活[51～53]。复习退伍军人医院切除后 5 年生存率为 13%[54]。肾上腺转移瘤腹腔镜切除术已有报道[55,56]，但有争议。不应该对这类病人尝试实施腹腔镜肾上腺切除术，除非外科医生非常熟练，以及病变局限、可以被完整切除，且切缘肿瘤阴性。

七、其他肾上腺肿瘤

一些其他不太常见的肾上腺肿瘤病也可见到。髓脂瘤是由脂肪和骨髓成分构成的良性病变。常常在 CT 检查时偶然发现，也迅速长大。大部分是无症状的，但当肿瘤很大或最近发生出血的病人可发生症状。这些病灶通过 CT (图 26-6)或 MRI 检查特征及其高脂肪成分。

肾上腺囊肿多是 CT 或 MRI 检查偶然发现的，大部分是假性囊肿或淋巴管囊肿。大小不等，典型的是单侧病变。急性症状是由囊内出血引起的。除非病人发生囊内出血或诊断不确定，无手术切除指征。

神经节细胞瘤是由成熟节细胞，雪旺氏细胞和神经元纤维在胶原纤维基质中构成的良性肿瘤。大部分无症状，发生于儿童或成人。约 30%发生于肾上腺髓质，但可沿交感神经链发生于任何部位[57]，偶可分泌血管活性物质。病变可以长大，与邻近结构发生粘连时会造成切

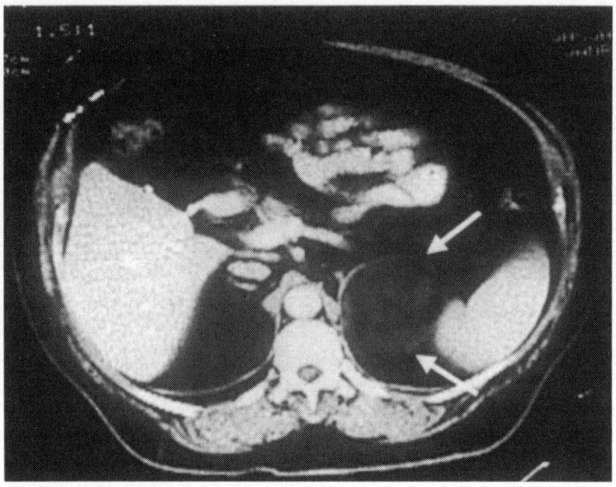

图 26-6 一左肾上腺 10cm 髓脂瘤的 CT 扫描((经许可,源自 Brunt LM, Moley JF. World J Surg 2001;25(7):905-915)

除困难。其他一些较少发生于肾上腺的肿瘤包括淋巴管瘤、血管瘤及其他神经来源的肿瘤包括神经母细胞瘤。

腹腔镜肾上腺切除术

一、适应证和禁忌证

肾上腺切除术适用于有激素活性或有功能的肿瘤或可疑原发肾上腺恶性肿瘤。小于 6cm 的大部分有激素活性的肿瘤是良性疾病,因而适于腹腔镜切除(表 26-1)。腹腔镜肾上腺切除术,对于治疗垂体源或外源 ACTH 失败的 ACTH 依赖性 Cushing 氏综合征病人和结节性肾上腺增生所致的 Cushing 氏综合征病人,腹腔镜肾上腺切除术也是一种有效的切除增生腺体的途径。腹腔镜肾上腺切除术近用于治疗双侧肾上腺增生[58]。

表 26-1 腹腔镜肾上腺切除术的适应证和禁忌证

适应证
醛固酮瘤
Cushing 综合征
产生皮质醇的腺瘤
原发性肾上腺增生
治疗失败的 ACTH 依赖性 Cushing 综合征
嗜铬细胞瘤(散发性或家族性)
无功能皮质醇腺瘤(>5cm 或不典型 X 照片表现)
肾上腺转移瘤
其他肿瘤(髓脂瘤、肾上腺囊肿、神经节细胞瘤)
禁忌证
大肾上腺皮质醇癌(>5~6cm)
恶性嗜铬细胞瘤
大肾上腺肿瘤直径>8~10cm
存在腹腔镜外科禁忌证

续表

腹腔镜肾上腺切除术在治疗原发肾上腺恶性肿瘤方面的作用尚未证明。但由于几方面的原因,大部分内分泌外科建议采用开放途径治疗怀疑为恶性的大肾上腺肿块[59]。首先,大肿瘤用腹腔镜操作困难,会增加肿瘤种植的风险;其次,肾上腺恶性肿瘤可侵犯邻近器官、软组织或淋巴结,须一同切除。当肿块增大时,术者的触觉不存在和难于搬动肾上腺,亦成为一个突出的因素。最近出现了腹腔镜肾上腺切除术后肿瘤复发的分散病例报告(见并发症,下述)[60~63]。这些报告引起了医生们的关注,担心恶性肾上腺疾病病人因为切除不充分和肿瘤种植的风险增加,这种情况已经在行腹腔镜手术治疗的胆囊癌[64,65]和结肠癌[66,67]的病人中观察到。由于这些原因,我们中心是用开放的肾上腺切除术切除直径大于 6cm 的原发性肾上腺恶性肿瘤。

适合于腹腔镜肾上腺切除似乎是非恶性肾上腺肿块的精确大小界限不清楚。但几个小组报告了腹腔镜切除直径 8cm 以上的肾上腺肿块[60,68~73],而且切除直径达到 13~14cm 的病灶技术上也是可行的[68,69,74]。由于腹腔镜切除较大肿瘤技术难度增加,(腹腔镜肾上腺切除术)对于非皮质醇肿瘤如嗜铬细胞瘤、髓脂瘤适当大小的界限是 8~10cm,对于肾上腺皮质醇瘤的界限是 6cm。只有技术上非常熟练和有经验的腹腔镜外科医生才应该尝试切除这么大的肾上腺肿块。

几个小组用腹腔镜肾上腺切除术切除了无功能的肾上腺肿块,在此,必须再次强调不要因为腹腔镜手术的应用，而随意放宽切除这些无功能肾上腺腺瘤的手术指征。

二、病人准备

具有激素活性的肿瘤病人，术前必须适当准备将外科和麻醉风险降到最小。高血压应该控制好，电解质紊乱应该纠正。醛固酮瘤病人将从安体舒通和口服钾获益。Cushing 综合征病人对侧肾上腺萎缩，因此围手术期需要给予应激激素治疗。

嗜铬细胞瘤病人应用 α-肾上腺受体阻滞剂行稳定的药理学阻滞。目的是控制高血压和心动过速，消除发作。我们的惯例是开始用酚苄明 10mg，向上调整剂量，直到达到上述目标。大部分病人在用足量阻滞剂后经历较轻微体位性低血压，常需要 1 周治疗才能完成。病人增加阻滞剂量时应大量口服液体，常在手术前晚经静脉输液。

围手术期监护包括心电图、脉冲血氧测定、导尿。血压不稳定的病人和所有嗜铬细胞瘤病人术中应监测动脉压。肿瘤大或者活性嗜铬细胞瘤病人应监测中心静脉压。有严重心脏病的病人术中应放置肺动脉导管。嗜铬细胞瘤病人术中必须补充足够的液体，如血压降低应给予积极扩血容量而不是用血管加压药。术中高血压加重应静脉给予硝普盐治疗。麻醉诱导、造 CO_2 气腹、直接操作肿瘤时很可能发生血压进一步增高和心动过速。

三、设备

进行腹腔镜肾上腺切除术所需要的最低限度设备包括：电视腹腔镜，配套的高质量的显像系统，偏角腹腔镜和基本腹腔镜器械。应用可重复使用的 Trocar、夹闭器械和吸引装置可以使花费成本比使用一次性材料尽可能地减少。直角钳对于分离肾上腺静脉是有用的。切除右侧肾上腺时牵开器对于抬升肝脏是必需的。如果肿瘤大或者腹膜后脂肪多，特别是左侧病变，超声刀可用于切除。腹腔镜超声对选择病例也是有益的，这将后述。不易穿透的取物袋用于取出标本。

手术技巧

与开放手术路径相似，肾上腺切除术的一系列腹腔镜入路已前述：经腹侧入路、腹膜后入路和前腹入路。腹外侧经腹入路应用最广泛，其优势在于能提供较大的操作空间，允许很容易达到高位腹膜后。尽管病人处于侧卧位，解剖学标志很明显。由于病人的体位，邻近内脏易受重力作用而下移。操作者可检查其他腹内器官，可一并进行其他手术，如胆囊切除、肝脏活检，几个不同中心报告应用此项技术已取得良好的结果[69,71～73,75～77]。这种入路的缺点是需要牵开邻近脏器，在左侧必须部分松动结肠，可致术后短期肠麻痹。同时由于病人是侧卧位，术者很难处理对侧肾上腺。所以，要行双侧肾上腺切除术，病人必须变换不同的侧卧位，应用此项技术，损伤其他腹内器官的风险应该是最小的。但如果病人以前做过上广泛的腹部手术，手术则更加困难。

后腹膜入路避免进入腹腔，对邻近脏器的牵拉也最小。这种技术的缺点是工作空间小，确定解剖学方向更加困难，特别是对于病人有大量腹膜后脂肪(如 Cushing 综合征)。用这种径路操作大肿瘤(≥5cm)也比较困难。手术中如撕裂腹膜，工作空间则更加有限。这项技术潜在优点是由于未侵犯腹腔，术后肠麻痹并发症更少。腹膜后手术径路也用于双侧肾上腺切除术而不需要更换体位。

经前腹入路手术时病人取仰卧位。这种入路最大的优点是提供了一个经典的腹腔内解剖视野，可到达左右双侧肾上腺。但由于肾上腺术野显露很困难，因此需要额外的置入一个 Trocar，以便牵拉邻近脏器。

(一)经腹侧入路 手术室设备如图 26-7 所示，电视监视器在手术台两侧头部，病人取侧卧位，患侧朝上，腰部垫凝胶“豆袋”床垫。保持这种体位，用安全带将臀部和腿固定于手术床上。腿部穿上弹力袜，所有受压的部位包括臀、腿、腋部等部位放置垫子，防止神经受压损伤。手术床应该屈曲以使病人腰部伸开以利于放置Trocar，手术床倾斜为反 Trendelenburg 位有利于腹膜后的暴露。

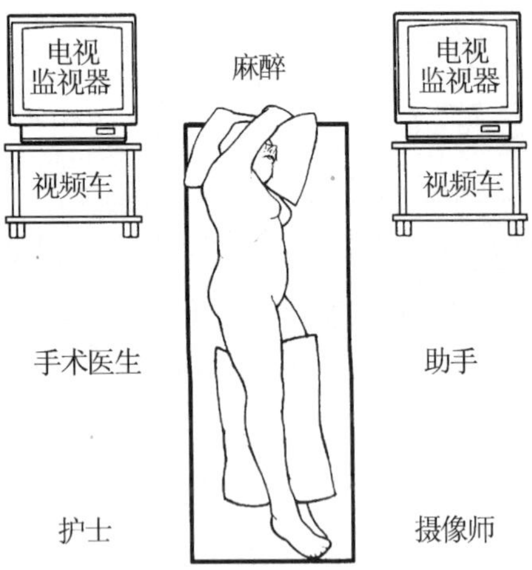

图 26-7 经腹侧入路腹腔镜右肾上腺切除时的手术室设置

术者应站在便于双手操作的位置。对大部分人，站在右侧是有利于用右手的外科医生的最佳选择，左侧是左手医生的最好选择。摄像师在手术操作的对侧，助手亦站于外科医生对面。

最初进入腹腔通常是用 Veress 针于腋前线内侧肋缘下 2 横指处穿刺。或者在脐部用 Hasson 套管通过开放技术进入。但对于身材较大的病人，脐部通道不能很好地进到后腹膜上部。一旦建立了第一个通道，另外 3 个通道可于肋缘下或侧方获得(图 26-8)。我们的选择是用 10～12cm 通道来插入 10mm 钳夹设备和取出标本。其余通道根据病例和病人体型可以选择 5mm 或者针状镜。左侧肾上腺切除术仅用 3 个通道。所有通道应间距 5cm 或更远，以允许外部自由运动。

不论选择何种手术入路，腹腔镜肾上腺切除术成功的关键包括腹膜后肾上腺充分暴露，仔细止血保持外科术野清晰，包膜外切除肾上腺避免出血和肿瘤播散。充分游离邻近器官和利用重力帮助牵拉这些器官有利于术野暴露。

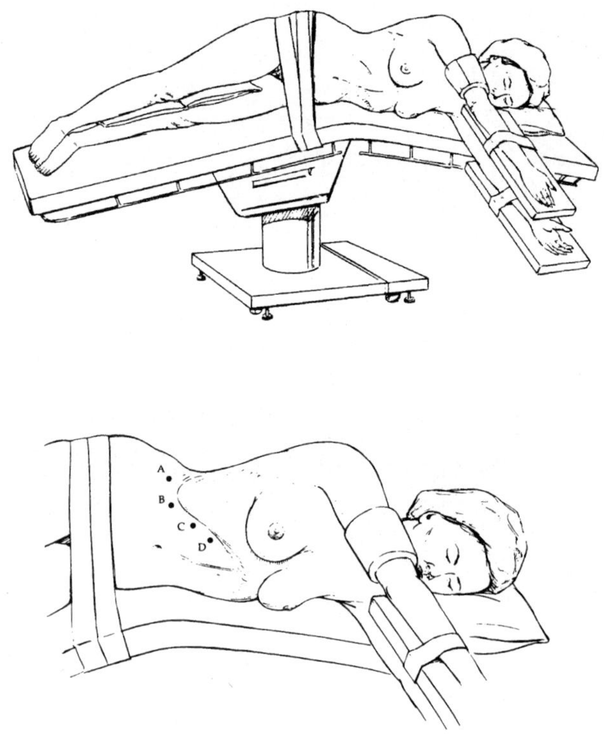

图 26-8 经腹侧入路腹腔镜右肾上腺切除时病人体位和穿刺孔定位。通常在 C 或 D 部位最先进入腹腔。孔径大小如下：A，5mm；B，11mm；C，5mm；D，5mm。进一步详细的有关体位和置孔细节文内有阐述(经许可，源自 Brunt LM. 腹腔镜肾上腺切除；Eubanks S 等主编. 掌握内镜和腹腔镜外科. Philadelphia：Lippincott，2000：324.)

1. 右侧肾上腺切除术　用侧入路经腹行腹腔镜肾上腺切除术的第一步是离断肝右三角韧带(图 26-9)。L 型电凝钩非常有利于达到此目的。从下腔静脉向膈肌剪开此韧带因而肝脏可以旋转和向内牵拉，从而暴露右侧腹膜后、肾上腺、下腔静脉。用这种途径很少有必要游离结肠肝曲或者十二指肠。在操作开始就应该确认下腔静脉，切除过程中，手术者必须始终知道其位置。从腺体内侧缘开始，沿肾上腺和下腔静脉之间切开后腹膜，钝性分离和电凝相结合。肾上腺内侧缘应清楚确定，并从下腔静脉解剖开，直到确定右侧肾上腺静脉。止血应该仔细，因为即使很小的出血也会影响术野，使得手术困难和危险。

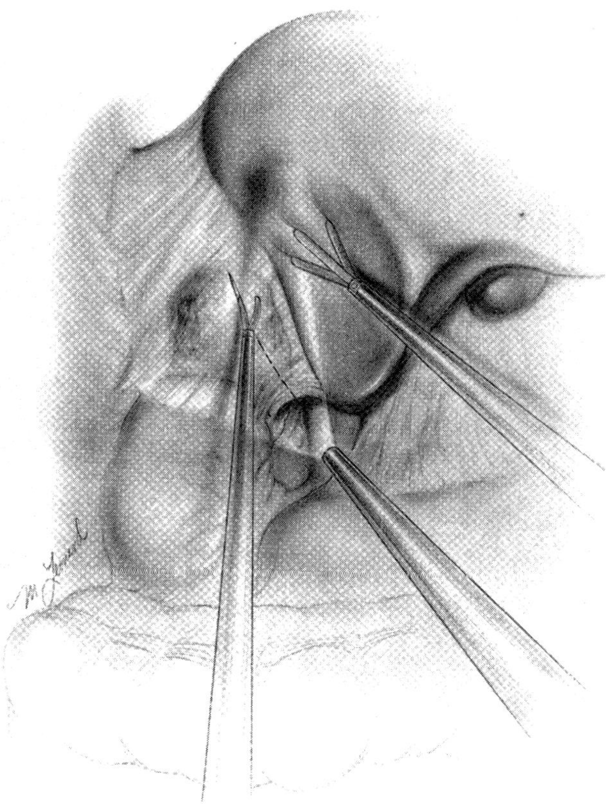

图 26-9　腹腔镜右肾上腺切除时中间牵引肝脏、分离肝右三角韧带的技巧(经许可,源自 Brunt LM. 腹腔镜肾上腺切除;Eubanks S 等主编. 掌握内镜和腹腔镜外科. Philadelphia:Lippincott,2000:325.)

通过钝器轻推或上抬,牵开肾上腺和肿瘤,也可以通过抓住腺体周围脂肪而牵拉;但应该避免直接抓腺体或肿瘤自身,因为腺体脆易出血或肿瘤被夹破。用直角分离器分离肾上腺静脉,肾上腺静脉通常用两个钛夹于靠近腔静脉侧方及一个夹在稍远处钳夹(图 26-10),也可用线结扎或钉合。不论采用何种方法,分离结扎肾上腺中静脉都必须十分小心,因为肾上腺静脉很容易撕裂至下腔静脉。一旦切断静脉,肾上腺内侧、上侧、下侧就进一步解剖。动脉分支可用结扎或超声刀离断。较小血管也可用电凝离断。由于这些边被松动,可钝性抬起肾上腺,继续沿后缘分离,并从膈肌游离开,最后与腺体相连的外侧疏松组织被离断。然后将肾上腺放入标本袋中取出体外。腹膜后应冲洗并检查出血,不一定要常规插入引流管。所有 10mm 穿刺孔的筋膜用可吸收 0 号缝线缝合关闭。皮下层缝合关闭切口。

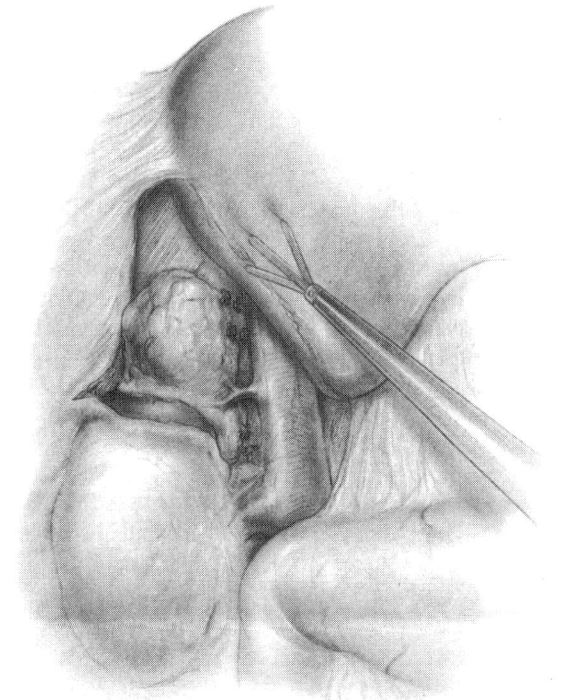

A

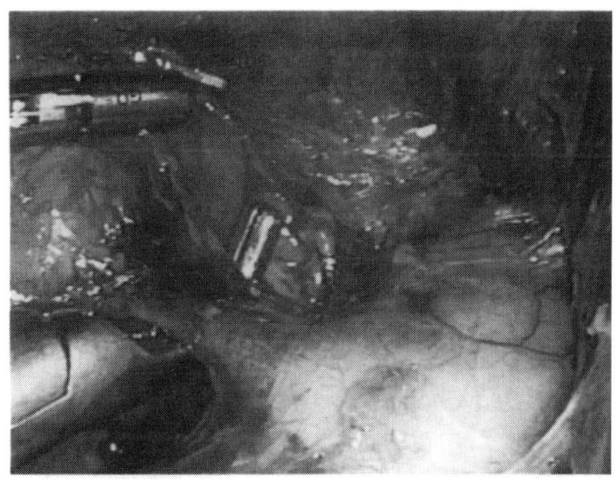

B

图 26-10　A. 暴露右肾上腺静脉,分离右肾上腺;B. 分离右肾上腺静脉的术中观。肿瘤位于左侧,下腔静脉位于右侧

2. 左侧肾上腺切除术　左侧肾上腺切除术,须从左侧结肠旁沟向脾的下极游离结肠脾曲。在后背侧第 4 通道插入之前完成此操作。必须注意不要分离左肾背侧,因为这将导致肾向内倒向肾上腺上方。从脾下极离断脾肾韧带上至膈肌,以便脾和胰尾向内旋转而显露后腹腔(图 26-11)。由于脾肾韧带上方部分已断,常可见胃及胃短血管。此时,在脾和肾上极之间可识别肾上腺。刚开始时辨别左肾上腺是较困难的,尤其是病人有大量腹膜后脂肪或腺体内有小肿瘤或腺体增生时。在这种情况下腹腔镜超声有

助于确定肾上腺位置及其与邻近结构(见下述)的关系。移动脾时可见胰尾,不应被误认为是肾上腺。轻轻牵拉胰腺周围以免出血或损伤胰腺。

一旦左肾上腺位置被确定,其边界应该清楚地确定。如果腺体的下内侧界可见,可直接在此区域解剖,暴露和结扎左侧肾上腺静脉(图26-12)。但在此区域,暴露常比较困难,在大部分病例,首先解剖肾上腺的上、内侧和外侧界。应靠近肾上腺分离以免损伤或结扎肾脏血管。左膈下静脉常在左肾上腺静脉进入肾静脉的上方汇入肾上腺静脉,必须注意,一旦肾上腺静脉被离断,腺体后方其余附着物就被离断。由于周围有腹膜后脂肪,超声刀在分离左肾上腺是非常有用的,尤其是对于Cushing氏综合征病人和肥胖病人。在分离较大肿瘤时,必须了解主动脉贴近肾上腺的内侧和肾包膜在其外侧。切除左侧肾上腺时易损伤的其他结构,包括结肠、脾、胰尾、膈和肾血管。如果怀疑胰腺损伤,后腹膜应放置引流。

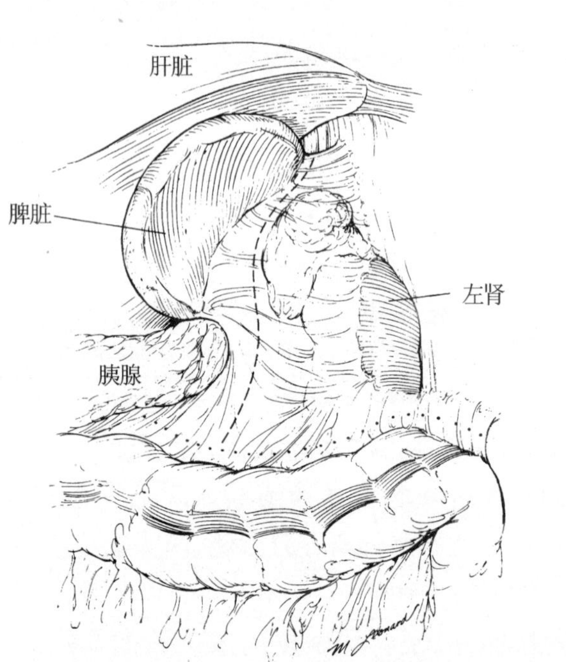

图 26-11 经腹腹腔镜左肾上腺切除时显露左肾上腺。首先游离结肠脾曲(点线),随后分离脾肾韧带(虚线)(经许可,源自 Brunt LM. 腹腔镜肾上腺切除;Eubanks S 等主编. 掌握内镜和腹腔镜外科. Philadelphia:Lippincott,2000:326.)

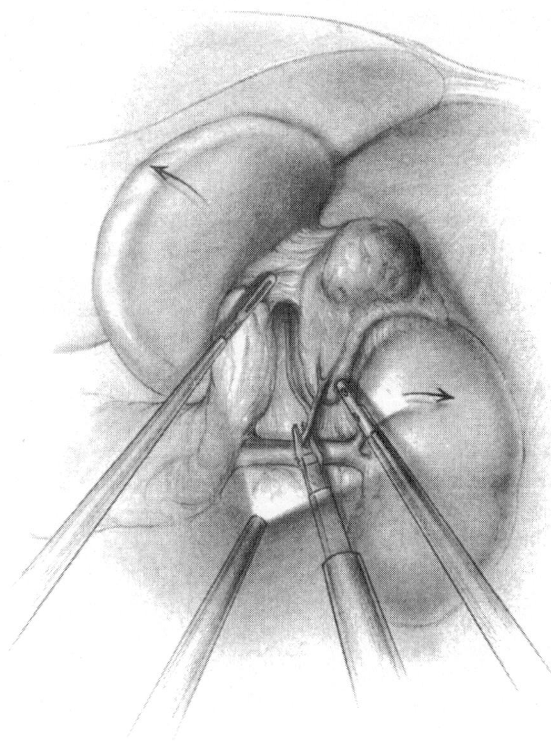

图 26-12 腹腔镜下观:显露好的左肾上腺、脾脏、胰尾、肾脏、肾上腺静脉和左肾静脉

3. 标本的取出 将肾上腺和肿瘤置于不透水的取物袋内取出(图 26-13)。直径小于或等于4cm的肿瘤,通常将12mm通道扩大到2~3cm,标本可经此通道取出。对于较大肿瘤,可考虑通过脐或者耻骨上区取出,尤其是肌肉发达的男性。一些外科医生建议粉碎标本,但我们宁愿完整取出标本,以利于完整的病理检查。重要的是,标本袋是不透水的,否则,如果操作或拖出标本时肿瘤破裂,有将细胞溢出的危险。

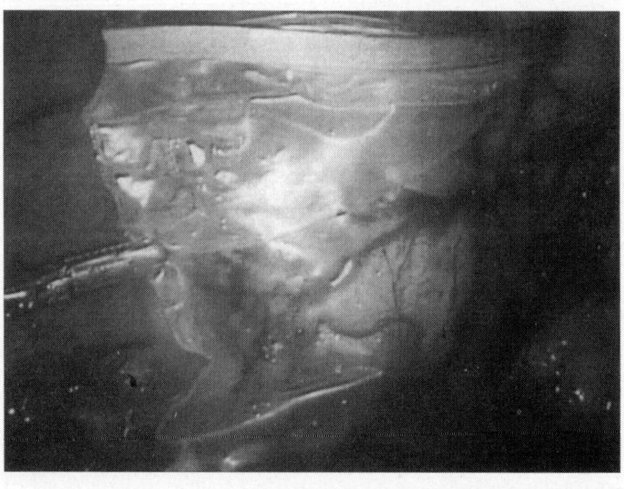

图 26-13 通过取物袋取出左肾上腺腺瘤

（二）经腹腔前入路　经腹腔前入路时病人取仰卧位或者偏侧卧位。共需要 4～6 通道（图 26-14）[78,79]。首先在脐部建立腹腔通道。对于右侧肾上腺切除术，必须向上抬高肝脏，并轻轻向内牵拉。此外，移动横结肠和肝曲并向下牵拉，同时可能需要用 Koeher 法暴露十二指肠第二部。按类似经侧腹入路的顺序进行解剖。对于左侧肾上腺切除术，首先牵引结肠脾曲，然后离断脾肾韧带，向内轻压脾和胰尾，切开 Gerota 筋膜暴露肾上极和肾上腺。如侧方入路所述进行解剖。

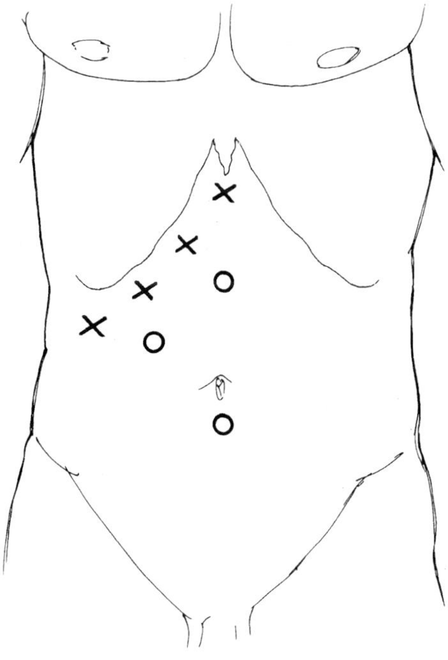

图 26-14　经腹腔前入路时穿刺孔定位：x 第一个孔的位置；O 所需的辅助孔位置。最先在脐部进入

（三）腹膜后入路　腹膜后内镜肾上腺切除术可采用后腰部/背侧入路或侧方入路。对于后腰部或后方入路，病人取俯卧或者半折刀位，臀部屈曲。第一个穿刺孔常由第 12 肋尖侧方或者下方插入（图 26-15）。做 12mm 切口，钝性及锐性解剖皮下组织和肌肉，以便手指能进入腹膜后间隙。然后用球囊扩张器扩大腹膜后间隙。插入第一个套管针，腹膜后充 CO_2 至 1.33～2.0 kPa（10～20mmHg）压力，进一步向各方向钝性扩大间隙至膈。一旦空间足够，按图 26 - 15B 所示的结构插入 2 个或者 3 个 Trocar。许多病例肾上腺最初时因为周围的腹膜后脂肪难以看见，确定肾上极或用腹腔镜超声鉴定肾上腺和肾脏有助于识别肾上腺。可沿血管较少的肾上腺侧方开始解剖。右侧肾上腺静脉位于腺体内后方，左侧肾上腺静脉位于肾上腺内下方。解剖技术与侧方入路时所述相同。

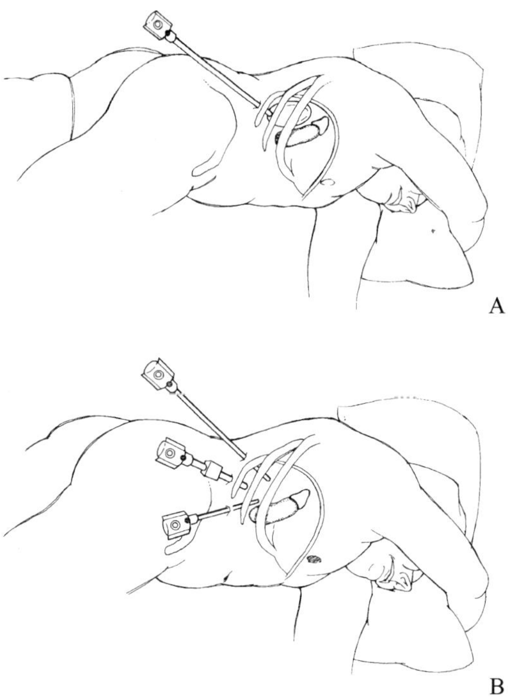

图 26-15　腹膜后内镜肾上腺切除术的穿刺孔定位（后腰部/背侧入路）。
A. 第一个穿刺孔由第 12 肋尖侧方或下方插入，然后应用球囊设备建立大腹膜后操作空间；B. 背侧入路的腹腔镜穿刺孔位置

后腹腔肾上腺切除术可采用侧卧位进行。第一个通道可通过腋中线髂嵴上 3cm 处背阔肌和腹外斜肌之间的切口获得。如后入路一样钝性进入后腹腔，用球囊扩张器扩大间隙。其他穿刺孔位置如 26-16 所示。有些病例为了牵引肝脏或腹膜已破裂，需要增加第 5 个穿刺孔[80]。后腹腔侧入路的优点是当解剖困难可转为经腹入路。

腹腔镜肾上腺超声

腹腔镜肾上腺超声对进行腹腔镜肾上腺切除的部分病人显示出其用途（表 26-2）[81,82]。在有些病人，由于医生没有经验，病人的解剖或

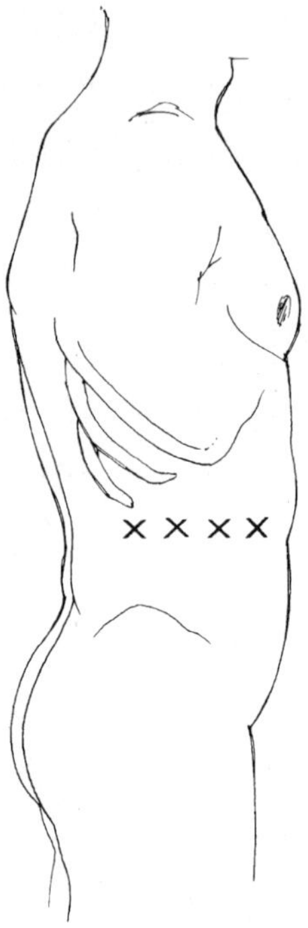

图 26-16 腹膜后内镜肾上腺切除术的穿刺孔定位(后腰部/背侧入路)。
A. 第一个穿刺孔由第 12 肋尖侧方或下方插入,然后应用球囊设备建立大腹膜后操作空间;B. 背侧入路的腹腔镜穿刺孔位置

腹膜后脂肪增加,使肾上腺及肿瘤定位困难。对于小肿瘤的肥胖病人,左侧肾上腺定位特别困难,这时,腹腔镜肾上腺超声有帮助[81~83]。根据我们的经验,尚没有必要用超声来定位右侧肾上腺。腹腔镜超声也有助于确定肾上腺及肿瘤与邻近结构包括肾动、静脉和下腔静脉的关系(图 26-17)。然而,肾上腺静脉由于细小和可压缩性而不容易看见[82]。腹腔镜超声还用于确定大的或潜在恶性肿瘤的包囊以便于能够完全地进行腹腔镜切除术(图 26-18)。肾上腺切除术中腹腔镜超声的其他作用包括检查其他器官的病变和引导进行部分肾上腺切除术。

表 26-2 腹腔镜肾上腺切除术中腹腔镜超声的潜在应用

肾上腺和肿瘤定位
学习曲线期
肥胖病人的左侧肾上腺
小肿瘤或增生腺体的肥胖病人
经后腹膜内镜途径行肾上腺切除术
引导分离切除
在困难的病人鉴定肾上腺与邻近器官的关系
诊断其他器官的病变
评价腹腔镜切除能力
肿瘤直径>4cm
CT 或者 MRI 有“可疑的”术前影像学物征
部分肾上腺切除术

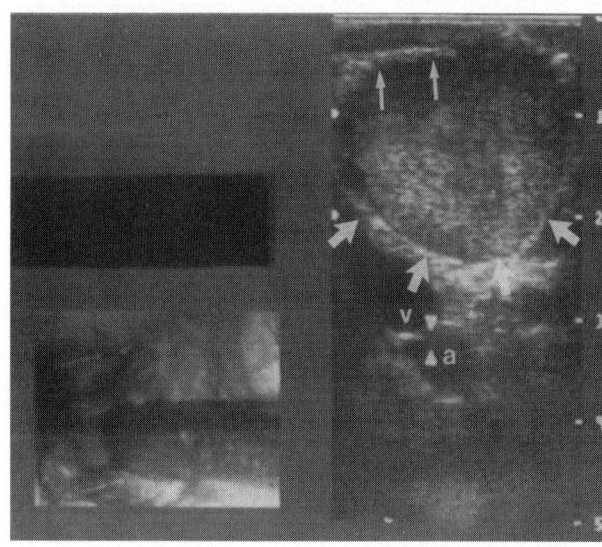

图 26-17 腹腔镜超声显示左肾上腺嗜铬细胞瘤(粗箭头)。可见肾动脉(a)和静脉(v)恰位于肿瘤下方(经允许,源自 Brunt LM,等. Am J Surg. 1999;178(6):491.)

结果

几个大系列报道了各种径路行腹腔镜肾上腺切除术的结果。最多的经验是经腹膜腔侧径路(表 26-3)[60,69,71~73,75~77,84~86]。中转率为 0~18%,大多数中转发生在在外科医生的“学习曲线”早期。最常见的原因是没有经验、出血(常

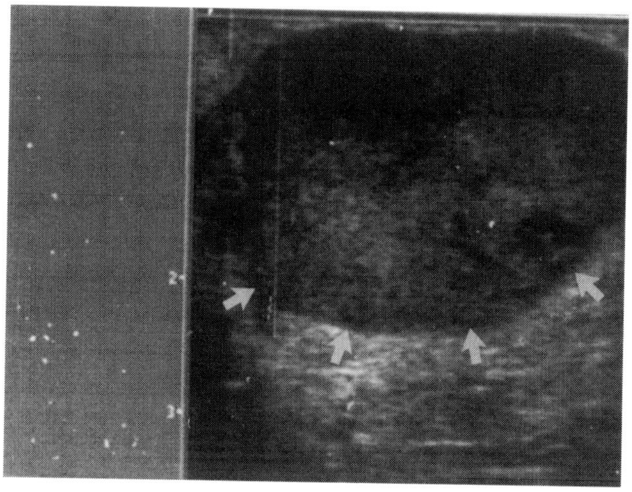

图 26-18 腹腔镜超声显示转移到左肾上腺的肾细胞癌。术中超声显示病灶完整包裹，可以在腹腔镜下安全切除

来自肾上腺静脉)、切除大肿瘤困难。大部分病例的手术时间为 2～3h，失血量达最小化，只有极少病例需要输血。这些系列中大部分肿瘤小(＜6cm)，但几个组报道切除大小约为 8～14cm 的肿瘤[68,69,71～73]。

不太常用的经前腹径路已总结于表 26-4[70,87～89]。这种操作的早期报道与侧腹入路相比，手术时间长、出血多。但是 Filipponi 与其同事[70]最近完成的结果，堪与大系列侧入路肾上腺切除结果媲美。运用他们的技术，只需用 4 个 Trocar，平均手术时间少于 2h。因此这种径路似乎熟练的外科医生更容易些，而且特别适合于需要行双侧肾上腺切除术的病人。

表 26-3 经腹膜腔侧入路的结果

组别	年份	例数(病人)	中转率	手术时间(分)	术后住院时间(天)	肿瘤大小(cm)平均(范围)
Miccoli et al. [72]	1995	25(24)	0	109	3	3.1(1～9)
Staren et al. [73]	1996	21(21)	2 (9.5%)	206	2.2	3.2(1～8)
Rutherford et al[76]	1996	67(67)	0	124	5.1	—
Marescaux et al[71]	1996	27(27)	5 (18%)	140	4.6	2.0(0.5～8)
Gagner et al. [69]	1997	97(88)	3 (3.4%)	123	2.7	4.6(0.7～14)
de Canniere et al. [60]	1997	54(52)	2 (4%)	80	4	4(1.5～12)
Thompson et al. [84]	1997	50(50)	7 (14%)	167	3.1	2.9
Terachi et al. [77]	1997	100(100)	3 (3%)	240	—	—
Brunt et al[82]	1999	45(43)	0	175	2.8	3.1(0.7～10)
Pujol et al. [86]	1999	30(27)	2 (7%)	156	3	3.1(1～5.7)
Imai et al[85]	1999	41(41)	1 (2.4%)	180	12	2.8

几个系列的后腹腔镜下肾上腺切除术结果如表 26-5 所示[9,68,90～92]。与经腹膜腔侧入路比较，手术时间及中转率具有可比性，中转为开放手术的主要原因是出血、解剖和暴露困难，腹膜撕裂造成腹膜后腔气体丧失。与采用其他路径一样，中转率随医生的经验增加而降低。其潜在优点是，如果腹膜撕裂或者是其他解剖困难，可能转换为传统的经腹入路。Takeda 等[93]报告，采用后腹膜入路的 6 个 Cushing 氏综合征病人，3 个需要中转为经腹膜腔入路。

表 26-4　经腹腔前入路的结果

组别	年份	例数（病人）	中转率	手术时间（分）	术后住院时间（天）	肿瘤大小(cm) 平均(范围)
Suzuki et al.[87]	1993	12	0	278	—	2.3(1.2～4.3)
Takeda et al.[89]	1994	17	1 (5.9%)	240	11.6	—
Stuart et al.[88]	1995	14(14)	1 (7.1%)	157	3	—
Filliponi. et. al.[70]	1998	51(50)	0	112	2.5	(1.5～8.5)

表 26-5　经后腹腔入路的结果

组别	年份	例数（病人）	中转率	手术时间（分）	术后住院时间（天）	肿瘤大小(cm) 平均(范围)
Mercan et al.[9]	1995	11(8)	0	150	3	3.6 (1.5～8)
Heintz et al.[90]	1996	20(18)	3 (15%)	180	5	—
Walz et al.[91]	1996	30(27)	4 (13%)	124	—	(1～7)
Duh et al.[68]	1996	14	0	202	1.5	2.6 (1～6)
Fernandez-Cruz et al.[92]	1999	20(17)	2 (10%)	105	2.8	—

一、腹膜腔入路与后腹腔入路比较

几个小组比较了腹侧入路和后腹腔入路的非随机研究结果(表 26-6)[68,80,92～94]。这些报道中，两种技术的手术时间、中转率、出血量、住院时间、疼痛药物需求等相似。Baba 等[94]记录了经腹膜腔入路的手术时间更长，出血量更大。但经腹手术采用的半侧卧位解释了这种差异。在 Bonjer 等[80]的研究中，结果似乎更有利于后腹腔入路，但是，分析中纳入中转病人例数少(2/9 经腹，1/10 腹膜后)，结论也许造成了结果的偏倚。

Fernanaez-Cruz 及其同事[92]测量了进行腹腔镜肾上腺切除术的病人的各种生理参数，发现两种径路都有 pH 升高，CO_2 上升，较高的终末期 CO_2 压，碱缺乏增加，pH 降低。似乎经腹入路组的 PCO_2 及平均动脉压更高。这些差异的临床意义尚不清楚，但是这些资料提示无论经腹还是后腹腔入路对不肥胖的小肿瘤病人都是满意的。肥胖或肿瘤直径≥5cm 的病人可能更适合用经腹入路。如果病人在手术侧做过广泛的上腹部手术，后腹腔入路更加合适。

表 26-6　腹腔镜经腹入路和后腹腔内镜下肾上腺切除术的比较性试验

组别	年份	入路	例数	中转率	平均手术时间（分）	平均失血量（ml）	术后住院天数
Duh et al.[68]	1996	经腹	23	0	170	—	2.2
		后腹腔	14	0	203	—	1.5
Baba et al.[94]	1997	后腹腔	33	3 (9%)	158	101	6.1
		后腹腔/后	13	1 (7.7%)	144	32	5.6
		后腹腔/侧	5	0	79	22	5.6
Bonjer et al.[80]	1997	经腹	9	2 (22%)	161	150	6
		后腹腔	10	1 (10%)	221	20	4

续表

Takeda et al.[93]	1997	经腹	27	—	—	155	—
		后腹腔	11	1	185	151	—
Fernandez-Cruz et al.[92]	1999	经腹	22 (19)	2 (10.5%)	190	160	3
		后腹腔	20 (17)	2 (10%)	150	180	2.8

二、腹腔镜肾上腺切除术与开放肾上腺切除术比较

随着腹腔镜手术的应用，其优点很容易显现出来，所以至今没有比较腹腔镜和开放肾上腺切除术的前瞻性随机试验。但几个小组回顾性比较了腹腔镜和开放性肾上腺切除术的结果。其中最大的系列见表 26-7[75,84,85,95~103]。

表 26-7 腹腔镜和开腹肾上腺切除术的对比研究

组别	年份	入路	病人例数	手术时间（分）	失血量（ml）	住院时间（天）	恢复工作（天）	费用（美元）
Guazzoni et al.[99]	1995	腹腔镜	20	170	100	3.4	9.7	—
		开腹	20	145	450	9	16	—
Prinz et al.[38]	1995	腹腔镜	10	212	228	2.1	—	—
		开腹后	13	139	288	5.5	—	—
		开腹前	11	174	391	6.4	—	—
Brunt et al.[75]	1996	腹腔镜	24	183	104	3.2	10.7	13 184
		开腹后	17	136	366	6.2	—	12 267
		开腹前	25	142	408	8.7	—	16 972
MacGillivary et al.[96]	1996	腹腔镜	17(14)	289	198	3	8.9	—
		开腹	12(9)	201	500	7.9	14.6	—
Jacobs et al.[98]	1997	腹腔镜	19(19)	164	109	2.3	—	10 929
		开腹	19(19)	151	263	5.1	—	13 720
Thompson et al.[84]	1997	腹腔镜	50	167	—	3.1	26	7 000
		开腹后	50	127	—	5.7	49	6 000
Linos et al.[97]	1997	腹腔镜	18	116	—	2.3	—	2 920
		开腹后	61	109	—	4.5	—	2 724
		开腹前	86	155	—	8	—	—
Vargas et al.[100]	1997	腹腔镜	20	193	245	3.1	21	—
		开腹	20	178	283	7.2	49	—
Winfield et al.[101]	1998	腹腔镜	21	219	183	2.7	22	—
		开腹	17	140	266	6.2	45	—
Imai et al.[114]	1999	腹腔镜	41	180	40	12	—	7 000
		开腹	40	127	162	18	—	8 000
Schell et al.[102]	1999	腹腔镜	22	280	—	1.7	—	8 698

续表

		开腹	17	260	—	7.8	—	12 610
Dudley et al.[103]	1999	腹腔镜	36	158	—	3.5	—	—
		开腹	23	85	—	8.5	—	—

几乎每组的腹腔镜肾上腺切除术的手术时间较长，但是其中每项研究结果都包含了腹腔镜肾上腺切除术的学习曲线期。随外科经验的增加，手术时间明显缩短，腹腔镜肾上腺切除术与开放肾上腺切除术相比，无论经腹或后腹腔入路，都使出血量减少、术后疼痛减轻、转为正常饮食更快、住院时间缩短。尽管这些差异中的一些影响幅度也许受这些回顾性比较的不同时代的本质和不同时间操作术式改变的影响，这些不同研究得出的结论大多是可信的。腹腔镜肾上腺切除术报道的严重并发症很少，包括较低的输血率[75]。支持腹腔镜肾上腺切除术的优点的最好资料来自两份病例对照研究。Thompson 及其同事[74]用人口统计学方法比较了 50 例腹腔镜肾上腺切除术和 50 例开放后路肾上腺切除术。在腹腔镜组，手术时间平均延长 40 分钟，但其他参数都有利于腹腔镜肾上腺切除术。Imai 等[85]的病例对照研究比较腹腔镜肾上腺切除术和开放侧入路，获得类似结果。

尚没有腹腔镜肾上腺切除术的对费用影响的详细分析。从报道的有限资料看，这种手术的住院费用少于开放的经腹肾上腺切除术，约等于开放的后路肾上腺切除术。由于手术室费用占腹腔镜肾上腺切除术总费用的百分比很大，减少一次性手术耗材和手术时间将使这种手术更加划算。

三、功能性结果

少数几项研究评价了腹腔镜肾上腺切除术的功能性结果。Filliponi 及其同事[70]报道了 29 例患有激素活性肿瘤病人的生化资料在腹腔镜肾上腺切除术后全部正常，包括 13 例高皮质醇症病人，13 例醛固酮瘤病人和 3 例嗜铬细胞瘤病人。但是，随访时间短，为术后 8.5 个月或更短。Shen 及其同事[104]比较腹腔镜肾上腺切除术和开放肾上腺切除术对原发性醛固酮增多症病人临床结果的影响。42 例腹腔镜肾上腺切除术病人，38 例开放肾上腺切除术。开放手术组病人的术前高血压和低血钾症更严重。术后随访间隔期 4 个月～6 年，测量血压和血清钾水平，两组结果类似。开放手术组血压正常率 81%，对比腹腔镜手术组正常率 88%。此外，腹腔镜手术组手术后并发症较少。显然，需要进一步研究来证实腹腔镜肾上腺切除术对生化活性肾上腺肿瘤的功能性结果。

腹腔镜肾上腺切除术的特殊问题

一、嗜铬细胞瘤

腹腔镜下切除嗜铬细胞瘤的确具有挑战性，因为肿瘤的大小、血管化程度及术中可能诱发血流动力学不稳定使得手术风险大增。必须为手术病人进行药物学上的准备，这已经讨论过。由于对肿瘤操作会促进儿茶酚胺释放增加，造成血流动力学紊乱，因此在术中应尽可能早地结扎肾上腺静脉。处理较大的肿瘤时，应考虑到恶性嗜铬细胞瘤的可能。因为肝脏是嗜铬细胞瘤、2 型多种内分泌肿瘤和转移性髓质甲状腺瘤可能转移的部位，肝脏应该用腹腔镜仔细检查。有一个报道 17 例嗜铬细胞瘤行腹腔镜肾上腺切除术中有 4 例意外发现病人肝转移[105]。

有些外科医生报道，与其他适应证相比，嗜铬细胞瘤行腹腔镜肾上腺切除术的手术时间增加、住院时间更长、并发症发生率更高[105]。但 Fernandez-Cruz 及其同事[106]发现嗜铬细胞瘤病人与其他肾上腺肿瘤相似，腹腔镜肾上腺切除术的结果相似；与开放肾上腺嗜铬细胞瘤切除术组病人相比，腹腔镜组的各项参数更加优越，包括较少发生术中血流动力学改变（包括平均动脉压较低、肺动脉楔压较低和全身血管阻力较低）和血浆儿茶酚胺升高程度较低。作者观察了腹腔镜肾上腺切除术中的血液动力学变化主要发生在 CO_2 充气和操作肿瘤时[106]。除了一项研究对 8 例病人进行术后 2～20 个月评价[107]外，尚无对腹腔镜肾上腺切除术治疗嗜铬细胞瘤的病人进行长期随访研究。除 1 例对侧先前行开放肾上腺切除部位发生复发嗜铬细胞瘤病人外，其余病人尿中儿茶酚胺正常。

二、双侧腹腔镜肾上腺切除术

偶然情况下，Cushing 综合征（表 26-1）或家族性双侧嗜铬细胞瘤作为双侧腹腔镜肾上腺切除术适应证。除俯卧腹膜后途径和仰卧经腹入路需要在不同侧手术时重摆体位以外，各种手术入路都曾用于腹腔镜双侧肾上腺切除术。结果，腹腔镜双侧肾上腺切除术是一项耗时长、有时困难的手术，尤其是肥胖的 Cushing 综合征病人。大部分手术时间平均为 4.5～5.5 小时[108～111]，但是术后疼痛和住院时间比开放肾上腺切除术的少[109]。在少数病例报告中，术后伤口并发症发生率似乎很低。

与单侧肾上腺切除术相比，腹腔镜双侧肾上腺切除术恢复慢一些，包括更长的住院时间和更慢恢复全量活动。这种延迟可用全肾上腺切除术后需要激素替代来解释。腹腔镜双侧肾上腺切除术后 Cushing 综合征的临床复发未见报道。但在不同的研究组中，观察到 4 例病人对外源给予的 ACTH 刺激有反应性皮质醇产生的证据[74,108,109]。这些病例中有一例因为手术困难而导致肾上腺破裂[109]。要证明双侧腹腔镜肾上腺切除术相当于开放手术治疗 Cushing 氏综合征，尚需要长期随访资料来证实。

三、部分肾上腺切除术

在经选择的病例，腹腔镜技术已经用于进行部分肾上腺切除术[113～115]。Walz 及其同事[113]实施了 22 例各种肾上腺肿瘤病人的次全切术，包括 11 例醛固酮瘤、4 例嗜铬细胞瘤、4 例 Cushing 氏肾上腺瘤、3 例无功能肾上腺瘤。切除肿瘤及 0.5～1.0cm 周围正常的肾上腺，无出血并发症。11 例病人保留肾上腺静脉，随访 1～31 个月，所有病人都达到临床及生化治愈。

尽管肾上腺部分切除术取得了明显成功，但肾上腺全切除术仍应是单侧肿瘤时所选择的手术，此类病人的对侧腺体发生肿瘤的风险低，而肾上腺部分切除术时肿瘤细胞溢出和甚至良性肿瘤发生复发的可能性会增加。目前，腹腔镜肾上腺部分切除术应保留用于经过仔细选择的或有双侧病变或者以前进行过对侧肾上腺切除术的小肿瘤位于肾上腺外周的病人。

并发症

腹腔镜肾上腺切除术所报道的并发症列于表 26-8，与开放手术相比，腹腔镜肾上腺切除术的并发症发生率一直比较低[75,85,97～99,101～103]。腹腔镜肾上腺切除术发生频率最高的严重并发症是出血，这也是转向开放肾上腺切除术的主要原因。但这类手术的输血率低，肾上腺静脉是一个主要的出血来源，尤其是在右侧，如果腔静脉处肾上腺静脉撕裂或血管夹脱落时。腹腔镜肾上腺切除术的其他可能出血部位包括腺体自身、腹膜后血管、肝（牵拉或分离时可能损伤）、胰、脾和胃短血管。必须特别注意左侧，胰尾出血可由牵拉或分离时引发，难以用电凝或钳夹止血。仔细解剖、包膜外分离、避免直接抓住肾上腺，全面了解解剖是预防并发症的关键。与其他的腹腔镜手术一样，随着经验的增加，严重术中出血和转为开放肾上腺切除术呈减少之势。

表 26-8　腹腔镜肾上腺切除术的并发症

出血
腹腔内器官损伤
肝、脾、胰、肾、结肠、膈
胰腺炎/胰瘘

续表

伤口
感染
Trocar 部位疝
神经损伤
神经压迫
腔隙综合征
其他
急性肾上腺功能不全
淋巴管瘤
肾血管性高血压
肿瘤复发
胃肠
梗阻
尿道
尿道感染
肺
肺炎
肺不张
气胸
血栓栓塞
深静脉血栓
肺栓塞
心血管
心律不齐

腹腔镜肾上腺切除术时，报道的其他技术上并发症包括胰尾损伤，导致胰瘘或者胰腺炎，膈肌损伤和气胸。侧卧位时，肝、肾、脾、结肠也有被 Veress 针或 Trocar 穿刺损伤的危险。切口并发症包括感染或 Trocar 部位疝偶有发生，但与开放肾上腺切除术相比，发生率很低。心肺并发症如肺不张和肺炎罕见。据报道，0.8%病人发生深静脉血栓，0.5%病人发生肺栓塞，无围手术期心肌梗塞发生，只有两例围手术期死亡报告，都发生于严重终末期 Cushing 氏综合征病人[68,103]。但无一例病人是死于与腹腔镜操作直接相关的手术并发症。

肾血管性高血压是肾上腺切除术的不常见的并发症，但在腹腔镜肾上腺切除术后已观察到 3 例。在一组报道中，2 例病人发生了肾血管性高血压[69,74]。1 例病人患动脉粥样硬化性肾动脉狭窄，可能与腹腔镜手术无关，第 2 例病人发生于肾上腺切除侧肾极动脉分支狭窄，并有节段性灌注缺陷。对侧存在纤维肌发育不全。另一个报告中[116]，左侧肾上腺腺瘤 Cushing 氏综合征病人腹腔镜肾上腺切除术后发生严重的肾血管性高血压，病人因此检查发现了完全性左侧肾动脉闭塞。闭塞的机制不清楚，但推测可能由于解剖过程中损伤或牵拉引起的动脉内膜损伤所致。这些病例，尽管罕见，但证明了清晰解剖、避免损伤肾血管的重要性。这在左侧尤为重要，因为左侧肾上腺紧邻肾上极和肾门的血管。

最近有报道腹腔镜肾上腺切除术后肿瘤复发的个案。Canniere 及同事[60]报道了因左侧肾上腺转移瘤经腹腔镜左侧肾上腺切除的一个病例。4 个月后，病人左肾门部肿瘤复发需要行左肾切除术。Ushiyame 及其同事[61]报道了 1 例 Cushing 氏综合征病人腹腔镜完整切除了一个 5cm 左侧肾上腺肿瘤，14 个月后发生原位多发转移。Foxius 及其同事[62]从手术后 11 月发生广泛转移的复发高醛固酮血症的病人切除了一个 2.7cm“不典型的无包膜的”右侧肾上腺醛固酮瘤。手术探查在大网膜、左结肠旁沟、脾后发现肿瘤，但没有局部复发的证据。第一次手术后 20 个月后病人死亡。后一个病例的肿瘤复发模式提示气腹在肿瘤细胞散播的可能作用，这已在结直肠癌和胆囊癌观察到[64~67]。Iaccconi 等[63]从 1 例临床前 Cushing 氏综合征病人腹腔镜切除一个无肾上腺外侵犯证据的 7cm 右肾上腺肿瘤。腹腔镜完整切除肾上腺肿块，病理诊断肾上腺皮质醇瘤，术后给予嘧妥坦治疗，26 个月后病人因局部复发和多处套管刺口转移而再次手术。

腹腔镜手术导致这些病人的肿瘤复发和转移的原因尚不清楚。因为在开放的肾上腺切除术，第一次手术时无法识别的微转移造成的肿瘤生长也会发生。因此，一定程度上，这些病例简单反映了所切除的肿瘤自然病程和生物学行为。但 Foxius[62] 和 Iacconi[63] 的病例的确指出，基于肿瘤复发模式，腹腔镜手术可能有促进的作用。因此，在得到进一步随访资料之前，试图切除潜在恶性的肾上腺疾病包括具有良性影像学特征的大肿瘤仍然应该谨慎和有节制。这类疾病最好由技术高度熟练、经验丰富的腹腔镜肾上腺外科医生或通过开放肾上腺切除术来处理。无论经验如何，决不能够因为过于热心应用腹腔镜技术，损害已建立的切缘阴性、完整切除等肿瘤学原则。

术后管理

腹腔镜肾上腺切除术后大部分病人可在常规护理单元管理。有严重血流动力学异常的病人，尤其是嗜铬细胞瘤切除的病人，或者有严重基础心肺疾病者可能需要在重症监护室过夜观察。术后第 1 天早晨开始饮水。根据耐受能力，饮食逐步过渡到常规食物。术后第 1 个 24h 如果需要，给予止痛药物，之后通常没有必要给予注射麻醉药。术后第 1 个早晨应该检查血细胞计数，根据临床是需要监测电解质，通常术后 24～48 小时出院。双侧肾上腺切除术后需要类固醇替代的病人常观察 72～96h。病人可出院回家，没有身体活动限制，术后 2 周内应该回到工作岗位，完全恢复活动，最初的随访复查应在术后 2～3 周。

Cushing 氏综合征和进行双侧肾上腺切除术的病人要求围手术期给予应激剂量的类固醇。口服氢化可的松，每天维持量 12～15mg/m^2。肾上腺皮质醇腺瘤所致的 Cushing 氏综合征病人，替代治疗应该一直持续到 ACTH 刺激试验证明下丘脑-垂体-肾上腺轴恢复。对侧肾上腺完全恢复可能需要 18～24 个月[117]。双侧肾上腺切除的病人也需要用氟氢可的松进行终身盐皮质激素替代（100μg/d）。Cushing 氏综合征病人或者双侧肾上腺切除术后病人，可能发生急性肾上腺功能不全。表现可包括低血压、心血管虚脱、休克，以及腹痛、虚弱、发热、恶心、呕吐和白细胞增多症。治疗是经静脉快速给予氢化可的松，如果未得到快速诊断和处理，这种情况可能是致命的。

嗜铬细胞瘤切除后，由于失去 α 受体介导的交感张力血管内容量扩张，病人血压低，可能需要大量静脉补液。由于因为失去循环儿茶酚胺对胰岛素分泌的抑制造成高胰岛素血症反弹，低血糖症是一个潜在危险。切除后 24～36h 这些病人应该定期床旁检测血糖。术后几周应测定尿中儿茶酚胺，作为此后复查的基础。

（陈光富　译）

参考文献

1. Scott HW Jr. Anatomy of the adrenal glands and bilateral adrenalectomy. In: Nyhus LM, Baker RJ, Sabiston DC (eds) Mastery of Surgery, 2nd Ed. Boston: Little, Brown, 1992:1373-1378.
2. Russell CF, Hamberger B, van Heerden JA, Ilstrup DM. Adrenalectomy: anterior or posterior approach? Am J Surg 1982;144:322-324.
3. Proye CAG, Huart JY, Cuvillier XD, Assez NML, Gambardella B, Carnaille BML. Safety of the posterior approach in adrenal surgery: experience in 105 cases. Surgery (St. Louis) 1993;114:1126-1131.
4. Buell JF, Alexander HR, Norton JA, Yu KC, Fraker DL. Bilateral adrenalectomy for Cushing's syndrome: anterior versus posterior surgical approach. Ann Surg 1997;225:63-68.
5. Petelin JB. Laparoscopic adrenalectomy. In: Proceedings, Third World Congress Endoscopic Surgery, Bordeaux, France, September 1992.
6. Gagner M, Lacroix A, Bolte E. Laparoscopic adrenalectomy in Cushing's syndrome and pheochromocytoma. N Engl J Med 1992;327:1033.
7. Gagner M, Lacroix A, Bolte E, Pomp A. Laparoscopic adrenalectomy: the importance of a flank approach in the lateral decubitus position. Surg Endosc 1994;8:135-138.
8. Brunt LM, Molmenti EP, Kerbl K, Soper NJ, Stone AM, Clayman RV. Retroperitoneal endoscopic adrenalectomy: an experimental study. Surg Laparosc Endosc 1993; 4: 300-306.

9. Mercan S, Seven R, Ozarmagan S, Tezelaman S. Endoscopic retroperitoneal adrenalectomy. Surgery (St. Louis) 1995; 118:1071-1076.
10. Melby JC. Diagnosis and treatment of primary aldosteronism and isolated hypoaldosteronism. Clin Endocrinol Metab 1985;14:977-995.
11. Young WF. Primary hyperaldosteronism: a common and curable form of hypertension. Cardiol Rev 1999; 7: 207-214.
12. Gordon RD, Stowasser M, Tunny TJ, Klemm SA, Rutherford JC. High incidence of primary aldosteronism in 199 patients referred with hypertension. Clin Exp Pharmacol Physiol 1994;21:315-318.
13. GangulyA. Primary aldosteronism. N Engl J Med 1998; 339:1828-1834.
14. Young WF, Hogan MJ, Klee GG, Grant CS, van Heerden JA. Primary aldosteronism: diagnosis and treatment. Mayo Clin Proc 1990;65:96-110.
15. Blumenfeld JD, Sealey JE, Schlussel Y, et al. Diagnosis and treatment of primary hyperaldosteronism. Ann Intern Med 1994;121:877-885.
16. Young WF, Stanson AW, Grant CS, Thompson GB, van Heerden JA. Primary aldosteronism: adrenal venous sampling. Surgery (St. Louis) 1996;120:913-920.
17. Newell-Price J, Trainer P, Besser M, Grossman A. The diagnosis and differential diagnosis of Cushing's syndrome and pseudo-Cushing's states. Endocr Rev 1988; 19: 647-672.
18. Zeiger MA, Nieman LK, Cutler GB, et al. Primary bilateral adrenal causes of Cushing's syndrome. Surgery (St. Louis) 1991;110:1106-1115.
19. Orth DN. Cushing's syndrome. New Engl J Med 1995; 332:791-803.
20. Pommier RF, Brennan MF. An eleven-year experience with adrenocortical carcinoma. Surgery (St. Louis) 1992; 112:963-971.
21. Copeland P. The incidentally discovered adrenal mass. Ann Intern Med 1983;98:940-945.
22. Harrison LE, Gaudin PB, Brennan MF. Pathologic features of prognostic significance for adrenocortical carcinoma after curative resection. Arch Surg 1999;134:181-185.
23. Icard P, Chapuis Y, Andreassian B, Bernard A, Proye C. Adrenocortical carcinoma in surgically treated patients: a retrospective study on 156 cases by the French Association of Endocrine Surgery. Surgery (St. Louis) 1992,112:972-980.
24. Herrera MMF, Grant CS, van Heerden JA, Sheedy PF, Ilstrup DM. Incidentally discovered adrenal tumors: an institutional perspective. Surgery (St. Louis) 1991; 110: 1014-1021.
25. Fishman EK, Deutch BM, Hartman DS, Goldman SM, Zerhouni EA, Siegelman SS. Primary adrenocortical carcinoma: CT evaluation with clinical correlation. AJR 1987; 148:531-535.
26. Hofle G, Gasser RW, Lhotta K, Janetschek G, Kreczy A, Finkenstedt G. Adrenocortical carcinoma evolving after diagnosis of preclinical Cushing's syndrome in an adrenal incidentaloma. Horm Res 1998;50:237-242.
27. Gross MD, Shapiro B, Francis IR, et al. Incidentally discovered bilateral adrenal masses. Eur J Nucl Med 1995;22: 315-321.
28. Van Erkel AR, van Gils AP, Lequin M, Kruitwagen C, Bloem JL, Falke TH. CT and MR distinction of adenomas and nonadenomas of the adrenal gland. J Comp Assist Tomogr 1994;18:432-438.
29. Crucitti F, Belantone R, Ferrante A, Boscherina M, Crucitti P. The Italian registry for adrenal cortical carcinoma: analysis of a multinational series of 129 patients. Surgery (St. Louis) 1996;119:161-170.
30. Page DL, DeLellis RA, Hough AJ. Tumors of the adrenal. Washington, DC: AFIP, 1986.
31. Ross NS, Aron DC. Hormonal evaluation of the patient with an incidentally discovered adrenal mass. N Engl J Med 1990;323:1401-1405.
32. Bravo EL. Evolving concepts in the pathophysiology, diagnosis, and treatment of pheochromocytoma. Endocr Rev 1994;15:356-368.
33. Shady KL, Brown JJ. MR imaging of the adrenal glands. MRI Clin N Am 1995;3:73-85.
34. Thompson NW, Allo MD, Shapiro B, Sisson JC, Beierwaltes W. Extra-adrenal and metastatic pheochromocytoma: the role of ^{131}I meta-iodylbenzylguanidine (^{131}I MIBG) in localization and management. World J Surg 1984;8:605-611.
35. Glazer HS, Weyman PJ, Sagel SS, McLennan BL. Nonfunctioning adrenal masses: incidental discovery on computed tomography. AJR 1982;139:81-85.
36. Belledgrun A, Hussain S, Seltzer SE, Loughlin KR, Gittes RF, Richie JP. Incidentally discovered mass of the adrenal gland. Surg Gynecol Obstet 1986;163:203-208.
37. Kley HK, Wagner H, Jaresh S, et al. Endokrin inaktiv nebennierentumoren. In: Allolio B, Schulte HM (eds)

Moderne diagnostik und therapeutische strategien bei nebennierentumoren. New York: Schattauer, 1990: 189-197.

38. Prinz RA, Brooks MH, Churchill R, et al. Incidental asymptomatic adrenal masses detected by computed tomographic scanning: is operation required? JAMA 1982;248:701-704.

39. Osella G, Terzolo M, Borreta G, et al. Endocrine evaluation of incidentally discovered adrenal masses (incidentalomas). J Clin Endocrinol Metab 1994;79:1532-1539.

40. Mantero F, Masini AM, Opocher G, Giovagnetti M, Arnaldi G. Adrenal incidentaloma: an overview of hormonal data from the National Italian Study Group. Horm Res (Basel) 1997;47:284-289.

41. Reincke M, Nieke J. Krestin GP, Saeger W, Allolio B, Winkelmann W. Preclinical Cushing's syndrome in adrenal "incidentalomas": comparison with adrenal Cushing's syndrome. J Clin Endocrinol Metab 1992;75:826-832.

42. Kloos RT, Gross MD, Francis IR, Korobkin M, Shapiro B. Incidentally discovered adrenal masses. Endocr Rev 1995;16:460-484.

43. Peplinski GR, Norton JA. In: Zinner MJ, Schwartz SI, Ellis H (eds) The adrenal glands, 10th Ed. Stamford, CT: Appleton & Lange, 1997:723-760.

44. Paivansalo M, Lahde S, Merikanto J, Kallionen M. Computed tomography in primary and secondary adrenal tumours. Acta Radiol 1988;29:519-522.

45. Lee MJ, Hahn PF, Papanicolaou N, et al. Benign and malignant adrenal masses: CT distinction with attenuation coefficients, size, and observer analysis. Radiology 1991;179:415-418.

46. Korobkin M, Lombardi TJ, Aisen AM, et al. Characterization of adrenal masses with chemical shift and gadolinium-enhanced MR imaging. Radiology 1995;197:411-418.

47. Mayo-Smith WW, Lee MJ, McNicholas MM, Hahn PF, Boland GW, Saini S. Characterization of adrenal masses <5 cm by use of chemical shift MR imaging: observer performance versus quantitative measures. AJR 1995;165:91-95.

48. Siekavizza JL. Bernardino ME, Samaan NA. Suprarenal mass and its differential diagnosis. Urology 1981;18:625-632.

49. Hussain S, Belledgrun A, Seltzer SE, Richie JP, Gittes RF, Abrams HL. Differentiation of malignant from benign adrenal masses: predictive indices on computed tomography. AJR 1985;144:61-65.

50. Candel A, Gattuso P, Reyes CV, Prinz RA, Castelli MJ. Fine-needle aspiration biopsy of adrenal masses in patients with extraadrenal malignancy. Surgery (St. Louis) 1993;114:1132-1137.

51. Lo CY, van Heerden JA, Soreide JA, et al. Adrenalectomy for metastatic disease to the adrenal gland. Br J Surg 1995;83:528-531.

52. Ayabe H, Tsuji H, Hara S, et al. Surgical management of adrenal metastasis from bronchogenic carcinoma. J Surg Oncol 1995;58:149-154.

53. Ettingshausen SE, Burt ME. Prospective evaluation of unilateral adrenal masses in patients with operable nonsmall-cell lung cancer. J Clin Oncol 1991;9:1462-1466.

54. Wade TP, Longo WE, Virgo KS, Johnson FE. A comparison of adrenalectomy with other resections for metastatic cancers. Am J Surg 1998;175:183-186.

55. Elashry OM, clayman RV, Soble JJ, McDougall EM. Laparoscopic adrenalectomy for solitary metachronous contralateral adrenal metastasis from renal cell carcinoma. J Urol 1997;157:1217-1222.

56. Heniford BT, Arca MJ, Walsh RM, Gill IS. Laparoscopic adrenalectomy for cancer. Semin Surg Oncol 1999;16:293-306.

57. Stowens D. Neuroblastoma and related tumors. Arch Pathol 1957;63:451-459.

58. Nasir J, Royston C, Walton C, White MC. 11B-hydroxylase deficiency: management of a difficult case by laparoscopic bilateral adrenalectomy. Clin Endocrinol 1996;45:225-228.

59. Wells SA Jr, Merke DP, Cutler GB Jr, Norton JA, Lacroix A. Therapeutic controversy: the role of laparoscopic surgery in adrenal disease. J Clin Endocrinol Metab 1998;83:3041-3042.

60. de Canniere L, Michel L, Hamoir E, et al. Multicentric experience of the Belgian Group for Endoscopic Surgery (BGES) with endoscopic adrenalectomy. Surg Endosc 1997;11:1065-1067.

61. Ushiyama T, Suzuki K, Kageyama S, Fujita K, Oki Y, Yoshimi T. A case of Cushing's syndrome due to adrenocortical carcinoma with recurrence 19 months after laparoscopic adrenalectomy. J Urol 1997;157:2239.

62. Foxius A, Ramboux A, Lefebvre Y, Broze B, Hamels J, Squifflet J-P. Hazards of laparoscopic adrenalectomy for Conn's adenoma: when enthusiasm turns to tragedy. Surg Endosc 1999;13:715-717.

63. Iacconi P, Bendinelli C, Miccoli P, Bernini GP. Re: A case of Cushing's syndrome due to adrenocortical carcinoma with recurrence 19 months after laparoscopic adrenalecto-

my. J Urol 1999;161:1580-1586.

64. Clair DG, Lautz DB, Brooks DC. Rapid development of umbilical metastases after laparoscopic cholecystectomy for unsuspected gallbladder carcinoma. Surgery (St. Louis) 1993;113:355-358.

65. Z'graggen K, Birrer S, Maurer CA, Klaiber C, Baer HU. Incidence of port site recurrence after laparoscopic cholecystectomy for preoperatively unsuspected gallbladder carcinoma. Surgery (St. Louis) 1998;124:31-38.

66. Fusco MA, Paluzzi MW. Abdominal wall recurrence after laparoscopic colectomy for adenocarcinoma of the colon: a case report. Dis Colon Rectum 1993;36:858-861.

67. Ramos JM, Gupta S, Anthine GJ, Ortega AE, Simons AJ, Beart RW Jr. Laparoscopy and colon cancer--is the port site at risk? A preliminary report. Arch Surg 1994; 129:897-899.

68. Duh Q-Y, Siperstein AE, Clark OH, et al. Laparoscopic adrenalectomy: comparison of the lateral and posterior approaches. Arch Surg 1996;131:870-876.

69. Gagner M, Pomp A, Heniford BT, Pharand D, Lacroix A. Laparoscopic adrenalectomy: lessons learned from 100 consecutive procedures. Ann Surg 1997;226:238-247.

70. Filliponi S, Guerreri M, Arnaldi GGM, Masini AM, Lezoche E. Mantero F. Laparoscopic adrenalectomy: a report on 50 operations. Eur J Endocrinol 1998;138:548-553.

71. Marescaux J, Mutter D, Wheeler MH. Laparoscopic right and left adrenalectomies: surgical procedures. Surg Endosc 1996;10:912-915.

72. Miccoli P, lacconi P, Conte M, Goletti O, Buccianti P. Laparoscopic adrenalectomy. J Laparoendosc Surg 1995;5: 221-226.

73. Staren ED, Prinz RA. Adrenalectomy in the era of laparoscopy. Surgery (St. Louis) 1996;120:706-711.

74. Lacroix A. Therapeutic controversy: five-year experience with laparoscopic adrenalectomy at Hotel-Dieu in Montreal: endocrinologist's perspective. J Clin Endocrinol Metab 1998;83:3043-3046.

75. Brunt LM, Doherty GM, Norton JA, Soper NJ, Quasebarth MA, Moley JF Laparoscopic compared to open adrenalectomy for benign adrenal neoplasms. J Am Coll Surg 1996;183:1-10.

76. Rutherford JC, Stowasser M, Tunny TJ, Klemm SA, Gordon RD. Laparoscopic adrenalectomy. World J Surg 1996;20:758-761.

77. Terachi T, Matsuda T, Terai A. et al. Transperitoneal laparoscopic adrenalectomy: experience in 100 cases. J Endourol 1997;11:361-365.

78. Fernandez-Cruz L, Saenz A, Benarroch G, Torres E, Astudillo E. Technical aspects of adrenalectomy via operative laparoscopy. Surg Endosc 1994;8:1348-1351.

79. Guerrieri M, Paganini A, Feliciotti F, Zenobi P, Mantero F, Lezoche E. Laparoscopic adrenalectomy: report of 70 cases. Surg Endosc 1998;12:611.

80. Bonjer HJ, Lange JF, Kazemier G, De Herder WW, Steyerberg EW, Bruining HA. Comparison of three techniques for laparoscopic adrenalectomy. Br J Surg 1997; 84: 679-682.

81. Heniford BT, lanniti DA, Hale J, Gagner M. The role of intraoperative ultrasonography during laparoscopic adrenalectomy. Surgery (St. Louis) 1997;122:1068-1074.

82. Brunt LM, Bennett HF, Teetey SA, Moley JF, Middleton WD. Laparoscopic ultrasound imaging of adrenal tumors during laparoscopic adrenalectomy. Am J Surg 1999;178: 490-495.

83. Prinz RA. Editorial: Laparoscopic adrenalectomy. J Am Coll Surg 1996;183:71-73.

84. Thompson GB, Grant CS, van Heerden JA, et al. Laparoscopic versus open posterior adrenalectomy: a case-control study of 100 patients. Surgery (St. Louis) 1997; 122: 1132-1136.

85. Imai T, Kikumori T, Ohiwa M, Mase T, Funahashi H. A case-controlled study of laparoscopic compared with open lateral adrenalectomy. Am J Surg 1999;178:50-54.

86. Pujol J, Viladrich M, Rafecas A, et al. Laparoscopic adrenalectomy: a review of initial 30 cases. Surg Endosc 1999; 13:488-492.

87. Suzuki K, Kageyama S, Ueda D, et al. Laparoscopic adrenalectomy: clinical experience with 12 cases. J Urol 1993; 150:1099-1102.

88. Stuart RC, Chung SCS, Lau JYW, et al. Laparoscopic adrenalectomy. Br J Surg 1995;82:1498-1499.

89. Takeda M, Go H, Imai T, Nishiyama T, Morishita H. Laparoscopic adrenalectomy for primary aldosteronism: report of initial ten cases. Surgery (St. Louis) 1994;115: 621-625.

90. Heintz A, Walgenbach S, Junginger T. Results of endoscopic retroperitoneal adrenalectomy. Surg Endosc 1996; 10:633-635.

91. Walz MK, Peitgen K, Hoermann R, Giebler RM, Mann K, Eigler FW. Posterior retroperitoneoscopy as a new minimally invasive approach for adrenalectomy: results of 30 adrenalectomies in 27 patients. World J Surg 1996;20:

769-774.

92. Fernandez-Cruz L, Saenz A, Taura P, Benarroch G, Astudillo E, Sabater L. Retroperitoneal approach in laparoscopic adrenalectomy? Is it advantageous? Surg Endosc 1999; 13:86-90.

93. Takeda M, Go H, Watanabe R, et al. Retroperitoneal laparoscopic adrenalectomy for functioning adrenal tumors: comparison with conventional transperitoneal laparoscopic adrenalectomy. J Urol 1997;157:19-23.

94. Baba S, Miyajima A, Uchida A, Asanuma H, Miyakawa A, Murai M. A posterior lumbar approach for retroperitoneoscopic adrenalectomy: assessment of surgical efficacy. Urology 1997;50:19-24.

95. Huber DF, Martin EW Jr, Cooperman M. Cholecystectomy in elderly patients. Am J Surg 1983;146:719-722.

96. MacGillivray DC. Shichman SJ, Ferrer FA, Malchoff CD. A comparison of laparoscopic vs open adrenalectomy. Surg Endosc 1996;10:987-990.

97. Linos DA, Stylopoulos N, Boukis M, Souvatzoglou A, Raptis S, Papadimitriou J. Anterior, posterior, or laparoscopic approach for the management of adrenal diseases? Am J Surg 1997;173:120-125.

98. Jacobs JK, Goldstein RE, Geer RJ. Laparoscopic adrenalectomy: a new standard of care. Ann Surg 1997;225:495-502.

99. Guazzoni G, Montorsi F, Bocciardi A, et al. Transperitoneal laparoscopic versus open adrenalectomy for benign hyperfunctioning adrenal tumors: A comparative study. J Urol 1995;153:1597-1600.

100. Vargas HI, Kavoussi LR, Bartlett DL, et al. Laparoscopic adrenalectomy: a new standard of care. Urology 1997;49:673-678.

101. Winfield HN, Hamilton BD, Bravo EL, Novick AC. Laparoscopic adrenalectomy: the preferred choice? A comparison to open adrenalectomy. J Urol 1998;160:325-329.

102. Schell SR, Talamini MA, Udelsman R. Laparoscopic adrenalectomy for nonmalignant disease: improved safety, morbidity, and cost effectiveness. Surg Endosc 1999;13:30-34.

103. Dudley NE, Harrison BJ. Comparison of open posterior versus transperitoneal laparoscopic adrenalectomy. Br J Surg 1999;86:656-660.

104. Shen WT, Lim RC, Siperstein AE, et al. Laparoscopic vs open adrenalectomy for the treatment of primary hyperaldosteronism. Arch Surg 1999;134:628-632.

105. Gagner M, Breton G, Pjarand D, Pomp A. Is laparoscopic adrenalectomy indicated for pheochromocytomas? Surgery (St. Louis) 1996;120:1076-1080.

106. Fernandez-Cruz L, Taura P, Saenz A, Benarroch G, Sabater L. Laparoscopic approach to pheochromocytoma: hemodynamic changes and catecholamine secretion. World J Surg 1996;20:762-768.

107. Col V, de Canniere L, Colard E, Michel L, Donckier J. Laparoscopic adrenalectomy for phaeochromocytoma: endocrinological and surgical aspects of a new therapeutic approach. Clin Endocrinol 1999;50:121-125.

108. Bax TW, Marcus DR, Galloway GQ, Swanstrom LL, Sheppard BC. Laparoscopic bilateral adrenalectomy following failed hypophysectomy. Surg Endosc 1996; 10; 1150-1153.

109. Chapuis Y, Chastanet S, Dousset B, Luton J-P. Bilateral laparoscopic adrenalectomy for Cushing's disease. Br J Surg 1997;84:1009.

110. Fernandez-Cruz L, Saenz A, Benarroch G, Sabater L, Taura P. Total bilateral laparoscopic adrenalectomy in patients with Cushing's syndrome and multiple endocrine neoplasia (IIa). Surg Endosc 1997;11:103-107.

111. Lanzi R, Montorsi F, Losa M, et al. Laparoscopic bilateral adrenalectomy for persistent Cushing's disease after transsphenoidal surgery. Surgery (St. Louis) 1998;123:144-150.

112. Kemink L, Hermus A, Pieters G, Benraad T, Smals A, Kloppenborg P. Residual adrenocortical function after bilateral adrenalectomy for pituitary-dependent Cushing's syndrome. J Clin Endocrinol Metab 1992;75:1211-1214.

113. Walz MK, Peitgen K. Saller B, et al. Subtotal adrenalectomy by the posterior retroperitoneoscopic approach. World J Surg 1998;22:621-627.

114. Imai T, Tanaka Y, Kikumori T, et al. Laparoscopic partial adrenalectomy. Surg Endosc 1999;13:343-345.

115. Mugiya S, Suzuki K, Saisu K, Fujita K. Unilateral laparoscopic adrenalectomy followed by contralateral retroperitoneoscopic partial adrenalectomy in a patient with multiple endocrine neoplasia type 2a syndrome. J Endourol 1999;13:99-104.

116. Wu T-H, Tsai S-H, Tsai C-Y, Huang T-P. Renovascular hypertension after laparoscopic adrenalectomy in a patient with adrenal adenoma. Nephron 1996;74:464-465.

117. Doherty GM, Nieman LK, Cutler GB Jr, Chrousos GP, Norton JA. Time to recovery of the hypothalamic-pituitary-adrenal axis after curative resection of adrenal tumors in patients with Cushing's syndrome. Surgery (St. Louis) 1990;108:1085-1090.

第二十七章　腹腔镜脾脏切除术

Eric D. Whitman, L. Michael Brunt

脾脏是腹腔镜技术切除的最常见的实体器官之一。腹腔镜脾脏切除术(laparoscopic splenectomy, LS)是由 Delaitre 于 1992 年[1]最先开展的。由于脾脏体积大、血管丰富以及众多病理状态影响 LS 的实施,从而使其成为最具挑战性的腹腔镜操作之一。尽管腹腔镜脾脏切除中转率比其他复杂腹腔镜手术所报道的要高,然而对于脾脏正常或接近正常大小的病人而言,腹腔镜脾脏切除已经成为脾脏切除的首选方法。腹腔镜技术也已经成功地有选择地应用于脾脏肿大病人。

作为一种可行的外科方法,本章的目的是阐述腹腔镜脾脏切除的发展,最终讨论各种可行的技术和推荐作者的特殊技艺。本文是在介绍腹腔镜脾脏切除的适应证、疗效及并发症,和费效比分析的同时,还将其与历史上标准的开腹脾脏切除(open splenectomy, OS)逐一做了比较。

解剖和生理

脾脏位于左上腹,胃的后外侧。正常脾脏重约 75～100g,体积一般随着年龄增加会略缩小[2]。由于前面、侧面及后侧受肋骨保护,脾脏通过悬吊于膈肌、胃、肾脏和结肠脾曲的韧带得以固定。这些韧带附着于脾脏被膜,将脾脏固定在后腹膜 (图 27-1)。

脾脏从两条主要途径接受动脉血供:脾动脉和胃短动脉。脾动脉是腹腔干的一个分支,沿着胰腺的后、上方走行,进入脾脏的中部(即脾门),位于胰尾外侧。脾脏动脉血供的血管分

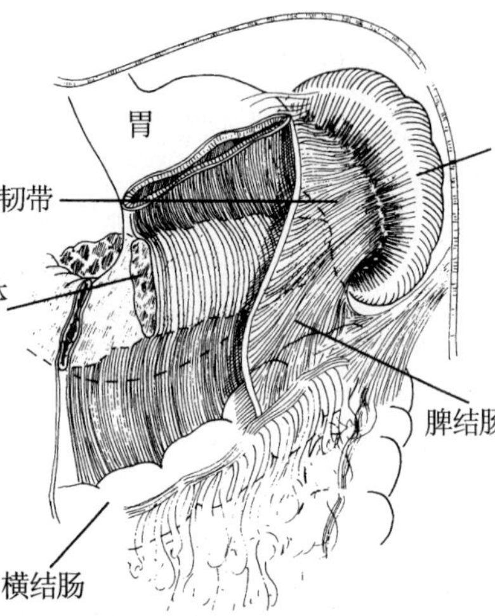

图 27-1　腹腔内附着脾脏的附件。固定脾脏后侧的脾肾韧带未显示(源自:Dierks MM, 等. 脾脏切除. 见:Jones DB, Wu JS, Soper NJ 主编, 腹腔镜外科:原则和操作. St. Louis: Quality Medical Publishing, 1997:294)

布模式有分支型(distributed mode)和主干型(magistral mode)两种[3,4]。分支型是最常见的形式,多个动脉分支从距离脾门 2～3cm 处的脾动脉主干发出。这种形式通常可通过脾脏前缘的凹槽来识别。与此相反,主干型是脾动脉主干作为紧凑的结构进入脾门,没有分支。胃短血管位于脾胃韧带内,在脾门和脾动脉的上方,主要进入脾脏上极。进入脾脏的胃短血管,其长度和数量变异性大,但一般来说,3 支或 4 支,每支长 3cm。脾脏的静脉引流主要通过脾静脉,在和肠系膜上静脉汇合为门静脉前,脾静脉位于胰腺的后方,和脾动脉平行走形。次要的静脉引流,主要位于脾周悬韧带内,这些引流静脉,在门静脉高压症的病人会增多增粗。

脾脏具有两个主要的生理功能。首先,它

是血液滤过器和机体网状内皮系统的主要组成部分。它可以消除循环中的抗原和非抗原性颗粒物质(即受损的、经修饰的或衰老的循环血细胞,被包裹的微生物,免疫复合物产物,血红蛋白或铁降解产物);滤过的颗粒随后被脾脏巨噬细胞和网状细胞吞噬。其次,脾脏作为机体外周免疫系统的器官,能产生调理素(opsonins)和抗体(尤其是 IgM),调理素能促进补体活化和对细菌的吞噬。脾脏可能对免于受包裹的微生物引起的感染上特别重要,它们绝大部分被脾脏从循环中有效清除。

脾脏病理

脾脏病理与正常脾脏的生理紊乱或受到损伤有关,或者与脾脏对先天或获得性造血功能紊乱引起的生理性应答反应有关。大部分常见脾脏病变类型是属于创伤性损伤。通常不用腹腔镜技术治疗。尽管穿通性损伤会造成脾脏创伤,大部分脾脏损伤源自腹部钝性伤,受外界物体或骤然加速/减速力的突然冲击,脾脏菲薄的包膜和脾实质会被撕裂。脾脏具有的高速血流(平均 300ml/min)和滤血功能,除非得到快速诊断和治疗,否则创伤性损伤具有潜在的致命性,当前腹腔镜腹部外科固有的局限性,除了诊断性用途,限制了腹腔镜治疗脾脏外伤的作用(见下面内容)。但是,对选择性的脾脏外伤可以适用腹腔镜技术,使用手助设备,辅助腹腔镜取出脾脏。

脾脏外科疾病大致分为溶血性贫血、血小板减少症、淋巴瘤/白血病、骨髓增生性病变以及多种其他疾病。溶血性贫血包括源于内源性或获得性异常引起血细胞破坏增加的多种疾病。最常见的溶血性贫血是遗传性球形红细胞性贫血和特发性自身免疫性溶血性贫血。遗传性球形红细胞性贫血是一种与红细胞膜缺陷有关的常染色体显性疾病。这些有缺陷的红细胞,因其形态学特征也称作球形红细胞,表现为细胞脆性增加,不能轻易通过脾脏红髓并被扣押、破坏,引起贫血、脾脏肿大,部分病人出现黄疸。高达 30%～60%的病人会出现色素性胆囊结石,脾脏切除是唯一有效的治疗措施。其他有时可用脾脏切除治疗的先天性溶血性贫血包括:遗传性椭圆形红细胞增多症——酶缺乏引起的溶血性贫血、地中海贫血和镰状红细胞病。自身免疫性溶血性贫血是一种获得性病变,由于体内形成了针对红细胞的自身抗体而引起细胞破坏增加。该病主要见于年龄超过 50 岁的成年人。大约 50%病人有可触及的肿大脾脏,25%有胆囊结石。对于皮质类固醇治疗无效的病人,脾脏切除是适应证。

特发性或免疫性血小板减少性紫癜(ITP)是一种自身免疫性疾病,针对血小板糖蛋白的 IgG 自身抗体引起血小板扣押和破坏增加。在该疾病中,脾脏本身就是抗体产生的重要来源,也是扣押和清除被抗体包被血小板的主要部位。骨髓分析一般可显示巨核细胞数量正常或增加。ITP 的发病有两种形式。儿童型,80%的病人不需要特别治疗能完全恢复[5];相反,成人 ITP 病人通常不能自行消退,最初用皮质类固醇治疗。激素治疗失败或不能耐受,或者激素中断后复发的病人,需要实施脾切除。皮质类固醇治疗后仍有血小板减少的病人,在术前对静脉内输注 IgG 提升血小板计数可能有效。约 70%～80%的病人在脾切除后 ITP 完全缓解[6~8]。另外的 15%表现为部分改善,尽管没有达到正常血小板水平;只有约 5%对脾切除不起反应。除了特发性形式,ITP 的发生也可能与系统性红斑狼疮(SLE)或人免疫缺陷病毒(HIV)感染有关[9]。这些病人对脾切除的有效率和其他 ITP 病人相似。

血栓性血小减少性紫癜(TTP)是一种不明原因的疾病,会因为血小板聚集造成微循环的血管闭塞。临床特征包括消耗性血小板减少、溶血性贫血、发热、中枢神经系统功能紊乱和肾功能不全。TTP 的死亡率高,主要的治疗是血浆置换。对血浆置换无效或复发的病人,脾切除是适应证。

其他脾脏的病理状态包括原发性或继发性肿瘤样病变。原发性淋巴肿瘤包括各种淋巴瘤和白血病，经常表现为脾脏肿大。在特殊情况下，为了诊断原因或者由于出现相关的血细胞减少症这些病人有脾切除的指征，但很少用做肿瘤分期。

脾脏的骨髓增生性疾病包括骨髓纤维化、髓样化生、真性红细胞增多症和特发性血小板增多症[10]。这些疾病的病因不清楚。常见特征包括脾脏肿大，通常是巨脾合并有症状的脾功能亢进，各种止血紊乱包括贫血、血小板减少或血小板增多症和白细胞增多。骨髓纤维化是一种广泛增生过程，累及骨髓、肝脏、脾脏和淋巴结。它好发于中年和老年人，常伴有髓外造血。临床特征通常有贫血、紫癜、症状性脾脏肿大，肝脏肿大和高尿酸血症。诊断的确立依靠外周红细胞涂片，可以显示碎片、幼稚型和异形红细胞；骨髓分析可有典型的程度不等的纤维化。骨髓纤维化病人需实施脾脏切除术，因为有疼痛或源于明显增大脾脏压迫的症状，或为了便于控制贫血和血小板减少症。这些病人的巨脾通常不适合腹腔镜切除。因骨髓纤维化而实施脾脏切除的病人，其并发症和死亡率比任何其他疾病都高，尤其是这些病人发生术后血栓性并发症的风险增加，包括脾静脉或门静脉血栓形成[11]。

适应证和效果

大部分非创伤性脾脏疾病的主要治疗措施是药物，而非手术。非创伤性脾脏疾病的采用外科干预通常只有在内科治疗失败后才有必要，当脾脏本身有严重的症状或为了诊断和肿瘤分期，作为内科治疗的姑息性辅助措施。目前脾切除的适应证，列于表 27-1。腹腔镜脾切除适合于几乎所有正常大小或接近正常大小脾脏的病人。腹腔镜脾切除最常见的指征是 ITP，占到一些已发表组别例数的 40%～70%(表 27-2)[3,6,12～23]。患 ITP 时一般脾脏大小正常，与开腹下脾切除相比，其出血的风险显得并不更大。ITP 病人最好通过应用皮质类固醇或者输注 IgG，使得术前的血小板计数尽可能提升。尽管脾切除前理想的血小板计数是40 000 $\times10^9$/L 或更高，血小板计数只有(5 000～10 000)$\times10^9$/L 的病人，也安全地实施了腹腔镜脾切除术[3,12,16]。

表 27-1　脾脏切除的适应证

溶血性贫血
获得性自身免疫性贫血
先天性溶血性贫血
先天性血红蛋白病
血小板减少
特发性血小板减少性紫癜(ITP)
血栓性血小减少性紫癜(TTP)
Felty's 综合征
骨髓增生和淋巴增生性疾病
血液系统恶性肺瘤
白血病和非 Hodgkin 氏淋巴瘤
毛细胞性白血病
Hodgkin 氏淋巴瘤
其他原因的脾亢
储积性疾病
Gaucher 病
脾静脉闭塞/血栓形成
脾脏囊肿/假性囊肿
脾脓肿
血管畸形
脾动脉瘤
创伤性损伤

腹腔镜脾切除对血液恶性肿瘤病人治疗的作用仍有些争议。随着非 Hodgkin 淋巴瘤的无创放射影像分期技术的发展，减少了通过外科来分期的必要性。当前只有当 Hodgkin 氏淋巴瘤的影像学表现不确定或需获得脾组织来证实治疗后疾病状态，才有脾切除指征。为了诊断或治疗相关的脾亢和血细胞减少症，非 Hodgkin 氏淋

巴瘤或白血病病人偶尔才有脾切除指征。当有指征时,也可采用腹腔镜对淋巴瘤进行分期,并与脾切除结合使用[24]。血液学恶性肿瘤病人多有脾脏肿大,腹腔镜下不易处理。在最近LS治疗血液恶性肿瘤病例的回顾性分析中,中转开腹脾脏切除率是41%,而良性血液疾病病人的中转率为3%(P = 0.001)[25]。

腹腔镜脾切除的禁忌证包括:巨脾,存在体积较大的脾门淋巴腺病,门静脉高压症和诊断为骨髓增生性疾病时。肥胖会增加腹腔镜脾切除的难度,但不是腹腔镜路径的绝对禁忌。门静脉高压症应作为腹腔镜脾切除的禁忌证,因为会增加大出血的风险,主要来自脾门和脾脏各韧带内高度充血的血管。增生性疾病如骨髓纤维化伴有巨脾,最好采用开腹脾脏切除,因为在这类特殊病人中,脾脏体积巨大以及脾切除风险增加。创伤性脾破裂是腹腔镜脾切除的相对禁忌证,因为在控制活动性的脾脏大出血方面有困难。但是,腹腔镜对于脾脏外伤的诊断可发挥作用,并用于治疗轻微的脾脏损伤[26]。

表 27-2　各机构报导的腹腔镜脾脏切除

年份	作者 a	n	手术时间(分)	住院时间(天)	中转率	副脾	ITP	并发症
1995	Emmermann et al. [12]	27	170	4.4	5 (19%)	0%	74%	11%
1995	Gigot et al. [13]	50	203	5.4	5 (10%)	14%	62%	34%
1996	Bove et al. [14]	21	158	4.4	2 (10%)	0%	33%	16%
1996	Flowers et al. [15]	43	144	2.7	8 (19%)	0%	51%	16%
1998	Szold et al. [17]	43	79	2.3	0 (0%)	19%	84%	7%
1998	Katkhouda et al. [3]	103	161	2.5	4 (4%)	17%	65%	6%
1998	Decker er al. [18]	35	221	5.0	3 (9%)	17%	34%	23%
1999	Harold et al. [6]	27	—	1.5	1 (4%)	11%	100%	4%
1999	Walsh and Heniford[19]	57	185	2.4	0 (0%)	0%	0%	2%
1999	Brody et al. [20]	27	190	2.6	5 (19%)	4%	100%	9%
1999	Stanton[21]	30	150	2.3	2 (7%)	21%	100%	13%
1999	Gossot et al. [22]	20	127	4.3	0 (0%)	25%	70%	5%
2000	Trias et al. [23]	111	153	4.0	9 (8%)	14%	50%	17%
2000	Park et al. [27]	203	146	2.7	6 (3%)	15%	64%	6%
总计/平均		797	153	3.2	50 (6.3%)	12%	61%	11%

a 最少20例,以发表年份时间排序。

对于有明显脾脏肿大的病人,腹腔镜脾脏切除是一个具有挑战性的操作。随着经验的积累,绝大部分脾脏中度肿大(长径15～20cm,或重量<1 000g)的病人,常可以在腹腔镜下切除[27,28]。然而,巨脾的存在,给该操作增加更大的挑战,因为肿大脾脏的操作和显露有关韧带、血管困难大,出血风险高。对于尝试腹腔镜脾切除的确切体积限制,仍在评估中;但脾脏长径28～30cm或更大、重量≥3 000g者,最好以开腹方式操作,因为腹腔镜途径的成功率偏低[27～29]。运用手助技术开展腹腔镜脾脏切除,可以允许对中度或明显脾脏肿大病人更广泛地应用微创外科,如以下谈到的。在对明显脾脏肿大病人尝试该操作前,需要积累大量对非肿大脾脏实施腹腔镜脾脏切除的经验。

表 27-2 中的数据描述了较大宗发表的 LS（针对成人）文献，表 27-3 显示了腹腔镜和开腹脾脏切除比较的结果，其中每组至少实施 20 例腹腔镜病例。两者的结果归纳如下：

表 27-3 腹腔镜脾脏切除和开腹脾脏切除的比较[a]

组别	病例数			手术时间(分)		住院时间(知)		副脾		ITP		并发症	
	LS	OS	中转率	LS	OS	LS	OS	LS	OS	LS	OS	LS	OS
Rhodes et al.[36]	24	11	2 (8%)	120	75	3	7	_	_	_	_	12.5%	27%
Brunt et al.[37]	26	20	0	202	134	2.5	5.8	12%	5%	65%	20%	23%	30%
Glasgow et al.[35]	52	28	6 (11%)	196	156	4.8	6.7	16%	21%	44%	57%	10%	14%
Friedman et al.[40]	63	74	5 (7%)	153	121	3.5	6.7	17%	14%	50%	25%	14%	34%
Rescorla et al.[44]	50	32	0	115	83	1.4	2.5	18%	25%	16%	19%	6%	3%
Lozano-Salazar et al.[48]	22	27	2 (9%)	270	162	4	6	9%	11%	100%	100%	27%	37%
Park et al.[45]	147	63	4 (3%)	145	77	2.4	9.2	15%	5%	65%	60%	10%	35%
Targarona et al.[28b]	66	43	3 (4%)	143	43	3.7	8	_	_	68%	79%	11%	28%
Donini et al.[41]	44	56	1 (2%)	130	133	5.1	7.2	9%	9%	55%	14%	7%	23%
Berman et al.[25]	22	77	9 (41%)	203	120	4	6	_	_	0	0	32%	36%
Tanoue et al.[8]	35	41	0	204	100	9.6	20	11%	12%	100%	100%	11%	46%
总计/平均	551	472	32(5.8%)	159	99	3.6	7.9	14%	12%	59%	50%	12%	28%

LS，腹腔镜脾脏切除；OS，开腹脾脏切除；LOS，住院时间；

a 至少需要 20 例才纳入 LS 组；

b 排除脾脏>400g 的病人

（1）LS 在技术上可行，所适用的临床病症也在增加中。当 ITP 病人药物治疗无效时，LS 应作为优先考虑的外科措施[16,17,30～33]。

（2）几乎所有文章中 LS 的手术时间比 OS 长；这部分反映了许多研究中提到的“学习曲线”，即手术时间随着经验的积累逐渐减少[3,20,21,34～36]。

（3）LS 病人住院时间（LOS）明显比病例匹配的对照 OS 病人短。病人术后肠麻痹时间也明显缩短，且更快耐受规律饮食[25,30,35～38]。

（4）LS 改为 OS 的中转率总体上正在下降，认为与经验和病人选择有关[35]。从技术角度看，应用较大切口以方便取出腹腔镜分离的脾脏，也被认作是腹腔镜脾脏切除[15,22,25,34]。几乎所有需要中转为 OS 的病例，不是因为术中出血[15]，就是目前仪器设备不能胜任对肿大脾脏的操作[28]。

（5）LS 的并发症率较低，等同甚至优于报导的 OS 操作的并发症率[8,27,28,36,37,39～42]。围手术期死亡率通常取决于合并的内科问题，而与 LS 手术本身无关，特别是血液恶性肿瘤病人[15,25,35,36]。

（6）和任何一种新的操作一样，每例 LS 起初的费用比 OS 要高[39,43]；然而，随后的研究证实，和 OS 相比，LS 的费用类似甚至更低[30,35,44,45]，这里会进一步讨论。

（7）所有病人的结果和 OS 相当[19,21,25,46～48]，也关注 ITP 的早期复发[3,13]。就这点而言，对引进不足 10 年的操作，无法获得长期随访的数据。

总之，随着临床进展和外科经验的积累，腹腔镜脾脏切除的适应证也在发展中。对微创 LS 经验较少的外科医师而言，该操作应保留用于具有小的或正常大小脾脏、对抗凝治疗反应性好、手术风险较低的病人。对于技术熟练者来说，只有当病人存在巨脾（长径≥28cm 或重量≥3 000g）、门静脉高压症或创伤性脾脏破裂的情况下，才排除尝试 LS。随着今后腹腔镜技术和手法的进步，甚至对这些病人也有可能实施LS。

手术治疗

一、术前准备

应由外科医师和血液病学医师/肿瘤科医师共同决定是否实施脾脏切除。外科医师应复习所有诊断资料，包括腹部影像学检查和骨髓抽吸结果。对于良性血液病的病人（如特发性血小板减少性紫癜），不需要常规的影像学检查；但对于血液恶性肿瘤或脾脏肿大可触及的病人，需要完成上述常规影像学检查。术前会诊和评估包括全面病史、查体，尤其注意能增加病人手术总体风险的任何腹部手术疤痕和全身性疾病。适合LS的病人仍需告知LS的风险和优点，包括中转开腹手术的可能性。

术前需要完成常规的实验室检查和其他化验，包括血型、配血和交叉配血。起初，我们在术前对所有病人交叉配血准备2单位浓缩红细胞。但在一些单位，包括我们自己，正常大小脾脏的病人，术中出血风险低，因此只给予检查血型和配血。对于任何脾脏肿大或贫血的病人，至少需要准备2单位血液制品，并且随时可用。自身免疫性疾病和ITP的病人，因为存在多重血清抗体，血库交叉配血可能会有困难。因此，在预定手术的前1天，病人需要筛选抗体。尽管一些外科医师提倡术前输血小板，以达到血小板计数在50 000×10^9/L以上，根据我们和其他人的经验，这并非必需[49]。然而，对重度血小板减少症的病人，术中应输血小板。最理想的是，在术前数周应接种多价肺炎球菌疫苗（Pneumovax）和流感嗜血杆菌（hemophilus influenzae）B型疫苗。ITP病人可给予皮质类固醇，以升高术前血小板计数。最近给予类固醇治疗的病人，应接受围手术期"应激剂量（stress-dose）"皮质类固醇治疗。不提倡术前脾动脉栓塞，因为会诱导脾脏周围炎症反应，事实上增加了操作的难度；此外，也增加病人的费用和痛苦。

腹腔镜脾脏切除一般在入院当天手术，除非病人因伴发疾病已经住院。至少应留置一枚大孔径外周静脉通道，对脾脏肿大病人以两个为宜。围手术期抗生素用药，常规给予一次剂量的一代头孢菌素。一些外科医师采用泻药清洁结肠，但对大部分病人没有必要。

二、手术室和病人放置

腹腔镜脾脏切除术中需要应用各种外科技术、手术仪器以及调整病人体位。下面部分会尽可能介绍各种不同的搭配，但重点是作者自己的习惯。

腹腔镜脾脏切除采用气管内全身麻醉。避免使用一氧化氮，因为NO能引起结肠扩张，从而干扰腹腔镜视野。病人腿部使用持续压迫性长袜可以预防深静脉血栓形成，并要插尿管。病人体位，对积累大量LS经验的外科医师们而言，至少是一个有不同意见的方面。我们更喜欢用布袋垫子[53]维持稍弯曲的右侧卧位或

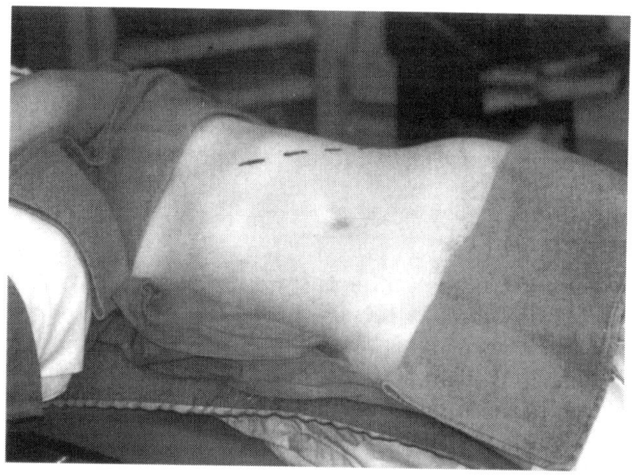

图27-2 腹腔镜脾脏切除的病人体位。用填充胶体的布袋作垫子维持病人半侧卧位。阴影线标记左肋缘

右侧半卧位[50~52]（图27-2），这是对1995年Delaitre[54]描述的"悬挂式脾脏"方式的改进。其他选择包括仰卧位/截石位[25]和倾斜手术台的仰卧位[55]。一旦病人采用半卧位，可用布袋（沙袋、豆袋）衬垫躯体维持体位。升高手术床、弯曲，使之为轻微反Trendelenburg体位。胸壁衬

垫是为了保护臂丛神经，双下肢也要衬垫好。采用这些方式后，左上腹良好显露给手术人员，弯曲并升高手术台的头部，后者使得病人腹腔内脏向足部轻微下落，这样左肋缘至髂嵴之间的空间得到最好暴露。手术台应该可以在操作过程中向左右两侧旋转，随需要改进腹部或侧面/后侧腹的显露[56,57]。消毒区域应扩大，上至乳头线，下至耻骨，两侧至手术台。脐部应显露在无菌区域内，作为参考点和潜在的进入部位。

设备

开展腹腔镜脾脏切除的推荐设备名单列于表27-4。高质量的视频影像系统，腹腔镜，我们更喜欢5mm的30°腹腔镜，能减少一个大的孔(port)。首个穿刺孔(5mm)通常是一次性的，作为第一个工作孔(12mm)，但其他孔可以是非一次性的。5mm的可弯曲的臂形牵引器(Genzyme，Cambridge，MA，USA)或扇形牵引器有助于牵引和提升脾脏，10mm的90°切割器则有助于游离大血管。对脂肪较多的脾脏韧带的许多分离过程，可由超声电凝器完成，特别是分离胃短血管。分离脾门血管时，应备有具血管闭合功效的内镜直线切割闭合器。取出标本时需要一个大的非渗透取物袋，同时需要一个18mm的一次性套管针以置入取物袋。对于特定的脾脏肿大病人，如后面提到的，有必要使用手助设备。

表 27-4　腹腔镜脾脏切除的设备

基本的腹腔镜设备装置
5 cm 牵引器
套管针(Trocar)
12 mm (1)
5 mm (3)
5 或 10 mm30°腹腔镜
内镜直线切割闭合器(血管闭合器)
超声电凝设备
夹钳
标本取物袋
18 mm 套管针

手术步骤

一、步骤1：置孔

腹腔镜脾脏切除可以采用三孔或四孔法，根据脾脏大小、切除预期困难和教学考虑等因素而定。确切的置孔部位也需根据病人大小、体型和脾脏大小而调整。对于小体型以及脾脏肿大的病人，第一个穿刺孔通常建在肚脐部位，采用Hasson套管穿刺技术。其他穿刺孔位于肋缘下区域，和脐部穿刺孔形成一个三角形关系(图27-3A)。然而，对大部分病人，最佳的穿

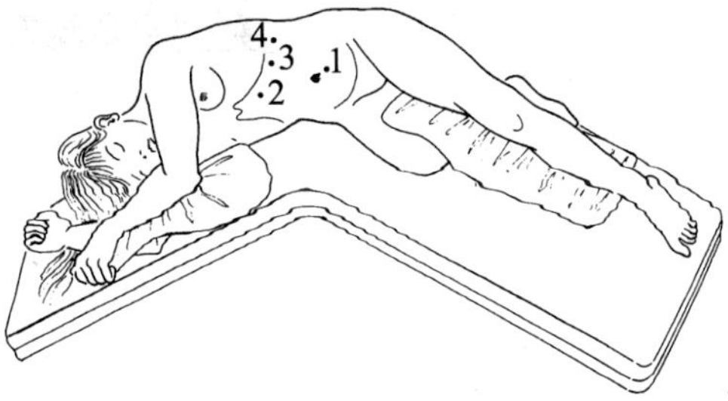

A

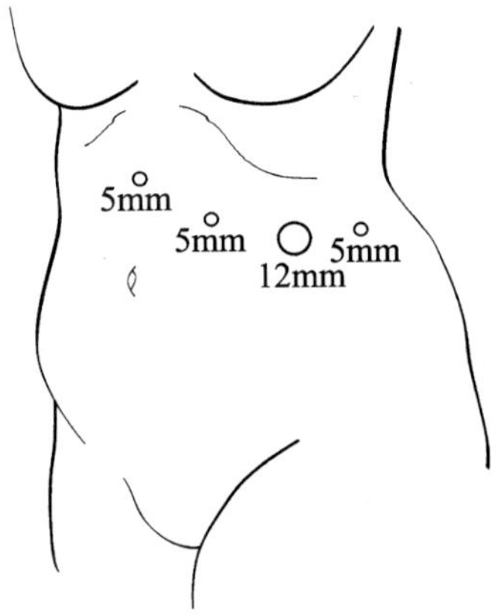

B

图 27-3　腹腔镜脾脏切除的置孔部位。

A．小体型病人的置孔(1-4)。第一个位于脐部。(源自：Dierks MM，等. 脾脏切除. 见：Jones DB，Wu JS，Soper NJ 主编，腹腔镜外科：原则和操作. St. Louis：Quality Medical Publishing，1997：296)。B．肋缘下置孔。该置孔方式的调整，对正常或接近正常大小脾脏的成年病人最适用

刺孔排列是与肋缘平行的弧形(图27-3B)。该方法第一个孔一般用Veress针在左肋缘下2cm

的腋前线或腋中线处穿刺。随后一个 5mm 一次性有保护鞘的套管针在 Veress 针处插入，其余穿刺孔则在腹腔镜视野下穿刺。此外，穿刺第一个孔时也可用光学套管针，可以观察从腹壁层进入腹腔的过程。后者需要一个直视(0°)腹腔镜。第二孔(5mm)置于中线附近，第三个孔(12mm)置于第一个孔的外侧 5cm。在这些孔布置后，先探查寻找副脾，尽管进一步彻底检查在脾脏韧带分离前仍不太可能(见下面)[58]。

二、步骤 2：脾外、下侧韧带的离断

切除的第一步是分离脾脏和结肠脾曲、侧腹壁的所有粘连(图 27-4A)。病人侧卧位后能更好地显露粘连，方便牵拉和分离。结肠脾曲的分离，一般应用超声止血器械或电凝器械(图 27-4B)。我们通常首选采用超声设备，因为更少的热损伤和提供良好的止血效果[59,60]。继续从脾脏下极的中间向两侧分离结肠脾曲，直至结肠和脾脏完全分离。此时，第四个穿刺孔(5mm)可以在直视下安全地从腋后线的左肋缘下 2cm 处置入。下一步是从脾脏下缘至膈肌处分离脾肾韧带(图 27-4C)。分离同样应用超声止血器，在该结合部位必须小心，应避免进入脾门分离或沿着胰尾分离。脾肾韧带需要完全分离，从而脾脏可以很容易地向中间翻转，便利从后方接近脾门。此外，也可以在分离脾肾韧带前先从中间分离(步骤 3)。

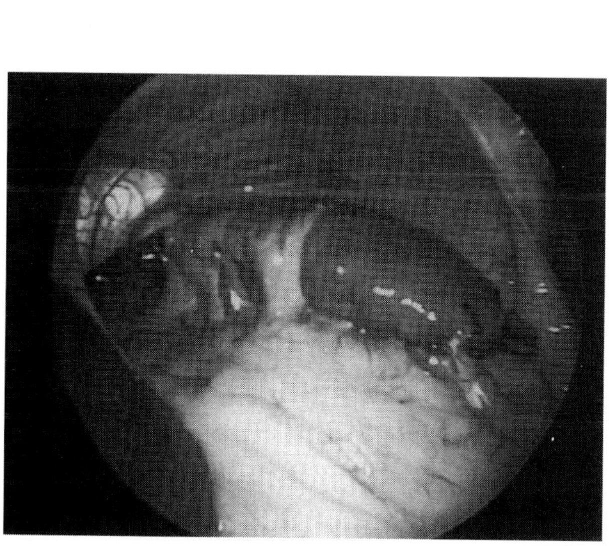
A

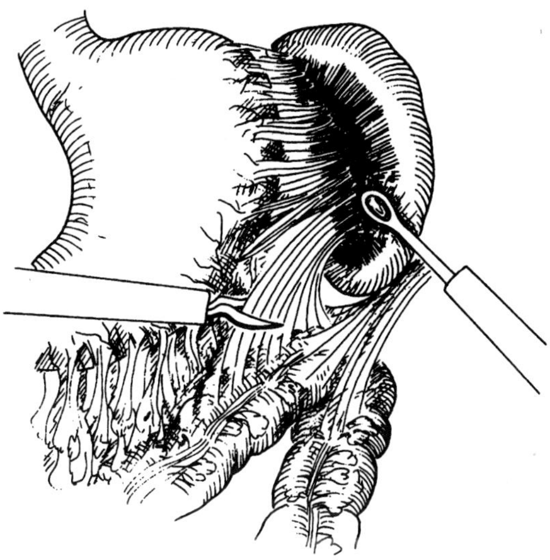
B

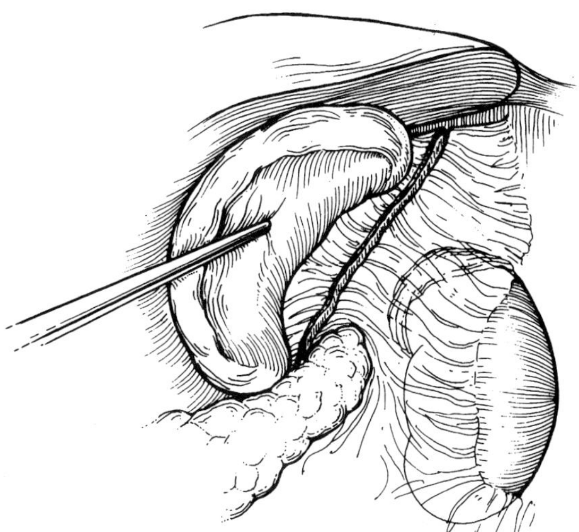
C

图 27-4　早期分离

A．最初腹腔镜视野下的脾脏。(视野)左侧是肝脏左外叶，下方是胃，脾脏位于腹腔左侧。注意视野中右上角的和腹壁间的粘连。B．用电凝器械分离脾结肠韧带和结肠脾曲。C．从中间牵拉脾脏，分离脾肾韧带后，脾脏向中间翻转，显露脾门的后面

三、特别注意：脾脏牵拉

脾脏，由于其体积大、富血管和易脆性，在腹腔镜下操作有难度。任何人不能试图直接抓住脾脏，即使设备是相对无创的。同样，对脾脏周围软组织的抓、拉或抽等动作必须仔细，可能会撕裂脾包膜，导致出血，从而模糊手术视野，

使得下一步的腹腔镜分离困难或无法进行。

一个选择是使用扇形牵引器(10mm)牵拉脾脏[61]，但这需要放置第二个10mm套管针。起初，在分离脾脏下面和侧面的粘连时，未打开的牵引器可用于向上或向中间推开脾脏。一旦下面和侧面粘连分离后，则“打开”扇形牵引器，提升脾脏，用扇形的辐条包围脾门，从而方便完成腹腔镜脾切除的操作。另外，也可以使用5mm切割设备或可弯曲的蛇形牵引器牵拉或抬升脾脏。抓手或切割设备的轴杆也可以用作来回翻动脾脏，以观察分离过程中中间和侧后方。

四、步骤3：中间分离

将脾脏向后外侧翻转，显露脾脏中间。随后使用超声闭合器分离脾胃韧带，如果暴露充分，也可以分离胃短血管。在分离过程中，需要仔细寻找是否存在副脾。脾胃韧带分离后，有可能看到脾动脉主干，它沿着胰腺上缘走行。对部分病例而言，在邻近脾门处游离脾动脉更可取，然后夹闭或缝扎脾动脉(图27-5)。对于分离困难的病例，比如肥胖病人，当脾脏肿大或病人患有明显的血小板减少症时，我们就采用这种方法。

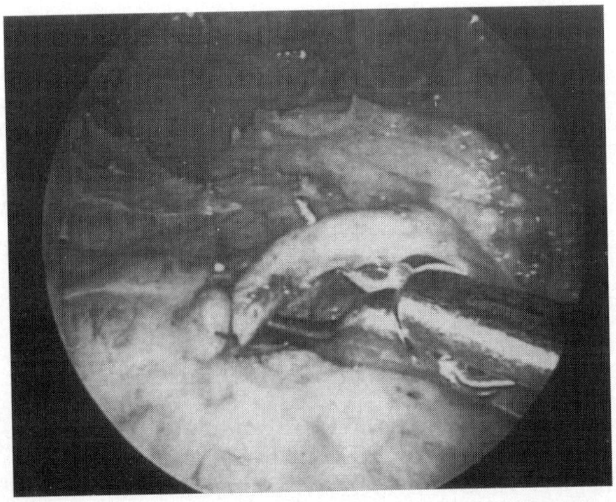

图27-5 脾动脉主干结扎。可以在分离脾门前沿着胰腺上缘结扎脾动脉主干。使用直角切割器游离血管，随后用单发夹子夹闭

五、步骤4：脾门

当脾胃韧带、脾肾韧带和胃短血管分离后，就可以进一步处理脾门。为了更好地显露脾脏血管和胰尾的关系，有必要分离脾门处蜂窝组织。用牵引器或分离器械抬升脾脏，可以方便脾门的分离。结扎切断脾门血管最常用的方法包括使用具有血管闭合功能的内镜直线切割闭合器(图27-6)。该方法快捷、有效，止血效果佳，偶有闭合边缘的血管出血需要进一步夹闭

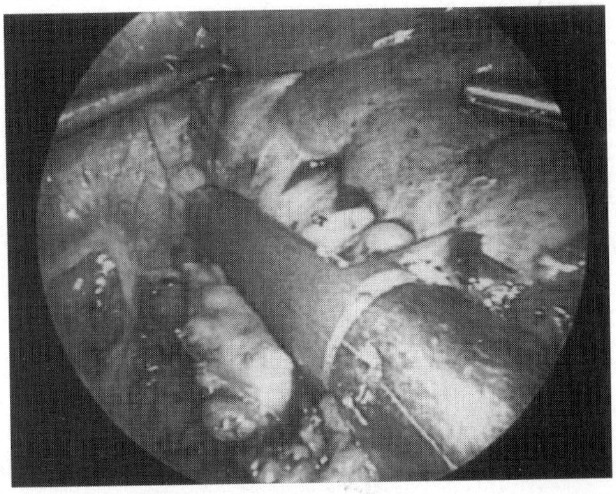

图27-6 分离脾门。抬升脾脏，应用一个或多个内镜血管切割闭合器分离脾门血管

或缝合。为确保整个脾门的安全，可能需要一次或多次击发闭合器。操作者在击发闭合器前应该了解胰尾的确切位置，防止损伤胰尾。虽然可以逐个解剖、游离并夹闭脾动脉和脾静脉，但这样耗时且更容易导致严重出血。而且，如果真的发生出血，会影响随后应用内镜直线闭合器的钳夹。

六、步骤5：最后分离和取出标本

随着侧面分离的进展和胃短血管的分离，以及分离脾门后，一般只有少量组织附着于脾脏上缘。可以来回抬高和旋转脾脏，最好地显露残余脾脏中份和上缘的附着组织，并用超声电凝器分离这些组织，注意避免损伤胃壁。在脾脏和病人完全分离后，需要检查分离部位并止血。先将套管针转换成18mm大小，随后就

可将脾脏从 12mm 孔的位置取出。我们更喜欢用预先缚在可扩张环上的袋子（取物袋，EndoCatch II；US Surgical，Norwalk，CT，USA）套住后取出脾脏。取物袋设备从 18mm 孔处进入腹腔，并在脾脏后方打开。再在脾脏后缘旋转取物袋后沿，随着第一助手突然翻转手腕，脾脏被盛入了取物袋（图 27-7A）。然后向前腹壁方向抬平并同时晃动取物袋，使脾脏进一步下落入取物袋内。收紧扣绳线关闭取物袋，沿着穿刺孔取出，并将扣绳末端拽出腹壁。扣绳线拉出套管孔后，取物袋开口露出腹部。此时通常需要扩大皮肤和筋膜切口数毫米，以方便取出标本。切开周围放置纱布，预防血液或脾脏溢入伤口。然后将脾脏捏碎变为碎片后取出。环钳有助于将脾脏碎片从袋中取出，直至剩余标本变少能够将整个取物袋从病人身体取出为止（图 27-7B）。当脾脏粉碎后，可用吸引器将血液排空。如果采用机械粉碎器，袋子应该足够结实不被撕破。显然，必须谨慎避免穿破取物袋，防止脾组织从皮肤表面再漏入腹腔。标本取出后，外科医师需要更换手套，所有接触过脾组织的纱布和器械从术野取走。

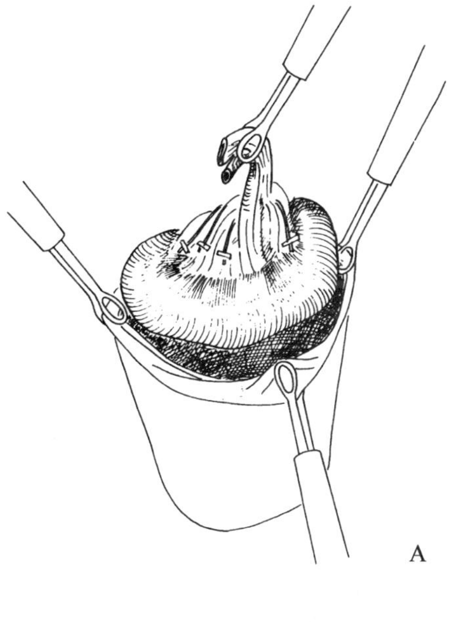

A

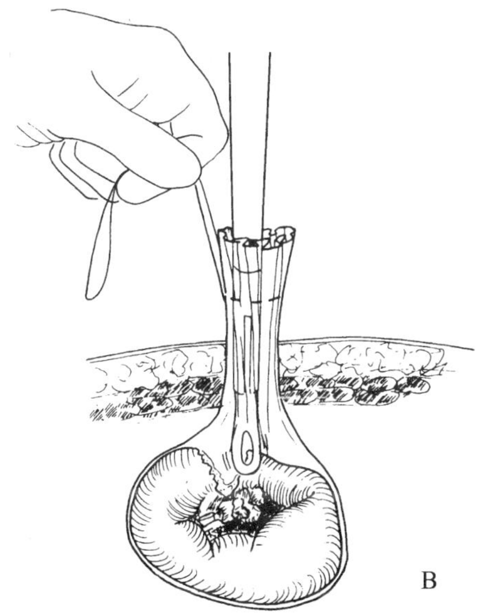

B

图 27-7　取出脾脏。A 将脾脏置入取物袋；B 在取物袋内将标本粉碎后从 18mm 孔处取出（源自：Dierks MM，等. 脾脏切除. 见：Jones DB，Wu JS，Soper NJ 主编，腹腔镜外科：原则和操作. St. Louis：Quality Medical Publishing，1997：294）

七、步骤 6：检查和关腹

18mm 套管孔被置于腹部侧面。此时仍有必要部分缝闭筋膜，或用巾钳钳夹穿刺孔周围皮肤以能够重建气腹。冲洗并检查左上腹。尤其需要注意脾门、血管缝合线和胃大弯侧分离的胃短血管等部位。除非考虑到胰腺实质可能有损伤，一般不常规放置引流。

随后排空腹腔 CO_2，移去套管针。10mm 或更大孔处的筋膜需要用＃0 或＃1 可吸收线间断缝闭。皮肤用 4-0 可吸收线或无菌条对合。敷料包扎，等病人清醒后，放回平卧位，拔除气管插管。

脾脏肿大和血液恶性肿瘤病人的入路

一、技术选择

历史上，存在脾脏肿大一直被认为是实施开腹脾脏切除病人的一个最重要的预测外科难度和结果的因素[62,63]。对这些病人，由于技术原因和伴发疾病的原因，腹腔镜脾切除特别具有挑战性。许多脾脏肿大病人患有血液恶性肿瘤，而且年龄偏大，使得手术处理更加复杂。因此，这些病人的外科入路和随后的疗效，值得特别关注。

和脾脏大小正常的病人相比，脾脏肿大和血液恶性肿瘤病人的腹腔镜脾脏切除手术，伴随手术时间延长[25,28,29,64,65]，输血需求增加，以及开腹脾脏切除的中转率增加。一些对脾脏肿大病人的研究中，报道的开腹脾脏切除中转率高达 21％～40％[25,28,29]。并发症的发生率也比脾脏正常大小的病人高。即使有这些发现，但是对肿大的脾脏，腹腔镜脾脏切除仍然证明具有优越性，包括：术后住院时间缩短，并发症减少，尽管手术时间延长但输血率减少。一组腹腔镜脾脏切除报告中，与脾脏偏小病人比较，脾脏重量≥1 000g 的病人，其并发症发生率和中转率最高[28]。

适合尝试腹腔镜脾脏切除的确切体积限制，依然是充满争议的课题。大部分研究中，脾脏长径 28～30cm 或更大，或者重量≥3 000g 的病人，几乎无一例外被中转为开腹操作[27～29]。Park 和同事[27]提出，脾脏大小和病人大小和体型的关系，是比绝对脾脏重量更佳的预测腹腔镜入路成功的因素。脾脏重量术前不易判断，我们的方法是获得每一个有可触及肿大脾脏或血液学恶性肿瘤病人的影像学（超声或 CT）资料。除了确定脾脏大小和体积，影像学还可以明确病人有无大的脾门腺病，这可能会排除腹腔镜的方法。肋缘下刚可触及的脾脏，其重量位于 750～1 000g 之间[66]。正中线可触及或下极接近髂棘的巨脾，一般重达 3 000g 或更重，应以开腹方式操作。如下讨论，使用手助技术实施腹腔镜脾脏切除，具有拓展当前对脾脏大小限制的潜能，能提高腹腔镜入路的对脾脏长20～30cm或重量 1 000～3 000g 病人的成功率。

对脾脏肿大病人操作时应考虑作一些技术改进。套管针置入应避开左上腹，而选用中线和下腹部。最初的插孔宜应用脐部或上正中线的开腹穿刺技术，减少穿刺脾脏的危险。需要另外一个套管针以插入额外的牵引器，方便对脾脏的操作，当使用手助设备时就不需要这些。分离早期在小网膜囊内沿胰腺上缘近脾门处预先结扎脾动脉，应被高度推荐，以降低出血风险，减少脾脏充血，并给病人提供某种程度的自体输血。

据报导，对明显脾脏肿大病人实施腹腔镜脾脏切除时，应用手助技术能提高操作的成功率，降低出血风险，并扩大手术指征[67～70]。而且，手助技术可以缩短手术时间，也便利将过大的标本置入取物袋。

手助设备的放置可以在多个位置，根据病人大小、体位、脾脏大小和外科医师喜好的手术位置而定（图 27-8）。切口位置要定得好，这样外科医师才能将非优势手（如用左手）插入腹腔，利用优势手（如用右手）操作腹腔镜器械。手助设备的切口通常在最初腹腔镜进入和检查腹腔后完成。切口长度需和外科医师手的宽度相匹配，需要调整好，应能够接触到脾脏上极。手随后可用于方便显露、牵引和搬动脾脏，以及压迫出血的血管。Matthew 和同事们[69]推荐如果脾脏的头尾尺寸≥23cm 或宽径≥19cm，就开始使用手助设备。其他情况下，先用完全腹腔镜方式操作，预备手助设备，如遇到困难就使用。分离的原则和前面描述的一样。即使使用了手助设备，对于特别大的脾脏，标本的取出还可能极具挑战性。如果脾脏不能完整从切口取出，可用手在腹腔内将脾脏置入取物袋内，然后在切口处于袋内粉碎标本。要避免在腹腔内粉碎标本，因为有脾脏种植和疾病复发的危险。

二、术后管理

腹腔镜脾脏切除术后，大部分病人可以在术后第一天出院。尿道插管在手术当晚拔除，随着耐受度增加，逐渐恢复饮食。术后实验室检查包括在恢复室和术后第一天查全血细胞计数。当能够耐受规律饮食，没有排便困难，血红

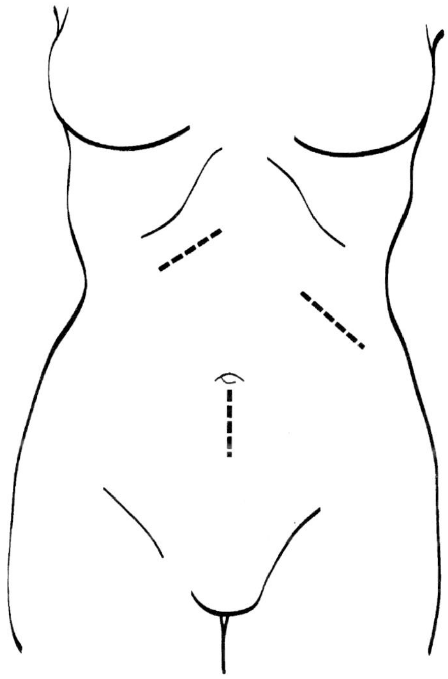

A

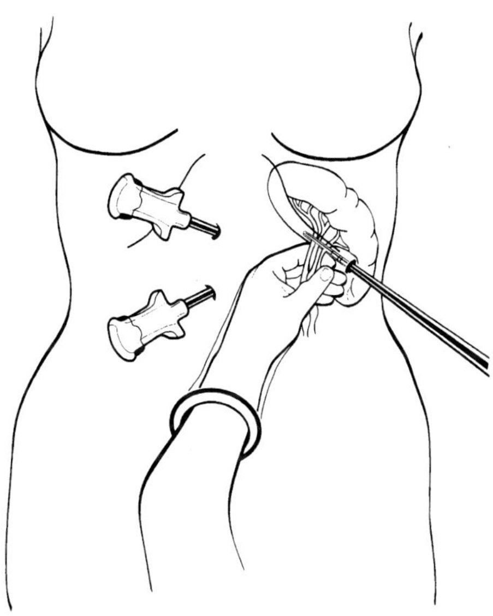

B

图 27-8 腹腔镜脾脏切除的手助技术。
A. 手助设备放置的可能切口选择。B. 手辅助孔内的外科技术

蛋白/红血球压积稳定，病人就可在术后第一个午后出院。他们须被告知出院指导，第二天淋浴，逐渐增加活动量。术后第 7～14 天应避免身体接触的运动。广泛随访发现大部分病人可在术后第 7～10 天内恢复正常活动量。[37]。

腹腔镜脾脏切除的并发症

一、术中

表 27-5 列出了报道过的腹腔镜脾脏切除的术中并发症，来源于列于表 27-2、表 27-3 和

表 27-5 腹腔镜脾脏切除潜在并发症

腹部/胃肠道
套管孔部位的疝(嵌顿，梗阻)
胃切开
结肠穿孔
胰腺炎
胰瘘
小肠梗阻
心血管
心肌梗死
深静脉血栓
肺动脉栓塞
心律失常
血液系统
遗留副脾
脾组织种植
出血
腹腔内出血
套管孔处出血
感染(肺部以外)
切口感染
蜂窝组织炎
发热
膈下脓肿
肺部/胸腔
肺不张
气胸
胸腔积液
膈肌穿孔
其他
尿潴留
感觉异常

其他参考文献。LS 并发症的总发生率在不同报告中差别很大，但总体上在 5%～15%之间。预测 LS 并发症的因素包括外科医师的经验、

病人年龄、脾脏重量和恶性疾病的病情发展[71]。报导的并发症包括脾脏和邻近器官的损伤,因为技术困难或者术中不能辨别重要的解剖结构。腹腔镜脾脏切除最重要和最常见的并发症是出血,占了中转开腹脾切除的绝大多数(见下面)[72]。出血可以来自脾脏本身,或是脾被膜撕裂[14],或是结扎、控制脾血管不充分[14,61]。我们的经验是,长期应用激素会使得脾被膜更容易撕裂。LS期间其他来源的出血包括胃短血管,变异的脾脏下极动脉血管,左胃网膜动脉,来自脾脏和后腹膜韧带内的小血管以及来自胰尾血管的出血[20]。有趣的是,尽管血小板减少症在LS病人很常见,根据发表的文献[16,17,30~33]和作者的经验,与腹腔镜穿刺孔相关的术中出血并发症发生率却极低,可能因为这些病人循环中的血小板功能是正常的。

腹腔镜脾脏切除术中,损伤毗邻脏器如结肠、胰腺和胃罕有发生。在大部分病人,结肠脾区最先进入视野,LS第一步的操作之一就是游离结肠脾区。在这些操作中,电灼伤或超声刀引起的损伤或直接创伤是有可能的。在早期进腹阶段,Veress针或套管针也可引起结肠损伤。关于术中结肠损伤,最重要的问题是认识到该并发症并在腹腔镜操作中修补结肠损伤。腹腔镜下一期修补小的结肠损伤是可行的。然而,结肠贯通伤则需要中转开腹。如果在术中未发现结肠损伤,随后病人会出现腹膜化脓症,需要急诊剖腹探查和可能结肠造瘘术。如果胰尾和脾门紧邻,胰腺损伤最有可能发生。在手术时需要确定胰尾,并和脾脏彻底分离,在结扎脾门血管时不致引起胰腺破坏[49]。如果LS时已经分离了胰腺实质,需要放置密闭的负压引流。未发现的胰腺损伤会引起左上腹脓肿、积液或胰腺炎的临床证据[3,6,16,22]、胰瘘[13],在严重的病例会出现脓毒症。胰腺损伤极少有严重到需要中转开腹。胃损伤在从脾脏切断胃短血管时也可发生[25]。如果使用不当,超声刀可以直接损伤胃壁,但是热损伤极少。LS时的胃穿孔或胃浆膜损伤需要用腹腔镜缝合修补治疗。

报导的需要中转脾脏切除的其他原因包括脾脏肿大(特别是在一个单位的早期经验中)[18,25,34]、肥胖[30]、广泛粘连[15]、因为慢性阻塞性肺病引起的肺功能不全限制了气腹[20],以及其他各种技术考虑[12,25]。

LS的最后一个术中并发症是未能发现和切除副脾[58]。据报导副脾的发生率差异很大,尸检研究中高达30%。未切除副脾会导致脾脏切除本身的远期疗效不佳。在确定副脾方面[13,58],经验无疑是一个重要因素,对大部分病例而言,传统腹腔镜技术是可以辨认的。脾门、胃脾网膜、脾结肠韧带和胰尾区域需要仔细检查,寻找是否存在副脾(图27-9)。这种强制性目视探查应该在手术开始时完成,而不是结束时。术前影像技术在判断副脾组织的定位方面,显得不够敏感。腹腔镜切除副脾一般是直接切除副脾,用电凝或超声刀切除、并用不通透的取物袋取出。一个选择是遗留副脾于原位,直到脾组织切除完成,这样它与脾脏置于同一个标本袋取出。持续性或复发性ITP病人LS后,应行同位素影像检查确定有无残留的副脾组织[65]。阳性扫描结果的病人,是腹腔镜副脾切除的候选者[73]。因为脾切除时脾组织的种植,也会发生残余脾脏功能[65,72]。该并发症强

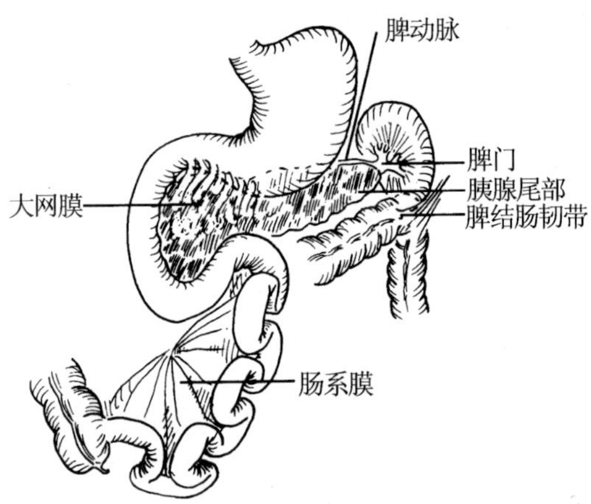

图 27-9 副脾常见部位(以发生率降序排列):脾门,胰尾,大网膜,沿脾动脉走形和脾结肠韧带内。更少见部位包括小肠系膜和沿性腺血管周围(源自:Dierks MM,等. 脾脏切除. 见:Jones DB,Wu JS,Soper NJ主编,腹腔镜外科:原则和操作. St. Louis:Quality Medical Publishing,1997:296)

调脾脏分离前后应避免撕裂脾被膜的重要性。

二、术后

LS的术后并发症报导的很少。最常见的问题和OS的一样：脾切除不能逆转存在疾病的临床综合征。对大部分病例而言，这与存在疾病的病程有关，而与遗留副脾组织无关。虽然如此，对于脾脏切除无效的病人，应考虑到后一种情况的可能性，如上所述，有必要运用影像手段查找副脾。结肠、胰腺或胃等腹腔内脏器损伤的后期表现也可能发生。在腹腔镜脾脏切除术后出现不典型的恢复过程，如当任何病人出现持续增加的腹痛、发热或白细胞计数升高时，需要进一步评估，最先是行腹部CT扫描。脾静脉或门静脉血栓形成也是脾脏切除术后一个公认的并发症[11]，主要发生于有明显脾脏肿大和合并凝血疾病的病人。这些病人通常会出现腹痛和发热，诊断常通过增强CT扫描确定。脾切除病人也会增加发生因有荚膜的微生物引起的暴发性感染的危险[74]。这种并发症的高危人群是罹患血液疾病的儿童病人。到目前为止，尚无一例报导的腹腔镜脾脏切除术后暴发性感染的病例。

腹腔镜脾脏切除术后发生如感染等切口相关的问题并不常见。对于直径≥10mm的穿刺孔部位都有可能发生切口疝[13,37,48]。穿刺孔疝应该外科修补，以消除肠梗阻或肠绞窄的危险[47]。通过对≥10mm孔处筋膜强制性外科缝闭，该并发症在大部分病例是可以避免的。其他LS潜在的并发症包括切口感染[12,15,20,34,36]、肺不张[19,34]、肺炎[3,37,71]、胸腔积液[13~15,50]、膈肌穿孔[28,34]、气胸[27]、深静脉血栓形成[13,18,27]、肺动脉栓塞[18,27]、心律失常[15]、心肌梗塞[20,27,36]，以及其他列于表27-5的并发症。这些并发症看起来比开腹脾脏切除术后的并发症发生率明显要低。也有病人发生“后期”出血需要再手术[12,25,34,48]。围手术期死亡率也有报导，这常与合并的内科问题或血液疾病有关[15,25,35,36,48]。

三、中转为开腹脾脏切除

和任何腹腔镜操作一样，术中中转为“开腹”操作取决于手术的外科医师基于判断的决策。腹腔镜脾脏切除中转为开腹脾脏切除最常见的原因是出血。中转的决定，应基于外科医师的经验和LS操作的舒适性，在一个医师外科曲线早期遇到的许多出血病例，随着外科技术的不断提高，现在更容易为腹腔镜技术所处理。例如，结扎切断脾门时，来自血管的早期出血，如果并不严重到立即模糊腹腔镜视野，常可以通过使用内镜下GIA血管闭合器来控制；同样，来自胃短血管的出血，也常可以被超声刀或夹所控制。在贯序地结扎和分离脾脏血管过程中，会出现来自脾脏本身的渗出。这些深色的静脉血液常能暂时模糊术野，但随着脾门分离的结束又能得到控制。脾脏出血的另外一个原因是牵引器引起的脾被膜损伤，有时经常发生，随着经验提高，应该不需要中转。对不是出血风险的复杂病人，另外一个选择是置入手助设备，改善显露和对出血部位的压迫，直到获得控制为止。

中转为开腹脾脏切除，可利用多个切口。包括正中线、左肋缘下或横切口。中转的最佳切口选择，取决于病人体位和脾脏大小。我们的经验是，对大部分病例，改为左肋缘下切口，连接后侧腹孔和左上腹的主要操作孔。对脾脏肿大的病人，改用正中切口更可取。当持续性出血时，强调病例中转的时机，尽可能快速和安全进入腹腔。左肋缘区域的腹斜肌可以快速分离，如果可能在数秒内打开腹腔。根据需要，可以向前扩大切口，但一般该区域10～15cm的切口可以完成脾脏切除。通常病人在开腹操作术后的第三或第四天可以出院。

四、疗效和费用

在美国，尽管卫生保健付款单位不断寻找

费用数据，一直让临床医师和医院确定治疗单个病人的确切费用，这依然是有困难的。尽管，医院提供了费用数据，而保险费用(甚至医疗保险)的偿付和实际费用之间的关系仍常常是不一致的。这些住院费用也无法准确反映出一些间接的花费，特别是腹腔镜手术减少了患者术后的康复时间以及很快恢复工作所带来的社会效益。

正因为如此，在传统技术 OS 和新技术 LS 之间，确认新技术的费用差价是极其困难的。许多文章已经为探讨这个问题进行了初步研究。正如表 27-2 和表 27-3 所述，看起来 LS 病例的结果相对较好，这些操作所增加的费用，主要与资源利用有关(手术时间、住院天数、人员、资金和一次性设备)。LS 看起来无一例外需要更长的手术时间(伴随人员和材料费用增加)，但住院时间缩短。这两项对立因素的相对费用无法计算，因为这随着医院和地理位置不同而有差异。随着经验提高，延长的 LS 手术时间会减少到 OS 的时间，但仍保留了住院时间缩短的优点，反映了 LS 更低的非手术费用[30]。人力和设备费用更难以估计，在当前发表文章中无法得到很好阐述。LS 比 OS 使用更多一次性设备，据报道，LS 手术室的费用一贯比 OS 病例高[43]。其他如更小的切口、更快出院，以及更快恢复正常活动等间接好处的估计是非常困难的，但应该是 LS 比 OS 具有更多的社会费用结余。表 27-6 列出了 LS 和 OS 在不同医院费用中的一些估算值，排除了专业人员的费用。这些数据没有明显的趋势，除了总体上认为两种操作在总住院费用上可能一致。总体上，LS 对 OS 的费效比会随着时间增加，因为外科医师会更有经验(导致更短的手术时间和更少医院/人力资源使用)和一次性设备使用的减少或用可重复、便宜的设备替代。

表 27-6　腹腔镜和开腹脾脏切除费用比较

年份	作者	LS 费用	OS 费用	p 值	评价
1996	Smith et al.[43]	$ 17,071	$ 13,196	NS	成人费用
1996	Friedman er al.[30]	$ 8,271	$ 10,890	NS	成人费用
1997	Diaz et al.[39]	$ 18,015	$ 14,524	0.04	成人费用
1997	Glasgow et al.[35]	$ 8,939	$ 14,022	0.03	成人费用
1998	Rescorla et al.[44]	$ 5,713	$ 6,564	NS	儿童费用

LS，腹腔镜脾脏切除；OS，开腹脾脏切除

结论

腹腔镜脾脏切除应作为需要脾脏切除病人的标准治疗方式，如 ITP、溶血性贫血和其他伴有原发脾脏表现的血液疾病。和开腹脾脏切除相比，在对疾病根治性而言，腹腔镜脾脏切除具有相同的临床疗效。然而，LS 具有较低的病人致残率、缩短住院时间和较少的围手术期并发症等优点，虽然这些不是前瞻、随机比较 LS 和 OS 得到的结论。卫生保健机构最初实施腹腔镜脾脏切除的费用可能较高，但随着外科经验的提高，医疗费用的差距可能会更有利于腹腔镜而不是开腹技术发展。其减少致残率对社会的间接贡献，是显著和难以计算的。

随着腹腔镜外科医师经验的增加和到目前为止的优异疗效，LS 的适应证正在扩展中。也随着技术和设备的不断进步，即使是脾脏创伤或巨脾病人，今后也有可能用腹腔镜治疗。

(刘全达　译)

参考文献

1. Delaitre B, Maignien B, Icard P. Laparoscopic splenectomy. Br J Surg 1992;79:1334
2. Schwartz SI. Spleen. In: Schwartz SI, Shires GT, Spencer FC (eds) Spleen, 5th Ed. St. Louis: McGraw-Hill, 1989; 1441-1457
3. Katkhouda N, Hurwitz MB, Rivera RT, et al. Laparoscopic splenectomy: outcome and efficacy in 103 consecutive patients. Ann Surg 1998;228:568-578
4. Michels N. The variational anatomy of the spleen and splenic artery. Am J Anat 1942;70:21-72
5. George J, El-Harake M, Raskob G. Chronic idiopathic thrombocytopenic purpura. N Engl J Med 1994;331:1207-1211
6. Harold KL, Schlinkert RT, Mann DK, et al. Long-term results of laparoscopic splenectomy for immune thrombo-cytopenic purpura. Mayo Clin Proc 1999;74:37-39.
7. Meyer G, Wichmann MW, Rau HG, Hiller E, Schildberg FW. Laparoscopic splenectomy for idiopathic thrombocy, topenic purpura. Surg Endosc 1998;12:1348-1352.
8. Tanoue K, Hashizume M. Morita M, et al. Results of laparoscopic splenectomy for immune thrombocytopenia purpura. Am J Surg 1999;177:222-226.
9. Lord R, Coleman M, Milliken S. Splenectomy for HIV-related immune thrombocytopenia. Arch Surg 1998;133:205-210.
10. Tefferi A. Myelofibrosis with myeloid metaplasia. N Engl J Med 2000;342:1255-1265.
11. Rattner D, Ellman L, Warshaw A. Portal vein thrombosis after elective splenectomy. Arch Surg 1993;128:565-570.
12. Emmermann A, Sornig C, Peiper M, Weh JH, Broelsch CE. Laparoscopic splenectomy: technique and results in a series of 27 cases. Surg Endosc 1995;9:924-927.
13. Gigot JF, Legrand M, Cadiere GB. Is laparoscopic splenectomy a justified approach in hematologic disorders? Int Surg 1995;80:299-303.
14. Bove T, Delvaux G, Van Eijkelenburg P, De Backer A, Willems G. Laparoscopic assisted surgery of the spleen: clinical experience in expanding indications. J Laparoendosc Surg 1996;6:213-217.
15. Flowers JL, Lefor AT, Steers J, Heyman M, Graham SM, Imbembo A. Laparoscopic splenectomy in patients with hematologic diseases. Ann Surg 1996;224:19-28.
16. Tsiotos G, Schlinkert RT. Laparoscopic splenectomy for immune thrombocytopenic purpura. Arch Surg 1997;132:642-646.
17. Szold A, Sagi B, Merhav H, Klausner MM. Optimizing laparoscopic splenectomy: technical details and experience in 59 patients. Surg Endsoc 1998;12:1078-1081.
18. Decker G, Millat B. Guillon F, Atger J, Linon M. Laparoscopic splenectomy for benign and malignant diseases: 35 consecutive cases. World J Surg 1998;22:62-68.
19. Walsh R, Heniford B. Laparoscopic splenectomy for non Hodgkin's lymphoma. J Surg Oncol 1999;70:116-121.
20. Brody FJ, Chekan EG, Pappas TN. Conversion factors for laparoscopic splenectomy for immune thrombocytopenic purpura. Surg Endosc 1999;13:789-791.
21. Stanton C. Laparoscopic splenectomy for idiopathic throm bocytopenic purpura. Surg Endosc 1999;13:1083-1086.
22. Gossot D. Fritsch S, Celerier M. Laparoscopic splenectomy: optimal vascular control using the lateral approach and ultrasonic dissection. Surg Endosc 1999;13:21-25.
23. Trias M, Targarona E, Espert J, et al. Impact of hematological diagnosis on early and late outcome after laparoscopic splenectomy. Surg Endosc 2000;14:556-560.
24. Baccarani U, Carroll BJ, Hiatt JR, et al. Comparison of laparoscopic and open staging in Hodgkin disease. Arch Surg 1998;133:517-522.
25. Berman RS, Yahanda AM, Mansfield PF, et al. Laparoscopic splenectomy in patients with hematologic malignancies. Am J Surg 1999;178:530-536,
26. Targarona E, Trias M. Laparoscopic treatment of splenic injuries. Semin Laparosc Surg 1996;3:44-49.
27. Park AE, Birgisson G, Mastrangelo MJ, Marcaccio MM, Witzke DB. Laparoscopic splenectomy: outcomes and lessons learned from over 200 cases. Surgery (St. Louis) 2000;128:660-667.
28. Targarona EM, Espert JJ, Cerdain G. Effect of spleen size on splenectomy outcome: a comparison of open and laparoscopic surgery. Surg Endosc 1999;13:559-562.
29. Schlachta CM, Poulin EC, Mamazza J. Laparoscopic splenectomy for hematologic malignancies. Ann Surg 1998;228:35-39.
30. Friedman RL, Fallas MJ, Carroll BJ, Hiatt JR, Phillips EH. Laparoscopic splenectomy for ITP: the gold standard. Surg Endosc 1996;10:991-995.
31. Watson DI, Coventry BJ, Chin T, Gil PG, Malycha P. Laparoscopic versus open splenectomy for immune thrombocytopenic purpura. Surgery (St. Louis) 1997;121:18-22.

32. Marassi A, Vignali A, Zuliani W, Biguzi E, Bergamo CGL, Di Carlo V. Splenectomy for idiopathic thrombocytopenic purpura. Surg Endosc 1999;13:17-20.
33. Shimomatsuya T, Horiuchi T. Laparoscopic splenectomy for treatment of patients with idiopathic thrombocytopenic purpura. Comparison with open splenectomy. Surg Endosc 1999;13:563-566.
34. Trias M, Targarona EM, Espert JJ. Balague C. Laparoscopic surgery for splenic disorders. Surg Endosc 1998;12:66-72.
35. Glasgow RE, Yee LF, Mulvihill SJ. Laparoscopic splenectomy: the emerging standard. Surg Endosc 1997;11:108-112.
36. Rhodes M, Rudd M, O'Rourke N, Nathanson L, Fielding G. Laparoscopic splenectomy in patients with hematologic disorders. Ann Surg 1995;222:43-46.
37. Brunt LM, Quasebarth MA, Whitman ED. Comparative analysis of laparoscopic versus open splenectomy. Am J Surg 1996;172:596-601.
38. Yee LF. Carvajal SH, de Lorimier AA, Mulvihill SJ. Laparoscopic splenectomy. The initial experience at University of California, San Francisco. Arch Surg 1995; 130: 874-879.
39. Diaz J. Eisenstat M, Chung R. A case-controlled study of laparoscopic splenectomy. Am J Surg 1997;173:348-350.
40. Friedman R, Hiatt J, Korman JFK, Cymerman J, Phillips E. Laparoscopic or open splenectomy for hematologic disease: which approach is superior? J Am Coll Surg 1997;185:49-54.
41. Donini A, Baccarani U, Terrosu G, et al. Laparoscopic vs open splenectomy in the management of hematologic diseases. Surg Endosc 1999;13:1220-1225.
42. Janu PG, Rogers DA, Love TE. A comparison of laparoscopic and traditional open splenectomy in childhood. J Pediatr Surg 1996;31:109-114.
43. Smith CD, Meyer TA, Goretsky MJ. Hyamus D. Michetle FA. Fegelman EJ. Laparoscopic splenectomy by the lateral approach: a safe and effective alternative approach to open splenectomy for hematologic diseases. Surgery (St. Louis) 1996;120:789-794.
44. Rescorla FJ, Breitfeld PP. West KW, Williams D, Engum SA, Grosfeld JL. A case controlled comparison of open and laparoscopic splenectomy in children. Surgery (St. Louis) 1998;124:670-676.
45. Park A. Marcaccio M, Sternbach M, Witzke D, Fitzgerald P. Laparoscopic vs open splenectomy. Arch Surg 1999;134:1263-1269.
46. Zamir O, Szold A, Matzner Y, et al. Laparoscopic splenectomy for immune thrombocytopenic purpura. J Laparoendosc Surg 1996;6:301-304.
47. Katkhouda N, Waldrep DJ, Feinstein D, Soliman H, Stain SC, Artega AE. Unresolved issues in laparoscopic splenectomy. Am J Surg 1996;172:585-590.
48. Lozano-Salazar R. R. Herrera MF, Vargas-Vorachkova F, Lopez-Karpovitch X. Laparoscopic versus open splenectomy for immune thrombocytopenic purpura. Am J Surg 1998;176:366-369.
49. Schlinkert RT, Teotia SS. Laparoscopic splenectomy. Arch Surg 1999;134:99-103.
50. Park A, Gagner M, Pomp A. The lateral approach to laparoscopic splenectomy. Am J Surg 1997;173:126-130.
51. Hashizume M, Sugimachi K, Kitano S, et al. Laparoscopic splenectomy. Am J Surg 1994;167:611-614.
52. Trias M, Targarona EM. Balague C. Laparoscopic splenectomy: an evolving technique. A comparison between anterior and lateral approaches. Surg Endosc 1996;10:389-392.
53. Saldinger PF, Matthews JB, Mowschenson PM, Hodin RA. Stapled laparoscopic splenectomy: initial experience. J Am Coll Surg 1996;182:459-461.
54. Delaitre B. Laparoscopic splenectomy: the "hanged spleen" technique. Surg Endosc 1995;9:528-529.
55. Lefor AT, Melvin WS, Bailey RW, Flowers JL. Laparoscopic splenectomy in the managment of immune thrombo-cy-topenia purpura. Surgery (St. Louis) 1993; 114: 613-618.
56. Richardson WS, Smith CD, Branum GD, Hunter JG. Leaning spleen: a new approach to laparoscopic splenectomy. J Am Coll Surg 1997;185:412-415.
57. Dexter SPL, Martin IG, Alao D, Norfolk DR, McMahon MJ. Laparoscopic splenectomy: the suspended pedicle technique. Surg Endosc 1996;10:393-396.
58. Gigot JF, Jamar F, Ferrant A. et al. Inadequate detection of accessory spleens and splenosis with laparoscopic splenectomy. Surg Endosc 1998;12:101-103.
59. Laycock WS, Hunter JG. New technology for the division of short gastric vessels during laparoscopic Nissen fundoplication: a prospective randomized trial. Surg Endosc 1996;10:71-73.
60. Rothenberg SS. Laparoscopic splenectomy using the harmonic scalpel. J Laparendosc Surg 1996;6S:61-63.
61. Miles WFA. Greig JD. Wilson RG, Nixon SJ. Technique

of laparoscopic splenectomy with a powered vascular linear stapler. Br J Surg 1996;83:1212-1214.

62. Horowitz J, Smith JL, Wever TK. Rodriguez-Bigas MA, Petrelli NJ. Postoperative complications after splenectomy for hematologic malignancies. Ann Surg 1996;223:290-296.

63. Nelson EW, Mone MC. Splenectomy in high-risk patients with splenomegaly. Am J Surg 1999;178:581-586.

64. Terrosu G, Donini A, Baccarani U, et al. Laparoscopic versus open splenectomy in the management of splenomegaly: our preliminary experience. Surgery (St. Louis) 1998;124:839-843.

65. Targarona E, Espert J, Balague C, et al. Residual splenic function after laparoscopic splenectomy. Arch Surg 1998; 133:56-60.

66. Morgenstern L, Skandalakis JE. Anatomy and embryology of the spleen. In: Hiatt JR, Phillips EH, Morgenstern L (eds) Surgical Diseases of the Spleen. Berlin: Springer, 1997;15-24.

67. Southern Surgeons' Club Study Group. Handoscopic surgery: a prospective multicenter trial of a minimally invasive technique for complex abdominal surgery. Arch Surg 1999; 134:477-485.

68. Pratt C, Anderson T, Demeure MJ. Hand-assisted laparoscopic splenectomy: retained benefits of laparoscopic splenectomy over open splenectomy. Presented at the SAGES 2000 meeting in Atlanta, GA.

69. Matthews BD, Backus CL, Walsh RM, Pratt BL, Greene FL. Heniford BT. Laparoscopic versus hand-assisted splenectomy in patients with massive splenomegaly. Presented at the SAGES 2000 meeting, Atlanta. GA.

70. Yood SM, Kelly J, Sandor A, Roll S, Cohen R, Litwin DEM. Hand-assisted laparoscopic splenectomy for splenomegaly. Presented at the SAGES 2000 meeting. Atlanta, GA.

71. Targarona E, Espert J. Bombuy E, et al. Complications of laparoscopic splenectomy. Arch Surg 2000; 135: 1137-1140.

72. Navarro R, Korman J, Phillips E. Complications of laparoscopic splenectomy. Semin Laparosc Surg 1997; 4: 182-189.

73. Szold A, Kamat M, Nadu A. Laparoscopic accessory splenectomy for recurrent idiopathic thrombocytopenic purpura and hemolytic anemia. Surg Endosc 2000;14:761-763.

74. Schilling RF. Estimating the risk of sepsis after splenectomy for hereditary spherocytosis. Ann Intern Med 1995; 122:187-188.

第五部分

腹腔镜疝修补术

Maurice E. Arregui
Section Editore

第一篇

腔镜腹股沟疝修补术

第二十八章　经腹膜前腹股沟疝手术的历史：基本原理和各种手术方式

Lloyd M. Nyhus

早期的腹股沟疝修补手术是经腹膜腔进行的。修补这个词用得很深思熟虑，因为在多数情况下找到疝囊并将其结扎便完成了手术。这里完成一词需要区别。波士顿的 Marcy[1] 提醒我们注意摩尔多维亚（Moldavia ）亲王 Demetrius de Cantemir 所描述的由 M. De Joncquieres1743 年从法语翻译的疝修补术[2]。Cantemir 讲述到阿尔巴尼亚和 Epirus 的居民，或者称 Turks Arnaut 人很善于治疗疝。他多方面地讲述到他们的技术，讲述了他亲眼所看到的过程。

为治疗疝他们将这种手术应用于各种人，包括不同年龄的人。他们的方法非常粗陋，但很有效。当我在君士坦丁堡时，我的秘书在我的住处做了疝修补术。在同意支付费用后，他们将患者绑在一张宽床板上，从胸部到脚都用绷带绑紧，然后手术者用一把剃刀或者叫手术刀在患者下腹部做一个切口，腹膜被打开，他从皮肤下拉出一团手掌大小的组织，拽出掉入阴囊的小肠并放回腹腔。然后他将腹膜用很结实的线缝合，并在尾端打一个结防止滑脱，用刀将边缘多余的部分切除，伤口用猪油涂抹后用烧红的烙铁烧灼，在包扎之前，他们将患者的腿抬起少许（患者这时像死了一样），将九个新鲜鸡蛋的蛋清倒入伤口，如果在一两个小时内这种液体发酵并冒泡，就是治愈的征兆，相反，如果 3 小时后没有出现这种现象，他们则认为预后不好。他们将手术的不成功归咎于患者年龄太大或太虚弱而影响了治愈。他们从没有怀疑过这种方法的治疗效果，事实上在 100 个手术患者中死亡的往往不超过 2 个。手术恢复过程很长，需要 20～40 天才能拆线。

现在清楚了为什么区分手术处理和修补的概念非常重要。今天经腹膜前（后壁）疝修补术有许多倡导者，但我们都赞同修补技术的多样性。后壁修补术也经历了兴衰的过程，直到近几十年人们对于腹股沟管后壁的详细解剖才了解比较透彻。根据帕斯卡（Pascal）定律采用了利用腹腔内压力支持假体网状补片后，疝修补术得到了很满意的效果。Pascal（1623～1662）是一位法国科学家、数学家和宗教学家，他提出了这个定律：“在密闭容器中处于静止状态下的气体或液体会将相同的压力变化传递给气体或液体以及容器壁的每一部分。”Rives[3] 和 Stoppa[4] 等人认识到这一定律也同样适用于腹膜腔和腹膜外腔隙中的压力，并成为经腹膜前疝修补术中应用网状补片的有益的机制。

经腹膜腔疝修补术

Meade[5] 和 Read[6] 总结了许多经腹膜腔内腹股沟疝修补术的尝试。尽管 19 世纪末的外科医生声称得到了当时相对好的治愈率，但却缺乏好的远期效果。这里我们又要区分手术和修补的概念，进入腹膜腔很容易，但却缺乏解剖学修补的概念。

在考虑 LaRoque[7]的历史地位时仍存在一些混淆。这位外科医生建议应该在开始时从标准疝手术切口上方进入腹膜腔。然后切除疝囊并高位结扎疝囊颈。LaRoque 没有试图修补腹股沟管后壁，但做了标准的前壁 Bassini 疝修补。从 Jacobson[8]、Mansfield[9]、Phetteplace[10]和 Williams[11]等人的研究中可看到近期更多的经腹膜腔疝修补术的术式。下面将回顾腹腔镜下经腹膜腔的疝修补术(IPOM)。

经腹膜前(后壁)修补术

腹膜前(preperitoneal)一词曾带来一些混淆，当我遣用这个词时寓意的是腹膜前方的解剖平面，很明显从我的角度出发我愿意继续使用这个概念。Condon[12]这样阐述这个词：preperitoneal 是一个拉丁词 pre 和希腊词 peritoneum 的混合词。有人反对使用这个词，认为从语源学角度来讲是不合理的，应该用 properitoneal。提出反对意见的人并不反对使用腹膜后(retroperitoneal)一词，但 retroperitoneal 也是一个语源学上的混合词(拉丁词的 retro 和希腊词的 peritoneal)。我倾向于用 preperitoneal 是因为它清楚地表达了其本意并在临床上被广泛接受。另外，preperitoneal 一词被 O. E. D (牛津词典)采用也使那些最苛刻的语源学家感到满意。

从经腹膜腔直视腹股沟疝到目前的在腹膜前间隙仔细和精确地解剖并修补腹股沟管后壁，腹股沟疝后壁修补术经历了一个世纪的探索才日趋成熟。表 28-1[13~41]中回顾了自 1876 年 Annandale[13]的报道开始的疝修补的主要历史进程。Annandale 并未进行疝的修补。来自英国伯明翰的 Lawson Tait 于 1891 年报道了腹部正中切开治疗疝的优势。[15]他也认识到为达到根治的目的，腱膜裂隙必须缝合使裂隙有效闭合，这就提出了经腹膜前入路腹股沟管后壁修补的概念。在同一时代还有许多类似的意见发表。1891 年的 British Medical Journal (Sep. 26)尤其值得注意，因为本期杂志报道了许多在 1891 年 7 月英国的 Bournemouth 召开的英国医学联合会年会上提出的后壁修补的观点。

对这一概念认识的提升应该归功于西雅图的 Bates。他以腹横筋膜修补腹股沟管后壁，他的历史影响是非常重大的。尽管 Mcevedy 的贡献在于显露了腹直肌外侧的腹膜前间隙(对应于 Cheatle 和 Henry[20]的纵行腹白线切口)，Bates 的文献显示出他在 1913 年率先采用的外侧横切口。因此我这里引用了他文章的第一段。

这个手术包括做一个 5 厘米(2 英寸)长的平行于腹股沟韧带的切口，切口末端应该在内环的上方 2.5 厘米(1 英寸)处，沿腹外斜肌纤维方向分离开该肌肉，分离并牵开腹内斜肌的弓状下缘，打开腹横筋膜和腹膜，如果有粘连，用手指在疝囊内牵拉或钝性分离。

经腹膜前入路腹股沟管后壁修补的观念被接受得较慢，但后来的几十年里一些倡导者陆续发表了与此有关的文章(见表 28-1[21~24])。Cheatle和 Henry 认为这种手术方式有利于腹股沟疝及股疝的技术操作，但大部分在股疝的病例中采用，很少用于直疝。

表 28-1 明确地显示了后壁修补的历史发展。我们 1960 年[28]的报道提到了耻骨梳韧带对于后壁修补的意义。Condon[12]将腹股沟韧带清楚地与耻骨梳韧带区分开，是更好地了解腹股沟解剖的重要一步。

表 28-1　经腹膜前疝手术的解剖修补方法

作者	疝的类型	修补方法
Annadale(1876)[13]	斜疝	结扎疝囊,无修补
	直疝	结扎疝囊,无修补
	股疝	未知
Maunsell(1877)[14]	股疝	缝合耻骨筋膜和腹股沟韧带
Tait(1891)[15]	斜疝	缝合筋膜缺陷,"环口内外侧索"
	股疝	未知
Bates(1913)[16]	斜疝	缝合内环腹横筋膜,腹直肌外侧横切口
McEvedy(1950)[17]	股疝	缝合联合腱和耻骨梳韧带,腹直肌外侧纵行切口
Cheatle(1920)[18]	斜疝	缝合关闭内环口
	股疝	缝合耻骨骨膜瓣和腹股沟韧带
Henry(1936)[20]	斜疝	内环成型,腹横筋膜和腹内斜肌肌膜
	股疝	耻骨筋膜瓣和腹股沟韧带,下腹正中纵行切口
Jennings et al(1942)[21]	斜疝	内环成型关闭,于精索外侧缝合腹横筋膜悬吊
Musgrove/McCready(1949)[22]	股疝	缝合腹股沟韧带与耻骨梳韧带
Riba/Mehn(1952)[23]	斜疝	内环成型关闭,缝合腹横筋膜悬吊,切除前列腺
	直疝	缝合腹横筋膜和耻骨梳韧带
Hull/Ganey(1953)[24]	股疝	缝合腹股沟韧带与耻骨梳韧带或耻骨筋膜瓣
Mikkelsen/Berne(1954)[25]	股疝	缝合腹横筋膜和腹横肌腱膜与耻骨梳韧带
	小斜疝	内环成型缝合腹横筋膜
	大斜疝	与股疝类似
Mouzas/Diggory(1956)[26]	股疝	缝合联合腱和耻骨梳韧带
Nyhus et al(1959)[27]	斜疝	在内侧缝合腹横筋膜悬吊于精索
	直疝	缝合腹横筋膜和耻骨梳韧带
	股疝	缝合腹横筋膜和耻骨梳韧带
Nyhus et al(1960)[28]	斜疝	在内侧或外侧或两侧缝合腹横筋膜悬吊于精索
	直疝	将腹横筋膜和/或腹横肌腱膜弓状下缘缝合于髂耻束
	股疝	缝合髂耻束与耻骨梳韧带
Estrn et al(1963)[29]	股疝	缝合腹横筋膜和耻骨梳韧带
	斜疝	缝合腹横筋膜和腹股沟韧带
	直疝	缝合腹横筋膜和耻骨梳韧带
Stoppa et al(1972)[30]	斜疝,直疝	腹膜前巨大 Dacron 假体植入,无筋膜修补(GPRVS)
Stoppa et al(1984)[31]	复发股疝	同上
Ger(1982)[32]	斜疝	腹腔镜下闭合疝囊颈,无修补
Gazayerli(1992)[33]	斜疝或直疝	腹腔镜下缝合腹横筋膜和髂耻束
Filipi et al(1992)[34]	所有类型	IPOM
Arregui et al (1992)[35]	斜疝或直疝	TAPP
Dion(1993)[36]	所有类型	与 Nyhus 方法类似(见以下)

续表

作者	疝的类型	修补方法
McKernan/Laws(1992)[37]	斜疝	TEP
McKernan/Laws(1993)[38]	直疝	TEP
Phillips et al(1993)[39]	斜疝，直疝	TEP
Patino(1998)[40]	所有类型	与 Nyhus 方法类似(见以下)
Greenburg(1999)[41]	所有类型	与 Nyhus 方法类似(见以下)
Nyhus(2003)[a]	Ⅰ型内环无扩大	单纯疝囊高位结扎
	Ⅱ型小斜疝	在内侧或外侧缝合腹横筋膜悬吊于精索
	ⅢA 型直疝	将腹横筋膜和腹横肌腱膜缝合于髂耻束，Marlex 补片支持
	ⅢB 型大斜疝	在精索内侧将腹横筋膜和腹横肌腱膜缝合于髂耻束，偶尔于精索外侧缝合腹横筋膜悬吊于髂耻束，确保关闭内环口，如疝巨大，同时用直疝修补法，Marlex 补片支持
	ⅢC 型股疝	缝合髂耻束与耻骨梳韧带，无补片
	Ⅳ型复发疝	修补缺陷处，以 Marlex 补片支持

a：所有斜疝和股疝疝囊结扎，直疝疝囊通常反转，但不切开。

耻骨梳韧带

耻骨梳韧带于 1836 年由 Alexander Thomson (经常被误作 Thompson) 首次描述。Thomson 认识到腹股沟管后壁这个重要的增厚部分是与腹股沟韧带截然不同的解剖结构。他写道：(它)没有一丝纤维来自腹外斜肌腱膜。我们总是能发现在腹外斜肌腱膜部分(腹股沟韧带由此形成)的后方有一条结实的韧带，往往被误认为是腹外斜肌腱膜本身。

Eugene Polya 也是耻骨梳韧带独立性的支持者。他数次发表关于这个结构的评论："关于耻骨梳韧带到底是来源于腹横筋膜，还是腹股沟韧带，还是股管或者是腰大肌筋膜的意见并不统一，但我考虑，而且多数其他作者也同意，它是腹横筋膜的一部分。

Condon[12]在进行解剖时，将腹股沟韧带横断或切除以显露耻骨梳韧带。1912 年 Polya[44]认识到为充分证实此结构这种技术非常重要。正是 Polya 建议将此韧带命名为 Thomsonii 耻骨梳韧带。而 Fruchaud[45,46] 则以文字及图谱详细地描述了耻骨梳韧带。

疝的分类

外科医生习惯于找到一种疝修补的方法而将其用于所有类型的疝。这种做法被称为"成衣店"法或者说叫均码号法。Zollinger[47] 总结了目前的各种理论试图建立一种有用的疝分类法。因为在我进行历史回顾时已经提到了疝的类型和修补的方式，我们提出了疝分类的要点供参考，并愿意在实际治疗中接受不同的意见并加以验证[48]。

进行疝的分类并选择适当的手术方式可以给疝修补术提供技术指导。例如网状补片并不是适用于任何种类的疝。补片在较大的直疝或直疝/斜疝复合型疝的治疗中非常有用，但极少适用于股疝的修补。

Ⅰ型 腹股沟斜疝，内环口的大小、形状和结构都正常。这类疝常常发生于婴幼儿和年轻人。界限清楚，Hesselbach 三角正常，疝的突出仅到内环口外或者腹股沟管的中部。

Ⅱ型　腹股沟斜疝，内环口增大、变形，但没有触及腹股沟管的底部。经切开的疝囊扪诊Hesselbach三角正常。疝囊没有突出至阴囊，但可能占据整个腹股沟管。

Ⅲ型　可以分为三种亚型：直疝、斜疝和股疝。

ⅢA型　直疝，疝内容物不是从内环口突出，腹壁下动脉内侧的腹股沟管后壁的腹横筋膜在疝囊的前方向外突出。所有的直疝无论大小都属于此型。

ⅢB型　斜疝，内环口扩大并向内侧扩展至腹股沟管的底部，疝囊常常位于阴囊内，有时候右侧的盲肠或左侧的乙状结肠构成疝囊的一部分。这种滑动疝常常破坏了腹股沟管底部的结构。内环口的扩大可以不使腹壁下动脉移位。有时疝囊直接突出和斜疝的疝囊可以骑跨血管形成裤裆疝。

ⅢC型　股疝，腹股沟后壁的一种特殊类型的薄弱。

Ⅳ型　复发疝。可以是直疝（ⅣA）、斜疝（ⅣB）、股疝（ⅣC）或者复合型（ⅣD）。这个类型的疝治疗非常复杂，复发率很高。

网状补片在后壁修补术中的作用

Usher[49]对于将合成网状补片应用于疝修补作出了很大贡献。通过他勤奋的先驱性工作，无论是采用Bassini法前壁或者Halsted法后壁修补，合成网状补片已经成功且愈来愈完善地应用于较大的直疝和斜疝。尽管我们于1959年[27]就已经报道了采用合成材料（Ivalon）作为补片修补腹股沟管后壁，但是Stoppa[31]的报道使我们意识到网状补片在后壁加强中的价值。对于Stoppa的手术方式我没有用修补一词是因为他只是完全根据Pascal的流体静力学原理，将合成网状补片（Merseline-Dacron）置于适当的位置用来覆盖薄弱部位。这种手术方式被称作疝囊的巨大假体加强（GPRVS）。早期主张这种单纯在腹膜前间隙放置网状补片的作者包括Estrin[29]，Rives[3]，Read[50]，和Mahorner及Goss[51]，他们采用前入路经腹股沟管至后壁。20世纪50年代中期，我们主要是进行腹横筋膜的缝合来闭合疝的薄弱部位，并没有常规使用网状补片。但1988年我们发表了对照研究的文章，表明了在复发疝的手术中应用合成网状补片（Marlex）具有明显的优势（1.7％的疝复发率），而对照组仅仅行缝合修补，疝复发率达5％。此后我们把修补加合成网状补片放置作为了标准术式。这种术式并不适用于股疝修补，合成网状补片在股疝修补术中通常是不必要的。尽管过去几十年也有人倡导使用人工材料填充疝，但其重要作用一直未得到证明。

腹腔镜疝根治术

Ger[32]是第一位采用腹腔镜进行腹股沟疝手术的作者，他用腹腔内钉夹闭合了疝囊颈。有趣的是他是仅有的几位将他的想法带到动物实验中的外科医生之一（15只猎犬）。20世纪90年代初，许多新的手术方式开始涌现，包括Gazayerli[33]（经典的后壁缝合修补）、Filipi[34]、Arregui[35]、Dion[36]、Schultz[53]和Corbitt[54]（合成网状补片卷填塞）。这种填塞法后来因为较高的复发率而被弃用。

腹腔镜下经腹膜腔网状补片贴覆（IPOM）

来自Omaha[34]的同道也进行了动物实验（用猪）并且总结了在下腹部用网状补片贴覆腹膜缺陷的方法，在临床治疗中他们取得了较好的效果，但其他外科医生则发现在放置套管针时较为困难，因为容易损伤肠管及主要血管，尤其是不熟练的医生。

经腹腔腹膜前网状补片覆盖(TAPP)

Arregui[35]及其同事经腹部进入到腹膜前间隙以网状补片覆盖腹股沟管后壁,这种腹腔镜手术方式可能是目前采用得最多的方法,尤其是在双侧腹股沟疝的情况下。但我们在实践中也发现经常会出现复发。

完全腹膜外网状补片覆盖(TEP)

此前的腹腔镜手术均经过腹膜腔,都可能发生前述的并发症,导致疝复发甚至危及生命。因此Mckernan[37,38]和Laws以及Phillips[39]和其同事发明了完全经腹膜外的方法将网状补片放置于腹膜前间隙。Mckernan声称因很少需要将网状补片缝合固定于腹股沟管后壁(根据Pascal的流体静力学原理),因此避免了腹壁内的神经损伤。TEP手术至今仍有许多支持者。

我们总结了自从中世纪以来的腹股沟疝后壁修补术的历史背景,从开放的腹膜前入路,合成网状补片,到目前的腹腔镜下各种以放置网状补片为主要目的的手术方式,表明我们进入了一个新千年,今天我可以自信地说:大多数复杂的腹股沟疝都可以经后壁手术而达到最小的复发率。术前和术后疝的分类可以让今天的外科医生选择最佳的手术方式来治疗特定类型的疝。我相信今后还会继续有争论,Troidl[55]说:尽管有无数工业界的介入和投资,腹股沟疝的腹腔镜外科治疗仍将会充满争论。

我们期待着关于疝手术修补的正反两方面的意见。为了给我们的患者提供最好的医疗服务,我们时刻关注着新的进展。

(贾宝庆 译)

参考文献

1. Marcy HO. The anatomy and surgical treatment of hernia. New York: Appleton, 1892:263.
2. de Cantemir D. Histoire d'agrandissement de l'empire Ottoman (trans M. De Joncquieres). 1743;2:397-461.
3. Rives J. Surgical treatment of the inguinal hernia with Dacron patch: principles, indications, technic and results. Int Surg 1967;47:360-361.
4. Stoppa RE, Rives JL, Warlaumont CR, et al. The use of Dacron in the repair of hernias of the groin. Surg Clin N Am 1984;64:269-285.
5. Meade RH. The history of the abdominal approach to hernia repair. Surgery (St. Louis) 1965;57:908-914.
6. Read RC. Properitoneal herniorrhaphy: a historical review World J Surg 1989;13:532-540.
7. LaRoque GP. The permanent cure of inguinal and femoral hernia: a modification of the standard operative procedures Surg Gynecol Obstet 1919;29:507-510.
8. Jacobson P. Inguinal herniorrhaphy from the intraabdominal perspective. Am J Surg 1946;71:797-808.
9. Mansfield RD. A new approach to the treatment of hernia of the groin. Am J Surg 1960;100:462-464.
10. Phetteplace CH. The intraabdominal (LaRoque) approach to hernioplasty. West J Surg 1955;63:490-496.
11. Williams C. The advantages of the abdominal approach to inguinal hernia. Ann Surg 1938;107:917-922.
12. Condon RE. The anatomy of the inguinal region and its relation to groin hernia. In: Nyhus LM, Condon RE (eds) Hernia, 4th Ed. Philadelphia: Lippincott, 1995;16-72.
13. Annandale T. Case in which a reducible oblique and direct inguinal and femoral hernia existed on the same side and were successfully treated by operation. Edinb Med J 1876;21:1087-1091.
14. Maunsell HW. Advantages of suprapubic laparotomy in strangulated femoral hernia. N Z Med J 1887;1:23-25.
15. Tait L. Treatment of hernia by median abdominal section. Br Med J 1891;2:685-691.
16. Bates UC. New operation for the cure of indirect inguinal hernia. JAMA 1913;60:2032-2033.
17. McEvedy PG. Femoral hernia. Ann R Coll Surg Engl 1950;7:484-496.
18. Cheatle GL. An operation for the radical cure of inguinal and femoral hernia. Br Med J 1920;2:68-69.
19. Cheatle GL. An operation for inguinal hernia. Br Med J 1921 ;2:1025-1026.
20. Henry AK. Operation for femoral hernia by a midline extraperitoneal approach. Lancet 1936;1:531-533.
21. Jennings WK, Anson BJ, Wright RR. A new method of repair for indirect inguinal hernia considered in reference to

parietal anatomy. Surg Gynecol Obstet 1942;74:697-707.

22. Musgrove JE, McCready FJ. The Henry approach to femoral hernia. Surgery (St. Louis) 1949;26:608-611.

23. Riba LW, Mehn WH. Retropubic prostatectomy and inguinal hernia . repair. J Urol 1952;67:106-116.

24. Hull HC, Ganey JB. The Henry approach to femoral hernia. Ann Surg 1953;137:57-60.

25. Mikkelsen WP, Berne CJ. Femoral hernioplasty: suprapubic extraperitoneal (Cheatle-Henry) approach. Surgery (St. Louis) 1954;35:743-748.

26. Mouzas GL, Diggory PLC. A modification of the McEvedy repair of femoral hernia. Lancet 1956;2:1073-1074.

27. Nyhus LM, Stevenson JK, Listerud MB, et al. Preperitoneal herniorrhaphy: a preliminary report in fifty patients. West J Surg 1959;67:48-54.

28. Nyhus LM, Condon RE, Harkins HN. Clinical experiences with preperitoneal hernial repair for all types of hernia of the groin. Am J Surg 1960;100:234-242,

29. Estrin J, Lipton S, Block IR. The posterior approach to inguinal and femoral hernias. Surg Gynecol Obstet 1963; 116:547-550.

30. Stoppa R, Petit J, Henry X, et al. Plastie des hernies de l'aine par voie médiane sous-péritonéale. In: Actualités Chirurgicales, 74th Congres Francais de Chirurgie, Association Francaise de Chirurgie. Paris: Masson, 1972:448-453.

31. Stoppa RE. Rives JL, Warlaumont, et al. The use of Dacron in the repair of hernias of the groin. Surg Clin N Am 1984;64:269-285.

32. Ger R, The management of certain abdominal herniae by intraabdominal closure of the neck of the sac. Ann R Coll Surg Engl 1982;64:342-344.

33. Gazayerli MM. Anatomical laparoscopic hernia repair of direct and indirect inguinal hernias using the transversalis fascia and iliopubic tract. Surg Laparosc Endosc 1992;2:49-52.

34. Filipi CJ, Fitzgibbons RF Jr, Salerno GM, et al. Laparo-scopic herniorrhaphy. Surg Clin N Am 1992;72:1109-1124.

35. Arregui ME, Davis CJ, Yucel O, et al. Laparoscopic mesh repair of inguinal hernia using a preperitoneal approach: a preliminary report. Surg Laparosc Endosc 1992;2:53-58.

36. Dion YM. Laparoscopic inguinal herniorrhaphy: an individualized approach. Surg Laparosc Endosc 1993;3:451-455.

37. McKernan JB, Laws H. Laparoscopic preperitoneal prosthetic repair of inguinal hernias. Surg Rounds 1992; 15: 597-608.

38. McKernan JB, Laws H. Laparoscopic repair of inguinal hernias using a totally extraperitoneal prosthetic approach. Surg Endosc 1993;7:26-28.

39. Phillips EH, Carroll B, Fallas M. Laparoscopic preperitoneal inguinal hernia repair without peritoneal incision: technique and early clinical results. Surg Endosc 1993; 7: 159-162.

40. Patino JF, Garcia-Herreros LG, Zundel N. Inguinal hernia repair: the Nyhus posterior preperitoneal operation. Surg Clin N Am 1998;78:1063-1074.

41. Greenburg G. Personal communication, September 1999.

42. Thomson A. Cause anatomique de la hernia inguinal externe. J Conn Med Prat 1836;4:137.

43. Rheault MJ, Oppenheimer GJ, Nyhus LM. Portrait of the anatomist Alexander Thomson. Surg Gynecol Obstet 1965; 121:601-606.

44. Polya J. Anatomical forms of hernial relapses. Orvosihetif (Budapest) 1912;56:449.

45. Fruchaud H. Anatomie chirurgicale des hernies de l'aine. Paris: Doin, 1956.

46. Fruchaud H. Le traitement chirurgical des hernies de l'aine chez l'adulte. Paris: Doin, 1956.

47. Zollinger RM Jr. Establishing a registry for hernia management. Presented to second Annual Meeting of the American Hernia Society, Las Vegas, NV, February 24,1999.

48. Nyhus LM. Individualization of hernia repair: a new era. Surgery (St. Louis) 1993;114:1-2.

49. Usher FC, Ochsner J. Tuttle LL Jr. Use of Marlex mesh in the repair of incisional hernias. Am. Surg 1958;24:969-974.

50. Read RC. Preperiloneal prosthetic inguinal herniorrhaphy without a relaxing incision. Am J Surg 1976;132:749-752.

51. Mahorner H, Goss CM. Herniation following destruction of Poupart's and Cooper's ligaments: a method of repair. Ann Surg 1962;155:741-748.

52. Nyhus LM. Pollak R, Bombeck CT, et al. The preperitoneal approach and prosthetic mesh buttress repair for recurrent hernia: the evolution of a technique. Ann Surg 1988; 208:733-737.

53. Schultz LS, Graber J. Pietrafitta J, et al. Laser laparoscopic herniorrhaphy: a clinical trial preliminary results. Surg Laparosc Endosc 1991;1:41-45.

54. Corbitt JD Jr. Laparoscopic herniorrhaphy. Surg Laparosc Endosc 1991;1:23-25.

55. Troidl H. Endoscopic surgery: innovation versus evaluation: introduction. World J Surg 1999;23:743-744.

第二十九章　腹股沟腹膜前间隙的肌肉骨骼和血管神经解剖

Mary E. Schultheis, Robert J. Fitzgibbons, and Thomas H. Quinn

腹腔镜疝修补术的广泛使用要求充分了解腹股沟区的解剖成为必要，从而避免医源性血管神经的损伤。这个区域的解剖很复杂，常规的讲解都是按顺序从表层到深层，按照开腹的顺序[1]。但是在腹腔镜下的解剖观察却是相反的，这对于熟悉传统的解剖层次的外科医生来说将可能会颠倒层次。本章的目的就是为了给腹腔镜外科医生重新指明方向并讲解在腹腔镜下看到的腹股沟腹膜前区。

腹前壁内面观的特点

（一）**腹膜皱褶和陷窝**　腹腔镜下的腹前壁内面观显示出五条腹膜皱褶自脐向下张开（图 29-1）[2]。中线是脐中韧带，是腹膜在脐尿管（胎儿时期尿囊的纤维残留）表面的返折，行

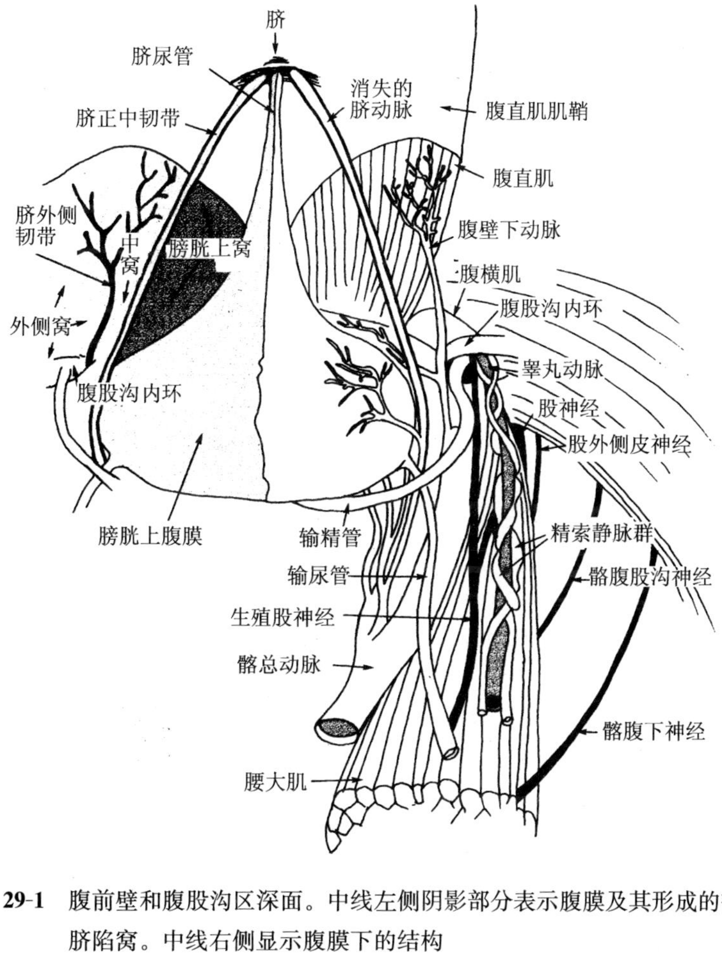

图 29-1　腹前壁和腹股沟区深面。中线左侧阴影部分表示腹膜及其形成的韧带、脐陷窝。中线右侧显示腹膜下的结构

程从膀胱基底部至脐。其两侧是脐内侧韧带，是覆盖脐动脉闭锁部分的腹膜返折。该动脉起自髂内动脉，向内上走行至脐，从近侧端发出膀胱上支。在脐内侧韧带的外侧是脐外侧韧带，其中包裹着腹壁下动脉。

脐内侧韧带和脐外侧韧带以及膀胱基底部之间在腹膜内构成三个陷窝。外侧陷窝位于脐外侧韧带的外侧，其中有腹股沟内环，正是斜疝穿过内环的部位。内侧陷窝位于脐内侧韧带和脐外侧韧带之间，是 Hesselbach 三角的部位，也是直疝和股疝的突出部位。膀胱上窝位于脐中韧带和脐内侧韧带之间，很少有疝从这个陷窝发生，因为这个陷窝有腹直肌和其前鞘的加强。

（二）腹膜前间隙的内容 将腹膜和腹横筋膜解剖开时，腹膜前间隙被打开。尽管这个间隙在整个腹部是连续的，但其前部的腹膜前间隙在腹腔镜疝手术时是非常重要的。无论是经腹部腹膜前入路还是完全腹膜外入路疝手术都要经过此间隙。此间隙中有脂肪组织、血管、淋巴管、神经，因此是腹腔镜疝手术时容易发生医源性损伤的部位。腹膜前间隙可以被进一步分为几个重要的间隙。

（三）Fruchaud 耻骨肌孔及其内容

Fruchaud 耻骨肌孔（图 29-2）是腹前部的一个间隙，其边界是：上方是腹横肌和腹内斜肌的下缘，内侧是腹直肌，外侧是髂腰肌，下缘是耻骨梳。此间隙具有非常重要的临床意义，被认为是肌肉的裂孔，腹部的薄弱部位，也是疝发生的部位，因为它包括了腹股沟三角和疝突出的部位：内环在此开口于腹股沟管，股环在此开口于股管。

（四）腹股沟三角（Hesselbach 三角） 腹股沟三角（图 29-2）位于内侧陷窝内，最初由 Hesselbach 提出，是腹壁的一个区域，其上外侧是腹壁下动脉，内侧界是腹直肌鞘的外侧缘，下缘是耻骨梳韧带[8]。这些边界在外科医生进行常规疝手术时被做了些改动，下界以腹股沟韧带取代耻骨梳韧带，因为前者在常规手术中可以被看到[1]。但在进行腹腔镜疝手术时耻骨梳韧带可以被清楚地看到，因此 Hesselbach 的定义更适合后一种手术方式。

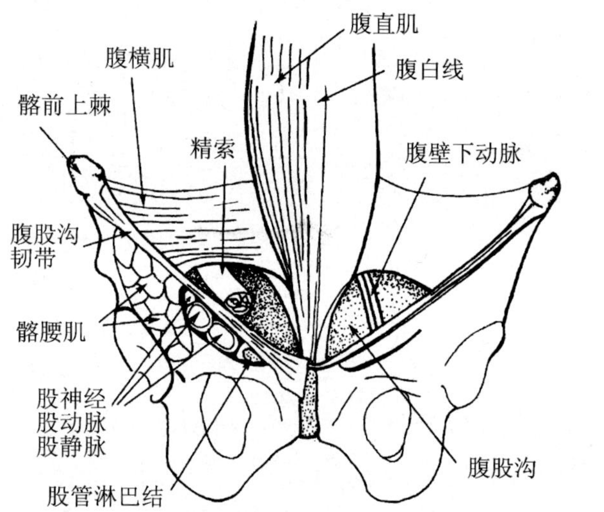

图 29-2 Fruchaud 耻骨肌孔。上半部分有腹横肌腱膜弓状下缘以下的区域，包括腹股沟（Hesselbach's）三角。下半部分在腹股沟韧带以下，包括股管，股鞘及其内容和髂腰肌。腹股沟韧带将上下部分分开

（五）腹股沟管 腹股沟管（图 29-3）是一个 4 厘米长的向内下方走行的通道，其中经过的是精索或圆韧带，髂腹股沟神经，生殖股神经的生殖支，以及血管和淋巴管[3]。它内侧开口于腹腔（腹股沟管内环），由腹壁的各层形成管道壁，外侧开口于腹股沟管的皮下环。通过腹腔镜可以看到内环口在腹前壁的内面，位于脐外侧韧带的外侧，是一个指尖大小的缺口。解剖开腹膜后可以看到 内环是腹横筋膜的增厚形成的，被称为腹横筋膜悬带。内环位于 Hesselbach 三角薄弱部位的外侧，被脐外侧韧带将其分开。腹股沟管本身结构有一个前壁和后壁，顶部和底部（图 29-3）[10]。当我们考虑这些边界时，应该记住腹股沟管是斜行的并且包括腹前壁的组织，前壁组织包括腹外斜肌腱膜，后壁由外侧的腹横筋膜和内侧的联合腱构成，底部由腹股沟韧带的返折部分陷窝韧带构成[4]，髂耻束（后面将讲到的腹横筋膜的另外一处增厚部分）则是内环口下缘的标志[1]腹股沟管向阴囊的开口，即皮下环，由腹外斜肌腱膜的纤维组成，位于耻骨结节的外侧。

精索(图 29-3、29-4)是一个许多解剖结构进入或离开睾丸的管道。其内容包括输精管及其血管、睾丸动脉、精索静脉丛、提睾肌动脉、交感神经纤维、生殖股神经的生殖支及淋巴管。精索起自内环,经腹股沟管处皮下环到达阴囊至睾丸的后表面。精索经过腹股沟管有数层筋膜组织重叠覆盖于其表面[9,10]。当精索进入内环口时,其表面覆盖一层腹横筋膜,称为精索内筋膜,当其向内下经过腹股沟管时,其表面被腹内斜肌筋膜包裹,称为提睾肌筋膜。当精索出皮下环时,最外层的一层筋膜,是由腹外斜肌筋膜延续而来的。

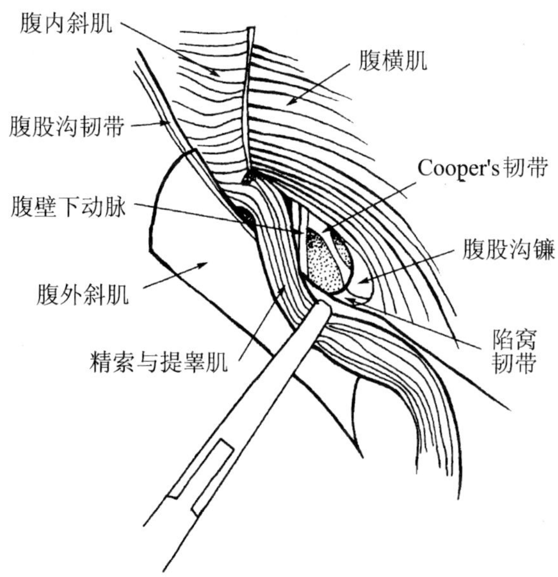

图 29-3 牵开精索后的股管。腹外斜肌腱膜被分离及牵开以去除外环口的纤维。注意起源于腹内斜肌的提睾肌纤维。腹横肌腱膜的附着形成腹股沟镰

(六)股鞘 股鞘(图 29-5)被描述为一个漏斗状的管道,由包绕股动脉、股静脉和股管的腹横筋膜形成[7],构成一个使这些结构由盆腔通过腹股沟韧带下方进入下肢股三角的通道。股鞘被两个纵行的筋膜分隔为三个间隙[7,9]。外侧间隙有股动脉、股神经走行并被髂耻束将其隔开。中央间隙内是股静脉,最内侧的间隙有股管。

(七)股管 股管(图 29-2,29-5)是一个 1~2 厘米长的管道,其中有脂肪组织和淋巴管[7]。股管可以被看成是一个圆锥形,顶点到股部而底部

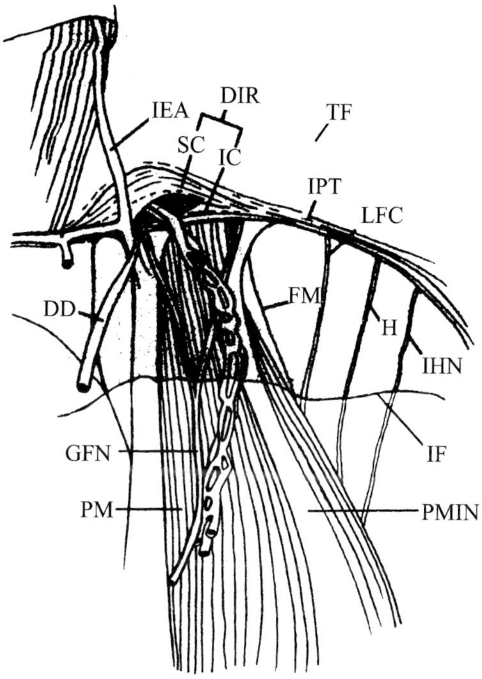

图 29-4 腹前壁和腹股沟区深面。阴影部分表示覆盖腹膜和腹横筋膜的部分。IEA:腹壁下动脉;DIR:腹股沟内环;SC,IC:膈肌上下脚;TF:腹横筋膜;IPT:髂耻束;LFC:股外侧皮神经;II:髂腹股沟神经;IHN:髂腹下神经;IF:髂筋膜;PMIN:腰小肌;FN:股神经;GFN:生殖股神经;PM:腰大肌;DD:输精管

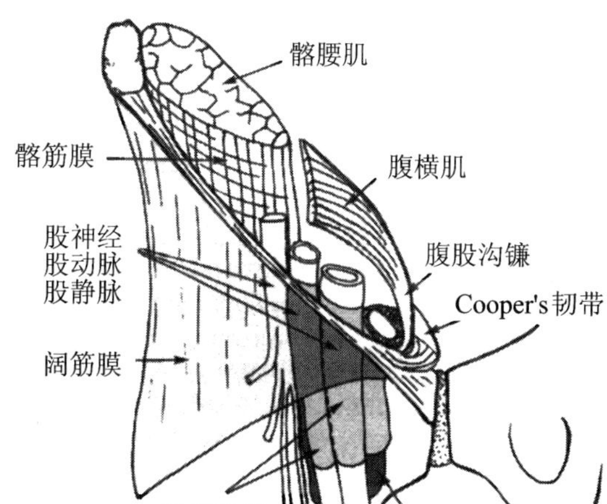

图 29-5 股鞘和股管。股鞘的前面由腹横筋膜形成,下方与股血管的外膜融合。股鞘的后面是髂筋膜的延续,它本身也是腹横筋膜的一部分

仍留在腹部。在腹腔镜下观察腹前壁的内面时,股管常常看不到,但它的位置却可以通过观察腹内壁的其他标志来估计。腹腔开口于股管处,即股环,在腹股沟内环的内下方,Hesselbach 三角薄

弱处的正下方。股环的前面由来自髂耻束的纤维组成，后壁是耻骨的上支，耻骨肌和耻骨梳韧带，外侧是股静脉，内侧是陷窝韧带[9]。尽管通常股环是被股筋膜封闭的，但有时肠管可以经过此处疝入股管形成股疝。

（八）Fruchaud **耻骨肌孔的血管** 数条重要的血管经过这个腹膜前间隙进入腹股沟区和股部（图 29-1、29-2、29-4）。这些血管主要来自髂外动、静脉，从髂血管发出后平行于盆壁到达腰大肌表面。在接近髂耻束及腹股沟韧带处，髂外动脉向内分出腹壁下动脉，向外分出深部旋髂血管。腹壁下动脉向上走行，分出提睾肌动脉进入 Bogros 间隙[1,11]。提睾肌向外下走行进入腹股沟管，深部旋髂动脉在髂外动脉进入股鞘之前发出，在髂耻束和髂耻弓之间向外侧走行，到达腹横肌和腹内斜肌之间与髂腰动脉形成吻合。睾丸动脉是一对从腹主动脉发出的分支，在腹膜后沿腰大肌内侧缘下降，在髂总动脉分叉附近跨过髂总动脉，到达股环附近上升进入腹股沟管[1]。

（九）Fruchaud **耻骨肌孔的神经** 另外，有几条发自腰神经丛的感觉神经经过腹膜前间隙进入下肢或生殖区（图 29-1、29-4）。因此，在腹腔镜疝手术时防止术后疼痛和术后腹股沟区及股上部感觉缺失非常重要[5,9]。髂腹股沟神经起自腰大肌外侧缘沿着腰方肌下降，向外沿着髂骨嵴深入到腹横肌，腹内斜肌，在腹内斜肌和腹外斜肌之间向内走行，进入腹股沟管内环，在精索表面走行，出腹股沟管后支配阴囊，还支配阴茎根部和股内侧的皮肤感觉。

髂腹下神经（图 29-4）也起源于腰大肌外侧，在腰方肌的腹侧表面向外下走行至腹横肌，穿过腹横肌后向内侧走行，穿透腹内斜肌及腹外斜肌至皮下环的上方 2～4 厘米处，支配那里的皮肤感觉。

生殖股神经（图 29-4）起源于 L_1 和 L_2，向下走行，穿过腰大肌后分成内侧的生殖支（精索外神经）和外侧的股支（腰腹股沟神经）。生殖支继续向下与髂外动脉平行，在腹壁下动脉起源处向内上方在精索背侧与之一起进入腹股沟管[1,7,10]。股支也与髂外动脉伴行并在其外侧进入股鞘[4,10]，然后穿透股部的阔筋膜支配股前部的感觉。

股神经（图 29-2，29-4）来自第 2、3、4 腹侧腰神经，它自腰大肌的外下部分出现沿其外侧缘在髂腰肌表面向下到达髂耻弓并继续向下在股血管的外侧从腹股沟韧带下方穿过，髂耻弓将其与股血管分开[4,10]。

股外侧皮神经（图 29-4）包括第 2 和第 3 腹侧腰神经的早期分支，可以看做是从腰大肌的中部向外下方越过髂肌朝向髂嵴前部[4,7,8,10]，在髂前上棘内侧于髂腰肌外侧和缝匠肌内侧从腹股沟韧带下方穿过[4]，支配股外侧的皮肤感觉。

（十）Retzius **膀胱前间隙** 位于膀胱上陷窝下方的三角形腹膜前间隙和内侧陷窝构成了 Retzius 膀胱前间隙（图 29-1）[3,7]。此间隙内有脂肪组织和结缔组织以及血管。此间隙的边界包括：前面的耻骨联合和腹直肌，上方的脐，外侧的脐外侧韧带，覆盖膀胱的脐膀胱筋膜，内侧的膀胱外侧表面，以及上方的脐膀胱筋膜和腹横筋膜的融合[11]。脐膀胱筋膜是一层起源于脐的结缔组织向下扇形张开包绕脐尿管及闭锁的脐动脉和腹壁下动脉，然后覆盖膀胱前部并止于膀胱颈部[4,11]。

在此间隙中，美国人的异常闭孔动脉的发生率是 25%～40%[7]。异常的闭孔动脉起源于腹壁下动脉并向外下走行越过耻骨梳韧带进入闭孔肌管，与起源于髂内动脉的正常的闭孔动脉形成吻合[4,7]。这种情况可以导致被称作“死亡之冠”的情形发生，是因为手术中意外地切断这种吻合而引起[11]。异常的闭孔静脉实际上更常见，如果切断可导致手术后严重的出血[7,12]。

（十一）Bogros **间隙** Retzius 间隙在腹膜前向外侧的延伸于 1823 年由一位法国解剖学家 Bogros 首次描述。Bogros 间隙在疝手术中重建腹股沟管底部时非常重要[3,7,11]。在从内环内侧向髂嵴切开腹横筋膜的时候进入此间隙[11,12]。它的边界包括外侧的髂筋膜，前面的腹横筋膜和内侧的腹膜[11]。

在髂耻束和腹股沟韧带的正后方，髂外动脉（图 29-1）发出内侧的腹壁下动脉和外侧的深部旋髂动脉。腹壁下动脉向内走行于 Bogros 间隙内然后向上穿透腹横筋膜进入腹直肌鞘[4]，在进入腹直肌后向上走行并于腹壁上动脉形成吻合。另外腹壁下动脉与闭孔动脉通过耻骨支也有交通[4]。

Bogros 间隙的静脉循环最近也被揭示。在 Bogros 间隙中有几种形式的髂耻静脉和腹直肌静脉之间的交通[12]。髂耻静脉在髂耻束的深面与之平行走行，而腹直肌静脉沿腹直肌外侧缘走行[5,12]。对这种静脉循环的了解可以帮助我们在手术中和手术后避免出血和血肿的发生。

腹横筋膜及其派生结构

（一）**腹横筋膜** 腹膜外最直接毗邻的就是腹横筋膜（图 29-6）。这一层面也叫做腹内筋膜，因为它包被整个腹部的内表面。腹横筋膜的概念是由 Astly Cooper 爵士命名的，他指的是覆盖腹横肌内表面的筋膜[1,7,9]。关于腹横筋膜共几层的问题有争论。Cooper 最初的描述有两层，前层和后层。前层紧密包绕腹横肌及其腱膜，下缘与耻骨梳韧带相接，内侧与腹直肌鞘相接[4,8]。后层上缘与腹直肌鞘弓状下缘相接，内侧与腹白线相接，而向下延伸至耻骨上支。

后层也被称作腹膜前筋膜。腹横筋膜前后层之间的间隙中内侧有其动脉，外侧有腹壁下动脉。如果在经腹部腹膜前网状补片覆盖（TAPP）手术中错误地进入此间隙，损伤这些血管可能导致出血。膀胱也在这一层面，因此也有可能在手术中被损伤。

（二）**腹横筋膜的派生结构** 许多结构是由筋膜的增厚或聚集形成的[1]。在腹腔镜手术中可以作为腔镜外科医生重要的识别标志。有些情况下可以作为钉合的着力点。腹股沟管内

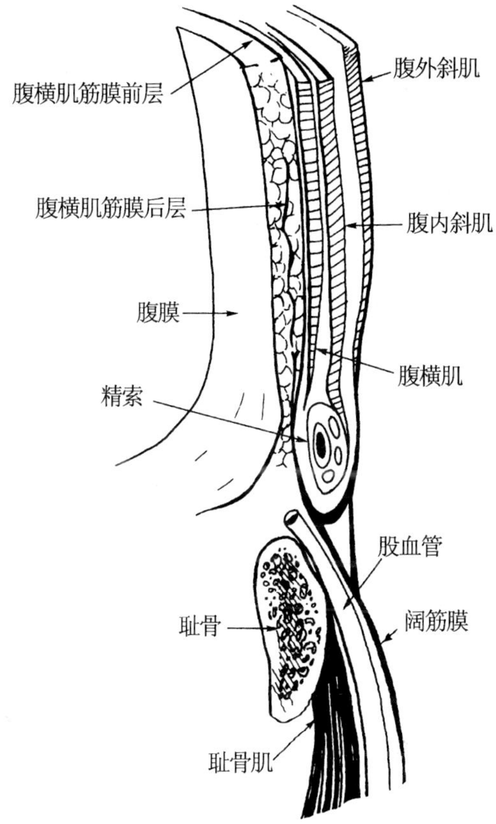

图 29-6 腹前壁和腹股沟区的纵切面。注意腹横筋膜的后层，尽管没有被广泛认同，但大多数认为此处基本上都有腹横筋膜的增厚

环，是在睾丸从腹腔下降至阴囊的过程中牵拉腹横筋膜形成的。由于睾丸下降的方向稍微比腹横筋膜的方向更斜行一些，导致内环的内侧要冗余一些，被称为腹横筋膜悬吊（图 29-1、29-4）。这个结构本身有前后两部分，当被拉紧的时候可以像括约肌一样关闭内环，防止斜疝的发生。

髂耻束（图 29-4）是腹横筋膜的聚集，附着于其外侧的髂肌内侧缘、髂前上棘和髂耻弓。它在深面与腹股沟韧带平行向前走行，在髂外血管的前方跨过并与内侧的耻骨梳韧带附着（或融合）。在其行程中髂耻束也形成内环的下缘和腹股沟管的后壁。尽管在经腹部腹膜前网状补片覆盖（TAPP）手术中并不是总能看见髂耻束，但它的大致位置应该找到，以便确定钉夹的部位。钉夹的部位应该在髂耻束的上方以防止损伤睾丸动脉，精索静脉丛和腰神经丛的分支。

耻骨梳韧带（图 29-3 、29-7）在腹腔镜疝手术时很容易看到，是一条白色发亮的结构，覆盖

耻骨上支。有些解剖学家认为它是髂耻束，腹横筋膜和腹膜的融合，但有些认为它是陷窝韧带向外侧的延续。它起源于耻骨上支，横行至耻骨结节。由于它很结实，常被作为钉夹和缝合的基点。

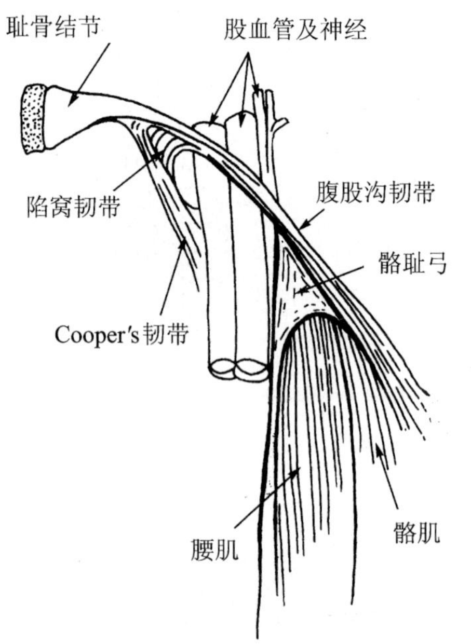

图 29-7 腹股沟区深面的肌肉和血管间隙被髂耻弓区分开。它是腰小肌腱的延续。陷窝韧带覆盖着腹股沟韧带内侧和耻骨梳韧带之间的区域。耻骨梳韧带实际上是耻骨梳骨膜的增厚形成，只有耻骨联合和耻骨结节的上缘可以看到

髂耻弓（图 29-7）是腹横筋膜的聚集，附着于髂前上棘，向内走行止于髂耻隆起。在其行程中分出部分纤维参与髂耻束，腹内外斜肌和腹横肌。髂耻弓将从腹部到股部的结构分为两个部分，内侧间隙包括股管和股血管，外侧肌间隙包括髂腰肌和股神经。

（贾宝庆　译）

参考文献

1. Quinn TH, Annibali R, Dalley AF II. Fitzgibbons RJ Jr. Dissection of the anterior abdominal wall and the deep inguinal region from a laparoscopic perspective. Clin Anat 1995; 8:245-251.
2. Quinn TH. Anatomy of the groin: a view from the anatomist. In: Fitzgibbons RJ, Greenburg AG (eds) Nyhus and Condon's Hernia, 5th Ed. Philadelphia: Lippincott/Williams & Wilkins, 2001;55-70.
3. Annibali R, Camps J, Nagan RF, et al. In: Arregui ME, et al. (ed) Principles of Laparoscopic Surgery: Basic and Advanced Techniques. New York: Springer-Verlag, 1995;409-425.
4. Moore KLL Dalley AF II. Clinically Oriented Anatomy, 4ih Ed. Baltimore: Lippincott/Williams & Wilkins. 1999.
5. Colborn GL, Skandalakis JE. Laparoscopic inguinal anatomy. Hernia 1998;2:179-191.
6. Eubanks S. Hernias. In: Sabiston DC, Lyerlv HK (eds) Sabiston's Textbook of Surgery: The Biological Basis of Modern Surgical Practice, 15th Ed. Philadelphia: Saunders. 1997;1216-1219.
7. Richards AT, Quinn TH, Fitzgibbons RJ Jr. Abdominal wall hernias. In: Greenfield LJ. Mulholland MW, Oldham KT, Zellenock GB, Lillemoe K. D (eds) Surgery: Scientific Principles and Practice. Philadelphia: Lippincott/Williams & Wilkins. 2001:1185-1223.
8. Ponka J. Hernias of the Abdominal Wall. Philadelphia: Saunders, 1980;18-39.
9. Quinn TH, Ryberg A, Annibali R, Fitzgibbons R. Anatomy of the anterior abdominal wall and deep inguinal region from the laparoscopic surgeon's perspective. In: Lanzafame RJ (ed) Prevention and Management of Complications in Minimally Invasive Surgery. New York: Igaku-Shoin, 1996:107-117.
10. Clemente CD (ed) Gray's Anatomy, American Edition. Philadelphia: Lea & Febiger, 1985.
11. Read RC. Anatomy of abdominal hemiation. The parietoperitoneal spaces. In: Nyhus LM, Baker RJ. Fisher JE (eds) Mastery of Surgery, 3rd Ed, vol II. Boston: Little Brown, 1997:1795-1806.
12. Bendavid R. The space of Bogros and the deep inguinal venous circulation. Surg Gynecol Obstet 1992;174:355-358.

第三十章　腹腔镜疝修补术的适应证与禁忌证

David L. Crawford and Edward H, Phillips

应用腹腔镜进行疝修补术的初衷是弥补传统疝修补术引起的一些缺陷，比如疼痛、行动不便以及复发等，试图通过更小的创伤来消除传统疝缝合手术带给少数病人的慢性疼痛和行动不便。腹腔镜疝修补可以避开前次手术区域的缝合结构和局部神经，从而更安全地修补复发疝，同时可以探查对侧的疝。

过去十余年，腹腔镜疝修补术已经从一种手术方法的进展发展成为几种定义明确的经腹或完全腹膜外途径的技术。对于手术程序复杂的技术描述和命名有时会掩盖一个事实：这些方法最后都是用假体材料对 Fruchaud[1] 提出的耻骨肌孔进行加固。

当医生们面对一种新技术或手术方法时，他们必须考虑以下几个问题。他们必须通过自己的经验、别人的推荐或是已经发表的新技术来判断手术是否会给病人带来好处，新技术带来的好处是否值得病人花更高的费用？手术是否安全？利益是否超过风险？培训执业外科医生是否可行？执业外科医生是否有时间或技巧去克服学习新技术带来的困难？这些是关于腔镜疝修补手术经常被反复提及的难题。

本章探讨腔镜疝修补手术的适应证及选择各种操作技术方式的一些原因。其后讨论腔镜疝修补手术最常见的禁忌证。

适应证

(一)复发疝　在一个看起来适当的腹股沟疝修补手术之后复发是每个外科医生都可能经历的。常规疝修补手术后复发的原因包括缝合撕脱、张力修补导致组织缺损产生新的薄弱区、遗漏的疝；以及胶原代谢异常导致固有的组织薄弱。Bassini、McVay、Maloney，甚至包括 Shouldice 式修补都会产生不同程度的张力，此张力会导致组织缺损以及后续的修补失败。已报道的复发率从 Bassini 法的高达 30% 到 Shouldice 法的低于 1% 不等。复发率的改善得益于 Shouldice 技术的引入、补片的使用、Nyhus 和 Stoppa 提出的腹膜外修补方法的普及，以及 Lichtenstein 推广的前路无张力补片修补技术。应用这些技术使近 10 年的复发率已降至 1%～5%[2~5]。

估计应用了先前的各类技术的疝修补术，术后近 10 年的复发率在 5%～10% 是真实的（图 30-1）。因此，每个外科医生必须设计处理复发疝的计划。先前的复发疝修补手术是一种技术复杂而且出现局部神经损伤及睾丸缺血风险更高的手术。

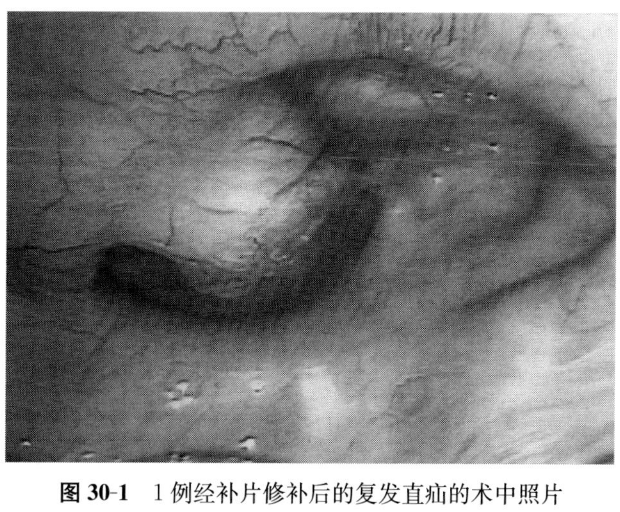

图 30-1　1 例经补片修补后的复发直疝的术中照片

表 30-1 显示应用开放性手术修补复发疝的结果。Nyhus 等[6]应用腹膜外入路，增加一个假体网状补片修复复发缺损，115 例病人 10 年随访报道 1.7%的再复发率。Greenburg[7]采用相同入路使用补片，但是仅用于其病人中的少数，获得了 4.3%的再复发率。Glassow[8]报道 Shouldice 临床医院的再复发率为 3.3%。Lichtenstein 等[9]使用一种相对无张力前路修补技术，报道再复发率为 1.6%。Stoppa[5]报道了使用后路修补加固术治疗 529 例病人，在这个大数量的个案中，再复发率仅为 1.1%。上述结果(见表 30-1)显示利用网状织物后路修补带来优异的效果。

表 30-1 复发性腹股沟疝的开放式修补

作者	时间	例数	技术方法	复发率(%)	随诊(月)
Glassow[8]	1986	1874	Shouldice	3.3	48～360
Greenburg[7]	1987	413	腹膜前(无补片)	4.3	48～60
Nyhus[6]	1988	201	腹膜前(补片)	1.7	6～120
Lichtenstein[9]	1993	1500	Lichtenstein(填充物)	1.6	26～240
Stoppa[5]	1995	529	GPRVS	1.1	12～120

GPRVS:巨大补片加强内脏囊手术；Lichtenstein:平片疝修补手术。

此前已经提到，疝复发的原因包括:张力过高引起的组织缺损，遗漏的直疝或间接疝囊，全部的腹股沟后壁薄弱，或者初次手术修补。Felix 等[10]用腔镜修补 90 例复发疝，发现 42%复发是由于直接缺损，29%是由于残留斜疝疝囊，25%显示裤裆疝，9%是股部缺损——来源于初次手术时遗漏。腔镜技术可以解决上述问题。腔镜疝修补可以采用后入路以避开以前手术解剖过的组织，这样可以避免局部神经和睾丸血管的损伤。腔镜技术使用一种大补片以覆盖全部肌膜孔，这样可以覆盖全部存在潜在复发可能的区域(直疝区、斜疝区以及股疝区)。腔镜还可以探查全部盆腔以避免遗漏未预计到的疝或复发的潜在部位。表 30-2 显示几种腔镜手术方式修补复发腹股沟疝的效果[11～15]。在这些方式中经腹腹膜前修补(TAPP)更为流行，可能是因为完全腹膜外修补(TEP)是在 TAPP 以后发展起来的，因此更多外科医生采取 TAPP。考虑到腔镜疝外科只有 10 年的历史，这样的结果是令人印象深刻的。

表 30-2 复发性腹股沟疝的腹腔镜修补

作者	时间	例数	技术方法	复发率(%)	随诊(月)
Leibel[11]	1996	210	TAPP	0.9	6～36
Sandbichler[12]	1996	200	TAPP	0.5	9～31
Birth[13]	1996	117	TAPP	0	3～36
Felix[14]	1998	173	TAPP/TEP	0.8	24
Ferzli[15]	1999	75	TEP	0	6～72

TAPP:经腹腹膜前修补；TEP:完全腹膜外修补。

(二)双侧疝 双侧腹股沟疝是腔镜修补的理想指征。原因是多方面的，包括腔镜修补可以同时探察单侧或对侧的疝，可以通过一次做 3 个小孔来修补单侧或双侧疝，可以减少双侧腔镜疝修补带来的疼痛和行动不便。

当对侧疝的诊断并不确定时，腹腔镜在修补有症状的疝的同时可以发现及修补亚临床疝。儿科文献显示腹腔镜在探查对侧疝时是有效的[16~18]。1998 年，有作者共报道了 253 例腹腔镜疝修补术。73 例术前诊断为单侧疝的患者中有 50 例经腹腔镜检查后改变了诊断。术中发现这组病例中 37 例是双侧疝，另一类型的单侧疝 7 例，6 例还存在股疝。42(57%)例患者术前未预计存在对侧疝。另一组术前诊断为双侧疝的 180 例患者中，91 例经腹腔镜检查后改变了诊断。其中包括 63 例不同类型的疝，21 例额外的股疝以及 7 例仅存在单侧疝。共计有 141(56%)例患者在腹腔镜修补前探察时或修补中改变了术前诊断[19]。在成人文献中报道发现未觉察的对侧疝的比例为 10%～25%[20~21]。

当考虑到采取最小 2cm(相当于 1 个 10mm 套管，2 个 5mm 套管)，最大 3cm(相当于 3 个 10mm 套管)的小切口就可以进行单侧疝腹腔镜修补时，在疼痛和行动不便方面患者已然得到了益处。而对于需要双侧疝修补的患者来说，腹腔镜技术的优点就更明显了，因避免了双侧腹股沟切口及切开以及术后行动不便所带来的好处是非常明显的。经 TEP 技术治疗的患者术后不适主要与操作孔创口有关以及经腹壁内侧而不是经腹股沟内部切开腹膜有关。以往手术加固腹股沟及处理精索带来的创伤可以避免。

疼痛和行动不便

大量的前瞻性随机研究比较了腹腔镜与开放式疝修补技术术后并发症(表 30-3、30-4)[22~50]。术后疼痛通过各种疼痛量表包括止痛剂的消耗量来评估。测量患者恢复正常活动的时间是困难的，这不只受到患者做事的能力的影响，还受到患者恢复工作/活动的主观愿望的影响。最好的测量患者行动能力的方法是运动测试。不幸的是，该测试操作困难而且价格昂贵，因此大多数研究者采取调查问卷来询问患者何时恢复"正常活动"。

表 30-3　开放式与腹腔镜疝修补对比(前瞻随机性研究系列 1994～1996)

出处	时间	技术方法	例数 (O/L)	术后疼痛	恢复活动时间 (O/L)(天)	随诊(月)
Stoker[22]	1994	D/TAPP	75/75	<Lap*	28/14*	7+
Payne[23]	1994	L/TAPP	52/48	NR	17/9*	10++
Champault[24]	1994	S/TEP	9/92	<LAP*	24/12*	12+
Maddern[25]	1994	D/TAPP	44/42	ND	30/17*	8++
Vogt[26]	1995	B/V/IPOM	31/30	<LAP	18/7	8+
Barkun[27]	1995	SC/TAPP	49/43	ND	11/9	14++
Lawrence[28]	1995	D/TAPP	66/58	<Lap*	28/22	1.5
Leibl[29]	1995	S/TAPP	48/54	<Lap*	38/21*	16+
Schrenk[30]	1996	S/TAPP/TEP	34/28/24	<Lap*	ND	3+
Bessell[31]	1996	S/TEP/ TAPP	72/29/3	<Lap*	32/30	7++
Filipi[32]	1996	L/TAPP	29/24	ND	ND	11+
Tschudi[33]	1996	S/TAPP	43/44	<Lap*	48/25*	7++
Wright[34]	1996	SC/TAPP	63/67	<Lap*	NR	NR
Hauters[35]	1996	S/TAPP	35/35	<Lap	10/6	30

Lap:腹腔镜;O:开放式;TAPP:经腹腹膜前修补;TEP:完全腹膜外修补;IPOM:腹膜内放置补片;S:Shouldice;

L:Lichtenstein;B:Bassini;V:Mcvay;SC:外科医生的修补术式选择;P:网塞和网片;ST:Stoppa;PPO:腹膜前开放式;ND:无差异;NR:未报道;*:p<0.05 开放式与腹腔镜疝修补对比;+:平均值;++:中位数。

表 30-4 开放式与腹腔镜疝修补对比(前瞻随机性研究系列 1997~1999)

出处	时间	技术方法	例数(O/L)	术后疼痛	恢复活动时间(O/L)(天)	随诊(月)
Kozol[36]	1997	SC/TAPP	32/30	<Lap*	NR	1.5+
Leim[37]	1997	SC/ TEP	507/487	<Lap*	10/6*	20++
Heikkinen[38]	1997	L/ TAPP	12/80	<LAP*	19/14*	2
Leim[39]	1997	SC/ TEP	48/57	NR	10/6*	1.5
Tanphiphat[40]	1997	B/TAPP	60/60	<LAP*	14/8*	32+
Kald[41]	1997	S/TAPP	100/100	NR	23/14*	12
Champault[42]	1997	SC/ TEP	49/51	<Lap*	35/17*	36+
Zieren[43]	1998	S/P/TAPP	80/80/80	<Lap* &P	26/18/16*	25+
Wellwood[44]	1998	L/TAPP	200/200	<Lap*	21/17*	3+
Heikkinen[45]	1998	L/ TAPP	20/20	ND	21/14*	17++
Paganini[46]	1998	L/TAPP	56/52	ND	ND	28++
Aitola[47]	1998	PPO/TAPP	25/24	<Lap*	5/7	18[++]
Dirksen[48]	1998	B/TAPP	87/88	<Lap*	27/17*	24+
Khoury[49]	1998	P/TEP	142/150	<Lap*	15/8*	17++
Juul[50]	1999	S/TAPP	130/138	<Lap*	18/13*	12++

Lap:腹腔镜;O:开放式;TAPP:经腹腹膜前修补;TEP:完全腹膜外修补;IPOM:腹膜内放置补片;S:Shouldice;L:Lichtenstein;B:Bassini;V:Mcvay;SC:外科医生的修补术式选择;P:网塞和网片;ST:Stoppa;PPO:腹膜前开放式;ND:无差异;NR:未报道;*:p<0.05 开放式与腹腔镜疝修补对比;+:平均值;++:中位数。

Kozol[36] 等作了一个关于两种手术方式术后疼痛的前瞻性随机、双盲研究,使用了两种标准疼痛量表和最初 48 小时内止痛剂累积量进行分析。62 例患者全部采取全麻,采取腹腔镜修补的患者疼痛明显轻于开放式手术患者。两组的并发症没有差异。

在另一个研究中(Liem 等[39]),105 例患者(48 例开放式手术,57 例 TEP)接受前瞻性随机研究,通过检验肌肉能力的体能检测精确测量患者恢复正常活动的能力,结果与评估日常生活能力(ADL)和恢复正常活动的问卷进行比较。接受腹腔镜手术的患者的体能检测及 ADL 问卷结果明显好于接受开放式手术的患者。接受腹腔镜疝修补术的患者更快地恢复正常活动(6 ~ 10 天,p=0.000 3)。术后 1 周,接受腹腔镜手术的患者能做更多的仰卧起坐和直腿抬高(p<0.000 1),他们的 ADL 分数也明显好于(p=0.000 1)接受开放式手术的患者。作者的结论是腹腔镜疝修补术使患者更快恢复。

由 Khoury[49]完成的另一个研究比较了填充物及补片修补(n=152)与 TEP(n=150) 手术以及术后 89%患者平均 17 个月随访的结果。腹腔镜修补最初比开放式手术慢,但 75 例后比开放式手术快 10 分钟。接受 TEP 的患者比接受开放式手术的患者使用更少的麻醉止痛剂并且提前 1 周恢复正常活动(p<0.01)。两组间住院时间没有差异。开放式手术术后并发症为 23%,TEP 为 13%(p<0.01)。随访期间复发率填充物及补片修补为 3%,TEP 为 2.5%。作者认为接受 TEP 的患者与接受开放

式手术的患者相比，具有相同的住院时间和复发率但恢复更快，使用更少的止痛剂并且复发率低。

Wellwood[44]等报道了一项大样本试验，400例患者前瞻随机分为2组，分别接受TAPP或Lichtenstein修补术，患者包括单侧及双侧疝。86%的患者经过3个月随访得出下列数据。在手术当天出院的患者中接受开放式手术的患者(96%)多于接受腹腔镜手术的患者(89%)(p=0.01)。开放式手术尽管在局麻效果未消退时疼痛分数更低，但在术后第1周，第7天及术后第2周时分数显著增高(p<0.01)。第1个月，接受腹腔镜手术患者的平均SF-36分数(测量舒适程度)与开放式手术相比，8个参数中的7个超过基线，显著增高，其中5个达到显著性差异(p=0.01)。就测量的每一个活动而言，腹腔镜组恢复正常的中位时间显著缩短。

另一些随机研究支持腹腔镜手术可以减少术后疼痛[22,24,26,28,29,31,33,35,40,42,43,47,48,50]，减少止痛剂用量并且更早恢复工作[26,31,33,40,43,48,49]。也有一些文献显示腹腔镜手术在康复[26~28,30~32,35,46,47]与术后疼痛[25,27,33,45,46]方面与开放式手术没有差异。随着更多的前瞻性随机研究的开展，有利于腹腔镜技术的证据越来越多。可以看出(见表30-3、30-4)，大多数检验疼痛和恢复活动能力参数的研究有利于腹腔镜组。

技术细节(TAPP与TEP)：适应证与禁忌证

一旦决定采取腹腔镜疝修补术，手术方式的选择，是用TAPP还是TEP，可以显著影响手术效果。最近的趋势是TEP手术增加而TAPP手术减少。对外科医生来说，对两种术式都了解是重要的。毕竟，为了充分的安全和成功，部分TEP手术需要转换成TAPP，而另一些患者开始就应该采取TAPP。

如果选择一种腹腔镜术式来替代开放式手术治疗单纯单侧，双侧或是复发的疝，那么首选TEP。在一些关于TAPP与TEP的非随机研究中，TEP的并发症更少而复发率不是更少至少也是相同的(表30-5)[51~57]。大部分病例中TEP比TAPP更具优势。如果采用Phillips技术，可以在修补前检查腹膜孔以排除未发现的缺损，而修补后检查可以确认腹膜没有撕裂。外科医生还可以确认疝没有“一起”被还纳而填充物在正确的位置上。TEP避免了TAPP导致的腹膜较大的切口，后者可能导致小肠粘连或嵌顿。TEP还可以提供术野中央更好的视野，这一点在将填充物放到对侧时尤为重要。如果患者以往有盆腔正中切口，采用TEP更可取，因为可以从腹直肌后方进入腹膜前间隙并到达耻骨下方。横向的切口会阻碍上述入路，因此此类患者最好采用TAPP术式。

表30-5 TAPP与TEP对比汇总

作者(年)	例数	修补方法	并发症(%)	复发率(%)
Felix(1995)[51]	733	TAPP	1.2	0.2
	382	TEP	0	0.2
Ramshaw(1996)[52]	300	TAPP	4.3	2
	600	TEP	0.8	0.3
Dellemagne(1996)[53]	254	TAPP	NR	1.5
	371	TEP	NR	0
Fielding(1996)[54]	386	TAPP	0.5	1
	218	TEP	0	0.9

续表

作者(年)	例数	修补方法	并发症(%)	复发率(%)
Kald(1997)[55]	339	TAPP	11	2
	87	TEP	8	0
Cocks(1998)[56]	148	TAPP	27	2
	313	TEP	12	0.3
Felix(1999)[57]	472	TAPP	5.6	NR
	678	TEP	1.0	NR

NR:未报道。

如果要求同时作诊断性腹腔镜检查则TAPP是最好的选择,此术式允许手术医生使用2个腹膜内抓钩翻动内脏以检查所有脏器表面。TEP(带腹膜镜)可以观察盆底和肝脏表面,但由于没有腹膜内抓钩,检查范围受到限制。

虽然TEP是大多数疝治疗的首选,但TAPP可以让外科医生在处理巨大疝坠入阴囊,嵌顿疝以及复杂复发疝时更安全和容易(表30-6)。从腹膜外环绕巨大且坠入阴囊的斜疝疝囊是困难的甚至是不可能的。由于斜疝疝囊有如此大的疝环需要尽可能多地切除囊壁并修补缺损,经腹膜孔处理缺损可能更为简单,外科医生还可以通过腹膜孔探查腹膜两侧。TAPP还可以使外科医生不用担心腹膜撕裂——在切除困难的病例中可能会影响可见性。如果坠入阴囊的疝过大,必须在术前放置“阴囊套”以防止阴囊先膨胀导致腹膜内不能保持足够的CO_2压力。事实上,长时间坠入阴囊的巨大疝患者很难获得满意的腹膜内充胀效果。

表30-6　修补方法的适应证(TAPP,TEP,开放式)

	TEP	TAPP	开放(无张力)
疝类型			
单侧	√		√
双侧	√		√
复发	√		√
巨大坠入阴囊		√	√
嵌顿		√	√
腹腔镜修补失败			√
诊断性		√	

续表

	TEP	TAPP	开放(无张力)
先前的盆腔切口			
横切口		√	√
中线	√		√
S/P前列腺切除术			√
H/O盆腔放疗			√
H/O盆腔重度感染			√
心肺功能不全			√

嵌顿疝是TAPP的另一个适应证。腹膜内工具和视野可以帮助医生还纳嵌顿的内脏。医生还可以在修补前、后检查脏器的存活状态。如果有转为开腹手术的指征,也不会失去有效手术时间。如果修补术后发现有脏器小片坏死,可以做一小切口经腹取出后切除。

虽然TEP可以很好地处理简单复发疝,但是外科医生以往采用经腹膜后位入路处理复杂腹股沟疝的经验可能鼓励他们采用TAPP处理复杂复发疝。如果以前的修补是前路开放手术则各种修补技术都合适,因为组织以前未经解剖。但这种情况不包括使用腹膜前填充物修补,River式修补或其他前路腹膜前补片修补。毕竟,无论使用开放式或腹腔镜放置后方补片,修补都会更复杂。解剖腹膜游离补片是困难的而且经常造成腹膜撕裂,导致腹膜前间隙的视野不理想。

禁忌证

(一)心肺功能不全　人工气腹引起的不利生理影响与高碳酸血症和调节、增加腹压的机械影响有关。应该注意二氧化碳人工气腹对生理状况的影响，特别是手术患者是有显著合并症的老年人的时候。高碳酸血症部分是因为二氧化碳经腹膜吸收从而导致二氧化碳分压和呼气末二氧化碳浓度增高。吹气速度太快引起的腹膜拉紧可以引起迷走神经反射，导致心搏缓慢和潜在的心衰。腹膜内压力过高引起静脉阻力升高，减少回心血量以及增加平均体循环阻力和后负荷。后负荷增高来源于内脏循环受压和对高张力的神经内分泌反应。静脉阻力增加是因为下腔静脉受压和静脉回流减少。另一方面，容量血管受压引起的平均体循环压力升高可以增加静脉回流并影响前负荷。对于血容量正常或偏低的患者，静脉阻力的影响增加占优势，人工气腹引起静脉回流减少。对于高血容量的患者，平均体循环压力升高的影响占优势，而下腔静脉受压不会导致静脉回流增加[59,60]。

McLaughlin 等[61]研究了接受 2kPa(15mmHg)压力气腹的腹腔镜手术患者后，报道可出现收缩压(11.3%)、舒张压(19.7%)、平均动脉压(15.9%)以及中心静脉压(30%)升高。此外还报道每搏输出量(29.5%)和心脏指数(29.5%)降低。在另一个 2.0kPa(15mmHg)压力气腹的研究中，Westerband 等[62]报道心脏输出量(30%)减少，MAP(15%)和外周静脉(79%)阻力增加。后负荷的增加可以增加心肌耗氧量并增加易感患者发生心肌梗死的可能性。因此，有风险的患者应该进行仔细的术前评估和监护以减少发生心脏疾患的可能性，必要的话放弃腹腔镜手术。

肺功能改变主要由人工气腹的机械作用引起。腹内压力和容积增加引起膈肌移动受限同时胸廓及气道压升高而肺的顺应性和肺活量下降。大多数与人工气腹有关的肺功能变化是有限的，通过增加潮气量和吸呼比很容易代偿[63]。

对进行腹腔镜手术的外科医生来说，了解人工气腹对生理的影响是重要的。然而，对拟行腹腔镜疝修补术的虚弱患者来说，更大的风险不是人工气腹而是全麻。所有的吸入麻醉剂都有不同程度的心肌抑制作用。不幸的是，甚至一个心脏功能脆弱的病人进行深度静脉镇静也可能会引起心肌反应。也有少数在区域麻醉(硬膜外麻醉或局部麻醉)下采用腹腔镜进行疝手术成功的例子，但疝修补经常采用的 TAPP 手术却不适宜采用区域麻醉，因为手术需要使用气腹和有腹膜的刺激。因此如果患者因为心肺疾病的原因不能采用全身麻醉的话，就不能使用腹腔镜进行疝修补。

(二)不适宜的腹部情况　患者病史中许多不同的情况可以造成腹膜外或腹腔内瘢痕的形成，使得腹腔镜疝手术非常困难甚至很危险。这些情况可以从病史中或者体格检查中了解到。

如果患者病史中有严重的腹腔内或盆腔感染，例如憩室破裂，阑尾穿孔，盆腔感染性炎症，或者 Crohn 病的并发症等情况，很容易出现肠管和腹壁的粘连，这些粘连常常很厚，使得 TAPP 手术不可能进行，TEP 手术也不太容易采用。甚至虽然腹膜外间隙没有被侵及而且已经开始采用 TEP 手术，粘连的内脏使得将腹膜从腹壁剥离变得非常困难，如果发生撕裂修补起来也非常危险。因此如果病史中有腹腔内严重的感染，谨慎的外科医生应该采用开腹手术。

病史中如果有采用放疗治疗直肠、前列腺或妇科肿瘤的情况，是腹腔镜疝手术的禁忌证。放射线可以导致组织损伤而形成厚的瘢痕使腹膜前间隙消失。当厚厚的瘢痕占据这个原本很容易进入的间隙时，从腹壁解剖腹膜这个进行 TAPP 和 TEP 手术的先决条件就不再可能。

腹膜外间隙的手术，如前列腺切除术，治疗尿不连续的膀胱颈部手术等也可造成腹膜外间隙的瘢痕形成，使得从腹壁剥离腹膜很困难，也不适宜采用腹腔镜疝手术。这种情况提出了一个引起争议的问题：经过腹腔镜手术复发的疝是否是腹腔镜手术的禁忌证？关于腹腔镜在手术修补复发疝的报道已经发表[64,65]。就像前入路手术后的复发可以再次采用前入路修补一样，TEP 或 TAPP 手术后的复发疝同样可以采用腹腔镜手术。但是在这种情况下病人需要了解中转为前入路常规手术有时是必要的。这种情况手术很困难，因为腹膜和网状补片的粘连较重，需要仔细地解剖。在这种情况下新手不宜采用腹腔镜手术，而且大多数情况下应该采用前入路的无张力修补。

结论

腹腔镜疝手术已经被越来越多的外科医生采用。尽管有较长的学习时间，短期复发率和并发症的发生率却很低。这个结果使得腹腔镜疝修补手术在双侧疝和复发疝的情况下成为首选。

TEP 手术由于并发症发生率和复发率更低而比 TAPP 手术更有优势。TAPP 手术适用于巨大阴囊疝，嵌顿疝，曾有下腹壁横切口的患者以及诊断性腹腔镜的患者。不能耐受全身麻醉和有不适宜的腹部情况显然是腹腔镜疝手术的禁忌证。外科医生应该仔细评价患者的状况以使腹腔镜技术得以适当地应用，尤其是因为前入路手术技术是安全的，而且效果很好。腹腔镜疝手术是一项非常好的技术，但并非微创。对于一个年轻的单侧疝的患者，或者一个本来可以采用局麻和较小创伤手术的老年患者来说，腹腔镜疝手术可能相对就是一个很令人紧张的手术。

（贾宝庆　译）

参考文献

1. Stoppa RE, Warlaumont CR. The preperitoneal approach and prosthetic repair of groin hernia. In: Nyhus LM, Condon RE (eds) Hernia, 3rd Ed. Philadelphia: Lippincott. 1989:154-177.
2. Glassow F. Inguinal hernia repair using local anesthesia. Ann R Coll Surg Engl 1984;66:382-387.
3. Nyhus LM. The recurrent groin hernia: therapeutic solutions. World J Surg 1989;13:541-544.
4. Lichtenstein IL, Shulman AL, Amid PK, et al. The tension-free hernioplasty. Am J Surg 1989;157:188-193.
5. Stoppa RE. The preperitoneal approach and prosthetic repair of groin hernia. In: Nyhus LM, Condon RE (eds) Hernia, 4th Ed. Philadelphia: Lippincott, 1995:188-206.
6. Nyhus LM, Pollak R, Bombeck C, et al. The preperitoneal approach and prosthetic buttress repair for recurrent hernia: the evolution of a technique. Ann Surg 1988;208:733-737.
7. Greenberg AG. Revisiting the recurrent groin hernia. Am J Surg 1987;154:35-40.
8. Glassow F. The Shouldice Hospital technique. Int Surg 1986;71:148-153.
9. Lichtenstein IL, Shulman AG, Amid PK. The cause, prevention and treatment of recurrent groin hernias. Surg Clin N Am 1993;73(3):529-543.
10. Felix EL, Michas C, McKnight RL. Laparoscopic repair of recurrent groin hernia. Surg Laparosc Endosc 1994;4:200-204.
11. Leibel B, et al. Endoscopic hernia surgery (TAPP)—gold standard in the management of recurrent hernias? Chirurg 1996;67(12):1226-1230.
12. Sandbichler, et al. Laparoscopic repair of recurrent inguinal hernias. Am J Surg 1996;171(3):366-368.
13. Birth M, et al. Laparoscopic transabdominal preperitoneal hernioplasty: results of 1000 consecutive cases, J Laparosc Surg 1996;6(5):293-300.
14. Felix EL, et al. Laparoscopic repair of recurrent hernia. Am J Surg 1996;172:580-584.
15. Sayad P, Ferzli G. Laparoscopic preperitoneal repair of recurrent inguinal hernias. J Laparoendosc Adv Surg Tech 1999;9(2):127-130.
16. Pellegrin K, Bensard DD, Karrer FM, et al. Laparoscopic evaluation of contralateral patent processus vaginalis in children. Am J Surg 1996;72:602-606.
17. Holcomb GW, Morgan WM, Brock JW. Laparoscopic evaluation for contralateral patent processus vaginalis: Part II. J Pediatr Surg 1996;31(8):1170-1173.
18. Wulkan ML, Wiener ES, VanBalen N, et al. Laparoscopy through the open ipsilateral sac to evaluate presence of contralateral hernia. J Pediatr Surg 1996;31(8):1174-1177.
19. Crawford DL, Hiatt JR. Phillips EH. Laparoscopy identifies unexpected groin hernias. Am Surg 1998;64(10):976-978.
20. Panton ONM, Panton RJ. Laparoscopic hernia repair. Am J Surg 1994;167:535-537.
21. Quilici PJ, Greaney EM, Quilici J, et al. Transabdominal

preperitoneal laparoscopic inguinal herniorrhaphy: results of 509 repairs. Am Surg 1996;62(10):849-852.

22. Stocker DL, Spiegelhalter DJ, Singh R, et al. Laparoscopic versus open inguinal hernia repair: randomized prospective trial. Lancet 1994;343:1243-1244.

23. Payne JH Jr, Grininger LM, lzawa MT, et al. Laparoscopic or open inguinal herniorrhaphy? A randomized prospective trial. Arch Surg 1994;129:979-981.

24. Champault G, Benoit J, Lauroy J, Rizk P. Hernies de l'aine de l'adulte. Chirurgie laparoscopique vs operation de Shouldice. Etude randomisée contrôlée: 181 patients. Résultats préliminaires. Ann Chir 1994;48:1003.

25. Maddern GJ, Rudkin G, Bessell JR. et al. A comparison of laparoscopic and open hernia repair as a day surgical procedure. Surg Endosc 1994;8:1404-1408.

26. Vogt DM, Curet MJ, Pitcher DE, et al. Preliminary results of a prospective randomized trial of laparoscopic onlay versus conventional inguinal herniorrhaphy. Am J Surg 1995;169:84-90.

27. Barkun JS, Wexler MJ, Hinchley EJ, et al. Laparoscopic versus open inguinal herniorrhaphy: preliminary results of a randomized controlled trial. Surgery (St. Louis) 1995;118:703-710.

28. Lawrence K, McWhinnie D, Goodwin A, et al, Randomized controlled trial of laparoscopic versus open repair of inguinal hernia: early results. BMJ 1995;311:981-985.

29. Leibl B, Däubler P, Schwarz J, et al. Standardisierte laparoskopische Hernioplastik vs. Shouldice-Reparation. Chirurg 1995;66:895-898.

30. Schrenk P, Woisetschläger R, Rieger R, et al. Prospective randomized trial comparing postoperative pain and return to physical activity after transabdominal preperitoneal. total preperitoneal or Shouldice technique for inguinal hernia repair. Br J Surg 1996;83:1563-1566.

31. Bessell JR. Baxter P, Riddell P, Watkin S, Maddern GJ. A randomized controlled trial of laparoscopic extraperitoneal hernia repair as a day surgical procedure. Surg Endosc 1996;10:495-500.

32. Filipi CJ, Gaston-Johnson F, McBride PJ, et al. An assessment of pain and return to normal activity. Laparoscopic herniorrhaphy vs. open tension-free repair. Surg Endosc 1996;10(10):983-986.

33. Tschudi J, Wagner M, Klaiber C, et al. Controlled multicenter trial of laparoscopic transabdominal preperitoneal hernioplasty vs. Shouldice herniorrhaphy. Early results. Surg Endosc 1996;10(8):845-847.

34. Wright DM, Kennedy A, Baxter JN, et al. Early outcome after open versus extraperitoneal endoscopic tension-free hernioplasty: a randomized clinical trial. Surgery (St. Louis) 1996;119(5):552-557.

35. Hauters P, Meunier D, Urgayan S, et al. Prospective controlled study comparing laparoscopy and the Shouldice technique in the treatment of unilateral inguinal hernia. Ann Chir 1996;50(9):776-781.

36. Kozol R, Lange PM, Kosir M, et al. A prospective, randomized study of open vs. laparoscopic inguinal hernia repair: an assessment of postoperative pain. Arch Surg 1997;132:292-295.

37. Liem MSL, Van Der Graaf Y, Van Steensel CJ, et al. Comparison of conventional anterior surgery and laparoscopic surgery for inguinal hernia repair. N Engl J Med 1997;336(22):1 541-1547.

38. Heikkinen T, Haukipuro K, Leppälä J, et al. Total costs of laparoscopic and Lichtenstein inguinal hernia repairs: a randomized prospective study. Surg Laparosc Endosc 1997;7(l):1-5.

39. Liem MSL. Van Der Graaf Y, Zwart RC, et al. A randomized comparison of physical performance following laparoscopic and open inguinal hernia repair. Br J Surg 1997;84:64-67.

40. Tanphiphat C, Tanprayoon T, Sansubhan C, et al. Laparoscopic versus open inguinal hernia repair: a randomized, controlled trial. Surg Endosc 1998;12:846-851.

41. Kald A, Anderberg B, Carlsson P, et al. Surgical outcome and cost-minimization analyses of laparoscopic and open hernia repair: a randomized prospective trial with one year follow-up. Eur J Surg 1997;163:505-510.

42. Champault GG, Rizk N, Catheline JM, et al. Totally preperitoneal laparoscopic approach versus Stoppa operation: randomized trial of 100 cases. Surg Laparosc Endosc 1997;7(6):445-450.

43. Zieren J, Zieren HU, Jacobi CA, et al. Prospective randomized study comparing laparoscopic and open tensionfree inguinal hernia repair with Shouldice's operation. Am J Surg 1998;175:330-333.

44. Wellwood J, Sculpher MJ, Stoker D, et al. Randomized controlled trial of laparoscopic versus open mesh repair for inguinal hernia: outcome and cost. BMJ 1998;317:103-110

45. Heikkinen TJ, Haukipuro K, Hulkko A. A cost and outcome comparison between laparoscopic and Lichtenstein hernia operations in a day-case unit. Surg Endosc 1998;12:1199-1203.

46. Paganini AM, Lezoche E, Carle F, et al. A randomized, controlled, clinical study of laparoscopic versus open tensionfree inguinal hernia repair. Surg Endosc 1998;12:979-986.

47. Aitola P, Airo I, Matikainen M. Laparoscopic versus open preperitoneal inguinal hernia repair: a prospective randomized trial. Ann Chir Gynaecol 1998:87;22-25.

48. Dirksen CD, Beets GL, Go PMNYH, et al. Bassini repair compared with laparoscopic repair for primary inguinal hernia: a randomized controlled trial. Eur J Surg 1998;164:439-447.

49. Khoury N. A randomized prospective controlled trial of laparoscopic extraperitoneal hernia repair and mesh-plug hernioplasty; a study of 315 cases. J Laparoendosc Adv Surg Tech 1998;8(6):367-372.

50. Juul P, Christensen K. Randomized clinical trial of laparoscopic versus open inguinal hernia repair. Br Surg 1999;86(3):316-319.

51. Felix EL, Michas CA. Laparoscopic hernioplasty: totally extra-peritoneal or transabdominal preperitoneal? Surg Endosc 1995;9:984-989.

52. Ramshaw BJ, Tucker JG, Duncan TD, et al. Laparoscopic herniorrhaphy: a review of 900 cases. Surg Endosc 1996;10:255.

53. Dellemagne B, Markiewicz S, Lehaes C, et al. Extraperitoneal laparoscopic inguinal hernia repair: technique and results. Surg Endosc 1996;10:228,

54. Fielding GA. Laparoscopic hernia repair-600 cases with a median 30 month follow-up. Surg Endosc 1996;10:231.

55. Kald A, Anderberg B, Smedh K, Karlsson M. Transperitoneal or totally extraperitoneal approach in laparoscopic hernia repair: results of 491 consecutive herniorrhaphies. Surg Laparosc Endose 1997;7(2):86.

56. Cocks JR. Laparoscopic inguinal hernioplasty: a comparison between transperitoneal and extraperitoneal techniques. Aust N Z J Surg 1998;68:506.

57. Felix EL, Harbertson N, Vartanian S. Laparoscopic hernioplasty. Surg Endosc 1999;13:328-331.

58. Friedman RL, Phillips EH. Laparoscopically-guided total extraperitoneal inguinal hernioplasty. In: Maddern GJ, Hiatt JR, Phillips EH (eds) Hernia Repair: Open vs. Laparoscopic Approaches. Philadelphia: Saunders, 1997:161-175.

59. Kashtan J, Gree JF, Parsons EQ, et al. Hemodynamic effects of increased abdominal pressure. J Surg Res 1981;30:249-255.

60. Ortegha AE, Richman MF, Hernandez M, et al. Inferior vena caval blood flow and cardiac hemodynamics during carbon dioxide pneumoperitoneum. Surg Endosc 1996;10:920-924.

61. McLaughlin JG, Scheeres DE, Dean RJ, et al. The adverse hemodynamic effects of laparoscopic cholecystectomy. Surg Endosc 1995;9:121-124.

62. Westerband A, Van DeWater JM, Amzallag M, et al. Cardiovascular changes during laparoscopic cholecystectomy. Surg Gynecol Obstet 1992;175:535-538.

63. Lowham AS, Filipi CJ, Tomanaga T. Pneumoperitoneum-related complications: diagnosis and treatment. In: Rosenthal RJ, Friedman RL, Phillips EH (eds). The Pathophysiology of Pneumoperitoneum. New York: Springer-Verlag, 1998;131-146.

64. Jones MW. Laparoscopic re-do repairs of recurrent inguinal hernias using double-mesh technique. J Soc Laparoendosc Surg 1998;2(2):175-176.

65. Fielding GA. Difficult and recurrent hernias. In: Maddern GJ, Hiatt JR, Phillips EH (eds). Hernia Repair: Open vs. Laparoscopic Approaches. Philadelphia: Saunders, 1997:183-188.

第三十一章　腹腔镜下腹膜内网状补片覆盖疝修补

Morris E. Franklin, Jr. and Jose Antonio Diaz-Elizondo

腹膜内网状补片覆盖疝修补(IPOM)的原理

20 世纪 60 年代合成网状补片的引入为疝手术提供了一种新的工具。网状补片在复发疝以至原发疝的修补术中的应用，作为肌肉筋膜层(腹横筋膜)薄弱部位的替代或加强[1]已经越来越得到外科医生的认可。

共同通道导致疝的发生是由于腹横筋膜的缺陷这一外科概念今天已被广泛接受[2]。在众多的需要接受腹股沟疝修补术的患者尤其是成年男性患者中，采用尺寸合适的非生物降解合成网状补片替代薄弱的腹横筋膜，无张力地覆盖疝缺陷，已成为越来越多的外科医生的选择。采用网状补片进行疝修补的多种方法在文献中被报道[3~6]。经常使用的常规的开放手术方法包括将大小合适的网状补片无张力地缝合，上缘缝合于联合肌腱，下缘缝合于腹股沟韧带。补片内侧有一缝隙作为精索的出口，将精索缝于腹外斜肌腱膜深面。这种修补方法得到 Lichtenstein 的支持并取得了很好的效果[4]，但重复这种手术方法的结果仅仅在一些病例中与之一致。

Millelsen、Musgrove、Nyhus 和 Read[7~10]详细讨论了腹股沟疝腹膜前修补术的发展和生理学支持。在使用网状补片之前，曾经因为腹膜前间隙缺乏适当的结构用于缝合关闭疝缺陷而几乎放弃了这种手术方式。是法国的 Stoppa 和 Rives 通过利用大的网状补片覆盖疝缺陷而重新点燃了人们的希望[2]，这项技术在各种疝的治疗中得到许多国家的广泛认可。在美国它的应用主要限于复发疝的修补[11]。

在复发疝的病例中，于腹膜前间隙放置网状补片避免了再次进入此前已经分离过的层面和避免解剖精索[12]。腹膜前间隙放置大小合适的网状补片不仅覆盖了疝复发的区域，而且覆盖了腹股沟区其他可能发生疝的部位，包括股管(图 31-1)。在初发和复发疝病例中，腹膜前间隙放置网状补片已被广泛报道[2,6,13]。

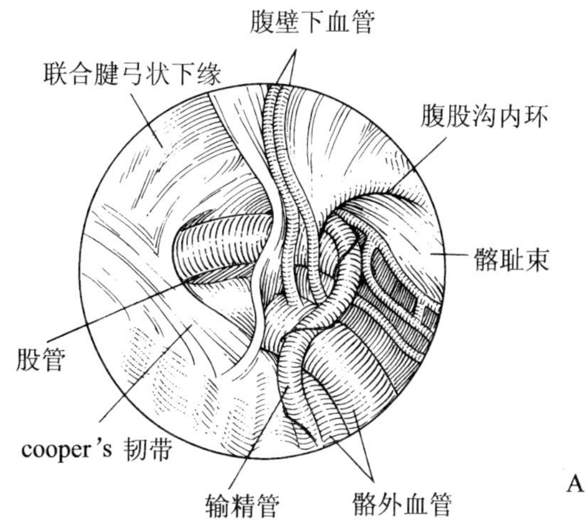

A

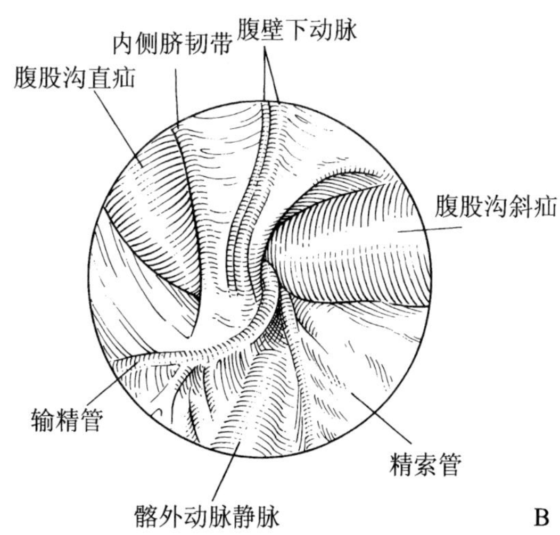

B

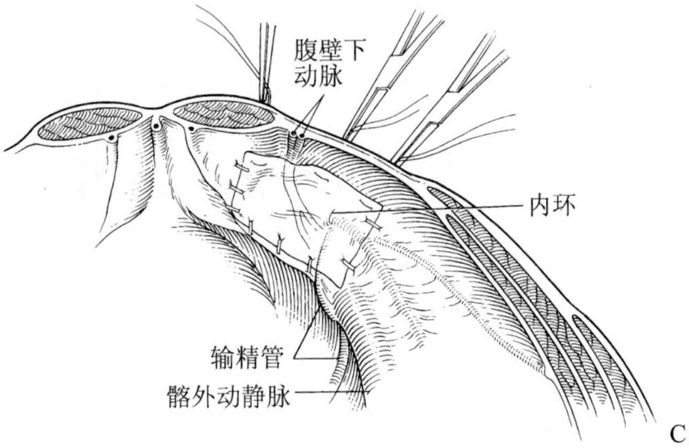

图 31-1 A:腹股沟区的解剖;B:腹股沟疝的位置;C:网状补片的放置

随着腹腔镜外科的出现和微创外科技术的日臻成熟,作者们试图明确在腹膜前间隙放置网状补片的原则是否能在腹腔镜外科中以更简捷、更安全的方式得以应用,这就是将补片放置在腹膜内的位置。

在进行了大量的实验室工作后,我们在 20 世纪 90 年代初期开始进行对这一手术方式进行临床研究。在腹膜前放置一个大的网状补片(12cm×15cm)需要广泛的游离,一些患者术后的阴囊不适感令我们气馁,而采用了更简单的腹膜腔内放置网状补片的方法。在这项研究中,我们决定不将 18 岁以下的患者和巨大腹股沟阴囊疝的患者入组。我们对各种疝进行了手术。

操作技术

在全麻下,给患者插胃管和导尿管,于手术后拔除。手术医生站在疝的对侧。建立气腹后,带有摄像头的腹腔镜经 5～12 毫米的脐部套管针置入腹腔。对侧的 5 毫米套管针在腹直肌外侧缘,距离脐 4～5 厘米。另两个 5 毫米套管针分别置于疝对侧的麦氏点的位置和同侧的脐外侧。双侧疝套管针放置的位置相同。充气后仔细检查双侧腹股沟区,为调整正确方向,外科医生应该辨认脐中,脐内侧和脐外侧韧带。在腹后壁的下部,辨认髂外血管、生殖腺血管、输精管(男性)。生殖股神经的隐匿部分,股外侧皮神经的大致行程应该加以判断和标记。避免不必要的解剖,双侧输尿管应精确定位。

我们常规去除疝囊,不论是直疝还是斜疝。疝囊的分离也可到达腹膜前,那里有时有一个“脂肪瘤”,予以切除。我们用电剪刀切除疝囊。

轻轻牵拉疝囊慢慢将其翻转至腹膜腔内,在 12 点位置于疝囊底部做一个 1～2 厘米的切口,顺时针方向切开至 4 点位置,沿着适当方向切除疝囊,避开精索血管、输精管和生殖股神经。

此时的出血容易用电凝控制。多次复发的或巨大腹股沟阴囊疝的疝囊安全切除比较困难,这种情况下沿着疝囊颈部环形切开,因为如果切除太多可能造成出血和水肿。

去除疝囊后,准备一片聚丙烯纤维网状补片,大小要超过疝边缘 3～5cm,我们发现 12cm×15cm的补片适用于大多数情况。将折叠的补片导入腹腔。折叠的补片比卷曲的更容易铺平,能更好的将其放置到适当的位置。在疝表面铺平补片后用抓钳将其上缘的中间部分固定于腹前壁,以带有 00 号普理灵缝线的 Keith 针从腹壁外穿过腹壁和补片(图 31-2)。

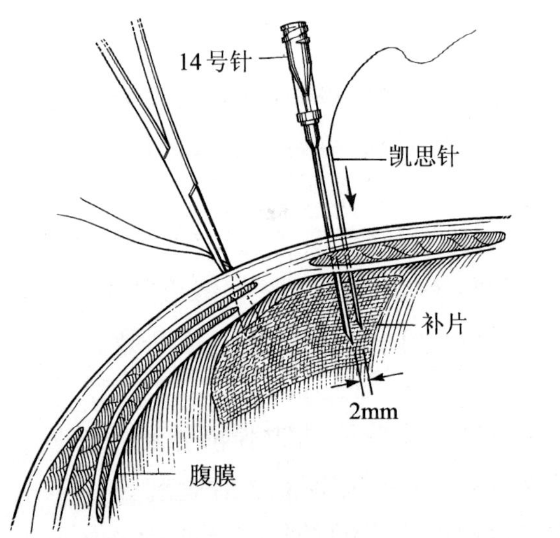

图 31-2 Keith 针缝合固定补片。14 号硬膜外穿刺针在距离 Keith 针 2 毫米处穿刺

切开和穿刺的位置可以通过轻轻按压腹壁,在腹腔镜下观察其相应位置来确定。腹壁

切开一个小口后，用 14 号的硬膜外穿刺针平行于 Keith 针穿入腹腔和补片，将 Keith 针穿过腹壁和补片后，抓住并将其反转，从硬膜外穿刺针腔内引出腹腔，从皮肤小切口穿出。在皮肤表面用夹子夹住普理灵缝线将补片紧紧固定于腹壁。以同样的方法将补片的两个上角固定于腹壁上。

这三根缝线将补片固定后，铺平补片，将其钉夹到正确的位置。注意钉夹的时候避免垂直钉夹补片的下缘，尽量减少损伤生殖股神经股支和股外侧皮神经的机会。补片的下缘钉夹时应该轻柔，避免损伤髂血管和输精管。补片的上缘和中部也要钉夹，将其内侧固定于耻骨梳韧带。在内环的下方和外下方避免钉夹，防止损伤通过其中的结构。还应避免钉夹已知的神经走行部位。

冲洗创面并止血。用细的止血钳将皮肤切口下的皮下脂肪组织分离开，以使普理灵缝线系紧在腹外斜肌腱膜上。经腹壁的缝合和钉夹到耻骨梳韧带上可以防止解除气腹时或患者站立时补片的移位。我们坚信是因为补片的早期移位导致了疝的复发。因此我们不仅仅依靠将补片钉夹于腹膜上防止其移位，有时如有可能我们将网膜轻轻固定于补片和肠管之间。

在顺序去除套管针时，检查穿刺部位以确定有没有出血。为防止腹壁疝的发生，套管针穿刺部位的筋膜或腱膜都进行缝合。患者通常在手术当晚或次日上午可以出院。

并发症，复发和结果

我们从 1990 年 1 月至 1999 年 6 月共在 413 位患者中进行了 520 例腹腔镜下补片疝根治术。(表 31-1)我们的随访达 84 个月，中位时间是 68 个月。81 位女性，332 位男性患者，女性组大多数是单侧疝，12 例股疝，1 例股疝是复发疝，4 例嵌顿疝。7 例女性是双侧疝。男性组 394 例疝此前没有手术修补过，25 例是复发疝，107 例是双侧疝，其中 10 例是双侧复发。排除入组的患者是 18 岁以下的，最初 12 个月巨大或嵌顿的腹股沟阴囊疝采用标准的开放 McVay 手术。两例患者拒绝腹腔镜手术而采用了 McVay 修补。

表 31-1　病人统计，1990 年 1 月～1999 年 6 月

位置	类型	病人例数	修补术
右侧(n=169)	直疝	23	169(32.5%)
	斜疝	234	
	裤裆疝	4	
	股疝	8	
左侧(n=137)	直疝	15	137(26.35%)
	斜疝	118	
	裤裆疝	0	
	股疝	4	
双侧(n=107)			214(41.5%)
总数		413	520(100%)

413 例病人(332 例男性，81 例女性)体重 42.73～154.55 千克(94～340 磅)，平均 81.96 千克或 180.31 磅。

我们医院的腹腔镜手术(腹腔镜检查和输卵管结扎除外)患者住院时间最少是一夜。413 位患者中有 388 位(94.0%)术后 23 小时内出院。大多数患者在医生的要求下在医院住一夜观察，而实际上可以更早出院。25 位患者(6.0%)因为表 31-2 所列的原因推迟出院。

表 31-2　住院时间(n=413)

推迟出院原因(n=25)	例数	平均(天)
心肺疾病	8	3
尿潴留	7	2
腹壁出血	3	2.5
肠梗阻	7	3
	25	

住院 23 小时以内 388 例(94%)，23 小时以上 25 例(6%)。

截至目前有 5 例(0.96%)单侧的腹腔镜补片疝修补术后复发。一例是首次手术后的复发。复发的原因有很多，有关的原因包括补片放置的位置不对，补片太小和组织愈合不好。这几例都采用了几种修补方法的结合，包括开放手术，置换和重新放置补片以及开放的 Stoppa 修补。

值得注意的是，外科医生们的经验表明，腹膜前放置补片修补疝的复发都在手术后早期，大多数在手术后 3 个月，很少发生在以后[1,12]。

随访

我们的随访达 84 个月，中位时间是 68 个月。我们尽量在随访期内看到所有的患者，随访率达到 93%。所有的患者都在手术后 1 周、1 个月、3 个月、6 个月、9 个月来就诊，以后每年复查。患者被询问有关疼痛、敏感、膨出、活动的恢复以及对结果的满意度的问题。

不能来就诊的患者通过电话询问。80%患者都能来诊，或至少询问(13%)。7%(29 人)两年以后失去随访(8 人死于与疝无关的心肺疾病，1 人死于肺癌)1 人由其他医生再次手术，所谓的复发实际上是残留的疝囊。剩余的 19 人地址改变或不能打通电话。

并发症总结于表 31-3。

表 31-3　并发症

并发症	例数	百分比
复发	5	0.96%
神经症状	12	2.30%
血清肿	15	2.88%
睾丸疼痛	3	0.57%
感染	0	
套管孔疝	0	
腹壁血肿	4	0.76%
神经症状	12	2.30%
生殖股神经	3	
股外侧皮神经	9	
(神经支配区 3)		

1 例注射糖皮质激素，1 例持续，其余在 3 周内恢复。

结论

根据我们目前的经验，我们相信在成人中腹腔镜下腹膜内网状补片裱贴技术有着解剖学和生理学的基础。不尽如人意的一方面是，手术需要全麻，花费要比不放置补片的开放手术多，存在与腹腔镜有关的问题，需要外科医生有更多的经验和技巧。放置于腹腔的补片的结局还有待确定，尽管实验室和临床研究表明是无害的。

瘢痕的减少、避免了解剖精索、手术后几乎没有疼痛以及很快就能恢复正常活动等是这一手术方式的优势。

文献回顾表明在排除了其他因素的情况下，放置补片很少有与之有关的并发症(迁移，肿瘤、恶变、肠梗阻、侵蚀血管)。

我们有机会对 21 位腹腔镜下腹膜内放置补片的患者的手术效果再次探查。这些患者因为其他情况再次进行腹腔镜手术。结果列于表 31-4。

表 31-4　粘连

再次探查	n=21
10 例	无粘连
6 例	网膜与补片边缘的薄层粘连
1 例	肠管和网膜的严重粘连，不能分开(Gore-Tex)
4 例	中度粘连，都有手术史，已有的粘连被去除

病人的准备和手术后的指导

手术前患者接受比较温和的肠道准备，硫酸镁奶和少渣软食，手术前 8 小时禁食，手术前一天备皮包括用抗菌肥皂洗澡，手术前将腹股沟及阴囊部位和穿刺部位剃毛。皮肤消毒用碘伏和异丙醇。手术后在恢复室恢复 1 个半小时，然后回病房休息 1 天，患者当天下午可以坐起来甚至下地行走。大多数病人在 23 个小时后出院，可以行走，上下楼梯，进正常饮食。出院医嘱包括在 7 天内不要过度劳累和举起超过 4 536克(10 磅)的物体，7～10 天后可逐步恢复劳动。

对恢复工作的实际的评价比较困难，因为每个人的活动量不同，而且差别很大。患者中有大学学生、职业运动员、退休花匠等，因此必须根据每个人的主观感受来决定什么时候可以重返工作。结果见表 31-5。

表 31-5 恢复活动时间

举重	60 岁以下	60 岁以上
限制(22 千克或 10 磅以下)	2.5 天(1～6 天)	2.8 天(1～8 天)
正常(22～66 千克或 10～30 磅)	3.5 天(1～15 天)	3.6 天(1～12 天)
全重(66 千克或 30 磅以上)	6.8 天(1～45 天)	7.2 天(1～40 天)

60 岁以下 n＝111，27％；60 岁以上 n＝402，73％。

（贾宝庆 译）

参考文献

1. Ijzermand JNM. Recurrent inguinal hernia treated by classical hernioplasty. Arch Surg 1991;126:1097-1000.
2. Stoppa RE, Rives JL, Warlaumont CR, et al. The use of Dacron in the repair of hernias of the groin. Surg Clin N Am 1984;64:269-285.
3. Martin R, Shureih S. The use of Marlex mesh in primary hernia repair. Surg Rounds 1983;6:52-62.
4. Rives . J. Surgical treatment of the inguinal hernia with the Dacron patch. Int Surg 1967;47:360-361.
5. Lichtenstein IL, ShulmanAG, Amid PK, et al. The tension free hernioplasty. Am J Surg 1989;157:188-193.
6. Rosenthal D, Walters M. Properitoneal synthetic placement for recurrent hernias of the groin. Surg Gynecol Obstet 1985;163:285-286.
7. Millelsen WP, McCready FJ. Femoral hernioplasty. Surgery(St. Louis) 1954;35:643-748.
8. Musgrove JE, McCready FJ. The Henry approach to femoral hernia. Surgery(St. Louis) 1949;26:601-611.
9. Nyhus LM, Condon RE, Harkins HN. Preperitoneal hernia repair for all types of hernia of the groin. Am J-Surg 1960; 100:234-244.
10. Read RC. Preperitoneal exposure of inguinal herniations. Am J Surg 1968;116:653-658.
11. Mozingo DW, Walters MJ, Otchy DP, Rosenthal D. Properitoneal synthetic mesh repair of recurrent inguinal hernias. Surg Gynecol Obstet 1992;174:33-35.
12. Wantz GE. Testicular atrophy as a risk of inguinal hernioplasty. Surg Gynecol Obstet 1982;154:570-572.
13. Rignault DP. Properitoneal prosthetic inguinal hernioplasty through a Pfannenstiel approach. Surg Gynecol Obstet 1985;163:465-468.
14. Salerno GM, Fitzgibbons RJ, Filipi CJ. Laparoscopic inguinal hernia repair. In: Zucker KA, Bailey RW, Reddick EJ (eds) Surgical Laparoscopy. St. Louis: Quality Medical, 1991:290-291.
15. Laymen ST, Burns RP, Chandler KE, et al. Laparoscopic inguinal herniorrhaphy in a swine model. Presented at the Southeastern Surgical Congress, Atlanta. GA, June 2, 1992.
16. Arregui M, et al. Inguinal Hernia-Advances or Controversy? Oxford: Radcliffe Medical, 1994.
17. Condon RE, Carilli S. The biology and anatomy of inguinofemoral hernia. Semin Laparosc Surg 1994;1(2):75-85.
18. Nguyen N, Camps J, Fitzgibbons R. Laparoscopic intraperitoneal onlay mesh inguinal hernia repair. Semin Laparosc Surg 1994;1(2).
19. Gadacz TR, Chase JA, Duke S. Technologic advance: technology of prosthetic material. Semin Laparosc Surg 1994;1(2):123-127.
20. MacFadyen B Jr, Mathis C. Inguinal herniorraphy: complications and recurrences. Semin Laparosc Surg 1994;1 (2): 128-140.
21. Rosenthal D, Franklin ME Jr. Use of percutaneous stitches in laparoscopic mesh hernioplasty. Surg Gynecol Obstet 1993;176:491-492.
22. Annibali R, Camps J, Nagan R, Quinn T, Arregui M, Fitzgibbons R Jr. Anatomical considerations for laparoscopic inguinal herniorrhaphy. In: Principles of Laparoscopic Surgery: Basic and Advanced Techniques, 1st Ed. New York: Springer-Verlag, 1995.
23. Toy K, Smoot R, Carey S. Intraperitoneal Inguinal Hernioplasty: Operative Laparoscopy and Thoracoscopy, Lst Ed. Philadelphia: Lippincott-Raven, 1996.
24. Camps J, Nguyen N, Annibali R, Filipi C, Fitzgihbons R Jr. Laparoscopic inguinal herniorrhaphy: current techniques. In: Principles of Laparoscopic Surgery: Basic and Advanced Techniques, 1st Ed. New York: Springer-Verlag, 1995.

第三十二章　腹腔镜下腹股沟疝修补术：经腹腔腹膜前入路

Steven M. Yood and Demetrius Litwin

Ger[1]和 Shultz[2]关于腹腔镜下疝修补术的报道为现代腹腔镜疝修补术技术的发展提供了动力。从那时开始，数项研究对腹腔镜下腹股沟疝修补术和标准的开放手术进行了比较。尽管不是全部[3~11]，但大部分研究[3~10]都表明采用腹腔镜下腹股沟疝修补术减少了手术后疼痛和术后止痛药的应用以及较快恢复正常的活动和工作。尽管大多数作者都报道了较少的复发率和并发症的发生[14~20]，但全麻手术时间的延长以及费用的增加延缓了腹腔镜下疝修补术的推广[21~23]。虽然手术时间的延长在开始时是腹腔镜手术的一个限制，但几位作者声称随着外科医生经验的积累，手术时间和并发症的发生都在减少[12,20,24]。

腹腔镜疝修补术有 3 种主要的手术方式：经腹腔腹膜前入路（TAPP）、腹膜内网状补片覆盖疝修补（IPOM）和完全腹膜外入路（TEP）。TAPP 是本章的重点，而 IPOM 和 TEP 则在其他章节叙述。

TAPP 手术的原理

TAPP 手术在 20 世纪 90 年代初期被提出[25,26]。TAPP 手术很有前途是因为作为腹腔镜手术它继承了开放的后壁修补的原则，复发率低于 5%[27,28]。TAPP 手术可以提供较好的解剖视角和相对舒适的操作空间。相对 TEP 和 IPOM，TAPP 手术中重要的结构可以很容易地辨认，因此很容易教学。在有经验的外科医生手中，TAPP 手术可以有很低的并发症发生率和很低的复发率。尽管解剖结构容易看清，但在 TAPP 手术的某些技术操作方面却比较难。开一个适当的腹膜窗口而不撕裂腹膜是手术顺利的基础。在补片表面完全关闭腹膜对于防止手术后肠梗阻至关重要。腹腔内脏器损伤的可能性在任何腹腔镜手术中都存在，但我们相信，采用了开放式插入技术加上娴熟的腹腔镜技巧（尤其是电烧灼的应用），这种危险性已经很小了。随着外科医生对盆腔解剖的深入了解和钉夹应用的减少，手术后神经痛的危险也已经大大减少。

TAPP 手术与其他手术方式的比较

比较 TAPP 手术与其他腹腔镜技术的研究只有一篇[29]观察性研究[18,30~32]。尽管这些研究都提出了每种手术方式的效果，但却不能据此得出结论哪种方式更有效，因为决定采用哪种手术方式的是外科医生的判断。由于有些重要的指标如手术时间及病人的预后不但与采用的手术方式有关，而且与病人及医生的因素有关（包括医生的经验，修补的难易以及其他相关疾病），因此这些比较难免有失偏颇。另外，当评价这些研究时必须考虑的重要的一点是，它们都是回顾性的研究，是拿比较新的 TEP 的当今的经验和 TAPP 过去的经验相比较。这提示我们一个事实，多数采用 TEP 手术的外科医生已经具备 TAPP 手术的丰富经验。结果是，根据自然的实验设计，要证实 TEP 手术具有优越性的研究可能确实得到了预期的结果，因为 TEP 手术反映了经验更加丰富的腔镜外科医生的能力。

唯一比较腹腔镜下疝修补术效果的前瞻性随机研究是 1997 年 Sarli 等[29]发表的比较 TAPP 手术和 IPOM 手术的研究。作者们在两年时间内研究了 115 位患者的 148 例疝修补(59 例 TAPP 手术，56 例 IPOM 手术)。TAPP 单侧疝手术平均耗时 71 分钟而 IPOM 手术平均耗时 53 分钟，两组都没有术中并发症、中转开腹和死亡率。在 IPOM 手术组中有 14 例有并发症(25%)，包括 11 例神经痛(20%)，总共有 5 位神经痛患者需要局部注射麻药，2 例需要取出钉夹。在 TAPP 手术组中有 10 例(17%)有并发症，但只有 3 位患者(5%)有神经痛，并且都不需要干预。IPOM 手术组中平均 32 个月内有 8 例复发(11%)，而 TAPP 手术组中平均 28 个月内没有复发。作者认识到神经痛主要发生在研究的早期，在他们完全了解了"疼痛三角"之前[33]。这项研究促使作者更倾向于采用 TAPP 手术。

采用 TAPP 手术疝复发危险性为 0～5%，复发的危险性很难评价，因为很少有随机的临床研究。复发危险性很大程度上取决于外科医生的经验，而且长期随访的数据很少。但是如果操作得当，TAPP 手术是一种并发症少的经得起考验的微创手术。

TAPP 手术的适应证

腹腔镜手术适用于大多数病人。TAPP 手术的唯一的绝对禁忌证是病人不能耐受全麻或绞窄性疝已经发生肠坏死。相对禁忌证例如多次下腹部手术，腹腔内炎症，腹膜前手术史(如耻骨后前列腺切除)等情况应该仔细考虑手术方式，并且应由有经验的腔镜外科医生实施。

TAPP 手术可以在斜疝、直疝、股疝和复合疝中应用，无论是原发还是复发。嵌顿疝通常都能复位并按常规手术处理。各种类型的疝的手术操作基本类似。

操作技术

术前要求患者立即排尿，因此不必插导尿管。术前静脉注射抗生素(如头孢唑啉钠)。补片浸泡于抗生素溶液中。麻醉诱导前接好压力装置。病人取仰卧位，双上肢包裹于身体两侧，监视器置于脚端，采用开放式 Hasson 技术，于脐下穿刺进入腹腔，建立气腹维持压力在2.0kPa (15mmHg)，采用 30°，10mm 腹腔镜进入腹腔并探查。病人采用头低脚高位以便于肠管从盆腔坠入腹腔。如果是单侧疝，10 毫米套管针放置于患侧，对侧放置一个 5mm 套管针(图 32-1)，双

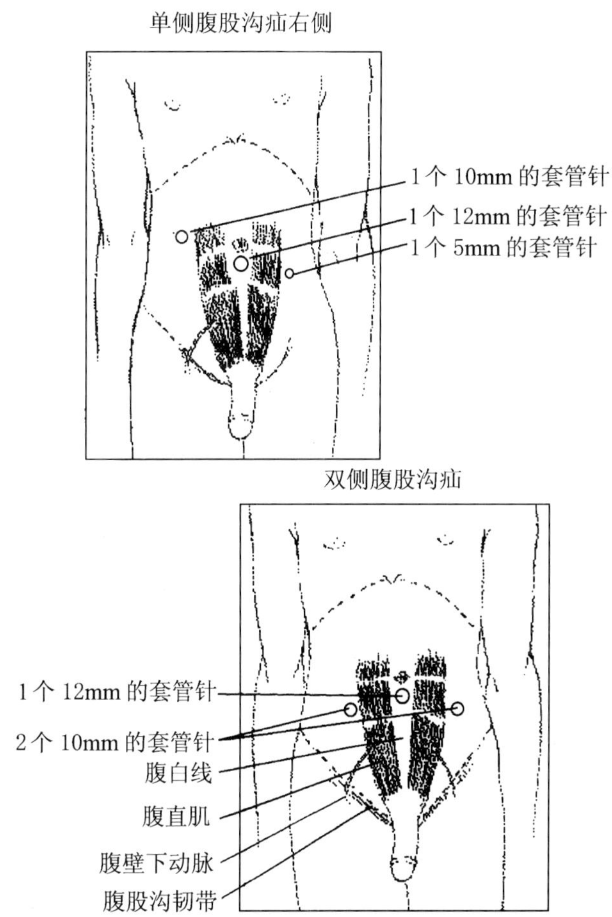

图 32-1　套管的位置。在允许的情况下，腹腔镜应放置于疝一侧，手术者在对侧操作

侧疝的情况下两侧均穿刺 10mm 的套管针，位置在脐下方外侧。外侧的套管针应在腹直肌鞘外侧穿刺，腹腔镜置于患侧，术前站在健侧。套管针固定后，疝的表现和类型可以确定(图 32-2)。在前腹壁做一个曲线切口切开腹膜，从外侧斜向内上方，指向脐内侧韧带(图 32-3)。向内侧翻起腹膜，钝性分离并形成一个腹膜瓣，显露耻骨梳韧带(图 32-4)。在这个平面解剖，使网状结缔组织与腹膜一同剥离。在外侧将疏松的组织沿肌纤维方向剥去，只剩下腹膜。向内解剖直到显露精索并将其与腹膜瓣分离。斜疝的疝囊通过钝性分离很容易找到并游离，但较大的疝囊有时需要用电灼横行切开。

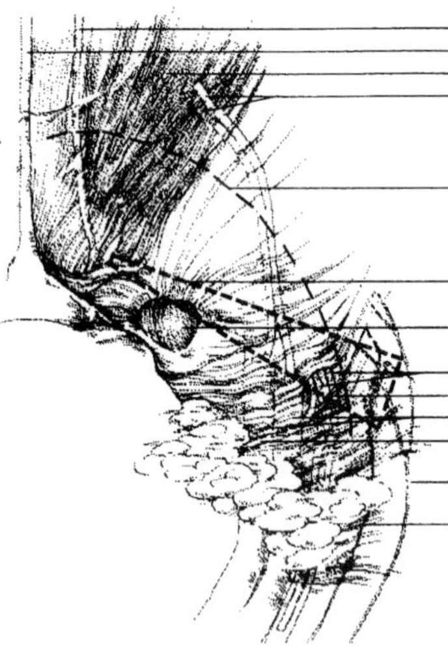

图 32-2 腹股沟后方的解剖，显示直疝。熟悉这一区域的解剖对腔境外科医生至关重要

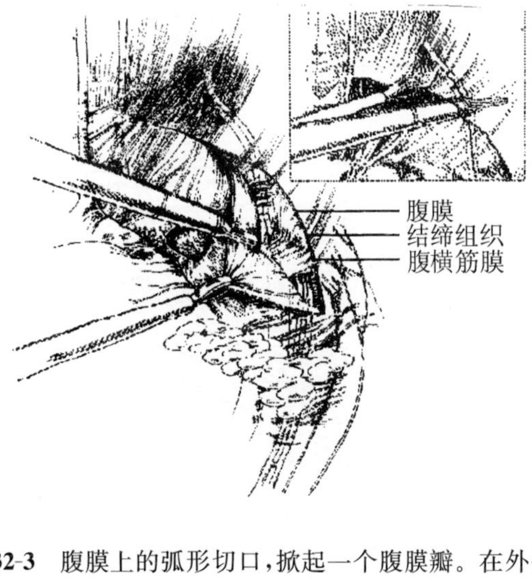

图 32-3 腹膜上的弧形切口，掀起一个腹膜瓣。在外侧，腹膜上的附着都被从腹壁剥离。上缘从腹壁上剥离下来以形成一个放置补片的腹膜腔袋

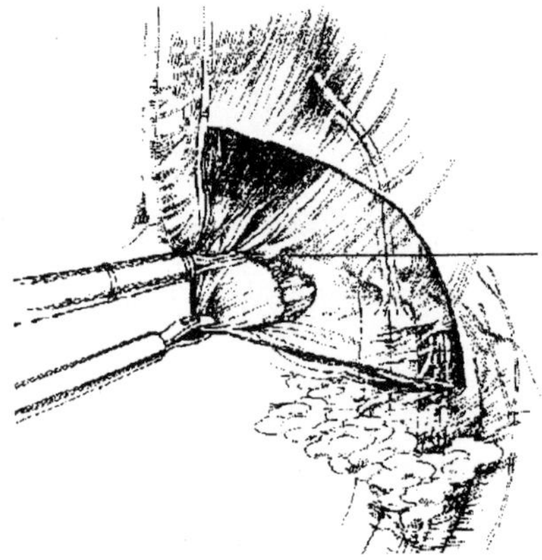

图 32-4 解剖腹直肌内侧。所有的纤维脂肪组织与腹膜一起被牵开。直疝疝囊经钝性解剖及牵拉很容易被还原，通常可以辨认腹横筋膜薄弱的“假囊”找到疝囊

这种解剖提供了一个适当的腹膜前间隙，一张10cm×14cm的补片通过脐部的套管放入腹腔并铺平(图 32-5)打开补片尽量在腹壁上铺平，将斜疝、直疝和股疝区广泛遮盖(图 32-6)。

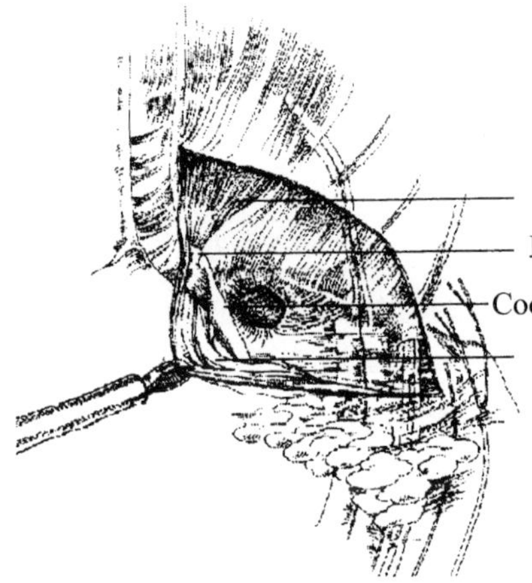

图 32-5 解剖出一个合适的腹膜袋以便放置 12cm×14cm 的补片

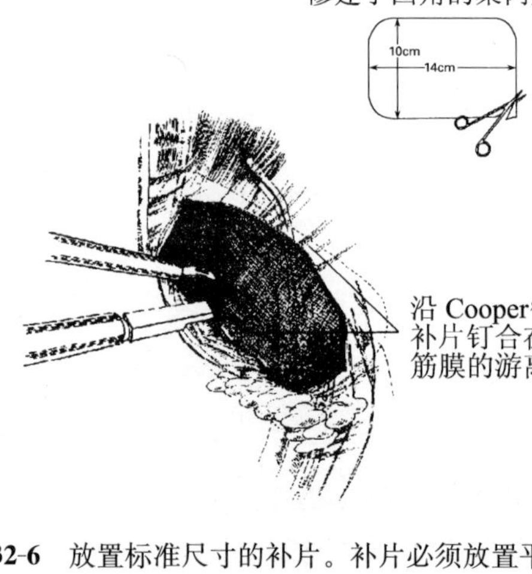

图 32-6 放置标准尺寸的补片。补片必须放置平整，而且应足以超过并覆盖缺陷的边缘

补片与耻骨梳韧带钉夹在一起，并将其钉在外上和内上角。只需要4～6枚钉夹，过多的钉夹增加神经损伤的机会，应该避免。钉合腹膜切缘并关闭腹膜瓣，腹膜应紧密对合，以防止内疝。

并发症

Felix等报道了他们进行TAPP手术的丰富经验[30]。733例手术中有9例发生大的并发症，2例复发，2例小肠损伤，1例肠梗阻。所有并发症发生于开始研究的前12个月。在一个多中心的疝复发回顾研究中，Felix报道了主要的腔镜疝治疗中心进行TAPP和TEP手术复发的原因[34]。在这个报道中，进行TAPP手术的5 163例疝修补病例中有25例复发(0.46%)，12例复发是因为补片外侧没有固定好，其中3例补片太小，7例复发是因为内侧的不良固定，其中6例也发现补片大小不合适。4例发生不明原因的疝，2例通过补片的孔洞复发。

表32-1总结了TAPP手术主要研究的常见并发症和复发情况。四种主要并发症——套管孔疝、肠损伤、肠梗阻和神经痛将在下面讨论。

表32-1 TAPP手术的并发症和复发情况的总结

作者	例数	复发	并发症			
			套管孔疝	肠管损伤	肠梗阻	神经痛
MacFadyen(1993)[14]	359	3(0.8%)	未报告	未报告	未报告	8(2.2%)
Felix(1995)[30]	733	2(0.3%)	6(0.8%)	2(0.8%)	1(0.1%)	
Phillips(1995)[19]	1 944	19(1.0%)	2(0.1%)	0	4(0.2%)	35(1.8%)
Fitzgibbons(1995)[18]	562	28(5.0%)				5%
Litwin(1997)[20]	632	0	3(0.5%)	0	4(0.6%)	11(1.7%)

(一)套管孔疝 套管孔疝的危险性从0.1%～1.0%，最常见的原因是没有在筋膜层缝合关闭穿刺点。为避免这一并发症的发生，外科医生要明白超过5毫米的穿刺点应该缝合筋膜层，可以在腹腔镜下用Endoclosc关闭或从腹部外面缝合。

(二)肠管损伤 TAPP手术中可以发生肠损伤，但也有几项大样本报道没有发生这些并发症[19,20]。最重要的一点是术中应该注意整个手术野。肠损伤可以发生在视野内，也可以发生在视野外。医生应该看到每个套管针的穿刺过程和器械进入腹腔的过程。另外应特别小心电灼的使用。如果使用中有问题，应彻底检查传导部分，有时会造成不引人注意的损伤。

(三)肠梗阻 肠梗阻的发生率据报道是0.1%～0.6%，最常见的肠梗阻原因是腹膜窗口的关闭不全。这种关闭有时比较困难，尤其是当腹膜在解剖过程中被撕裂时。通常的情况，即便腹膜被撕裂也可用带有活动关节的钉夹装置，但有时需要连续缝合。

(四)神经痛 早期TAPP手术的问题中就包括神经痛，多是因为钉夹夹住了神经。这是对盆底解剖不熟悉所造成的。当这一并发症最初在文献中报道时，大家更加关注在腹腔镜观察下的解剖，此后神经痛发生率逐渐下降。大家甚至提出了补片是否需要固定的问题。事实上，Smith等[35]进行了前瞻性的随机对照研究，比较TAPP手术时采用钉夹和不采用钉夹的疝复发率并无明显差别，手术时间相差也不显著。钉夹组有一例顽固的神经痛，而未钉夹组则没有神经痛发生。值得注意的是，这些作者都是非常有经验的医生，这也能解释他们很低的复发率和神经痛的发生率。他们的结果支持采用无钉夹的 TAPP 手术以降低神经痛的发生率。但是大部分医生都相信固定是必须的，但应尽量少用。而且应该尽量避开"厄运三角"，一个 1991 年 Spaw[36] 提出的名词。提醒腔镜外科医生注意那些藏在腹膜和腹横筋膜之下的重要结构（髂外血管、生殖股神经的股支）。钉夹只能在输精管内侧及精索血管的外侧进行使用。另外"疼痛三角"也应避开，因为这是钉夹导致神经疼痛的主要部位。生殖股神经的股支，股神经及股外侧皮神经都在精索血管的外侧走行，紧靠髂耻束的下方，这些神经都很表浅，在髂耻束下方钉夹时很容易伤及这些神经。

（五）补片排斥和感染 尽管补片在开放或腹腔镜手术疝修补术中经常使用也有出问题的报道。迟发补片排斥，补片感染，严重的炎性反应导致结肠梗阻等都有报道，但很少见。我们建议术前使用头孢唑啉，并用抗菌素盐水浸泡补片。

（贾宝庆 译）

参考文献

1. Ger R, Monroe K, Duvivier R, Mishrick A. Management of indirect inguinal hernias by laparoscopic closure of the neck of thesac. Am J Surg 1990;159(4):370-373.
2. Schultz L, Graber J, Pietrafitta J, Hickok D. Laser laparoscopic herniorrhaphy: a clinical trial preliminary results. J Laparoendosc Surg 1990;1(l):41-45.
3. Payne JH Jr. Grininger LM, lzawa MT, et al. Laparoscopic or open inguinal herniorrhaphy? A randomized prospective trial [see comments]. Arch Surg 1994;129(9):973-979;discussion 979-981.
4. Stoker DL, Spiegelhalter DJ, Singh R, Wellwood JM. Laparoscopic versus open inguinal hernia repair: randomised prospective trial [see comments]. Lancet 1994; 343(8908): 1243-1245.
5. Barkun JS, Wexler MJ, Hinchey EJ, et al. Laparoscopic versus open inguinal herniorrhaphy: preliminary results of a randomized controlled trial. Surgery (St. Louis) 1995;118(4):703-709; discussion 709-710.
6. Wilson MS, Deans GT, Brough WA. Prospective trial comparing Lichtenstein with laparoscopic tension-free mesh repair of inguinal hernia [see comments]. Br J Surg 1995; 82(2):274-277.
7. Kozol R, Lange PM, Kosir M, et al. A prospective, randomized study of open vs laparoscopic inguinal hernia repair. An assessment of postoperative pain. Arch Surg 1997;132(3):292-295.
8. Dirksen CD, Beets GL, Go PM, et al. Bassini repair compared with laparoscopic repair for primary inguinal hernia: a randomised controlled trial, Eur J Surg 1998;164(6):439-447.
9. Johansson B, Hallerback B, Glise H, et al. Laparoscopic mesh versus open preperitoneal mesh versus conventional technique for inguinal hernia repair: a randomized multicenter trial (SCUR Hernia Repair Study). Ann Surg 1999; 230(2):225-231.
10. Juul P, Christensen K. Randomized clinical trial of laparoscopic versus open inguinal hernia repair [see comments]. Br J Surg 1999;86(3):316-319.
11. Maddern GJ, Rudkin G, Bessell JR, et al. A comparison of laparoscopic and open hernia repair as a day surgical procedure. Surg Endosc 1994;8(12):1404-1408.
12. Brooks DC. A prospective comparison of laparoscopic and tension-free open herniorrhaphy. Arch Surg 1994;129(4): 361-366.
13. Aitola P, Airo I, Matikainen M. Laparoscopic versus open preperitoneal inguinal hernia repair: a prospective randomised trial. Ann Chir Gynaecol 1998;87(1):22-25.
14. MacFadyen BV Jr, Arregui ME, Corbitt JD Jr, et al. Complications of laparoscopic herniorrhaphy [see comments]. Surg Endosc 1993;7(3):155-158.
15. Voeller GR, Mangiante EC, Britt LG. Preliminary evaluation of laparoscopic herniorrhaphy. Surg Laparose Endosc 1993;3(2):100-105.
16. Tetik C, Arregui ME, Dulucq JL, et al. Complications and recurrences associated with laparoscopic repair of groin hernias. A multi-institutional retrospective analysis. Surg Endosc 1994;8(11):1316-1322; discussion 1322-1323
17. Felix EL, Michas CA, McKnight RL. Laparoscopic herniorrhaphy. Transabdominal preperitoneal floor repair. Surg Endosc 1994;8(2):100-103; discussion 103-104.
18. Fitzgibbons RJ Jr, Camps J, Cornet DA, et al. Laparoscopic inguinal herniorrhaphy. Results of a multicenter trial [see comments]. Ann Surg 1995;221(l):3-13.
19. Phillips EH, Arregui M, Carroll BJ, et al. Incidence of

complications following laparoscopic hernioplasty. Surg Endosc 1995;9(1):16-21.

20. Litwin DE, Pham QN, Oleniuk FH, et al. Laparoscopic groin hernia surgery: the TAPP procedure. Transabdominal preperitoneal hernia repair. Can J Surg 1997;,40(3):192-198.
21. Gilbert AI, Graham MF. Technical and scientific objections to laparoscopic herniorrhaphy. Probl Gen Surg 1995;12:209.
22. Amid PK, Shulman AG, Lichtenstein IL. Objections to laparoscopic herniorrhaphies: results aspect. Probl Gen Surg 1995;12:215.
23. Shurz JW, Cihat T, Arregui ME, Phillips EH. Complications and recurrences associated with laparoscopic inguinal hernia repair. Probl Gen Surg 1995;12:191.
24. Bittner R, Kraft K, Schmedt CG, et al. [Risks and benefits of laparoscopic hernia-plasty (TAPP) . 5 years experiences with 3400 hernia repairs]. Chirurg 1998;69(8):854-858.
25. Arregui ME, Davis CJ, Yucel O, Nagan RF. Laparoscopic mesh repair of inguinal hernia using a preperitoneal approach: a preliminary report. Surg Laparose Endose 1992;2(1):53-58.
26. Felix EL, Michas C. Doubie-buttress laparoscopic herniorrhaphy. J Laparoendosc Surg 1993;3(1):1-8.
27. Nyhus LM, Pollak R, Bombeck CT, Donahue PE. The preperitoneal approach and prosthetic buttress repair for recurrent hernia. The evolution of a technique [see comments]. Ann Surg 1988;208(6):733-737.
28. Stoppa RE. The treatment of complicated groin and incisional hernias. World J Surg 1989;13(5):545-554.
29. Sarli L, Pietra N, Choua O, et al. Laparoscopic hernia repair: a prospective comparison of TAPP and IPOM techniques, Surg Laparosc Endosc 1997;7(6):472-476.
30. Felix EL, Michas CA, Gonzalez MH Jr. Laparoscopic hernioplasty. TAPP vs TEP. Surg Endosc 1995;9(9):984-989.
31. Ramshaw BJ, Tucker JG, Mason EM, et al. A comparison of transabdominal preperitoneal(TAPP) and total extraperitoneal approach(TEPA) laparoscopic herniorrhaphies. Am Surg 1995;61(3):279-283.
32. Cohen RV, Alvarez G, Roll S, et al. Transabdominal or totally extraperitoneal laparoscopic heinia repair? Surg Laparosc Endosc 1998;8(4):264-268.
33. Eubanks S, Newman LD, Goehring L, et al. Meralgia paresthetica: a complication of laparoscopic herniorrhaphy. Surg Laparosc Endosc 1993;3(5):381-385.
34. Felix E, Scott S, Crafton B, et al. Causes of recurrence after laparoscopic hernioplasty. A multicenter study. Surg Endosc 1998;12(3):226-231.
35. Smith AI, Royston CM, Sedman PC. Stapled and nonstapled laparoscopic transabdominal preperitoneal (TAPP) inguinal hernia repair. A prospective randomized trial. Surg Endosc 1999;13(8):804-806.
36. Spaw ATEB, Spaw LP. Laparoscopic hernia repair: the anatomic basis. J Laparoendosc Surg 1991;1(5):269-277.
37. Hofbauer C, Andersen PV,Juul P, Qvist N. Late mesh rejection as a complication to transabdominal preperitoneal laparoscopic hernia repair. Surg Endosc 1998;12(9):1164-1165
38. Avtan L, Avci C, Bulut T, Fourtanier G. Mesh infections after laparoscopic inguinal hernia repair. Surg Laparosc Endosc 1997;7(3):192-195.
39. McDonald D, Chung D. Large bowel obstruction: a postoperative compilcation after laparoscopic bilateral inguinal hernia repair. J Laparoendosc Adv Surg Tech A 1997;7(3):187-189.

第三十三章　腹腔镜下腹股沟疝的完全腹膜外修补术

Jonathan D. Spitz and Maurice E. Arregui

大量修补腹股沟疝的手术方式证明目前还没有一种完善的手术方式。腹腔镜下疝修补术开始于大多数美国的外科医生还在行传统的疝修补时代。如 McVay/Bassini 或 Shouldice 方法[1]。近年来，由 Lichtenstein 倡导的前入路无张力疝补片修补术已成为标准手术方式。复发率小于 1%[2]。不幸的是，这项成果并没有被广泛认同。另外，不同的前入路修补带来的是患者的不适，恢复时间延长，而且容易漏掉对侧的疝或股疝。腹腔镜疝修补术源自寻找一种更有效的，痛苦少的疝修补术的初衷。腹腔镜疝手术的发展过程包括简单的内环封闭，腹腔内补片覆盖，经腹腔腹膜前补片修补（TAPP）到完全腹膜外修补技术（TEP）。腹腔镜下腹膜外疝修补代表了以前腹腔镜手术经验的最高水平。而我们的手术方式简直就是 Stoppa[3] 描述的开放式腹膜前补片疝修补的翻版。我们非常成功地实施了腹腔镜下无缝合腹膜外疝根治术。本章中我们将讨论相关的腹膜外间隙的筋膜层面及我们的外科技术。还将重点讨论我们工作中的经验教训。

腹膜前筋膜的解剖

腹腔镜疝修补技术的进展要大大快于其他腹腔镜手术。这是由于对腹膜前间隙筋膜解剖的充分了解的结果。腹膜前修补经历了建立在对局部解剖的了解基础上的逐渐进步。我们的解剖知识来自尸体解剖，开放的腹膜前疝修补经验来自经腹部腹膜前及完全腹膜外疝修补。在经腹膜前进行腹股沟疝修补时，应注意几个重要的间隙层次、血管和神经。一个重要的原则是应该理解确实存在一个与腹直肌后间隙不同的腹膜前间隙（图 33-1），认为腹直肌后筋膜止于弓状下缘的假设是错误的。事实上，腹直肌后鞘延伸至耻骨梳韧带。尽管它在弓状缘以上很发达，但在以下逐渐变得薄弱。在进入真正的腹膜前间隙需要钝性解剖这些纤维，这个真正的腹膜前间隙在骨盆内，耻骨梳韧带以下直接与 Retzins 间隙连续。

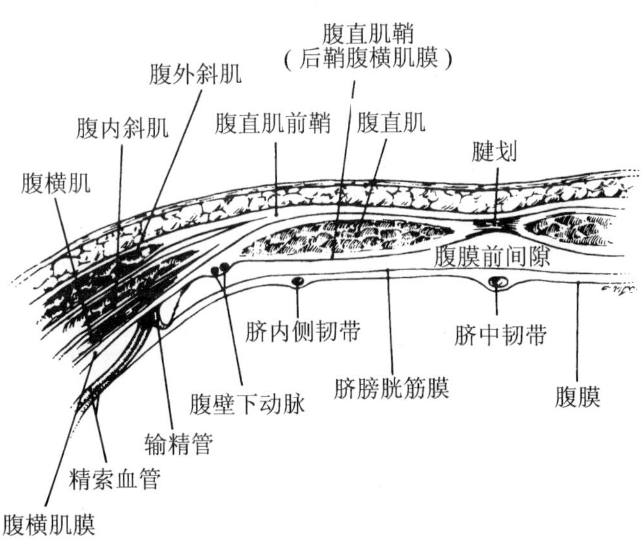

图 33-1　腹股沟内环水平的腹膜前间隙及筋膜的横断面观。注意腹直肌后鞘将腹直肌后间隙和腹膜前间隙分开

理解了腹直肌后鞘延伸至耻骨梳韧带的水平帮助我们明白腹膜前间隙、Retzins 间隙和腹股沟外侧间隙的关系。从腹直肌后间隙进入腹股沟外侧间隙，腹直肌后鞘的附着部分必须剥离下来，像股直肌鞘其他部分一样，近端的筋膜稍厚而且结实，需要用剪刀剪开，远侧端后鞘向

下延伸部分及向外侧至腹壁下动脉的部分则较薄弱，可以通过钝性分离剥离，腹股沟外侧间隙打开后可以放置较大的补片。

腹直肌后鞘深面是脐膀胱前筋膜。这层薄的筋膜是膀胱及脐内侧韧带的包被筋膜。它也包纳输精管及其他精索结构，包括斜疝的疝囊。在精索进入腹股沟管后脐膀胱前筋膜延续为精索内筋膜。

分布到大腿及腹壁的神经通过髂耻束附近，当在内环的外侧缝合或钉夹时容易伤及这些神经[5,6]（图 33-2）。所谓的“厄运三角”是指输精管的内侧和精索血管的外侧。在这个界限内有髂外动、静脉，股神经和生殖股神经的生殖支。但在这个三角之外，生殖股神经的股支和股外侧皮神经也容易伤及。髂腹股沟神经和髂耻神经不在髂耻束的下方，但如果从前面钉夹，也容易伤到它们。

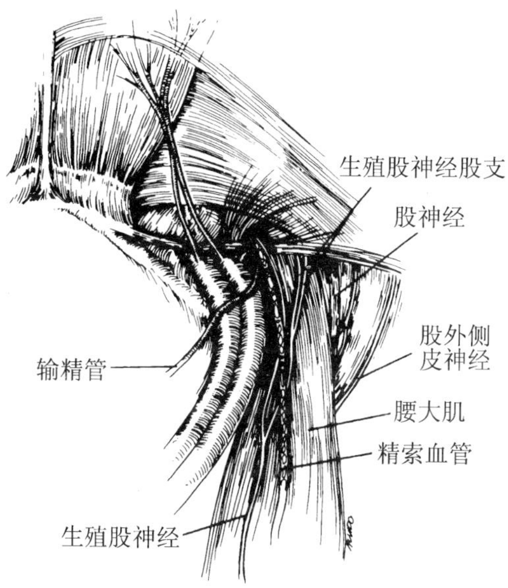

图 33-2　腹股沟腹膜前间隙的神经和血管

适应证和患者的选择

提倡在成人复发疝修补中采用腹膜外入路手术是因为这样可以避开前入路手术的瘢痕。在双侧疝修补时采用此方法也很理想，因为可以一次麻醉用同一切口修补两侧的疝。尽管腹腔镜下腹膜外修补对复发疝及双侧疝修补很有优势，但对原发疝及单侧疝修补的益处却不明确。但是对于那些体力工作者或活动较多的人来说，采用腹腔镜手术可以使他们早日恢复到手术前状态[7,8]。另外，广泛的解剖提供了一个充分的髂耻肌肉窗口，不容易遗漏同时存在的股疝，闭孔疝、精索的脂肪瘤也可以被发现和切除。因为我们 TEP 手术的成功经验，我们推荐在复发疝和双侧疝修补时采用这种手术方法。同时如果没有禁忌证，对所有的患者来说，腹腔镜下的 TEP 都是一个选择。

腹腔镜下疝手术的唯一绝对禁忌证是不能耐受全麻的高危病人。对于这些患者，我们建议在局麻下行前入路修补。有下腹部手术史可以造成腹膜前解剖的困难。早期的研究发现膀胱损伤，腹膜撕裂等并发症在这些病人中较常见。我们发现，采用钝性剥离来解剖出腹膜操作面，比使用气囊撑开器更容易避免肠管和膀胱损伤。以前手术的瘢痕可以使用剪刀从腹直肌及腹壁上将腹膜分离开。

腹腔镜疝手术的术前准备比较简单。肠道及膀胱功能不正常的患者常规进行结肠或前列腺病理检查。临床无症状的患者不需要常规实验室检查。术前夜里开始禁食，术前 24 小时禁烟，停用抗凝剂及抗血小板聚集药物以保证术中的正常凝血。

手术操作

腹腔镜下腹膜外腹股沟疝修补的操作技术可分为几部分。总的来说有 8 个主要步骤：经腹膜腔探查，腹膜外套管放置，解剖腹直肌后间隙，进入腹膜前间隙广泛解剖耻骨肌孔，还原及结扎疝囊或精索脂肪瘤，游离精索，放置补片，经腹膜腔检查补片位置。

我们不使用术前预防性抗生素，要求进手术室前排空，所以不必插尿管。全麻后取仰卧位，腹部及腹股沟常规清洁，手术台脚端放监视器，手术人员包括外科医生、助手和洗手护士，术者站在疝对侧而助手站在患侧扶腹腔镜更方便。用 Veress 针穿刺脐部建立气腹，然后放置 5mm 套管。30°,5mm 腹腔镜探查双侧腹股沟(图 33-3)，从前面用手摸到皮下环并向内环推挤，可还原临床明显的精索脂肪瘤。如果患者有术前未被发现的对侧疝，或术前考虑双侧疝但在经腹膜探查时未发现腹膜缺陷，两侧的腹膜前均应探查。在后一种情况下有可能有精索脂肪瘤或小的腹股沟直疝在经腹膜腔探查时未被发现。

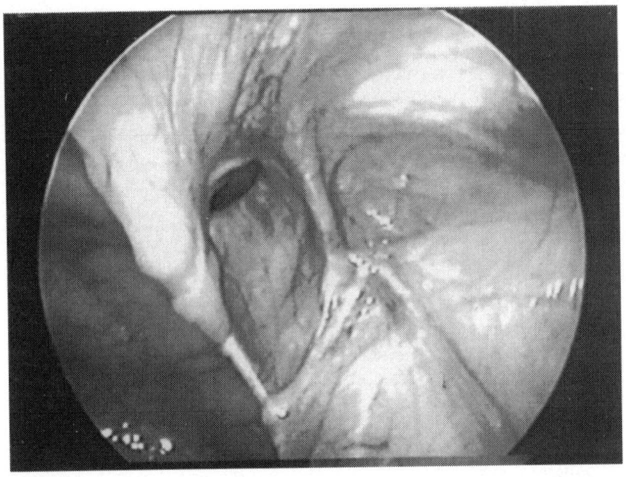

图 33-3 经腹膜腔探查腹股沟区。此病人有右侧腹股沟直疝

疝修补术通过三个腹膜前套管以双手进行。第一个 5 毫米套管放在对侧的弓形线上方的腹直肌后间隙，一定注意不要刺破腹膜。通过腹腔镜在腹腔内的观察确保正确的位置(图 33-4)。横行的弓形线大约在脐下 2cm，通过第一个套管，用钝头的抓钳将腹直肌后鞘与腹直肌后侧面及腹壁下血管分开。开始解剖后，用 5 毫米腹腔镜插入腹直肌后间隙并用腹腔镜进行钝性分离，放掉气腹并在腹直肌后间隙充气至压力达 1.6～2.0kPa(12～15mmHg)，腹直肌后间隙经钝性剥离内上方的腹直肌鞘的附着而超过中线，然后在脐下 2cm 插入第二个 5mm 或 10mm 套管，腹腔镜从这个中间套管导入。继续钝性解剖显露耻骨和耻骨梳韧带。如果是单侧疝，在耻骨联合和脐连线的中点放置一个 5 毫米套管。如果要行双侧疝修补，这个套管要放在对侧弓形线的上方。

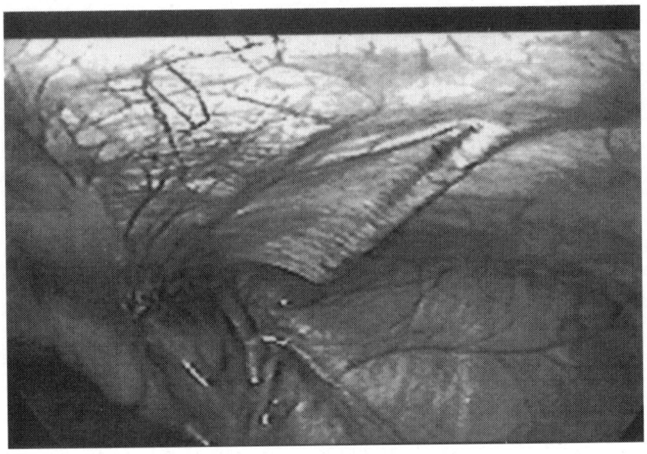

图 33-4 腹腔内腔镜导引在腹直肌后间隙放置第一个套管

正如此前所述，腹直肌后间隙与真正的腹膜前间隙尚有区别。腹膜前间隙是耻骨内侧 Retzius 间隙的直接延续。通过钝性剥开腹直肌后鞘尾端薄弱的纤维进入。在脐水平，腹膜和脐腹膜前筋膜附着于腹直肌后鞘，因此，试图从此处建立一个操作面常常很困难而且经常撕裂腹膜。在比较表浅的操作面上解剖然后从腹直肌后鞘较薄弱的耻骨内侧进入腹膜前间隙，更容易避免损伤腹膜。有些医生喜欢用一次性的球囊扩张器进行腹膜前解剖。而我们发现在正确的无血管层面进行钝性解剖可以很好地完成手术而不增加不必要的花费而且减少了脏器损伤的危险。

将腹腔镜置于脐下的位置，医生可以用两个钝性剥离器械显露耻骨和耻骨梳韧带并将与之附着的薄弱的腹直肌后鞘表层游离开，这样就进入了 Retius 间隙。探查股前及闭孔间隙。在外侧，前面附着的腹直肌后筋膜限制了进入腹股沟外侧间隙。为了放置较大的补片以使其外侧超过内环，可以用剪刀剪开一些筋膜。

有一层薄的筋膜包被着斜疝的疝囊、输精管和精索等结构。这层筋膜被称作脐膀胱前筋膜。必须打开此层筋膜才能找到疝囊(图 33-5)。轻轻挑开筋膜的纤维，斜疝疝囊及精索结构就可以看到(图 33-6)精索脂肪瘤位于精索的外侧。从前腹壁通过皮下环用手向内环方向摸，常常可以帮助还原并切除脂肪瘤。斜疝疝囊可以完全复位并结扎，但如果向腹膜沟管延伸较远不能安全复位，可以近端结扎，远端分离。我们常规结扎疝囊，以消除由于遗留腹膜囊腔形成内疝的可能性。直疝的疝囊包括方向腹股沟管外突薄弱的腹横筋膜。如疝囊很大术后可能会积液并可摸到持续存在的包块，并避免这种情况的发生。我们还原疝囊后要么结扎疝囊，或者将疝囊反转后缝合于耻骨梳韧带。

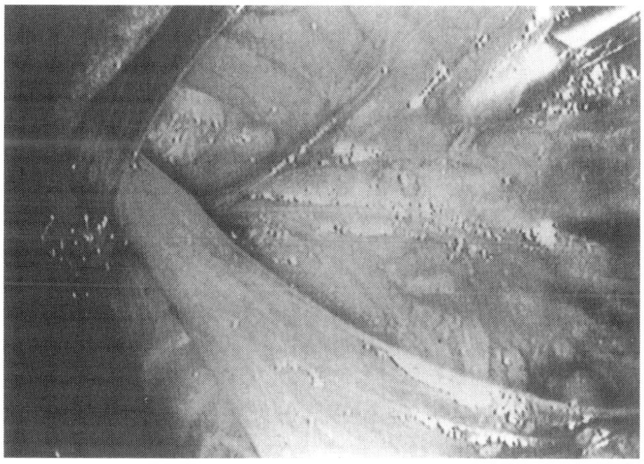

图 33-5　脐膀胱前筋膜是膀胱的包被筋膜。它向外侧延伸覆盖精索及其内的疝囊。当精索进入腹股沟管后，它成为精索内筋膜

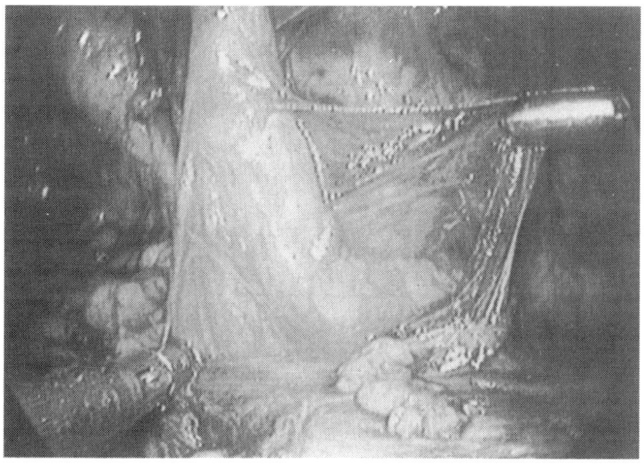

图 33-6　脐膀胱前筋膜(或精索筋膜)被挑开，这对找到斜疝疝囊是必要的

不同于将精索四周游离并在补片上剪一个缝隙，Stoppa 发明了使精索“体壁化”的技术[3]。这项操作是将精索后壁的腹膜(图 33-7)游离的范围到达输精管和精索血管汇合处的近侧，此处输精管向深面走行。经过这么广泛的游离，补片可以放在精索和腹膜之间。这种“夹心”的方法可以固定补片。防止移位和卷曲(这是腹膜前修补疝复发的可能原因)。环绕精索放置补片可能导致生殖股神经支的损伤和精索血管的绞窄。补片上的缝隙也是导致疝复发的部位。任何部位的腹膜撕裂都要以铬肠线缝合修补以保证腹膜前间隙的充气及减少肠管疝出的可能性。

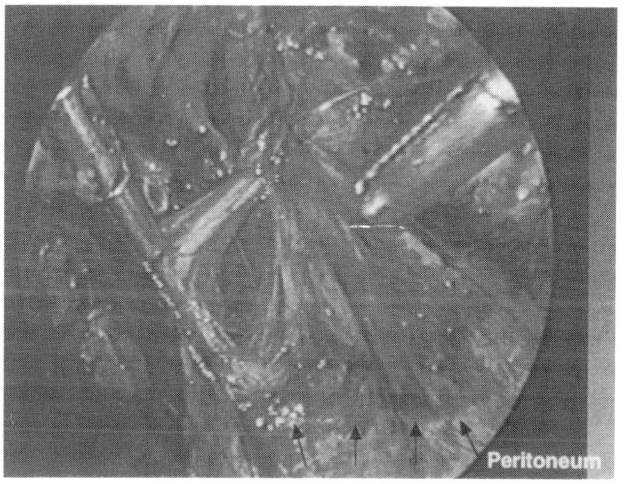

图 33-7　精索的体壁化。在精索后方游离腹膜以便放置大的补片。输精管被牵拉提起到脐膀胱前筋膜

解剖完成后，准备一片 12.7cm×15.24cm (5 英寸×6 英寸)的 Mersilene 补片，边缘剪一个豁口以便精索通过(图 33-8)。将补片导入腹膜前间隙并将其覆盖于耻骨肌孔遮盖直疝、斜疝、闭孔疝和股疝区。早期我们使用 Prolene 补片，但这种材料柔软度差，比 Mersilene 补片厚，需要 10mm 套管导入。因为较硬，Prolene 补片比较容易放置，尽管尚未发现，但从理论上讲这种较硬的补片可以磨破腹膜使补片暴露于肠管。Mersilene 补片非常柔软，容易贴覆在不规则的腹壁表面。最后补片放置超过中线进入 Retzius 间隙覆盖于精索表面进入腹股沟外侧间隙(33-9)如果是双侧疝，采用两张补片在中线重叠。腹膜前补片放置不需要缝合和钉夹，因为腹腔内压力可以使补片紧贴于腹壁，直到它与周围组织融合。

在手术结束前，我们再次建立气腹并放掉腹膜前间隙的充气，检查补片是否有打折或移动。达到满意后将手术台放平，使肠管坠入盆腔。撤除气腹，皮肤切口皮下缝合，如果使用 10 毫米套管，则将筋膜层缝合。Collodion 胶布包扎伤口。患者在恢复室观察 1～3 小时后可

出院。没有活动的严格限制，但应避免在3～4天内开车。

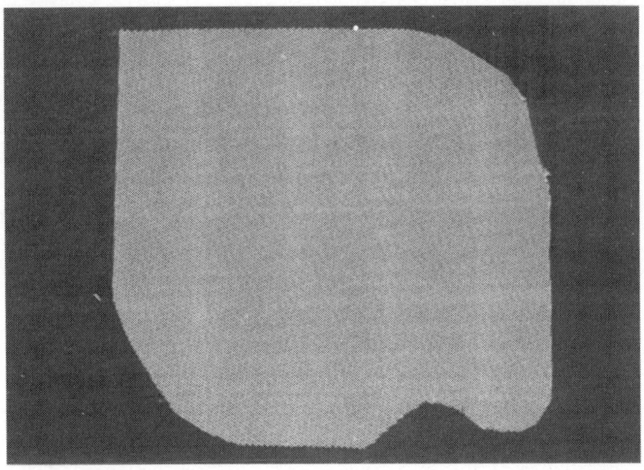

图33-8 Mersiliene补片12.7cm×15.24cm(5英寸×6英寸)内上角留成直角以便辨认方向

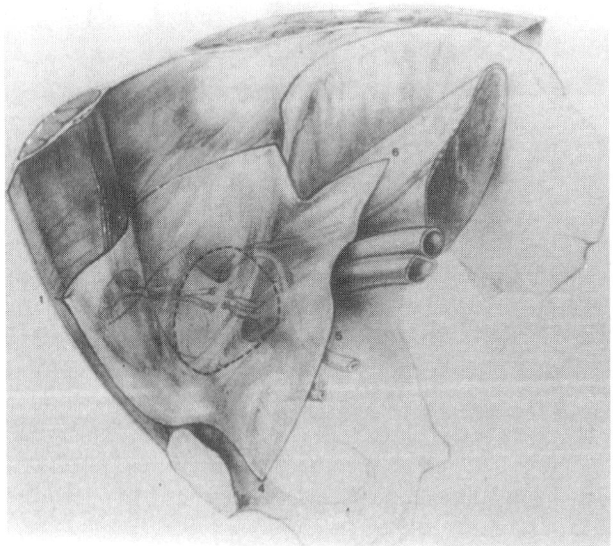

图33-9 耻骨肌孔的正确覆盖。在我们的手术中补片向内超过中线，补片位于腹膜和腹前壁之间

并发症

与腹腔镜疝手术有关的并发症在一些文献中已有报道[11～13]。肿胀、血肿、局部伤口感染及尿潴留等并发症都较轻微而且只是一过性的，在腹腔镜手术及开放手术时都常见到。我们常规将直疝疝囊结扎或将其反转以消除术后积液的腔隙。我们也将临床上明显的精囊脂肪瘤切除。短暂的睾丸疼痛较常见，是因为解剖精索及损伤支配睾丸的交感神经所致。仔细的解剖，尽量少骚扰精索可以减少因为损伤而引起的疼痛。

严重的并发症也有报道，有些是腹腔镜手术特有的。肠梗阻可以发生在套管穿刺部位(Richte’s疝)或不明确的腹膜薄弱部位。在体壁化游离精索时如果腹膜有撕裂，我们用肠线将其缝合。斜疝的疝囊也可以是引起肠梗阻的原因。我们在还原疝囊之前先将其结扎以消除嵌顿性内疝的可能。生殖股神经、股外侧神经、髂腹股沟神经和髂腹下神经以及股神经都可能损伤，常常是钉夹的位置不对引起。由于腹膜前疝修补将补片放在腹膜和腹前壁之间。我们和其他作者都认为可以不固定[14,15]。在我们200多例无缝合腹膜前修补的病例中，未发现任何损伤。在腹膜前间隙中手术，理论上也减少了肠管和膀胱损伤的可能性。但下腹部手术史确实增加了空腔脏器损伤的危险性。球囊扩张器与肠管、膀胱及血管损伤有关联。在本组的报道中尤为突出[10,16]。

复发

复发率是评价一种疝修补术的最终结论。目前开放式修补术的复发率大约是10%左右[2]。在一项10 053例腹腔镜疝修补术(TAPP或TEP)的回顾中，Felix分析了手术失败的原因[17]。在这个研究中，35例(0.4%)术后患者在1个月至6年(中位时间36个月)的随诊中复发。除一例外都再次进行了探查。手术失败的原因包括：不合适的补片内侧固定、补片太小、遗漏精索脂肪瘤切除、补片内侧与耻骨梳韧带固定不好、遗漏疝气或经补片缝隙的疝。我们发现随着经验的增加，腹膜前的解剖可以更广泛和彻底，可以放置更大的补片消除遗漏疝的可能性，足够大的补片可以不用固定避免了使用钉夹和缝合。另外，在精索后游离可以不用在补片上剪开缝隙。

Phillips等分析了腹腔镜疝修补术后复发的技术因素[12]。最常见的原因是补片太小。

IPOM、TAPP 和 TEP 手术的复发率。复发率分别是 22%、3%、0.7%及 0.4%[11]。TEP 手术较满意的复发率归功于较完全的解剖，使用较大的补片更好地覆盖整个耻骨肌孔。

在我们的研究中，有大约 17%的病例是通过腹腔镜修补此前经前入路手术复发的疝。在这 203 例手术中，在 5 年的随诊期内平均 22 个月我们没有发现一例复发，这个成功归功于几个因素，包括经彻底的腹膜前解剖，切除精索脂肪瘤，放置较大的补片，给腹腔确认补片的位置。这个实验性疝修补术是和 Stopp 的开放式腹膜前修补——巨大假体腔囊替代（GPRVS）相对应的。我们采用大的补片靠腹腔内压力将其贴覆于腹前壁，不需要固定的大补片不仅修补了现存的疝，而且加固了整个耻骨肌孔以防止在邻近区域的疝的复发。我们常规结扎或反转直疝疝囊即薄弱的腹横筋膜，消除了容易积液的死腔。尽管不是复发，这些积液可以导致术后包块一直存在，使患者以为疝并没有修补。如果有血肿或肿胀，超声检查可以确定不是疝而使患者放心。

费用的考虑

腹股沟疝修补术是美国第二常见的外科手术，每年超过 750 000 例。目前的卫生经济环境要求手术花费应该最低，而且效果一定要好。这个事实阻碍了腹腔镜疝修补的被接受的进程。但是，尽管需要特殊的设备，但这些设备在腔镜手术中的适用范围也越来越广。病人需要全麻但可以在门诊患者中开展。其他物品像一次性套管针、钉夹、球囊扩张器等也不必使用和花费。表 33-1 列举了与各种耗材有关的花费（印第安那波利斯医院）。

表 33-1 耗材与重复使用的器械的价格

耗材	价格（美元）	重复使用
套管针	93	420 美元
球囊扩张器	175	—
疝钉夹	163	—
总花费	617（三个套管针）	NA

全面的腹腔镜疝修补价格/效率分析除应考虑手术花费外，还应考虑恢复工作的时间和复发率。表 33-2 和表 33-3 列举了印第安那州雇员替换、工人报酬和花费情况。近期数项研究证实了经腹腔镜疝修补术的患者比开放修补能更快返回工作岗位[7,18,19]。目前还不清楚与减轻疼痛和快速恢复相关的节省是否能抵消较高的手术花费，这对雇主来说当然是一个重要的考虑。

表 33-2 雇员替换的花费

工种	每日价格（美元）
职员	105
技术工人	145

表 33-3 工人的报酬

每 100 人中工作日损失	
1972	47.9
1989	78.8
工人报酬	
1982	230 亿美元
1990	500 亿美元

（贾宝庆 译）

参考文献

1. Arregui ME. Laparoscopic inguinal herniorrhaphy. In: Cameron JL (ed) Current Surgical Therapy. St. Louis: Mosby, 1998:1186-1191.

2. Amid PK, Shulman AG, Lichtenstein IL. Critical scrutiny of the open tension-free hernioplasty. Am J Surg 1993; l65: 369-371.

3. Stoppa R. Petit I, Henry X. Unsutured dacron prosthesis in inguinal hernias. Int Surg 1975;60:4ll-412.

4. Arregui ME. Surgical anatomy of the preperitoneal fasciae and posterior transversalis fascia in the inguinal region. Hernia 1997;1:101-110.

5. Colborn GL, Brick WG, Gadacz TR, Skandalakis JE. Inguinal anatomy for laparoscopic herniorrhaphy. Part I: The normal anatomy. Surg Rounds 1995;18:189-198.

6. Colborn GL, Brick WG, Gadacz TR, Skandalakis JE. Inguinal anatomy for laparoscopic herniorrhaphy. Part II: Altered inguinal anatomy and Variations. Surg Rounds 1995;18:223-232.

7. Payne JH, Grininger LM, Izawa MT, Podoll EF, Lindahl PJ, Balfour J. Laparoscopic or open inguinal herniorrhaphy? A randomized prospective trial. Arch Surg 1994;129:973-981.

8. Tanphiphat C, Tanprayoon T, Sangsubhan C, Chatamra K. Laparoscopic vs open inguinal hernia repair. Surg Endosc 1988;12:846-851.

9. Ramshaw BJ, Tucker JG, Mason EM, et al. A comparison of transabdoiminal preperitoneal (TAPP) and total extraperitoneal approach (TEPA) laparoscopic herniorrhaphies. Am Surg 1995;61:279-283.

10. Ramshaw BJ, Tucker JG, Conner T, Mason EM, Duncan TD, Lucas GW. A comparison of the approaches to laparoscopic herniorrhaphy. Surg Endosc 1996;10:29-32.

11. Tetik C, Arregui ME, Dulucq JL. Complications and recurrences associated with laparoscopic repair of groin hernias: a multi-institutional retrospective analysis. Surg Endosc 1994;8:1316-1323.

12. Phillips EH, Arregui ME, Carroll BJ, et al. Incidence of complications following laparoscopic hernioplasty. Surg Endosc 1995;9:16-21.

13. Ger R. Laparoscopic repair of groin hernias: a clinicoanatomic review. Part II. Surg Rounds 1994;395-401.

14. Van Steensel CJ, Weidema WF. Laparoscopic inguinal hernia repair without fixation of the prosthesis. In: Arregui ME, Nagan RF (eds) Inguinal Hernia: Advances or Controversies? Oxford: Radcliffe, 1994:435-436.

15. Wegner ME, Arregui ME. Laparoscopic totally extraperitoneal herniorrhaphy. Probl Gen Surg 1995; 12(2):185-190.

16. Fiennes AGTW. The Kieturakis balloon dissector: an aid to the extraperitoneal approach for laparoscopic repair of groin hernias? Endosc Surg 1994;2:221- 225.

17. Felix E, Scott S, Crafton B, Geis P, et al. Causes of recurrence after laparoscopic hernioplasty: a multicenter study. Surg Enclosc 1998;12:226-231.

18. Liem MSL, van der Graaf Y, van Steensel CJ, et al. Comparison of conventional anterior surgery and laparoscopic surgery for inguinal hernia repair. N Engl J Med 1997;336:22

19. Millikan KW Deziel DJ. The management of hernia: considerations in cost effectiveness. Surg Clin N Am 1996;76:105-115.

第三十四章　腹腔镜疝修补的并发症与复发

Edward L. Felix

在美国每年有70多万例疝修补手术，经腹腔镜修补术的数目不断增加，这种腹腔镜修补的热情在手术并发症与复发病例的报告后受到一些挫折[2~4]。但经过世界上多个疝修补中心以及普外科医师报告极低的术后并发症与复发率并不高于开放疝修补术后[5~8]，热情又一次得到鼓舞。知识和经验的积累是腹腔镜疝修补术取得很好结果的前提，了解什么因素可以导致手术失败或出现并发症是腹腔镜疝修补成型术的关键，有很多状况是可以避免的，另外得当的操作可以取得非常好的结果。这一章节的目的就是要讨论这些问题以使腹腔镜疝修补外科医师可以从他人的经验中受益。

如果要很好地评价腹腔镜疝修补术，就必须知道开放或传统疝修补所面临的问题。开放或传统疝修补的复发率在全世界范围差异较大，从小于1%，到大于25%，平均复发率在10%[9]，有成功经验的中心或医师的报告在1%～2%之间[10]。疝修补术后病人感受到疼痛和麻木超过一年的发生率高达25%[11]。最近的调查也证实有超过5%的病人术后感受的不适症状甚至超过术前[12]。腹腔镜疝修补术的并发症有些是和开放或传统疝修补一样的。但有些是独特的。另外，每一种开放或传统疝修补的方法，包括经腹腔疝修补（TAPP）和完全腹外疝修补（TEP）都有它固有的危险，这一章节将详细阐述。

学习过程

早期腹腔镜胆囊切除术的经验告诉我们，有些在操作传统开放手术被认为是专家的外科医生，他们的技术和能力在用腹腔镜进行相同操作的时候也达不到要求[13]。与其他的研究结果相同[15,16]，我们自己的研究结果[14]也表明腹腔镜疝修补并发症的发生率随着经验的增长而减少。平均手术时间是这种经验的最好衡量。Stroker 等[17]与 Liem 等[18]均报告手术时间与经验成负相关。在开展腹腔镜疝修补术的早期，有几项研究显示腹腔镜疝成型术并无多少好处，那时外科医师平均手术时间都超过60分钟[19]。相反，我们的研究显示非常有经验的外科医生操作的10 000例腹腔镜疝修补术（每人操作500例以上），平均的复发率小于1%[5]。由腹腔镜手术中转为开放手术或者是从完全腹膜外修补术中转为经腹腔修补术的发生率与并发症和复发率有关。这个发生率随着经验的增加而减少，有经验的外科医生能够很好地选择合适的病人做腹腔镜修补，预防和处理经腹腔外修补（TEP）中腹膜撕裂，否则就要造成术式中转。

其他几项研究也表明术后的复发率和并发症的发生率也随经验的积累而减少，技术错误是早期手术失败的常见原因，但也随着经验的增加而减少。

当腹腔镜疝修补术刚开展时，没有足够的外科医生指导新医生来掌握这种手术方法，因为腹腔镜疝成型术的手术操作是最难掌握的腹腔镜操作技术之一，许多有经验的外科医生也经历了失败，使受到挫折的这些外科医生不再使用腹腔镜技术。适当的培训能够缩短学习的过程以及减少并发症和复发率[16]。我们的疝修补中心有步骤的教学方法能够使新的外科医生成为腹腔镜疝修补的专家，经过借鉴导师和有经验的腹腔镜操作者的经验，并从不复杂的疝修补开始，我们的新医生能够学到如何处理原发和复发疝的手术技巧，获得了术后复发率小于1%和并发症发生率与开放手术相当的好结果。

导致复发的原因和预防

一般认为复发是疝修补最重要的并发症，了解它的原因是预防的关键。复发的原因已被很好地研究过，有很多方法被用于消除复发，用网状补片加固疝囊壁以克服内环的薄弱或张力是目前推荐的最有效的方法之一。由于在第一次手术中没能辨认复杂疝造成的疝遗漏在复发的原因中占失败手术的大约15%[22,23]。腹腔镜手术方法，如果操作得当的话，会克服这一缺陷，因为它不仅能加固疝囊壁还能真正地消灭遗漏疝。比较其他的疝复发，技术错误是造成腹腔镜手术方法复发的主要原因[5]。

复习我们多中心治疗7 000多病人以及10 000多例腹腔镜疝修补术的经验，能帮助我们解释腹腔镜疝修补的复发原因，如果医生的水平相等和采取适当的方法，TEP和TAPP对腹股沟疝修补是同样有效的[25]。有的病人可以用TAPP得到很好的修补，同时另外的用TEP甚至开放手术也能得到很好的修补（图34-1）。例如用TEP处理绞窄疝时球囊分离器很容易撕裂腹膜造成复发[14,16]。病人以前的盆腔感染可以使腹膜外腔隙缺如，造成分离困难，甚至不可能分离，从而导致遗漏疝的复发。所以疝修补的医生首先应该确定病人是否适合做腹腔镜疝修补，然后再根据病人的具体情况和医生的经验选择最合适的手术方法。

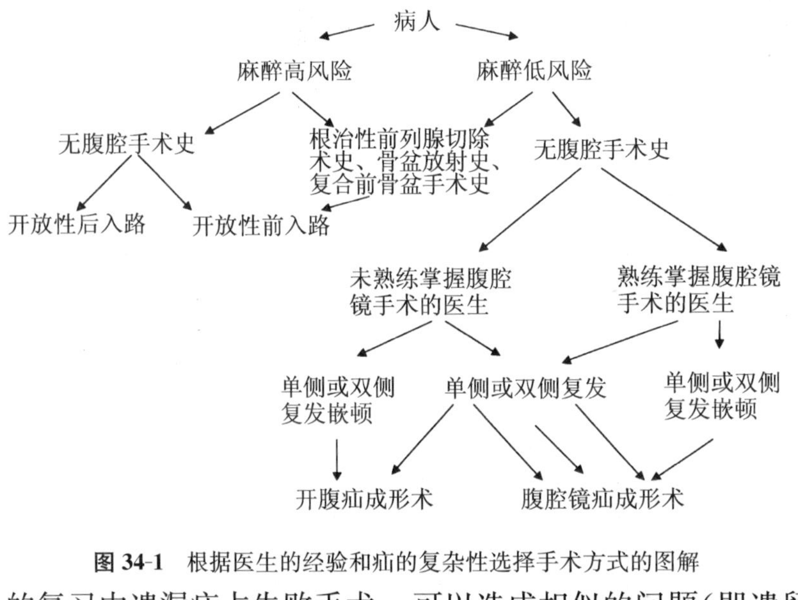

图34-1 根据医生的经验和疝的复杂性选择手术方式的图解

在本次多中心的复习中遗漏疝占失败手术的11%，但都是发生在外科医生从事手术的早期，就像Philips的综述中一旦外科医生积累了腹腔镜手术方法的经验，这个问题就得到了解决。虽然在我们的病历中使用TEP方法修补没有遗漏疝的发生，但这也不能避免这种方法可以造成相似的问题（即遗留疝或者脂肪瘤），1/3的TEP手术方法失败就是没能在斜疝疝管里切除脂肪瘤。所以应该常规清除髂耻束的脂肪组织以避免其后方的脂肪瘤从内环下降到腹股沟管。

在我们的复习中发现，没能很好地固定网

状补片的外侧是导致失败的最常见原因。造成36%的TAPP和22%TEP的手术复发。因为有重要的神经存在，和补片不能用钉夹在髂耻束下方锚定，这个限制常使补片的外侧翘起，从而导致斜疝或其外侧的疝的复发。在TEP修补中，存在一种趋势即不解剖精索远端的腹膜从而使补片放置在腹膜下，这个问题可以通过彻底解剖外侧壁来预防，腹膜的边缘必须解剖到超过补片的近侧缘的位置，另外必须用抓钳展平补片以防止排出二氧化碳时由于腹膜膨起而将补片顶起。

在TAPP修补中，因为腹膜是关闭的，精索结构可以被腹膜向上顶起，为避免这一点，有些外科医生就将补片一侧剪开一个缝隙以使补片能够被放置在睾丸血管和输精管以下，这一通道是造成15%复发以及1/3TEP失败的关键。用另外的一个补片覆盖在剪开的孔上可以预防这一数字的升高。我自己的方法是只在特定的情况下使用这种剪开的补片，并覆盖它防止疝由此疝出。其他外科医生继续使用这种剪开的补片也很成功[15]。

覆盖后壁的补片的大小是腹腔镜疝修补的关键，如果修补网太小没有足够的表面积抵抗补片所承受的压力而出现复发。Pillip的报告中，60%的腹腔镜疝修补复发是由于没有足够大的补片[26]。相对于我们的资料，29%是由补片过小引起，90%发生在TAPP修补手术中，而且都是发生在手术开展的早期[5]。这一发现显示随着经验的积累，外科医生们愿意用大一点的聚丙烯补片。用TEP方法能够很容易放置大一点的补片，因为补片的大小很少能引起TEP的手术失败。

我们的资料只包括用补片固定耻骨梳韧带、横筋膜和髂耻束的上外侧。固定工具的使用不能影响手术的结果。最近有些外科医生倾向于腹股沟疝不进行修补，一些外科医生的结果像Ferzli Lucas[27]、Arregui[28]的报告与我们用补片的结果相符。相反地，来自荷兰[29]的报告显示更高的复发率，从而带来一个问题，是否修补会降低复发率[25]？不修补可以减低费用，但如果到了没有经验的外科医生手上造成复发，这种节省就变得没有意义了。不修补以减少术后疼痛是不必要的，这个问题将在本章以后讨论。

回头看我们多中心的经验，外科医生们发现在早期造成复发，往往是因为忽略疝囊、未切除的脂肪瘤以及没有足够大小的补片。这些错误都能从经验的积累和腹腔镜疝修补技术的改善中得到改正。Ramshaw等[15]报告在另外一些研究中有相似的发现，类似多伦多Shouldice诊所的经验，用开放多层次的技术，随着经验的积累和技术的改进结果有了很大的提高[30]。

在本章早些时候重点提示的外科医生必须缩短早期学习的过程，并达到重点综述杂志的报告结果。幸运的是，了解为什么腹腔镜疝成形术减少复发的成功经验和遵守其他相关作者的原则会缩短学习的进程。彻底的分离每一个病人的腹股沟后壁，暴露每一例病人直疝和斜疝和腹股沟区所有三个区域必须用足够大的修补片覆盖，腹膜必须在补片的最上端，作为结束手术的步骤，病人应该逐渐从麻醉中复苏，以减少暴力防止补片的外侧下方突起后积集大量的腹膜后液体或血肿。这样应该可以避免由于修补片翘起导致的远期复发。

发现疝复发

由于40%复发是无症状的，所以密切随访是疝修补术后发现复发最基本的要求[31]。有报告显示，25%～50%的腹股沟疝没有进行第1年的密切随访[32～34]，相反，应用修补片后，第1年的术后复发非常少见[35]。腹腔镜疝修补的远期复发在经过正常的1年追踪检查后也鲜有报告。因为腹腔镜疝成型的复发是由于手术技术问题更多地导致近期失败[22]。

可以采用单纯的体格检查来鉴定腹腔镜疝修补是否失败，我们没有发现CT对检查有何帮助，而有时超声检查可以鉴别误认为疝复发的积液。如果怀疑复发，可用经腹诊断腹腔镜确诊并开始外科治疗。如果在腹腔镜下发现底层是坚固的，而在探查之前确实可以在外环处触及有波动，那问题大多是滞留的脂肪瘤，它可以用腹腔镜剪开外侧腹膜予以切除或用开放手术在外环处逆向切除。在此重申，必须要确认这一波动不是存留的液体，后者可以用简单的抽吸的方法解决问题。

治疗疝复发

从 1991 年 7 月到 1999 年 9 月在 2 000 个疝成形术后的观察中，有 0.4%发现复发。所有这 8 个病人均运用腹腔镜经腹再次探查，有一例是存留的液体，如果做超声检查的话，可以避免手术探查。第二个病人没有疝复发，但进行了再次探查，所以包括在本组，其余 6 个病人中的 5 个均经再次探查，经腹修补后治愈。最后一个病人是必须要开放手术来处理直疝和绞窄的膀胱，这个病人是由于 TAPP 失败转到我们中心的，是第一次手术时外科医生将膀胱放在了补片下面。TEP 修补术有 3 例遗留的脂肪瘤复发，2 例病人经腹切除。一例在外环处小心逆时针切除，2 例病人的复发是由于补片在外侧折叠引起，一例是因为血肿，另一例是因为脂肪瘤。

虽然不是全部的腹腔镜疝修补的复发都能够由腹腔镜处理，但我们的经验显示应该先由腹腔镜经腹探查以使外科医生确定复发的原因并治疗，打开腹膜，切除复发区域，视需要应用补片修补缺陷。腹膜通常不会与复发缺陷区域粘连，因为这一区域是初发的，或者是以前手术切除了，现在缺乏补片，旧的补片不应被除去，除非导致疼痛，经过再次修补术后，腹膜必须用补片关闭。可以通过缝合腹膜，或者在有些病人缝合腹膜的下缘与在原位腹膜化的补片，如果医生认为由腹腔镜处理太困难或危险性大就应该在由腹腔镜探查评估复发原因后进行前入路补片修补。

如前所述，复发的主要原因就是遗漏疝，遗留的脂肪瘤，中外侧区补片的翘起，以及从剪开的补片中疝出。不管第一次手术是否是 TAPP 或 TEP，都能通过腹腔镜经腹探查决定原因并再次修补。但有时，年轻的外科医生会盲目分离复发疝而出现危险情况。我的经验是在原位保留旧的补片进行前入路修补可达到最好的长期疗效。

并发症概述

最近的研究显示，有接近 5%接受调查的进行开放和腹腔镜疝修补的病人主诉他们术后的不适感甚至超过术前疝本身造成的不适[12]，所以我们的最高境界就是不管采取什么样的手术方式，保持把并发症控制在最小范围。腹腔镜疝修补并发症的发生率在 3%[14]～20%[36]之间，与开放手术报告的相似[9,37]。这么大的差异是由于考虑并发症的种类和范围不同以及术者的知识水平差异，像本章前面提及的并发症的发生率(如图 34-2 所示)与学习曲线的点有直接关系，在本章我们只讨论严重的并发症，或那些虽然小但常见和需要引起注意的并发症。

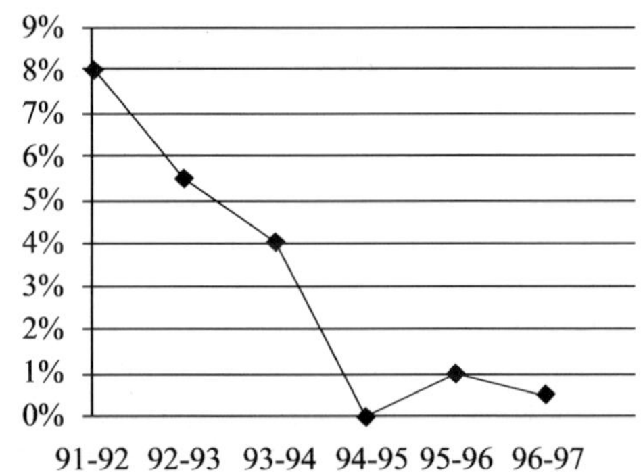

图 34-2 1991～1997 年 Fresno 疝治疗中心并发症的变化曲线：每年严重并发症的百分比

术后血肿是并发症的另外一种。腹腔镜疝修补后有 10%的病人发生积液[38]，表现为术后近期复发征象并总会被病人和没有经验的医生误认为是复发，它甚至在病人咳嗽和肌肉紧张时表现为波动。单纯的体格检查往往能够与复发疝鉴别。如果检查者没有经验，超声可明确诊断。如果不处理，6 个星期会被吸收。如果液体持续存在或是表现出临床症状，穿刺抽吸能解决问题。在 2 000 例病人中，只有 3 例病人表现为持续性血肿而需要外科治疗。在我们中心的资料中没有血肿的病例发展成感染。

阴囊积水在疝修补术后 2 个月到几年的时间里出现，表现为肿大的睾丸或阴囊肿物困扰病人。腹腔镜疝修补术后阴囊积水的发生率与开放手术的相同(小于 1%)[26]。我们发现阴囊积水几乎不发生在经过治愈的血肿的病人中。重要的是应该让病人知道这一少见的并发症是不是最坏的事，我们 8 年腹腔镜疝修补中，有 0.4%的病例需要后期外科处理阴囊积水，但在我们放弃使用剪开缝隙使精索通过的补片后，它的发生率显著下降了[14]。

还有些并发症是 TAPP 或 TEP 腹腔镜疝修补特定的并发症，事实上，TEP 被人们较广泛地使用，是因为它能避免许多进入腹腔的危险。套管插入腹腔现在已不常见，但如果在腹腔镜疝成形术中发生了，的确是一项非常严重的并发症。套管从外侧放置时引起腹壁下血管出血一度常见，但应用了 5 毫米的套管和了解了血管的位置后目前已非常少见，如果发生出血，可以应用筋膜关闭装置(Karl Storz，CA，USA)进行处理，或应用相似的装置进行穿过筋膜的止血缝合。腹壁下血管在 TEP 方法中也不能免于被损伤，球囊扩张器能拉下腹壁下血管造成它的细小分支出血。术者这时应该更换套管，冲洗并保持干净的术野，找出出血点并应用双极电凝止血。

分离粘连或放置套管时造成的肠管损伤是腹腔镜疝成形术最严重的并发症，这一并发症的发生率非常少，而且也能通过选择合适的病人和手术方法后避免(图 34-1)。使用完全腹膜外技术后肠管损伤的可能性大大减少，但也没完全消除[14]。如果以前的手术放疗或感染造成的腹膜外腔隙消失，应用腹腔镜疝修补造成肠管损伤危险性极大。这样的病例应该采用开放手术方法，当肠管在疝囊中绞窄时，经腹途径与其他方法比较是最好的。因为它能让外科医生看清疝内容物，如果完全腹膜外方法中应用球囊分离器，腹膜和肠管在球囊扩张时有可能被撕破。另外，由于 TEP 方法狭小的空间和视野的限制，用这种方法分离绞窄疝的内容物往往是非常困难的。术前评估，选择合适的术式很重要，利于避免无意中损伤肠管和腹膜。

开放式和腹腔镜疝成形术都有膀胱损伤的报告。腹腔镜手术中经常是没能辨认出膀胱作为疝囊壁的一部分。结扎直疝囊是不必要的，有可能造成膀胱损伤，表现为远期经坏死膀胱壁的尿漏。TEP 修补应用球囊分离器造成的损伤已经阐述，但造成膀胱损伤的概率很小。我们中心 3 000 例完全腹膜外疝修补的病例中没有发现这一并发症。

在过去 TAPP 方法应用钉夹关闭腹膜时造成的没能很好的关闭引起的小肠梗阻曾经是一个问题。在缝合关闭腹膜和 TEP 方法广泛被使用后，这一并发症变得非常少见。Schuricht 强调甚至是完全腹膜外方法关闭腹膜的重要性，并报告了一例完全腹膜外方法造成小肠梗阻的病例。

套管孔疝一度是腹腔镜疝修补的主要问题，事实上我们早期对切口疝和套管孔疝的经验要比处理复发疝的经验多[38]。当我们把应用外侧套管的尺寸减小到 5mm 和增加 TEP 的应用后，这一并发症就真正消失了。如果应用 10mm 或 12mm 的套管针，那么严密的筋膜缝合是必须的。现在市场上有几种器械可以很容易地完全缝合这样的切口。原理都是基于让缝合针经过筋膜入腹腔，术者掌握缝合器从对侧筋膜引出。现在也有更新的套管针切口不必再机械地切开。

疝修补术后疼痛

疝修补术后的疼痛不管是开放手术或腹腔镜手术都是一个大问题[12]。TEP 和 TAPP 术后发生严重的疼痛或慢性疼痛可能是由于神经损伤，补片本身造成或复发造成。外科医生处理这样的并发症，应该了解疼痛的性质、过程和剧烈程度。如果在重要神经分布区域很快发生术后严重的疼痛，就有再次探查的指征，以检查和清除导致疼痛的钉夹或缝合线。如果后期发现有同样的症状，也应进行探查[40]。相反地，病人有不严重的神经痛，皮肤烧灼痛或麻木应该继续观察。一般这些症状会随着时间的延长而逐渐改善。如果未治疗的慢性疼痛困扰病人，就值得做外科探查，我的经验是如果病人有一个长期的疼痛并发生在有名称的神经分布区域，就有必要进行再次探查。探查应该用腹腔镜经腹途径。重要的是一定要在探查前定位并标记出疼痛区域。这样可以帮助手术探查和纠正病人的症状。如果腹腔镜探查发现缝合钉、缝线，可以用腹腔镜予以清除。缓解疼痛可以很快，但如果有神经炎则恢复较慢。如果有神经瘤形成就应该在后期做神经切除。

有时疼痛不是由缝合固定造成的，更多的是由修补片本身造成。我们发现如果聚丙烯补片在腹膜外腔卷起形成一个非常硬的突起就有可能刺激神经和周围组织（图 34-3），造成的疼痛和放置位置不合适的缝合钉及缝合线造成的

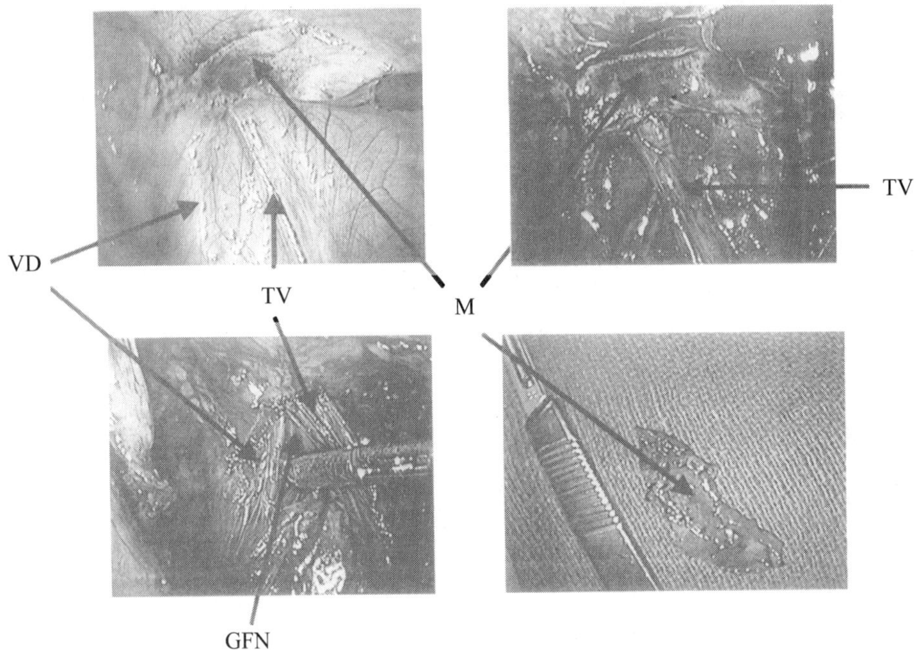

图 34-3 引发术后 6 个月腹股沟区疼痛的卷曲的补片（M）。上左：腹腔内观察到的补片刺激生殖股神经（GFN）。上右：腹膜被打开以显露补片和神经。下左：松解生殖股神经。下右：去除的补片。患者术后 1 个月疼痛缓解。TV：睾丸血管；VD：输精管

疼痛一样。解决这样的问题，旧的修补片必须被清除。如果神经被瘢痕组织压迫，应该进行松解。通常这时的补片非常坚硬必须用电烧才能将它清除。用这种方法我们成功治疗了几例转来的腹腔镜疝修补术后疼痛的病人，有一个病人的症状持续了 2 年多，是由于卷起的补片压迫了闭孔神经引起的，用腹腔镜去除旧补片后（图 34-4），其疼痛得到缓解。

如果在初次腹腔镜修补术中采取相应的预防措施，大多数神经损伤是可以避免的。当腹腔镜疝成形术在开始阶段时，有大量严重的神经损伤发生，因为外科医生不知道重要神经的解剖位置[37]（见图 34-5）。相应地，有一些文章指导外科医生如何避免分离"厄运三角区"[41]，我们现在知道，真正解决问题的方法是掌握解剖知识和不把补片固定在低于髂耻束和 Cooper's 韧带的外侧，因为股神经、生殖股神经和外侧皮神经都在髂耻束的下方，将补片固定在这个区域是危险的，应该避免，可通过直视下辨认髂耻束，用另一只手抵住腹壁，触摸到钉合器来完成。另外，电烧应该尽可能地避免在这个区域使用，在 TEP 手术中，为避免外侧的补片卷

起，应该慢慢的将其紧贴平铺在腹壁上，用抓钳放置在正确位置。

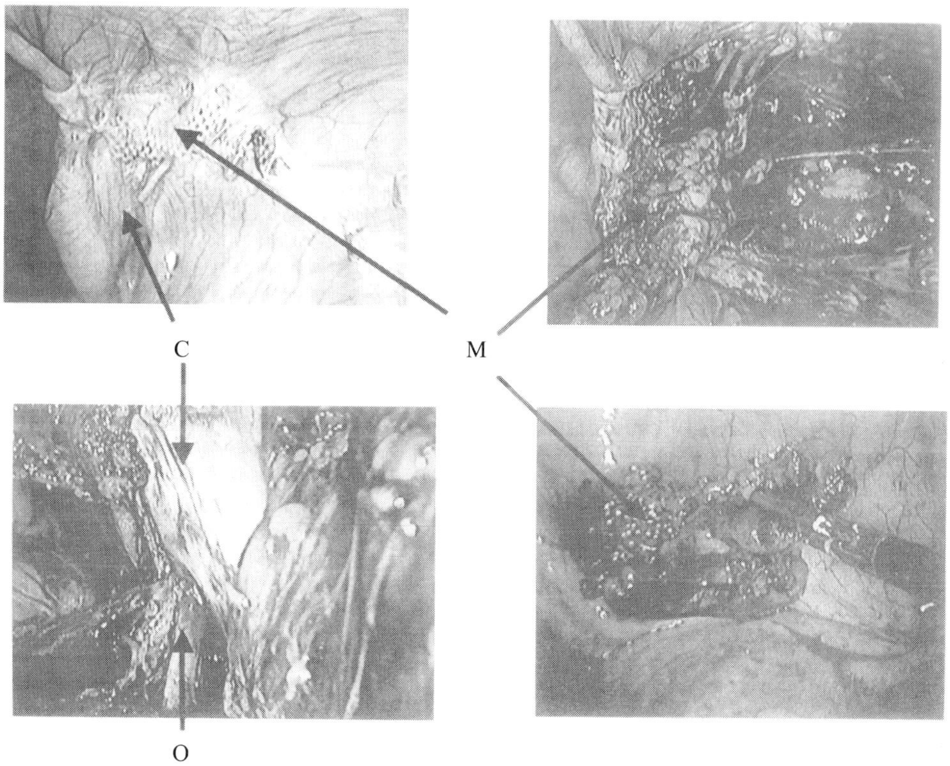

图 34-4　一位女性病人 TAPP 术后 2 年闭孔神经支配区疼痛。上左：腹腔内观。上右：腹膜被打开以显露卷曲的补片(M)刺激闭孔。下左：补片被从耻骨梳韧带上去除(C) 显露闭孔神经(O)。下右：去除的补片，病人 6 个月后症状缓解

对大多数浅表神经，如髂腹股沟神经、髂腹下神经，以前认为用腹腔镜修补不会损伤这些神经，但这些神经也会因过多地使用缝钉而造成损伤。在较瘦的病人，如果固定位置较深，可能在腹壁上能碰到或损伤腹前壁神经，损伤的结果是出现局限的腹壁疼痛或这些神经之一的感觉分布区的疼痛。治疗是应用腹腔镜清除这些滥用的缝合线和缝钉，并像本章前面提及的那样术前标记疼痛区域。

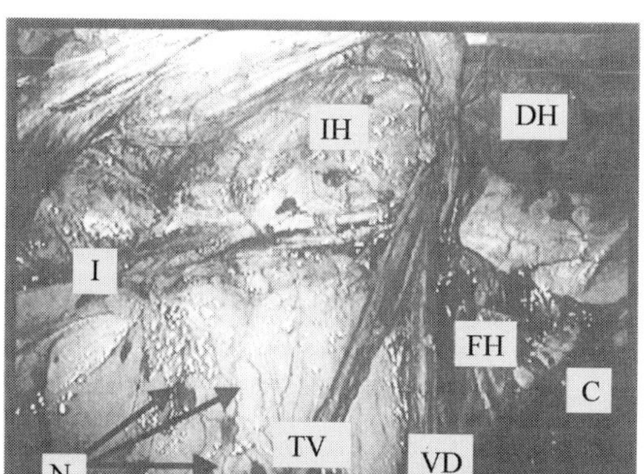

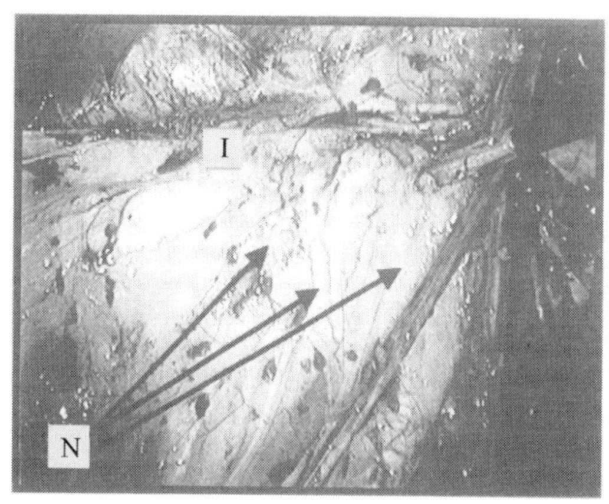

图 34-5　一位 64 岁男性患者的腹膜外观，显示神经结构的解剖。N：神经；I：髂耻束；DH：直疝；IH：斜疝；C：耻骨梳韧带；FH：股疝；TV：睾丸血管；VD：输精管

有一些报告[18,27,42]建议不将补片固定在腹壁上可以避免神经损伤。我认为这是过度反应，因为经腹腔镜修补发生疼痛的比例现在已经很小了，并表现为比开放性手术更小的发生率[12]。不固定补片是以增加复发率[25,42]来换取很小的可能减少的术后疼痛。正确的回答就

是适当的使用固定(像前面已经提及的)或可能的话使用新的固定材料,如粘固粉和粘合剂。

结论

虽然英国的随机研究已经清楚地表明腹腔镜修补有它更大的优越性,研究也显示腹腔镜修补必须由专家来操作[43],在腹腔镜修补组中很少有严重并发症和复发率的增加,在这组研究中,外科医生被要求在操作大量的手术之前需要有10例手术的操作经验。因此,这一研究和其他研究也表明腹腔镜修补术应该由在腹腔镜方面有特殊兴趣的并且做过一些疝修补手术的外科医生来完成,而不必要专门做腹腔镜疝修补的专科医生。我们的小组和其他的小组也证明最好的手术结果是由那些有多种腹腔镜操作经验的普通外科医生获得的[5]。最重要的是在学习的过程中,给予培训和指导使医生在无经验阶段杜绝并发症的发生。疝修补总会发生并发症和复发,但如果在早期学习过程中遵守本章作者阐述的步骤和适当的指导,那么你就能达到有经验的腹腔镜外科医师所能达到的水平。

(贾宝庆 译)

参考文献

1. Rutkow IM, Robbins AW. Demographic, classificatory, and socioeconomic aspects of hernia repair in the United States. Surg Clin N Am 1993;73:413-426.
2. Schultz L, Graber J, Pietrafitta J, Hickok D. Laser laparoscopic herniorrhaphy: a clinical trial preliminary results. J Laproendosc Surg 1990;1:41-45.
3. Bessel R, Baxter P, Ridell P, Watkin S, Madden G. A randomized controlled trial of laparoscopic repair as a day surgical procedure. Surg Endosc 1996;10:495-500.
4. Lukaszczyk J, Preletz R, Morrow G, Lange M, Tachovsky T, Krall J. Laparoscopic herniorrhaphy versus traditional open repair at a community hospital. J Laparoendosc Surg 1996;6:203-208.
5. Felix E, Scott S, Crafton B, et al. Causes of recurrence after laparoscopic hernioplasty. Surg Endosc 1998; 12: 226-231.
6. Liem M, Van der Graff, Van Steensel C, et al. Comparison of conventional anterior surgery and laparoscopic surgery for inguinal hernia repair. N Engl J Med 1997;336:1541-1547.
7. Leibl B, Schmidt J, Daubler P, Kraft K. A single institution's experience with transperitoneal laparoscopic hernia repair. Am J Surg 1998;175(6):446-452.
8. Ferzli G, Sayad P, Huie F, Hallak A, Usal A. Endoscopic extraperitoneal herniorrhaphy. A 5 year experience. Surg Endosc 1998;12(ll):1311-1313.
9. MacFadyen B, Mathis C. Inguinal herniorrhaphy; complications and recurrences. Semin Lap Surg 1994;l(2):128-140.
10. Amid P, Shulman A, Lichtenstein I. Critical scrutiny of the open "tension-free" hernioplasty. Am J Surg 1993; 165:369-375.
11. Cunningham J, Temple W, Mitchell P, Nixon J, Preshaw R, Hagen N. Cooperative study. Pain in the post-repair patient. Ann Surg 1995;224:598-602.
12. Gillion J, Fagniez P. Chronic pain and sensory changes after hernia repair. Hernia 1999;3:75-80.
13. Southern Surgeons Club. A prospective analysis of 1518 laparoscopic cholecystectomies. N Engl J Med 1991;324: 1073-1078.
14. Felix E, Habertson N, Varteian S. Laparoscopic hernioplasty: significant complications. Surg Endosc 1999; 13: 328-331.
15. Ramshaw B, Frankum C, Young D, et al. 1000 total extraperitoneal herniorrhaphies: after the learning curve. Surg Endosc 1999.
16. Wright D, O'Dwyer P. The learning curve for laparoscopic hernia repair. Semin Laparosc Surg 1998;5(4):227-232.
17. Stoker D, Spiegelhalter D, Sing R, et al. Laparoscopic versus open inguinal hernia repair: randomized prospective trial. Lancet 1994;343:1243-1245.
18. Liem M, Van Steensel C, Boelhouwer R, et al. The learning curve for totally extraperitoneal laparoscopic inguinal hernia repair. Am J Surg 1996;171:281-285.
19. Go P. Overview of randomized trials in laparoscopic inguinal hernia repair. Semin Laparosc Surg 1998; 5(4): 238-241.
20. Fitzgibbons R, Camps J, Cornet D, et al. Laparoscopic inguinal herniorrhaphy. Results of a multicenter trial. Ann Surg 1995;221:3-13.

21. Toy F, Moskowitz M, Smoot R, et al. Results of a prospective multicenter trial evaluating ePTFE peritoneal onlay laparoscopic inguinal hernioplasty. J Laparoendosc Surg 1996;6:375-386.
22. Felix EL, Michas CA, Gonzalez MH. Laparoscopic hernioplasty: why does it work? Surg Endosc 1997;11:36-41.
23. Ryan E. Recurrent hernias: an analysis of 369 consecutive cases of recurrent inguinal and femoral hernias. Surg Gynecol Obstet 1953;96:343-354.
24. Felix E, Michas, C, Gonzalez M. Recurrent hernioplasty. Am J Surg 1996;172:580-584.
25. Brooks D. Laparoscopic herniorrhaphy: where are we now? Surg Endosc 1999;13:321-322.
26. Phillips E, Rosenthal R, Fallas M, et al. Reasons for early recurrence following laparoscopic hernioplasty. Surg Endosc 1995;9:140-145.
27. Ferzli G, Frezza E, Pecoraro A, Ahern K. Prospective randomized study of stapled versus unstapled mesh in a laparoscopic preperitoneal inguinal hernia repair. J Am Coll Surg 1999;188(5):461-465.
28. Lucas S, Arregui M. Minimally invasive surgery for inguinal hernia. World J Surg 1999;23(4):350-355.
29. Beets G, Dirkson C, Go P, Geisler C, Baeten C, Kootstra G. Open or laparoscopic preperitoneal mesh repair for recurrent inguinal hernia? A randomized trial. Surg Endosc 1999;13:323-327.
30. Bendavid R. New techniques in hernia repair. World J Surg 1989;13:522-531.
31. Panos R, Beck D, Maresh J, Harford F. Preliminary results of a prospective randomized study of Cooper's ligament versus Shouldice herniorrhaphy technique. Surg Gynecol Obstet 1992;175:315-319.
32. Marsden A. Recurrent inguinal hernia: a personal study. Br J Surg 1988;75:263-266.
33. Read R. Recurrence after preperitoneal herniorrhaphy in the adult. Arch Surg 1975;110:666-671.
34. Schapp H, Van de Pavoordt H, Bast T. The preperitoneal approach in the repair of recurrent inguinal hernias. Surg Gynecol Obstet 1992;174:460-464.
35. Stoppa R. The treatment of complicated groin and incisional hernias. World J Surg 1989;13:545-554.
36. Tedik C, Arregui M, Dulucq J, et al. Complications and recurrences with laparoscopic repair of groin hernias. A multi-institutional retrospective analysis. Surg Endosc 1994;8:1316-1323.
37. Payne J. Complications of laparoscopic inguinal herniorrhaphy. Semin Laparosc Surg 1997;4(3):166-181.
38. Felix E, Michas C, Gonzalez M. TAPP vs TEP laparoscopic hernioplasty. Surg Endosc 1995;9:984-989.
39. Azurin D, Schuricht A, Stoldt H, Kirkland M, Paskin D, Bar A. Small bowel obstruction following endoscopic extraperitoneal-preperitoneal herniorrhaphy. J Laparoendosc Surg 1995;5(4):263-266.
40. Seid A, Amos E. Entrapment neuropathy in laparoscopic herniorrhaphy. Surg Endosc 1994;8:1050-1053.
41. Spaw A, Ennis B, Spaw L. Laparoscopic hernia repair: the anatomic basis. J Laparoendosc Surg 1991;1:269-277.
42. Macintyre I. Does the mesh require fixation? Semin Laparosc Surg 1998;5(4):224-226.
43. The MRC Laparoscopic Groin Hernia Trial Group. Laparoscopic versus pen repair of groin hernia: a randomized comparison. Lancet 1999;354:185-189.

第二篇

腹壁疝的腹腔镜下修复、腹腔镜下腹壁疝/切口疝成形手术

第三十五章　腹腔镜下腹壁疝/切口疝成形手术

Frederick K. Toy

除了腹股沟区域外，腹腔内任何脏器或组织，通过腹壁的裂隙进入另一位置，形成的突出物都可以称为疝。腹疝的修复，是外科医生面临的最富有挑战性的难题之一(图 35-1)。腹部疝主要包括脐疝、上腹部疝、切口疝和半月线疝。美国 1990 年所有进行疝修补手术的患者中大约 13%是腹部疝，每年约 90 000 人；其中 2/3 常见，排在第二位的是腹股沟疝[1,2]。

腹部疝的复发率令人失望。传统的前壁修复术复发率介于 10%～20%之间；如果不是假体材料的应用，复发率也许会到 30%～50%[3,4]。应用腹腔镜进行疝修补术的优点在于其腹壁切口小、无需引流、并发症如积液、血肿等发生率降低。而且，术后疼痛及不适减轻，能较快恢复到正常活动；根据帕斯卡原理，在修复时腹腔气腹的压力还可以对补片起到稳定的作用。

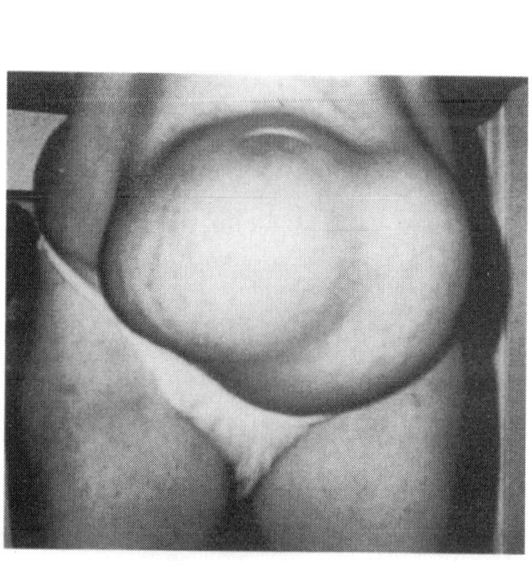

A

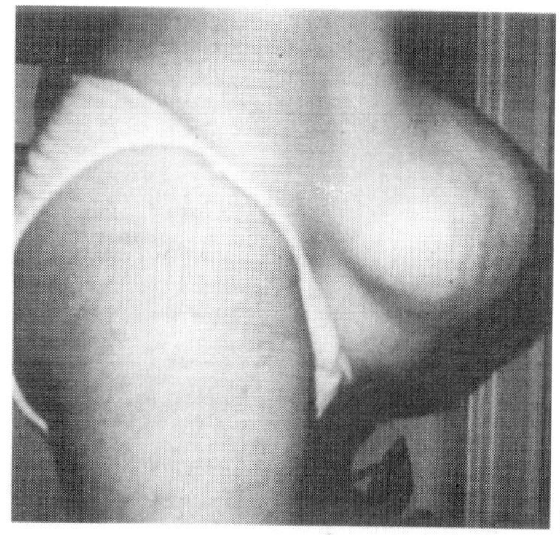

B

图 35-1　巨大的复发疝，纵切口腹壁疝的腹腔镜修补。

A：前面观；B：侧面观

腹壁解剖

微创外科医生应该能够根据屏幕看到的图像准确判断出腹壁的解剖层次。也就是说在进行腹腔镜腹部疝修补手术之前，要对看到的前腹壁和腹股沟等解剖结构有个清晰的概念。

壁层腹膜占据了腹壁内部，其表面存在很多可以用来区别的特征。许多特异性的皱襞沿脐呈放射状排列。用腹腔镜观察时，前腹壁腹膜的背侧面形成许多小凹。其中最明显的是镰状韧带，其下缘内有脐静脉闭锁而形成的结缔组织索状物，称为肝圆韧带。此闭锁的血管在密集的脐筋膜下方数厘米处，从脐静脉环向头侧绕行。在中线微靠右侧一点，最后到达肝。在耻骨和脐之间的中线上，是一个纤维束，里面包含了脐尿管的残余部分。

脐尿管残余遗迹上方的腹膜皱褶是脐正中韧带。外侧 3～4cm 是由腹膜覆盖的纤维索。此纤维索是脐内侧韧带和脐动脉闭锁后的纤维残余物，由膀胱侧向脐部延伸。它正好位于耻骨结节的上方，是一个非常重要的标志。再向外侧 3～4cm 是脐外侧韧带，它们是由腹壁下血管和凹间韧带小的突起形成。有时，膀胱收缩，出现很多皱襞，从膀胱底向骨盆侧壁延伸。这些皱褶形成的假韧带称为膀胱横襞。

在腹壁疝修补术中，另一个重要的解剖标志是弓状线（Douglas 半环线）（图 35-2）。在肋

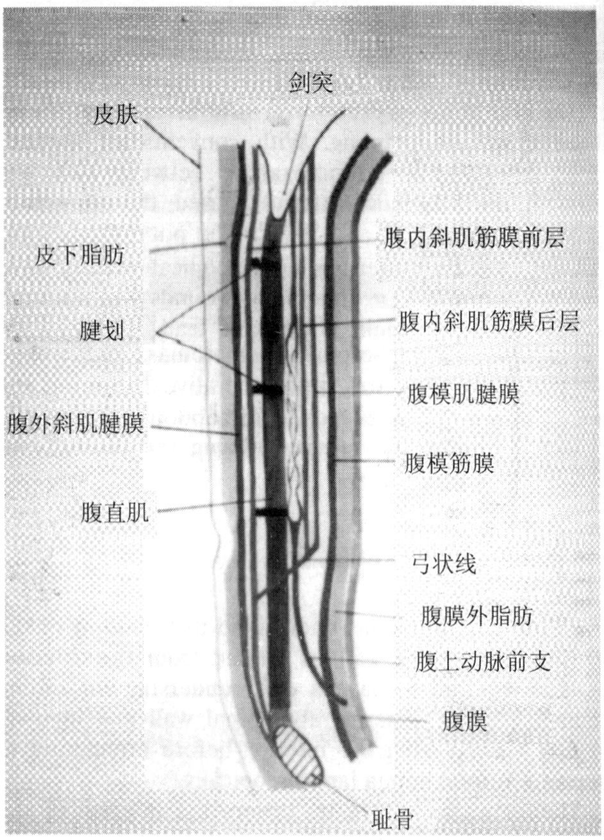

图 35-2 腹前壁的侧面观，显示弓状线

骨边缘和髂前上棘之间的水平，腹内斜肌腱膜包绕腹直肌。腹外斜肌在其前方，腹横肌腱膜在肌肉之间。在髂前上棘和耻骨水平之间，腹内、外斜肌和腹横肌腱膜形成腹直肌前鞘。而腹直肌后鞘缺如，腹直肌后面直接与腹横筋膜接触。在髂前上棘前上方，所有的腱膜都从腹直肌前方通过，形成一个弧行游离下缘，形成所谓的 Douglas 半环线。在此位置，腹壁下血管进入腹直肌鞘，向上走行，与腹壁上血管吻合。在进行腹壁疝修补时，重要的一点是对前筋膜的良好固定，尤其是 Douglas 线下面的位置；在此，三层腱膜组成了前筋膜。这就是为何单纯应用缝钉注定造成修补失败的原因；因此，缝线缝合腱膜前层是必要的。

网状补片的下缘要固定在 Cooper's 韧带和髂耻束上，以达到对疝缺损处进行重叠固定的目的，使效果更安全。正是因为这个原因，从腹腔镜的视野来看，熟悉骨盆的解剖对于下腹部疝修复是非常重要的。

输精管仅由腹膜覆盖。通常在它从骨盆上缘出盆腔斜行从髂外动静脉外侧经过时很容易辨认。然后它从腹壁下血管外侧转向内下，在 Cooper's 韧带水平，它在髂外静脉正前方，可以作为暴露 Cooper's 韧带外侧端的一个标志。精索血管由睾丸动、静脉组成。睾丸动脉是主动脉的一个分支。在腹股沟环内部，两条睾丸静脉汇合形成一条静脉，走行于腔静脉下方和左肾静脉左侧。精索血管仅由腹膜覆盖，越过腰大肌沿骨盆壁延伸。

精索血管同输精管汇合并形成精索，它进入腹股沟内环，穿过腹股沟管。输精管和精索的汇合处形成假想的三角形的顶点，被 Dr. Albert Spaw 称为"厄运三角"。髂外动脉和静脉都从"厄运三角"[5]底部通过。因此，仔细识别此三角，不应采用钉夹或缝合的办法，以防伤及此区域的重要结构。

Cooper's 韧带（耻骨梳韧带）是非常结实的复合结构，在耻骨结节与髂耻隆突间加强耻骨梳的骨膜（图 35-3）。此结构最早由英国解剖学家和外科医生 Sir Ashley Cooper 所描述。Cooper's 韧带由腹膜和浆膜下筋膜覆盖，在解剖的时候是呈现白色、发亮、易于发现。下腹部行腹腔镜疝修补手术时，为确保假体补片充分固定，非常重要的是解剖耻骨结节至髂外静脉之间的腹膜和脂肪蜂窝组织。有两个动脉分支应该引起注意。腹壁下动脉从根部发出一个小的分支称为耻骨支。这个小动脉绕过髂耻束上

面，向下走形于股管内侧缘。它越过 Cooper's 韧带，发出小的分支(冠状动脉)，继续走形于 Cooper's 韧带表面的内侧缘。耻骨支继续向下走形，汇入闭孔动脉。这条小动脉通常伴有多条稍微大点的静脉。通过烧灼可以处理这些静脉，而不会出现问题。

大约 27%的尸体解剖发现，闭孔动脉起源是腹壁下动脉的第一段，管径较粗，直径达 2～3mm[6]。异常闭孔动脉走行于股管和 Cooper's 韧带之间，伴随闭孔神经进入闭孔。这个血管值得注意，应用血管夹夹闭，以避免可能的出血。

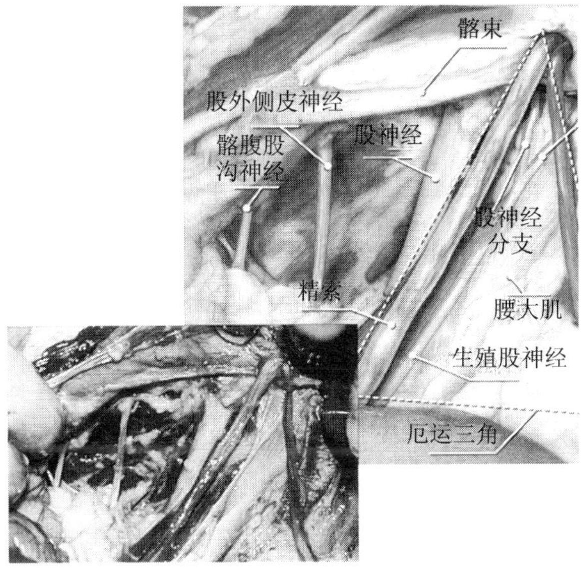

图 35-3 腹腔镜下的腹股沟区，显示耻骨梳韧带，异常的闭孔动脉和厄运三角

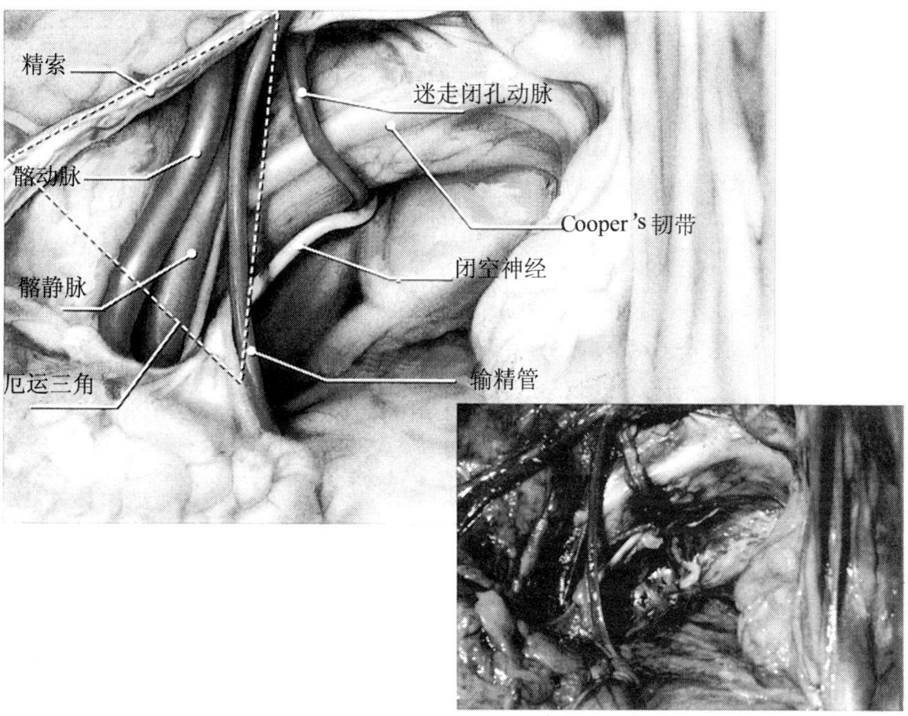

图 35-4 股神经，生殖股神经以及股外侧皮神经

腹股沟环下缘是髂耻束，腹横肌筋膜从双侧附件、髂耻束前上方向耻骨支上部延伸。大约在中间位置，髂耻束形成了腹股沟环的内缘，腹横筋膜延续为股鞘前壁。腹股沟韧带(Poupart's 韧带)位于髂耻束的前方，区别于髂耻束。

腹股沟区域有 3 条神经，是外科医生腹腔镜疝修补手术时应该熟悉的：股神经、生殖股神经和股外侧皮神经(图 35-4)。股神经是腰丛最大的分支，包含大腿前部主要的神经，由腰 2、3、4 神经组成。它从远端腰大肌侧缘出现，在腰大肌和闭孔内肌之间走行。在腹股沟韧带的下面穿过，走行于股动脉和股鞘外侧缘。在腹股沟韧带下 4 厘米处，分出前、后干。股神经支配股前面所有肌肉。前干发出两个分支：皮支和肌支。皮支包括股内侧皮神经和股正中神经，分别支配股内侧和前壁。肌支支配缝匠肌和耻骨肌。后干发出一个皮下分支，隐神经和支配股四头肌的肌肉支。隐神经向内下走行，越过股动脉，在收肌管下部穿大收肌肌腱至膝关节内侧，发出髌下支后，在缝匠肌和股薄肌之间穿出深筋膜，伴大隐静脉沿小腿内侧下行，直至足内侧。股直肌的肌肉支支配髋关节，三个股肌的分支支配膝关节。

在腰大肌和髂肌沟、髂耻束之间的区域进行疝解剖和缝合钉夹时，常常面临股神经损伤的危险。对一般成年男性来说，分离通常在耻骨结节旁侧 9 厘米处进行。在此区域，股神经仅由腹膜、浆膜下筋膜、腹腔内筋膜覆盖。此区的损伤会造成大腿前内侧区域感觉缺陷和皮瓣疼痛。股神经前间隙大多含有皮下分支，而且肌肉支位于股神经后侧深部位置，因此出现肌无力的可能性很小。

生殖股神经起自腰 1、2 神经，通过腰大肌下行，在腰 3、4 椎骨水平出现在腹侧面。它由腹腔内筋膜（腰肌筋膜）和腹膜覆盖，在肌肉表面或偶尔在肌肉间，此神经分成生殖支和股支。

生殖支在腰大肌表面持续下行，接近骶尾部。在腹股沟内环处，穿透腹腔内筋膜，与睾丸血管、输精管汇合，形成精索。生殖支沿精索背侧走行，分布于提睾肌和阴囊表面的皮肤。在女性，生殖支与子宫圆韧带伴行。股支位于生殖支的外侧，沿腰大肌表面持续下行，经腹股沟韧带深面至股部，同髂外动脉一起位于股鞘内。股支在隐静脉裂孔外侧，穿出深筋膜，分布于腹股沟韧带下方、股前侧小区域的皮肤。在内环部位，分离或钉夹精索结构时可能会损伤生殖支和股支。这两支在内环位置位于精索结构下面，沿腰大肌前面向尾侧走行。此两支神经的损伤将会造成阴囊间隙和股前侧小片区域感觉缺陷和疼痛。

股外侧皮神经起自腰 2、3 神经。沿腰大肌向下走行，在髂前上棘的稍内侧，经腹股沟韧带深面进入股部，在髂前上棘下方约 5 厘米处分为前、后两支。支配髌和膝关节的侧面，也支配臀部外下 1/4 的区域。在靠近髂骨棘和髂耻束背面进行分离和钉夹时，容易损伤此神经，造成股前区外侧部感觉缺陷和疼痛[7]。

应用 e-PTFE 双面网状生物学材料（图 35-5）的合理性

在对实验和临床资料进行合理而完整的考虑之后，可选择一个合适的假体生物学材料。一般从机械学和生物学特点角度对生物学材料进行比较。补片机械学性能包括作用力度、固定性能和耐久性。生物学特性包括易感染性、黏附形成、腐蚀性、瘘管形成。

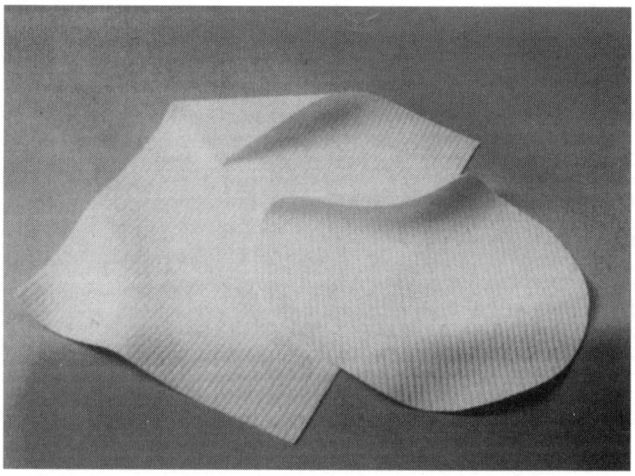

图 35-5 e-PTFE 双补片生物材料

在确定生物学材料是否理想的标准时，作用力度和固定性能是明显要考虑的，不仅仅是在术后初期阶段，更应该是术后较长的时间。病人在应用生物学材料后应该不会出现严重的并发症。另外，材料的耐久性也是应该考虑的。为了对材料的作用力进行评估，可用标准检测仪器对不同的生物学材料进行分析。测定材料的最大抗拉强度能够说明材料的最大应用程度。1mm e-PTFE 的结实程度是聚丙烯或聚酯网状材料的 2～14 倍。应该指出的是所有生物学材料具有足够的抗拉力度，经过高级设计后，其应用范围也得到扩展。目前在许多外科医生中存在的一个误解就是认为高密度的纤维组成对于增加修补力度是必要的。大量研究表明，伤口修复时，高密度纤维反应只在同心螺旋形的纤维组织出现，而正常筋膜长轴纤维不会出现。这些瘢痕组织不能恢复到正常组织的抗拉力度，从弹性、柔韧的组织变成非弹性、脆性组织。

这些材料也应该进行固定性能测试，因其在体内可能会受到高力度的冲击力量(如咳嗽、打喷嚏、肌肉收缩等)使补片脱落，因此固定性能是非常重要的。固定性能测试可以对生物学材料在最高速度时缝线或钉夹脱出的可能性进行估计。具体来讲，将材料放入测试仪器，用一个大头针固定，将材料以最快速度拉出，记录材料损坏时的力量的大小。在固定性能测试方面，1 毫米 e-PTFE 等同于或者数倍于其他网状材料。为评估材料的耐久性，实验模拟体内同一时间内将不同的力量加于材料上，观察其性能。肌肉收缩、伸曲、打喷嚏、咳嗽等可以对材料形成明显的过度拉伸。

因此，理想的补片材料不仅应该有结实的、良好的固定性能，还应该具有很好的耐久性。选用的标准为静态负压 3.6kg/s、间断负压 7.2kg/s。结果显示 1 毫米 e-PTFE 的耐久性能明显好于其他网状材料。综合考虑，1 毫米 e-PTFE是一种结实、固定性能良好、比其他生物材料更耐久的生物学补片。除这些特征外，再加上容易操作的特点，从作用原理的角度上讲，它是可利用的材料中非常理想的一种。

生物反应

补片的生物相容性不仅仅包含周围的组织反应状态，还包括材料本身内在的特性。e-PTFE 是一种无活性的、能够明显防止炎性反应的补片，具有组织可以向内生长的网格状微结构。单纤维丝与多纤维丝一样，可以引起严重的炎症反应来包裹材料。组织向内生长的特点是血液成分、纤维蛋白和蛋白质等成分通过微结构网格浸润；随后是组织细胞和成纤维细胞。胶原蛋白在小的间隙沉积，起到结实的支撑作用。在接口处，纤维组织与材料表面相连。包裹的特点是非蜂窝状的血液成分(仅纤维蛋白、蛋白质物质)浸润。存在较小的、局限的组织与补片表面相连；小间隙没有出现胶原的沉积。纤维组织环绕材料，防止细胞迁移到小间隙，而且材料是孤立的、没有出现宿主组织的掺入。

任何伤口在正常愈合过程中都有 3 个阶段：炎症发生、肉芽形成、重建过程。在 e-PTFE 软组织补片(17～41mm)植入伤口缺损处或疝缺损处后，宿主组织可以自然愈合。e-PTFE 结构内可以出现浆液和血细胞浸润，在伤口内白细胞/淋巴细胞(14～20mm)包绕和浸润 e-PTFE。术后 14～28 天，补片中通常出现成纤维细胞(平均为 50μm×15μm)；在 e-PTFE 的小间隙有胶原蛋白沉积。因为胶原纤维的特异性定位，沿 e-PTFE 周围的组织出现小的挛缩。胶原纤维与 e-PTFE 表面平行排列；而在其内部则与表面垂直排列。e-PTFE 周围组织小的挛缩可能与胶原纤维双轴状排列有关，结果形成的瘢痕组织是光滑而柔韧的。其他外源性材料(如缝线和网状补片，丝间孔径大约 2～10mm，在丝丝相连处为 0～10μm)也是由胶原纤维和纤维束包绕。这些胶原纤维同中心排列，包裹了单独的网状纤维。与 e-PTFE 双轴排列的胶原纤维相比，绕网状丝同心排列和胶原纤维的平行排列与网状材料的变形和瘢痕收缩有关。从实验和临床观察看，在第 8 周时，发现成纤维细胞已经完成通过小的间隙向 e-PTFE 内生长。伴随着瘢痕组织平行定位，e-PTFE 保持了纤维组织补片的扁平排列，形成“新生筋膜”。对比的是，聚丙烯网状补片能够快速形成高密度的瘢痕组织，并伴有明显的炎症反应。纤维组织沿网状纤维呈同心排列，包绕补片形成致密的瘢痕组织。而瘢痕组织的挛缩引起补片变形，出现解剖学位置的改变。这个机理是应用聚丙烯补片后出现疝复发的一个重要因素。

易感染性

据报道,标准腹壁疝修补术后感染发生率为12%～45%[16～19]。一个大型、多中心腹腔镜腹壁疝修补回顾性资料显示,包含补片在内的感染发生率为1.4%[20]。

腹腔镜疝修补时,补片通过一个套管进入腹腔,很少与皮肤接触,这也就引起了关于腹腔镜疝修补补片的选择与易感染性并不相关的争论。然而,从伤口污染发展到伤口感染,组织中微生物的浓度应该达到 10^6 个/g。宿主防御系统将发挥免疫和吞噬作用,对伤口的细菌尽可能清除。

当假体材料植入伤口的时候,将伤口污染转变为感染的微生物浓度明显降低[21]。细菌和组织细胞通过竞争到达假体材料。但是无论哪个(细菌或组织细胞)先到达外源性的材料,首先都会穿透、黏附,并最大程度定居于假体材料。宿主组织防御机理同正常伤口的愈合类似,都是通过中性粒细胞和巨噬细胞免疫和吞噬细菌。根据假体材料的物理结构和局部感染,宿主能够解决感染的问题。

组织向 e-PTFE 内生长具有非常重要的作用,因为它可以充满结间空隙,限制了细菌传播的途径。另外,e-PTFE 疏水的特性似乎减缓了最初细菌进入材料的可能性。芯吸是细菌液相传播的一种方式。e-PTFE 结构(平均孔径,22μm)似乎能够抑制细菌的锚定作用,抑制细菌到达 e-PTFE 的周围。这种反应似乎能够防止感染的快速传播。因此,白细胞(中性粒细胞平均 14μm 大小)能够有机会到达细菌,能够对清除伤口的细菌起到积极作用,而纤维组织的形成则使污染局限化。

相比较的是,通常认为网状材料的孔径较大。连接处编织单丝间的某些区域孔径太小,白细胞和成纤维细胞很难透过。然而,这些区域对于细菌锚定和允许细菌沿材料纤维丝通过(芯吸)仍然是足够大的。这个芯吸作用原理复杂,能够潜在地抑制感染的消退。

Elek 等证实,当异物存在的时候,只需较少的微生物就会产生临床感染[21]。异物能够通过减少产生感染所需的细菌的浓度而对感染的发生产生协同作用。细菌黏附到异物是一个非常复杂的过程,包含了异物上细菌配体和受体间立体特异性相互作用[22]。Sugarman 证实黏附强度与相互作用过程中的细菌和异物的类型有关[23]。Brown 等证实在应用金黄色葡萄球菌感染时,e-PTFE 每平方厘米含有的细菌微生物要比聚丙烯网状补片要少 100 倍[24]。他们得出结论是如果腹腔内发生污染,那么 e-PTFE能够更有效地抑制发生临床感染的危险。许多临床经验也支持这个结论,尤其是血管方面的文献[25～33]。这些方面的考虑相对于补片的多孔结构(22μm)和 e-PTFE 疏水的特性来说是次要的。

黏附

黏附可以分为 3 种:①由纤维素形成的粘连,可以在数周内自然溶解;②网膜的粘连,不会对病人产生持久性影响;③纤维状的粘连,可以形成腱板结构压缩内脏器官。

腹腔粘连最主要的担心是最终会形成肠梗阻。据估计,30%的肠梗阻是由粘连引起的。腹壁全层修复的实验研究和临床经验表明,e-PTFE与其他网状材料相比,黏附发生率和程度较低[21,33～39]。腹腔损伤和外源性材料均可刺激粘连的形成。实验研究中,单纤维丝线缝合腹腔镜切口,有 30%的病人可以发生黏附。应用 e-PTFE、聚丙烯和聚酯网状材料后,黏附的发生率分别为 36%、82.4%和 100%。Lennox 和 Ellis 证实纤维素形成粘连后 10 天将由纤维组织代替,随后保持固定[34]。但是,这种转变被腹膜溶解纤维蛋白活性所抑制。

Law 和 Ellis 研究证实,e-PTFE 可以在腹腔表面支撑间皮细胞形成连续的层面[35]。胶原向 e-PTFE 小间隙的渗透是有规律的、最终是整齐的。补片植入后 2 周,首次出现间皮细胞,并在大约 4 周后形成连续的层面。如果应用 Marlex ,可以看到间皮细胞排列不规则,并且发现其仅与脂肪或网膜粘连有关。Law 和 Ellis 证实 e-PTFE 和网状补片形成的黏附与腹腔表面间皮细胞的数量呈反相关[35]。感染存在的情况下,间皮细胞减少与纤溶活性的减低有关,这些由纤维素形成的黏附不能清除,形成致密的、长期存在的纤维粘连物。Law 、Ellis 和 Brown 在对感染疝修补术后的伤口研究中也得到这个结果。他们发现,在感染存在的情况下,e-PTFE 和聚丙烯都会相应地增加黏附程度[24,35]。

通常在 e-PTFE 的固定线周围形成粘连物,一般是由于机械强度、组织压迫或组织局部缺血形成的。有报道,e-PTFE 形成粘连很薄,而且容易切除。e-PTFE 表面光滑且异物反应较轻,对腹腔愈合和新生间皮组织形成的干涉很小。网状材料的化学性质和物理结构可能与黏附的形成有关。补片的硬度和粗糙的表面结构可以刺激和损伤其下面的组织结构,引起炎症性纤维组织形成和一定的异物反应。间皮层重新形成较缓慢且不充分,是网状单纤维丝表面形成了规则的瘢痕的结果。实验中,网状材料黏附发生率可以达到 80%～90%。

侵蚀—瘘管形成

腹腔内器官的侵蚀可以造成梗阻、脓肿和瘘管形成,并且侵蚀性能是选择腹腔假体材料基本的决定因素。实验研究和临床经验证实聚丙烯网状材料提高了侵蚀和瘘管形成的风险[35,39～47]。

自 1976 年腹腔内应用 e-PTFE 作为血管分流手术材料,1983 年用它作为疝修补补片以来,至今还没有出现肠绞窄或瘘管形成的临床报道。另外,e-PTFE 已经广泛应用于横膈膜修复、直肠脱垂、膀胱和尿道悬吊的材料等等。在这些手术中,e-PTFE 放置在中空器官附近的位置,而没有关于侵蚀和瘘管的报道。相对应的是,在应用聚丙烯网片的病人中,均出现侵蚀和瘘管形成的情况。并且侵蚀和瘘管形成的原理与黏附形成的原理相类似。

网状材料对于严重炎症和异物反应表现出温和的特性。它们不会刺激新生间皮形成,引起致密的纤维黏附。网状材料具有粗糙的表面,肠壁持续蠕动与材料不断摩擦,会造成肠管侵蚀而致肠瘘。相反,e-PTFE 是一种惰性材料,对炎症和异物反应程度轻,能够刺激腹膜表面间皮细胞快速增殖,另外它表面光滑、质地柔软,不会造成肠管侵蚀和瘘管形成。通过对临床和基础研究资料的研究,e-PTFE 在机械力学和生物学方面的性能都是非常好的。

e-PTFE 是最结实的一种材料,具有最好的固定性能和耐久性,炎症反应和异物反应少,感染性和黏附出现的概率小,目前还没有肠侵蚀或瘘管形成的报道。在过去的十年里,许多技术的进展进一步提高了 e-PTFE 作为一种生物学材料的可能性。这种材料被称为 Dual-Mesh Plus Biomaterial,属于 e-PTFE 的一种,但是具有两种不同的表面。有织纹的表面具有微孔结构,平均纤丝长度或结间空隙超过 17 微米,可以容许宿主组织向内生长。此表面应该靠近组织,期望得到组织的向内生长。光滑表面孔径小于 3 微米,组织黏附很少。材料的光滑面应该靠内脏器官。这种生物学材料经过两种抗微生物制剂(醋酸洗必泰和碳酸银)浸泡,能够在材料植入后 10 天内抑制细菌克隆。经过测试,发现这种生物学材料具有相当强的抗菌能力,能够对很多革兰阳性和革兰阴性菌(金黄色葡萄球菌、表皮葡萄球菌、大肠杆菌、肺炎球菌、绿脓杆菌、白色念珠菌)产生抑制作用。

总之,从各方面性能衡量来看,腹腔内应用的最好材料是 e-PTFE 中的 Dual-Mesh Plus Biomaterial。

手术技巧

手术在全麻下进行。术前可以预防性应用抗

生素，留置 Foley 尿管，进行胃肠减压。穿刺点可以选择在远离疝缺陷处和任何腹腔切口位置。皮肤切开一个小口，插入 Veress 针或者应用开放技术，建立 CO_2 气腹。30°腹腔镜从相同的切口进入腹腔。直视下，另外的 11 毫米套管从旁侧尽可能远的腹壁插入腹腔。用 Endo-Babcock 进行粘连松解，充分暴露、牵开疝内容物和粘连组织，用内镜剪刀（图 35-6）切开。如果粘连致密，而且包含肠管，则可以用超声刀进行粘连松解，以降低肠损伤的可能性，并且还可止血充分（图 35-7）。疝囊所有内容物都要进行腹腔复位。如果疝囊位于左侧（图 35-8），直视下在对侧插入另外一个 11 毫米套管。套管的数目和位置应该因人而异。直视和触诊可以清楚地鉴别出疝缺损的边缘。

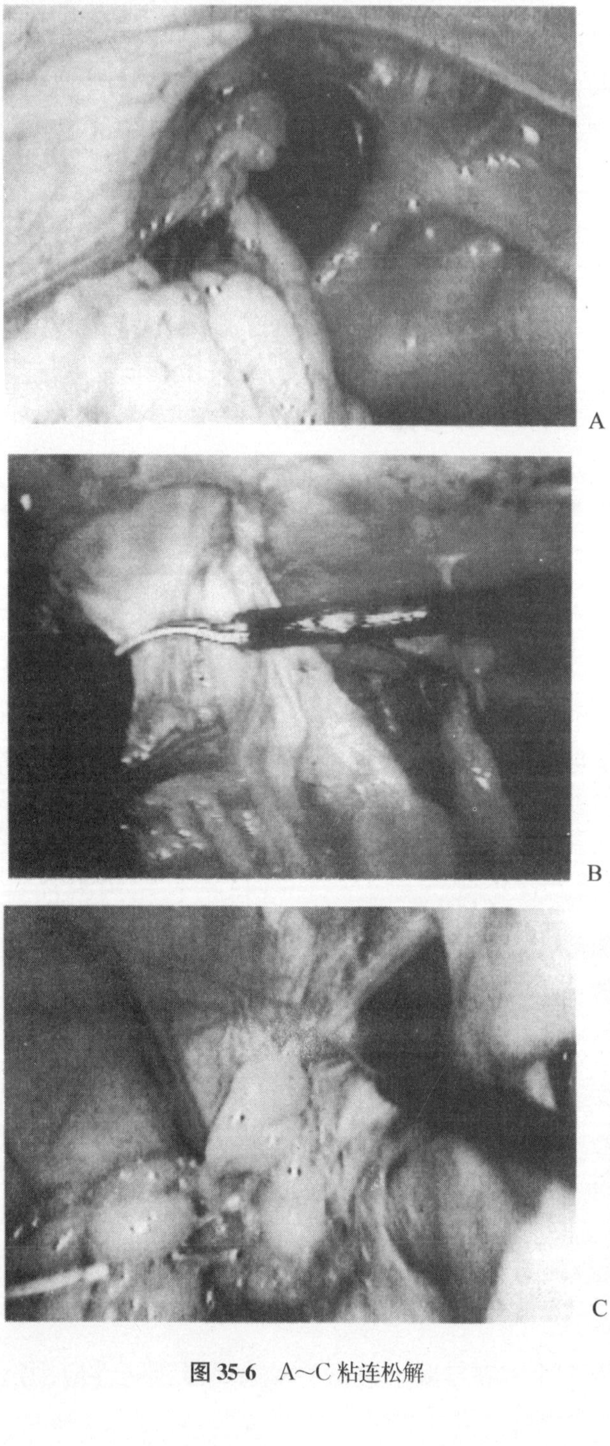

图 35-6 A～C 粘连松解

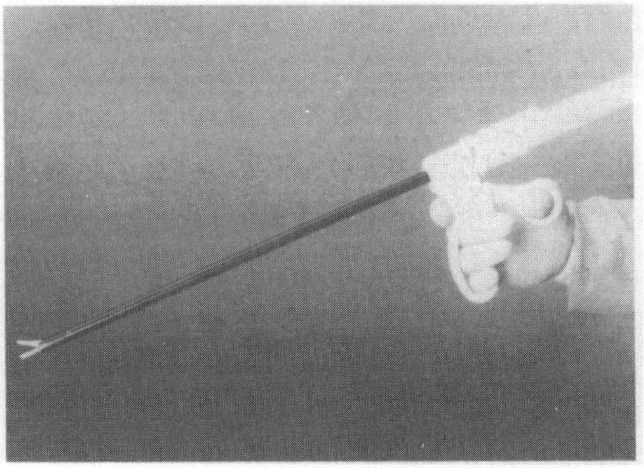

图 35-7 超声切割刀

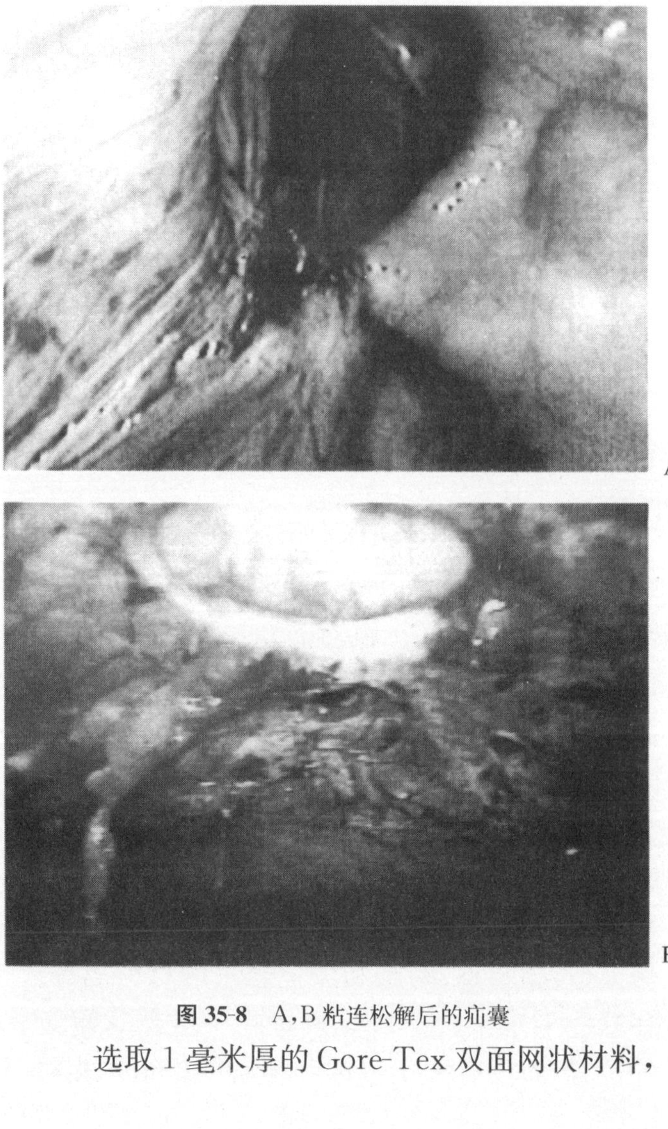

图 35-8 A，B 粘连松解后的疝囊

选取 1 毫米厚的 Gore-Tex 双面网状材料，

不仅能够重叠缺损，而且在各个方向至少有 3 厘米的剩余，剪成合适的大小(图 35-9)。在此项手术的发展过程中，逐渐明朗的是对于大的腹壁疝采用钉缝夹钉是不适合的。用 CV-O Gore-Tex 缝线缝合补片四个角，并且残留的缝线长度大约为 15 厘米。在补片的一缘放置 0 号 Ethibond(用作颜色对照)1 或 2 条缝线。将

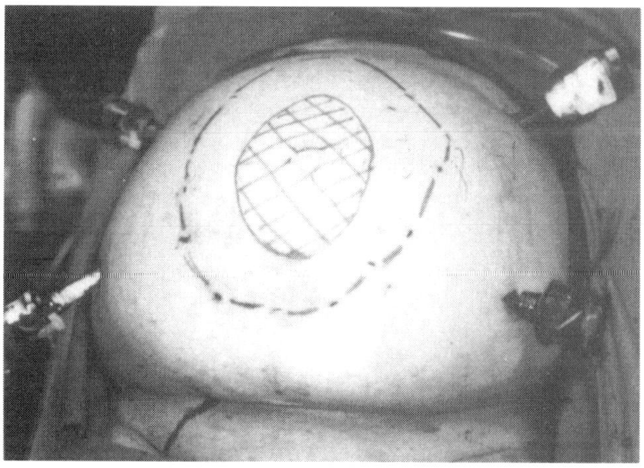

图 35-9　在腹壁上画出疝的大小，确定补片的尺寸

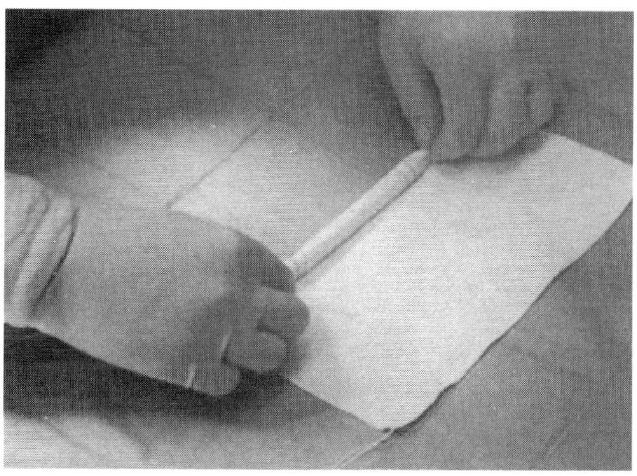

图 35-10　准备补片导入腹腔

补片粗糙边缘卷起(图 35-10)。用 Endo-Babcock 钳抓起补片，通过其中的一个套管，将补片送入腹腔。用 5 毫米抓钳抓起补片的游离缘，展开补片。这个步骤能够极大地方便补片进行正确定位。应用内镜缝合器以确保双面网状生物学材料位于前腹壁。抓起腹前壁一角，随后进行腹腔内识别。内镜缝合器(图 35-11)通过 2 毫米的皮肤切口进入，用 5 毫米抓钳抓起先前放置在补片四个角的缝线，放入内镜缝合器，向体外牵拉、打结，并通过皮下脂肪向下牵拉，到达筋膜前层(图 35-12)。在这个点上将补片周围钉合到筋膜前层。通过牵拉前腹壁可以极大地方便上述步骤的进行。

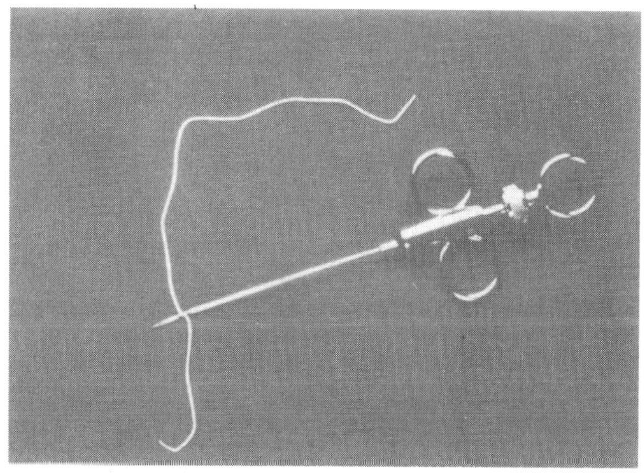

图 35-11　内镜缝合器

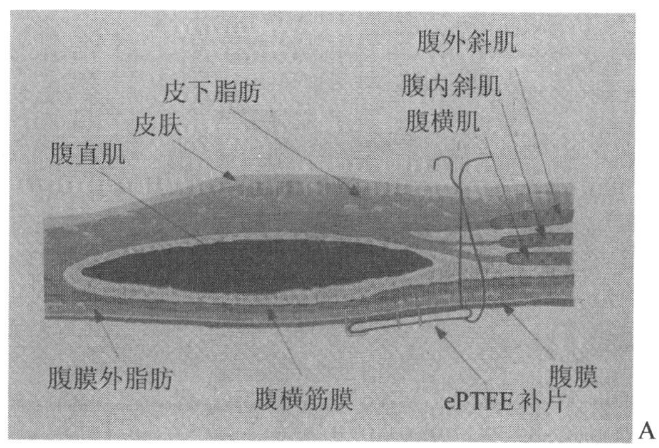

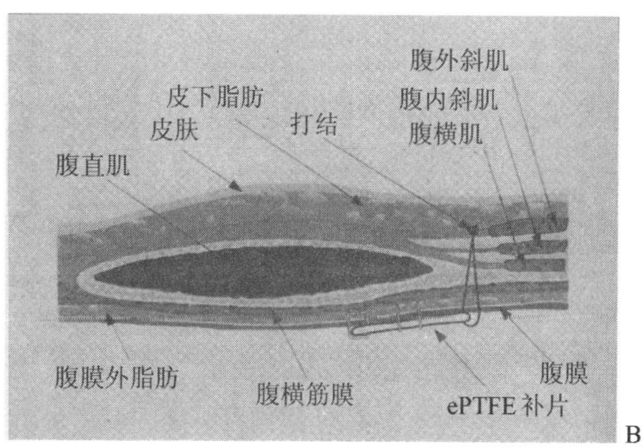

图 35-12　A,B 腹壁补片及缝合的解剖示意

缝合技术采用缝合到腹前壁的方法，以获得较强的固定。腹腔镜腹股沟疝修补，采用钉合方法是非常有效的，因为可以利用帕斯卡定律，说明一个密闭空间里，压力增加时，会向各个方向分散。如果补片大于缺损，那么补片将

紧紧贴在腹前壁内表面，各个方向的力量使得补片得到固定。

腹股沟疝缺损/补片的面积比：平均的缺损面积为 $5cm^2$，补片为 $96cm^2$，补片面积是缺损的 19 倍。腹壁疝缺损/补片的面积比：平均缺损面积是 $80cm^2$，补片面积为 243 平方厘米，补片面积仅是缺损的 3 倍。如果再细分的话，较大的腹壁疝平均面积为 336 平方厘米，补片面积为 600 平方厘米，补片面积仅是缺损的 1.8 倍。缺损/补片比越大，越需要更强的前筋膜固定，此时帕斯卡定律将不适合固定补片，可以通过缝合技术完成。完成周围钉合后，用内镜缝合器在补片周围另外放置不可吸收的 0 号线，间隔大约 5 厘米。为完成这项步骤，关闭所有的套管部位。直视下，用不可吸收 0 号丝线将内镜缝合器从靠近套管针的位置移开。随后用 5 毫米抓钳抓住缝线。随后将内镜缝合器送到套管针的相反的方向。重新安装缝线，穿过组织后，在套管周围形成褥式缝合。这项技术极大地方便病人尤其是肥胖病人套管位置的闭合。取出套管，缝线结扎，完全闭合套管口；这可防止在套管口处形成疝（Richter's 疝）（图 35-13）。套管口处的皮肤切口用 4-0 Vicryl 缝线缝合，皮肤切口用 3M 胶带粘合。

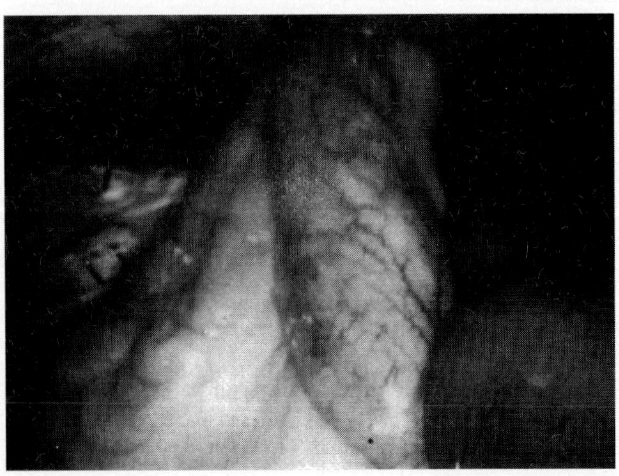

图 35-13　腔镜下的套管孔疝（Richter's 疝）

结论

腹腔镜腹壁疝修补术是通过前瞻性、多中心的研究进行评估的。本研究报道了 144 例疝成形手术，64％为切口疝，缺损平均大小为 98 平方厘米。平均手术时间为 120 分钟，术后没有出现严重并发症。病人一般术后 2.3 天出院，15 天后可恢复到正常活动状态。有 2 例（1.4％）出现严重感染，需要去除补片；我们认为主要的原因是病人备皮不充分，从伤口处取出了毛发。复发率为 4.2％，平均随访时间为 355 天，随访率为 94.5％。

很清楚的是，腹壁/切口疝的腹腔镜修复术是解决这一难题的外科手段的一个重要的补充。

（贾宝庆　译）

参考文献

1. Hesselink VJ, Luijendik RW, de Wilt JHW, et al. An evaluation of risk factors in incisional hernia recurrence. Surg Gynecol Obstet 1993;176:228-234.
2. Santora TA, Roslyn JJ. Incisional hernia. Surg Clin N A 1993;73:557-570.
3. Langer S, Christiansen J. Long-term results after incisional hernia repair. Acta Chir Scand 1985;151:217-219.
4. Van der Linden FT, van Vroonhoven TJ. Long-term results after correction of incisional hernia. Neth J Surg 1988;40:127-129.
5. Spaw AT, Ennis BW, Spaw LP. Laparoscopic hernia repair: the anatomic basis. J Laparoendosc Surg 1991;1:269-277.
6. Pick JW, Anson BJ, Ashley FL. The origin of the obturatory artery. Am J Anat 1942;70:317-342.
7. Toy FK. Surgical Anatomy & Techniques for Laparoscopic Hernioplasty. Arizona: W. L. Gore & Associates, 1994:1-11.
8. Elliott MP, Juler GL. Comparison of Marlex mesh and microporous Teflon sheets when used for hernia repair in the experimental animal. Am J Surg 1979;137:342-344.

9. Madden JW, Peacock EE Jr. Studies on the biology of collagen during wound healing. III. Dynamic metabolism of scar collagen and remodeling of dermal wounds. Ann Surg 1971; 174:511.
10. Peacock EE Jr, Van Winkle W Jr. Surgery and Biology of Wound Repair, 2nd Ed. Philadelphia: Saunders, 1976.
11. Douglas DM. The healing of aponeurotic incisions. Br J Surg 1962;104:273.
12. Howes EL, Soroy JW, Harvey SC. The healing of wounds as determined by their tensile strength. JAMA 1929; 92: 242.
13. Levenson SM, Geeve EF, Crowley W, et al. The healing of rat skin wounds. Ann Surg 1965;161:293.
14. Mason ML, Allen HS. The rate of healing of tendons. An experimental study of tensile strength. Ann Surg 1941; 113:424.
15. Rovee DT, Miller CA. Experimental role of breaking strength of wounds. Arch Surg 1968;96:43.
16. Houck JP, Rypins EB, Sarfeh IJ, et al. Repair of incisional hernia. Surg Gynecol Obstet 1989;169:397-399.
17. Mueller CB. Editorial: abdominal incisional hernia—the role of wound infection. Can J Surg 1974;17:195.
18. Stoppa RE. The treatment of complicated groin and incisional hernias. World J Surg 1989;13:545-554.
19. von Smitten K, Heikel HV, Sundell B. Repair of incisional hernia by F. Langenskiold's operation. Acta Chir Scand 1982;148:257-261.
20. Toy FK, Moskowitz M, Smoot RT, et al. Results of a prospective multicenter trial evaluating the e-PTFE peritoneal onlay laparoscopic inguinal hernioplasty. J Laparoendosc Surg 1996;6(6).
21. Elek SD, Conin PE. The virulence of Staphylococcus pyogenes for man: a study of the problem of wound infection. Br J Exp Pathol 1957;38:573-579.
22. Franson TR, Sheth NK, Rose HD, et al. Scanning electron microscopy of bacterial adherent to intravascular catheters. J Clin Microbiol 1984;20:500-505.
23. Sugarman B. In vitro adherence of bacterial to prosthetic vascular grafts. Infection 1982;10:2-11.
24. Brown GL, Richardson JD, Malangoni MA, et al. Comparison of prosthetic materials for abdominal wall reconstruction in the presence of contamination and infection. Ann Surg 1985;201:705-711.
25. Schmitt DD, Bandyk DF, Pequet AJ, et al. Bacterial adherence to vascular prostheses. A determinant of graft infectability. J Vasc Surg 1986;3:732-740.
26. Rosenman JE, Pearce WH, Kempezinski RF Bacterial adherence to vascular grafts after in vitro bacteremia. J Surg Res 1985;38:648-655.
27. Voyles CR, Richardson JD, Bland KI, et al. Emergency abdominal wall reconstruction with polypropylene mesh. Ann Surg 1981;194:219-223.
28. Bhat DJ, Tellis VA, Kohlberg WI, et al. Management of sepsis involving expanded polytetrafluoroethylene grafts for hemodialysis access. Surgery (St. Louis) 1990; 87: 445-450.
29. Connolly JE, Brownell DA, Levine EF, et al. Complications of renal dialysis access procedures. Arch Surg 1984; 119:1325-1328.
30. Gifford RRM. Management of tunnel infections of dialysis polytetrafluoroethylene grafts. J Vasc Surg 1985; 2: 854-858.
31. Raju S. PTFE grafts for hemodialysis access. Ann Surg 1987;206:666-673.
32. Tellis V, Weiss P, Matas A, et al. Skin flap coverage of polytetrafluoroethylene vascular access graft exposed by previous infection. Surgery (St. Louis) 1988; 103: 118-121.
33. Tellis VA, Kohlberg Wi, Bhat DJ, et al. Expanded polytetrafluoroethylene graft fistula for chronic hemodialysis. Ann Surg 1979;189:101-105.
34. Lennox MS, Ellis H. Fibrinolysis and adhesions formation in the peritoneum. In: 2nd International Symposium on the Surgery and Biology of the Greater Omentum.
35. Law NH, Ellis H. Adhesion formation and peritoneal healing on prosthetic materials. Clin Mater 1988;3:95-101.
36. Usher FC, Gannon JP. Marlex mesh. A new plastic mesh for replacing tissue defects. Arch Surg 1959;78:131-137.
37. Boyd WC. Use of Marlex mesh in acute loss of the abdominal wall due to infection. Surg Gynecol Obstet 1977; 44: 251-252.
38. Saxen L, Myllarniemi H. Foreign materials and postoperative adhesions. N Engl J Med 1968;279:200-202.
39. Stone HH, Fabian TC, Turkleson ML, et al. Management of full thickness losses of the abdominal wall. Ann Surg 1981;24:543-544.
40. Schneider R, Herrington JL Jr.. Granada A. Marlex mesh in repair of a diaphragmatic defect later eroding into the distal esophagus and stomach. Ann Surg 1979; 45: 337-339.
41. Kaufman Z, Engelberg M, Zager M. Fecal fistula: a late complication of Marlex mesh repair. Dis Colon Rectum

1981;24:543-544.

42. Voyles CR, Richardson JD, Bland KI, et al. Emergency abdominal wall reconstruction with polypropylene mesh. Short-term benefits versus long-term complications. Ann Surg 1981;194:219-223.
43. Mathes SJ, Stone HH. Acute traumatic losses of abdominal wall substances. J Trauma 1975;15:386-390.
44. Cerise EJ, Busuttil RW, Craighead CC, et al. The use of mersilene mesh in repair of abdominal wall hernias: a clinical and experimental study. Ann Surg 1975;181:728-734.
45. Dayton MT, Buchele BA, Shirazi SS, et al. Use of an absorbable mesh to repair contaminated abdominal wall defects. Arch Surg 1986;121:954-960.
46. Murphy JL. Freeman JB, Dionne PG. Comparison of Marlex and Gore-Tex to repair abdominal wall defects in rats. Can J Surg 1989;32:244-247.
47. Van da Lei B, Bleichrodt RP, Simmmermocher RKJ, Van Schilfgaarde R. Expanded polytetrafluoroethylene patch for the repair of large abdominal wall defects. Br J Surg 1989;76:803-805.

第三十六章　腹腔镜修复腹壁疝

Guy R. Voeller

病人术前准备

腹腔镜腹壁/切口疝修复的适应证在前面的章节中已经叙述过。在欧洲，开放性腹壁疝修复之前，肥胖病人通常尝试减肥。在过去的几年里，我们也对病人尝试这些方法，但是效果不佳。我们的病人腹壁疝/切口疝比较大，术前病人体重多数能够适合手术。不太现实的是，很难确切估计病人能够减轻的重量。然而，那些行开放性疝修补的肥胖病人出现了伤口的并发症，而行腹腔镜手术的病人不会出现，因此，术前体重减轻对于开放性手术的病人并不是关键的。

如果病人此前做过手术，且与结肠形成致密粘连，则需要术前常规肠道准备，以防术中发生肠切开。我通常告诉病人，如果不能安全松解粘连物或者无法成功肠道复位，那么就要行开腹手术修复。我同他们解释如果发生肠道切开，修复是否进行应该根据损伤的类型、污染的程度和修复的难易程度再定。

设备

大多数腹壁/切口疝修补的设备有电视摄像系统，其放置的位置与腹腔镜胆囊切除相同。但是如果疝的位置靠近远侧，腹腔镜监视器也应该向远侧位置移动，以便医生能够根据摄像头的位置进行手术。医生和助手需要从各个角度靠近病人，便于操作理想的情况是将病人双上肢置于身体两侧。但是，通常很难做到这些，因为这些病人的体形较大。因此，最好将手术床远离麻醉医生，沿病人的上肢用消毒单隔开，使术者和助手处于方便操作的位置。

我们并非常规应用 Foley 导尿管和气管内插管。但是，对那些时间比较长的手术和疝位置比较靠下的、位于耻骨右侧的病人准备好 Foley 导尿管备用。这种情况下，网状补片可以锚定在 Cooper's 韧带；这将需要制作一个腹腔活瓣，确保膀胱不会受到损伤。Foley 导尿管不仅能够进行膀胱减压，还可用于向膀胱内注射盐水的通道。术中夹住 Foley 导尿管，膀胱膨胀，有助于在分离过程中对膀胱进行识别。胃管吸引只在胃胀时或术中使用。持续气压靴放置于病人的腿部；直到病人能够走动。

新型内镜摄像机、监视器和冷光源是必需的。此项手术最好选用 30°或 45°腹腔镜。角度窥镜可以使得医生观察到前腹壁的情况。还能够进行翻转，对网状补片进行操作和探查腹腔各脏器情况。我们应用 10 毫米套管作为初始通道；操作孔选用的是 5 毫米的或者针状内窥镜孔。新型 5 毫米腹腔镜视野颇佳，光传导性能好，对于此项手术是非常有用的。

无创伤肠抓钳和锐性剪刀对于正确分离和防止内脏损伤是必要的。最要紧部分的分离是对于粘连的处理和从疝囊将内脏分离出来，而且力量要尽可能小，以防损伤。远离内脏的部位可用单极电凝，如果处理得当，出血量很少。许多术者喜欢用超声刀来处理粘连，但其存在的缺点是尖部温度太高。即使有很少量的热量弥散，尖部也可以损伤内脏器官，在手术过程中可能表现得不太明显。所以，我们通常不用超声刀。

网状补片的缝合固定对于获得长期较好的效果是非常关键的。初期，我们选择应用聚丙烯缝线；但是，很难通过腹腔镜对它们进行操作。后来又选择应用 Gore CV-0 号缝线，因为它们是不可吸收、没有记忆功能的，易于通过腹腔镜进行操作。为防止补片和腹腔之间的间隙形成疝，我们应用 5 毫米螺旋形钉合器；可将补片加到网膜上，能够比普通钉合器更好地工作。我们应用 Toy 和 Smoot 发明的缝合器，可以将缝线穿过腹壁。我们起先应用 Keith 针和其他工具来传递缝线；但是，Toy-Smoot 缝合器被证明是最理想的。以前，PTFE 网状补片可能是最适合此种疝修补的材料。补片必须腹腔内放置，而且，广泛的文献资料证实聚酯和聚丙烯网状补片可以引起严重的炎症反应，形成致密的粘连，有肠梗阻和瘘管形成的危险。这些反应对于那些可能需要再手术的病人增加了难度。在此后的几年里，W. L. Gore 发明了一种 DualMesh Plus，双面网状补片适合在腹腔内放置。一面有很小的孔，能够抑制组织的向内生长；这面放置在靠近内脏的一面。另一个面，孔径足够大，组织能够向内生长；此面放置在腹腔表面。另外，新型假体补片经过抗微生物制剂（洗必泰和银盐）浸泡。

技巧

美国疝协会声明，Rives-Stoppa 开腹手术是较大的腹壁/切口疝标准治疗方式。据证明，将补片放置在腹直肌、筋膜缺陷的后面，可以减少复发率。这种手术是一种比较大的手术：形成了较大的皮肤、软组织皱褶，有相当量的死腔形成，而且伤口出现问题概率很高。专门针对此种手术，将补片放置在疝缺损后方，像应用聚丙烯或聚酯那样远离内脏器官。除了较高的并发症发生率，住院时间通常为 5～8 天，6～8 周恢复正常。在 Tennessee 大学，Rives-Stoppa 方法成为较大的疝修复的主要方式。伴随着腹腔镜修复技术的发展，应用腹腔镜能够模仿开腹手术，复发率也明显降低。

Hesselink 等证实对于疝缺损大于 4 厘米，如果不用网状材料进行修补，复发率将会很高。另外，我们认为对于任何复发疝，即使是小于 4 厘米，或任何病态肥胖病人出现的疝，都是腹腔镜修补的适应证。

本手术应注意无菌概念。我们用 Ioban 消毒液消毒以避免任何皮肤菌丛和假体补片之间的接触。病人消毒范围尽可能大。我们应用的技术是在肋缘尽可能远离中线的位置放置 Hasson 套管，使其位于结肠的上缘。Hasson S 形牵开器对于在切开、分离筋膜和肌层的时候是非常有必要的。看到腹膜，用刀片切开。套管的位置根据疝的大小、位置而定，但由于大多数位于中线，我们开始用的是 Hasson 套管，以后放置一个或两个 5 毫米的套管，开始粘连松解（图 36-1）。这些病人体形通常较大，操作器

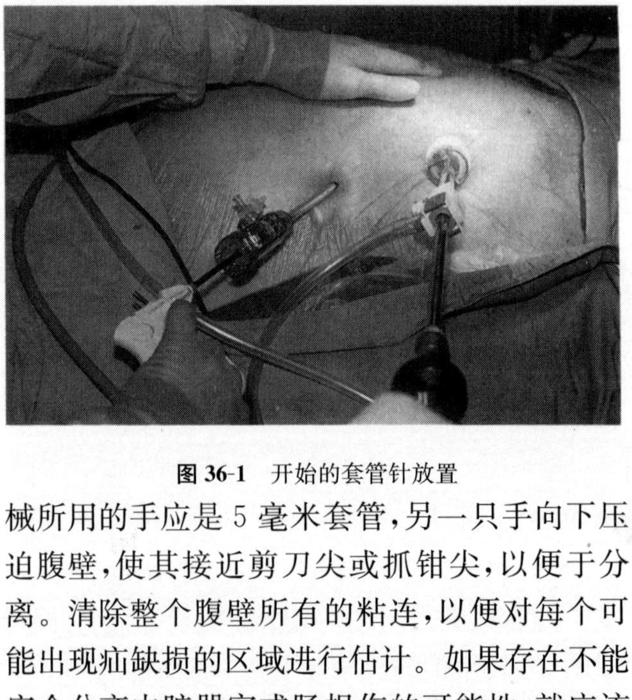

图 36-1 开始的套管针放置

械所用的手应是 5 毫米套管，另一只手向下压迫腹壁，使其接近剪刀尖或抓钳尖，以便于分离。清除整个腹壁所有的粘连，以便对每个可能出现疝缺损的区域进行估计。如果存在不能安全分离内脏器官或肠损伤的可能性，就应该对病人行开腹性手术，保证安全修复。我们认为如果出现肠破裂，最安全的方式是通过腹腔镜或者是一个很小的切口对肠破裂口进行修

复，以后再行二期疝修复。有时，我们也利用腹腔镜修复小肠裂口，效果良好。但是我们强调安全是最主要的，如果存在其他安全问题，应该考虑到开腹手术。

所有嵌顿的内脏或粘连松解后，即可确定缺损筋膜的边缘。通常，可以通过直接观察腹壁和疝的程度对疝的边缘进行估计。例如，如果中线上存在多种缺损，切开中线后，外科医生可以观察瘢痕来确定疝的边缘。但是，如果不能确定的话，术前触诊可以对疝的位置准确定位。也可以应用 Toy 和 Smoot 描述的技巧，通过腹壁送入硬脊膜穿刺针，观察它从腹腔中与疝缺损相关的哪个位置穿出，以此来确定疝的位置。疝的头侧、脚侧和外侧确定后，用笔在腹壁进行标记（图 36-2）。每个标记再向周围延伸

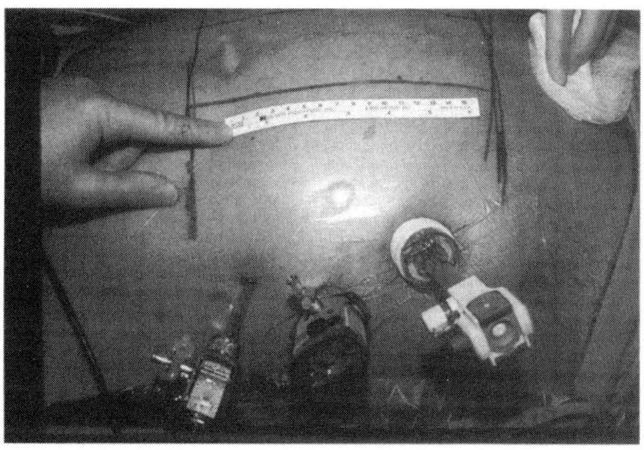

图 36-2 疝的边缘

3～5 厘米，再作标记（图 36-3），那就是所需补片材料的大小。我们在网状材料上面作标记，以标明补片材料的上端。另外，我们在网状材料上和皮肤相应的位置标记 X's，说明在那个位置放置缝线，以便将补片固定在腹壁上相应的位置（图 36-4）。"U"形缝针将 Gore CV-0 号线将放置在补片每一个 X's 处。缝线打结，保留尾端足够长，再次在植入腹腔内的网状补片上打结，缝线通过腹壁提出。每对缝线放置血管夹一个，以便于抓钳和缝合器进行操作（图 36-5）。大补片需要 5～6 根缝线，小补片 4 根足够。将网状补片从一边向中央卷起；如果补片以连续方式卷起，那么一旦送入腹腔，则很难打开。小补片可以直接通过 10 毫米 Hasson 孔放置，但是大补片需要去掉尖端带球囊的 Hasson 套管，而放置一个抓钳。抓钳尖部夹住补片，拖向腹腔。一旦补片进入腹腔内，重新插入 Hasson 套管针，建立气腹。调整腹腔镜，在看到的补片的中央，用两把抓钳打开补片，向对侧推开。

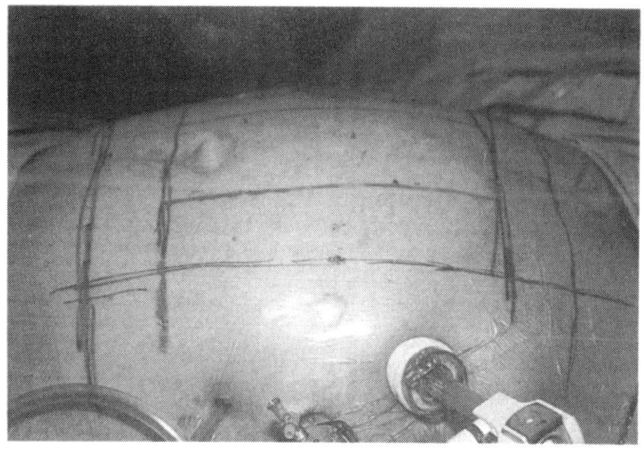

图 36-3 补片的尺寸

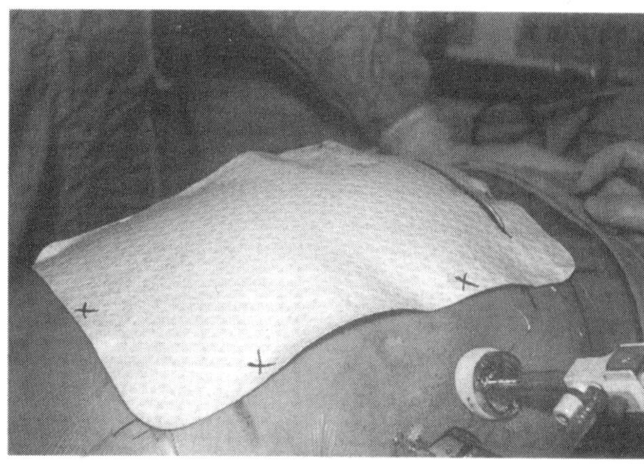

图 36-4 缝合固定点

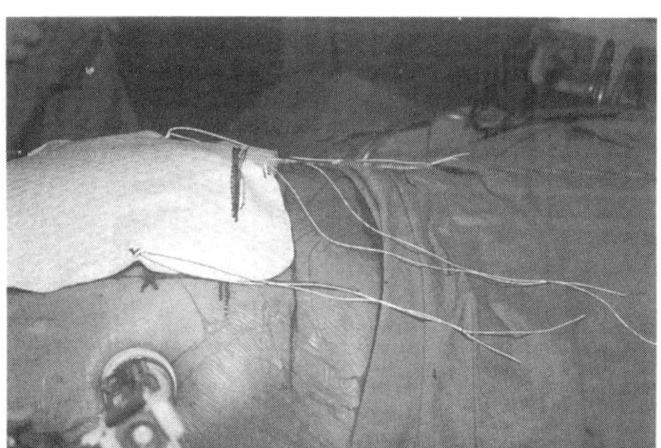

图 36-5 血管夹

在皮肤上标记 X 的位置，制作小的穿刺孔。

用 Toy-Smoot 缝合器将每对缝线从腹壁全层拉出(图 36-6)。每对两条缝线都从相同的皮肤刺孔穿出,但都通过独立的筋膜穿刺口,因此每对缝线之间形成至少 1cm 的“桥”。所有的缝线都通过腹壁全层拉出,在皮下组织内打结。通过这些缝线就可将网状补片锚定在腹壁全层。必须明白的是缝线是补片修复的主要作用力。随后用螺旋形钉合器将补片钉在腹腔表面和线结间360°范围,以防在间隙内形成疝。需要说明的是钉合必须在摄像机的指引下进行;而且需要在原来的通道对面再开两个 5 毫米的孔。腹壁对抗压力对于获得效果好的、准确的钉合是非常重要的。紧紧牵拉网状补片以便在气腹消失时,能够获得一个结实的、无张力的修复,网状补片不会突出到疝缺损处(图 36-7)。钉合完成,其余的缝线间隔 5～7 厘米。对很大的疝,缝线的距离间隔要密些。10 毫米 Hasson 孔可以通过腹腔镜进行关闭,常规不用引流管(图 36-8)。

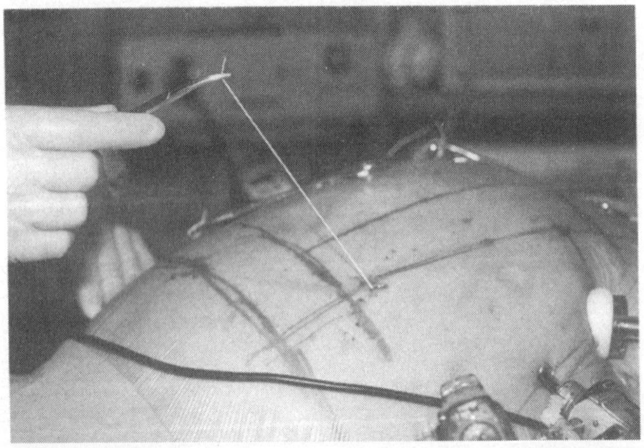

图 36-6 通过腹壁缝合

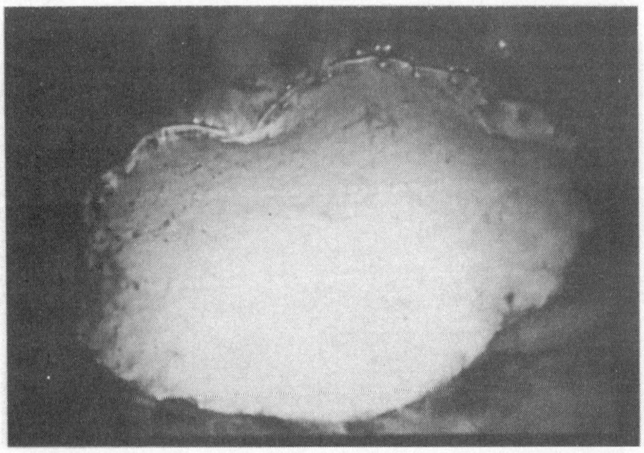

图 36-7 放置补片

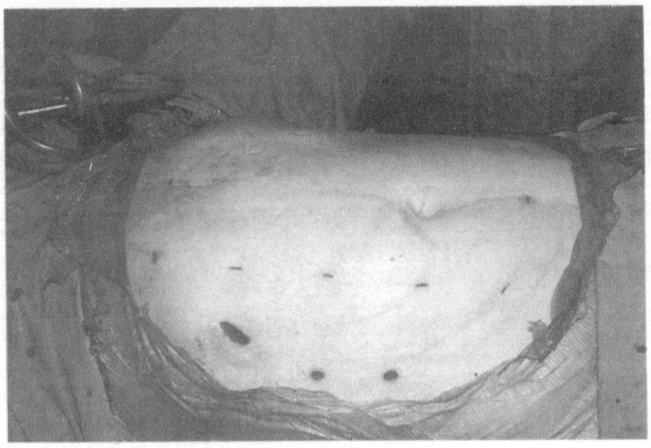

图 36-8 最后结果

病人术后指导

手术结束短时期内,病人疼痛程度要比腹腔镜胆囊切除病人重。所有腹腔钉和 U 形钉都会引起明显的不适,需要麻药镇痛,也可以通过持续静脉麻醉镇痛,疼痛很快就会消散。但是,在术后第一天,口服镇痛药对于控制疼痛已经足够了。术后常规输液,根据病人情况,适当增加饮食量。如果一个明显的筋膜缺陷被修复或者一个大的疝伴有明显的软组织过量,我们将像儿科治疗脐疝那样,在脐带位置放置加压绷带。绷带放置 7～10 天后,病人可以洗澡,活动将不受限制。

我们认为所有的病人都可在补片和腹膜之间形成积液。并非所有病人都有明显的临床表现,大多数医生也不会进行特殊处理。而我们则从基底部将积液抽吸干净[4],这样病人将会更舒服,这些操作能够使病人更好地理解为何手术后还会出现突出的东西。至今,我们对病人进行积液抽吸的操作,还没有出现感染的情况。另外,我们术前常规对疝缺损进行照相,补片放置后再次照相。我将这些照片给病人看,向他们解释积液是怎么形成的;这将有助于病人准确理解积液和它的形成原因。

结果和并发症

多个研究中心对应用腹腔镜和开腹手术进行了对比。多数中心不用 Rives-Stoppa 作为开腹手术的选择，这也限制了它们的关联性。两组疝间没有什么差异，但是腹腔镜组的住院时间、复发率、花费和并发症都要比开腹组低。

Toy 等报道了一个多中心、前瞻性的初步资料，包括 144 例病人。所有的病人都像前面所描述的那样，应用 PTFE 补片。疝平均大小为 98 平方厘米，平均住院时间为 2.3 天，术后感染率为 3%，复发率为 4%。大约 2 周后，病人即可恢复到正常活动状态。

Voeller 等在 1999 年美国大学外科医生会议上报道了 407 例腹腔镜腹壁/切口疝资料。疝大于 4 厘米、复发疝和任何病态性肥胖病人出现的腹壁/切口疝都包含在此项研究之内，总计 415 个病人。8 例病人因为无法分离嵌顿的内脏中转开腹手术，不包括在此项研究之中。这些病人体重指数平均为 32，90%的病人有腹部手术史。此项研究中，136 例为复发性疝，先前平均修复次数为 2(2～7)。表 36-1 手术资料显示疝大小平均为 100 平方厘米 。表 36-2 术后资料显示住院时间短，很少出现严重的并发症，没有病人出现死亡，平均随访时间大约为 2 年(1～60 个月)。严重的并发症(表 36-3)有肠损伤和网状补片感染。有 14 例复发，与文献报道的 10%～36%的复发率一致。表 36-4 显示 28%的疝复发是因为感染去掉补片后出现的。很多以前做过腹腔镜疝修补的病人再次行腹腔镜修补时发现形成的粘连很薄，很容易分离，而用聚丙烯补片的病人则出现了致密纤维层。

我们认为腹腔镜疝修补已经发展到了可以成功进行，而复发率很低的程度。尽管在一些小方面采用的技术不同，但通过腹壁全层对补片进行缝合固定对外科医生来说是很重要的。连续评估复发率是非常重要的，然而短期效果也是值得肯定的。

表 36-1　手术资料

	平均	范围
疝的大小	100.1 cm^2	1～480 cm^2
补片尺寸	287 cm^2	24～924 cm^2
手术时间	97 min	11～270 min

表 36-2　术后资料

住院时间	平均	范围
	1.8 天	0～17 天
并发症	53(13%)	
死亡率	0	
随访	23 个月	1～60 个月

表 36-3　并发症

并发症	例数	百分比(%)
长时间肠梗阻	9	2.21
积液(6 周以上)	8	1.97
缝合疼痛(8 周以上)	8	1.97
小肠损伤	6	1.47
套管孔蜂窝织炎	5	1.23
补片感染	4	0.98
血肿和出血	3	0.75
尿潴留	3	0.75
FUO	3	0.74
呼吸窘迫	2	0.49
腹腔内脓肿	1	0.25
套管孔疝	1	0.25

表 36-4　复发

14 例 复发(3.4%)
4 例 感染的补片去除
1 例 肯定的肠损伤，再手术
6 例 缝合不完全
1 例 MVA 补片破裂
6 例 中线以外疝复发

(贾宝庆　译)

参考文献

1. Stoppa RE. The treatment of complicated groin and incisional hernias. World J Surg 1989;13:545-554.
2. Rives J, Pire JC, Flament JB, et al. Treatment of large eventrations. New therapeutic indications apropos of 322 cases. Chirurgie 1985;111(3):215-225.
3. Hesselink VJ, Luijendijk RW, de Wilt JHW, et al. An evaluation of risk factors in incisional hernia recurrence. Surg Gynecol Obstet 1993;176:228-234.
4. Toy FK, Bailey RW, Carey S, et al. Multicenter prospective study of laparoscopic ventral hernioplasty: preliminary results. Surg Endosc 1998;12(7):955-959.
5. Park A, Birch DW, Lovrics P. Laparoscopic and open incisional hernia repair: a comparison study. Surgery (St. Louis) 1998;124:816-822.
6. Ramshaw BJ, Schwab J, Mason EM, et al. Comparison of laparoscopic and open ventral herniorrhaphy. Abstract, Southeastern Surgical Congress, February 1999.
7. Holzman MD, Purut CM, Reintgen K, et al. Laparoscopic ventral and incisional hernioplasty. Surg Endosc 1997;11:32-35.
8. Voeller G, Park A, Heniford T, Ramshaw B. Laparoscopic repair of ventral and incisional hernias. Presented at American College of Surgeons, October 1999.

第六部分

结肠及直肠的腹腔镜手术

Steven D. Wexner, MD
Section Editor

第三十七章 腹腔镜设备

Anthony Macaluso, Jr. and Sergio W. Larach

采用微创技术治疗结肠疾病是从1991年开始的。腹腔镜结肠切除技术上需要很多步骤，因此，在初期限制了很多外科医生的应用。穿刺孔技巧、器械操作和手术策略的清楚限定，同时根据外科医生的经验，有助于理解学习过程。腹腔镜仪器操作对于安全发现损伤部位，适当牵拉肠段，分离、控制肠系膜出血和进行吻合都是非常关键的。

腹腔镜仪器操作对手术安全而有效地进行是非常重要的。对于结肠行腹腔镜手术，基本仪器和先进设备都是必须的。本章综述了腹腔镜结肠切除基本仪器操作并且展望了发展的前景。

仪器设备

（一）手术台 行腹腔镜结肠切除时，采用电控手术台是非常合适的，因为可以根据手术的需要进行体位的变化。手术台呈Trendelenburg位或反向Trendelenburg位，可以使肠管在重力作用下从分离位置缩回，便于手术操作。电控手术台能够快速而平稳地转换病人体位，提供大角度的成角，有助于腹腔内脏器暴露。

Allen stirrups推荐使用较低截石位。这种体位是很有好处的，因为它不仅能够给术者和助手提供另一个可以站立的位置，而且，使术者能够正对摄像机和仪器，便于操作[1]。

（二）电视设备 必要的电视设备能够代替外科医生的直接视觉观察，还能提供良好的手术视野。腹腔镜设备主要包括一个电视摄像系统、腹腔镜、冷光源、监视器和记录系统。图像技术进展已经成为开展腹腔镜结肠切除手术的一个重要因素。目前，多数外科医生应用2维(2-D)图像，依赖深度和位置的间接依据来判断腹腔间隙间的关系。高分辨率监视器和摄像头可以提供逼真的图像和良好的对比，极大方便了外科医生的操作。尽管目前也有人用3维(3-D)腹腔镜，但是相比起来，2维图像则更加常用[2]。

目前应用的是1.27～1.7厘米(0.5～0.67英寸)腹腔镜摄像头。目前已经有多种大小和视角类型的摄像头可以应用，摄像头直径大小为1.7～14毫米。10毫米腹腔镜传送光的程度是5毫米腹腔镜的3倍，因此，无论何时都可使用10毫米腹腔镜[2]。0°腹腔镜使用方便，但与有视角腹腔镜相比，其观察能力受到限制。30°腹腔镜视野角度大，镜身可以简单旋转，可以在腹腔内固定器官的一角形成良好的显像。但是，困难的是学会应用30°镜，而且能够和0°腹腔镜进行对比。尽管角度腹腔镜有很多优点，但是对于大多数腹腔镜结肠切除手术来说，0°腹腔镜已经足够了。

可弯曲式腹腔镜带有光学纤维、冲洗通道，并提供端视图和成角视图等优点。视野的范围可以从末端视角到120°间任何范围。因此，镜头能够以最大视角定位于解剖结构，而不会干涉到其他手术仪器。虽然难学，但是其独特的优点是具有冲洗通道能够保持体内镜片清洁，以避免经常抽出镜头人工擦洗。

10毫米0°硬质腹腔镜(Video Hydro-Scope;

Circon ACMI, Stanmford, CT, USA)，具有独特的冲洗通道，能够在体内冲洗腹腔镜镜头[2]。但缺点是仅有少量的光传递到摄像头，因为其余的工作通道、范围很难进行清洗和消毒。

腹腔镜插入腹腔前，应加温腹腔镜，防止腹腔内热气在冷镜头表面产生冷凝。加温器可以由商业提供或将腹腔镜插入到橡胶扩张器中，或者是37～40℃的温水中加热。另外，制作气腹用的CO_2气体低于室温，如果经同一插管插入腹腔镜时，将会使其温度降低。为防止镜片形成雾，CO_2应该从不同于腹腔镜进入的孔进入。另一种方法是应用高流量加热气体系统。

目前大多数腹腔镜冷光源是300W 氙灯。与太阳光相似的是，它具有良好的传导光谱，传导从紫外光到红外光的光谱范围。氙光源提供了良好的视野显像。如果玻璃纤维中的一些纤维发生断裂，尽管不能有足够的光传导，但仍然可以应用[2]。冷光源在连接后必须达到“白平衡”，以优化真实颜色传导。冷光源能够传递强烈的热量，甚至出现过消毒巾被点燃的报道。因此，冷光源的芯不应该留在铺巾上。

一个控制单元对摄像机获得的资料进行处理，随后将其传送到电视监视器或记录器。监视器是图像链的最终组成部分。高分辨率摄像头与高分辨率显示器连接后，有助于传送最好的电视图像，以此来代替医生直接视觉观察。彩色电视监视器和记录仪器分辨率为500线、色彩浓淡度为256都是可以利用的[2]。记录资料可以储存于电脑硬盘、光盘或图格式的胶带纸上，可以通过电脑修改，制作照片或者腹腔镜手术幻灯片。另外，VHS录像带或ED-Beta也可以用作腹腔镜结肠切除的记录仪器。

（三）气腹机　高流量气腹机每分钟至少能够传送10升气体，这对于建立和维持气腹，有效地进行腹腔镜结肠切除是必要的。充入的气体应该无色、无毒、不会发生燃烧，而且在血液中溶解度高[2]。氦气、氩气、空气、一氧化氮和CO_2都可用来建立气腹，并有相关报道。CO_2是目前最常用于建立和维持气腹的气体，即使CO_2在血液中高度溶解，进入血液循环系统，也不会产生气体栓塞，威胁生命。缺点主要是腹膜吸收造成酸中毒、血管扩张，甚至引起腹膜组织发炎。

气腹机驱动方式有气动和电子驱动两种。气动式气腹机通常最高流速仅为4L/min，这对于腹腔镜结肠切除是不够的。腹腔镜结肠切除需要10L/min或更大的流速，因为其中还包含了冲洗吸引设备[4]。第二种类型气腹机为电子驱动，最大注气量为30L/min。

腹腔镜结肠手术最好采用电子驱动气腹机，30L/min最大注气流速来维持气腹压，确保在冲洗吸引时气腹压稳定。好的气腹机应该满足送气量至少达到6L/min流量、安全气压不超过1.6kPa(12mmHg)两个条件。另外，腹内压最少为1.07kPa(8mmHg)，气体经套管或吸引时漏出率大约为1L/min[2]。过滤的和再循环的气体流量减小了体温过低的可能。

（四）冲洗吸引设备　先进的腹腔镜手术过程中，联合冲洗吸引对于快速冲洗和有效排除烟雾、液体或血凝块很有必要。另外，术野的清楚暴露也非常重要。冲洗吸引设备提供的冲洗液流速最少可达到1L/min，而且还可根据情况进行调节。管内有5毫米和10毫米类似金属样的吸管，可以吸出烟雾、液体、血凝块或其他碎片等等[2]。冲洗吸引器械可以涂以绝缘层，并可连接电凝接头，进行冲洗、抽吸和烧灼等操作。这样就可以避免不必要的更换仪器。

通常可以选用温热等张生理盐水或乳酸盐林格液来进行冲洗。有些医生在每升冲洗液中加入1 000～3 000U肝素，防止在吸引管中形成血凝块。肝素的浓度应该不会有任何系统反应，有时也会在冲洗液中加入一些抗生素。通过压力系统传送冲洗液，多数情况下气动装置产生动力。另外，也可以由手术室压力系统提供动力。冲洗吸引设备对于手术过程中意外出血或肠内容物的外漏是很有价值的。普通手术室供应系统不充分，无法开展先进的腹腔镜手术。

（五）电凝设备　单极电凝通常连接于分离

器械和剪刀上面，有助于组织分离和小血管止血。术者对电凝中心和专用手术间是非常熟悉的。外科文献中讨论的一个缺点是，电容耦合会导致腹腔内脏器的损伤。应用电凝时，增加电流会引起器械杆放电的危险。手术视野中可能无法看到，引起远处烧伤，而没有意识到。低电流短时间阵发会减少电容偶合的发生。同时，如果外科医生发现器械的尖部没有出现所期望的电凝组织效应，那么就应该提高警惕，可能在远处出现了电流的分散情况。术前应该仔细检查器械杆表面绝缘情况，防止漏电。而且，单极电凝安全、快速、有效，是目前可利用的最简单的能量来源。

手术器械

腹腔镜手术过程中，仅有有限的通道能够到达手术位置，因此，器械对术者的帮助是非常重要的。目前很多厂家的多种器械都可以用来进行此项手术。腹腔镜器械设计很重要，要求长度足够，重量轻，便于操作，易于通过腹腔镜视野观察，能够旋转 360°。重要的是术者能够用单手进行操作。目前在花费和可能存在疾病播散方面的问题上，争论焦点是用便宜的、可再利用的，还是使用贵的、一次性器械。器械不断更新和设计新的器械对于促进腹腔镜手术的发展起到非常重要的作用。

腹腔镜操作器械可以分为 4 个类型：①建立和维持气腹的仪器和为手术器械提供通道；②组织分离和松解所需的器械；③切除和吻合所需的器械；④其他。

（一）制造气腹和通道所需的器械 气腹的建立可以通过闭合、经皮穿刺方法或直视下开放式技术。Veress 针发明于 1938 年，是经皮、闭合建立气腹最常用的气腹针。针的长度为 10～15 厘米，外径为 1.8 毫米。Veress 气腹针前端圆钝、中空、有侧孔，可以通过针芯注水、注气和抽吸。一旦穿透组织，针到达腹腔。钝圆针芯可以保护外部尖锐的针尖、防止破坏腹腔内的结构。

气腹的建立可以通过针芯侧孔持续注入气体进行（图 37-1、37-2）。Visiport 或 Optiview 是集锐利尖部和安全保护功能于一体的一种套管（图 37-3、37-4）。摄像机安置在套管内，在插入腹腔的过程中可以看到腹壁的各层，目的是在插入到达腹腔的过程中能够直观观察，防止对腹腔内结构造成损害。术者的手掌和手指可以握住套管的柄部，便于在穿刺过程中控制。

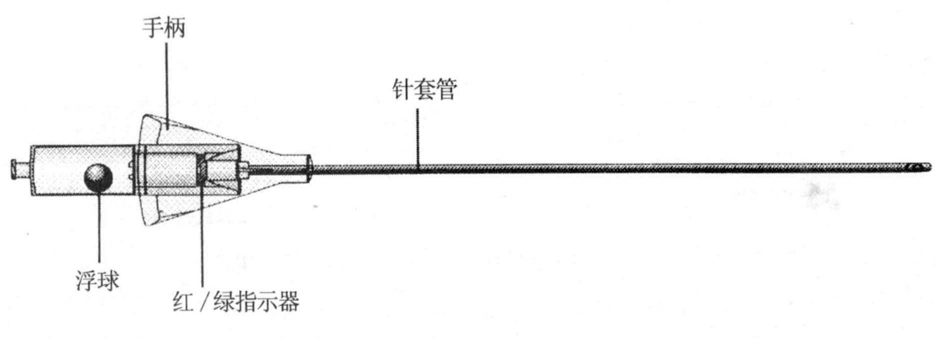

图 37-1 “安德派思”安全气腹针

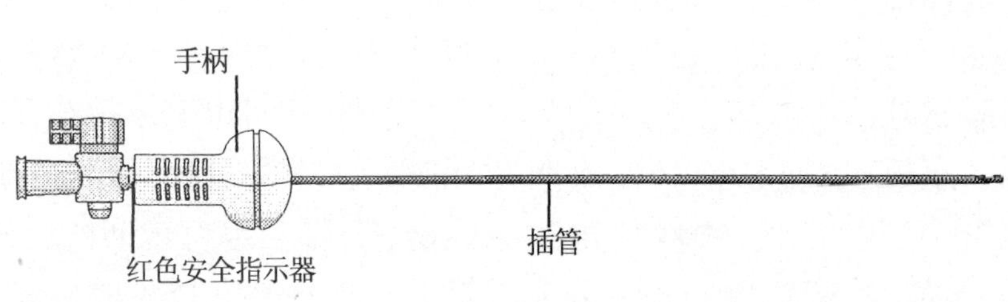

图 37-2 “安德派思”气腹针

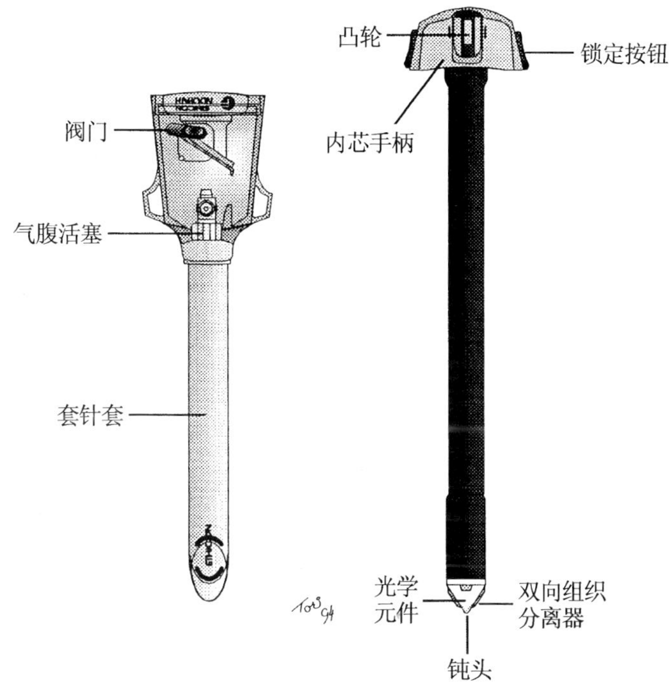

图 37-3　“安德派思”可视性外科穿刺锥和套管

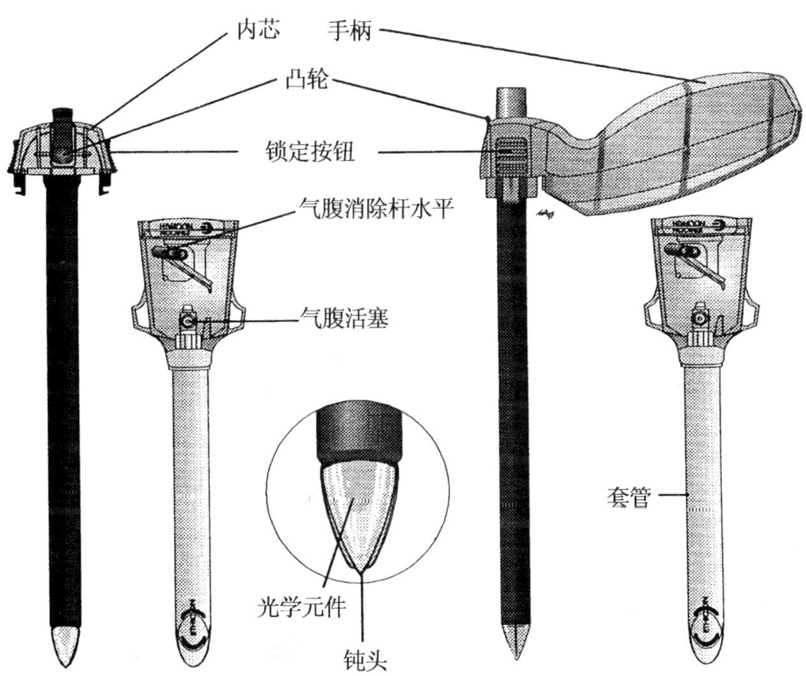

图 37-4　“安德派思”带手柄可视性微创穿刺器

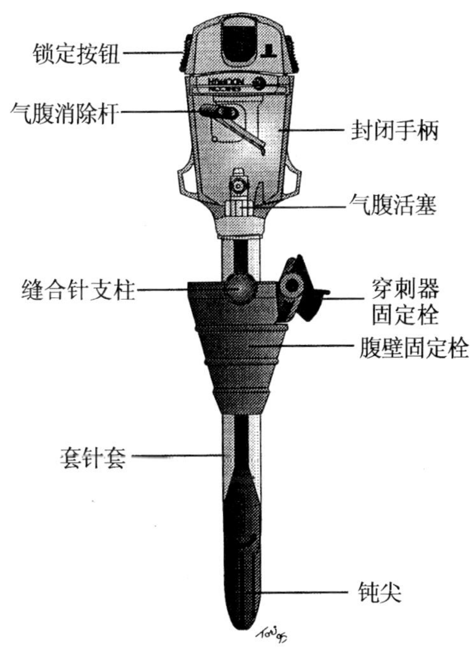

图 37-5　“安德派思”钝头穿刺器

开放式建立气腹方法与腹腔灌洗技术相似。腹壁上开很小的口，分离腹壁各层，直视下切开腹膜，获得进入腹腔的通道。筋膜缝合，固定套管。直视下，直接将 Hasson 钝圆针芯套管（图

37-5)放入腹腔,关闭筋膜和皮肤,建立气腹。

目前有很多穿刺锥(trocar)和套管(cannula)可以应用。穿刺锥和套管的概念可以相互变换。穿刺锥是指器械的尖端,能够穿透腹壁进入腹腔。穿刺锥刀片遇到阻力回缩到管鞘(图 37-6、37-7)。一旦管鞘刺入腹腔内落空、阻力消失,针芯因弹簧作用再突入腹腔,钝圆针芯有助于保护腹腔内器官组织(图 37-8)。其余的通道设备被称为套管。套管可以是再利用的,也可以是一次性的,直径范围为 3～35 毫米。当器械穿过的时候,套管喇叭状瓣膜或活瓣可以防止气体泄漏。喇叭状瓣膜开关由人工控制,而活瓣开关完全是自动的。每一个套管都有一个进气开关(Luer 锁)。套管锚定于腹壁非常重要,因为可以防止手术过程中套管意外脱落。有时,用一条粗线(0 号丝线或尼龙线)缝合到皮肤上,绕套管周围缝合有助于固定。

在腹腔镜结肠手术过程中,每个套管都可使用很多器械。脐下用 10 毫米套管,其他位置采用 10 或 12 毫米套管(图 37-9)。减压帽具有伸缩和变换不同仪器的灵活性,术中可以不断变换各种型号的器械。理想的套管应该具备以下特点:①浅表和深层腹壁固定,形成密封的口;②插入和回撤器械的时候,仅有很小的抵抗;③套管要密封良好,具有通用密封装置,便于插入不同直径的器械。

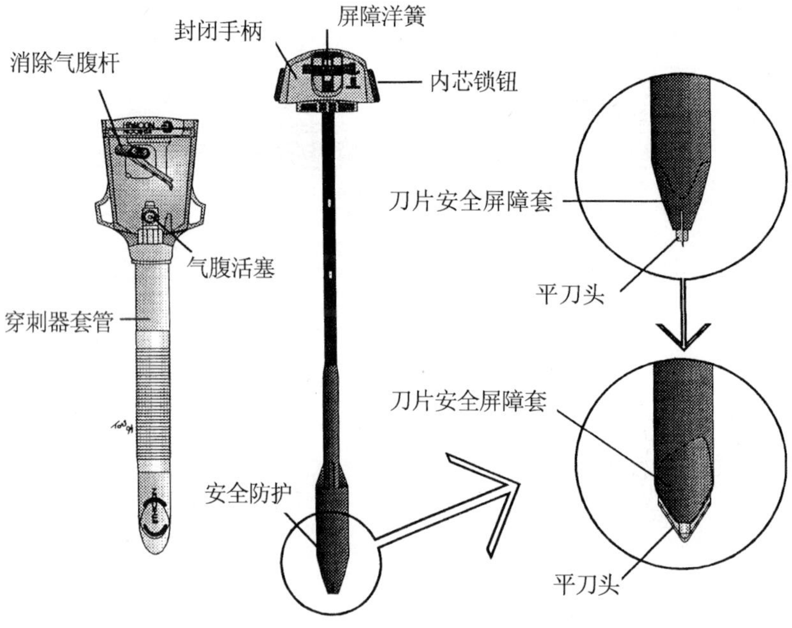

图 37-6 带刀头保护套管和固定螺纹的内置平刀式穿刺器

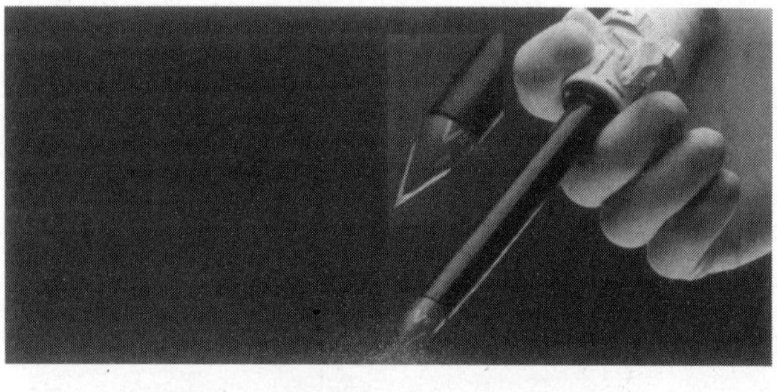

图 37-7 带安全阀的可再穿刺穿刺针

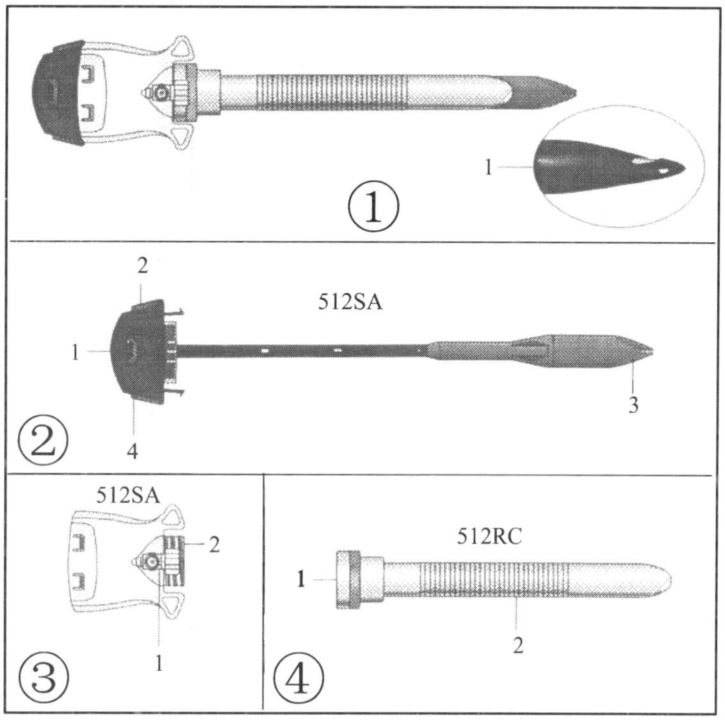

图 37-8　“安德派思”一次性使用穿刺器。①整套穿刺器和套管　1. 牵引器侧面观；②同一病人使用穿刺锥　1. 保险钮，2. 锁定钮，3. 刀头保护装置；③同一病人使用套管　1. 活塞，2. 外部的螺纹；④可重复使用套管　1. 内部的螺纹，2. 固定用螺纹

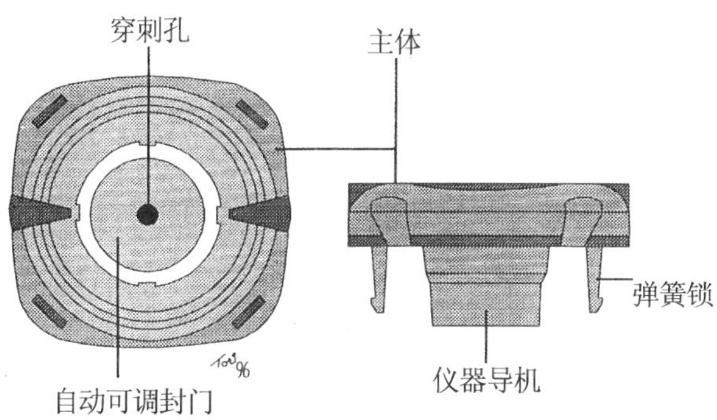

图 37-9　“安德派思”密封转换帽

（二）组织分离器械　将结肠与周围腹腔内结构进行安全分离、有效结扎肠系膜血管和非创伤性松动止常组织对腹腔镜结肠手术是至关重要的。腹腔镜器械在组织分离和松解过程中起了主要作用。通常所需要的器械是内镜抓钳、夹子和带有单极电凝的内镜剪刀、内镜施夹器、超声刀、钝圆形分离器和牵开器。

（三）内镜抓钳和夹子　抓钳主要用于处理肠组织和操作。所有类型的腹腔镜手术中，内镜抓钳是最常用的器械（图 37-10）。基本的内镜抓钳通常由把手、可旋转的器械轴和各种工作头部组成。医生操作把手张开和闭合时通过中心传动轴带动器械头部进行相应运动。有的器械在其头端另安装了使其能做一定方向运动的关节，操作起来更为灵活。

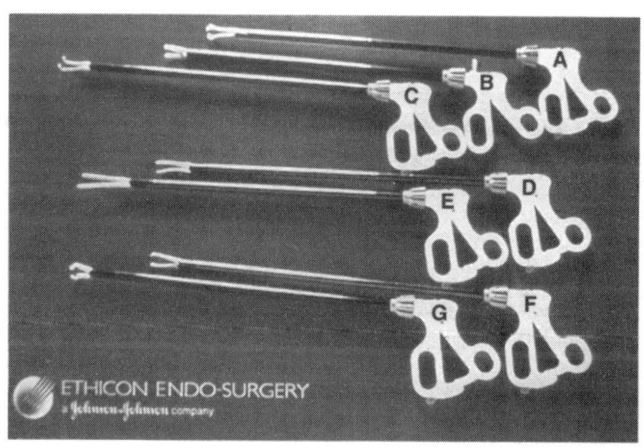

图 37-10　“安德派思”腔镜肠道器械　A：巴可钳；B：剪刀；C：右角；D：弯凯利钳；E：无损伤肠钳；F：艾利斯钳；G：钉把持器

根据器械头端的形状和对组织是否造成损伤，内镜抓钳可以分为有创和无创两种。有创抓钳通常尖部具有固定齿，抓持组织牢固而确

切。相比无创抓钳来说，有创抓钳的齿倾向于撕开和破坏组织。抓钳的控制机理可以锁住抓钳的齿，而且这些齿容易打开和通过扳机开放（图 37-11）。如果将抓钳锁住，同时牵拉和扭转组织，结果是组织被撕开。有些无创抓钳头端具有锯齿状内缘和宽的齿状间隙，可以安全钳夹大量组织。重要的是意识到某些组织，如网膜、侧腹壁、粘连物或肠系膜适合用有创抓钳钳夹。但对于肠管和肠系膜血管则必须用无创抓钳来钳夹。一般来说，Babcock 钳用于抓持肠管。但无论哪种类型的抓钳，都可以引起浆膜撕裂。

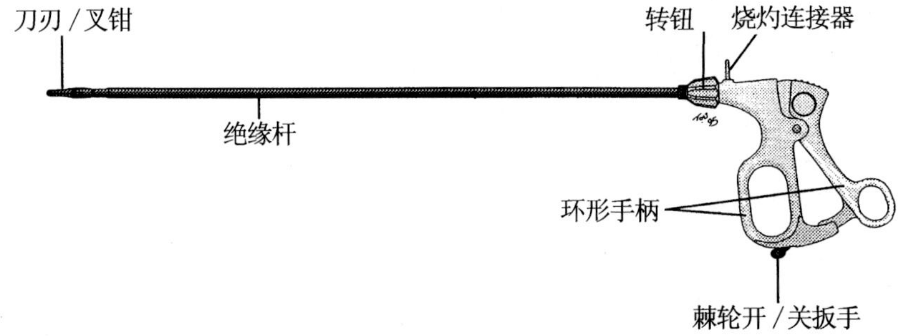

图 37-11 “安德派思”钝头抓钳 5 毫米

内镜 Babcock 钳是腹腔镜结肠切除术很重要的器械，具有很多功能(图 37-12)。Babcock 钳头端相应的接触面较小、齿间隙宽、组织抓持较紧，对于肠管的操作是安全和有效的。目前 Babcock 钳有 5 毫米和 10 毫米大小两种。相比来说，大抓钳钳夹效果较 5 毫米好些。Babcock 钳在分离过程中可以暴露肠管，且能够紧紧抓住肠管。必须用足够大的力量来紧紧抓住组织，随后激活锁定原理来防止肠管压力过度。同步牵拉、扭曲和旋转钳夹肠管可能引起抓钳的滑落，形成肠系膜和键膜撕裂。因此，无论是应用 Babcock 钳还是无创抓钳，做到仔细操作都是非常重要的。在将肠管拉出体外进行切除、回肠造口、结肠造口的时候，都可用 Babcock 钳紧紧抓住肠管。

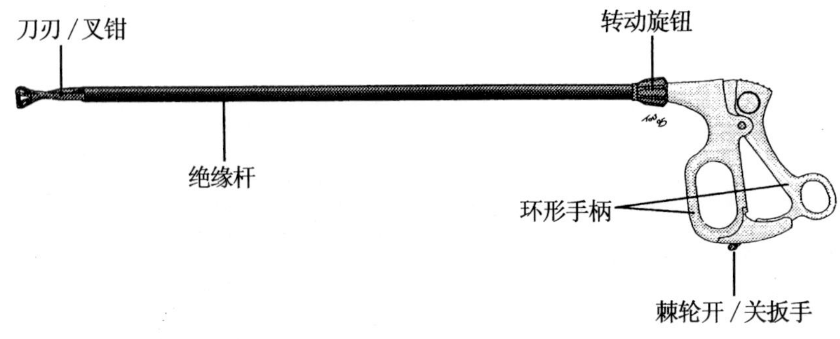

图 37-12 “安德派思”10 毫米巴可钳

(四)内镜剪刀 剪刀是腹腔镜结肠切除时进行组织分离非常重要的器械，有很多类型如带有小刀片的微型剪刀、钩形剪和曲形剪(图 37-13，37-14)。普通剪刀直径 5 毫米，长 31 厘米，头端剪切面长 16 毫米和最大张开范围(齿间隙)8 毫米。钳身绝缘良好，可以方便同时进行电凝操作。可再次利用的剪刀需要保持尖部清洁，周期性磨快。新的大分离剪杆长 10 毫米，具有长的头端剪切面能够快速分离和切除。然而，仪器杆的长度是相同的，头端剪切面小的分离剪要想获得良好的分离是非常困难的。高级腹腔镜手术采用的剪刀具有头端剪切面锐利可以进行锐利分离，而且能够沿杆长轴旋转 360°，并且连于单极电凝，还可进行组织分离。

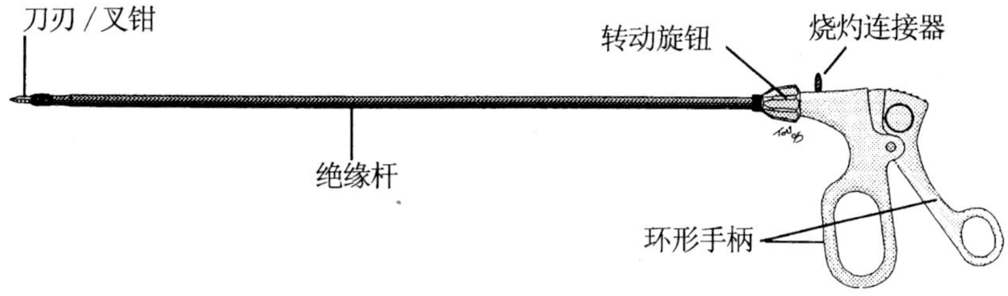

图 37-13 “安德派思”腔镜用剪刀

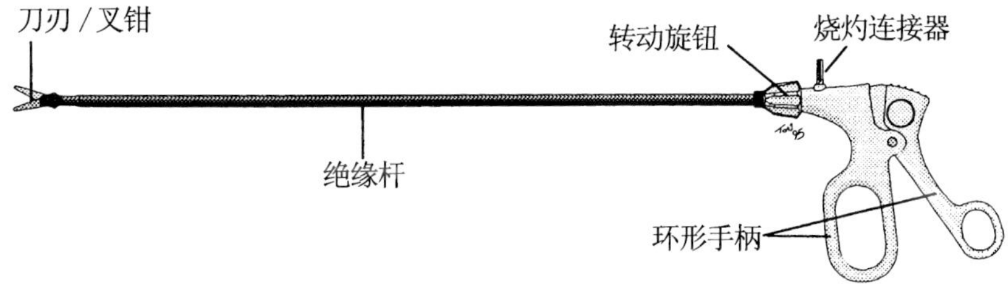

图 37-14 “安德派思”弯剪

（五）内镜施夹器 内镜施夹器主要用于肠系膜血管的操作。目前主要有单夹钛夹钳（图 37-15）或者是可处理的、自动钛夹钳，可以释放 20 个钉子（图 37-16）。尽管新的 5 毫米施夹器目前已有厂家生产；但 10 毫米自动施夹器是腹腔镜结肠手术最常用的。止血夹的材料可由聚乙醇酸和聚二恶烷酮、不锈钢或钛构成。一般来说，钛夹最常用，钛夹张开长度 4.5 毫米。应用过程中，钛夹张口两端将组织包绕，保证钛夹钳闭合后能完全夹闭组织。因此，在夹住之前应该看到钛夹的尖部，以防不经意夹到周围的组织。夹子长度为 11mm，通常闭合紧密，足以夹闭直径为 4mm 的血管。

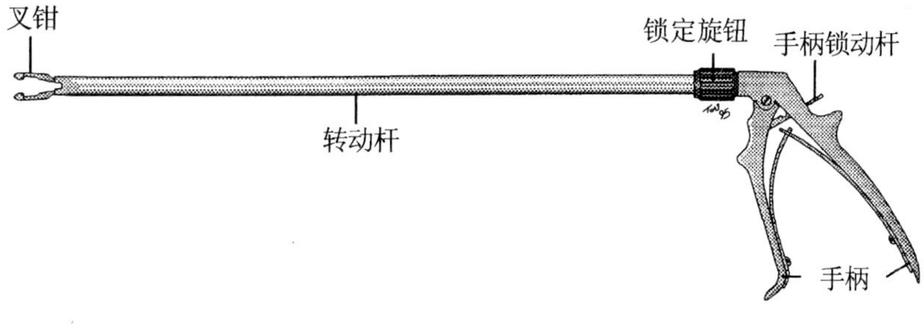

图 37-15 “安德派思”单发钛夹施夹器

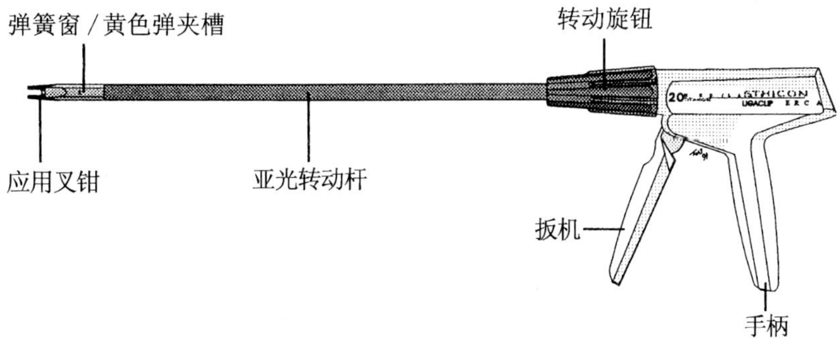

图 37-16 “安德派思”腔镜用连发钛夹

仔细解剖分离肠系膜血管后，血管近端放置两个钛夹，远端放置一个钛夹。欲剪断的血管钛夹之间要有足够距离，以免剪断血管后钛夹脱落造成出血。注意不要将钛夹交错夹闭，因为这样不能夹闭血管，还会使下面的钛夹松动，导致出血。同时，应该避免血管发生弯曲和摩擦，因为这样可以造成钛夹放置错误，更坏的结果是在应用钛夹前就已经将血管横断。内镜止血夹分离、夹闭血管时应该操作简单，止血效果良好。钛夹钳可沿长轴 360°旋转，可以在多种情况下安全放置夹子。目前单发钛夹钳可以用可吸收夹，但是费时。钛夹是否会引起组织炎症和粘连尚在争论中。但目前还没有明确的临床资料显示：钛夹、可吸收夹或不锈钢夹子能够引起广泛粘连；钛夹不会对 CT 或 MRI 检查造成干扰。

(六)超声刀或超声剪 超声仪器应用的是纵向机械波原理，频率大于 20 000Hz/s，可以作为能量的来源，用于组织分离。超声波可根据组织含水量不同而选择性切割组织。脂肪或肝实质含水量大，在低频率下即可成为碎片；而神经或血管含水量少，将不会被破坏。腹腔镜超声设备可将超声振荡机械能转换成热能，导致欲切除组织的凝固。超声刀或超声剪应用压电元件，将电能转换成不同频率和波长的机械波，凝血可引起邻近组织胶原分子变性。组织被加热后，仅产生少量的烟，在器械上面出现少量碎屑。

超声刀设备由超声频率发生器和手持部分构成(图 37-17)。发生器将电信号传到手持部分，在手持部分通过声换能器转变成机械能。手持部分声学装置可对换能器产生的超声频率成倍扩大，使金属刀头以大约 55.5kHz 的超声频率进行机械振荡。手持部分头端另有放大器，能增加机械振荡，直接作用于组织。头端的类型有尖钩、分离钩、球形凝结器。钝形头端对组织止血良好，锐利头端则切割效果好。

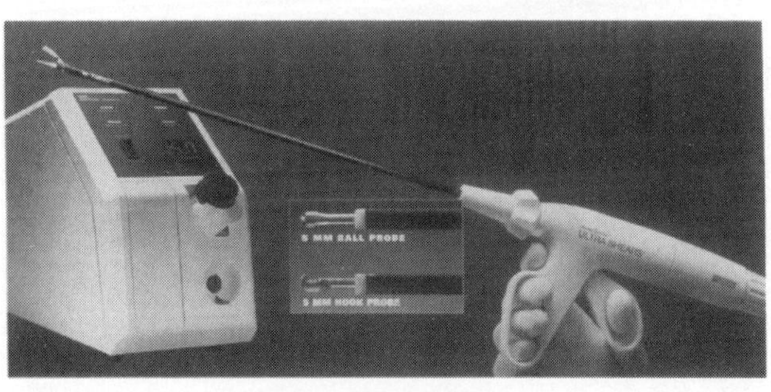

图 37-17 腔镜用超声剪

在组织分离操作过程中，超声刀头既可以作为分离钳又可作为止血器(图 37-18)。超声刀头有两部分：①固定端，用于支持所牵拉的组织；②震动端，用于向组织传递超声能量。组织在牵拉和钳夹后，刀头间超声能量可以将组织凝固。锐利刀头对组织切割效果较好；但钝圆形刀头止血效果更好。组织凝固的效果根据能量的设定而定，动力的减小使得切割能力下降，但增强了止血效果。术者也可通过把柄作用于组织上压力的改变，来控制切割和凝血效果。超声刀的主要优点是在分离脂肪组织(如肠系膜或网膜)时可以有良好的止血效果。

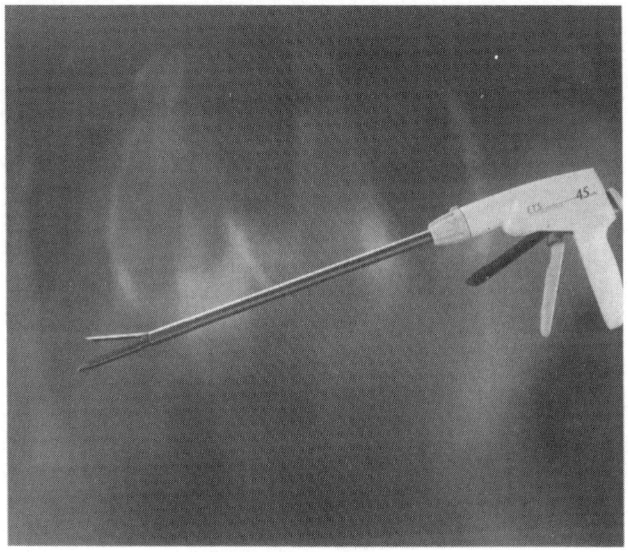

图 37-18 超声切割刀

超声刀是外科医生开展高级腹腔镜手术时，很有价值的一个工具。其钳夹功能可以使得其他仪器在凝血前对组织进行操作和分离。内镜剪刀可以凝固和切割组织，但不具备钳夹功能，限制了手术的进行。超声刀头端可以钝圆形切割和凝固目标组织而不需要反复更换器械，故极大地提高了效率。超声刀为高级外科医生提供了集抓钳、钝圆形剥离器、凝血装置和切割仪器于一体的装置，但目前主要缺点是价格昂贵、凝固组织需要时间较长。但是，仍然相信它的多种功能可以缩短手术时间，如果正确应用的话，将是腹腔镜结肠手术最重要的器械。

(七)钝性剥离器和牵开器 腹腔镜结肠手术很少应用内镜牵开器，但常规备用。目前研究者意识到牵开肠管是一个很大的难题，正在积极研制新的产品，来更方便手术的操作。病人体位倾斜和应用抓钳仪器是目前肠管牵开最常用的方法。单指牵开器或分节扇形牵开器都可应用，但通常暴露不够（图 37-19）。另外，小肠襻可能在扇形牵开器间形成圈套，可能出现肠损伤。扇形牵开器更适合于位置相对固定的器官。腹腔镜结肠手术牵开肠管最初应用的是内镜圈套器。但现在已经不再继续应用，因为多数病人抓钳的应用和肠管本身因重力下垂作用就可以暴露充分。术野的暴露是手术非常重要的步骤，对于腹腔镜手术，肥胖病人的腹腔间隙狭小、肠管扩张，中转开腹手术是明智之举。

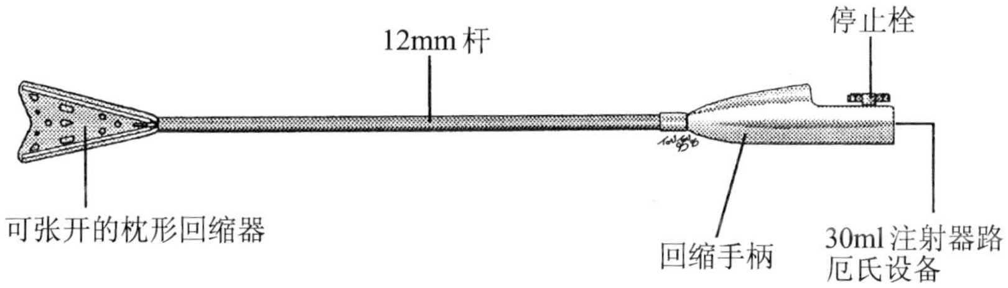

图 37-19　可撑开式大号组织牵拉器

腹腔镜结肠手术通常不推荐使用钝性剥离器。结肠和肠系膜松解和分离可以用剪刀或电凝进行，而很少用钝性分离器械如 Kittner 剥离器或钝性抓提器械。手助腹腔镜手术中，可以用手作为安全的钝性分离器械，就像开腹手术一样。

（八）切除和吻合器械　充分分离和松解结肠后，就可以进行肠系膜血管离断和腹腔镜肠管离断。肠管吻合可以在体内或体外进行。腹腔镜切除和吻合所用的仪器主要包括超声刀、内镜施夹器、持针器、推结器、牵开仪器等。体外切除和吻合采用标准开腹手术方法。

1991 年内镜组织吻合器开始投入市场。Multifire Endo GIA（US Surgical Corporation）是最早采用的内镜组织吻合器之一。钉仓长度为 30 毫米，激发时，钉仓中的刀片把组织切开，同时由两边各三排钉子将切开的组织钉合。钉仓具有不同的颜色，可用于不同层厚组织的钉合（图 37-20、37-21）。吻合器可重复装钉 3 次，用完之后，就应该换新的吻合器。内镜吻合器生产商随后推出了 60 毫米 Endo GIA（US Surgical Corporation），和 60 毫米 Endopath ELC 内镜线形切割吻合器（Ethicon Endosurgery）。

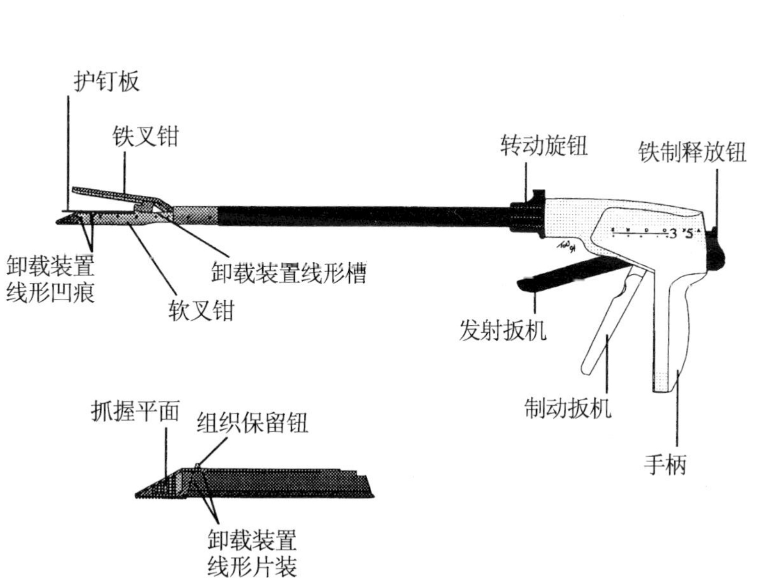

图 37-20　“安德派思”EZ35 腔镜用直线型切割缝合器（由强生腔镜外科提供）

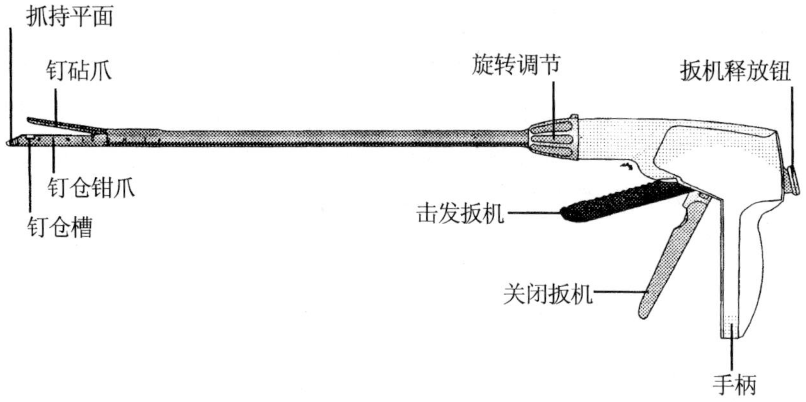

图 37-21 “安德派思”ETS 腔镜用直线切割器

腹腔镜仪器生产商对内镜组织吻合器做了很大改进，并使其具有多种功能。目前，钉仓的长度为 30 毫米、45 毫米、60 毫米等规格(图 37-22)，但都是通过 12 毫米套管插入腹腔的(图 37-23)。通过 18 毫米套管放置 90 毫米钉仓的测试正在进行中。最新型的仪器是头端可以改变方向的吻合器，在对肠管进行 90°吻合的时候，可以防止成角的吻合线横过结肠，应用更加方便(图 37-24)。而其他吻合器切除肠管，尤其是近端直肠，有时很难将内镜 GIA 与肠管形成一个垂直的切割线。

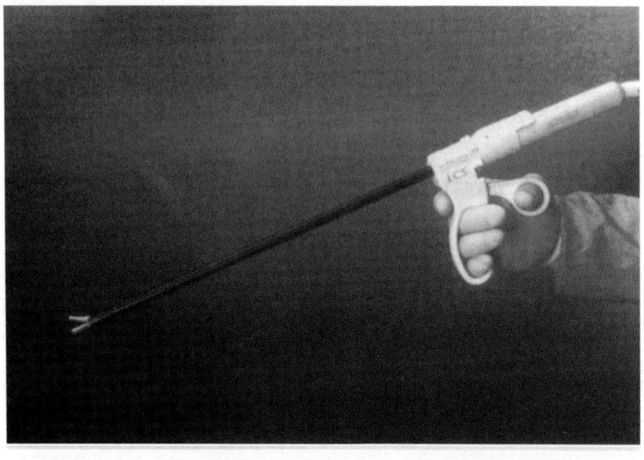

图 37-22 “安德派思”ETS45 腔镜用直线型切割缝合器

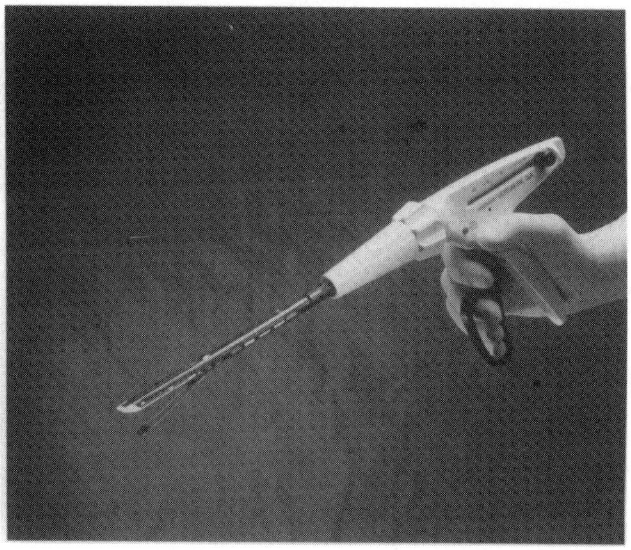

图 37-23 多次击发的自动缝合器

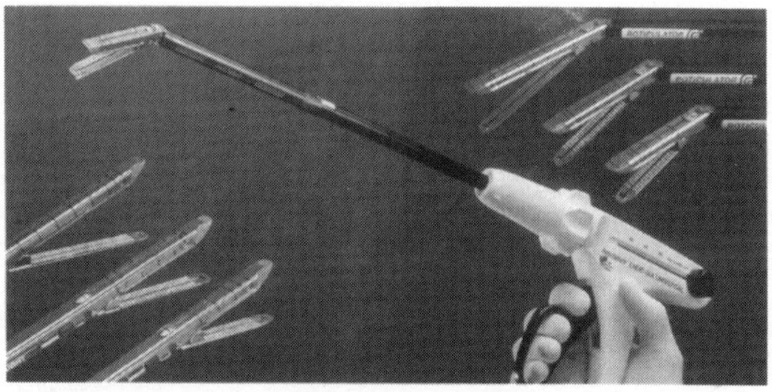

图 37-24 带旋转头的腔镜自动缝合器

头端可转变方向的内镜 GIA 可以使得钉子沿肠管垂直排列，以避免吻合成角。美国外科公司(Surgical Corporation，USA)的 Endo GIA Universal Roticulator 和 Ethicon Endo-surgery 的 ETS Flex Endopath GIA(图 37-25)是目前市场上两种最受欢迎的新型吻合器械。这些都说明了腹腔镜仪器进步和研究对于提高手术技术方面具有重要的意义。

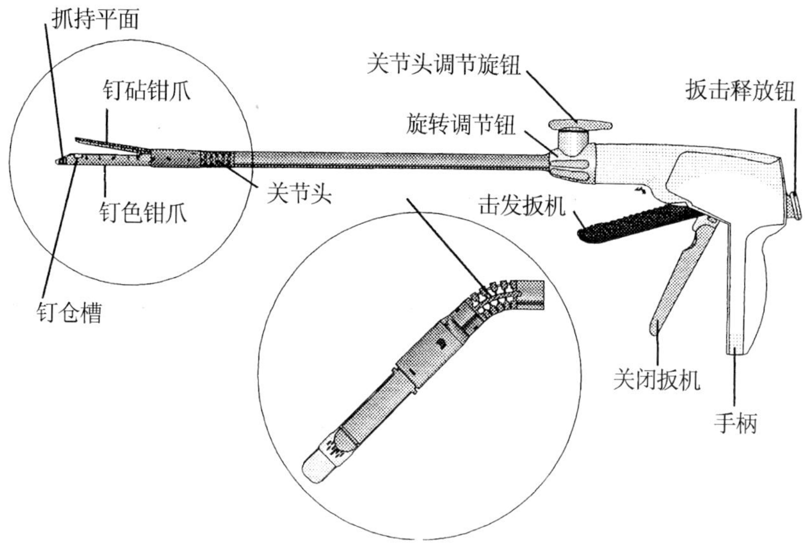

图 37-25　带关节头腔镜用直线型切割缝合器

体内肠管切除可以用内镜 GIA 吻合器进行。肠系膜血管和主要血管主干可用电凝、超声刀凝固、血管夹和带有血管的吻合器操作[1]。电凝切断肠系膜、凝固小血管，而血管主干则要用血管夹或血管吻合器。体内肠管端端吻合可以用线形内镜吻合器进行。体内手工腹腔镜吻合的另外一种选择是用弹簧针持器（图 37-26）或 Szabo-Berci 配对针持。体外或体内均可用推结器来代替医生的手指尖，确保组织结扎充分，当然也可以应用 Endoknot prettied 缝线和体内打结技术，如 Ethicon Suture Assistant（图 37-27）。体内吻合所需的时长，而且难度大，因此多数医生对体内松解和切除，不管肠系膜是否离断，在体外进行吻合。

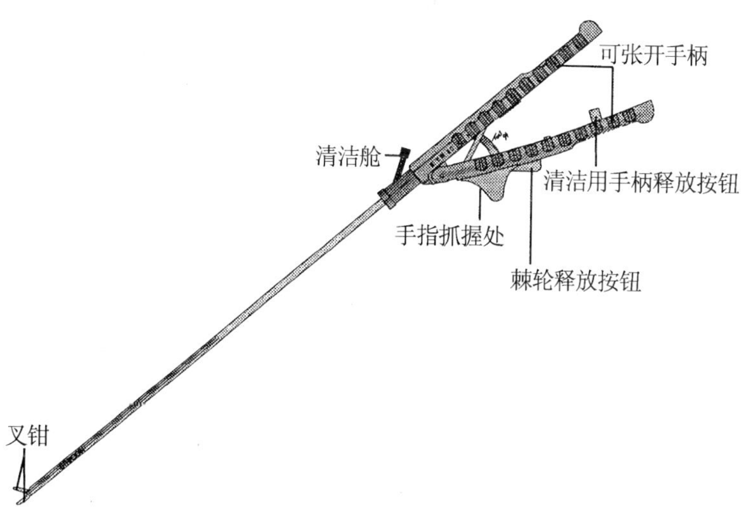

图 37-26　“安德派思”腔镜用持针器（可重复使用）

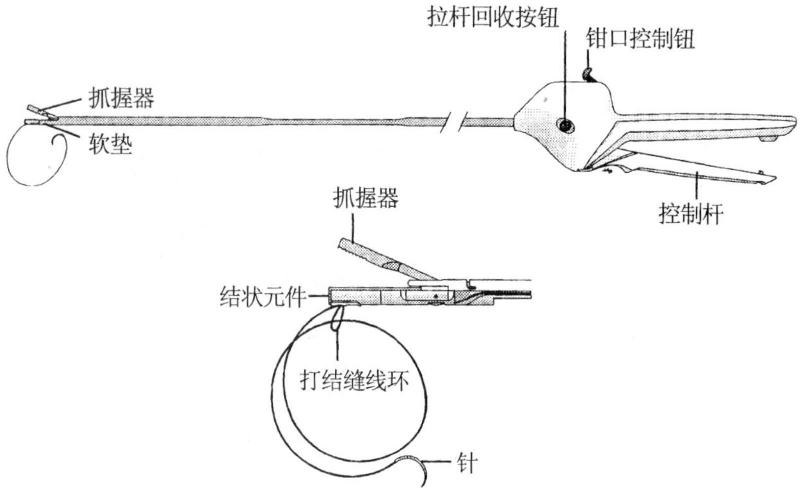

图 37-27 “安德派思”自动打结器

腹腔镜右半结肠切除手术可以应用标准开腹手术的方式。右半结肠和结肠肝曲可以用腹腔镜进行松解，切断肠系膜血管，体外用标准 GIA 和 TA 吻合器（图 37-28）进行切除和吻合。操作过程中，用手术巾进行保护，不仅可以防止污染，也可防止肿瘤种植[1]。

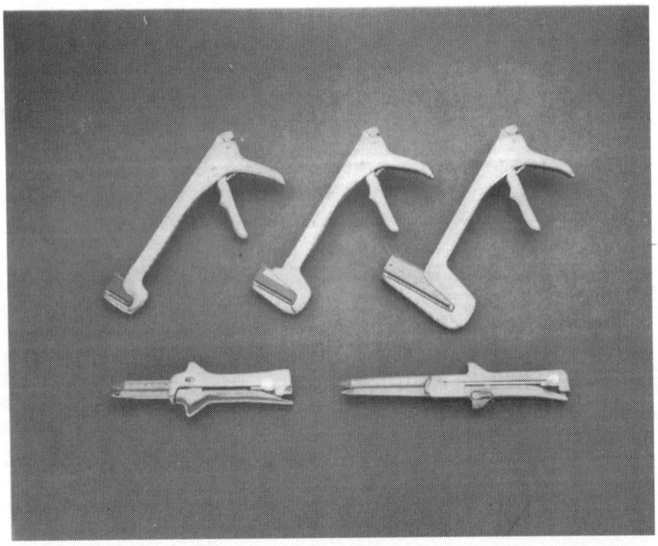

图 37-28 标准的直线切割缝合器和残端闭合器

对于左侧结肠切除，通常在乙状结肠或直肠远端进行吻合，双重吻合技术是非常好的选择。左侧结肠在体内用 GIA 吻合器进行吻合；肠系膜血管用带有血管夹的内镜 GIA 吻合器分离和结扎。随后将腹壁一个穿刺孔孔径扩大，消除气腹，近端结肠拉到腹壁外。保护切口，防止切口感染和肿瘤种植。在近皮肤水平切除肠管，将处理好的近端肠管送入腹腔，直视下，可以用刚才切开的腹壁切口手工吻合。另一种方法是，关闭切口，重新建立气腹，腹腔镜下吻合。从肛门插入圆形吻合仪器（图 37-29），套管从吻合线和远端肠管的中部或邻近位置延伸。腹腔镜钻头抓钳（ethicon endosurgery）是经过特别设计的，用于固定钻头以协助钻头杆连于圆形钉合器械，将近端和远端肠管连接起来。如果无法用钻头抓钳，可用 Babcock 钳或向右成角仪器（图 37-30）。击发圆形吻合器，去掉粘在吻合器上的圆圈状的一段肠管，仔细检查是否完整，以确保完整吻合（图 37-31）。为检查吻合口是否有渗漏，可通过注射管从直肠或通过直肠镜注入空气，以确保吻合不会出现空气泄漏。应用直肠镜还有一个优点就是可以直视下观察吻合情况。

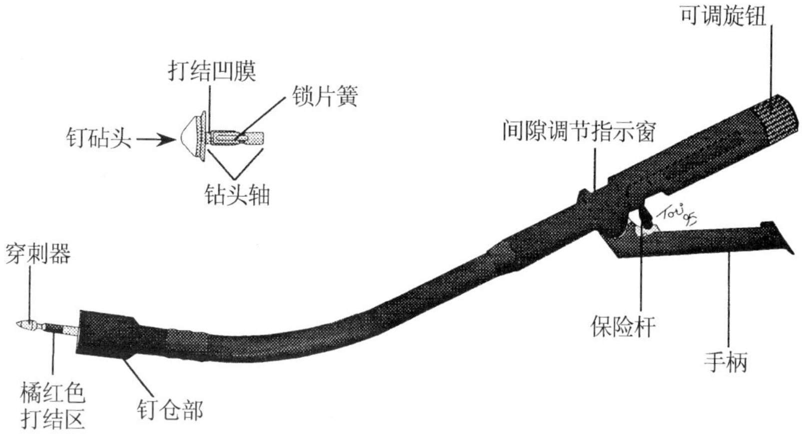

图 37-29 “安德派思”腔镜圆形吻和器

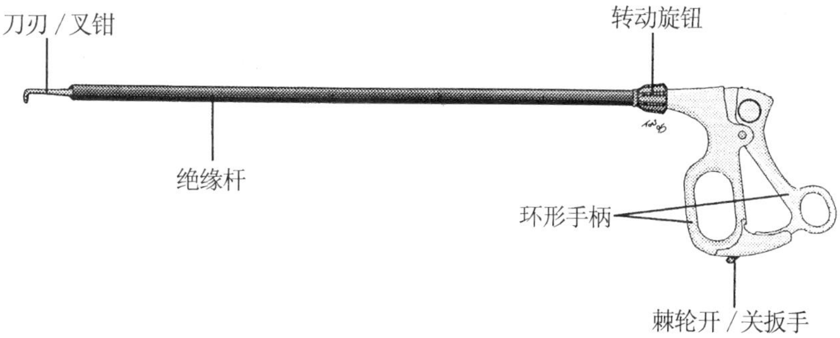

图 37-30 “安德派思”右角钩电凝器

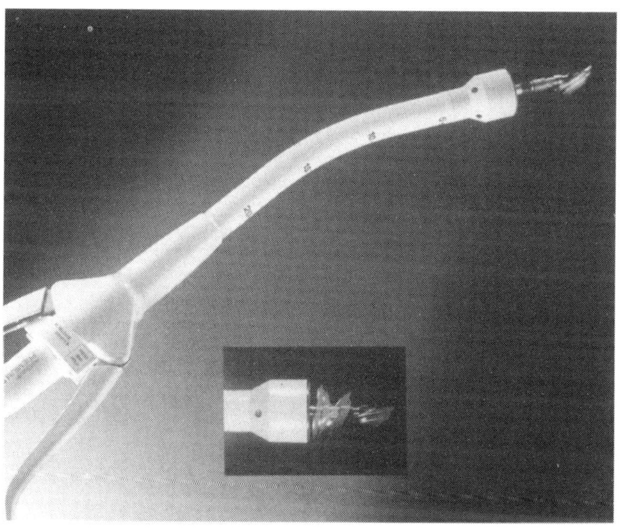

图 37-31 Autosuture 美国圆形端-端吻和器

(九)其他的专门仪器 目前越来越多的外科医生采用手助腹腔镜(HALS)进行结肠切除手术。本方式可以允许医生用他们最熟悉的“仪器”——手。充气袖套(Dexterity, Blue Bell, PA, USA)是一种新的装置,术者可以通过它将一只手放入腹腔,而气腹仍然存在。对于比较难的腹腔镜结肠切除手术如憩室炎等,术者可以用他们手操作,这样不仅使手术变得简单、快速,而且术者也会更加自信。手助腹腔镜有多种优点如能触觉更灵敏、分离组织自然平面、无创牵拉肠管和子宫等器官,还可感受到脏器的 3 维结构,能够快速、灵活定位病变组织进行缝合或将组织放在吻合器钉座间。HALS 切口小,通常为 5～7cm,在腹腔镜手术中,可以利用刚才所做的切口,将标本经充气袖套取出。

传统开腹结肠手术时,术前触诊肝、结肠肝曲、主动脉旁组织或术中超声能够对肿瘤的临床分期进行估计。术中超声检查对肝病变有高度敏感性和特异性。由于这种检查价格不贵而且能够快速进行,因此成为结肠肿瘤手术中估计肝和周围组织的一种选择。腹腔镜超声探头具有硬质、能够弯曲的尖部,可以在腹腔镜下,通过 10 毫米套管插入腹腔。5～7.5MHz 探头具有分辨率好的特点,而且可以以线形或扇形扫描方式观察肝脏。

腹腔镜手术套管孔疝的发生率正逐渐增

多。一般情况下，孔径大于 5 毫米应该行筋膜关闭。高级腹腔镜手术，如果闭合 10 或 12 毫米孔则需要延长皮肤切口，缝线缝合。目前，Storz 针孔筋膜闭合装置（Karl Storz Endoscopy-America，Culver City，CA，USA）对于防止套管孔疝是非常有效的，而且受到术者的欢迎。在腹腔镜的引导下，可以进入套管孔周围的筋膜，两边用线全层缝合腹壁。

结论

腹腔镜结肠和直肠手术是富有挑战性、技术性很强的手术。新型腹腔镜器械的不断研究和开发使得这种手术成为可能。腹腔镜器械的正确操作是开展安全有效外科手术的关键，而器械的进一步改良则是必需的，以优化完全的腔内手术。将来腹腔镜仪器的一些主要改进包括：带有不影响观察效果的镜头冲洗装置的高分辨率的摄像机，更好的无损伤肠管抓提器械，价格的不断降低和器械直径缩小到可以适合于 5 毫米孔。伴随技术的不断进步，高级腹腔镜手术可以涵盖腹腔内三维观察，仿真技术、机器人技术或人机界面。然而，腹腔镜器械操作在高级腹腔镜结肠和直肠手术中起着至关重要的作用，因此，进一步的研究和开发势在必行。

（贾宝庆　译）

参考文献

1. Simmang C，Rosenthal，D. Tools for laparoscopic colectomy. Semin Colon Rectal Surg 1994；5：228-238.
2. Milsom JW，Bohm B. Laparoscopic Colorectal Surgery. New York：Springer-Verlag，1996；
3. Smith LE，Gordon PH. Laparoscopic colon and rectal surgery. In：Gordon PH，Nivatvongs S（eds）Principles and Practice of Surgery for the Colon，Rectum，and Anus. St. Louis：Quality Medical，1999：1337-1379.
4. Ballantyne GH，Begos DG. Operating room setup. In：Jager RM，Wexner SD（eds）Laparoscopic Colorectal Surgery. New York：Churchill Livingstone，1996；105-126.
5. Corman ML. Colon and Rectal Surgery，4th Ed. Philadelphia：Lippincott-Raven，1998；1001-1032.

第三十八章　腹腔镜阑尾切除术

W. Keat Cheah 和 *Peter M. Y. Goh*

瑞士的 Kurt Semm 1980 年就实施了首例腹腔镜阑尾切除术，并提出将其作为开腹阑尾切除术的替代治疗形式[1]。然而，一直到 20 世纪 80 年代后期随着腹腔镜在普外科领域日渐普及时，该手术才得到广泛的接受。当前，由于视频设备和腹腔镜器械的改进以及很多前瞻性分析结果认为腹腔镜优于传统的开腹阑尾切除术，才使得腹腔镜阑尾切除术更受欢迎。

患者选择

实际上，任何怀疑为阑尾炎的患者都可以接受腹腔镜阑尾切除术，尤其适合大多数健康的年轻患者。但是，在下列一小群患者中应该注意避免使用腹腔镜，包括患重度败血症需要行剖腹术的患者；既往有下腹部手术并形成粘连而实施腹腔镜检查可能有困难的患者；患有严重肺部疾病而二氧化碳人工气腹可能会加剧病情的患者；对于妊娠女性患者来说，腹腔镜检查不是最佳选择。但对右侧髂窝疼痛可疑盆腔疾病表现类似阑尾炎的女性患者来说，腹腔镜检查就可以避免不必要的手术，而且允许妇科腹腔镜检查及治疗。腹腔镜也非常适合肥胖型患者，可以避免较大的切口和潜在伤口感染。

术前准备

腹腔镜阑尾切除术的术前准备类似于开腹阑尾切除术。在术前取得同意时，向患者解释该项手术，同时告诉患者术中有可能转为开腹阑尾切除术。针对女性患者，要询问月经史并测量 β-hCG 水平以测定是否妊娠。手术开始给予静脉输液和抗生素（头孢呋肟与甲硝唑），给予肌肉注射止痛药（哌替啶）。

手术步骤

使用肌肉松弛剂和气管插管实施全身麻醉。患者取仰卧位，左臂置于体侧，因为术者和扶镜助手将站在患者的左侧进行手术。女性患者需插入导尿管排空膀胱以便清楚地观察骨盆，在手术结束时可取下导尿管。使用可倾斜至 Trendelenburg 体位和右侧向上体位的手术台，以便腹腔内容物在重力作用下偏移显露出盲肠和阑尾。沿脐至耻骨为患者铺巾，暴露出下腹和侧腹部。

常规腹腔镜检查

在脐下切 1 厘米小口进入腹腔。插入一个 10 或 12 毫米的穿刺套管，注入二氧化碳气体至最大 1.6kPa（12 mmHg）的压力，建立人工气腹。

沿穿刺套管插入一个直径为 10mm 的 30°角腹腔镜；如果镜头蒙上水雾，可在镜头上使用防雾溶液。进行常规腹腔镜全腹腔检查，并根据脓性液体的播散情况来评估腹膜炎的程度。然后，取小切口插入两个 5 毫米的套管。在腹腔镜视野下，紧靠耻骨上方正中插入较低的套管，小心不要损伤膨胀的膀胱。在腹直肌的外侧缘与其他两个套管等距的位置处插入左外侧套管，并使用腹腔镜透射腹壁以避免刺穿腹壁下血管。该套管的放置使术者两手都靠近躯体实施手术，而有一个比较舒服的位置（图 38-1）。

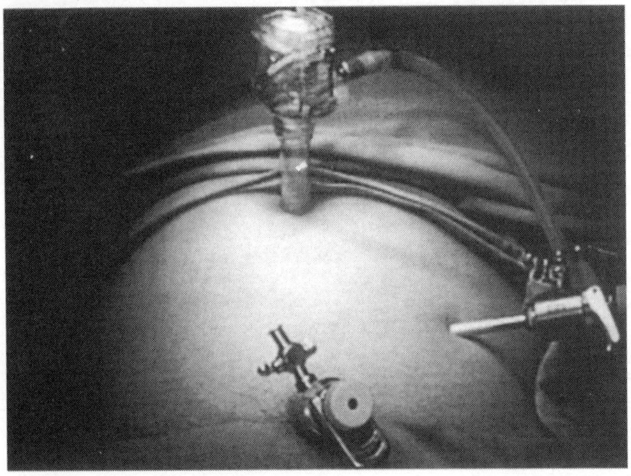

图 38-1 套管放置

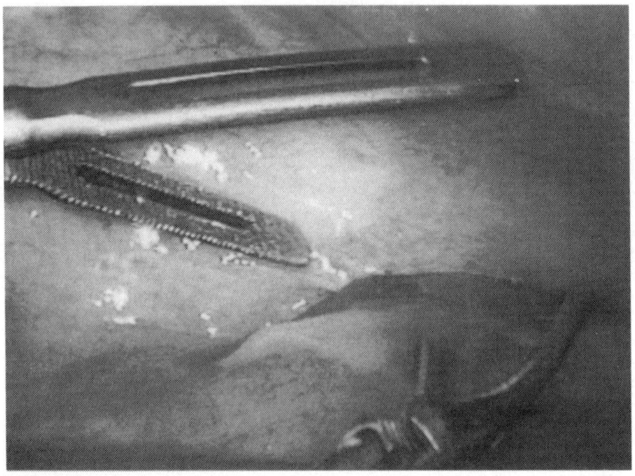

图 38-2 弧形解剖钳放在左侧套管中

沿下方套管插入一把带有长钳口的无创伤性肠钳，术者左手持肠钳抓取阑尾。一把弧形解剖钳从左侧套管中放入（图 38-2）。如果阑尾无明显炎症征象，则仔细探查其他病理学改变，例如盲肠憩室炎、末段回肠炎、Meckel 憩室炎、小肠肠系膜淋巴结炎，以及在女性患者中，探查有无输卵管炎、卵巢囊肿破裂或扭转、子宫内膜异位症等。

游离阑尾

使用手术钳轻轻拨开经常粘连在发炎阑尾上的网膜以便暴露出阑尾的尖端，用无创伤性手术钳轻轻抓住阑尾相对健康且没有坏死的部位以避免撕脱组织，将阑尾提高至前腹壁，在轻度张力作用下轻轻地钝性分离黏附的组织。继续解剖至阑尾的根部（图 38-3）。由于阑尾尖端部位的变异很大，因此有时无法看到它，在这种情况下，首先找到回盲连接部作为指引，进而在其外下方 2cm 通常可找到阑尾的根部，当提拉盲肠时，尽管没有看到阑尾尖端，但仍可发现根部，抓住阑尾的根部，沿尖端方向轻轻分离，如果阑尾粘连在外腹壁上，那么在靠近阑尾侧小心切断粘连，注意避免穿孔。

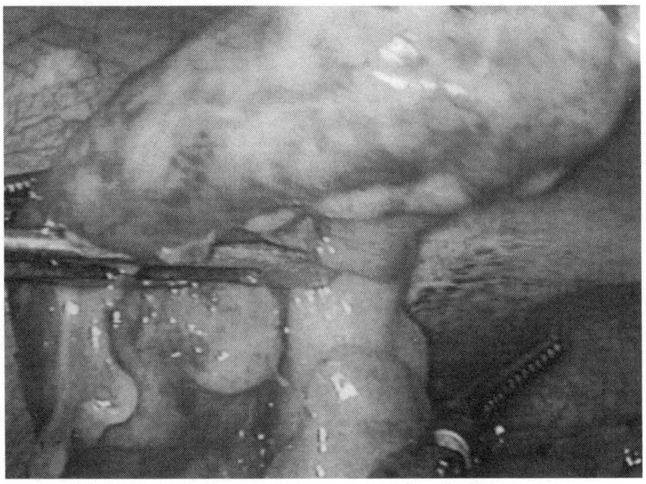

图 38-3 解剖至阑尾根部

分离阑尾系膜与阑尾

有几种安全的方法分离阑尾系膜。

（一）结扎阑尾动脉 使用电凝方法切开阑尾系膜处的脂肪，从游离缘的正中开始，延伸至阑尾根部。从阑尾系膜正中水平开始的原因是如果意外损伤了动脉并且出血，那么会有足够长度的动脉用于控制出血而无需担心回缩。

使用抓取钳沿根部方向轻轻撕下脂肪或者按需使用手术剪分离；小心避免损伤阑尾动脉。一旦通过清除周围的脂肪而分离出动脉，则借助下方套管内的一把非创伤性手术钳抓住阑尾，从外侧套管插入一个 5 毫米的施夹器（图 38-4）。在动脉底部需要一个或两个固定夹，而远端留出足够的空间用于切断动脉。

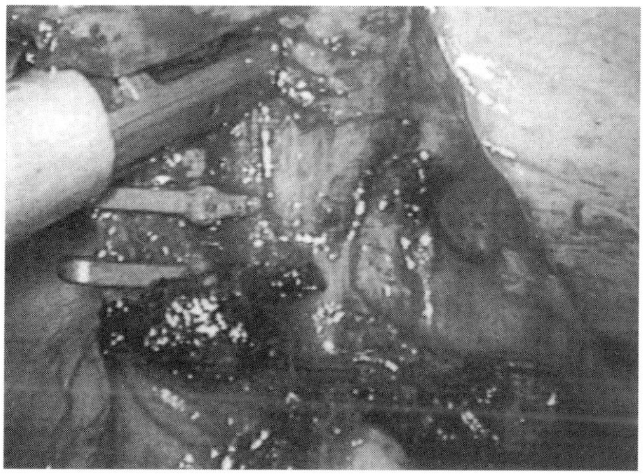

图 38-4　借助下方套管内的一把非创伤性手术钳抓住阑尾，从外侧套管插入一个 5mm 的施夹器

下一步是清除阑尾根部上的阑尾系膜脂肪以便可以安全地结扎阑尾。该步骤具体为通过从外侧套管插入预先系紧的结扎环，将其套在根部上，然后将另一个结扎环放在距离头侧大约 1 厘米的位置上，从而清除阑尾根部上的阑尾系膜脂肪(图 38-5)。然后使用手术剪切断阑尾，在下面一个结扎环的上方保留 6 毫米的残端(图 38-6)。无须灼烧残部的尖端，因为集中在结扎局限点上的热能可能导致损伤和残端脱落。我们不会常规包埋残端，因为这样做不会提供任何额外的优势。

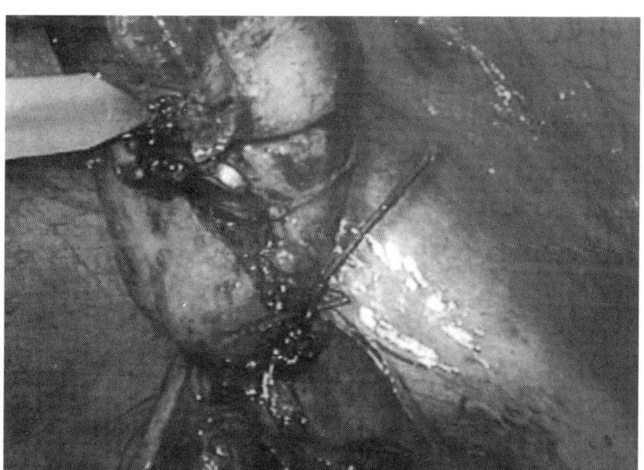

图 38-5　通过从外侧套管插入预先系紧的血管环，将其套在根部上，然后将另一个环放在距离头侧大约 1cm 的位置上，从而清除阑尾根部上的阑尾系膜脂肪

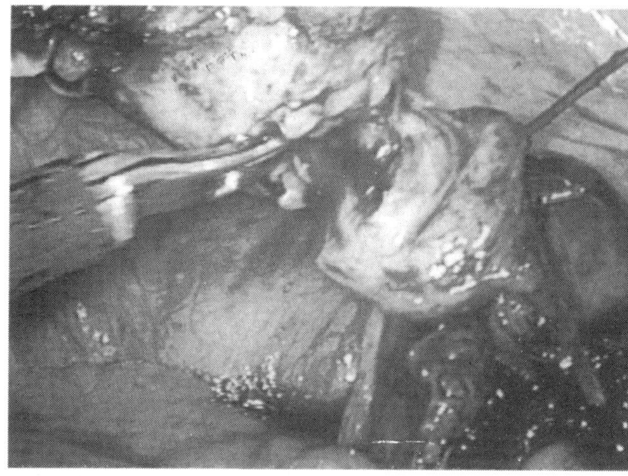

图 38-6　使用手术剪切下阑尾，在下面一个环的上方保留 6 毫米的残端

(二)系紧阑尾系膜和阑尾　还可以使用 2-0聚酯缝线体内或体外系结的方法结扎阑尾系膜。该项操作具体为运用弧形抓取钳在靠近阑尾根部的阑尾系膜内分离出一个口。然后穿过该口传送缝线并进行缝合(图 38-7)。该技术重复用于阑尾，而且在两处结扎部位的中间断离结扎组织。

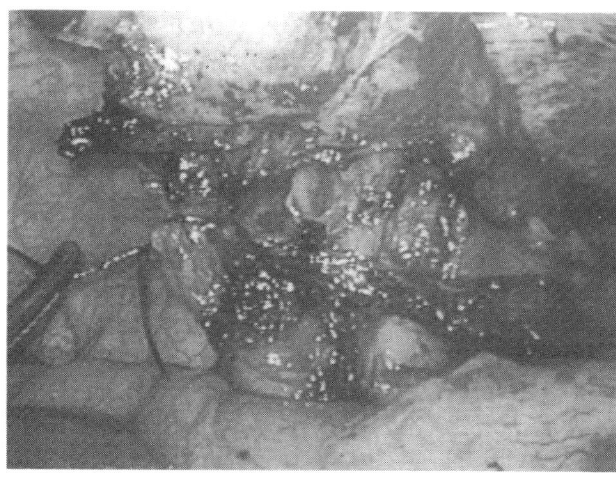

图 38-7　为了结扎阑尾系膜，从阑尾系膜内的口伸入缝线，靠近阑尾根部进行缝合

(三)使用双极电凝方法　双极电凝方法可以安全地用于阑尾系膜的凝血(图 38-8)。只有微量热能向外侧播散，因此可以避免损伤周围的组织。相比之下，单极电凝方法如果长时间使用的话，会播散热能而且造成损伤，但单极灼烧可以在短时间内有效地使用。在采用双极电凝方法灼烧阑尾动脉后，该动脉会形成血栓，切断阑尾动脉并留出一定长度的动脉残断以防万

一。如果发生出血情况，可以进一步使用双极电凝方法或者在动脉根部放置一个施夹器。作为双极电凝方法的替代办法。

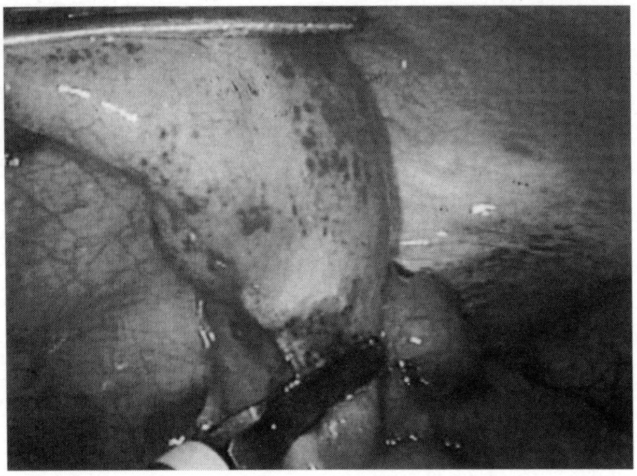

图 38-8 使用双极电凝方法安全地电凝阑尾系膜。沿阑尾的纵向分开阑尾系膜。该步骤起始于阑尾尖端，行进至根部，小心不要造成阑尾穿孔，同时要避免损伤动脉。使用结扎环结扎阑尾，分离步骤如前文所述

缝合器分离

为了使用体内缝合器，腹腔镜改成从 5 毫米的外侧套管内放入，从脐部套管插入 12 毫米缝合器，如果阑尾和阑尾系膜的厚度适中，则内镜切割缝合器可以闭合阑尾根部的整个结构并进行切割分离(图 38-9)。为了确保缝合线边缘的最佳止血效果，使用血管缝合器，但是，不建议在边缘应用电凝方法，因为可能会造成脱落。如果阑尾系膜过厚以至缝合器无法一次缝合，那么可以分开进行。该方法具体为在靠近阑尾根部的阑尾系膜内分离开一个口，使用血管发射筒分离阑尾系膜，然后使用肠缝合器缝闭分离阑尾。重要的是在阑尾的根部，即阑尾自盲肠的起始处，分离阑尾；否则，留下残端的长度过长可能会导致阑尾炎复发。缝合器技术是我们首选的阑尾分离方法，因为它具有安全(留下三列钛夹)、迅速和简便的效果，而且它在下文提及的疑难情况下非常有用。

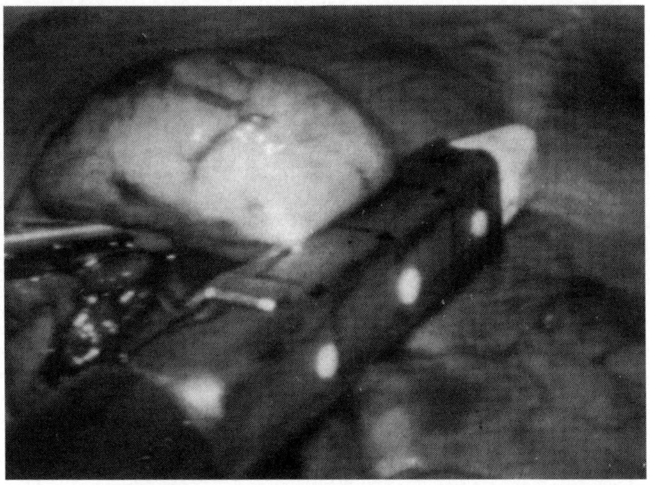

图 38-9 如果阑尾和阑尾系膜的厚度适中，则内窥镜切割缝合器可以用于阑尾根部的整个结构进行切割分离

取出阑尾

腹腔镜改成从 5mm 的外侧套管内放入，同时在下方套管的抓取器继续轻轻握住阑尾防止其落入腹腔内。如果阑尾没有增厚，则从脐部套管插入一个 10mm 的抓取器握住阑尾根部的阑尾系膜。同样，此时不应该钳抓阑尾尖端，因为此处经过发炎后非常脆弱容易破裂。最后，按下开放阀门从套管取出标本。由于没有接触腹壁，所以降低了伤口感染的发生率。如果由于阑尾过厚而无法取出，那么插入一个内袋，将阑尾放入袋内，关闭内袋，然后一起从套管内取出(图 38-10)。可重新插入套管并且重新制造人工气腹。将阑尾进行细菌培养。

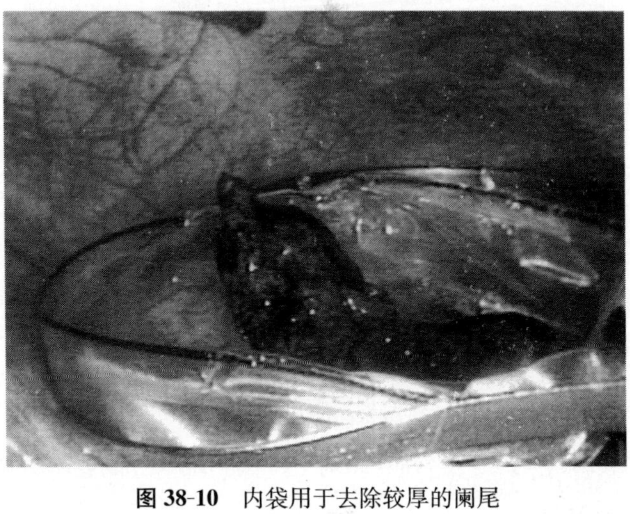

图 38-10 内袋用于去除较厚的阑尾

冲洗与闭合

重新插入一个 10mm 的腹腔镜，使用插入外侧套管的 5mm 冲洗器借助大量盐水清洗盲肠区域直至流出的液体澄清。如果在其他的象限内发现污染，那么腹腔镜方法具有优于其他技术的优势，它能够恰当地显示并冲洗其他区域，尤其是盆腔。根据污染的程度，有时需要超过 3 升的盐水；去除纤维蛋白时使用增压冲洗方法可能更加有效。在手术结束时，抬高患者的头部，抽吸在重力作用下流至盆腔的液体，如果发生穿孔，则将负压引流管放在穿过下方套管的盆腔内。最后确认有无出血以及结扎或止血夹的放置是否牢固，在直视下取出两个 5 毫米套管，检查是否存在腹壁或者上腹部血管的出血，用 8 号聚酯缝线关闭脐部伤口，使用无菌溶液清洗伤口，筋膜下用 4－0 缝线关闭皮肤，然后使用普鲁卡因浸润伤口。

术后处理

当肠鸣音恢复时，患者通常可于第二天口服流质，如穿孔引发肠梗阻，则延迟进食的时间。如无不适的情况，可以进流食。最初可给予肌肉注射止痛药，例如哌替啶或者吗啡，随后为口服止痛药。只有在穿孔的病例中才口服数天抗生素。如果放置了引流管，那么当引流液量少而且为非脓性时，通常在术后 1 天或 2 天，可以取出引流管。多数患者可完全自由走动并且于术后第 2 天出院。

针头镜阑尾切除术

针头镜阑尾切除术使用了直径大约为 3mm 的设备，远远小于在其他手术中所用的 5mm 和 10mm 的设备，因此其侵入性也小于传统的腹腔镜手术。在脐部和其他两个套管处的针头镜直径为 3mm，套管的位置与上文所述相同。因为该设备比较脆弱，所以在操作时应小心避免弯曲或者折断。在 3mm 范围内的视野比 5mm 的视野窄，但是借助新型的光学系统，其清晰度足够用于实施恰当的分离术（图 38-11）。使用 3mm 双极电凝方法和手术剪分离阑尾系膜，使用预先系紧的“迷你”型血管结扎环结扎阑尾。随后分离阑尾，将阑尾引至脐部创口附近，使用血管钳将其从创口内取出。该技术的优点是创口小于传统的腹腔镜手术，疼痛可能较少，而且只需用缝线闭合脐部的创口；剩余的创口可用胶带关闭。它最适合用于炎症程度轻的早期阑尾炎手术。该方法不适合用于阑尾严重感染或者穿孔的情况，因为此时需要大量的分离和冲洗。

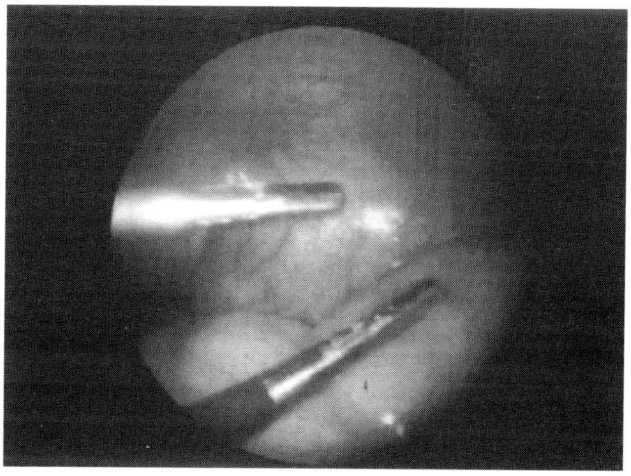

图 38-11 在分离过程中，来自于 3mm 范围的视野

疑难阑尾

某些情况要求除前文所述的传统腹腔镜阑尾切除术步骤以外的操作。

（一）盲肠后位阑尾 如果暴露出回盲连接部后无法找到阑尾，那么阑尾可能位于盲肠后位或者回肠后位。在这种情况下，必须使用钝性分离和手术剪分离外侧腹膜，游离盲肠和升结肠，与半结肠切除术中的方法相似。在此步骤中必须在下方的套管内使用非创伤性肠钳轻轻回拉结肠；还可使用冲洗器作为钝性解剖器。此时可以发现黏附在盲肠上的隐藏阑尾，采用钝性分离法轻轻将其分离。必须谨慎使用电凝以避免损伤腹膜后的结构，如右侧输尿管或者髂血管。

(二)未暴露出阑尾尖端 有时候，虽发现阑尾根部，但由于和深部组织粘连而无法抬起阑尾的尖端。在这种情况下，最好不要继续试图强迫拽拉阑尾，因为可能会撕脱尖端并留下残端日后形成感染和脓肿的来源。较为安全的方法是首先使用缝合器或结扎环分离阑尾根部，然后沿尖端方向通过小心分离阑尾附近的阑尾系膜而切断阑尾。最后，取下整个阑尾。万一出现阑尾撕脱的情况，则需要分离附近区域内的组织和肠段，取出所有坏死的组织。大量冲洗该区域，并放置一根或者多根引流管。

(三)坏死的阑尾根部 当炎症扩展至阑尾根部并涉及部分盲肠时，较安全的方法是使用内镜缝合器械，将缝合器的钳口置于坏死区域的下方，连同部分盲肠切断阑尾和取下阑尾。可能需要多个缝合器。由于有多排金属钛夹，该项操作比文中描述的其他技术更安全。替代方法为：如果不能使用缝合器，使用体内缝合技术缝合也可以切下坏死肠段以及附近正常的盲肠边缘。

当所有方法都无法成功切除阑尾时，作为安全的方法是中转为开腹手术，通常发生在这样的情况中：阑尾无法找到或者存在重度粘连包裹。此时腹腔镜的使用，也可作为辅助的腹腔镜检查，仍然有助于冲洗在开放式切口时无法接近的区域，而且有助于术者正好在阑尾的上方行切口，因此可将创口的尺寸降低到最小的程度。

腹腔镜对比开腹阑尾切除术

(一)腹腔镜阑尾切除术的优点

(1)它是更加准确诊断腹部疼痛的有用工具[2,3]。在阑尾似乎大体正常的情况下，腹腔镜可以检测其他的病理改变，尤其在女性的盆腔内，比小型的斜切口检查更加准确，然后可决定是否应该切除阑尾，这一优势明显高于开腹阑尾切除术，在后者中盆腔探查受限，而当没有发现其他病变时，总是取下外观似正常的阑尾。

(2)如果存在其他的病理改变，那么通常可通过腹腔镜检查达到治疗效果。其他的腹腔内与腹腔镜有关的操作包括卵巢切除术、回肠或结肠切除术、Meckel 憩室切除术和乙状结肠切除术。

(3)与开腹阑尾切除术相比主要的优点在于(从随机试验比较腹腔镜与开腹阑尾切除术的最近荟萃分析中得知，这三项是主要优点[4]：较小的创口；在取出阑尾时不会直接污染创口，从而有较少的创口感染率；提供更好的疼痛处理，恢复较快。

(4)腹腔镜方法具有更高的能力冲洗腹部所有区域。

(5)与开腹阑尾切除术相比，更小的创口可能降低了粘连、感染、裂开和形成疝的风险[5]。

(6)它与开腹阑尾切除术同样安全。

(7)它具有优于开腹阑尾切除术的美容效果。

(8)它是腹腔镜培训的良好基础。

(二)出于下列原因，这些优势会被抵消

(1)最初的手术经验包括学习过程，会导致更长的手术时间，但伴随经验的积累，此差异会逐渐消失。同理，腹腔镜设备的安置可能需要额外的时间，但总计时间可能不会受影响。

(2)腔镜设备费用昂贵，特别是使用了一次性的器械；通过使用可重复使用的设备可以将此缺点降低到最小的范畴。同样，年轻患者术后恢复上班的时间比开腹阑尾切除术快，这样他可节省部分住院费用以弥补设备的费用。制造人工气腹时可能会对弥漫性腹膜炎造成伤害，但是此问题尚没有在局限性阑尾炎中得到证实。

(3)报道与开腹阑尾切除术相比，腹腔镜阑尾切除术后发生脓肿的比例较高，但尚未得到证实。

结论

急性阑尾炎是一种常见病，所以腹腔镜阑尾切除术日益成为常用的手术操作。它为术者提供了具有最低创伤性的阑尾取出方法，为患者提供了优于开腹阑尾切除术的术式。无论年龄或性别，它是我们首选的阑尾切除方法，尤其是对于年轻女性患者和肥胖患者来讲更为合适。

（田文 李荣　译）

参考文献

1. Semm K. Endoscopic appendicectomy. Endoscopy 1983;15:59-64.
2. Kum CK, Sim E, Goh P. Diagnostic laparoscopy: reducing the number of normal appendectomies. Dis Colon Rectum 1993;36:763.
3. Barrat C, Catheline JM, Rizk N, Champault GC. Does laparoscopy reduce the incidence of unnecessary appendicectomies? Surg Laparosc Endosc 1999;9:27-31.
4. Garbutt JM, Soper NJ, Shannon WD, Botero A, Littenberg B. Meta-analysis of randomized controlled trials comparing laparoscopic and open appendectomy. Surg Laparosc Endosc 1999;9:17-26.
5. Kum CK, Ngoi SS, Goh PMY, Tekant Y, Isaac JR. Randomized controlled trial comparing laparoscopic and open appendectomy. Br J Surg 1993;80:1599-1600.

第三十九章　腹腔镜右半结肠切除术

Juliane A. Miranda-Rassi and Jay J. Singh

使用右半结肠切除术可以切除位于末端回肠、盲肠、升结肠以及结肠肝曲的良性和恶性病灶(表 39-1)。根据个人实践和参考经验,最常见的适应证为肿瘤和炎症性肠疾病。本章节的重点是描述腹腔镜下行右半结肠切除术。腹腔镜右半结肠切除术与回结肠切除术完全不同,后者涉及取出回肠和结肠末端而且避免广泛游离横结肠,此等较为局限的手术最适于 Crohn 回肠炎或者转移性盲肠病灶的姑息切除。标准的右半结肠切除术,无论通过开腹术还是腹腔镜手术实施,是适合右侧结肠、盲肠、回盲瓣或阑尾的恶性肿瘤,以及排除行较为局限的结肠切除术的任何浸润性或炎性病变过程的首选手术;它要求将末端回肠和右侧结肠完全游离至横结肠中部。除技术问题外,本章节的重点集中在针对不同适应证的腹腔镜右半结肠切除术的结果以及围绕此方法的争论。

表 39-1　右半结肠切除术的适应证

右半结肠切除术的适应证
良性结直肠疾病
结肠镜下无法切除的绒毛状腺瘤和绒毛管状腺瘤
脂肪瘤,平滑肌瘤
炎症性肠病
憩室疾病
盲肠炎
肠扭转
外伤后狭窄
恶性结直肠疾病
转移癌减瘤
腺癌
类癌

术前评估

与传统外科手术相同,应该对接受腹腔镜手术的患者进行彻底的医学评估,重点为患者的心肺状况。一般而言,患者必须能够耐受伴有多个体位转换的长时间手术过程。重要一点是认识到无法耐受开腹手术的患者也无法接受腹腔镜结肠切除术,因为后者在实施中可能会转变为前者。术前检查应该包括全套血液学检查和生化指标;如果患者有出血病史,则应包括凝血功能检查。准确定位和全面评估,任何待取出的病变都可能需要进行造影剂对比灌肠造影检查、CT 扫描或者全面内窥镜检查评估。全身气管内麻醉伴恰当的肌肉松弛剂是必要条件,避免使用一氧化二氮作为吸入性麻醉剂,因为该物质可能导致小肠扩张。

术前准备

腹腔镜结肠手术的术前准备与开腹手术相同[1]。在手术前夜,患者口服 90 毫升磷酸钠溶液(Fleet phosphosoda; CB Fleet, Lynchburg, VA. USA)。在两项前瞻性随机研究中已经证实,患者对于此项术前准备的耐受性好于传统的 4 升聚乙二醇基础溶液,而清洗肠道的效果相同[2,3]。在术前口服及注射广谱抗生素,而且所有患者需要签署进行常规开腹术或者术中结肠镜检查的同意书。给予肝素和使用贯序加压袜,作为预防血栓形成。在全身麻醉后,插入鼻胃管和留置膀胱导尿管，从而可使套管针穿刺引起的胃和膀胱的伤害降低到最小程度。

患者体位

患者取仰卧的改良截石位，两脚置于Allen蹬架内(Allen Medical, Bedford Heights,OH, USA)。患者必须位于可以迅速而简便地操控至多种体位的手术台上，而且应该固定患者以防止极端的直立和侧卧位时发生移动。最理想的方式是双臂安全地固定在患者体侧。膝部和髋部的弯曲不应该大于15°，这有助于设备的操作和移动。任何过大的弯曲度都会干扰套管和设置在腹部下方象限上的套管的使用，截石体位为术者、助手和设备的放置提供了较高的灵活性，而且允许插入肛门内窥镜和缝合器。

手术技术

按照标准方式消毒腹部、铺巾，广泛暴露腹部以防需要中转开腹术。在脐部上方或者下方做一个适合10或12毫米套管针的小切口，供插入Veress针头。既往有腹部手术史且怀疑粘连的患者应该建议使用“开放式”Hasson技术。当使用Veress针头时，正确的放置必须经过触觉、倾听针头刺透腹腔，以及将少许无菌盐水置于针头顶端的方法可轻易验证是否进入腹腔。当吹入二氧化碳制造出2.0kPa(15 mmHg)的人工气腹之后，拔出Veress针头并在脐部切口中放置一个10或12毫米的套管。此处的套管部位将作为最先使用镜头的部位，所有后续操作都将在直接观察下进行。可以使用一个30°的腹腔镜，配合一个标准的0°镜，以增强骨盆内和结肠弯曲部周围的视野，在该处的角度较锐。有效地使用这些带有角度的窥镜要求大量的专业技术。对于既往有炎症病变、盆腔手术、脓毒症或放疗病史的患者应该放置输尿管导管；普通型或者照明型支架均可有助于识别输尿管。针对右半结肠切除术，通常要求两个或三个10或12毫米套管；这些套管位于脐部、脐左侧区域和左下象限(图39-1)。在直接显示下，外侧套管应该置于左侧腹直肌的外侧，以避免损伤腹壁上血管而且可更加方便地进行解剖游离和血管结扎。如需要，可以在耻骨联合上方区域、右下象限，或者左上象限的高位添加第四个套管。不过，确切的套管定位更多地取决于患者躯体体型、切除术的类型以及术中发现。先前阑尾切除术、子宫切除术、或者胆囊切除术的粘连可能会严重阻碍定位并影响定位的灵活性，因此不应该低估这些套管的使用，值得一提的是所有套管的直径都应至少为10毫米，腹腔镜结肠、直肠手术涉及多个象限，通常要求频繁地器械换位，更重要的是，术者应该能够根据需要从任何套管放入一个10毫米的镜头。

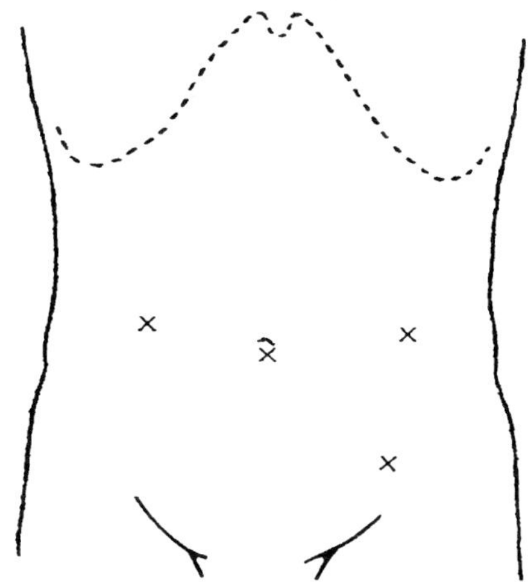

图39-1 右结肠切除腹腔镜戳孔位置

常规使用监测器，患者两侧各一台，很好地显示手术过程。手术室的构造应保证在术中由术者要求更换体位时，可以简便地移动监视器。针对右半结肠切除术，术者的标准位置应该是站在患者的左侧或者位于患者两腿之间。

当制造人工气腹并经脐切口处放置第一个套管后，从10～12毫米套管放入镜头并彻底检查腹部。应该检查肝脏和盆腔寻找任何与本病相关或者无关的病理改变证据。深度的Trendelenburg体位有助于全面检查肝脏以排除在结肠癌情况下的转移和其他疾病(如胆结石等)。将患者置于倒置Trendelenburg体位下可将小肠移出盆腔以便评估合并的盆腔病变，同时使用双手器械交替技术仔细检查小肠，动作轻柔避免任何损伤。此时,在直视下锐性分离全部腹壁粘连以便安全地放入其余套管。

切除术应该从游离盲肠开始,患者位于倒置 Trendelenburg 体位,伴手术台左侧下倾,这样小肠通常会移至左侧,并可显露右侧输尿管,轻轻抓住回肠和盲肠的末端,提供牵引以便术者能够分开右侧结肠的腹膜后附着,可以使用超声刀或者电刀实现此目的,但是,前者的优点是具有更好的止血和视觉效果(Wexner Salum, 1998;个人交流经验),使用配对套管有助于牵拉以便术者可以“双手并用”,在牵动盲肠后,抓住结肠的近段和远端,向中线牵引可以暴露出 Toldt 线;然后分离这个无血管的平面。此时,注意识别出髂血管、十二指肠以及右侧输尿管。保持手术台依然向左倾斜,升高手术台头部以供肝曲游离。在手术的这个阶段内可能需要频繁地使用血管夹,使用超声刀或者电刀不能安全地控制结肠弯曲处较大口径的血管。

在整个右半结肠游离后,可以采用腹腔镜或相关的技术于体内或者体外实施血管结扎和肠吻合。在后者实施中,通过脐部扩展切口取出标本,该部分操作应该在患者和手术台处于水平位置时进行,镜头应该置于左侧套管内,将非创伤性抓取钳穿过脐部套管放在盲肠上,通过沿套管针轴向切割或者电凝的方式扩展脐部切口并进入腹腔。此时整体地回撤套管、抓钳、盲肠前需要放置一块小号伤口铺巾保护伤口边缘。然后取出剩余标本,在腹腔外迅速而安全地完成切断血供和肠管吻合。当前,这种腹腔镜辅助方法胜于完全体内手术方法,因为后者的技术难度较大,增加了手术时间和费用,降低了安全性,而且增加了污染的可能性。最后,必须做一个切口取出标本,在扩展脐部切口之后,于两个止血钳之间结扎肠系膜,缝扎每个血管的近端。该方法非常有用,特别是在 Crohn 病患者的肠系膜过厚而易碎的情况时。可以按照常规方式完成吻合术。修补肠系膜的缺隙处,并将肠管返回腹内,在关闭切口后必须重新制造人工气腹以检查止血效果和吻合术的完整性。

结果与争论

最初主张腹腔镜右半结肠切除术用于治疗结直肠疾病的是那些频繁使用该项技术而且了解该项技术的多种潜在优势的医生。主观优势如提高美容效果以及降低疼痛则很难测量,而且在很大程度上取决于患者的期望。客观优势如降低麻痹性肠梗阻的时间、较短的住院期以及较早恢复正常活动则更容易量化。大多数研究为回顾性或者前瞻性和非随机性,因此,当主张腹腔镜针对这些适应证时,必须保持冷静。大多数作者都认为可以达到更佳的美容效果[5,6]。Alabaz 等[5]人报道了在 Crohn 病开腹术后只有 13 名患者(42%)感到具有“很好”或者“出色的”美容效果,而在腹腔镜组中有 14 名患者(88%)具有相同的感受($p<0.004$)。同一文献还报道了与开腹术(8.2±1.1 周)相比,腹腔镜组缩短了住院期(6.9±0.9 天)以及更早地恢复上班(3.7±1.3 周)。

Talamini 等[7]人报道了 20 名接受腹腔镜辅助手术治疗回肠、结肠 Crohn 病的患者与 36 名接受同类型开腹切除术患者的 2 年比较研究。作者虽没有研究美容效果,可显示完成切除和吻合术的腹腔镜辅助手术切口平均为 3.9 厘米(范围 3~5 厘米)。当腹腔镜手术与开腹术比较时,最小侵入性组具有显著减少的失血量(147 毫升对 243 毫升;$p<0.05$),较早的肠功能恢复(3.7 天对 5.1 天;$p<0.005$),吗啡等术后止痛用药较少(159 对 307;$p<0.005$),更好的手术恢复指数(13.1 对 20.3;$p<0.05$)。作者在腹腔镜手术中能够获得这些显著的优势(214 对 207 分钟)。

Crohn 病似乎是腹腔镜右半结肠切除术的理想适应证,因为针对此相对年轻组患者的利益涉及早日恢复正常的活动,这一点可解释为提高了生产力和自信。此外,很多 Crohn 病患者在其一生中可能需要接受多于一次的切除术。当与开腹术比较时，某些迹象表明腹腔镜术后降低了粘连的形成[8,9]。如果属实，则需要接受多次手术的患者可能会从较简捷的第 2 次甚至第 3 次手术中获益，并且可能降低日后粘连性肠梗阻的发生率。

Crohn 病并不是腹腔镜右半结肠切除术的唯一适应证，患有较大、无蒂、内窥镜下无法摘除的息肉的患者同样是腹腔镜手术的合适对象，针对这些适应证，已经报道了与开腹切除术相比具有更好的美容效果、更快地恢复、降低术后疼痛以及早期恢复至术前的活动[10,11]。然而，其潜在缺点仍包括较长的手术时间和较短的切除标本。Chen 等[12]人比较了 71 名接受腹腔镜手术治疗良性疾病的患者和相同数目接受开腹切除术的患者，评估了术后至部分活动、全面活动以及工作期间丧失活动能力的天数。在腹腔镜组中接受调查问卷评估的患者似乎更早恢复至基本的活动和工作。腹腔镜辅助右半结肠切除术似乎是一项可靠的手术，尽管已经报道有深部静脉血栓形成[13]、出血[14]以及吻合口漏等情况[15]。

尽管使用腹腔镜右半结肠切除术治疗良性结肠疾病已经得到接受，但是这不等于说这种技术可以用于潜在性可治愈的结肠癌，最主要的问题是腹腔镜手术是否能提供与开腹切除术相同的肿瘤学标准。该项技术的效果是根据外科学的四个方面：切除的边界、取出淋巴结的数目、免疫系统的改变和套管部位的复发。恰当地切除末端边界不会是右半结肠切除术的问题。从标本中取出的淋巴结数目提供了比较开腹切除术和腹腔镜手术的定量标准。Jacobs 等[16]人比较了由腹腔镜右半结肠切除术和开腹切除术获得的淋巴结数目，但是没有发现显著差异，尽管从切除标本的肠系膜上获得的淋巴结数目受决定于某些因素而不是手术能力，例如个体解剖差异、肠系膜厚度，以及病理学家的解剖，但是已经有迹象表明尽可能多地切除淋巴结的利益主要与复发有关[17,18]。支持使用腹腔镜手术治疗结肠癌的基本原理是这种手术不会导致免疫系统像在开腹术时那样的严重紊乱，动物和人体研究都已经表明腹腔镜手术对细胞和体液免疫系统的影响程度小于开腹切除术[19,20]，也许在腹腔镜手术治疗结肠癌中最重要的未解决问题是套管部位复发（PSR）。其病因学不明，某些相关因素可能为雾化了的癌细胞[21,22]、设备污染、套管部位缺血[23]以及技术因素[24]。只要这些以及其他有关使用腹腔镜治疗潜在可治愈的恶性肿瘤的疑虑没有解决，那么这些技术就应该只能提供给那些参加观察回顾、外部监测、前瞻性随机试验的患者[17]。

（田文 李荣　译）

参考文献

1. Wexner SD, Beck DE. Sepsis prevention in colorectal surgery. In: Fielding LP, Goldberg SM (eds) Operative Surgery: Colon, Rectum and Anus, 5th Ed. London: Butterworth Heineman, 1993.
2. Oliveira L, Wexner SD, Daniel N, et al. Mechanical bowel preparation for elective colorectal surgery. A prospective, randomized, surgeon-blinded trial comparing sodium phosphate and polyethylene glycol-based oral lavage solutions. Dis Colon Rectum 1997;40(5):585-591.
3. Cohen SM, Wexner SD, Binderow SR, et al. Prospective, randomized, endoscopic-blinded trial comparing precolonoscopy bowel cleansing methods. Dis Colon Rectum 1994;37(7):689-696.
4. Hasson HM. A modified instrument and method for laparoscopy. Am J Obstet Gynecol 1971;110:886-887.
5. Alabaz O. Iroatulam AJN, Nessim A, Weiss EG, Nogueras JJ, Wexner SD. Comparison of laparoscopic-assisted and conventional ileocolic resection for Crohn's disease [abstract]. Surg Endosc 1997;11:190.
6. Dunker MS, Stiggelbout AM, van Hogezand RA, et al. Cosmesis and body image after laparoscopic-assisted and open ileocolic resection for Crohn's disease. Surg Endosc 1998;12(ll):1334-1340.
7. Talamini MA, Moesinger RC, Kaufman H, Kutka M, Harris M, Bayless T. Laparoscopic assisted bowel resection for Crohn's disease: the best of both worlds [abstract]. Gastro-

enterology 1997;4:A1478.

8. Reissman P, Teoh TA, Skinner K, Burns JW, Wexner SD. Adhesion formation after laparoscopic anterior resection in a porcine model: a pilot study. Surg Laparosc Endosc 1996;6(2):136-139.
9. Joo JS, Agachan F, Wexner SD. Laparoscopic surgery for lower gastrointestinal fistulas. Surg Endosc 1997;11(2):116-118.
10. Sands LR, Wexner SD. The role of laparoscopic colectomy and laparotomy with resection in the management of complex polyps of the colon. Surg Oncol Clin N Am 1996;5(3):713-721.
11. Joo JS, Amarnath L, Wexner SD. Is laparoscopic resection of colorectal polyps beneficial? Surg Endosc 1998;12(11);1341-1344.
12. Chen HH, Wexner SD,Weiss EG, et al. Laparoscopic colectomy for benign colorectal disease is associated with a significant reduction in disability as compared with laparotomy. Surg Endosc 1998;12(12):1397-1400.
13, Millikan KW, Szczerba SM, Dominguez JM, McKenna R, Rorig JC. Superior mesenteric and portal vein thrombosis following laparoscopic-assisted right hemicolectomy. Report of a case. Dis Colon Rectum 1996;39(10):1171-1175.
14. Verzaro R, Twoh T-A, Wexner SD. Laparoscopic colorectal surgery: risk factors for local recurrences. Reg Cancer Treat 1994;7:183-187.
15. Monson JR, Darzi A, Carey PD, Guillou PJ. Prospective evaluation of laparoscopic-assisted colectomy in an unselected group of patients. Lancet 1992;340(8823):831-833.
16. Jacobs M. Laparoscopic colon resection: the Miami experience. In: Laparoscopic Colon and Rectal Seminar Syllabus. Cincinnati: Ethicon Endo-Surgery, 1992.
17. Toyota S, Ohta H, Anazawa S. Rationale for extent of lymph node dissection for right colon cancer. Dis Colon Rectum 1995;38(7):705-711.
18. Bernstein M, Wexner SD. Laparoscopic resection for colorectal cancer: a USA perspective. Semin Laparosc Surg 1995;2(4):216-223.
19. AllendorfJD, Bessler M, Kayton ML, et al. Increased tumor established and growth after laparotomy vs laparoscopy in a murine model. Arch Surg 1995;130(6):649-653.
20. Bouvy ND, Marquet RL, Jeekel H, Bonjer HJ. Impact of gas(less) laparoscopy and laparotomy on peritoneal tumor growth and abdominal wall metastases. Ann Surg 1996;224(6):694-700.
21. Fritsch S, Gossot D, Lesourd A, Laborde F, Poupon MF. Experimental abdominal wound metastases following laparoscopic versus open resection for colonic malignancy. Surg Endosc 1997;ll:552.
22. Hewett PJ, Thomas WM, King G, Eaton M. Intraperitoneal cell movement during abdominal carbon dioxide insufflation and laparoscopy. An in vivo model. Dis Colon Rectum 1996;39(suppl 10):S62-S66.
23. Tseng LNL, Bouvy ND, Kazemier G, Marguet RL, Bonjer HJ. "Port site" metastases: the role of local ischemia and chimney effect [abstract]. Surg Endosc 1997;11:556.
24. O'Rourke N, Price PM, Kelly S, et al. Tumor inoculation during laparoscopy [letter]. Lancet 1993;342:368.

第四十章　腹腔镜横结肠切除术

Laurence R. Sands 和 *Michael D. Hellinger*

腹腔镜横结肠切除术公认的适应证包括良性息肉和内窥镜下无法取出的肿块。在我们的机构中，仅针对患有转移性肿瘤和病情稳定的患者考虑使用腹腔镜切除术治疗横结肠的恶性肿瘤。在这些情况下，可能会进行腹腔镜结肠切除术伴体外吻合术，然而，单独的横结肠切除术适应证很少，在大多数情况下，肝曲以及横结肠近段的病灶都合并入右半结肠切除术伴回肠结肠吻合术中，而中段和远段的横结肠病灶通常使用扩大右半结肠切除术治疗，扩大右半结肠切除术或者左半结肠切除术可能最适合治疗位于脾曲部位的病灶；当然，这两种手术都要求游离脾曲。

腹腔镜结肠切除术当然已经表明是一种可行的手术，但是，已经有报道使用这种方法的手术时间较长[1]，在一项特别研究中报道的平均时间为 227 分钟，此外，所报道的转换至开腹切除术的比率从 3% 到 24% 不等[2~4]，还有资料显示肥胖患者的转换比例以及并发症高于瘦弱的患者[5~7]。虽然如此，横结肠仍不容质疑地属于腹腔镜切除术范畴内。已经描述了不同种用于腹腔镜横结肠切除术的技术，其中包括使用腹壁提升棒以及排除使用人工气腹[8]。在任何情况下，无论采用何种技术，手术都要求游离肝曲和脾曲，这两项对于先进的腹腔镜手术来讲非常苛刻且具有技术上的挑战。

此外，横结肠切除术要求高位或者低位结扎结肠中血管，此段血管易与肠系膜上动脉（SMA）混淆。意外切断肠系膜上动脉是一种毁灭性、灾难性的并发症，它要求立刻发现、注意保护和当即修复。除 SMA 外，在切除横结肠的过程中还有其他的解剖学注意事项，包括靠近十二指肠、胰腺、脾脏以及网膜的毗邻结构。在该项手术中，可能会发生对任何这些器官的损伤。在该项切除术中，还必须实施全部肾—结肠韧带、脾—结肠韧带以及胃—结肠韧带的游离。因此，在实施该项手术之前，术者必须熟悉腹腔镜结肠手术和腹腔镜设备。本章节讨论了该项手术，并提供了多个有关游离肝曲和脾曲以及横结肠切除的要点。

患者体位

患者取截石体位，双腿位于蹬架内，与腹部处于同一水平线上以方便器械操作，两臂内收于患者体侧以方便设备的移动。改良型截石体位允许术者在患者两腿之间进行部分手术操作，此外，该体位允许术中进行结肠镜检查以协助病灶的定位。

最初设置和套管放置

全身麻醉和气管插管后，患者正确卧位，分别在膀胱和胃内留置导管减压。电视监视器位于患者头部的两侧以便为术者和助手提供良好的术中图像（图 40-1）。

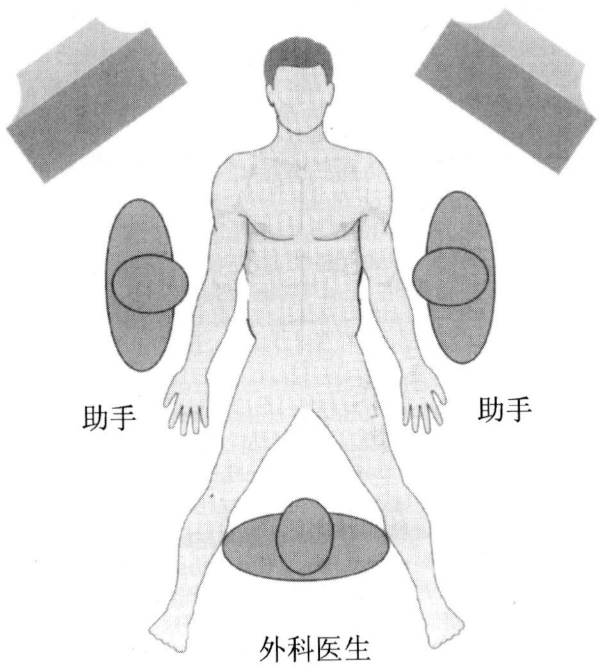

图 40-1 手术室设置及手术组体位

腹腔镜横结肠切除术

沿脐部水平的正中取一小切口，经由开放技术放入 12 毫米的套管。替代方法为，在先前无手术史的患者身上可以使用 Veress 针头，并使用盐水滴试验确认该针头的位置，以确保它位于腹膜腔内。腹部充气至 2.0kPa(15 mmHg) 压力，最新的数据提示当充气略低的腹内压力时，术后肺部的并发症较少[9]。借助腹腔镜开始探查腹腔，决定手术方式。

在直接观察下放入其余 3 个 12 毫米套管(图 40-2)，第 2 个和第 3 个套管对称地放在腹部相对的两侧，锁骨中线上，腹直肌鞘的外侧，位于脐部水平或者略高于脐部水平的位置上，第四个套管置于左腋前线略高于脐部水平的位置上。

放置套管的替代方法(图 40-3)，所使用的全部套管尺寸皆为 12 毫米以方便器械换位。该方法将两个中腹套管置于腹直肌鞘外侧略低于脐部水平的位置上，第四个套管针置于右上象限，主要用于牵拉。

腹腔镜横结肠切除术的传统路径为游离左结肠的上段和解剖脾曲。该方法已经成为首选方法，因为脾曲游离是术中最困难且最耗时的部分[10]。此顺序允许术者如在此段手术操作中遇到困难而需要改变原方案时，有机会早期将手术转换为开腹切除术。不过，出于多种原因，此顺序已经不是我们针对该项手术的标准路径。首先，我们倾向于将结肠留在侧壁上以便在游离过程中为横结肠提供反向牵拉作用用以协助术者。其次，我们的首选方法是在开始时采取较简易的手术操作，如果需要转换至开腹切除，因为大部分结肠游离已经完成，则我们只需做一个小切口。

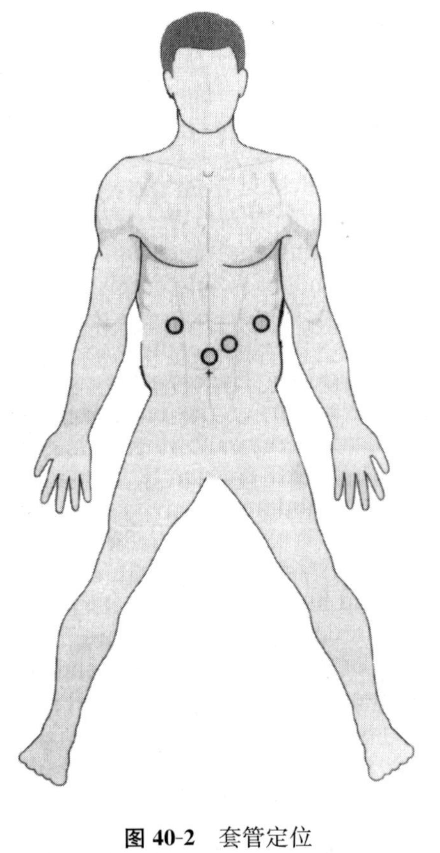

图 40-2 套管定位

患者处于轻度倒置 Trendelenburg 体位，术者位于患者两腿之间的位置，经由脐部套管放入镜头，从右上象限套管和左侧端口将网膜向上牵拉，在横结肠上方，从无血管的平面开始解剖进入小网膜囊。使用电凝手术剪刀或者超声解剖刀(Ethicon Endo - Surgery, Cincinnati, OH, USA)向双侧进行此解剖。超声刀的一个优点是没有烟雾，因而允许术者具有清楚的视野而无须不断从腹腔内释放烟雾和气

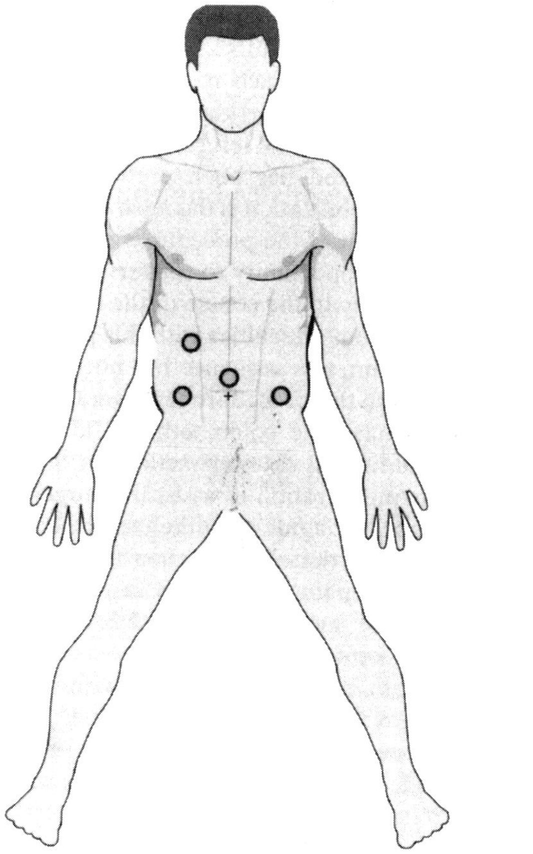

图 40-3　替代套管定位

压。另一个优点是不会像电凝手术刀那样对相邻结构产生热损伤;它还可以提供很好的止血效果。但是,如果术者决定切除网膜,那么必须使用手术夹以及很可能使用内窥镜线性切割器切除该结构。再次,超声刀在切除和分离网膜中非常有用,但必须小心保留胃大弯处的胃网膜血管。

结肠血管离断术

在我们的机构内,下一步操作为横结肠的血管离断术。有很多资料将此步骤作为最后的步骤放在从腹腔内取出标本并创建吻合之前[9],我们认为该步骤最好在手术早期当术者处理横结肠的中段时完成。

结扎结肠中动脉是整个手术中最重要的部分,术者必须认清解剖结构并准确地结扎。如前文所述,这根血管可能与肠系膜上动脉相混淆从而导致惨重的后果。识别出结肠中动脉有一定难度,尤其对于那些肠系膜较厚且充满脂肪的患者。尽管有些作者报道使用肠系膜照明技术有利识别[11],但实际上此技术帮助不大。向上回拉横结肠使结肠中动脉受到了轻度张力,这有助于识别这根血管。在正确识别这根重要血管的内容中还描述了运用腹腔镜超声的辅助技术[12]。

当从横结肠上完全分离下网膜后,将其提升至高于胃部的位置。术者仍位于患者两腿之间,而患者处于更大的倒置 Trendelenburg 体位。小网膜囊完全从横结肠肠系膜处打开以便仔细而直接观察结肠中动脉。然后连同网膜一起提升横结肠以使结肠中动脉隆起。将结肠系膜留于脾曲处有助于为术者在正确识别这些血管时提供必要的张力。使用电凝手术剪刀或者微波手术刀在血管的任意一侧做肠系膜窗口。经由右侧套管放入一个直角的腹腔镜器械可能有助于结扎正确的血管。使用血管内窥镜线性切割器或者体内缝合技术实施结肠中动脉的近端结扎。然后使用电凝手术剪刀向侧方打开肠系膜,而后接近肝曲。

肝曲游离

镜头可保留在脐部套管内。现在,患者转向左侧并保持倒置 Trendelenburg 体位。助手重新站在患者右侧。由助手放在右上象限套管和右侧套管内的设备可以用于向中线回拉肝曲。术者将使用左侧套管解剖并可能继续在患者两腿之间或者移至患者左侧实施操作。当助手恰当地向正中和下方回拉结肠时,使用电凝手术剪刀游离右侧的 Toldt 白线并离断肝—结肠韧带。解剖至网膜便告完成,此时网膜已在前述步骤中从横结肠上分离,并离断胃—结肠韧带。当从腹膜后游离右侧结肠时,可以清楚地识别十二指肠轮廓并避免损伤该部分。下一步接近脾曲。

脾曲游离

患者保持在倒置 Trendelenburg 体位并向右侧倾斜。术者可以留在患者两腿之间或者移至患者的右侧。右侧套管用于离断，右上象限的套管用于回拉。助手从左侧套管向正中和下方牵拉脾曲，使用电凝手术剪刀从结肠左侧开始游离在这一侧上的 Toldt 白线。上方完全游离 Toldt 白线，进而游离脾曲。完全分离肾结肠韧带和脾结肠韧带。一旦脾曲游离后，使用向正中回拉和游离动作以确保恰当地游离了外侧结构并保护其免受损伤。当然，同开腹结肠切除术一样，需极度谨慎防止损伤脾脏。在这个区域内的出血可能很难借助腹腔镜下控制，很可能导致转换为开腹切除术。通过在左侧横结肠上连接脾曲处游离和胃—结肠韧带游离，现在，整个横结肠完全游离，而且可以将此段肠管从腹腔处置切除。

切除与吻合

在中上腹部做一个切口，该切口可以为横向或者正中切口。然后使用切口防护器或者借助牵引器从腹腔内取出肠管。与开腹切除术中的处理方式相同，可以使用侧-侧机械吻合或者手工缝合吻合。应该留有恰当的结肠活动范围，而且该吻合术的完成不应该有任何张力。肠系膜缺口可以关闭或者大敞开。将吻合后的结肠放回腹腔内，关闭切口。重新向腹部充气，再次检查肠管以确保肠管无扭转而且吻合部位通畅。在直接观察下取出剩余套管，关闭筋膜缺口。

结论

横结肠的腹腔镜切除术是一项明确要求高级技能的手术。最近，有数据支持腹腔镜方法的某些优点，包括较短的住院期，较早恢复至基本活动，较早返回工作岗位，减轻了整体活动能力的丧失[13]。因此，我们相信外科医生应该掌握腹腔镜横结肠切除术，即便针对此手术的适应证在某种程度上比较局限，横结肠游离、切除以及吻合应属于更广泛的结直肠手术中的组成部分。

（田文 李荣　译）

参考文献

1. Musser DJ, Boorse RC, Madera F, et al. Laparoscopic colectomy: at what cost? Surg Laparosc Endosc 1994;4:1-5.
2. Phillips EH, Franklin M, Carroll BJ, et al. Laparoscopic colectomy. Ann Surg 1992;216:703-707.
3. Zucker KA, Pitcher DE, Martin DT, et al. Laparoscopicassisted colon resection. Surg Endosc 1994;8:12-18.
4. Ortega EA, Peters JH. Physiologic alterations of endosurgery. In: Peters JH, DeMeester TR (eds) Minimally invasive surgery of the foregut. St. Louis: Quality Medical, 1994.
5. Dean PA, Beart RW Jr, Nelson H, et al. Laparoscopic assisted segmental colectomy: early Mayo Clinic experience. Mayo Clin Proc 1994;69:834-840.
6. Falk PM Beart RW Jr, Wexner SD, et al. Laparoscopic colectomy: a critical appraisal. Dis Colon Rectum 1993;36:28-34.
7. Saida Y, Yamaguchi T, Chen W, Weiss EG, Nogueras JJ, Wexner SD. Is obesity a high risk factor for laparoscopic colorectal surgery? Presented at the 100th Anniversary Meeting and Tripartite Meeting, May 1-6, 1999, Washington, DC.
8. Nisii H, Hirai T, Ohara H, Masuda Y. Laparoscopic-assisted colon surgery by abdominal wall lifting with newly developed lifting bars. Surg Endosc 1997;11(7):754-757.
9. Schwenk W, Bohm B, Witt C, Junghans T, Grundel K, Muller J. Pulmonary function following laparoscopic or conventional colorectal resection: a randomized controlled evaluation. Arch Surg 1999;134:6-13.
10. Larach SW, Plasencia G, Jacobs M, Caushaj PF. Transverse colectomy. In: Jacobs M, Plasencia G, Caushaj P (eds). Atlas of Laparoscopic Colon Surgery. Baltimore: Williams & Wilkins, 1996:77-94.
11. Schirmer BD. Laparoscopic colon surgery. Surg Clin N Am

1996;76(3):571-583.

12. Franklin ME. Laparoscopic surgery of the colon and rectum. In: Arregui ME, Fitzgibbons RJ Jr, Katkouda N, McKerman JB, Reich H (eds) Principles of laparoscopic surgery: basic and advanced techniques. New York: Springer-Verlag, 1995:300-308.

13. Chen HH, Wexner SD, Weiss EG, et al. Laparoscopic colectomy for benign colorectal disease is associated with a significant reduction in disability as compared with laparotomy. Surg Endosc 1998;12:1397-1400.

第四十一章　腹腔镜左半结肠切除术与乙状结肠切除术

Karl A. Zucker

自20世纪80年代末期至90年代早期围绕腹腔镜胆道手术的成功与兴奋之后，外科医生很愿意应用此项技术用于其他的器官系统，其中包括大肠。针对治疗良性和恶性疾病的腹腔镜及腹腔镜辅助结肠手术的最初报道见于1991年[1~3]。此后，腹腔镜结肠切除术被广泛地成功用于治疗大肠的疾病。这些适应证包括不适于结肠镜切除的巨大良性息肉、浸润性恶性肿瘤、炎症性病灶，甚至出现急性或复发肠扭转的患者[1~5]。早期临床研究已经一再重复了腹腔镜技术的优势，引证其为一项安全而有效的手术，改善了术后疼痛处理，减少了对肺功能的影响，较快的术后恢复，以及较短的住院期[6,7]。与传统手术相比，腹腔镜手术唯一没有显示出优势的方面是费用昂贵，尤其是手术室的费用。此差异无疑是由于使用一次性器械以及由多数医生报道的较长手术时间增加了患者的开支。尽管多数医生相信缩短的住院期限和更加快速的恢复已大大弥补了额外费用的不足，但是此信念很难被证实。

持续争论的另一方面是使用腹腔镜手术治疗局限性、假设可治愈的结肠癌患者。已经出版了很多病例报告描述在腹腔镜手术后恶性肿瘤于套管部位和切口处复发[8~10]。此争论导致大多数医生在向患者描述使用腹腔镜作为治疗已经证实或疑似结肠癌的选项时采用一种非常谨慎的方法。就此问题，已经进行或者正在设计很多前瞻性试验[11~16]。

尽管还不能给予肯定性的答复，但是这些研究似乎支持套管部位转移的发生率并不比某些早期报道中那样高这一论点；类似的转移可能与疾病分期或者个别术者的手术技术关系更加密切，而不是腹腔镜术式自身的原因。

在本章中，描述了左半结肠切除术和乙状结肠切除术。这些手术可能对于大多数外科医生来讲是技术难度最大的腹腔镜手术。已经描述了多种用于游离脾曲、降结肠、乙状结肠和直肠的技术。掌握这些操作需要艰苦的学习，因为这些手术要求复杂的技巧。然而，掌握内窥镜手术的基本技能就可以克服这些障碍。

术前评估、患者准备、体位和设备

对于所有打算用腹腔镜方法治疗任何结肠疾病的外科医生来讲患者选择至关重要。腹腔镜的相对禁忌证包括病态肥胖、肝硬化（尤其涉及门静脉高压）、不能治愈的凝血病、严重急性感染性疾病、先前多次腹部手术史或者先前骨盆放射治疗病史。患者的术前同意书应该包括讨论腹腔镜结肠手术的利益和争论、可能需要转换至开腹切除术以及术中使用结肠镜。

无论采用何种手术路径，任何接受结肠手术患者的术前检查都应该相同。对于计划实施腹腔镜手术的个体来讲，唯一的特殊注意事项是确保术者能够在开始手术时识别出病变部位。触觉感觉的丧失以及腹腔镜手术都强调了其他定位技术的重要性，尤其是如果病灶较小且位于活动性较大的肠管部位时。在术前，可以使用钡剂灌肠或者结肠镜评估病灶。钡剂灌肠并不总是结肠癌术前常规评估的内容之一，结肠镜检查也很好,但不幸的是,结肠镜导致大肠解剖结构的扭曲,可能在预测较小肿瘤的确切部位时引发某些问题,相比之下,X线可以为术者提供病灶明确的解剖学定位。替代方法为,在结肠镜检查过程中可以使用染色剂或者墨汁标记病灶处以便在术中可以发现该区域。如果对于术者识别病灶的能力仍存留任何问题,那么他应该准备在术中实施结肠镜检查以确认病变部位。术中结肠镜检查最好在建立人工气腹并且放置所有预计套管后实施。手术组的一名成员可以先放入结肠环同时小心闭塞近端结肠的内腔,使内窥镜专家可以迅速将结肠镜推进至病变部位而无须扩张近端肠管。在识别出病灶之后,手术组可以在邻近的网膜脂肪上放置一个内环或者血管夹以标记定位。

计划行择期腹腔镜结肠手术的个体应该在术前 24 小时接受术前肠道准备工作,典型方法为使用 90 毫升磷酸钠溶液[17]或者 4 升聚乙二醇。此外,给予口服和注射广谱抗生素。在术前至少 14 天内,建议所有患者都应该禁止服用阿司匹林或者其他血小板抑制剂。

患者体位在很大程度上取决于切除肠管的部位以及是否预计需要进行术中内窥镜检查。我们应尽量避免采用截石体位,因为大腿弯曲经常会干扰腹腔镜器械穿过下方套管的灵活性。取而代之的是分腿体位,这也是前肠腹腔镜手术常用的体位(图 41-1)。该体位允许一名

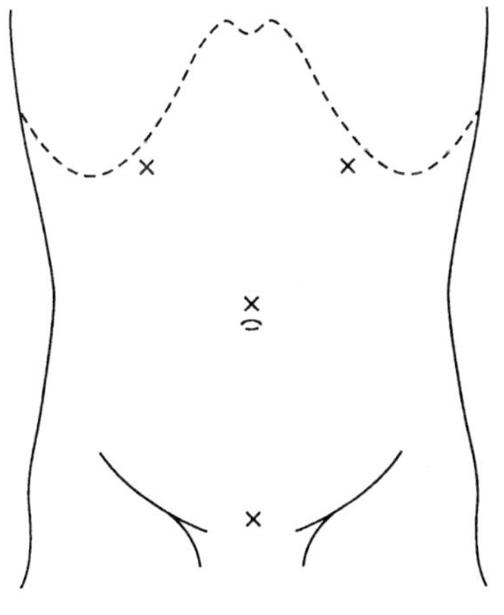

图 41-1　放置套管针的位置

助手站在患者两腿之间,同时,如果在术中需要进行结肠镜检查时,还可提供下肠道的通道。应该将患者牢固地固定在手术台上,因为多数术者使用了各种不同的体位顺序,例如倾斜位、倒置 Trendelenburg 体位或者头高左倾位。

我们的方法是对每名接受腹腔镜结肠手术的患者常规使用充气压缩装置。如果个体血栓风险增高的情况下,那么可以皮下给予低剂量的肝素或者低分子量肝素。此外,在选定患者中一侧或者两侧输尿管可以插入输尿管导管。特别是术前高度怀疑有解剖学变异,则更应实施该项步骤。但是,如果出现这样的情况,术者应该慎重考虑腹腔镜手术的适宜性,尤其是他们对于这种技术的使用经验有限时。最佳的方针是保持腹腔镜手术和开腹切除术相同的支架放置适应证。

设备要求

如多数先进的腹腔镜操作一样,对于术者来讲具备恰当的内窥镜和视频设备用以安全地完成手术至关重要(表 41-1)。很明显,特定的设备在很大程度上取决于术者的偏好以及完成腹腔镜手术所使用的技术。术者应该试图预计每项可能的术中步骤以及需要避免潜在问题的设备,例如牵引/暴露、出血以及肠切开术。应该重点强调的一步是同步使用两个高流动性吹入器。当二氧化碳从仪器上的出口流出时,实际测量的吹入速率为 20L/min。当气体通过管道、过滤器、导管的吹入套管时,在最佳循环状态下,实际气体流速降低至仅为 6 或 7L/min。使用两个吹入器有助于维持恰当的人工气腹。同时,如果在术中一个气筒倒空,术者可以继续手术,而不需要等候一个新气筒的安装、连接和打开。

表 41-1 设备需要

一个，最好是两个，高分辨率录像监视器
两个高流动性吹入器
一个高分辨率录像镜头，最好是一种新型的三夹式装置
一个成角腹腔镜
非创伤性肠抓取钳
非创伤性内窥镜牵引器
成角解剖刀
施夹钳
可以适合全部所用设备的腹腔镜套管
抽吸/冲洗探针
用于离断和/或凝血的紧急器械，例如一把三极手术钳或者一把超声波手术刀
恰当地用于分离肠管和/或完成吻合术的缝合器械
用于保护伤口的器械
腹腔镜针头把持器
腹腔镜缝线

手术技术

针对右手的术者，我推荐其站在患者的右侧，而助手位于手术台的对侧。患者的右臂应该放在体侧，为术者提供充足的可操作性空间来游离脾曲、降结肠、乙状结肠和直肠。录像监视器通常位于床头，患者的左侧以及床尾，协助在脾曲游离过程中的观察。

在所有腹腔镜手术中的第一步操作是进入腹腔并建立人工气腹。多数术者使用两种技术中的一种实现这个目标：①使用一根特制的吹入或者 Veress 针头经皮路径；②使用切开技术，即在直接观察下术者借助一个 2～3 厘米的切口进入腹腔。后者通常需要某种经过修改的套管以密封护套周围较大的筋膜开口。所用的方法取决于术者的偏好和患者因素。如果腹部显著扩张或者在选定为最初入口部位附近有既往手术史，那么很多术者会情愿选择切开技术。另外一个注意事项是几乎在所有接受腹腔镜结肠切除术的患者中，都要求有一个增大的筋膜开口用于取出标本和完成吻合术。理想的情况是同一开口即可以用于建立人工气腹也可以用于完成结肠切除术。

使用二氧化碳扩张腹腔后，插入腹腔镜以确认存在恰当的人工气腹以及排除任何可能的内脏损伤。我推选 30°或 45°角腹腔镜，因为这样的器械可以提供较大的视野。然后根据接受手术的结肠靶区域插入其余套管。应该在直接观察下放入这些套管以便将损伤的风险降低到最小程度。已经描述了很多针对套管针放置部位的图解，每名术者应该尽可能采用一种他感觉最舒服的放置方式。需牢记的最重要的概念是避免套管的位置过于靠近手术区域，留出足够的距离以便设备的活动不阻碍其他类型器械的移动。针对这些操作的套管放置包括位于或者靠近脐部的位置、耻骨联合上方的位置、左腋前线腹中部处、右锁骨中线刚在肋弓下缘处。替代套管放置可包括左锁骨中线与肋弓下缘交点处以及剑突下镰状韧带左侧（图 41-1，41-2）。必须谨慎选用尺寸合适的套管用于将所有必要的设备引入手术区域，包括缝合器、施夹钳、标本袋以及牵引器。

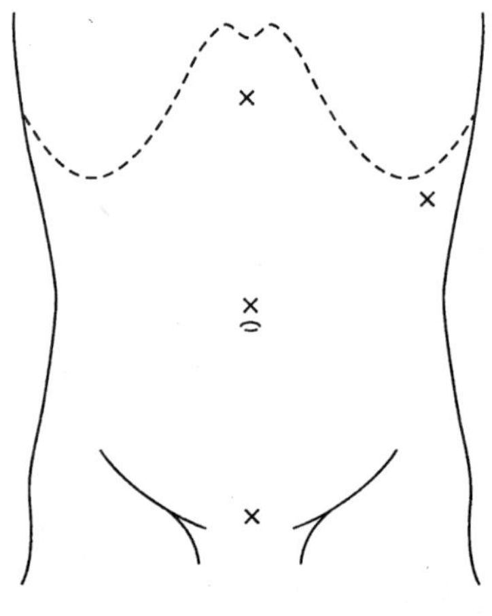

图 41-2 用于套管放置的替代部位

腹腔镜手术的术中成功率建立在很多用于传统开腹切除术的相同原则基础之上。这些原则包括牵引、反向牵引、正确识别解剖结构、无血管平面以及最小程度接触病变区域。但是，很多新型的技术和手术操作同样可专用于腹腔镜领域。例如通过倾斜手术台利用重力作用协助实现套管和设备的其他用途。同步使用双手进行腹腔镜操作、从具有深度感觉丧失和颜色、光照改变的二维屏幕中观察三维的手术区域是需要掌握的重要辅助技巧。其他技能为熟悉体内打结与使用成角腹腔镜。所有腹腔镜辅助结肠操作都具有一些常规原则：①病灶的定位；②游离结肠；③切断标本的血供；④分离肠管无破损；⑤在取出标本的过程中保护伤口；⑥完成吻合(体内或者体外)。

按照前面描述的方法定位病灶后，通过分离与腹壁、腹膜后以及其他临近器官上的附着开始游离结肠。可以使用单极或双极电凝手术刀或者超声刀分离这些附着。通常于乙状结肠处开始解剖。使用非创伤性手术钳轻轻抓取肠管并向中线侧回拉(图 41-3)。应该特别注意在把持肠管时将损伤的风险降低到最小程度。此警告尤其针对腹腔镜操作，因为腹壁可以起到支点放大在内部结构上所应用的牵引力的作用。我更喜欢用非创伤性巴布科克(Babcock)型钳并将其放在肠管的周围，这样设备的钳口在实际应用上更大的压力施于肠系膜上。沿腹膜褶皱向头侧和尾侧开始解剖。在此项操作中我更喜欢使用弯手术剪。如果解剖在正确平面施行，出血程度应该最小或者没有。手术台应该置于陡的 Trendelenburg 体位伴右侧旋转以帮助小肠从手术区域内“掉下来”。分离腹膜外侧附件后，可以使用 Endo - Sponge(体内用海绵 DeRoyal, TN)轻轻游离腹膜后韧带上的结肠肠系膜。所用的海绵制成为管状，很容易穿过 10 或 11 毫米的套管。最理想的方式是应该分离足够的降结肠、乙状结肠和附着的系膜使得可以牵到腹腔的右方。当向中线游离末端降结肠和乙状结肠时，识别出双侧输尿管尤为重要，这应该在任何组织出血和着色之前早期完成。在腹腔镜手术中使用了与开腹切除术相同的识别标志。如需要，应向外侧游离输尿管以避免包裹在将要切除的标本上。如果对输尿管的位置或者完整性存在某些顾虑，则应考虑转换为开腹术。

恰当地游离标本可能要求游离脾曲和部分横结肠，尤其是它们包绕病灶或者需要额外的长度用以无张力重建。该项游离操作必须谨慎，防止损伤脾脏。通常此操作要求至少四个腹腔镜套管。如果需要广泛游离脾曲，建议将患者转为陡的倒置 Trendelenburg 体位伴向右侧倾斜，这样小肠会从手术区域内落下来。术者甚至可能决定站在患者两腿之间以便直接面对上腹部和录像监视器。应该从手术区域内牵开网膜使得术者拥有一个良好的脾曲视野。在结肠上轻轻向尾侧牵引有助于在脾脏下方暴露其韧带以及所有脾周组织。这些韧带中的大多数可以使用双极电刀或者超声手术刀安全地分离。大于 4～5 毫米的血管在切断之前，应该以止血夹夹闭。必须小心避免损伤脾脏以及胰腺下缘或者尾部。

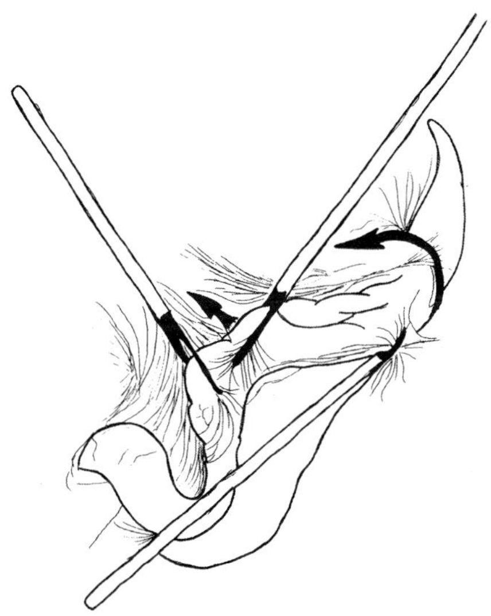

图 41-3　腹腔镜游离乙状结肠。放置腹腔镜手术钳以便将肠壁损伤的风险降低到最小程度

另外，腹壁的支点效应可能导致脾脏下缘黏附组织的牵引程度大于术者预估的程度。某些术者已经描述使用结肠镜牵引脾曲[19]。

完全的脾曲游离同样可能要求部分分离胃—结肠韧带(图 41-4)。向中线和骶尾侧回拉末端横结肠，如需要，可抓住并提升胃大弯。回拉胃将有助于避免无意中去分离横结肠系膜。这些操作应该暴露出胃结肠韧带并允许术者使用双极电凝手术刀、止血夹或者超声手术刀切断血管。

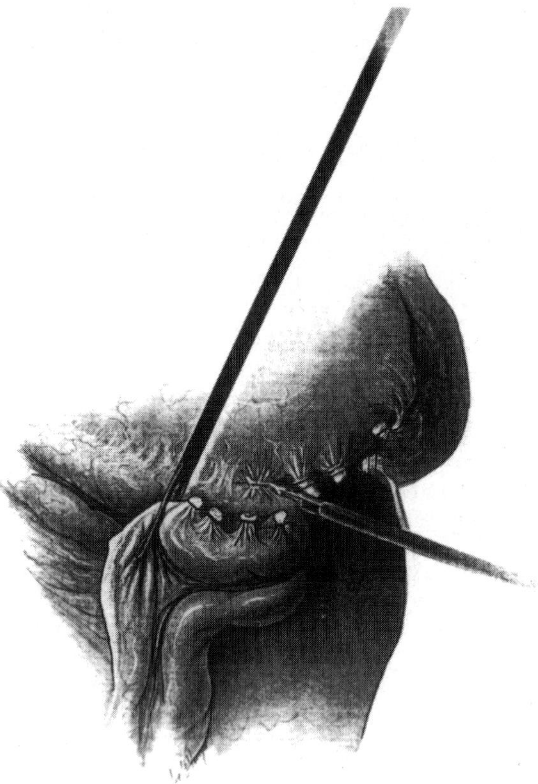

图 41-4 离断胃结肠韧带

至于末端乙状结肠或直肠病灶，可能需要将肠管和肠系膜向骶尾侧游离至腹膜皱褶以下。通过将直肠向外侧、前侧和头侧牵拉将直肠游离至病灶的远端。应该再次观察输尿管及其向膀胱三角的走向。可以使用双极电凝手术刀或者超声手术刀打开直肠系膜与 Wadeyer 筋膜之间的平面。直肠系膜通常非常短，而且与降结肠和乙状结肠的系膜相比相对不含血管。如果实施直肠切除术治疗良性疾病，那么术者应该努力保留交感神经。解剖平面应该保持在筋膜的内侧和骶岬的前方。借助这些操作，应该可容易地发现血管并且将其作为避免损伤这些神经的辅助向导。

在完全游离合适的结肠段后，下一步是切断标本的血供。紧绷结肠系膜以创建“弓弦”效应，有助于识别出标本特定的血管系统。然后分离这些较大的血管因而在蒂部周围系膜上分出一个空隙并使用止血夹、钉合或者缝线在靠近其起源的部位切断(图 41-5)。在切断这些血管之前，重要一点是手术再次确认输尿管的位置。然后使用电凝手术刀或者超声手术刀切断剩余的肠系膜。根据手术适应证，可以在肠壁附近或者肠系膜根部附近下方进行肠系膜离断，以便获取较整体的切除效果。

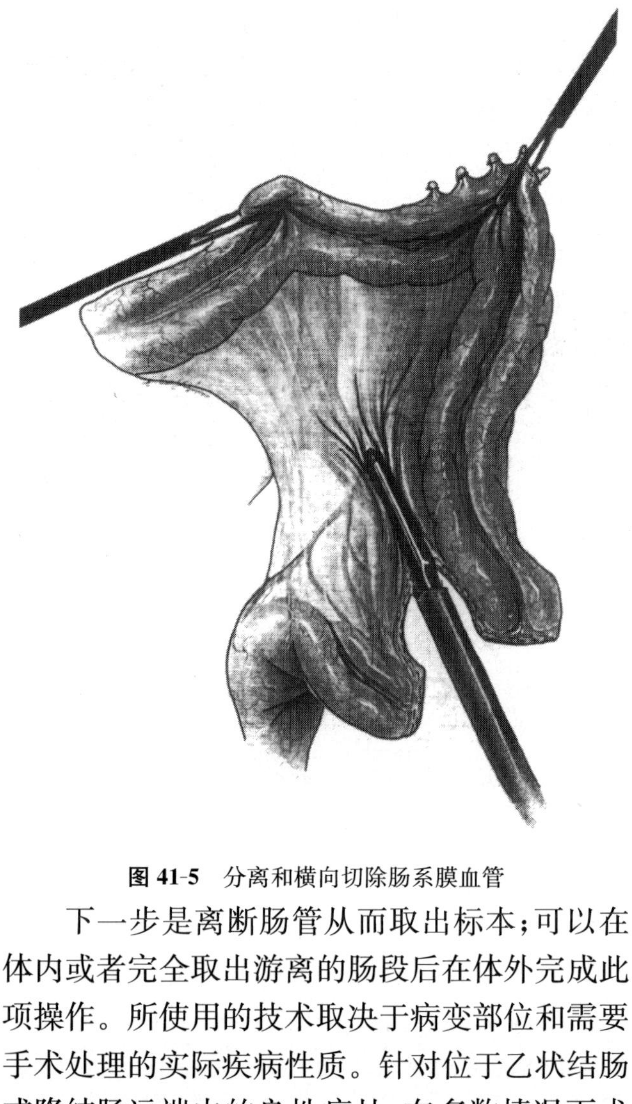

图 41-5 分离和横向切除肠系膜血管

下一步是离断肠管从而取出标本；可以在体内或者完全取出游离的肠段后在体外完成此项操作。所使用的技术取决于病变部位和需要手术处理的实际疾病性质。针对位于乙状结肠或降结肠远端内的良性病灶，在多数情况下术者可以游离肠管以便可从 3～6 厘米的筋膜开口处将其取出。目前我推荐扩大脐部筋膜开口(套管针部位)，因为该方法将对腹直肌的损伤降低到了最小程度。替代方法为在紧靠耻骨联合上方做一个开口，或者可以使用左侧腹中部或左下象限肌肉分离切口(图 41-6)。肠管一旦拉到腹外，术者就可以确认病变部位，然后使用传统设备或者缝合器离断肠管。吻合术同样在腹外完成，而且根据术者的偏爱可以使用手缝或者缝合器完成。如需要，应该关闭任何显著的肠系膜缺口。然后将肠管放回腹腔内并关闭筋膜缺口。再次建立气腹，手术者检查吻合效果以及有无出血或者残余的肠系膜缺口。

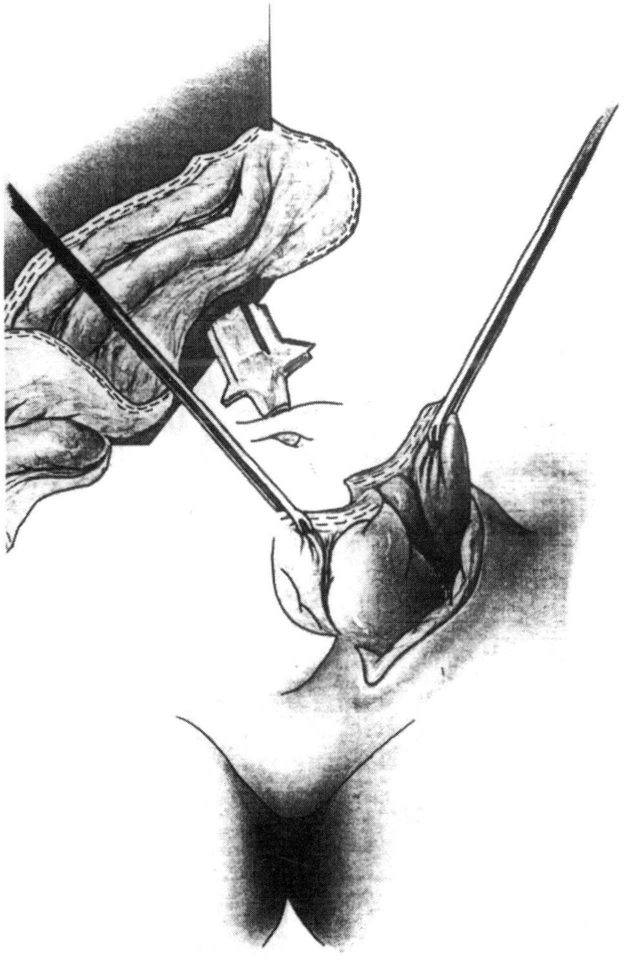

图 41-6　在某些情况下，增大的筋膜开口取出标本并在腹外完成吻合术

如果切除术的远端涉及无法游离到体外的直肠，那么可能无法实施体外切除方法和吻合术。因此，对于多数左侧病灶来讲，肠系膜离断、切断肠管以及吻合术必须在腹腔内完成。肠系膜离断如前文所述。通常使用30～60mm腹腔镜线性缝合器切断肠段；根据切断与缝合组织的厚度选择缝合器线筒。分离出标本后，仍然需要一个增大的筋膜开口取出标本。如果患者可能有恶性肿瘤，那么在操作和取出标本的过程中于摘除部位切口内放置一个非渗透屏障（非通透性内袋）用以保护伤口处免受肿瘤的种植播散。

至于乙状结肠切除术或者直肠前切除术，最流行的吻合方法为运用圆形缝合器穿过肛门和直肠的腹腔镜辅助技术（图41-7）。经由脐部或者右髂隐窝筋膜开口在体内离断及取出肠管和肠系膜。通过同一开口处，体内切除的近端肠段从开口处移出并且为缝合吻合作准备。通常该步骤需要切断附属在远端的肠系膜，以便在发射钉夹时，它可穿过肠壁而不是周围的脂肪上。圆形缝合器的平台位于近端肠段内并且在腔内放置一根荷包缝线将其固定在肠腔内。将结肠送回至腹腔内，关闭筋膜开口，重新建立

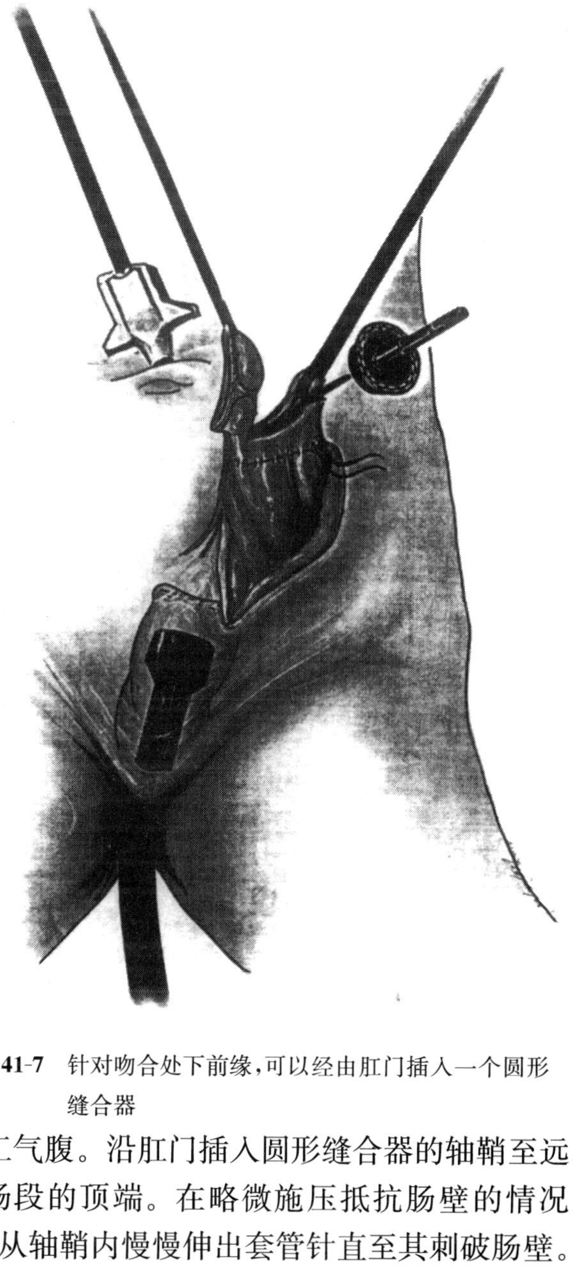

图 41-7　针对吻合处下前缘，可以经由肛门插入一个圆形缝合器

人工气腹。沿肛门插入圆形缝合器的轴鞘至远端肠段的顶端。在略微施压抵抗肠壁的情况下，从轴鞘内慢慢伸出套管针直至其刺破肠壁。在腹腔镜引导下，缝合器平台与圆形缝合器的套管针相连。可使用特殊的平台抓取设备协助实施本项操作（Endo-Alis Clamp；Ethicon Endosurgery，Cincinnati，OH，USA)。然后击发圆形缝合器并且通过检查组织间的线圈确认吻合术的完整性。我偏向于吻合肠管使用气体扩张肠段，同时使用生理盐水充满腹腔(骨盆)。可以使用能弯曲的乙状结肠镜或者结肠镜扩张结肠并且用视觉检查吻合处。如果发现气泡，则必须识别出吻合处的漏口并修补。如需要，可以在吻合处的上方做一个小型的开腹术实施加强或者重新吻合。然后进行吻合处与手术区域的腹腔镜检查以进一步评估吻合并验证是否有出血。关闭所有直径大于5mm的筋膜开口。

腹会阴切除术与转流型结肠造瘘术

可以使用前文描述的技术和原则在腹腔镜下操作腹会阴切除术的腹部部分[20]。运用陡的Trendelenburg体位移动骨盆中的小肠，偶尔可使用扇形牵引器。分离直肠前上方的腹膜后，钝性分开膀胱与肠管。联合使用锐性和钝性解剖，分离近段和中段三分之一处直肠的后外侧韧带。结扎并切断直肠上血管和直肠中血管或者仅仅使用三极手术钳电凝。经肛门放入探针或者乙状结肠镜可以协助直肠的分离。使用腹腔镜缝合器械切断切除部位的近端边缘，通过一个标准的会阴切口取出标本。在腹腔内分离完成之前，会阴解剖应该避免进入腹膜腔，因为这会迅速导致丧失人工气腹。如果在术前正确地选择的话，可以使用一个下腹部套管部位作为手术造瘘口。

在腹腔镜的帮助下，针对受阻病灶或者无法切除的病灶可以实施转流型结肠造瘘术[21]。再次，应该设计一个或者两个套管部位以便用于手术造瘘口。在肠系膜内做一个垂直开口以允许结肠的两端在没有张力的情况下抵达前腹壁。一旦释放人工气腹时，该距离将明显缩短，然后可以通过独立的筋膜开口取出肠管两端或者将远端留在原位处。

腹腔镜辅助息肉切除术

腹腔镜手术还可用于不适合在结肠镜下取出的[22,23]、较大或者根底范围较大息肉的节段性或袖式切除。对这样的息肉联合使用腹腔镜/结肠镜方法，多数患者可以避免一个开腹术为所涉及结肠的袖式切除。

患者应该接受全套清洗与抗菌肠管准备工作。手术室的设置应该同时适合结肠镜和腹腔镜。患者双腿应该分开以允许无阻碍的下肠道通路。最理想的方式为使用录像结肠镜以便内窥镜和腹腔镜术者都能够观察腔内病灶和腹腔内情况。在插入结肠镜之前，手术者能够彻底游离包含息肉的部分大肠。非创伤性手术钳置于结肠病灶以上的部位。然后插入结肠镜并缓慢向前推进。最小程度向肠管内腔充气将有助于保持一个恰当的腹腔镜视野观察手术区域。手术者可以使用非创伤性Babcock型手术钳伸直大肠的扭结或者弯曲，以便更容易地向息肉方向操作结肠镜。在观察到病灶之后，下一步是将一个内窥镜电凝环套在整个息肉上或者采用切碎息肉的方式。通常手术者可以帮助操控结肠段以便可以轻易地经由结肠镜环切先前无法接近的息肉。当切除息肉时，手术者可以监视浆膜表面以观察是否有整个肠壁厚度损伤的征象。

如果尽管在腹腔镜下游离后仍无法接近息肉，或者仅仅因为息肉过于巨大，或者息肉深深渗透至结肠壁，那么手术者可能会选择打开结肠，然后在腹腔镜引导下实施息肉切除术。然后使用缝线或者应用内窥镜线性缝合器关闭结肠切口。替代方法为将前述内容实施腹腔镜辅助局部切除术。在完成手术步骤之前，可以使用气体扩张肠腔同时使用生理盐水浸泡浆膜表面。气泡表明仍有缺口需要处理。

Franklin和Balli最近报道了在34名患者身上进行的48例腹腔镜引导下的息肉切除术[22]。只有4名患者需要整个厚度的结肠切开术和息肉切除术；剩下的息肉经由结肠镜取出。所有患者在医院内过夜，而且没有发现术后并发症。

对局限性癌症患者实施手术时的特殊注意事项

针对促进腹腔镜技术的发展和结肠局限性腺癌的腹腔镜辅助结肠切除术都要求遵循传统肠管切除术的公认原则。这些步骤包括避免肿瘤细胞溢出、将直接接触肿瘤降低到最小程度、达到恰当的切除边界，以及获取恰当数目的淋巴结用于正确的分期。当前，最后一项操作尤为重要，因为有效的免疫化疗可选择性应用于局部疾病的患者。使用腹腔镜评估肝脏、网膜、腹膜以及结肠，和借助术中超声波都可以完成术中病灶分期。此外，借助标准造影剂和非造影剂增强的X线检查以及CT扫描的术前分期都已经证实在探测局部扩散和转移型病灶中相当精确。选择适于腹腔镜辅助切除术的病灶已经包括 T_1 至 T_3 范围的病灶，当然典型的适应证不包括 T_4 水平的病灶。尽管已经有报道阐述固定于或者深入于邻近组织内的癌症患者接受腹腔镜切除术治疗，但是这些病例中的多数最好选用经由传统开腹切除术的路径。然而，具有转移证据的患者被认为是接受姑息腹腔镜切除术或者转流型结肠造瘘术的最佳候选者。对于在最初肿瘤切除术中所用套管部位处的肿瘤复发存在很大的争论。这些套管部位处的复发没有局限在从腹腔内取出摘除肿瘤的区域内。复发同时还包括远方的套管部位，在这些地方设备没有直接接触肿瘤或者没有被用于取出肿瘤的部位。在肿瘤早期和晚期，以及于潜在可治愈的和意图姑息切除术后，都观察了套管部位的种植。很多因素可能与这些复发有关，包括增加局部组织创伤、由局部充血而强化了肿瘤的营养供应以及宿主免疫状态的改变[8~10]。

此外，由充入二氧化碳（CO_2）所建立的人工气腹可能会创建更加理想的pH环境帮助肿瘤细胞播种。针对套管复发的可能机制包括通过直接接触播散肿瘤细胞、通过腹腔镜操作造成细胞脱落、通过循环人工气腹在空气中播散肿瘤细胞或者通过静脉循环在腹腔内播散恶性肿瘤细胞。通过接触伤口边缘而造成的肿瘤细胞直接播散无法解释在外侧套管部位处的复发；在动物模型中的人工气腹已经显示可增加套管部位的复发。在腹腔镜操作过程中的肿瘤细胞脱落和局部组织损伤可能会成为另外一种解释；但是，这无法解释至今所发现的复发模式。同理，肠腔内或者血源性播散与套管针部位的复发没有关联。

有关伤口复发与人工气腹关系的动物试验提供了相互矛盾的数据[24,25]。同时，很难从独立的套管部位种植的病例报告中得出结论。自从其最初的描述之后，已经报道了很多回顾性分析，从单个至多中心研究不等，发生的比例范围从0至高达21%[11~13,26]。如果更加仔细地检查传统手术的复发率，那么就会浮现出有趣的模式。在开腹切除术后，切口为肿瘤植入部位占复发的0.6%[27]。最新的多项研究已经比较了治疗癌症的腹腔镜结肠手术和开腹切除术。这些研究显示了使用腹腔镜技术具有明确的临床益处，包括提高了止痛效果、缩短了住院期限、较少的出血、较低的并发症、肠道功能恢复较快以及较快恢复至正常的活动。由于腹腔镜结肠手术是一种相对比较新近的技术，所以对于这些研究的随访受到限制，从2年至长达5年不等。尽管如此，似乎存在相似的整体存活率、局部复发率以及死亡率。尤其是针对接受腹腔镜结肠切除术的患者来讲，似乎没有发现套管部位复发的增加（0.5%～1.7%）[13~16]。不过，可以将这些患者归纳入比较腹腔镜和传统手术的适宜试验当中。如果没有这样的研究可供选用或者患者拒绝参与，那么术者应该讨论此争议并在医学记录中书面记录该讨论。

结果与术后护理

在腹腔镜结肠手术后，患者胃肠功能恢复的时间早于接受开放式手术[27]。无论是实施了开腹切除术还是腹腔镜切除术，多数术者都会在手术结束时取下鼻胃管或者口胃管。多数患者能够在术后第 1 天或者第 2 天耐受经口进食，而且在术后第 1 天几乎常规给予流食。如果可以耐受流食，那么食谱可以迅速提升至固体食物。与开腹切除术相比，腹腔镜切除术后的住院时间减少 3～5 天[11,13,15,27]。与行开腹切除术的患者相比，接受腹腔镜切除术的患者感觉到的疼痛较轻，而且对麻醉药的要求也相应较少。接受腹腔镜切除术的患者就有关围手术期死亡率、切除标本的长度、足够的无瘤边缘以及所采集的淋巴结数目方面的结果与开腹切除术患者相等同。在腹腔镜术后还发现改善了 T 细胞介导的细胞免疫功能以及嗜中性粒细胞的化学趋向性[7]。

患者恢复正常活动取决于其年龄、职业以及动机。患者在服用术后麻醉用药时不应该开车，而且至少应该在术后 6 周内避免提举重物。

并发症

文献中已经报道了腹腔镜结肠切除术可能发生的手术并发症。开腹切除术并发症同样发生于腹腔镜结肠切除术中；这其中包括输尿管损伤、无意中切开肠管、吻合口漏、术后狭窄或者甚至在吻合处出现梗阻、肠系膜间隙疝以及腹腔内脓肿[27～32]。早期的临床研究报道了非常高的腹腔镜相关并发症（大于 30%）以及转换为开腹术的比例（大于 40%）[33～35]。这些初步研究仅仅证实结肠微创手术存在一条陡峭的学习曲线。后续出版的资料显示，对于经验丰富的术者，腹腔镜手术的主要和次要术后并发症及住院期有显著降低[36,37]。多数临床调查者还发现腹腔镜手术的术中失血量大大少于同类的开腹术，而且在术后对肺功能的危害明显减低[38,39]。用于腹腔镜结肠手术的操作时间无疑比同类的开腹手术长[36]。最初，考虑这是因为存在陡峭的学习曲线，某些早期作者报道的时间超过 8 小时。然而，伴随着术者在腹腔镜领域内经验的增长，手术时间已经显著地降低。目前在不复杂的病例中，45～90 分钟的手术时间并不算罕见。

最初不大可能出现针对腹腔镜手术的总计住院费用的节省，因为降低的住院期被术中的费用所抵消，即前文中所述针对腹腔镜一次性器械的较高收费以及较长的手术时间。但是，在生产与经济市场相互竞争的驱动下，伴随手术时间的降低以及腹腔镜设备费用的降低，有可能实现较大范围的费用节省。此外，使用腹腔镜方法可以更快地返回至正常的活动和工作[36,40]。社会和商业团体一直低估了此优势带来的成本效益，因此总是忽视这个优势。由于雇主对于其雇员请病假而引发相关生产力损失的顾虑日益增多，所以诸如所用手术方法这样的因素将在受控制的护理市场内扮演更重要的角色。

结论

从 1990 年起，腹腔镜结肠手术就已经在美国实施。通过腹腔镜路径可以遵守几乎所有针对结肠切除手术的原则。从有经验的医生，腹腔镜手术已经显示出为患者提供了如下方面的优势：减少术后疼痛、缩短住院期、更好的美容效果、更快恢复至正常的活动。结果，该项操作已经受到众多临床医生的拥护并作为针对良性结肠疾病的合理治疗选项，作为针对那些不幸患有远处转移癌症患者的一项姑息手术。相比之下，在考虑将患有局限性癌症患者作为腹腔镜手术的潜在候选对象时，已经采取了非常谨慎的方法。尽管很容易达到足够的近段和远段无瘤边界要求，并且淋巴结摘除与开腹手术相似，但是在套管针部位处肿瘤种植的零星报道还是明确地发出了危险信号。总之，重点应该放在注册参与前瞻性随机试验的患者身上，断定腹腔镜介入手术对这些患者的适宜性，其中包括由国家癌症研究院创建的一项大型、多中心试验。已经发表小部分前瞻性临床系列文献重点讨论这个问题[40~43]。这些有关使用腹腔镜结肠切除术治疗癌症的调查结果非常鼓舞人心。需要从这些调查和其他前瞻性随机试验中得出的长期随访数据最终解决当前的争论。在这些结果可供应用之前，腹腔镜结肠切除术治疗癌症应该被限定于那些具有完善手术策略并可为这些患者提供恰当随访的研究机构。

尽管大型和巨大型病灶可能是开腹切除术的适应证，但是腹腔镜手术仍可以达到足够的近段和远段边界要求。某些调查者相信淋巴结摘除与开腹切除术相似，而其他学者发现腹腔镜方法在切除标本内产生的淋巴结较少；临床显著意义仍有待观察。在局部淋巴结切除和扩展局部淋巴结切除范围至主动脉周淋巴结之间的存活率没有统计学上的显著差异。很多受病理学家控制的因素会影响从标本中发现的淋巴结，这如同肠系膜切除术对于存活率及预后的重大影响。使用腹腔镜方法切除结肠癌症是一项可行的、有效的操作，它针对患者具有明确的优势以及潜在的未来成本效益。

（田文 李荣 译）

参考文献

1. Jacobs M, Verdeja JC, Goldstein HS. Minimally invasive colon resection (laparoscopic colectomy). Surg Laparosc Endosc 1991;1(3):144-150.
2. Cooperman AM, Katz V, Zimmon D, Botero G. Laparoscopic colon resection: a case report. J Laparoendosc Surg 1991;1(4):221-224.
3. Saclarides TJ, Ko ST, Airan M, Dillon C, Franklin J. Laparoscopic removal of large colonic lipoma. Dis Colon Rectum 1991;34:1027-1029.
4. Miller R, Roe AM, Eltringham WK, Espiner HJ. Laparoscopic fixation of sigmoid volvulus. Br J Surg 1992;79:435.
5. Reissman P, Salky BA, Pfeifer J. Edye M, Jagelman DG, Wexner SD. Laparoscopic surgery in the management of inflammatory bowel disease. Am J Surg 1996;171:47-51.
6. Schwenk W, Bohm B, Witt C, Junghans T, Grundel K, Muller JM. Pulmonary function following laparoscopic or conventional colorectal resection. Arch Surg 1999; 134: 6-12.
7. Kuntz C, Wunsch A, Bay F, Windeler J, Glaser F, Herfarth C. Prospective randomized study of stress and immune response after laparoscopic versus conventional colonic resection. Surg Endosc 1998;12:963-967.
8. Fusco MA, Paluzzi MW. Abdominal wall recurrence after laparoscopic-assisted colectomy for adenocarcinoma of the colon. Dis Colon Rectum 1993;36:858-861.
9. Walsh DC, Wattchow DA, WilsonTG. Subcutaneous metastasis after laparoscopoic resection of malignancy. Aust N Z J Surg 1993;63:563-565.
10. Ota DM, Nelson H, Weeks JC. Controversies regarding laparoscopic colectomy for malignant disease. Curr Opin Gen Surg 1994;208-213.
11. Milsom J, Bohm B, Hammerhofer KA, Fazio V, Steiger E, Elson P. A prospective, randomized trial comparing laparoscopic versus conventional techniques in colorectal cancer surgery: a preliminary report. J Am Coll Surg 1998;187:46-57.
12. Bokey EL, Moore WE, Keating JP, Zelas P, Chapuis PH, Newland RC. Laparoscopic resection of the colon and rectum for cancer. Br J Surg 1997;84:822-825.
13. Lacy AM, Garcia-Valdecasas JC, Pique JM, et al. Short-term outcome analysis of a randomized study comparing laparoscopic vs open colectomy for colon cancer. Surg Endosc 1995;9:1101-1105.
14. Ortega AE, Beart RW, Steele GD, Winchester DP, Greene FI. Laparoscopic Bowel Surgery Registry: preliminary results. Dis Colon Rectum 1995;38(7):681-686.
15. Stage JG, Schulze P, Overgaard H, Andersen M, Rebsdorf-Pedersen VB, Nielsen HJ. Prospective randomized study of laparoscopic versus open colonic resection for adenocarcinoma. Br J Surg 1997;84:391-396.
16. Vukasin P, Ortega AE, Greene FL, et al. Wound recurrence following laparoscopic colon cancer resection: results of the American Society of Colon and Rectal Surgeons Laparoscopic Registry, Dis Colon Rectum 1996;39(10):S20-S23.

17. Cohen SM, Wexner SD, Binderow SR. et al. Prospective, randomized, endoscopic-blinded trial comparing precolonoscopy bowel cleansing methods. Dis Colon Rectum 1994;37(7):689-696.

18. Oliveira L, Wexner SD, Daniel N, et al. Mechanical bowel preparation for elective colorectal surgery. A prospective, randomized, surgeon-blinded trial comparing sodium phosphate and polyethylene glycol-based oral lavage solutions. Dis Colon Rectum 1997;40(5):585-591.

19. Reissman P, Teoh TA, Piccirillo MF, Nogueras JJ, Wexner SD. Colonoscopic-assisted laparoscopic colectomy. Surg Endosc 1994;8:1352-1353.

20. Sackier JM, Berci G, Hiatt JR, Hartunian S. Laparoscopic abdominal perineal resection of the rectum. Br J Surg 1992;79:1207-1208.

21. Lyerly HK, Mault JR. Laparoscopic ileostomy and colostomy. Ann Surg 1994;219(3):317-322.

22. Franklin ME, Balli JE. Laparoscopic management of difficult colonic polyps. In: Zucker KA (ed) Surgical Laparoscopy, 3rd Ed. Philadelphia: Lippincott/Williams & Wilkins, 2000.

23. Smedh K, Skullman S, Kaid A. Anderberg B, Nystrom P. Laparoscopic bowel mobilization combined with intraoperative colonoscopic polypectomy in patients with an inaccessible polyp of the colon. Surg Endosc 1997;11:643-644.

24. Jacobi CA. Ordemann J, Bohm B, et al. The influence of laparotomy and laparoscopy on tumor growth in a rat model. Surg Endosc 1997;11:618-621.

25. Wu JS, Brasfield BS, Guo LW, et al. Implantation of colon cancer at trocar sites is increased by low pressure pneumoperitoneum. Surgery (St. Louis) 1997;122:1-7.

26. Hughes ESR, McDermott FT, Polglase AI, Johnson WR. Tumor recurrence in the abdominal wall scar tissue after large-bowel cancer surgery. Dis Colon Rectum 1983;26:571-572.

27. Zucker KA, Pitche DE, Martin DM, Ford S. Laparoscopic assisted colon resection. Surg Endosc 1994;8:12-18.

28. Wexner SD, Cohen SM, Johansen OB, Nogueras JJ. Jagelman DG. Laparoscopic colorectal surgery: a prospective assessment and current prospective. Br J Surg 1993;80:1602-1605.

29. Franklin M, Ramos R, Rosenthal D. Laparoscopic colonic procedures. World J Surg 1993;17:51-56.

30. Guillou PJ, Darzi A, Monson JRT. Experience with laparoscopic colorectal surgery for malignant disease. J Surg Oncol 1993;2:43-49.

31. Quattlebaum JK, Flanders HD, Usher CH. Laparoscopic assisted colectomy, Laparoscopic assisted colectomy. Surg Laparosc Endosc 1993;3:81-87.

32. Kawamura YJ, Sunami E, Masaki T, Muto T. Transmesenteric hernia after laparoscopic-assisted sigmoid colectomy. J Surg Laparosc Surg 1999;3(1):79-81.

33. Larach SW, Salomon MC, Williamson PR, Goldstein E. Laparoscopic assisted colectomy. Experience during the learning curve. Coloproctology 1993;1:38-41.

34. Reissman P, Cohen S, Weiss EG, Wexner SD. Laparoscopic colorectal surgery: ascending the learning curve. World J Surg 1996;20(3):277-281.

35. Falk PM, Beart RW Jr, Wexner SD, et al. Laparoscopic colectomy: a critical appraisal. Dis Colon Rectum 1993;36(1):28-34.

36. Chen HH, Wexner SD, Weiss EG, et al. Laparoscopic colectomy for benign colorectal disease is associated with a significant reduction in disability as compared with laparotomy. Surg Endosc 1998;12(12):1397-1400.

37. Talamini ME, Moesinger PC, Kaufman H, Kutka M, Harris M, Bayless T. Laparoscopic assisted bowel resection for Crohn's disease. The best of both worlds. Gastroenterology 1997;4:A1478.

38. Muckleroy SK, Ratzer ER, Fenoglio ME. Laparoscopic colon surgery for benign disease: a comparison to open surgery. J Surg Laparosc Surg 1999;3(1):33-37.

39. Schwenk W,. Bohm B, Witt C, Junghans T, Grundel K, Muller JM. Pulmonary function following laparoscopic or conventional colorectal resection: a randomized controlled evaluation. Arch Surg 1999;134(1):6-12.

40. Ing R, Jacobs M, Placencia G. Laparoscopic colectomy for cancer. In: Zucker KA (ed) Surgical Laparoscopy. 3rd Ed. Philadelphia: Lippincott/Williams & Wilkins, 2000.

41. Franklin ME Jr, Rosenthal D, Norem RF. Prospective evaluation of laparoscopic colon resection versus open colon resection for adenocarcinoma. A multicenter study. Surg Endosc 1995;9(7):811-816.

42. Bouvet M, Mansfield PF, Skibber JM. Clinical, pathologic, and economic parameters of laparoscopic colon resection for cancer. Am J Surg 1998;176(6):554-558.

43. Smedh K, Skullman S, Kald A, Anderberg B, Nystrom P. Laparoscopic bowel mobilization combined with intraoperative colonoscopic polypectomy in patients with an inaccessible polyp of the colon. Surg Endosc 1997;11(6):643-644.

第四十二章　腹腔镜辅助下直肠前切除术

Brian J. Mehigan, John E. Hartley, 和*J. R. Monson*

外科技术的卓越成就在直肠癌的治疗中显得尤为重要。治愈直肠癌患者的唯一希望就在于充分的手术切除，显然在不同研究机构内以及个别术者中已经获得成功的差别很明显[1]。在中位和低位直肠癌的切除术中常规完整切除直肠系膜已经获得至今所报道过的最低局部复发率[2]。这些由 Heald 及其同事所创建的标准，应该是权衡所有新外科技术的标准。很多外科医生因此争论，出于对腹腔镜技术安全性和疗效的考虑，直肠癌应该只能由结直肠专家级别的手术医生使用传统技术切除[3]。然而，其他人提示借助腹腔镜从骨盆深处获得的放大视野可有助于锐性切除直肠系膜并保留骨盆神经，同时提供微创外科的潜在优势。我们在本章节中描述了当前在全直肠系膜切除术中使用的腹腔镜辅助下前切除技术。已详细描述了运用三层缝合或者手工缝合吻合肠管的全腹腔镜前切除术[4]。但是，我们仍然有待确信这种吻合术所需要的额外时间和努力是值得的；此外，这种方法产生了有关取出标本的方式方面的问题。尽管切除的标本可沿肛门取出，但是这种方法要求括约肌的非生理性扩张，而且对于恶性肿瘤来讲，这在理论上具有引起肿瘤种植的风险。

适应证

尽管没有得到普遍认可，但是对于腹腔镜方法的禁忌证仍包括：①有对腹腔镜手术的特定禁忌证；②怀疑可切除性或者重建性；③既往有多个腹部切口瘢痕。

如可能，在术前应该做出有关在低位直肠癌中是否保留括约肌的决定，因为腹腔镜方法缺乏触觉感觉，因而不允许进行试验性解剖和触诊以断定其重建的可能性。如果无法做出决定，那么应该制定开腹切除术计划，而不是采取可能不必要的切除肛门括约肌的腹腔镜手术计划。毫无疑问，对 99 名患者实施开腹切除术的效果远远好于一个错误地切除肛门的病例。

在保留前述禁忌证的情况下，针对腹腔镜前切除术的适应证在本质上与开腹手术相同。从我们的经验看，在略高于 50％的患者已经证实完全靠腹腔镜进行全直肠系膜切除治疗中位和低位直肠癌的可行性；使用当前的技术尚不能证实对术前评估患者的预测。

患者术前准备

我们的术前评估包括躯体检查、肝功能检查、癌胚抗原、肝脏超声检查、骨盆与肝脏 MRI 扫描、乙状结肠镜检查以及组织活检。通常要求在麻醉下检查以测量肿瘤大小和可切除性，而且当对可重建性存在任何疑虑时，也应该实施该检查。使用结肠镜检查整个结肠到盲肠或者钡剂灌肠完成结肠的术前评估非常必要，它可避免遗漏同期肿瘤。麻醉评估必须将患者是否适合时间较长的腹腔镜手术考虑在内，因为较长的手术时间是腹腔镜技术的特点之一[5,6]。应用标准的肠道准备、血栓预防以及围手术期抗生素等。

手术技术

（一）**患者体位** 在全身麻醉下，患者取改良型 Lloyd - Davis 体位，两腿几乎伸直（因为双腿在胯部的弯曲容易干扰腹腔镜设备的操作）双臂内收。将患者置于手术台上，而且建议使用能够采取陡和倒置 Trendelenburg 体位，以及向左右旋转的手术台，以便可以在手术的不同阶段按照要求做出不同调整，可以借助重力作用将小肠引至手术区域之外。留置导尿管和插入鼻胃管有助于防护套管针损伤内脏。腹部和会阴做术前准备，并按照常规方式铺巾。

（二）**设备** 要求至少配备两台监视器的腹腔镜设施。除传统 0°观察镜外，30°观察镜可能在直肠解剖和脾曲游离时非常有用。需要标准 10 毫米套管，一个套管部位可以扩展至 12 毫米，以便可以插入一个 30 毫米的内窥镜直线切割器。腹腔镜设备在不断改进，但是我们认为某些设备是必需的（表 42-1）。

腹腔镜辅助技术允许在骨盆底使用传统的缝合器械离断直肠通过切口将标本取出，以及使用直线切割器在近端离断降结肠。内窥镜的同类设备要求 15 毫米或者更大的套管，从我们的观点看，这对于确保在骨盆底离断直肠的操作来讲仍然不够。

表 42-1 针对腹腔镜直肠前切除术的必要设备

1. 两个 Babcock 型肠管抓取设备
2. 弧形一次性手术剪
3. 直线缝合器械配血管缝线夹
4. 连续发射的内窥镜施夹钳
5. 用于低位骨盆解剖的长腹腔镜手术剪
6. 抽吸冲洗装置
7. 腹腔镜扇形牵引器

（三）**术者与套管定位** 术者在患者右侧开始手术。使用开放式技术经由脐上垂直切口建立人工气腹，并插入腹腔镜。后续的套管定位必须在直视下进行以避免损伤。根据患者的躯体状态，后续套管的定位可有略微差异，图示布局通常就足够了（图 42-1）。为了实现镜头和设备定位的灵活性，在所有部位都使用 10 毫米套管；随后将这些切口中的一个扩展至 12 毫米以便插入直线切割器。如果需要，可尝试在标记为回肠造瘘术部位定位右侧髂隐窝套管，如确实使用的话，可定位耻骨上插孔，此处可归入后续的 Pfannenstiel 切口中。

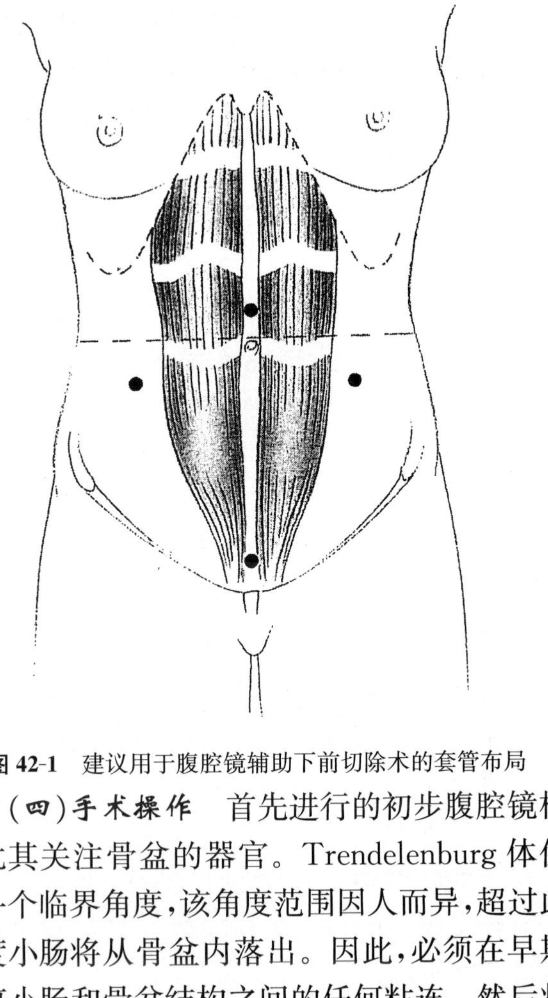

图 42-1 建议用于腹腔镜辅助下前切除术的套管布局

（四）**手术操作** 首先进行的初步腹腔镜检查尤其关注骨盆的器官。Trendelenburg 体位有一个临界角度，该角度范围因人而异，超过此角度小肠将从骨盆内落出。因此，必须在早期分离小肠和骨盆结构之间的任何粘连。然后将手术台返回至中间位置，并检查腹膜腔内的其他器官。我们通常在此阶段进行肝脏的腹腔镜超声检查[7]。

现在开始游离乙状结肠。将患者置于向右下倾斜的 Trendelenburg 体位。术者站在右侧，与助手相对[8]。由助手使用 Babcock 手术钳把持乙状结肠和直肠乙状结肠的顶点，而同时应用非创伤性手术抓取钳施与对向作用力，术者使用电凝手术剪沿 Toldt 白线切开乙状结肠外侧的腹膜褶皱(图 42-2)。

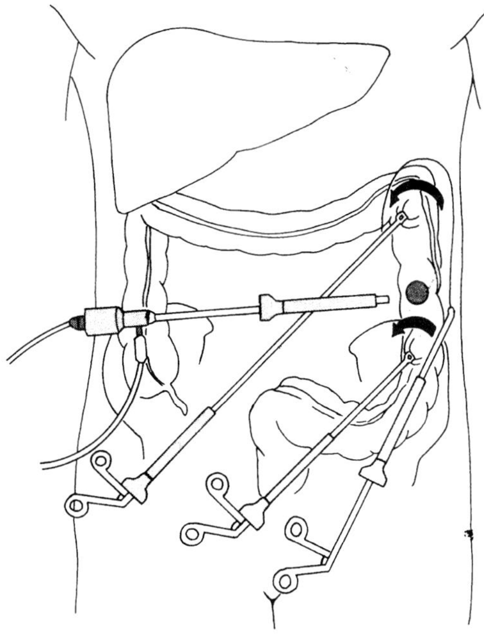

图 42-2　沿乙状结肠的外侧腹膜切开

然后助手提起游离后的乙状结肠，离断乙状结肠系膜的内侧面。这样就可以识别出下方的肠系膜动脉和静脉，并由内向外侧的方向解剖。通过肠系膜内的窗口识别左侧输尿管，同样由内向外侧的方向解剖以避免无意中损伤从外侧“支起”的左侧输尿管。我们尚没有发现输尿管支架具有任何优势，而其放置会增加原本已经很长的手术时间。然后将注意力转移至血管根部，在此处使用 30 毫米内窥镜直线切割器的血管缝线夹分别在靠近肠系膜下动脉和静脉起始处分离，切割器在断端的每侧放置三行缝线(图 42-3)。现在开始游离乙状结肠近段的脾曲结构，对所有欲施行全直肠系膜切除术的患者要完全游离脾曲至中段横结肠。外侧乙状结肠解剖持续向下至骨盆缘的上方，沿左侧骨盆侧壁解剖至中线的直肠膀胱隐窝或者直肠阴道隐窝，始终向内推挤直肠系膜。

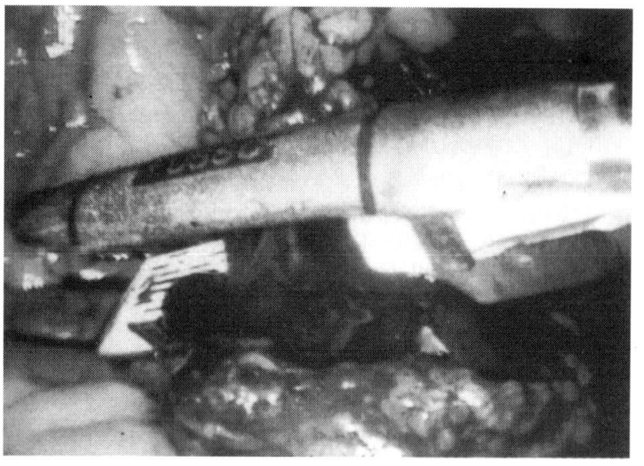

图 42-3　使用内窥镜直线切割器高位结扎肠系膜下动脉

继续直肠的游离，分离血管蒂至主动脉分支的前方，保持在壁腹膜以及交感神经的前面。患者仍处于陡的 Trendelenburg 体位，患者右肩向上翻，术者位于手术台的左侧。在保持小肠落于手术区域外的过程中，Trendelenburg 的临界角度至关重要。助手站在术者对面使用 Babcock 钳抓取并提起乙状结肠和近段直肠。对于女性患者，可暂时将子宫或输卵管缝在腹壁上(图 42-4)。术者对后腹膜应用反向牵引并

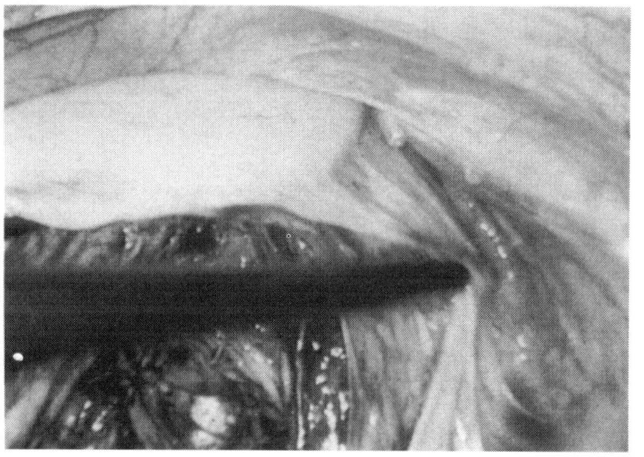

图 42-4　将输卵管缝合至前侧腹壁上以便为腹腔镜直肠解剖中提供牵引

在骶岬上切开壁腹膜，以便小心进入直肠系膜后侧与骶前神经前侧之间的平面。此处骶前疏松组织没有血管，它构成直肠癌手术的“经典平面”(“holy plane”)。向下扩展此平面入骨盆，切开腹膜，沿右侧骨盆侧壁行进直至达到直肠膀胱隐窝或者直肠阴道隐窝内的中线处。与左侧输尿管相同，必须识别并保护右侧输尿管。在此阶段手术中，通常右侧套管最适于使用腹

腔镜，因为在将游离后的直肠提起至骨盆外时，直肠容易遮住来自于脐下套管的视野（图 42-5）。解剖的右侧平面最终穿过骶前间隙与左侧相连，避开左侧输尿管。可以使用电凝手术刀安全地分离外侧韧带。

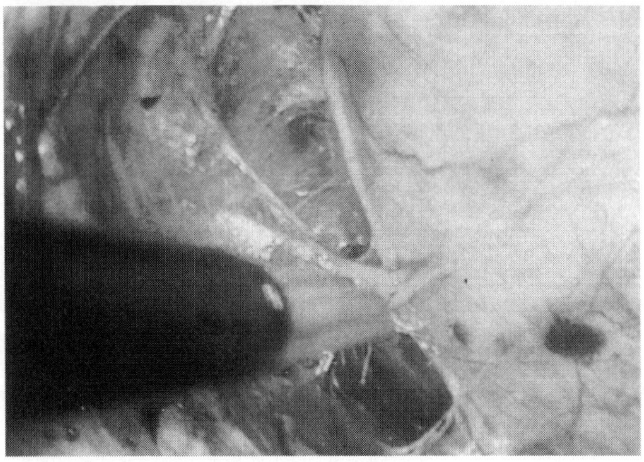

图 42-5 在腹腔镜下锐性解剖完整直肠系膜的放大视野

从骨盆的左侧至右侧切开腹膜后，术者使用 Babcock 手术钳抓住腹膜的切割边缘向骶侧牵引直肠，并继续遵循 Denonvillier 筋膜的平面进行前侧解剖，运用扇形牵引器对膀胱或者阴道实施前侧反向牵引。如果无法使用腹腔镜安全地完成解剖的最后部分，谨慎的方法为采取切口完成。

脾曲的全腹腔镜游离和肠系膜下静脉的高位结扎为降结肠提供了足够的活动度，使其可以在骨盆底实施无张力的吻合术。做一个 7～10cm 的低位 Pfannenstiel 型切口用于标本取出，在直视下横切肠管，并再次吻合。手术开腹切除阶段应该准确地按照与所有前侧切除术相同的方式进行。我们偏好在骨盆底水平使用 30 毫米直线缝合器横切直肠，28mm 或 31mm 圆形缝合器用于端端吻合，随后建立一个 7cm 的 J 型结肠袋。冲洗骨盆，检测吻合处的完整性。在直视下关闭所有套管戳开的筋膜以防止损伤和形成疝。

结论

我们已经描述了进行此项手术的一种方法。腹腔镜辅助下的方法结合了腹腔镜在直接观察下分离肠管和二次吻合的优势；该切口还可允许在多处关键的区域内一定程度的灵活性，允许开腹切除术进行直肠离断。可供应用的数据显示，有关组织学参数和早期存活以及复发方面，腹腔镜手术与开腹切除术相等同[5,6,8]。腹腔镜辅助方法要求一个 7～10cm 的切口，因此可能不会产生最小侵入性手术的优势。然而，放大的视野提供了出色的骨盆神经观察效果，而获得更佳术后功能的优点仍需要进一步术后评估。

（田文 李荣　译）

参考文献

1. Phillips R, Hittinger R, Blesovsky L, et al. Local recurrence following "curative" surgery for large bowel cancer: I. The overall picture. Br J Surg 1984;71:12-16.
2. MacFarlane J, Ryall R, Heald R. Mesorectal excision for rectal cancer. Lancet 1993;341:457-460.
3. O'Rourke N, Heald R. Laparoscopic surgery for colorectal cancer. Br J Surg 1993;80:1229-1230.
4. Azagra JS, Goerben M, Gilbart E, et al. Anterior resection: the total laparoscopic approach. In: Monson JR, Darzi A (eds) Laparoscopic Colorectal Surgery. Oxford: Isis Medical Media, 1995;38-55.
5. Hartley JE, Qureshi A, Farouk R, et al. Total mesorectal excision: assessment of the laparoscopic approach. Dis Colon Rectum, 2001;44:315-321.
6. Tate JJ, Kwok S, Dawson JW, et al. Prospective comparison of laparoscopic and conventional anterior resection. Br J Surg 1993;80:1396-1398.
7. Hartley JE, Kumar H, Drew PJ, et al. Laparoscopic ultrasound for the detection of hepatic metastases during laparoscopic colorectal cancer surgery. Dis Colon Rectum 2000; 43:320-324.
8. Lord SA, Larach SW, Ferrara A, et al. Laparoscopic resections for colorectal carcinoma. A three year experience. Dis Colon Rectum 1996;39:148-154.
9. Hallbook O, Pahlman L, Krog M, Wexner SD, Sjodahl R. Randomized comparison of straight and coionic J pouch anastomosis after low anterior resection. Ann Surg 1996; 224 (1):58-65.

第四十三章　腹腔镜下直肠腹会阴切除术

Ara Darzi 和*Jared Torkington*

病例选择与术前准备

以保留肛门括约肌为目标引入的手术技术导致了对于直肠切除的适应证的重新评估。针对腹腔镜直肠腹会阴切除术的适应证应该与传统开腹术的适应证相同。因此，切除距齿状线小于4厘米的直肠肿瘤是这项技术主要的适应证。

最重要的术前考虑事项为应对患者行腹会阴切除术还是前切除术。在传统手术中，最终可能会看术中盆腔解剖游离直肠后的情况来决定；这样的话，在术前与患者进行恰当的咨询非常必要。在腹腔镜方法中没有这样的机会，因为如果应用了上文所述的严格的限定标准，那么普外科医生不可能会看见肿瘤。所以，术者必须在术前确定切除方案。所有同意接受腹会阴切除术的患者必须与造口术治疗专家进行术前咨询，而且应该记录患者的意见。患者还必须知道有转为开腹切除术的可能并且递交针对这种可能发生情况的知情同意书。

目前与腹腔镜方法相关的发病率或者死亡率尚没有结论性的数据，但是腹腔镜原理的知识可帮助外科医生推荐相关的病例选择。不主张对患有明显心脏和呼吸系统疾病的患者使用腹腔镜方法。在此类患者中，人工气腹产生的静脉回流降低可能导致心输出量显著降低。其次，肥胖或既往有下腹部手术的患者接受腹腔镜所产生的相关技术问题会对术前和术中的决策制定产生影响。这些因素都不会构成针对腹腔镜方法的绝对禁忌证，但是在此领域内的经验缺乏的医生会尽量避免在此类患者身上实施腹会阴切除术，因为骨盆解剖很可能具有很高的技术要求。

仪器与设备

在过去几年内，用于腹腔镜的设备工程学和设计具有突飞猛进的发展。选择设备的最佳方法是在手术室内使用它并给所有潜在的术者机会来评估它。

腹腔镜

腹腔镜必须传送高质量的图像以便进行安全而有效的解剖游离以及发现出血点。对于在20世纪50年代中首次引进的圆柱状镜头系统没有多少改变。有各种直径的腹腔镜可供选用，但是在腹腔镜结肠直肠手术中常规使用的是10毫米的尺寸，配30°观察角（作者推荐）或者0°角（编者推荐）。

气腹机

导入仪器应该能够产生至少10L/min的流速。通常使用二氧化碳（CO_2），因为它不易燃烧而且容易吸收。仪器应该配备自动压力与流速调节器以便维持恒定的腹腔内压力。

电源设备

使用水喷射、电动、激光或者超声手术刀可以实现切割和解剖。超声手术刀和手术剪利用高频率超声震动从机械学上改变蛋白质和组织的性质，以缝闭血管以及关闭空腔。切割凝血要求 55 000Hz 的震动频率。当选择性震碎细胞而剩下神经、管道和较大的血管时，吸走细胞残骸和液体。它无法凝结较大的血管，这时要求使用夹钳、结扎和电凝血方法。为了减少较大血管的止血失败，配有钝性固定卡夹和锐性震动刀片的超声手术剪已经研发问世。

手术设备

(一)牵引器 结肠手术要求从腹部的一侧移动至另一侧。为了实现移动而同时保持良好的视野，有必要牵开附近的器官，尤其是小肠。手术台的位置可允许重力牵引开器官至低位，而人工气腹有助于推动和把持器官。同时还要求某些局部牵引。牵引应该为钝性操作，而且应该使用非创伤性的尖端和钝性边缘。不幸的是，对于适合穿过套管的器械来讲，它必须为片状。

(二)抓取器 出于结肠手术的目的，必须使用抓取钳实施推、拉和解剖等操作。尽管有创伤性或非创伤性设计的手术钳可供选用，但是通常需要非创伤性的咬口以避免损伤结肠。通常，轴体可旋转 360°以恰当地牵引顶端。

(三)施夹器 使用手术夹固定较大的血管。施夹器可以装载单发或者多发夹子。通常，单发装载式器械为可重复使用的器械，而多发器械为一次性器械。在结肠切除术中，需要多发钳夹，因此多发式施夹器较为合适。

(四)缝合器 腹腔镜直线性缝合器应用双行缝合并从中间切断。缝线可为 3 或 6cm 长。6cm 缝线仅适合穿过 50mm 的套管，而 3cm 的缝合器适合穿过 12mm 的套管。这些缝合器用于在腹会阴切除术中横切肠管和离断肠系膜下血管。

手术步骤

(一)术前准备 结肠的术前准备和抗生素应用与开腹腹会阴切除术相同。通常需要使用泻药，最常用的泻药包括磷酸钠灌肠剂；而很少使用口服聚乙二醇。对于某些患者，腹腔镜手术可能会转为开腹手术，所以在知情同意书中应该反映这方面的内容。

(二)患者体位 手术台配有固定患者的装置，甚至于在需要显著倾斜手术台的情况下，躯干固定器以及肩部支架的效果应该很好。患者取改良型的截石体位，双腿位于蹬架内。会阴处于刚离手术台的位置上，以便在术中接近会阴部。患者双腿的位置可允许术者或助手站在双腿之间。髋部和膝部的弯曲程度小于正常截石体位的水平，避免妨碍术者手臂的活动，而且保证患者的大腿不会阻碍设备的移动。双腿均用弹力袜包扎以增强血液回流。

(三)腹腔镜腹会阴切除术

1. 腹部阶段　在全身麻醉下，准备腹部和会阴部消毒并铺巾，缝合关闭肛门。然后使用封闭式或开放式技术达到压力为 2.0kPa (15 mmHg)的二氧化碳人工气腹。插入一个 10 毫米套管针，从套管处引入一根 10mm 的腹腔镜。在直接观察下插入所有后续的套管针，可以避免内脏损伤(图 43-1)。

现在进行初步腹腔镜操作，首先注意观察骨盆器官。Trendelenburg 体位有一个临界角度因人而异，超过此角度小肠会从骨盆内落出。在小肠与骨盆结构之间的任何粘连都会阻止小肠落出骨盆，因此必须在手术早期将其离断。然后将手术台返回至中间位置，检查腹腔内的其余脏器。尤其必须仔细检查肝脏是否有转移病灶。

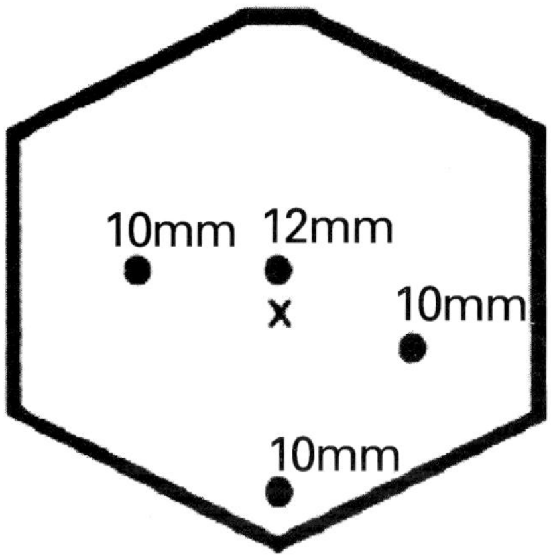

图 43-1　套管部位与尺寸的示图说明

早期结扎和离断肠系膜下血管蒂有助于提升、牵引乙状结肠和游离直肠，这项操作还有助于在随后的骨盆解剖中降低失血量。由于我们在进行这项操作时总是进行恶性肿瘤的切除，所以我们的惯例是识别出这些血管并在靠近起始部将其游离。一旦游离这些血管之后，使用一个内窥镜 3mm 缝合器械将其离断。

在患者位于倾斜的 Trendelenburg 体位并向右侧旋转时最容易实施乙状结肠的游离。术者站在手术台的右侧，与助手相对。由助手使用 Babcock 组织钳把持住乙状结肠环和直肠乙状结肠的顶端。术者在使用抓取设备进行反向牵引的同时，沿 Toldt 的白线环切开乙状结肠的外侧腹膜褶皱。伴随此项操作的进行，轻轻将乙状结肠系膜推向中线。在骨盆缘上方继续行外侧切开，沿左侧骨盆侧壁至直肠膀胱隐窝或者直肠阴道隐窝的中线。如果要避免医源性损伤的话，那么在这项操作的早期识别出左侧输尿管尤为重要。对于体型较瘦弱的患者，穿过透明的后腹膜很容易发现左侧输尿管。

通过执行前述解剖操作继续游离直肠，进入骶前平面的无血管舒松组织，此处称为经典平面(图 43-2)。该平面向下深入骨盆，沿右侧骨盆侧壁环切腹膜，直至中线达到直肠膀胱或者直肠阴道隐窝内。必须识别并保留右侧输尿管。

连接左右侧骨盆的腹膜切口之后，术者使用 Babcock 手术钳抓住腹膜的切割边缘向骶骨方向牵引直肠。然后环切 Denonvillier 筋膜，当打开此平面后，由会阴部术者完成离断(图 43-3)。对于女性患者，将一根手指放入阴道内可用于提供前向牵引。位于手术台术者对侧的助手使用 Babcock 手术钳从外侧将直肠拉出骨盆。然后，在直接观察下，使用电凝手术刀或者手术钳离断外侧韧带。现在，解剖很容易向下进展至中段直肠的水平。如果小心注意游离，那么在直接观察下直肠解剖可以一直向下行进至提肛肌水平。然后，会阴部术者站好位置从下面完成解剖工作。

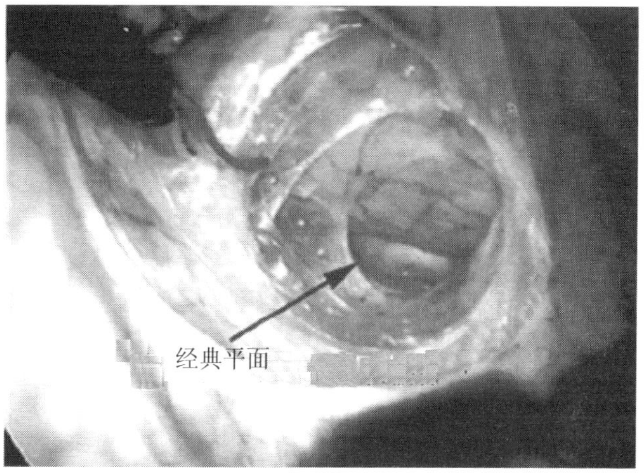

图 43-2　在"经典平面"内前侧解剖直肠系膜

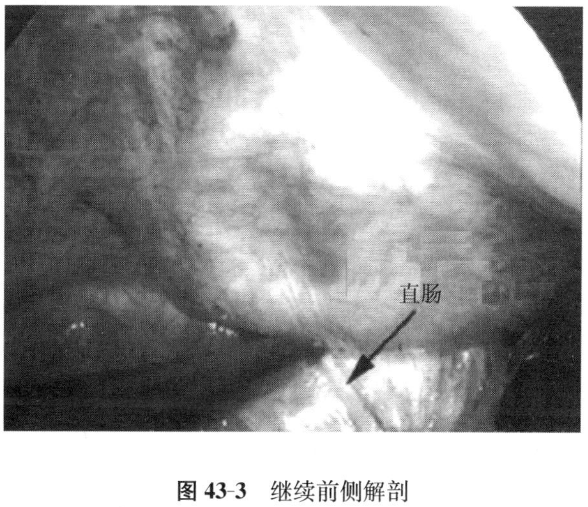

图 43-3　继续前侧解剖

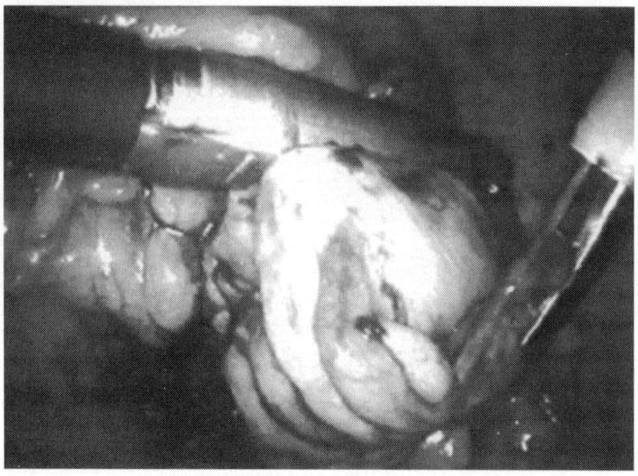

图 43-4　使用缝合器械离断结肠

完成游离后，在开始会阴解剖之前必须横切近端结肠。在没有恰当的人工气腹情况下，不可能安全地完成此项操作。使用 Babcock 手术钳提升并把持结肠，使用内视镜切割吻合器(Endo GIA)横切直肠。在某些情况下，可能需要二次切割以完成肠管的离断(图 43-4)。然后，按照开放式腹会阴部切除术方法开始会阴部手术阶段。

2. 会阴部阶段

(1)创建结肠造瘘术：在横切肠管和完全解除人工气腹之前，使用 Babcock 手术钳抓住游离后的结肠并将其提升至腹壁。此项操作很容易实现，在确定一旦腹部泄气后可以建立无张力的末端结肠造瘘术后，可以安全地离断结肠。横切肠管之后，我们的惯例是在缝合的近侧盲端留有一个 Babcock 手术钳；然后可以在手术结束时从左髂隐窝套管部位取出。通过切除一片皮肤首先扩大套管部位，随后沿皮下脂肪下行至腹直肌鞘，同样扩大腹直肌鞘的开口。在关闭会阴和腹部伤口并放好敷料后，将缝合的结肠盲端剪开，打开缝合线，按照标准方式缝合结肠造瘘口。

(2)术后护理：行腹腔镜腹会阴切除术患者的术后护理在大体上与行开腹术的患者相同。因此，给予预防性抗生素用药，在手术当夜拔出鼻胃管，术后第一天开始口服流质。应该常规进行肺部理疗，而且患者应该尽可能地活动。抗血栓预防用药应该持续至患者可以完全活动后为止。当患者可以耐受正常饮食和处理结肠造瘘口时即可出院。

(田文 李荣　译)

第四十四章　腹腔镜结肠造口创建与关闭

Lucia Oliveira

在直肠结肠手术或者普外手术中，瘘口创建是一项很常见的操作。针对该项操作性能最理想的方法基本上由术者决定。但是，除技术外，某些原则非常重要，例如选择与准备恰当的造口部位，使用适当的工具和材料用于造口固定和护理，提供肠造口术治疗教育[1]。此外，可能在特殊情况下的造口关闭，例如针对重度憩室炎的乙状结肠切除术，同样属于常规进行的操作。针对造口关闭与恢复肠管连续性，可以手工或者依靠器械的方式进行吻合术。与其他涉及胃肠(GI)道的手术一样，可以使用开腹切除术或者腹腔镜手术进行这些操作[2,3]。“简易”腹腔镜结肠直肠手术，例如乙状结肠切除术，创建和关闭造口以及右半结肠切除术，与开腹切除术相比，已经显示出明显的优势[4,5]。

造口创建

造口创建的适应证显示在表 44-1 内。使用腹腔镜手术进行造口的主要优势包括无切口，以及游离粘连和获得组织活检的能力。此外，当从造口部位处取出肠管时对其观察有助于正确地确定肠系膜与肠管的起源。由于不需要切口，所以将术后疼痛降低到最小程度而且可以促进患者早日恢复日常活动。最后，与腹腔镜结肠切除术相比，腹腔镜造口创建的另一个优势是需要相对较少的设备(表 44-2)。

手术

患者在全麻下接受手术，经过全套机械肠管准备、口服及注射预防性抗生素后，取改良型截石体位，双腿位于 Allen 蹬架(Allen Medical, Bedford Heights, OH, USA)内[6]。最理想的方式是该手术应该至少配备两个监视器，术者站在意图创建造口侧的对面。在术前选定理想的造口部位，以及用作为造口的肠段。作者优先选择尽可能创建襻状回肠造口[7]。然而，在某些情况下，最好选择末端降结肠造口术。尽量避免横结肠切除术和任何右侧结肠造口术，因为它们的并发症比率较高而且处理难度大。

使用 Veress 针头或者开放技术进行人工气腹的建立。开放技术应该选用于既往有手术史的患者，预计在这些患者体内会有粘连。第二个套管针置于意图造口的部位。无论创建何种类型的造口，与开腹术和环状造口相比，腹腔镜都具备多种优势。首先，可以安全地离断粘连。其次，对于有癌症病史的患者，可以采取任何可疑区域的探查和组织活检。如果发现恶性肿瘤，可将其切除，或者如果认为不适于切除，则至少可以确保粪便病灶的近端转流。第三，对于 Crohn 病患者，可以向远端检查肠管，可用切除或者狭窄成形术治疗放射造影探测不到的狭窄。同样，可以确保粪便转移至任何疾病处的远端。最后，可以确定肠管和肠系膜的解剖学关系。尽管横向内窥镜可以有助于恰当地旋转环状回肠造口，但是在环状回肠造口术时技术上非常困难。应该始终讨论转换为开腹切除术的可能性，作为术前知情同意书的部分内容之一，应该同意在术中使用结肠镜。

表 44-1　粪便转移的适应证

粪便失禁
外伤
放射性直肠炎
会阴脓血症
Crohn 病
结肠无力
肛门狭窄
无法切除的直肠癌
Kaposi 肉瘤
宫颈癌伴直肠阴道瘘
脊柱外伤：截瘫

襻式回肠造口术

襻式回肠造口通常位于穿过腹直肌鞘的腹部右下象限内（图 44-1），此处套管针将允许 Babcock 手术钳轻轻抓住并挽出回肠的末段，并可在无张力下挽出。沿 Babcock 手术钳轴体回抽套管，而套管仍保留在腹内。沿 Babcock 手术钳的绝缘轴体切开恰当的筋膜开口，然后进行手指扩张（图 44-2）。将人工气腹部分放气有助于从腹内取出肠管。使用镜头观察操作过程并确保肠管及其肠系膜的正确关系（图 44-3）。如果要离断广泛的粘连或者如果要游离肠管，则可以使用第三个套管。将肠管取出体外后，可以使用 Babcock 手术钳轻轻抓住肠管，随后使用支持棒锚定（图 44-4）。最后，使用间断可吸收的缝线关闭镜头开窗部位切口，回肠造口就此完成。在镜头开窗部位切口的皮下浸润麻卡因（marcaine）可用作为止痛药。

表 44-2　腹腔镜造口所需设备

创建：
2 个 10 毫米套管针
1 个 12mm 套管针
1 个 5mm 套管针
1 个内窥镜 Babcock 手术钳
1 个塑料棒用于襻状回肠造口/结肠造口
1 个内窥镜组织活检钳
1 个内窥镜 30mm 缝合器
逆行 Hartmann 操作：
3 个 10mm 套管针
1 个 5mm 套管针
1 个 33mm 套管针
1 个内窥镜手术剪
1 个内窥镜 Babcock 手术钳
1 个内窥镜平台抓取器
1 个圆形缝合器（29 或 33mm）

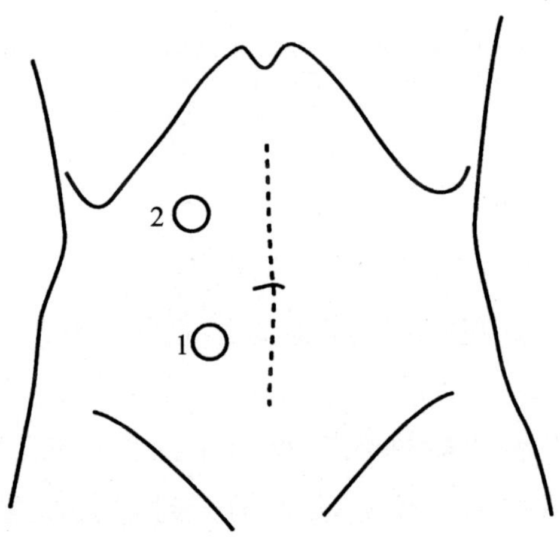

图 44-1　Babcock 手术钳传送襻状回肠造口（回肠）的最末段穿过套管针

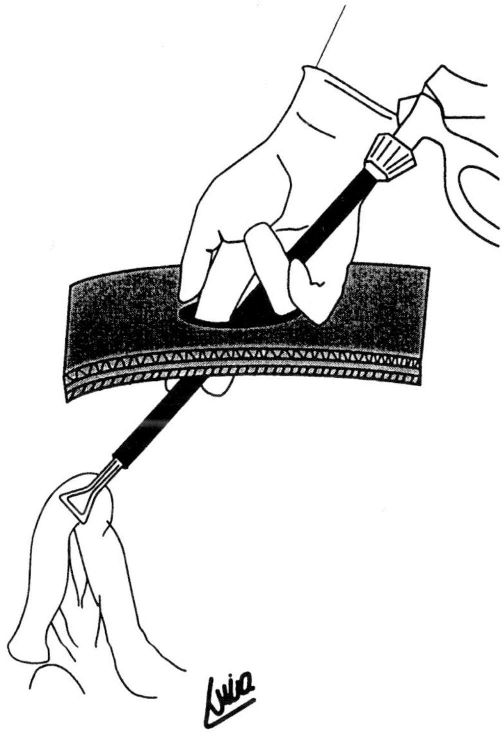

图 44-2　造口部位的手指扩张

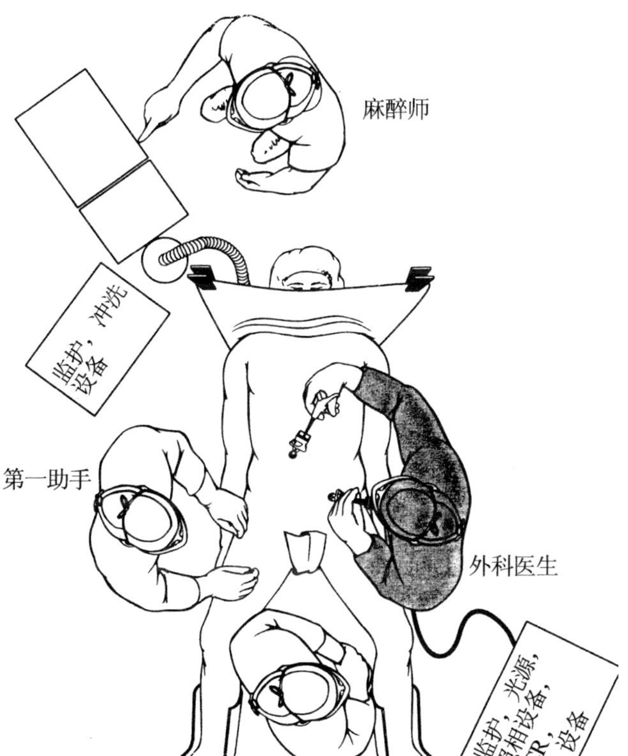

图 44-3　回肠造口术的设备与人员位置

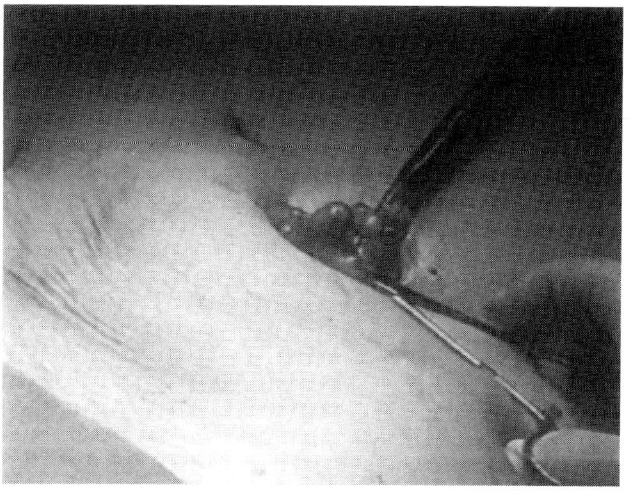

图 44-4　取出体外后使用支持棒锚定襻状回肠造口

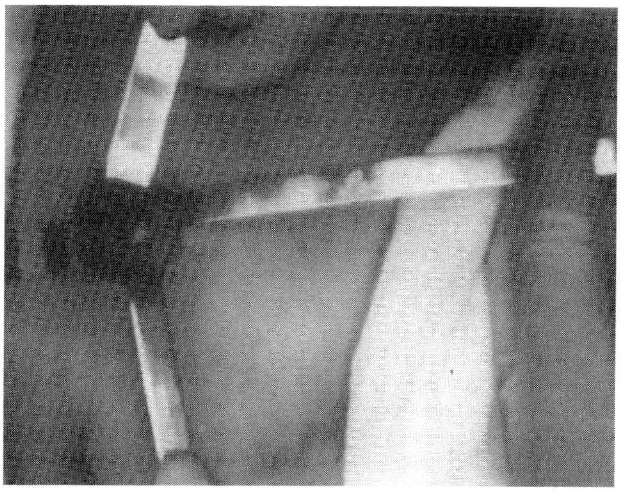

图 44-5　创建乙状结肠造口术需要环切皮肤

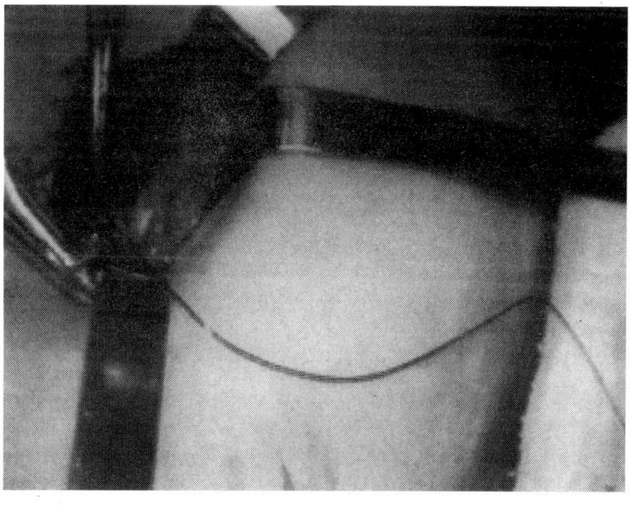

图 44-6　荷包缝线置于后鞘开口处的周围

襻式结肠造口术

襻式结肠造口术较难处理，因为该造口通常较大，如果位于右侧，则有大量液体流出。造口疝和造口脱垂的风险较高。虽然如此，在极少情况下，它可能是唯一可进行的造口类型。即便在此背景下，我们仍宁愿分开造口襻以便允许完成末段横结肠造口[8]。至于创建结肠造口，镜头应该位于造口的对侧，以便为 Babcock 手术钳和镜头提供足够的空间。患者同样可取倾斜的 Trendelenburg 体位，以便分离横结肠肠段，该部分最容易传送作为造口。彻底检查腹腔内至关重要，避免牵连盆腔内的小肠，尤其是针对盆腔恶性肿瘤创建造口。在有梗阻的情况下，必须轻轻操纵肠管避免撕脱扩张的造口肠管环。如果出现粘连，可能需要第三个套管，通常位于耻骨上象限内；该步骤与前文的描述相似。

针对襻式乙状结肠造口术，开始操作可以从造口部位切除造口成形所必需的皮片(图 44-5)。然后使用开放技术插入第一个套管。在后鞘的开口周围放置荷包缝线(图 44-6)，将一个 18 或 33mm 套管针插入腹膜腔内(图 44-7)；建立人工气腹。检查腹腔，将第二个套管针(10 或 12mm)插入造口部位对面的腹直肌鞘的外侧。然后将镜头放入第二个套管内，从造口部位套管插入 Babcock 手术钳抓住乙状结肠。整个操作在直接观察下进行，穿过腹壁取出肠管环；小心避免肠系膜扭转(图 44-8)。一旦使用腹腔镜 Babcock 手术钳将乙状结肠取出体外后，应该在一个固定的位置把持设备并握住其轴体而不是手柄(图 44-4)。然后可使用传统的 Babcock 或者 Allis 手术钳帮助正确定位造口，并插入塑料棒(图 44-8)。随后完成造口(图 44-9)。

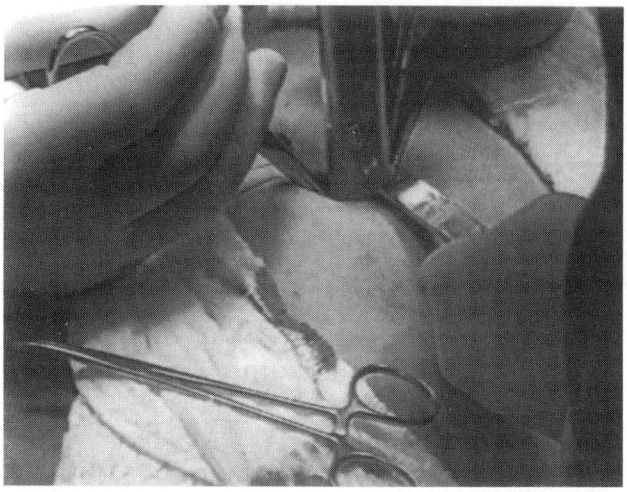

图 44-7 一根 18mm 或者 33mm 套管针插入腹膜腔

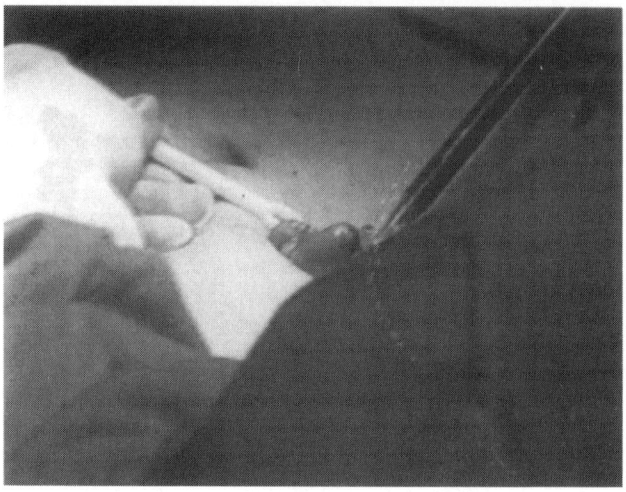

图 44-8 Babcock 或者 Allis 手术钳用于正确定位造口，并插入一根塑料棒

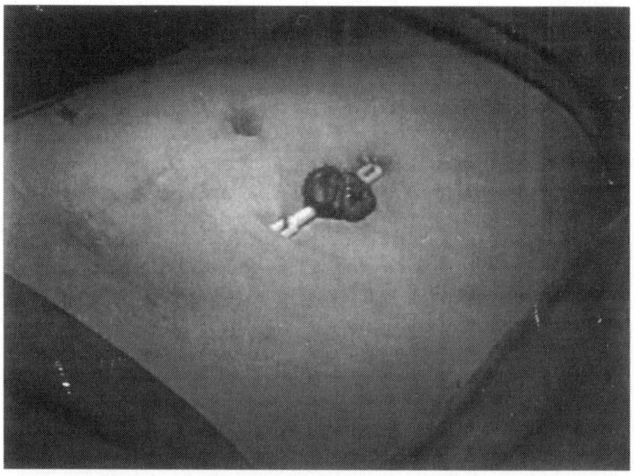

图 44-9 完成造口

末端结肠造口

创建末端造口通常要求游离左侧结肠和使用线性缝合器离断肠管。该项操作应该始终从谨慎检查整个盆腔开始，尤其在转移粪流的原因是恶性疾病时；小肠可能与盆腔的团块相连或者末端回肠可能梗阻。使用 Babcock 手术钳轻轻抓住乙状结肠，然后将其把持在一个固定的位置。使用传统的直线缝合器体外切断肠管可以轻易完成末端乙状结肠造口。替代方法为，可以使用腹腔镜直线缝合器在腹腔内进行离断；将需要第三个套管引入内窥镜直线切割器。离断结肠之后，将末段结肠的近端传送穿过造口部位并以传统方法完成造口；远端可作为黏液瘘管或者留在腹内。

造口关闭

无论针对暂时性末端造口的适应证如何，造口关闭术的原则与任何腹腔镜操作都相同。重要的是在建立人工气腹、放置套管针、操纵肠管的过程中避免无意造成损伤。在二次手术中，应该预计到粘连情况以及肠管分离可能比较复杂。始终谨慎地转为开腹术以避免发生并发症，而不是因为并发症而转为开腹术。

腹腔镜手术不需要关闭造口，因为它们可以使用传统方法更加容易而快速地关闭。但是，当要求检查腹腔或者获取组织活检，腹腔镜技术则更容易。况且，腹腔镜下关闭末端造口，例如由于进行 Hartmann 手术而行末端乙状结肠造口术，或者由于右半结肠切除术治疗 Crohn 病而行末端回肠造口术，可能都具有优势[9]；在这些情况下，应该始终考虑腹腔镜手术。

逆行 Hartmann 手术

通过避免可能与较高发病率和残废率有关的二次开腹术，腹腔镜逆行 Hartmann 手术已经成为恢复肠管连续性的选项之一。在恢复肠管连续性之前，重要的是排除先前未诊断的病变，例如伴随恶性肿瘤或者如狭窄这样的病变。使用针对任何腹部手术的标准肠管准备工作对患者进行术前准备，包括直肠残根磷酸灌肠剂和预防性抗生素应用。近段和远段的术前内窥镜检查和影像学评估有助于排除残余乙状结肠憩室炎这样的病变；应该进行硬性或软性直肠镜检查以验证整个远段乙状结肠已经被切除，剩下一个直肠残根大约有 15cm 长。应该借助内窥镜和影像学评估确认 Hartmann 氏袋的头向侧无憩室炎。一种水溶性造影灌肠剂是一种出色方法用于勾画出剩余的残根。患者取改良型截石位，双腿位于 Allen 蹬架内。术中插入输尿管支架可能会非常有用，尤其是在因为急性憩室炎而首次进行手术时，或者预计有广泛的盆腔或腹膜后炎症。作为术前知情同意书的部分内容，始终与患者讨论转换为开腹手术的可能性。

使用传统手术技术解剖并完全游离造口开始手术。在直接观察下，松解粘连并修整造口的边缘；引入 33mm 缝合器的平台并使用 0 号聚丙烯缝线固定。随后，将末段结肠的近端放入腹腔。在直接观察下，使用 Kocher 手术钳抓住造口部位的筋膜边缘并尽可能地完成粘连松解。然后在直视下引入 10mm 中线套管；在平台引入之前必须小心切除任何残余的患病近端乙状结肠。尽管不需要切除所有包含憩室的结肠，但是必须切除所有肌肉肥大的肠段。总之，确认 33mm 直径圆形缝合器平台足够保证使用柔软且不伴有疾病的肠管。接下来，关闭造口部位或者使用 33mm 套管阻塞造口。在气腹后，彻底检查腹腔，并分解额外的粘连。患者位于 Trendelenburg 体位下以防止小肠进入盆腔。如图 44-10 所示设两个或三个额外套管。可能需要游离左侧结肠和脾曲，并且可以使用电凝手术剪或者超声手术剪进行游离。直肠残根的视野必须清楚而且无任何粘连。

此时，助手可以进行硬性直肠镜检查协助识别及解剖直肠残根。应该检测残根的完整性并使用直肠镜确认意图吻合高度。腹腔镜检验应该确认此点对应于骶岬或者骶尾水平的位置。经肛门内观察应该再次保证在直肠的向头侧无任何末端乙状结肠残留。如果仍留有任何末端乙状结肠,则必须使用标准乙状结肠切除术将其切除。肠系膜切断的选择包括超声刀、电凝或者配有血管缝线射夹的内窥镜直线切割器。残留的末端乙状结肠必须用内镜直线切割器切除。多出的肠管可以从造口部位取出。如果放置了一个 33 毫米套管,那么剩余标本可以穿过那个套管,或者可能需要取出该套管再重新放置。如果通过此部位取出肠管,那么应该使用伤口保护。替代方法为,如果已关闭了该部位,那么可以重新打开供取出标本,然后再重新关闭,在进行标本移除的过程中应保护创缘。切除这个残余乙状结肠至关重要,因为将结肠直肠造口吻合术与结肠末端乙状结肠造口吻合术相比,后者的复发率大约是前者的 3 倍[10]。

无论是否新近关闭了残根用于吻合术,都应该在腹腔镜观察下于盆腔注满水的同时使用直肠镜空气吹入法或者通过聚维酮碘冲洗直肠,在腹腔镜下观察有无泄漏从而检测该处残根的完整性。方法并不重要,重要的是任务的良好执行。如果发现泄漏,该处通常可作为套管针的穿刺点,突破进行吻合。然而,替代方法包括按照前文所述方法切除和二次关闭残根,或者缝合固定缺口。无论是用了三种替代方法中的哪一种,如果所发现的缺口没有被用作为套管针点的话,则都应该重新检测吻合口的完整性。一旦离断所有粘连后,从盆腔中安全地传送出小肠,检验残根没有连附乙状结肠以及闭合的完整性,然后准备进行吻合。患者保持在 Trendelenburg 体位下,重新识别先前放入的平台和近端肠管,穿过左侧脐周套管伸入一个经过修改的 Allis 平台抓取钳。术中此时通过将镜头穿过右侧髂部套管,最容易对吻合口的周围进行观察。由会阴部术者仔细放入缝合器,以便射线筒与 Hartmann 袋的定点对齐。然后小心突出套管针,重新与平台联系。需非常谨慎确保肠系膜正确的定位以及在此无张力吻合口内肠管的结构,然后使缝合器闭合(图 44-10)。

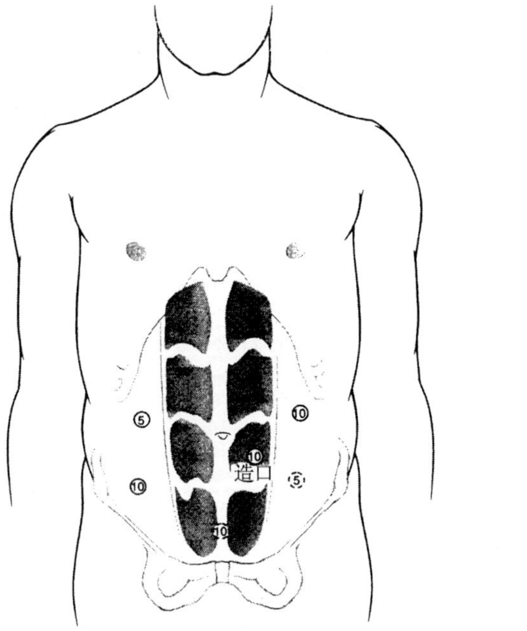

图 44-10 逆行 Hartmann 手术的套管放置

如果 Hartmann 关闭低于骶岬水平,那么在使用腹腔镜观察下,经会阴部阴道放入手指可能有助于确保在缝合关闭的过程中排除阴道。在腹部和会阴区通过手和视觉指引下完成吻合,然后轻轻取出缝合器。仔细检查近段和远段切环。然后使用足量的液体冲洗盆腔以覆盖吻合口,同时使用非损伤手术钳闭塞近段肠管。进行内窥镜评估再次检查吻合口处的水平,显示吻合口近侧和远侧的黏膜,验证止血、吻合口的通畅性以及有无空气泄漏。关闭所有套管,可以完全或者部分关闭结肠造口部位,或者保持开放,二期愈合。

讨论

尽管用于创建造口的腹腔镜技术属于某些最简单的腹腔镜结肠直肠手术之列,但是涉及关闭造口的腹腔镜技术可能是最难的手术。尤其由于广泛的粘连,预计腹腔镜 Hartmann 逆行手术转换为开腹术的比率大大超过腹腔镜部分结肠切除术。当然,这仅是作者在首批 400

例腹腔镜结肠直肠手术中的经验。目前,多数有关腹腔镜粪便改道的文献摘要已经接受腹腔镜襻式回肠造口术或者结肠造口术的患者病例报告[11~20](表 44-3)。但是,最近,Hollyoad 等[20]报道了 40 名接受腹腔镜造口创建术患者与 15 名接受开腹术创建造口患者的对比。尽管该研究并非前瞻性随机研究,但是接受腹腔镜造口创建术患者的并发症发病率和死亡率均降低。Oliveira 等人评估了 32 名接受腹腔镜造口术的患者[19]。在 5 名先前有腹部手术史的患者中需转换为开腹术。实际上,来自于先前手术中的广泛粘连已经成为腹腔镜造口创建术最难的方面,尽管这不属于禁忌证。在我们的研究中所发现的最重要的方面之一是在造口部位创建一个足够的筋膜开口以及造口肠襻的方位以避免发生造口出口梗阻。因此,我们推荐在造口部位的筋膜切开以避免肠襻狭窄。

表 44-3　腹腔镜造口系列

作者	年份	数量	环状回肠造口	环状结肠造口	环状直肠造口
Lange[11]	1991	1	-	1	-
Romero[12]	1992	1	-	-	1
Khoo[13]	1993	1	1	-	-
Roe[14]	1994	4	1	3	-
Lyerly[15]	1994	4	1	2	1
Fuhrman[16]	1994	17	2	8	7[a]
Jess[17]	1994	1	1	-	-
Ludwig[18]	1996	24	16	2	6
Oliveira[19]	1997	32	25	4	3
Hollyoak[20]	1998	-	40	-	-

a:部分为腹会阴切除术

当然,回顾前瞻性随机试验正确评估所有关于进行造口术的理想方法的问题,包括使用环状造口[21]。文献记录了腹腔镜创建造口与其他较复杂的腹腔镜结肠直肠手术相比,是一项安全、简单且相对不贵的手术。它在术中彻底观察腹腔以及完成从造口部位取出肠管的过程;可以获取组织活检并进行恶性肿瘤的分期;在选定的病例中,例如 Crohn 病或部分肠梗阻,可以检查肠管并且选择适用于造口的最佳肠段。

环状造口的小切口可能妨碍恰当地观察腹腔以及安全地游离理想的肠管。此外,所有与腹腔镜方法有关的优势,例如腹腔检查、组织活检、在直接观察下肠管的定向、恶性疾病的分期,都无法仅使用环状小切口方法来实现。

(田文 李荣　译)

参考文献

1. Celestin LR. Appliances and accessories. The Surgery and Management of Intestinal Stomas. Buttermarket, England: Wolfe Medical, 1987:115-129.
2. Molenaar BH, Bijnen AB, Ruiter P. Indications for laparoscopic colorectal surgery. Surg Endosc 1998;12:42-45.
3. Milsom JW, Bartholomaus B (eds) Laparoscopic Colorectal Surgery. New York: Springer-Verlag, 1996.
4. Monson JRT, Darzi A, Carey PD, Guillou PJ. Prospective evaluation of laparoscopic-assisted colectomy in an unselective group of patients. Lancet 1992;340:831-833.
5. Wexner SD, Johansen OB. Laparoscopic total abdominal colectomy. Dis Colon Rectum 1992;35:651-665.
6. Oliveira L, Wexner SD, Daniel N, et al. Mechanical bowel preparation for elective colorectal surgery: a prospective, randomized, surgeon-blinded trial comparing sodium phosphate and polyethylene glycol-based oral lavage solutions. Dis Colon Rectum 1997;40:585-591.
7. Wexner SD, Taranow DA, Johansen OB. et al. Loop ileostomy is a safe option for fecal diversion. Dis Colon Rectum 1993;36:349-354.
8. Pearl RK, Prasad ML. Orsay CP, Abcarian H, Tan AB. A survey of technical considerations in the construction of intestinal stomas. Am J Surg 1985;51(8):462-465.
9. Reissman P, Wexner SD. Laparoscopic Hartmann's procedure and Hartmann's reversal procedure. In: Phillips EH, Rosenthal RJ (eds) Operative Strategies in Laparoscopic Surgery. New York: Springer, 1995:251-257.
10. Benn PL, Wolff BG, Ilstrup DM. Level of anastomosis and recurrent colonic diverticulitis. Am J Surg 1986;151(2):269-271.
11. Lange V, Meyer G, Schardey HM, Schildberg F. Laparo-

scopic creation of a loop ileostomy. J Laparosc Surg 1991;1(3):307-312.

12. Romero CA, James KM, Cooperstoner LM, et al. Laparoscopic sigmoid colostomy for perianal Crohn's disease. Surg Laparosc Endosc 1992;2(2):148-151.
13. Khoo REH, Montrey J, Cohen MM. Laparoscopic loop ileostomy for temporary fecal diversion. Dis Colon Rectum 1993;36:966-968.
14. Roe AM, Barlow AP, Durdey P, et al. Indications for laparoscopic formation of intestinal stomas. Surg Laparosc Endosc 1994;4(5):345-347.
15. Lyerly HK, Mautt JR. Laparoscopic ileostomy and colostomy. Ann Surg 1994;219:317-322.
16. Fuhrman GM, Ota DM. Laparoscopic intestinal stomas. Dis Colon Rectum 1994;37:444-449.
17. Jess P, Christianese J. Laparoscopic loop ileostomy for fecal diversion. Dis Colon Rectum 1994;36(37):721-722.
18. Ludwig KA, Milson JW, Garcia-Ruiz A, et al. Laparoscopic stoma procedures. Dis Colon Rectum 1996;39:285-288.
19. Oliveira L, Reissman P, Wexner SD. Laparoscopic creation of stomas. Surg Endosc 1997;11:19-23.
20. Hollyoak MA, Lumley J, Stitz RW. Laparoscopic stoma formation for fecal diversion. Br J Surg 1998;85:226-228.
21. Anderson ID, Hill J, Vohra R, et al. An improved means of fecal diversion: the trephine stoma. Br J Surg 1992;79:1080-1081.

第四十五章 息 肉

Yoshihisa Saida

息肉是腹腔镜手术最常见的适应证之一(表 45-1)。息肉大的可超过 2 厘米,使结肠镜息肉切除术的难度增加而且安全性降低[1]。通过碎块切除技术可切除某些巨大息肉,但该方法有多个缺点,如影响病变的病理学分期,增加穿孔的风险,以及止血困难。然而平坦—隆起型息肉与蕈型或者广基型息肉相比具有较高的潜在恶性程度,更不适于结肠镜下切除[2]。

表 45-1 腹腔镜手术治疗结直肠息肉的适应证

无法使用结肠镜技术安全切除的息肉(>2 厘米)
伴黏膜下浸润的息肉
具有重度不典型增生的息肉
伴其他腺癌成分的息肉

无法通过结肠镜或者经肛门技术取出的结肠或者直肠息肉可以使用腹腔镜切除。而且,残余癌(结肠镜息肉切除术后)可能性较高的病例是腹腔镜结直肠肠段切除术的很好适应证。当直肠息肉切除的边缘为阳性腺瘤时,可能要求结肠镜重新获取病灶的组织活检。然而,如果后续病理学发现为可疑,则可建议实施腹腔镜结直肠部分肠管切除术。

某些作者提倡使用腹腔镜治疗息肉[3],术式有结肠切开术和息肉切除术[4,5]、或腹腔镜辅助结肠镜息肉切除术或结肠镜辅助体内腹腔镜楔形切除术[6],然而对于结肠、直肠息肉,腹腔镜结直肠部分肠管切除术是最常见、最佳公认的手术[7,8]。较保守的手术如结肠切开术或楔形切除术可能改进术后康复时间和减少能力丧失[9~11],但是它们不适于治疗浸润性肿瘤,在本文中提及仅作为否定的对象。针对大型腺瘤,腹腔镜结肠切除术不但可行而且是更加恰当的治疗。绒毛状腺瘤的恶性变为 8.3%~41%,相比之下,所有结肠直肠腺瘤的恶性变为 2.1%~4.8%[12]。因此,大型绒毛状腺瘤必须行部分肠管切除术而不是肠管局部切除。

一些作者报道了使用腹腔镜辅助切除术治疗结肠腺瘤的良好结果,并发症发生率和中转手术率都很低[8,13~17]。在这些患者中平均住院时间在 4.1~9.1 天(表 45-2)。我们在首批 308 名于 1991 年 8 月至 1997 年 12 月之间接受腹腔镜结直肠手术的患者中,51 名患者实施了腹腔镜手术治疗息肉(16.6%),占腹腔镜手术的第 2 位,第 1 位是 Crohn 病,有 60 名患者(19.5%)[10]。所有患者接受部分肠管切除术,平均住院时间为 6.5 天。

表 45-2 针对腺瘤息肉的腹腔镜术

来源	总计患者(数目)	息肉(数目)	平均住院天数(范围)
Wexner 等人[8]	140	16	6.5(4 ~12)
Zucker 等人[13]	65	14	4.1(3 ~ 8)
Lumley 等人[14]	240	25	5(3 ~ 35)
Tucker 等人[15]	114	14	4.8(NS)
Gellman 等人[16]	104	20	5.7(NS)
Jansen[17]	51	8	9.1(4~29)

NS: 未声明

临床资料

(一)标记 在使用腹腔镜手术治疗任何息肉

之前，必须使用下列方法中的一种识别并定位。

（二）术中结肠镜 建立人工气腹并开始探查后，使用非创伤性肠钳闭塞末端回肠。在腹腔镜指引下，向前推进结肠镜入结肠。降低腹腔镜的光线亮度，以观察结肠镜穿过结肠。发现病灶后，术者使用夹子、缝线或者电凝标记息肉的部位。在腹腔镜结肠切除术中，可频繁使用结肠镜精确定位小型、无法触摸到的结肠病灶。在腹腔镜脾曲和肝曲游离过程中还可用结肠镜进行牵引[18]。

（三）术前结肠镜注射染色剂 通过结肠镜使用硬化治疗针头注射无菌墨汁对与肠壁相连的息肉进行术前标记（最好在术前 72 小时内）。在注射墨汁之前，注入少量盐水使黏膜和黏膜下层增厚，避免染色剂穿透浆膜影响视野。染料注射到腹腔内的并发症已有报道[19,20]。其他成分，例如吲哚氰绿，可用作标记[21]。提前染色剂注射避免了在结肠镜术中发生的肠管膨胀。由于不知道病灶是否位于肠系膜边缘上（在这种情况下腹腔镜无法看到染色剂），所以应该采取肠周 90°的间隔注射。如果对息肉的部位还存在疑虑，则在切除术前必须进行术中结肠镜检查。

（四）术前造影剂灌肠 术前造影剂灌肠可提供息肉定位的良好显示。尽管该技术提供了良好的路线图，但它仍不能作为精确的术中切除指引。

术前准备

息肉腹腔镜手术的术前准备与其他腹腔镜手术相同[22]。所有患者接受低剂量磷酸钠的肠道准备。同时使用口服和注射预防性抗生素[23,24]。插入气管内插管全麻后，留置鼻胃管和膀胱导尿管使套管针损伤胃部和膀胱的风险降低到最小程度。血中二氧化碳水平增加、由倒置 Trendelenburg 体位所致的血液滞留以及腹内压力的增高，增加了深静脉血栓的风险[25]。所以用肝素或者低分子量肝素钠可有助于防止发生深静脉血栓。患者双腿用空气加压抗血栓袜包扎也有助于防止静脉淤积和深部静脉血栓。

评估人工气腹引起的前负荷降低而后负荷增加对心脏的风险。对呼吸系统的影响一般问题不大，但出血性疾病应该考虑。应记住总有可能中转为开腹手术，因而患者应该是能为开腹术的候选者。因此，病人和手术室都应满足在需要的情况下可以迅速转换为开腹切除术的所有准备[26,27]。

套管放置

腹腔镜结直肠手术的套管放置与开腹切除术中切口定位长度一样重要。套管部位的选择应该取决于手术的方式。一般来说，这些套管应该比较临近以便可在笔直的视线下轻易到达手术区域（图 45-1），同时，设备在腹腔内不会像“拼刺刀”那样相互碰撞。通常需要一个脐部套管，但是，应该指出的是，没有理想的套管放置图谱，因为诸如躯体状态以及术者个人偏好这样的因素会影响部位的选择。出于此原因，我们情愿在开始解剖前不放置所有套管，而是在进行了解剖学评估之后按需添加套管。

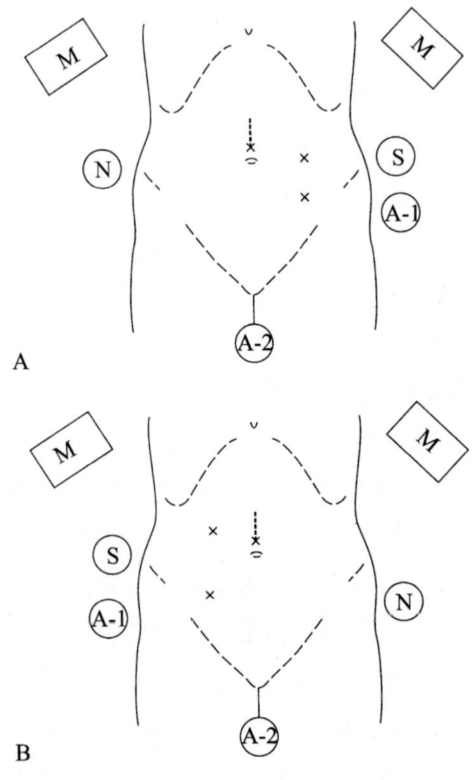

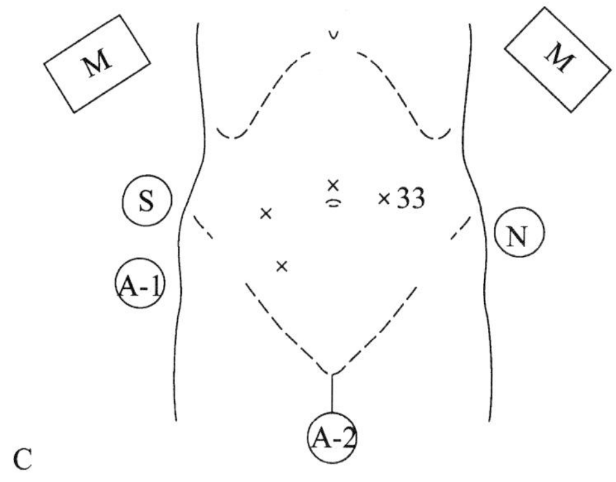

图 45-1　建议的套管、人员与设备　45-1A 盲肠息肉；45-1B 横结肠息肉；45-1C 左侧结肠息肉。S：术者；M：录像监视器；N：护士；A － 1：第一助手；A － 2：第二助手

游离与血管控制

在开始游离之前，进行腹腔的彻底检查并小心分离粘连。通过轻轻牵引后使用超声手术剪（Ethicon Endosurgery，Cincinnati，OH，USA）可完成这些操作。出于多种原因，我们更愿使用超声手术剪而不是电凝或者激光手术刀，原因包括高功率凝血、烟雾少，这些对于清晰的视野来讲非常重要，损伤临近器官的可能性低，以及费用低[28]。手术台的定位和牵引可帮助促进暴露。例如：当游离肝曲时，倒置 Trendelenburg 体位和向左倾斜的手术台可以帮助保持小肠远离手术区域。

为了暴露腹膜后的附着，使用非损伤肠钳轻轻抓住结肠并向中侧牵引。然后通过联合运用钝性和锐性解剖方法沿无血管的 Toldt 线完成腹膜后游离，此时使用超声手术剪特别有用。当到达弯曲部时，可以使用超声手术剪或者腹腔镜血管夹控制较大的血管。使用超声手术剪沿两个结构之间无血管的平面完成从网膜上分开横结肠。替代方法为在胃网膜血管下方离断大网膜。

一旦完成彻底游离后，就可以切断肠系膜的血供。当不需要结扎近段肠系膜血管时，该步骤可以连同吻合术一起在体外进行。体内血管切断则通过血管骨骼化以及使用手术夹、缝线或者一个 30mm 血管切割缝线夹置于内窥镜直线切割缝合器上的方式进行双重结扎及体内血管切断。

吻合

在体内游离和肠系膜血管离断之后，通过增大套管在腹壁上做一个很小的切口（通常为 3 ～ 5 厘米）。牵拉经过游离的结肠，完成血管结扎（除非先前已经在体内进行）；离断肠管；取出完整的标本；创建吻合[29]。至于近段结肠（盲肠、升结肠、横结肠、降结肠），推荐按照前文所描述的详细内容进行体外缝合（边对边吻合）。至于乙状结肠和直肠，以常规方式中所用的造口术器械进行体内吻合。

（田文 李荣　译）

参考文献

1. Ballantune GH. Polypectomy. In：Ballantune GH，Leahy PF，Modlin IM（eds）Laparoscopic Surgery. Philadelphia：Saunders，1994.
2. Watanabe T，Sawada T，Kubota Y，et al. Malignant potential in flat elevations. Dis Colon Rectum 1993；36：548-553.
3. Sacclarides TJ，Ko ST，Airan M. Laparoscopic removal of a large coionic lipoma. Report of a case. Dis Colon Rectum 1991；34：1027-1029.
4. Hensman C，Luck AJ，Hewett PJ. Laparoscopic assisted colonoscopic polypectomy：technique and preliminary experience. Surg Endosc 1999；13(3)：231-232.
5. Beck DE，Karulf RE. Laparoscopic-assisted full-thickness endoscopic polypectomy. Dis Colon Rectum 1993；36（7）：693-695.
6. Shallman RW，Shaw TJ，Roach JM. Colonoscopicallyassisted intracorporeal laparoscopic wedge resection of a benign right colon lesion. Surg Laparosc Endosc 1993；3：482-484.
7. Cohen SM，Wexner SD. Laparoscopic right hemicolectomy. In：Lezoche E，Paganini AM，Cuschieri A（eds）Minimally Invasive Colorectal Surgery. Milan：Documento Editoriale，1994：23-26.
8. Wexner SD，Reissman P，Pfeifer J，Berstein M，Geron N. Laparoscopic colorectal surgery. Analysis of 140 cases. Surg Endosc 1996；10：133-136.

9. Alabaz O, Iroatulam AJN, Chen HH, Weiss EG, Wexner SD. Laparoscopic ileocolic resection with anastomosis for benign disease. Chir Laparosc 1997;3:219-222.

10. Saida Y, Sumiyama Y, Nagao J, Takase A. Low postoperative stress, early oral nutrition, and mobilization of laparoscopic operation for colon in comparison with traditional open approach. J Jpn Soc Coloproctol 1996;49:1087-1092.

11. Wexner SD, Cohen SM, Johansen OB, Nogueras JJ, Jagelman DG. Laparoscopic colorectal surgery: a prospective assessment and current perspective. Br J Surg 1993;80:1602-1605.

12. Galadluk S, Fazio VW, Jagelman DG, et al. Villous and tubulovillous adenomas of the colon and rectum. Am J Surg 1987;153:41-47.

13. Zucker KA, Pitcher DE, Martin DT, Ford RS. Laparoscopic-assisted colon resection. Surg Endosc 1994; 8: 12-18.

14. Lumley JW, Fielding GA, Rhodes M, Nathanson LK, Siu S, Stitz RW. Laparoscopic-assisted colorectal surgery: lessons learned from 240 consecutive patients. Dis Colon Rectum 1996;39:155-159.

15. Tucker JG, Ambroze WL, Orangio GR, Duncan TD, Mason EM, Lucas GW. Laparoscopically assisted bowel surgery. Analysis of 114 cases. Surg Endosc 1995; 9: 297-300.

16. Gellman L, Salky B, Edye M. Laparoscopic assisted colectomy. Surg Endosc 1996;10:1041-1044.

17. Jansen A. Laparoscopic-assisted colon resection. Ann Chir Gynaecol 1994;83:86-91.

18. Reissman P, TeohTA, Piccirillo M, Nogueras JJ, Wexner SD. Colonoscopic-assisted laparoscopic colectomy. Surg Endosc 1994;8:1352-1353.

19. Coman E, Brandt LJ, Brenner S, et al. Fat necrosis and inflammatory pseudotumor due to endoscopic tattooing of the colon with India ink. Gastrointest Endosc 1991;37:65-68.

20. Park SI, Genta RS, Romeo DP, et al. Colonic abscess and focal peritonitis secondary to India ink tattooing of the colon. Gastrointest Endosc 1991;37:68-71.

21. Hammond DC, Lane FR, Mackeigan JM, Passinault WJ. Endoscopic tattooing of the colon: clinical experience. Am J Surg 1993;59:205-210.

22. Wexner SD, Beck DE. Sepsis prevention in colorectal surgery. In: Fielding LP, Goldberg SM (eds) Operative Surgery: Colon, Rectum and Anus, 5th Ed. Oxford: Butterworth Heinemann.

23. Cohen SM, Wexner SD, Binderow SR, et al. Prospective randomized endoscopic-blinded trial comparing precolonoscopy bowel cleaning methods. Dos Colon Rectum 1994;37:659-696.

24. Oliveira L, Wexner SD, Daniel N, et al. Mechanical bowel preparation for elective colorectal surgery. Dis Colon Rectum 1997;40:585-591.

25. Guillou OJ, Darzi A, et al. Experience with laparoscopic colorectal surgery for malignant disease. J Surg Oncol 1993;2(suppl 1);43-49.

26. McCammon R. Anesthetic and positional complications. In: Jager RM, Wexner SD (eds) Laparoscopic Colorectal Surgery. New York: Churchill Livingstone, 1996:45-53.

27. Schwenk W, Bohn B, Fugener A, Muller JM. Intermittent pneumatic sequential compression of the lower extremities prevents venous stasis during laparoscopic cholecystectomy. A prospective randomized study. Surg Endosc 1998;12:7-11.

28. Moreira H Jr, Yamaguchi T, Choi J, Sardinha C, Billotti V, Wexner S. Safety of sodium hyaluronate-based membrane (Seprafilm™) after bowel injury: a prospective randomized trial. Dis Colon Rectum 1998;41:A6-A7.

29. Jager M, Wexner SD. Laparoscopic Colorectal Surgery. New York: Churchill Livingstone, 1996.

第四十六章　结　肠　癌

Emina Huang 和 *R. Larry Whelan*

尽管当前腹腔镜辅助技术被认为是胆囊切除术和胃食道反流手术的金标准，但是用于结肠切除的腹腔镜辅助技术尚未替代开腹切除术。目前，有关此方法领域内的争论非常热烈，尚缺乏关于存活率和复发率方面的长期随访数据。某些调查者报道套管部位肿瘤发生率高达21%的情况下[1]，多数外科医生已经失去了对于使用微创结肠切除术治疗癌症的热情。不过很多最近的临床研究报道只有 0～1%的创口肿瘤发生率，而且短期效果好。为了尽最大努力获得长期存活率和降低复发率，包括对腹部创口肿瘤的发生率，已经开始了多项随机、前瞻性试验。目前规模最大的试验是全国癌症研究院的外科手术治疗的临床结果（COST）试验，该项试验已经有 600 名患者参与。除长期结果数据外，该随机试验还将回答有关短期结果、切除的适应证，以及手术时间方面的问题。自从 1991 年首次引入腹腔镜结肠切除技术以来，这种技术已经有了很大的进步和改进，尤其在癌症切除方面。并进行了大量的动物和人体研究评价开腹术和二氧化碳人工气腹对于肿瘤生长和腹部创口肿瘤的影响，以及避免复发的方法。

定义

微创结肠切除术尚没有统一公认的术语，所进行的腹腔镜手术范围以及用于描述这些手术的名称可能因术者不同而有很大区别，因此明确其定义至关重要。腹腔镜辅助结肠切除术（LACR）限定于在做“辅助”切口之前完全游离结肠以及至少在体内部分切除肠管，体内部分通常包括分离近端肠段的主要血管丛。辅助切口用于标本取出和帮助吻合，通常不大于 5～8cm。左半结肠通常进行体内双层缝合来完成肠吻合，而右半结肠进行体外吻合。完全腹腔镜手术需要经肛门取出标本，而大多数术者都不推荐这样做。腹腔镜辅助手术切一较大的切口（大于 8 厘米长），通过此切口进行游离和切除，以及肠吻合。

本文中没有讨论的手助腹腔镜手术，是在腹部充气的同时使用一只手在腹内进行操作。支持者认为在腹内手的帮助下可以显著缩短并简化手术。根据这些定义，手助腹腔镜手术最有可能落入腹腔镜辅助项目中，因为切口至少需要 8 厘米方可允许插入大部分术者的手。

禁忌证

肿瘤巨大的患者不是很好的适应证，因为这样的病灶很难安全地借助腹腔镜操作，而且要求很大的切口取出标本，使用腹腔镜辅助切除术就不是一项明智的选择；然而，下文中将描述的混合手术则可能会成为这些病变的选项。已经侵袭临近器官的肿瘤（T_4 病灶）不是 LACR 的候选对象，因为可能无法在腹腔镜下执行所要求的病灶与附属器官整块摘除及切除至未受浸润的边界。按照 COST 研究标准，横结肠病灶的患者不是腹腔镜结肠切除术的候选对象，因为需要游离两侧的弯曲以及分离结肠中动脉切除横结肠。现在认为这项技术尽管很难,但是对于具备必要技能的术者来讲仍是可行的。目前,在研究中仅对选定有可能治愈的结肠癌患者进行选择性切除术。尚不推荐急诊手术治疗梗阻、穿孔或者急性出血病灶。我们认为既往腹部手术史是一项相对的禁忌证。在这些病例中,应该小心将最初套管针切口置于远离所有伤疤的部位。如果术者无法获得足够的工作空间进行手术,那么将有必要转换为开腹术。在手术的头 30～45 分钟谨慎评估情况是明智之举。如果在此时涉及粘连松解,则可能最好转为开腹切除术以避免冗长的肠粘连分解术。患有严重肺部疾病或者心脏疾病(4 级状态,美国麻醉学家学会)患者不属于腹腔镜结肠切除术的适应证,因为他们无法耐受过长时间的二氧化碳人工气腹。但随着腹壁提升器械的使用、替代吹入气体(例如氦气)、或者包括提升器械和低压人工气腹在内的混合方法的使用,针对此部分患者组也可行微创手术。

直肠癌切除术

使用腹腔镜治疗直肠切除术不在当前北美随机前瞻性试验的范围之内。但是,尽管具有挑战性,腹腔镜腹会阴切除术(APR),与前切除术在很多患者身上仍是可行的。不过,多数在末端和近端直肠癌患者中进行,而对于中段直肠癌,大多数术者都没有试图以腹腔镜辅助切除术治疗。因为这样的病灶要求完全游离直肠和直肠系膜至肛提肌平面,离断深在盆腔内的远端直肠,在当前缝合设备的技术限制下很难完成。作者认为,腹腔镜行结肠肛门括约肌保留手术并不合适。目前正在进行一项 1 期研究分析腹腔镜直肠癌切除术,其目标是创建随机直肠癌试验。

尽管真正的腹腔镜辅助直肠癌切除术仍具有争议,但是一种包括腹腔镜脾曲游离以及近端切断乙状结肠随后进行开腹切除术和直肠切除术在内的混合手术可以作为一个合理的选项。在多数病例中,这种方法避免了脐上扩展中线切口的要求,而该要求通常是游离弯曲部位以保证无张力吻合所必需的。作者认为只要避免了脐上切口,即便做一个脐下 10～15cm 的切口,患者仍受益。这种类型的混合手术更适合于结肠巨大肿瘤患者或者肿瘤固定的患者。例如:如果一个巨大盲肠肿瘤侵入侧腹壁,那么在腹腔镜游离肝曲部位以及分离回盲血管丛后,通过一个 8～12cm 的切口切除肿瘤和部分侧腹壁并完成手术。

套管放置

好的套管放置可方便手术的操作,尽可能选择最少的套管以及最少的设备碰撞等干扰。理想的套管放置允许术者在大部分情况下沿与镜头所指的相同方向进行手术。右侧结肠切除术通常可使用四个套管进行;然而,以作者的经验,多数左侧切除术要求五个套管。待放置套管的大小几乎完全取决于所选定的血管控制方法(单极或双极电凝手术刀、超声手术剪、缝合器、手术夹、系线或其他)和可应用的腹腔镜设备类型。目标是尽可能多地使用 5mm 套管,因为 10 至 12mm 的套管要求筋膜关闭而且创伤较大。尽管某些新型的 5mm 镜头可用于结肠切除术,但多数术者使用 10 毫米的镜头。如果要使用腹腔镜直线缝合器,则将需要一个 12mm 套管。超声手术剪和目前市场上的 5mm 器械,如可应用,则可避免使用原先 10mm 超声设备所要求的 10mm 套管。同理,目前可以使用恰当的 5 毫米非创伤性肠管抓取器替代 10mm Babcock 手术钳或者其他 10 毫米抓取器。

套管的放置必须根据患者躯体体型以及待切除的肠段为基础。中线脐上或脐下套管几乎始终用于镜头的套管。通常这个套管是放置的第一个套管,除非患者先前在此区域内有切口。理想的外侧腹部套管是位于腹直肌的外侧以避免损伤上腹部血管。此模式通常为两个结肠弯曲部和近端盆腔部提供了路径。然而，在盆腔较大或者剑突至耻骨距离较长的患者中，使用这样的套管放置可能无法达到结肠的弯曲部。在这些患者中，将外侧套管置于更加靠近中线的部位可能更有利于增加穿过该套管抵达弯曲部的可能性；在极罕见的情况下，可能要求第六个套管。

在这些操作过程中，脱落有活力的肿瘤细胞最有可能出现在腹部，而且可能残留在游离的腹腔液体内、套管和设备上、浆膜表面上，或者作为浮粒存在于二氧化碳气体中。在术中操作器械在套管卡住时会使肿瘤细胞污染套管尖端或者器械而污染了套管伤口，因此为肿瘤细胞播种提供了机会。无论是有意还是无意的放气也有可能为散在的肿瘤细胞转移至套管创口提供机会。因此，除“出血的”套管外，建议经由充气活塞降低人工气腹，经由位于中央的抽吸/冲洗装置进行抽吸。为了防止无意中套管移位以及突然放气，而且为了保持套管在腹内的定位，已经运用了各种套管固定方法。与套管连接的旋紧手柄可协助固定；但是，手柄不提供抵抗卡住的恰当保护。除手柄外，作者建议使用一根皮肤缝线位于靠近套管入口的部位并松松地系上，然后绕充气支架数圈，再用小手术钳固定。

肿瘤定位

一旦建立人工气腹并放置套管后，在游离和切除之前必须确认肿瘤的定位。通过使用Babcock手术钳或者其他器械仔细触探通常可较容易地定位大型病灶。此阶段对肠管的操作必须非常谨慎以免无意中创伤肿瘤。一旦定位肿瘤后，可以将夹子置于病灶的近端和远端用以标记肠段。术前使用墨汁或者其他染色剂在结肠镜下注射是标记病灶部位的替代方法。术前钡剂灌肠也可以识别肿瘤的部位。但是，当这些方法未能完成术中定位肿瘤时，可能需要术中结肠镜检查。因此结肠镜应各用于所有腹腔镜结肠病例。当定位病灶后，可以在腹腔镜下放置夹子或者缝线标记肠段。当进行结肠镜检查时，重要的是防止小肠膨胀，如果回盲瓣关闭不全，则可发生小肠膨胀。非创伤性腹腔镜手术钳可以用于闭塞肠管近端以检查结肠。闭塞末端回肠比结肠容易，因为后者的直径相当大而且膨胀的远端结肠容易使闭塞钳脱落。闭塞末端回肠的一个缺点为在检查结束时，结肠镜必须至少插入至升结肠远端方可在退出前完全减压结肠。

游离与阻断血供

一旦定位肿瘤后，可以使用两种不同方法中的一种游离并阻断该肠段的血供。第一种方法为早期阻断血供然后由中间向外侧游离肠管。第二种技术运用更加标准的由外侧向中间分离并游离，随后阻断血供。前一种方法包含多种 Turnbull“无触摸”技术中的成分，最突出的是早期阻断血供和避免早期肿瘤接触。尽管Turnbull方法从没有显示出显著好于由外侧向中间的更加标准方法的相关结果，但是出于两个基本原因，它还是受到众多腹腔镜术者的拥护。首先，他们声称这种方法更容易，因为在腹腔镜参与最初分离主要血管丛并取由内向外路径的过程中即可获得暴露效果。外侧附着起着向外侧牵引肿瘤的作用，因而从内侧分离。将结肠留在原位，使得术者在需要时可确定方向。最后一步是分离“Toldt 白线”。其次，以作者的观点，从原发肿瘤内溢出或者释放肿瘤细胞可能增加套管肿瘤或者其他腹内肿瘤的复发率，很多腹腔镜癌症术者采用无触摸技术可避免以上的困扰。

如果在术中早期就离断主要血管的根部，手术便可很顺利地进行，但不必完全坚持Turnbull方法从内向外路径进行。在左侧从后方游离直肠乙状结肠系膜，必须在靠近髂窝的附近识别出左侧输尿管和生殖血管后才离断乙状结肠主要血管。在右侧，完全暴露出十二指肠和右上象限腹膜后开始离断回盲部主要血管。一旦离断主要血管丛后，即便随后需要转换为开腹切除术，同样有帮助。主要血管一旦断离后，待切除肠段的移动性便显著增大。有关结肠切除术技术的详细内容参见本卷中的其他部分，在此不做重复，仅简要叙述如何在手术开始时的左侧和右侧离断主要血管丛。

患者处于倒置 Trendelenburg 体位下且手术台向左下倾斜，通过轻轻向前侧牵引远端升结肠和近端横结肠，很容易暴露出在回肠结肠与中段结肠之间的无血管区。在此区域透过腹膜通常可发现十二指肠。在十二指肠前方无血管区切一小口。回肠结肠丛此时位于该窗口的尾侧，通过向上和右下象限牵引盲肠或靠近盲肠的末端肠系膜很容易发现回肠结肠丛。分离该血管丛，通过小心解剖切开近端腹膜以及覆盖血管根部的腹膜，以钝性方式将这些血管向外侧分离。该解剖可从已经在十二指肠前侧创建的窗口进入。然后使用配有血管缝线夹的直线缝合器离断并固定该血管丛。此时，可以解剖并分离剩下的回肠系膜或者结肠中动脉的右支，完成离断肠系膜；替代方法为可以游离肠管后阻断血管。

为了暴露和分离主要的乙状结肠血管，在患者位于 Trendelenburg 体位且右侧手术台向下倾斜时，穿过左侧套管向前侧牵引直肠乙状结肠。于骶岬水平从直肠乙状结肠系膜右侧根部开始解剖。当按照上述方法牵引肠管时，在体型较瘦的患者体内很容易发现这些主要血管。沿肠系膜底部向尾侧入盆腔切开腹膜 3～5 厘米；通常很容易定位肠系膜与骶前组织之间无血管的平面。一旦识别出此平面，继续向右侧解剖。非常重要地是保持靠近血管以避开下腹部神经。然后通过此右侧路径暴露左侧输尿管和生殖血管，小心从这些结构中离断结肠系膜。接下来，通过向前下方牵引肠管识别出主要血管丛。近端切开覆盖于该血管丛上方肠系膜右侧上的腹膜并通过联合使用钝性和锐性分离在该血管丛的近侧创建一个肠系膜窗口。剥离该血管丛，然后使用直线缝合器在理想的水平切断。如果欲结扎靠近肠系膜下动脉(IMA)的起始部，那么继续向近端解剖有可能暴露出 IMA 的起始部。

不是所有的患者或肿瘤都适合从中向外分离的路径。某些病例可能更加适合从外侧向中间的游离随后阻断肠系膜血供的方法，而且完成此方法时要遵守标准外科肿瘤学原则。无论为何种路径，至关重要的是定位肿瘤且避免直接接触肿瘤。在取出标本之前对肠管进行必要的游离也非常重要，这样可以创建无张力的吻合。作者的实践为针对左侧病灶常规完全游离脾曲和至少左半部横结肠，同理，针对所有右侧结肠肿瘤，游离肝曲和右半横结肠。

取出标本

针对所有腹腔镜癌症切除术都应该使用塑料标本袋或者创口保护器以降低癌细胞脱落入创口内的概率。如果彻底分离下标本，那么可以将其放入袋内。一旦增大了套管切口，通过创口放入标本袋。为了协助标本的摘除，可以打开标本袋的外口，找到肿瘤的任意一个末端在袋内将其抓住，然后从内衬有标本袋的创口拉出。

如果肠管标本仍保持一端或两端都连接，那么标本袋将无法发挥作用，因为标本袋的开口将无法完全关闭而且可能在标本摘除前滑脱。作者建议在这种情况下使用市场上的或者自制的塑料创口保护器。如果自己制作，则从无菌镜头袋或者其他塑料袋上切下 7.62～10.16cm(3～4 英寸)高的塑料套管，放入扩大的创口内。可以在末端做几个大约 2.54 厘米(1 英寸)长的小切口放入腹内，这样在取出标本时标本不会卡在套管上。必须小心确保塑料套覆盖了整个创口的深度，而且使用两个中号的拉钩把持标本袋入位。当拉钩入位后，从套管中央回抽标本。为了协助找到标本以及在泄气前取出标本，将一个腹腔镜缝线环结留在标本上，远离肿瘤，穿过套管将长的缝线末端送至将要扩大的套管部位。出于相同的目的，还可以经由同一套管将一个 Babcock 手术钳轻轻夹在标本上。

从创口中拉出完全游离的肠段可能会非常困难。较大的肠段、含过多脂肪的肠系膜、扭曲的肠管或者部分网膜可能会阻碍顺利的拉出。塑料套创口保护器拉钩也可能使一部分标本陷在腹内或者拉钩与创口边缘之间。当在取出的过程中遇到困难时，术者应该将一个手指经由创口处探入腹内，沿标本周围探索问题的原因。标本重新定向或者先前被排斥在外的标本通常可以允许安全地取出。如果这些努力都失败，那么必须增大创口。不管微创结肠切除术的要点是避免较大的切口这一事实，做一个足够大的切口使得可以安全取出标本才是至关重要的问题。如果经由一个 4cm 创口摘除一个 6cm 的肿瘤，那么很可能损伤或者破裂肿瘤。术者最主要的考虑应该是采用非创伤性的方法取出包含肿瘤的肠段，而不是尽可能采用最小的切口。

吻合以及吻合的要点

如果在体外放置吻合器头之后实施腹腔镜经肛门双缝合圆形 EEA 型吻合，那么应该在体内确定近端肠管的正确方位。如果计划实施体外吻合，那么确定将要彼此衔接的近端和远端肠段至关重要。当在一个很小的创口内手术时，很难知道肠管末端有扭曲。一旦标本取出后，术者可能会面对多个不同的情况，因此，在体内确定切除的肠管范围是个难题。在标本取出时有关肠管三个可能的情况为：①完全切除并分离出标本；②肠段保持与一个末端相连(近端或者远端)；③游离后的肠段(很可能已阻断血供)仍保持近端与远端的连续性。

第一种情况允许方便地取出标本，但是要确定后续吻合的肠管末端更加困难。面对从小创口突出的两端肠管，很难分辨是否一端或者两端都扭曲。避免此问题的最佳方法是在扩大创口之前，以正确肠管方向在体内将肠管近端和远端缝合在一起。该步骤可以确保当穿过创口传送出进行吻合时，肠管不会扭曲。如果在扩大创口之前没有完成该操作，那么术者必须在腹内定位有待取出体外的两个末端。在放气之前，两个末端可以系留在缝线上，而且较长的缝线末端传送穿过有待扩大的套管。当肠管取出体外后，借助一根手指沿离断的肠系膜边缘返回腹内，沿循肠管的近端和远端，尽可能伸至深处。如果对于肠管的定向尚存在任何疑虑，那么应该扩大创口直至可以确认正确的肠管定向。

如果还没有在体内离断肠管的近端和远端，那么一旦完成切除后肠管末端的定向应该不会是问题。但是，在这种情况下的摘除步骤比较困难，因为没有断端提出创口；取而代之的是必须从创口取出折叠的肠管和肠系膜。尽管这种方法最适合保证恰当的末端定向，但是为了安全摘除可能要求更大的创口。

在最后一种情况下，肠管的一端已经在体内离断，标本仍旧与肠管一端相连。在这种情况下，通常正确地定向连接着的一端并不困难。而另一端，即游离的一端，却可以扭曲。一旦取出体外，则应该按照前文所述的方法追寻切缘并判定肠管的方位。

杀伤肿瘤细胞的冲洗

在过去的数年内已经发明了多项降低腹内和肠管缝线处肿瘤复发概率的技术。举例来讲，Turnbull 的“无触摸”方法包括使用杀伤肿瘤细胞的溶液进行结肠腔内冲洗。因为在早期有很多关于套管肿瘤种植的报道，腹腔镜时代使这种对于腹腔内游离有活力的肿瘤细胞的警觉焕发出了青春。我们已经知道在使用结肠切除术治疗癌症时，肿瘤细胞经常可在来自于标本和腹腔内的血液或体液中检出[2,3]。因此，有理由在这些游离的肿瘤细胞有机会播种并形成肿瘤复发之前将其杀伤。已经设计出了很多种不同的杀伤肿瘤细胞溶液用于此目的。术者在结肠切除术中可以在以下三个位置使用杀伤肿瘤细胞的溶液:结肠腔、腹腔、腹部创口。在按照前文所述的方法切除肠管或进行吻合之前使用杀伤肿瘤细胞的制剂进行腔内冲洗已经由很多术者实践了十多年。目标是杀伤任何可能出现在肠腔内的有活力的游离肿瘤细胞。最受欢迎的制剂包括双氯苯双胍己烷、高氯化汞、聚维酮碘和水。尽管这些制剂已经在体内进行了测试,但是还没有进行随机人体试验。在切除之前进行冲洗很有道理,这样可以使肠管病灶的近端暴露在溶液内。可以经肛门使用球形注射器或者用于左侧病灶的导管或者通过结肠镜完成该冲洗。

脱落的肿瘤细胞还可能出现在腹腔或创口内。建议在术中用盐水进行间断、彻底冲洗和抽吸,应该(至少从理论上讲)会减少手术结束时留在腹内的肿瘤细胞数目。在动物试验中已经研究了下列项目:聚维酮碘、牛磺罗定、双氯苯双胍己烷、氨甲蝶呤、5-氟尿嘧啶[4~7]。根据当前的动物研究结果,最有效的药物似乎是牛磺罗定和聚维酮碘稀释溶液。前一种制剂在美国没有上市,但是在欧洲和其他地区正在使用。后一种制剂正在由美国数目不详的腹腔镜术者使用。

在体内和体外已经完整地确立了聚维酮碘的杀伤肿瘤效果[1,3,8]。在一项研究中,聚维酮碘甚至在1∶1 000的稀释下仍表现出有效的细胞毒害特性[1]。来自于腹膜腔聚维酮碘冲洗的毒性取决于三个因素:浓度、数量和暴露时间。来自于单次使用聚维酮碘进行体内冲洗的急性毒性很罕见;只有 3 个病例报道。一名患者发展为快速性心律失常[9],两名患者在使用全量聚维酮碘(10%)冲洗后出现硬化包裹性腹膜炎,聚维酮碘大部分留在腹内[10]。在 1979 年,Sindelar 和 Mason 报道了唯一一项评估体内聚维酮碘冲洗的随机对照临床试验。在这份试验中,168 名腹部细菌污染的患者被随机分配至对照盐水冲洗或聚维酮碘冲洗组中。聚维酮碘冲洗组进行了 1 升 1%聚维酮碘的 60 秒体内冲洗,随后平均收集了 90%的冲洗物。在聚维酮碘组中发现腹内脓肿比率显著降低;没有患者出现与聚维酮碘冲洗有关的并发症[11]。

作者的实践为在开腹切除术和腹腔镜手术中使用聚维酮碘的稀释溶液(1%,9∶1 稀释市场上的溶液)同时冲洗腹部和创口。该溶液允许在腹内保留 1 分钟,然后从腹中抽出。随后用数升盐水冲洗腹部。尽管公认无对照病例描述,但是正如前文所述,在超过 1 00 例连续腹腔镜辅助结肠切除术中没有发现与使用聚维酮碘稀释液冲洗有关的并发症。

切除充分性

术者有理由质疑使用腹腔镜方法完成肠管与肠系膜的切除是否可以与开腹术相比。很多非随机研究已经比较了当前系列腹腔镜结肠切除术与历史上的开腹切除术。这些分析中大多数都无法证明在标本大小或者获取淋巴结的平均数目方面存在任何显著差异。然而,这类研究并不理想,因为在患者选择中存在偏见,这很可能出现在早期的系列中,重心偏向腹腔镜组。但是,来自于克里夫兰临床基金会(Cleveland Clinic Foundation)和西班牙巴塞罗纳的两份小型内部对照随机前瞻性试验中的初步结果,无法证明在开腹切除术和腹腔镜组之间任何相对于标本大小、近端或远端边缘、肠系膜的切除长度或者获取淋巴结的数目方面的显著差异[12,13]。这两项试验总共涉及超过 300 名患者。总之,到目前为止的数据表明一名具备熟练技能的术者可以进行恰当的腹腔镜肿瘤切除术。

长期结果

不幸地是,尚不能应用上文所述的小型外部监测前瞻性随机试验的 5 年结果。来自于巴塞罗纳随机试验平均随访超过 2 年的局部复发与存活的初步结果在开腹术组和微创结肠切除术组中相似[13]。初步报告涉及来自于两个不同研究机构接受过腹腔镜(n=191)或者开腹切除术(n=224)的连贯系列患者;随访长度从 30～37 个月不等。组别间在年龄、性别和肿瘤分期中相匹配。当按照阶段比较两组时,在存活率、局部和远处复发率或者无疾病存活方面没有显著差异。其他最新呈现腹腔镜结肠切除术患者的非随机非对照研究已经表明 5 年存活率与复发率属于以前发表的开腹术结果系列范围之内。总之,到目前为止腹腔镜结肠切除术后的存活率与复发率似乎处于与开腹切除术相同的范围内。来自于回顾性外部监测前瞻性随机试验的 5 年结果仍处于等待之中。至此所报道的等同结果的外科医生,在技术上都是腹腔镜专家。因此,他们的结果可能无法代表那些处于普通社区的外科医生。即使这些专家也仅能够发现腹腔镜术与开腹切除术相比之下的等同性,而不是优越性。

套管部位肿瘤

因为顾及套管部位肿瘤,绝大多数普外和结肠直肠术者避免使用腹腔镜结肠切除术治疗癌症。从大体上讲,这些肿瘤也是导致当前进行随机试验的驱动力。文献包括有关至少 50 名患者在套管部位或者用于摘除标本的创口处出现肿瘤。尽管多数肿瘤发生于 Dukes C 或 D 病灶患者,但是有些肿瘤发生于 Dukes A 和 B 病灶。所报道的腹腔镜结肠切除术后腹部伤口肿瘤的发生率从 0 ～21%不等[1]。重要的是注意腹部伤口肿瘤可以在开腹术后形成,在两个大型回顾研究中切口肿瘤的发生率范围在 0.6%～0.68%[15,16]。绝大部分有关套管部位肿瘤的早期出版文献都为病例报告和小型系列,由对腹腔镜辅助下结肠切除术经验尚浅的术者陈述。在过去几年来出版的大型文献中,发生率从 0 ～1.3%不等[17]。然而,真正的发生率目前尚未知。前文提及的随机试验应该提供最佳数据。来自于克里夫兰临床基金会所进行的单中心随机试验的初步结果以及巴塞罗纳试验中的初级结果,都报道 0～1%的伤口肿瘤发生率[12,13]。再次,这些结果代表单一的术者系列,并不能反映普遍的实践。

总之,最近的人体研究已经报到了 0～1.2%的套管创口肿瘤发生率。尽管很多腹腔镜术者都相信在这些肿瘤复发中,手术技术是最重要的变量,但是病因学仍不清楚。在游离过程中或者在摘除标本时,经由直接处理含有肿瘤的肠段所引发的肿瘤损伤,似乎是肿瘤细胞从原发病灶分散的方式之一。动物研究提示二氧化碳人工气腹在这些肿瘤的形成中同样扮演了重要的角色。

微创结肠切除术的免疫学和肿瘤学结果

开腹切除术导致细胞介导的免疫功能抑制。动物和人体研究已经表明,通过对各种参数的研究,在人工气腹和腹腔镜手术后细胞介导的免疫抑制作用显著低于同类的开腹切除术后[18～22]。一份有关在开腹和腹腔镜结肠切除术之前和之后测量迟发型超敏性(DTH)应答的人体研究表明,当与开腹切除术的术前应答相比,开腹切除术术后的 DTH 应答的平均面积显著缩小。相反,在腹腔镜组内术前和术后应答没有显著差异[23]。其他动物研究证实,术后与二氧化碳人工气腹相比,全长模拟开腹切除术与肿瘤生长增加和肿瘤发生率增加的确有关[24],更确切地讲,开腹手术后肿瘤细胞的更新加快而凋亡减少[25,26]。根据这些结果,有理由考虑是否免疫功能的保留以及避免大型开腹切除术伤口可能对接受微创结肠切除术患者来讲,意味着可赋予其某些肿瘤学上的益处。从理论上讲,腹腔镜结肠切除术后的局部腹内复发率可能低于开腹切除术,而长期存活率可能高于开腹切除术。不考虑这些诱人的理论,没有证据支持腹腔镜结肠切除术后在存活或者复发率方面存在显著优势这一观念。

培训

早期的套管部位肿瘤种植经验已经非常明确，只有在良性结肠疾病患者身上掌握了腹腔镜结肠切除术技术后，方可以试图使用治疗性结肠切除术治疗结肠癌。出于下列原因，腹腔镜辅助下结肠切除术治疗结肠癌具有挑战性：①它要求在两个或三个腹部象限上操作；②必须游离肠管并阻断血供；③必须取出较大的标本；④通常必须肠管吻合。腹腔镜阑尾切除术和腹腔镜结肠造口成形术是允许术者获得处理肠管以及掌握双手操作技术经验的合理早期病例。针对无并发症的憩室疾病、炎症性肠管疾病的选择性部分乙状结肠切除术，以及针对于直肠脱垂的直肠固定术和乙状结肠切除术，是合理的二级病例，这些病例提供了学习肠管游离、阻断血供技术以及腹腔镜双缝合经直肠边对边吻合方法的机会。针对那些患有已知转移病灶患者姑息结肠切除术在此处同样可能是合理的病例。最后尝试的病例是治疗性癌症切除术和无法从内窥镜下取出的大型良性肿瘤。除非已经进行了超声检查确认无浸润性癌（证实仅穿透至肠壁黏膜下层），否则应该谨慎对待这些疾病，因为它们隐藏着浸润性癌的区域。

希望正在进行的随机试验将回答有关使用腹腔镜方法作为结肠癌的治疗方法的安全性和疗效方面的重要问题。以作者的观点，在这些结果可应用之前，进行这些微创手术的术者应该在有监测、前瞻性随机试验的情况下实施手术。

（田文 李荣　译）

参考文献

1. Berends FJ, Kazemier G, Bonjer HJ, Lange JF. Subcutaneous metastases after laparoscopic colectomy [letter]. Lancet 1994;344:58.
2. Umpleby HC, Williamson RC. The efficacy of agents employed to prevent anastomotic recurrence in colorectal carcinoma. Ann R Coll Surg Engl 1994;662:192-194.
3. Docherty JG, McGregor JR, Purdie CA, et al. Efficacy of tumoricidal agents *in vitro and in vivo*. Br J Surg 1995;82:1050-1052.
4. Jacobi CA, Ordemann J, Bohm B, Zieren HU, Sabat R, Muller JM. Inhibition of peritoneal tumor cell growth and implantation in laparoscopic surgery in a rat model. Presented at International Meeting of Animal Laparoscopic Researchers in Frankfurt, Germany, 1997.
5. Neuhaus SJ, Watson DI, Ellis T, et al. Efficacy of cytotoxic agents for the prevention of laparoscopic port site metastases [abstract]. Surg Endosc 1998;12(8):515.
6. Lee SW, Gleason NR, Woodring J, et al. Peritoneal irrigation with betadine solution following laparoscopic splenectomy significantly decreases port tumor recurrence in a murine model [abstract]. Dis Colon Rectum 1998;41(4):A24.
7. Schneider C, Reymond MA, Tannapfel A, et al. Port site metastases can be largely prevented [abstract]. Surg Endosc 1998;12(5):517.
8. Lucarotti ME, White H, Deas J, et al. Antiseptic toxicity to breast carcinoma in tissue culture: an adjuvant to conservation therapy? Ann R Coll Surg Engl 1990;72:388-392.
9. Glick PL, Guglielmo J, Tranbaugh RF, et al. Idoine toxicity in a patient treated by continuous povidone-iodine mediastinal irrigation. Ann Thorac Surg 1985;39:478-480.
10. Keating JP, Neill M, Hill GL. Sclerosing encapsulating peritonitis after intraperitoneal use of povidone iodine. Aust N Z J Surg 1997;67:742-744.
11. Sindelar WF, Mason GR. Intraperitoneal irrigation with povidone-iodine solution for the prevention of intra-abdominal abscesses in the bacterially contaminated abdomen. Surg Gynecol Obstet 1979;148:409-411.
12. Milsom JW, Bohm B, Hammerhofer KA, et al. A prospective, randomized trial comparing conventional techniques in colorectal cancer surgery: a preliminary report. J Am Coll Surg 1998;187:46-54.
13. Lacy AM, Delgado S, Garcia-Valdecasas JC, et al. Port site metastases and recurrence after laparoscopic colectomy. A randomized trial. Surg Endosc 1998;12(8):1039-1042.
14. Franklin ME, Rosenthal D, Abrego-Medina D, et al. Prospective comparison of open versus laparoscopic colon surgery for carcinoma: five year results. Dis Colon Rectum

1996;39(suppl 10):s35-s46.

15. Hughes ESR, McDermott FT, Polglase AL, et al. Tumor recurrence in the abdominal wall scar after large-bowel cancer surgery. Dis Colon Rectum 1983;26(9):571-572.

16. Reilly WT, Nelson H, Schroeder G, Wieand HS, et al. Wound recurrence following conventional treatment of colorectal cancer, Dis Colon Rectum 1996;39:200-207.

17. Fleshman JW, Nelson H, Peters WR, et al. Early results laparoscopic surgery for colorectal cancer: retrospective analysis of 372 patients treated by Clinical Outcomes of Surgical Therapy (COST) Study Group. Dis Colon Rectum 1996;39:s53-s58.

18. Trokel MJ, Bessler M, Treat MR, Whelan RL, Nowygrod R. Preservation of immune response after laparoscopy. Surg Endosc 1994;8(12):1385-1388.

19. Allendorf JD, Bessler M, Whelan RL, et al. Better preservation of immune function after laparoscopic-assisted vs. open bowel resection in a murine model. Dis Colon Rectum 1996;39(suppl 10):s67-s72.

20. Griffith JP, Everitt NJ, Lancaster F, Boylston A, et al. Influence of laparoscopic and conventional cholecystectomy upon cell-mediated immunity. Br J Surg 1995;82:677-680.

21. Horgan PG, Fitzpatrick M, Couse NF, Gorey TF, Fitzpatrick JM. Laparoscopy is less immunotraumatic than laparotomy. Minim Invasive Ther 1992;1:241-244.

22. Decker D, Schondorf M, Bidlingmaier F, Hirner A, von Ruecker AA. Surgical stress induces a shift in the type-1/type-2 T-helper cell balance, suggesting downregulation of cell-mediated and upregulation of antibody-mediated immunity commensurate to the trauma. Surgery (St. Louis) 1996;119:316-325.

23. Whelan RL, Franklin M, Donahue J, et al. Postoperative cell-mediated immune response is better preserved after laparoscopic versus open colectomy in humans: a preliminary study [abstract]. Surg Endosc 1998;12(4).

24. Allendorf JD, Bessler M, Kayton M, et al. Tumor growth after laparoscopy and laparotomy in a murine model. Arch Surg 1995;130:649-653.

25. Allendorf JD, Bessler M, Whelan RL, et al. Differences in tumor growth after open versus laparoscopic surgery are lost in an athymic model and are associated with differences in tumor proliferative index. Surg Forum 1996; XLVII: 150-152.

26. Lee SW, Gleason NR, Ssenymanturno K, Woodring JV, Bessler M, Whelan RL. Colon cancer tumor proliferative index is higher and tumor cell death rate is lower in mice undergoing laparotomy vs. insufflation. Surg Endosc 1998;12(5):514.

第四十七章　腹腔镜全结肠切除术与次全结肠切除术

Mara R. Salum 和 *Eric G. Weiss*

已经证实腹腔镜全结肠切除术和次全结肠切除术治疗各种疾病是可行的(表 47-1)。不过,腹腔镜手术的潜在效益,例如改善美容效果、减少术后疼痛、缩短住院时间、较快恢复正常活动[1,2],可能会被较高的并发症率和较长的手术时间所抵消。

表 47-1　腹腔镜全结肠切除术和次全结肠切除术的适应证

次全结肠切除术
1. Crohn 疾病(IRA,末端回肠造口术)
2. 结肠无动力(IRA)
3. 溃疡性结肠炎(IRA)
4. 家族性腺瘤息肉病(IRA)
全结肠切除术
1. 溃疡性结肠炎(IPAA)
2. 家族性腺瘤息肉病(IPAA)
3. Crohn 疾病(末端回肠造口术)

IRA:回肠直肠吻合;IPAA:回肠袋肛门吻合

患者准备

针对腹腔镜手术的患者术前准备在本质上与开腹术相同。给予患者全面的肠道准备,包括常规肠道准备以及术前口服和静脉注射抗生素[3]。因为可能需要转换为开腹,患者的知情同意书中始终包括腹腔镜和开腹术的相关内容。在具备适应证时,还需同意造口术。造口治疗学家使用标准的肠造口方法标记回肠造口术的部位。而且,如果术前检查提示腹膜后化脓、广泛炎症或在一侧或双侧输尿管处有脓性蜂窝织炎,那么放置输尿管支架,相关详细内容见第五十六章。

患者在全麻下位于手术台上,取改良的截石位,双腿位于 Allen 蹬架内(Allen Medical, Bedford Heights, OH),外伸并放平;髋部和膝部最大弯曲 15°以允许旋转腹腔镜设备。必须强调大腿应低于腹壁,这样不会干扰设备的使用。此外,这种体位允许进行术中结肠镜检查以及引入圆形缝合器用于创建回肠直肠吻合或者回肠袋肛门吻合的路径。在建立人工气腹之前,要求所有患者留置膀胱导尿管和胃管减压。患者双臂位于体侧,使用保护袋或者其他固定器械防止患者在腹腔镜操作中要求倾斜体位时移动。还应该使用空气加压长袜预防深部静脉血栓。按照无菌操作标准进行铺巾,注意为套管针部位提供广泛的暴露。

在患者位于倾斜的 Trendelenburg 体位下做一个脐周或者经脐部的切口。将一个 Veress 针头插入腹腔内建立人工气腹;替代方法为对既往有腹部手术史的患者使用 Hasson“开放”技术。如果选择了闭合技术,则术者应该熟悉针头进入腹膜腔时的手触感以及当针头尖端进入腹腔时将其回缩时的典型噪音。应该进行滴水试验,应该轻易达到低压、高流速的注气。当使用二氧化碳建立了压力为 2.0kPa (15 mmHg)的人工气腹时,取出 Veress 针头并将一个 10 或 12 毫米套管针放入该部位。插入 10mm 0°镜头,检查腹膜腔。在直视下放置所有其他的工作套管。针对腹腔镜结肠直肠手术，几乎所有套管的直径为 10 或 12 毫米，以便穿过任何套管都可插入或取出所有设备、镜头以及缝合器。要求不同的体位以便允许借助重力作用将肠管引出手术区域。因此，应该使用非创伤性皮带或者使用真空保护袋将患者固定在手术台上。

次全结肠切除术

在建立人工气腹之后，将 10～12 毫米套管置于位于腹直肌外侧的腹部四个象限内。最初放置的所有套管允许在术中快速而持续地更换设备。在患者处于倾斜的左侧斜向下 Trendelenburg 体位下，沿 Toldt 白线游离右侧结肠。通过联合使用重力作用以及对结肠浆膜应用 Babcock 非损伤性手术钳提供牵引右侧结肠。使用超声手术刀(Ethicon Endosurgery, Cincinnati, OH, USA)经钝性和锐性分离出无血管的平面。识别出右侧输尿管并将其向后外侧推拉。向头侧解剖临近肝曲，暴露十二指肠水平部并分离同段肠管的系膜至该水平处，然后到达横结肠。在可行的情况下，从横结肠上表面分离胃结肠网膜。使用一个手术钳抓住结肠，另一把手术钳抓住网膜，发现无血管的平面分离这两个结构，横结肠解剖是一个应该投注很大注意力的手术阶段，因为此段横结肠极易活动而且网膜容易覆盖手术区域。仔细识别并保留胃网膜血管。然后将患者置于倾斜的右侧斜下 Trendelenburg 体位，进行与左侧相同的游离操作。特别指出的是，在左侧切开 Toldt 白线，上行至脾曲周围。识别出左侧输尿管并将其向右外侧推拉。识别出肠系膜下静脉和肠系膜下动脉，使用带有血管(白色)缝线射夹的内窥镜直线切割器将其离断。然后使用相同方法离断结肠中段的血管。使用 Seldinger 技术更换右髂隐窝套管，通过一个 18mm 套管插入较长的 60mm 缝合器。在直肠乙状结肠连接部离断直肠乙状结肠，将脐上套管部扩展为 3～5 厘米的切口，通过该切口传送结肠和切断的末端回肠，以及右结肠动脉。替代方法为可以做一个很小的 Pfannenstiel 切口，或者如果造成 Brooke 回肠造口术的话，则可穿过术前在右髂隐窝内标记的切口传送标本，这个切口随后可以作为回肠造口部位。如果要创建回肠直肠吻合，则引入圆形缝合器的平台并使用缝线固定在回肠内。将回肠送回腹膜腔，关闭套管口，并重新创建人工气腹。经肛门放入圆形缝合器，将镜头移动至右髂隐窝内；击发缝合器。与传统手术一样，通过空气测试验证吻合的完整性是否存在泄漏，具体方法为将吻合处浸泡在盐水内，使用非创伤性手术钳闭塞肠管近端，慢慢经肛门输入空气。

全结肠切除术

为了进行腹腔镜辅助下全结肠切除术，按照前文次全结肠切除术中描述的相同方式使用 5 个 10 或 12mm 套管。切开升结肠和降结肠的 Toldt 白线，游离肝曲和脾曲，并按照本章节中前文描述的相同方式解剖胃结肠网膜。于骶岬处直肠乙状结肠连接部的后方进入骶前间隙，并在无血管平面内解剖，向下至肛提肌。然后用超声手术刀切开瓦尔代尔筋膜。向外侧继续解剖，最终分离直肠和阴道。

在患者处于倾斜的 Trendelenburg 体位下进行直肠切除术，以便允许重力作用将小肠从盆腔内牵引出来。使用缝线穿过腹壁将膀胱悬起可以达到向前牵引膀胱的目的。借助经阴道的举宫器或者助手将一根手指插入阴道可以实现阴道和子宫前侧牵引。在此操作中的暴露和视野都非常好，因为深入盆腔的腹腔镜所提供的放大视野可以特写出神经的识别和保留。

在离断痔上动脉后，解剖骶前疏松的网状组织平面从而游离直肠。最好使用超声手术刀(Harmonie sealpel, Ethicon)离断外侧附着。获得完全游离直肠至肛提肌水平后，开始会阴部阶段。该部分在括约肌平面间进行。该操作针对于良性疾病，优点为降低与保留外部括约肌有关的会阴创口并发症。可以通过会阴切口取出整个结肠，然后使用一块湿海绵暂时封闭创口并恢复人工气腹。使用腹腔镜探查盆腔确保止血，使用 Reissman 等[6]人描述的技术放置抽吸—冲洗引流。然后完成造口，分层关闭会阴。

替代方法，如果适合进行修复术，则可进行回肠袋吻合术。按照前述方法完全游离整个结肠后，结合两个最小的套管部位做一个很小的切口；这允许以标准的方式完成结肠切除术，其中包括按需离断肠系膜。因此，按照前文的描述以标准方式在直视下进行直肠切除术、创建结肠袋以及回肠袋肛门吻合术[7]，我们使用双缝合技术进行吻合并作一个转流式回肠造口。一个套管部位通常用于作为造口部位，该部位已在术前标记。然而，在将肠管取出体外之前，应该在直视下切开造口部位的筋膜以获得恰当的开口。即便是由较大的套管针创建的开口也略显不足，并可能引发术后造口输出梗阻[8]。

尽管判断患者是否应该接受转流术存在某些标准，但是尚没有明确或者在随机试验中研究这些标准。首先，患者选择非常重要，这包括各种参数，例如患者的一般健康情况以及相关的合并症，如营养状况、是否贫血、高龄、当前使用类固醇或者使用其他免疫抑制剂药物。术中情况考虑也同样重要，包括无张力、吻合处充足的血供、无术中并发症以及术中吻合处完整性测试满意。

有关于完全体内回肠袋肛门吻合术的报道，其中结肠切除术是在腹腔镜下完成，包括在腹腔镜下创建回肠袋之前经过肛门结扎血管和取出标本。然而，经过肛门取出结肠，尽管对于不熟悉肛门生理结构的术者来讲非常有吸引力，但是可能严重损伤括约肌的功能[9]。

在术后立即取出患者鼻饲管，在术后第一天开始清流饮食，然后在 24～48 小时内根据耐受情况过渡到正常的饮食[10]。患者能够耐受正常饮食而且至少具有一次肠蠕动之后即可出院[11]。

在文献中找到的这些先进手术的报道和系列数目有限。表 47-2 列出了各种已经出版的腹腔镜全结肠切除术和次全结肠切除术的系列文章。从中可以发现，所报道的手术很少，而且在如此少的数目下很难得出结论。但是，这些手术是可行的。我们在 1993 年放弃了这些手术，因为与部分切除腹腔镜手术相比，并发症发生率增加了三成[13]。然而，我们的经验可能不代表所有术者的经验。在我们爬升学习曲线之前，我们在早期的腹腔镜经验领域内进行过这些手术。现在，也许凭借在我们的科室已经实施了超过 400 例手术，重新回顾使用这些手术似乎是恰当的。

结论

全腹腔镜下结肠切除术伴回肠造口或者回肠袋肛门吻合是在腹腔镜下进行部分结肠切除术的自然拓展。尽管在技术上需要并要求重要的专业技能，但是这些手术可以在选定的个体身上实施。尚无确切的选择标准，而且应该根据个案病例为基础应用此技术。

表 47-2　腹腔镜下全结肠切除术和次全结肠切除术的结果

作者/年限	患者数目	手术	手术长度分钟(平均)	发病率(%)	转换率(%)	术后住院(平均)天数
Wexner 等人 1992[12]	5	次全结肠切除术	230	0	0	9.2
Schmitt 等人 1994[13]	22	TAC+IPAA	240	55	-	8.7
Thibault 和 Poulin 1995[14]	4	TAC	438	-	-	10
Reissman 等人 1996[8]	72	次全结肠切除术(30)	174	18	10	6.5
		回肠结肠切除术(30)				
		环形回肠造口术(6)				
		回肠直肠吻合术(3)				
		十二指肠分流术(3)				
	16	次全结肠切除术	232	12.5	0	5
Milsom 等人 1997[15]	89	回肠盲肠切除术(45)	173.7	12.3	11.2	13.3
Hildebrandt 等人 1998[16]		吻合切除术(14)				
		小肠切除术(4)				
		半侧结肠切除术(12)				
		次全结肠切除术(9)				
		环形回肠造口术(4)				
		粘连分解术(1)				
Hildebrandt 等人[17]	5	TAC+IPAA	362.5	0	0	14.5
Araki 等人 1998[18]	10	次全结肠切除术	282	-	-	-

（田文 李荣　译）

参考文献

1. Bauer JJ, Harris MT, Grumbach NM, Gorfine SR. Laparoscopic-assisted intestinal resection for Crohn's disease. Dis Colon Rectum 1995;38:712-715.
2. Fleshman JW, Fry RD, Birnbaum EH, Kodner JJ. Laparoscopic-assisted and minilaparotomy approaches to colorectal diseases are similar in early outcome. Dis Colon Rectum 1996;39:15-22.
3. Wexner SD, Beck DE. Sepsis prevention in colorectal surgery. In: Fielding LP, Goldberg SM (eds) Surgery of the Colon, Rectum and Anus. Oxford: Butterworth-Heinemann, 1993.
4. Teoh TA, Reissman P, Weiss EG, Verzaro R, Wexner SD. Enhancing cosmesis in laparoscopic colon and rectal surgery. Dis Colon Rectum 1995;38:213-214.
5. Lubbers EJ. Healing of the perineal wound after proctectomy for nonmalignant conditions. Dis Colon Rectum 1982;25:351-357.
6. Reissman P, Cohen SM, Weiss EG, Wexner SD. Simple technique for pelvic drain placement in laparoscopic abdominoperineal resection. Dis Colon Rectum 1994;37:381-382.
7. Wexner SD, James K. Jagelman DG. The double-stapled ileal reservoir and ileoanal anastomosis: a prospective review of sphincter function and clinical outcome. Dis Colon Rectum 1991;34:487-494.
8. Reissman P, Salky BA, Pfeifer J. Edye M, Jagelman DG, Wexner SD. Laparoscopic surgery in the management of in-

flammatory bowel disease. Am J Surg 1996;171:47-51.
9. Morgan R, Patel B, Beynon J, Carr ND. Surgical management of anorectal incontinence due to internal sphincter deficiency. Br J Surg 1997;84:226-230.
10. Reissman P, Teoh TA, Cohen SM, Weiss EG, Nogueras JJ, Wexner SD. Is early oral feeding safe after elective colorectal surgery. Ann Surg 1995;222(1):73-77.
11. Binderow SR, Cohen SM, Wexner SD. Schmitt SL. Nogueras JJ. Jagelman DG. Must early oral intake be limited to laparoscopy? Dis Colon Rectum 1994;37(6):584-589.
12. Wexner SD, Johansen OB. Nogueras JJ, Jagelman DG. Laparosoepic, total abdominal colectomy. A prospective trial. Dis Colon Rectum 1992;35:651-655.
13. Schmitt SL, Cohen SM, Wexner SD, Nogueras JJ, Jagelman DG. Does laparoscopic assited ileal pouch anal anastomosis reduce the length of hospitalization? Int J Colorect Dis 1994;9:134-137.
14. Thibault C, Poulin EC. Total laparoscopic proctocolectomy and laparoscopic-assisted proctocolectomy for inflammatory bowel disease: operative technique and preliminary report. Surg Laparosc Endosc 1995;5:472-476,
15. Milsom JW, Ludwig KA, Church JM, Garcia-Ruiz A. Laparoscopic total abdominal colectomy with ileorectal anastomosis for familial adenomatous polyposis. Dis Colon Rectum 1997;40:675-678.
16. Hildebrandt U, Schiedeck T, Kreissler-Haag D, et al. Laparoscopically assisted surgery in Crohn disease. Zentralbl Chir 1998;123:357-361.
17. Hildebrandt U, Lindeman W, Kreissler-Haag D, Feifel G, Ecker KW. Laparoscopically-assisted proctocolectomy with ileoanal pouch in ulcerative colitis. Zentralbl Chir 1998; 123:403-405.
18. Araki Y, Isomoto H, Tsuki Y, Matsumoto A, Yasunaga M. Clinical aspects of total colectomy: laparoscopic versus open technique for familial adenomatous polyposis and ulcerative colitis. Kurume Med J 1998;45:203-207.

第四十八章　回肠结肠切除术

Bruce Belin 和 *Steven D. Wexner*

适应证

通常狭窄、蜂窝组织炎或者脓肿和瘘道都是 Crohn 病的组成部分，且频繁涉及末端回肠。尽管 Crohn 病伴有这些并发症，腹腔镜切除术仍经常是选择性手术，Crohn 病可耐受腹腔镜回肠结肠切除术治疗。

Crohn 病向腹腔镜专家提出了特殊的挑战。患者通常为营养不良以及免疫抑制，伴有发炎、易碎、增厚的组织以及来自于先前手术的粘连。患者通常很年轻，迫切希望尽快恢复全面的活动能力，对良好的美容效果感兴趣，而且能够停止服用治疗疾病的药物。在开腹切除术和腹腔镜手术之间的适应证没有区别。

尽管患者可以从腹腔镜回肠结肠切除术中获得显著的好处，但是该手术可能在技术的要求上非常苛刻。尽管很容易使用腹腔镜手术完成针对微小病灶（无瘘管或者脓肿）的切除，但是在较晚期的病例中当解剖很困难时，这些好处可能就不那么显著了[1]。在后者情况下，患者可能具有较大且固定的团块、瘘管、粘连或者增厚的肠系膜[2]。尽管这些挑战可能延长手术时间并增加转换为开腹切除术的概率，但是从住院期减少、术后不适感降低、术后粘连较少等方面看，最终这些患者还是获得了很大的利益[3～6]。

术前准备

腹腔镜手术术前准备措施与开腹术相同。术前评估从完整的病史和身体检查开始。尤其应该问及患者的使用类固醇、免疫抑制剂以及既往住院的病史。应该获取并回顾相关的过去影像学图像、手术报告、出院小结以及病理切片。应该特别注意营养评估，例如近期患者饮食、体重、肠道功能的改变。基础实验室检查诊断应该包括全套血常规、凝血酶原时间、部分凝血活酶时间以及电解质情况。进一步评估包括按需检查心电图、胸片、肝肾功能检查。常规进行结肠镜检查伴组织活检或者灌肠，包括检查末端回肠和小肠，以评估肠腔内疾病的分布和严重程度[7]。此外，经常进行 CT 扫描以描绘任何肠腔外蜂窝炎症、腹膜后输尿管移位或挤压，按需安排复位或术前营养；当具备适当的小肠功能时，最好给予肠道营养支持。

在术前，向患者介绍自体同源献血并建议在术前 14 天内避免服用阿司匹林和非类固醇类抗炎药物。即使造口的可能性很低，也始终考虑这种偶然性；患者与肠造口专家见面，接受相关信息以及选定部位。讨论术中使用结肠镜和转换为开腹切除术的可能性。患者同意这些可能性（造口、结肠镜和开腹切除术）以及术中输尿管导管定位，后者在髂窝蜂窝织炎、脓肿或者如发现瘘管的情况下非常有用。万一发现不容置疑的近端狭窄，那么患者应该理解狭窄成形术的原则。递给患者一份知情同意书，确保他们及其家人知道手术的各种风险、利益、选项和并发症。在手术前 1 天，患者于下午六点和午夜服用 45 毫升磷酸钠（Fleets Phosphosoda；

CB Fleet, Lynchburg, VA, USA)和 280ml (10 盎司)水,肠道准备。于下午 1、2 和 10 点给予 1 克灭滴灵和新霉素降低结肠的细菌感染。患者在午夜之后至术前禁食,除非出现其他适应证,否则于手术当天早上送往手术室。此时,给予术前全身用抗生素,假定肾脏功能正常且无药物过敏史,通常进入手术室之前静滴 2 克头孢替坦,于术后静滴两次相同的剂量。加强类固醇的剂量,例如患者在过去的 6 个月内每天服用类固醇药物治疗的话,则进入手术室之前服用 100mg 氢化可的松,术后逐渐递减剂量。在实施气管内全身麻醉之前,使用空气加压长袜和皮下注射肝素 40mg(Lovenox, 40 mg; Rhone - Poulenc Rorer, Collegeville, PA, USA)预防深部静脉血栓。

体位

在全身麻醉下,患者取改良的截石位,双下肢位于 Allen 蹬架(Allen Medical, Bedford Heights, OH, USA),固定并躺平;髋部和膝部最大弯曲 15°以便允许腹腔镜设备自由旋转。该体位可以在术中使用结肠镜(按需),而且增加定位套管和设备的灵活性。在开始人工气腹之前,插入膀胱导尿管和胃管。

手术准备

在腹腔镜手术和开腹切除术中,我们常规为回肠结肠切除术进行膀胱镜检查和双侧输尿管导管放置(表 48-1)。该步骤可协助识别右侧输尿管,因为即使进行了 CT 扫描,也经常无法预计炎症的程度。当器械经过组织时,可以轻易发现导管。

表 48-1 设备

套管针/口径,10 和 12 毫米
30°镜
抽吸/冲洗
三芯片镜头
内 Babcock 或非创伤性抓取器
保护袋:Velcro 床
Allen 蹬架
血栓防护
Trendelenburg 用固定装置
10 毫米电凝手术剪或微波(超声)手术剪(Ethicon Endosurgery, Cincinnati, OH, USA)

准备腹壁并以标准方式铺巾,暴露范围为剑突至耻骨联合,宽度为腹壁上两侧髂脊之间。准备好镜头、电凝手术刀、进气管以及冲洗设备并固定在现场内。如需要转换为开腹术,则手术台上准备用于开腹术的器械。如果考虑患者有腹壁粘连、肠梗阻、或既往开腹术的病史,则应该使用 Hasson“开放”技术创建人工气腹。替代方法为,插入 Veress 针头;通过声音“滴答声”以及无菌盐水穿过针头流入腹腔内从而验证针头的放置。如果流动遇到阻力,则应该重新放置针头或者转由开放技术放置套管针。

以缓慢递增的方式建立二氧化碳人工气腹,直至腹内压力达到 2. 0kPa(15 mmHg)。术者应该观察吹入速率和压力以发现任何 Veress 针头放置不当的异常指征。如果气体加温器属于吹入装置的部分之一,那么它可能增加吹入管内的阻力,不要误认为是针头放置不当。在吹气过程中,通过检查腹腔迟钝的鼓音从而确保正确地气体吹入。人工气腹创建之后取出 Veress 针头,替换为一个 10～12mm 套管针。然后插入直径 10mm 的镜头并探查腹腔;手术台定位协助暴露视野。

在左腹脐水平设置一个 10 或 12 毫米套管,小心避免上腹部血管。使用腹腔镜照明腹壁通常可以观察并避免这些可能产生麻烦的血管;第三个套管置于左下象限。套管针应该彼此间隔至少 10 厘米以避免“拼刺刀”。这个附加的套管在肥胖患者身上特别有用。

仔细观察整个小肠是手术的要点。除术前评估外,如果解剖结构不明确或者无法使用腹腔镜满意地治疗病灶，那么此时的发现可能有必要转换为开腹术。双手操作两个 Babcock 手术钳以手叠手的运行方式提升肠管；替代方法为，可以逐步将小肠取出体外进行评估。尽管这种方法中手术钳造成损伤的风险较低，但是它可以导致肠系膜破口、静脉淤积以及当从狭窄的筋膜孔中抽出较厚的肠系膜时形成血肿。我们情愿选择前一种检查技术仅抓住切除标本内的肠管。可能发现“跳跃”的疾病区并伴有狭窄或者肠壁增厚。这些区域不要求强制转换为开腹切除术，因为在完全游离之后，通过扩展脐部套管针切口，可以将它们传送出来进行评估或者切除或者进行狭窄成形术。但是，应该使用夹子标记它们便于随后的识别。无论使用何种评估方法，都必须小心处理肠管，避免无意中切开肠管。

患者取 Trendelenburg 体位，左侧向下倾斜。使用一个 10 毫米直径一次性 Babcock 手术钳牵引右半结肠。在外侧腹膜后返折处沿 Toldt 白线从盲肠下外边界开始解剖肠系膜。向上、内侧牵引阑尾，经过左下方套管使用微波手术刀开始解剖。使用微波手术刀的无烟式组织解剖无需进行腹腔换气，避免了手术刀无意中损伤与器械接触的组织。在游离过程中常规识别输尿管，因为它可能向内侧转移至炎症团块内。常见的错误是沿过于靠外侧的方向进入一个平面，结果从输尿管后方进入后腹膜，无意中伤及十二指肠。尽管肥胖的患者增加了手术难度，但是极瘦弱患者的肠系膜可能非常薄，很容易穿透也同样有难度。如果在识别正确的平面中遇到困难，那么可以从左上腹的套管针使用微波手术刀。游离肝曲之后，开始处理近端横结肠。该步骤最好在正确的平面内已经游离右半结肠之后进行，以避开肝门和胰十二指肠的血管。虽然如此，还是会在网膜和肝曲之间的平面内遇到较大的血管。这些血管最好在两个夹子之间离断或者使用微波手术刀离断。在向上完全游离盲肠和向内完全游离肝曲后遇到的解剖终点是十二指肠。

通过向脐部套管牵引末端回肠和近端横结肠可以验证恰当的游离。通过在肠系膜无血管的区域内创建一个窗口，可以实现体内肠系膜血管离断和结扎，随后使用夹子、血管套环或者血管缝线结扎血管蒂。但是，这些方法有潜在危险，因为增厚的肠系膜易碎；体内技术不但繁琐而且耗时。因此，我们情愿选择体外方式实施肠系膜离断、肠管切除以及吻合。既然在体内肠系膜离断和结肠切除中缺乏可证实的好处，我们使用了体外方式进行该项步骤[10]。尤其指出的是，穿过脐部套管将 Babcock 手术钳轻轻放在盲肠上，并且将脐部切口延长至大约 5cm。沿 Babcock 手术钳的轴体插入一个塑料伤口遮盖膜，随后取出末端回肠（图 48-1）。小心不要对肠系膜应用不适当的压力以避免撕裂主要血管结构。取而代之的是按需延长脐部切口。小心检查并触诊小肠所有可疑的区域。然后以标准方式离断肠系膜。

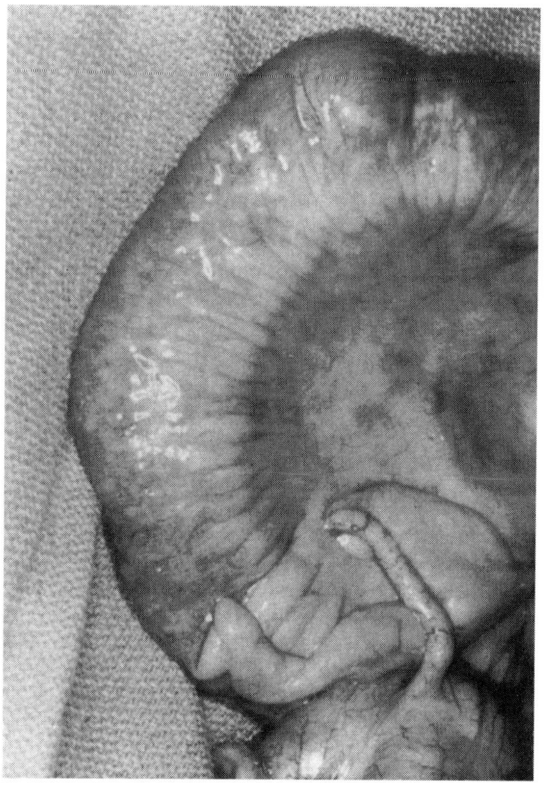

图 48-1　在腹腔镜下游离后，将患病末端回肠传送至视野内

在离断肠管之前开始重新缝闭肠系膜缺口，以降低无意中扭曲肠系膜的风险。运用直线切割器完成近端和远端切除。从手术台上取下标本并打开，确认诊断并大体观察无病边缘。然后使用75mm线性切割缝合器完成边对边吻合(图48-2)。然后使用盐水冲洗吻合处并吸出盐水，仔细检查谨慎止血确保已无任何Crohn病。如果需要确保最佳的止血效果，可加固缝合。然后使用直线缝合器重新闭合肠切开口。再次检查缝合边的止血效果并按需加固缝线。然后小心关闭肠系膜缺口，避开任何肠系膜血管。完成后，将吻合处返回至腹腔内，按需处理任何其他的患病区域。最后，在关闭脐下切口后，重新建立人工气腹。检查腹腔内的止血、肠系膜闭合以及肠管的定向情况。

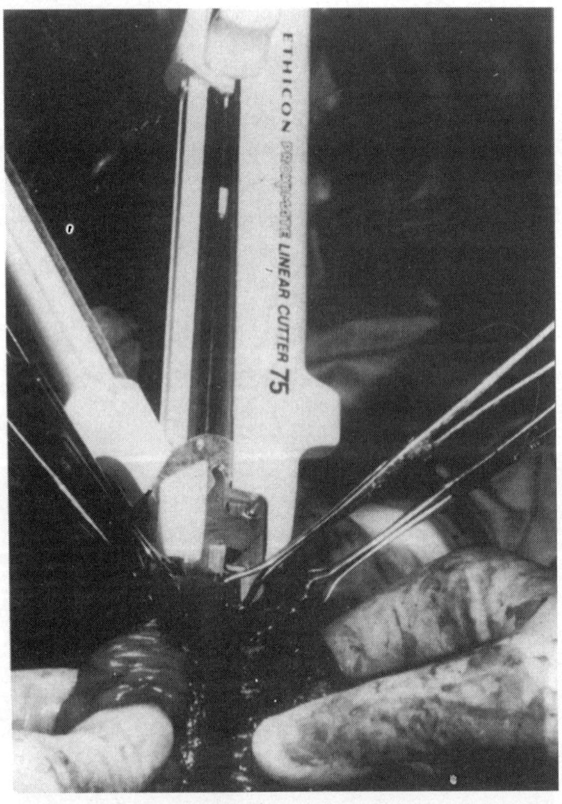

图 48-2　体外缝合回肠—结肠吻合口

在完成切除并取出标本后，应该使用腹腔镜下引导内部缝线器械或者简单地在重新接近筋膜时牵引皮肤边缘从而再次接近每个套管部位处的筋膜进行缝合关闭筋膜缺口。在手术室内取出输尿管导管和胃管，但仍留置膀胱导管。图48-3显示了手术完成后腹壁的外观。

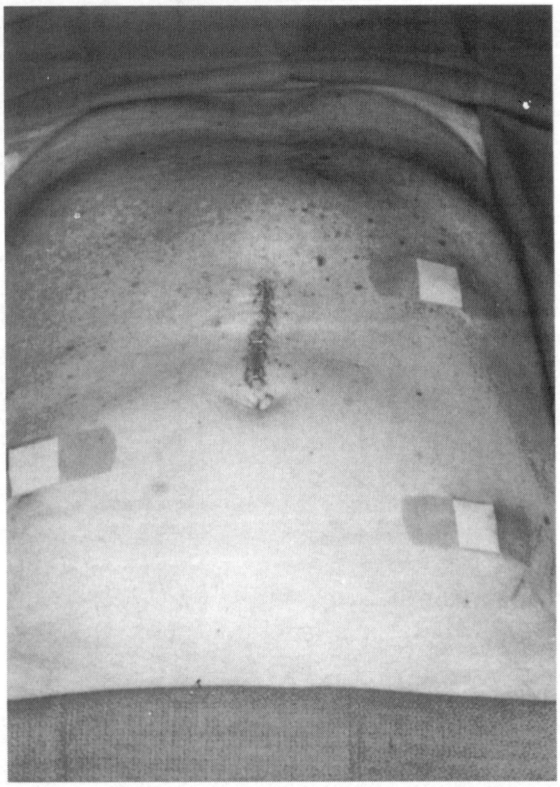

图 48-3　完成腹腔镜辅助下回肠—结肠切除术后的腹壁

术后护理

术后护理与标准开腹切除术相同。患者在监护室停留12～24小时；在术后第1天早晨抽血化验全血细胞分析和电解质。患者通常可在术后第1天活动，此后取出导尿管。不考虑腹腔镜的方法，从术后第1天开始进食清流，排气和排便是肠功能恢复的证据，在耐受情况下可过渡饮食。只有在患者出现胃膨胀或者超过两次呕吐时，方放置鼻饲引流管。出院标准与接受开腹切除术的患者没有区别。当患者已经能够耐受固体食物24小时并且至少有一次肠蠕动后，可考虑出院[11]。

结果

尽管腹腔镜的最初结果聚集在使用一种新颖的治疗形式成功地完成手术的可能性，但是该焦点很快变为寻找有关住院时间、降低复发率、开创最初认为可行性限制等方面的利益。在过去 8 年中，我们已经学到的很多有关手术的结果引导我们重新评估传统的标准并且与结果相比之下更好地定义标准。这些改进导致我们现在不常规使用术后鼻饲引流管，在开腹术和腹腔镜回肠结肠切除术后根据耐受情况推进口服进食而无需等候至排气或者排便之后。最初关注焦点为安全完成腹腔镜病例能力，现在扩展为在住院期间探寻优势。最近，对于腹腔镜回肠结肠切除术的评估已经扩展至比较术后疼痛、粘连形成、美容效果以及在患者最大满意程度内提供安全而经济的手术。已经出版的研究摘要陈列在表 48-2 中。

表 48-2　已出版研究的摘要

作者	N	发病率（%）	住院长度（平均天数）	转换率（%）
Milsom 等人 1992[12]	9	0	7	0
Reissman 等人 1996[15]	30	10	5.2	10
Liu 等人 1995[21]	3	20	7	10
Bauer 等人 1995[2]	18	6.2	6.6	22
Reissman 等人 1996[15]	32	14	5.1	14
Alabaz 等人 1997[18]	26	15.3	7	11

一份在 1993 年最初描述腹腔镜回肠结肠切除术的文献叙述了在高度选择的患者中取得的良好结果。在这个早期报道中所有接受治疗的患者都无须转换为开腹术且无并发症。九名患者中有八名无既往手术史，平均住院时间为 7 天，与作者在开腹切除手术中的经验没有显著区别[12]。

在过去的 8 年内，我们已经推进了自己的技术并且更好地描述了我们的结果。尽管最初报告频繁描述了用于回肠结肠切除术的整个体内技术，但是发现这种方法非常昂贵，耗费时间，而且没有避免切口，因为最终还是要开口取出标本。进一步讲，当比较体内和体外肠系膜离断和吻合时，数据无法显示在住院时间和术后肠梗阻时间方面存在任何显著差异。因此，行完全腹腔镜手术逐渐失去了赞同。同理，日益丰富的经验支持对所有接受腹腔镜回肠结肠切除术的 Crohn 病患者常规使用预防性双侧输尿管支架。在一个选定腹腔镜和开腹术的报道中，导管插入的平均时间为 17 分钟，95％双侧输尿管插管成功，无显著并发症。总之，输尿管导管插入可能通过协助输尿管最初和后续的识别从而提速和增加针对 Crohn 疾病的腹腔镜手术的安全性[8]。

进一步的工作，伴随手术经验的增长以及大型、更好对照的研究，已经支持显著降低了住院时间和减少了术后疼痛。术后的住院时间 5～8 天不等；这明显少于开腹术组[2,13]。已经做了很多与开腹切除术的比较；结果大致证实腹腔镜术后较短的恢复期具有统计学上的显著意义。当进行病例匹配对照时，此差异尤其在涉及瘘管、脓肿和狭窄的较为复杂的 Crohn 病患者中更明显[2,13]。这个问题当然会由当前正在进行的随机对照研究所澄清[14]。针对较少的手术疼痛伴迅速恢复的证据同样通过使用吗啡减少以及显著更好的手术恢复指标而得到支持[15]。

最初认为存在瘘管是腹腔镜手术的禁忌证；然而，此观念在随后被证实为正好相反。尽管它与更难且更长的手术有关并因而要求更多的经验，但是已经在回肠膀胱、回肠直肠、胃结肠、回肠盲肠瘘管的病例中表明了成功且无并发症[13]。

从理论上讲，似乎可以断定经由腹腔镜路径的较少体内创伤将导致较少的粘连。在猪模型上的最初试验支持这些结果[15～17]。Alabaz 等人回顾性调查了 100 名接受腹腔镜和开腹式结肠直肠手术的患者，运用调查问卷获取长达 6 年的长期结果[18]。他们发现开腹切除术与较高的小肠梗阻发生率有关，需要住院治疗(31%对 8%)。然而，针对重新手术探查小肠梗阻的需要没有显著差异(开腹切除术 8%对腹腔镜手术 4%)。

进一步回顾匹配人群分析表格，量化并比较术后疼痛、美容以及自我形象方面的结果。其中一份研究表明，当以腹腔镜进行回肠结肠切除术后，所用的麻醉药减少了 50%，并且证实改善了患者术后的感觉结果。这种感觉与社会交互作用增强以及更快恢复正常的活动有关[19]。进一步将这些结果具体化，使用一份不同的回顾患者调查问卷，根据所感觉的美容利益，记录了强烈推选腹腔镜手术。即使向患者提供有关输尿管损伤风险增加以及医疗费用增长等方面的假设统计数字时，患者仍然偏选腹腔镜手术[20]。

结论

早期时对腹腔镜回肠结肠切除术治疗 Crohn 病的兴趣是源于成功地完成手术及较少并发症、迅速恢复的病例报告。进一步的证实数据继续支持对于这项手术最初的热忱。来自于回顾性至前瞻性随机试验的广泛研究已经记录了术后疼痛降低、术后肠梗阻减少、住院时间减少、美容效果增强、活动能力丧失减少以及归因于粘连形成的症状减少。这些结果支持当由经验丰富的医生谨慎选择患者时，实施腹腔镜回肠结肠切除术治疗 Crohn 病的优势。

(田文 李荣　译)

参考文献

1. Bauer JJ. Harris MT, Grumbach NM, Gorfine SR. Laparoscopic-assisted intestinal resection for Crohn's disease. Which patients are good candidates? J Clin Gastroenterol 1996;23(1):44-46.
2. Bauer JJ. Harris MT, Grumbach NM, Gorfine SR. Laparoscopic-assisted intestinal resection for Crohn's disease. Dis Colon Rectum 1995;38(7):712-715.
3. Bauer JJ, Harris MT, Grumbach NM. Gorfine SR. Laparoscopic-assisted intestinal resection for Crohn's disease. Surg Endosc 1994;8:232-235.
4. Fleshman JW, Fry RD, Birnbaum EH, Kodner IJ. Laparoscopic-assisted and minilaparotomy approaches to colorectal diseases are similar in early outcome. Dis Colon Rectum 1996;39(1):15-22.
5. Watanabe M, Oghami M, Teramoto T, Hibi N, Kitajima M. Laparoscopically assisted surgery for Crohn's disease [abstract]. Nippon Geka Gakkai Zasshi 1997;98:4.
6, Joo JS, Agachan F, Wexner SD. Laparoscopic surgery for lower gastrointestinal fistulas. Surg Endosc 1997;11(12):116-118.
7. Wexner SD. Diagnostic laparoscopy. Editorial comment. II. In: Jager RM, Wexner SD (eds) Laparoscopic Colorected Surgery. New York: Churchill Livingstone, 1996;139-141.
8. Chen WT, Parameswaren S, Gilliland R, et al. The role of elective intraoperative ureteric catheterization in colorectal surgery. Dis Colon Rectum (in press).
9. Reissman P, Salky BA, Edye M, Wexner SD. Laparoscopic surgery in Crohn's disease. Surg Endosc 1996; 10: 1201-1204.
10. Bernstein MA, Dawson JW, Reissman P, Weiss EG, Nogueras JJ, Wexner SD. Is a complete laparoscopic colectomy superior to laparoscopic assisted colectomy? Surgery 1996;62:507-511.
11. Wexner SD. Laparoscopic colectomy. In: Keighley RBM, Williams NS (eds) Surgery of the Anus, Rectum and Colon, vol 2. Philadelphia: Saunders 1997;2:2434-2448.
12. Milsom JW, Lavery IC, Bohm B, Fazio VW. Laparoscopically assisted ileostomy in Crohn's disease. Surg Laparosc Endosc 1993;3:77-80.
13. Talamini MA, Moesinger RC, Kaufman H, Kutka M, Harris M, Bayless T. Laparoscopically assisted bowel resection for Crohn's disease: the best of both worlds. Presented at Digestive Disease Week, Washington, DC, May 1997.
14. Bessler M, Whelan RL, Halverston A, et al. Controlled trial of laparoscopic assisted versus open colon resection in a porcine model. Surg Endosc 1996;10:732-745.
15. Reissman P, Teoh TA, Skinner K, Nogueras JJ, Wexner SD. Adhesion formation after laparoscopic anterior resection in a porcine model: a pilot study. Surg Laparosc Endosc 1996;2:136-139.
16. Schafer M, Krahenbahl L, Buchler MW. Comparison of

adhesion formation in open and laparoscopic surgery. Dis Surg 1998;15:145-147.

17. Schippers E, Tittle IA, Ottinger A, Schumpelick V. Laparoscopy versus laparotomy: a comparison of adhesion formation after bowel resection in a canine model. Dis Surg 1998;15:145-147.
18. Alabaz O, Iroatulam AJN, Nessim A, Weiss EG, Nogueras JJ, Wexner SD. Comparison of laparoscopic assisted and conventional ileocolic resection for Crohn's disease. Int J Colorect Dis 1997;12:182-185.
19. Chen HH, Wexner SD, Weiss EG, et al, Laparoscopic colectomy for benign colorectal disease is associated with a significant reduction in disability as compared with laparotomy. Surg Endosc 1998;12:1397-1400.
20. Dunker MS, Stiggelbaout AM, van Hogezand RA, Ringers J, Bemelman WA. Cosmesis and body image after laparoscopic assisted and open ileocolic resection for Crohn's disease. Surg Endosc 1998;12:1334-1340.
21. Liu CD, Rolandelli R, Ashley SW. Evans B, Shin M, Mcfadden DW. Laparoscopic surgery for inflammatory bowel disease. Am Surg 1995;61:1054-1056.

第四十九章　恢复性直肠、结肠切除术

Jonathan E. Efron 和 *Juan J. Nogueras*

在过去十年中，腹腔镜手术有了飞速的发展[1,2]。已经拓展至结、直肠外，现在很多结直肠手术都可在腹腔镜下成功地完成[3~5]。复原性直肠、结肠切除术伴回肠肛门储存袋创建是目前治疗溃疡性结肠炎或者家族性腺瘤性息肉病的手术方法[6~8]。在 1992 年，Wexner 等人首先提到借助腹腔镜的技术完成此项操作可行性[9]。1994 年，Schmitt 等人报道了 22 名患者接受腹腔镜辅助下全直肠、结肠切除术伴回肠袋肛门吻合术[10]，20 名年龄和性别相匹配的患者接受了标准的开腹切除术。组间在住院时间和肠麻痹的缓解方面没有发现显著差异，但是腹腔镜组的并发症发病率和手术时间都增高。1995 年，Thibault 和 Poulin 发表了有关完全体内腹腔镜下全直肠、结肠切除术的初步结果[11]。平均手术时间为 7 小时 18 分，平均失血量为 500～800 毫升，平均住院时间为 10 天。在这些最初的结果面前，将手术技术修改为腹腔镜辅助下的方法，致使手术时间降低到 4 小时，术后住院时间降低到 8.3 天[12]，从而使 Wexner 和 Schmitt 等人的技术最终得到了采用和推荐，尽管争论仍然存在[9,10]；但与开腹切除术相比，改善美容效果和防止术后能力丧失的潜在利益已经足以推动腹腔镜技术的发展。很多学者都有腹腔镜辅助下全直肠、结肠切除术方面的经验(表 49-1)。

希望尽力将功能减退降低到最小程度、年轻、体瘦、注重仪表、好动的患者是此项操作的理想候选者[15]。无论是开腹术还是腹腔镜手术，所有患者都应该接受相同的术前评估。

对于结肠炎患者，必须通过小肠影像学造影检查和结肠镜多处组织活检病理检查确诊溃疡性结肠炎并除外 Crohn 病。在任何回肠袋肛门手术之前应使用测压术以及肛门超声波检查评估肛门括约肌的功能[16~18]。腹腔镜结肠手术治疗癌症的可行性仍在接受由国家癌症研究院主办的前瞻性随机多机构试验的研究之中。目前，癌症、结肠炎及结肠息肉患者，包括肛周 Crohn 病在内，都应该考虑行腹腔镜辅助下全直肠结肠切除术。最后，所有患者应该具有针对造口标记和术前造口教育的术前肠造口评估。

术前肠道准备包括机械通便和口服或注射围手术期抗生素；使用肝素或低分子量肝素并穿弹力袜以预防静脉血栓[19,20]；经鼻或口置管排空胃；留置尿管膀胱减压；膀胱镜检查及双侧输尿管插管帮助识别输尿管。体位可采取：仰卧，使用 Allen 蹬架(Allen Medical, Bedford Heights, OH, USA)的改良截石位，使髋部和膝部弯曲度最小(每侧膝部和髋部弯曲不超过 15°)利于操作。易受损伤部位必须衬垫保护，尤其是长时间手术，尺神经和会阴神经容易受压。此外，应该牢固地固定患者于手术台上以便手术台倾斜协助牵引。

表 49-1 腹腔镜辅助下全直肠结肠切除术的结果

作者	手术	病例数目	平均手术时间(分)	转换率(%)	至口服进食的平均天数	平均住院长度(天)
Wexner 等人[9]	PTC + IAR	开腹 5	150	0	4.7	8
		腹腔镜 5	230		5.3	9.2
Schmitt 等人[10]	TPC + IAR	开腹 20	120	0	4.3	8.9
		腹腔镜 22	240		3.6	8.7
Tucker 等人[12]	TPC + IAR	11	327	NR	4.8	6
Thibault 和 Poulin[11]	TPC + 回肠造口术	4	438	0	4	10
Rhodes 等人[13]	TPC + IAR	5	310	0	NR	10
Liu 等人[14]	TPC + IAR	5	480	NR	NR	-

TPC:全直肠、结肠切除术;IAR:回肠肛门储存池

患者备皮和铺巾后,于脐上或者脐下做一个1厘米长的切口,在皮肤切口的边缘使用两把巾钳提升腹壁插入 Veress 针头,也可以放置 Hasson 套管针,针头通过腹膜时压力会突然下降,吸气时如盐水被吸入针头可证实针头已进入腹腔,放置准确。此外,在进气的过程中应该逐渐递增压力。使用 Veress 针头时,当达到了恰当人工气腹时,将其取出,插入一个 10 或 12 毫米的套管针入腹腔。也可在直视下切开筋膜和腹膜,将 Hasson 套管针放入腹腔内,然后用可吸收缝线 2 - 0 Vicryl 或者 prolene 缝合两针将套管针固定入位。吹入二氧化碳至 2.0kPa(15 mmHg)的压力下以创建人工气腹。

将 0°或 30°镜头插入腹腔进行检查。通常,手术要求再放入四个 10 毫米套管,每一个套管都在直视下放置。根据患者的躯体状况,放置精确的套管位置对于提供最大牵引和暴露来讲至关重要。标准的套管部位见图 49-1。上方套管与下方套管间的距离通常有一掌宽,如此可为设备的操作提供足够的空间。当放置下方套管时,应该注意方便的盆腔引流或者回肠造口,因为如果在术中证实有必要的话,这些套管部位可用于引流或者造口。下方套管切口可以作为 Pfannenstiel 切口,从中取出结肠进行结扎和切除。最后,使用腹腔镜照明腹壁下动脉,在外侧套管的放置时避开它非常重要。

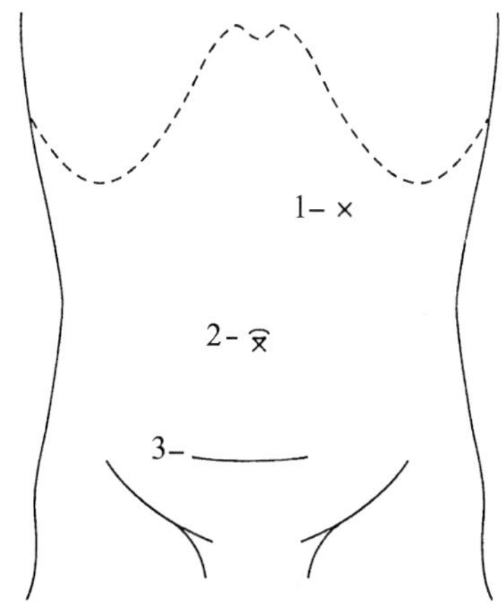

图 49-1 结直肠切除术放置套管的标准部位。1:左上象限切口;2:脐周切口;3:Pfannenstiel 切口

在成功放置套管后,应该进行必要的粘连松解,并且仔细检查小肠。最好从回盲瓣开始,使用两把 Babcock 手术钳仔细检查小肠至 Treitz 韧带,寻找是否有 Crohn 病的证据。尽管丧失了传统手术方法中的触觉,但是经验丰富的腹腔镜术者通过器械辅助仍可进行恰当的肠道检查。提示为小肠 Crohn 病的证据包括增厚的肠系膜伴脂肪包裹和狭窄。在家族性腺瘤息肉的患者身上,检查中可能会发现小肠息肉以及肠系膜硬纤维瘤。

结肠的游离开始于回盲瓣和升结肠。在游离中,手术台的位置非常重要,术者站在被游离结肠的对面或者患者两腿之间,保持手术台为倒置 Trendelenburg 体位伴右侧上抬,以协助

维持小肠与结肠旁沟和肝曲的分离，方便沿Toldt白线游离盲肠和升结肠。向中间向上牵引结肠并继续游离。使用电刀(图49-2)或者超声刀(10毫米或者5毫米手术刀)(图49-3)结合钝性分离从腹膜后分离出结肠。与电凝手术刀相比超声刀具有如下优势：产生的烟雾最少，可以安全地凝结并离断较大的血管。沿肠系膜上动脉到胰腺和十二指肠解剖时注意保护右侧输尿管和生殖血管。在腹腔镜阶段内应该完全游离小肠系膜，因为经过下腹切口进行游离时受到Pfanenstiel切口定位和部位的妨碍将非常困难。

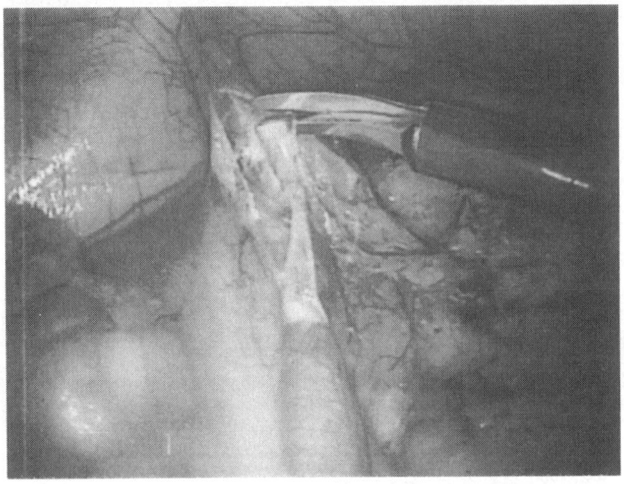

图49-2 在结直肠切除术中所用的电凝手术刀

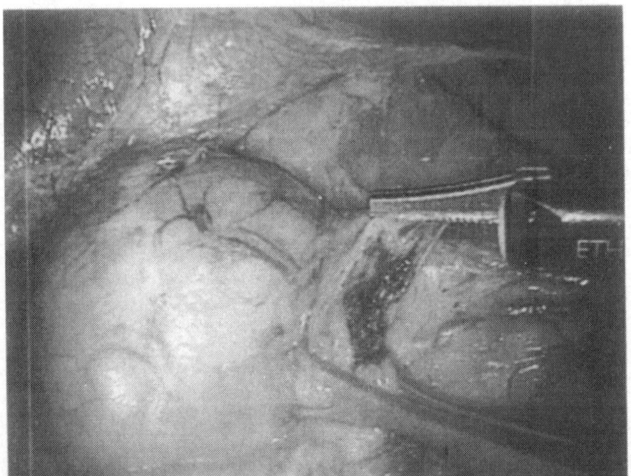

图49-3 用于结、直肠切除术中的超声刀

沿大网膜和结肠系膜融合所形成的无血管区进行解剖，游离出横结肠。在进行该项解剖时可能会碰到困难，因为术者可能无法在结肠和网膜之间获得足够的张力以明确无血管区。替代方法为，通过使用超声刀、钝性分离以及放置体内夹、内镜直线切割器或缝线，在胃网膜弓的下方结扎网膜血供，从而可以连同结肠标本一起切断网膜。

乙状结肠和降结肠的游离最好在患者位于Trendelenburg位置伴右侧下斜的情况下进行。小肠转移至右上象限，暴露出左侧的结肠旁沟，向中上方牵引结肠使用超声刀沿Toldt白线解剖，当从后腹膜中游离出结肠系膜时，可发现左侧输尿管和生殖血管。

当患者处于倒置Trendelenburg位置伴右侧下斜时，可获得脾曲的显露。轻轻地向内牵引网膜从脾结肠韧带上游离出结肠。脾脏破裂通常是由网膜上的张力过大所致，而不是结肠，因此，应该避免过度牵引网膜。从两个方向接近脾曲(即沿左侧结肠旁沟的上方接近以及从横结肠处分离网膜)，可以避免损伤脾脏。通常，使用腹腔镜观察脾曲比腹正中切口的效果更好，使用30°腹腔镜镜头和倒置Trendelenburg(头高)体位可以进一步增强观察效果。

完成结肠和小肠系膜的游离后，利用下方的套管部位做一个Pfannenstiel切口。取出游离后的结肠及其系膜。在直视下进行直肠、结肠切除术可使用30毫米直线缝合器来完成。在直视下创建回肠袋，根据术者的习惯进行手工缝合或者缝合器双层缝合。根据需要，可通过右上方套管针切口进行环形回肠造口术[21]，并且使用左上方或者下方的套管针部位作为盆腔引流出管口[22]。然后使用术者选择的缝线材料关闭所有其他筋膜切口。在直视下很容易关闭筋膜套管部位的缺口。可以使用连续缝线关闭Pfannenstiel筋膜缺口，使用皮下连续缝合关闭所有皮肤切口。在手术结束时，患者将有一个左上象限切口、脐周切口(很可能用作为引流部位)，以及Pfannenstiel切口(图49-4)。也可以有以下替代方法，在腹腔内结扎所有血管，随后做一个小切口用于创建贮袋和吻合。

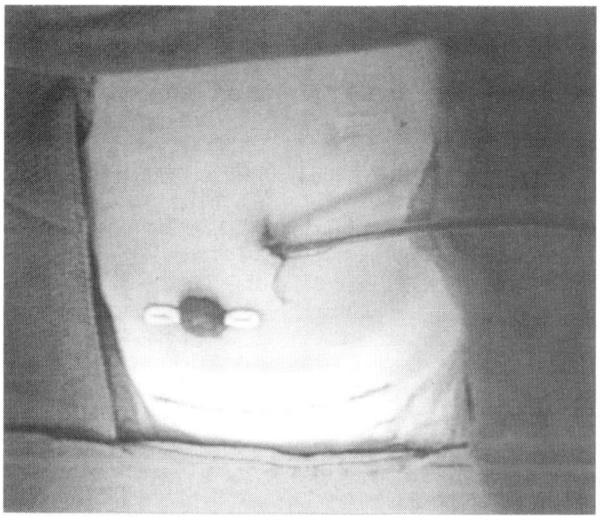

图 49-4 用于腹腔镜结、直肠手术中的 Pfannenstiel 切口

Wishner 等人描述了针对实施腹腔镜辅助下结肠切除术的术者存在显著的学习曲线，根据进行的手术其范围从 30～70 个病例不等[23]。同样，Larach 等人报道了在腹腔镜结肠、直肠术者的学习曲线中，于早期实施手术的病例具有较高的并发症[24]。考虑到在结肠和直肠手术这个专业领域内所进行的所有腹腔镜辅助下的手术中，直肠、结肠切除术是难度最大的手术。在腹腔镜结肠、直肠手术伴随较高并发症的前提下，只有最富经验的腹腔镜结直肠术者方应该尝试该手术。有关腹腔镜辅助直肠结肠切除术疗效的讨论将继续；但是，技术的推进以及结肠、直肠术者腹腔镜技能的提高可能会证实该手术明确的益处。与开腹切除术相比，好处可能包括减少粘连形成[25]、降低功能丧失[26]、免疫系统创伤小[27]、疼痛少[28]、恢复迅速[29]以及复发率低。但是，目前唯一明确证实的益处就是很好的美容效果。

（田文 李荣　译）

参考文献

1. Jager RM, Wexner SD (eds) Laparoscopic Colorectal Surgery. New York: Churchill Livingstone, 1996.
2. Sackier J, Wexner SD (eds) Protocols in General Surgery: Laparoscopic Colorectal Surgery. New York: Wiley, 1999.
3. Chen HH, Wexner SD, Weiss EG, et al. Laparoscopic colectomy for benign colorectal disease is associated with a significant reduction in disability as compared with laparotomy. Surg Endosc 1998;12(12):1397-1400.
4. Wexner SD, Latulippe JF. Laparoscopic colorectal surgery and cancer. Swiss Surg 1997;3(6):266-273.
5. Reissman P, Cohen S, Weiss EG, Wexner SD. Laparoscopic colorectal surgery: ascending the learning curve. World J Surg 1996;20(3):277-281.
6. Kelly KA. Anal sphincter saving operations for chronic ulcerative colitis. Am J Surg 1992;163:5.
7. Wexner SD, Alabaz O. Anastomotic integrity and function: role of the colonic J-pouch. Semin Surg Oncol 1998;15(2):91-100.
8. Haray PN, Amarnath B, Weiss EG, Nogueras JJ, Wexner SD. Low malignant potential of the double-stapled ileal pouchanal anastomosis. Br J Surg 1996;83(10):1406.
9. Wexner SD, Johansen OB, Nogueras JJ, Jagelman DG. Laparoscopic total abdominal colectomy. A prospective trial. Dis Colon Rectum 1992;35(7):651-655.
10. Schmitt SL, Cohen SM, Wexner SD, Nogueras JJ, Jagelman DG. Does laparascopic-assisted ileal pouch anal anastomosis reduce the length of hospitalization? Int J Colorect Dis 1994;9:134-137.
11. Thilbault C, Poulin EC. Total laparoscopic proctocolectomy and laparoscopy-assisted proctocolectomy for inflammatory bowel disease: operative technique and preliminary report. Surg Laparosc Endosc 1995;5:472-476.
12. Tucker JG, Ambroze WL, Orangio GR, Duncan TD, Mason EM, Lucas GW, Laparoscopically assisted bowel surgery. Analysis of 114 cases. Surg Endosc 1995;9(3):297-300.
13. Rhodes M, Stitz RW. Laparoscopic subtotal colectomy. Semin Colon Rectal Surg 1994;5:267-270.
14. Liu CD, Rolandelli R, Ashley SW, Evans B, Shin M, McFadden DW. Laparoscopic surgery for inflammatory bowel disease. Am Surg 1995;61(12):1054-1056.
15. Wexner SD. Total Laparoscopic proctocolectomy and laparoscopic-assisted proctocolectomy for inflammatory bowel disease: operative technique and preliminary report. Surg Lap Endosc 1997;1:79-80.
16. Takao Y, Weiss EG, Nogueras JJ, Wexner SD. Should ileoanal pouch surgery be denied to patients with low resting pressures? Am Surg 1997;63(8):726-731.
17. Morgado PJ Jr, Wexner SD, James K, Nogueras JJ, Jagelman DG. Ileal pouch-anal anastomosis: is preopera-

tive anal manometry predictive of postoperative functional outcome? Dis Colon Rectum 1994;37(3):224-228.

18. Joo JS, Latulippe JF, Alabaz O, Weiss EG, Nogueras JJ, Wexner SD. Long-term functional evaluation of straight coloanal anastomosis and coionic J-pouch: is the functional superiority of coionic J-pouch sustained? Dis Colon Rectum 1998;41(6):740-746.

19. Cohen SM, Wexner SD, Binderow SR. et al. Prospective, randomized, endoscopic-blinded trial comparing precolonoscopy bowel cleansing methods. Dis Colon Rectum1994;37(7):689-696.

20. Oliverira L, Wexner SD, Daniel N, et al. Mechanical bowel preparation for elective colorectal surgery. A prospective, randomized, surgeon-blinded trial comparing sodium phosphate and polyethylene glycol-based oral lavage solutions. Dis Colon Rectum 1997;40(5):585-591.

21. Wexner SD, Taranow DA, Johansen OB, et al. Loop ileostomy is a safe option for fecal diversion. Dis Colon Rectum 1993;36(4):349-354.

22. Reissman P, Cohen SM, Weiss EG, Wexner SD. Simple technique for pelvic drain placement in laparoscopic abdominoperineal resection. Dis Colon Rectum 1994;37(4):381-382.

23. Wishner SD, Baker JW Jr, Hoffman GC, et al. Laparoscopic-assisted colectomy: the learning curve. Surg Endosc 1995;9:1179-1183.

24. Larach SW, Patankar SK, Ferrara A, Williamson PR, Perozus, Lord AS. Complications of laparascopic colorectal surgery. Analysis and comparison of early versus latter experience. Dis Colon Rectum 1997;40:592-596.

25. Sardinha TC, Wexner SD. Laparoscopy for inflammatory bowel disease: pros and cons. World J Surg 1998;22(4):370-374.

26. Chen HH, Wexner SD, Weiss EG, et al. Laparoscopic colectomy for benign colorectal disease is associated with a significant reduction in disability as compared with laparotomy. Surg Endosc 1998;12(12):1397-1400.

27. Allendorf JD, Bessler M, Horvath KD, Marvin MR, Laird DA, Whelan RL. Increased tumor establishment and growth after open vs laparoscopic bowel resection in mice. Surg Endosc 1998;12(8):1035-1058.

28. Franklin ME Jr, Rosenthal D, Abrego-Medina D, et al. Prospective comparison of open vs. laparoscopic colon surgery for carcinoma. Five-year results. Dis Colon Rectum 1996;39(suppl 10):S35-S46.

29. Jerby BL, Milsom JW. Role of laparoscopy in the staging of gastrointestinal cancer. Oncology (Huntingt) 1998;12(9):1353-1360.

第五十章　直肠脱垂的手术

Yik-Hong Ho 和 *Francis Seow-Choen*

直肠脱垂手术的适应证和禁忌证在表格 50-1 中列出。术前准备包括肠道准备，预防性使用抗生素和膀胱导尿。手术在全身麻醉下进行，在腹腔镜手术过程中不使用一氧化氮来限制肠道扩张。

外科手术的操作技术

（一）体位和人员设备安置　患者被置于仰卧的改良截石位，两腿用 Allen 镫架（Allen 医疗，Bedford Heights，OH，USA）支撑。头部垫橡胶头圈，肩部用 Trendelenburg 斜坡支撑。双臂沿身体两侧伸直并用毛巾包裹保护。外科医生，摄像助手和消毒护士站在患者右侧。摄像助手站在外科医生左侧，消毒护士站在外科医生右侧。第一助手站在患者左侧。监视器安置在左右两侧，所有手术人员均可方便地观察到监视器（图 50-1）。

（二）套管安置　一个 Hasson 套管采用开放技术被置于脐下，用来放置摄像头和注入二氧化碳（CO_2）。在摄像头直视引导下，右下腹和左下腹插入 10～12 毫米的套管；右上腹和左上腹插入 5 毫米的套管，为了便于盆腔解剖，右侧套管要向近腹中线插入（图 50-2）。

套管插入后用缝线固定，接着将患者头部向下倾斜 25°～30°，左侧身体向上倾斜 15°～20°。这种体位有助于小肠下沉并使网膜离开手术区域。

（三）手术　探查整个腹部后，使用内镜抓钳将手术区域内的残留小肠轻轻置于右上腹。

1. 肠系膜下动脉的分离　第一助手将两个内镜抓钳置于乙状结肠肠系膜内侧，乙状结肠系膜由于被牵到腹前壁和左侧而被撑起。这一步操作可以确定肠系膜下动脉在乙状结肠肠系膜上的位置。沿着肠系膜下动脉在其下方用电凝刀分离乙状结肠肠系膜的腹膜层。第一助手抓住靠近被切开的腹膜的上缘处，这将会显示位于腹膜后结构和乙状结肠肠系膜之间的平面。外科医生联合使用锐性电凝刀分离和大范围钝性分离两种方法谨慎地暴露这个平面，以确定左侧输尿管并将其移至后侧方。同样，左侧生殖血管和腹主动脉前的下腹神经丛原封不动地保留在腹膜后。这个平面要一直分离至接近肠系膜下动脉的起端，侧面要达到乙状结肠的侧面附着处（图 50-3）。

表 50-1　直肠脱垂外科手术的适应证及禁忌证

适应证
完全性直肠脱垂
明显导致梗阻的显著环状直肠套叠
孤立直肠溃疡综合征或对保守治疗无效的难治性结肠炎深部囊肿
禁忌证
既往有腹部直肠固定术手术史，特别是伴有大段肠切除或盆腔广泛粘连
性活跃期男性患者
病理性肥胖

2. 肠系膜下动脉的结扎　切开接近肠系膜下动脉根部的乙状结肠肠系膜。通过这个切口，打开一个内镜 30 毫米直线缝合器的夹部，纳入血管根部（在安全可行的情况下纳入肠系

膜下静脉)。在确认没有其他结构被纳入后,击发缝合器将血管根横断。这个特殊步骤是为下一步乙状结肠切除(直肠切除固定术)做准备,这个步骤并非必须,除非主诉为便秘而且结肠传输时间试验正常。如果结肠传输时间试验不正常,那么回肠直肠吻合术也许更适合。

3. 乙状结肠侧面分离　乙状结肠用三角形牵引至右侧。当输尿管与生殖血管已经在后腹腔解剖时分离后,这样可以安全地切开显露乙状结肠与腹壁的侧面附着处。

4. 盆腔分离　分离乙状结肠侧面附着处直到直肠系膜的左侧基底部,达到腹膜返折。当用电刀同样切开后右侧直肠系膜基底部的腹膜后,直肠继而向前牵引并偏向左侧。随后,当直肠被拉向近端并向前举起时,可确认直肠系膜和骶前筋膜(包括下腹神经丛)之间的平面。这个平面用锐性分离法暴露,同时保留神经丛,远端分离至盆腔壁上的肛门直肠接合处(图 50-4)。保留侧面的直肠蒂以避免术后便秘[1]。解剖范围的远端通过直肠指诊确认,指诊触及肛门直肠接合处后方的器械尖部为远端界。

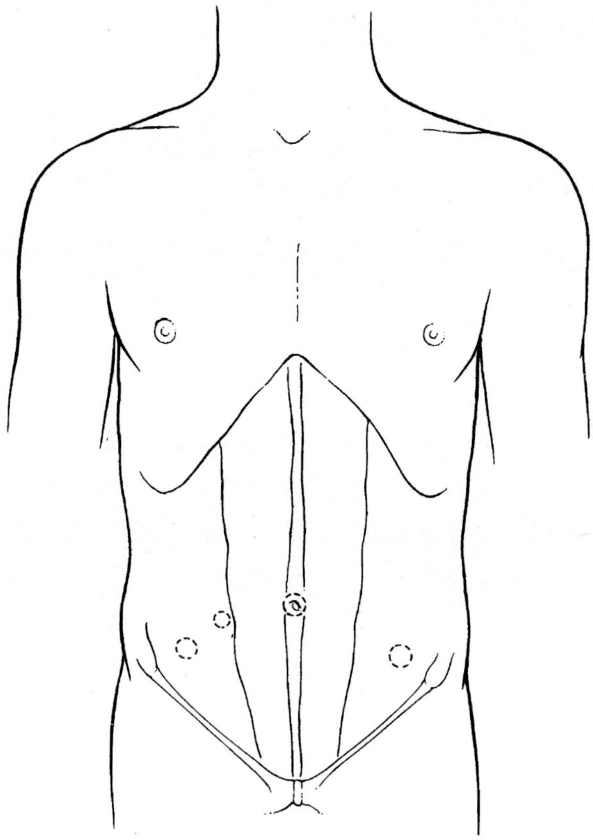

图 50-2　套管放置　A:Hasson 套管(10 毫米);B:10 或 12 毫米套管;C:5 毫米套管

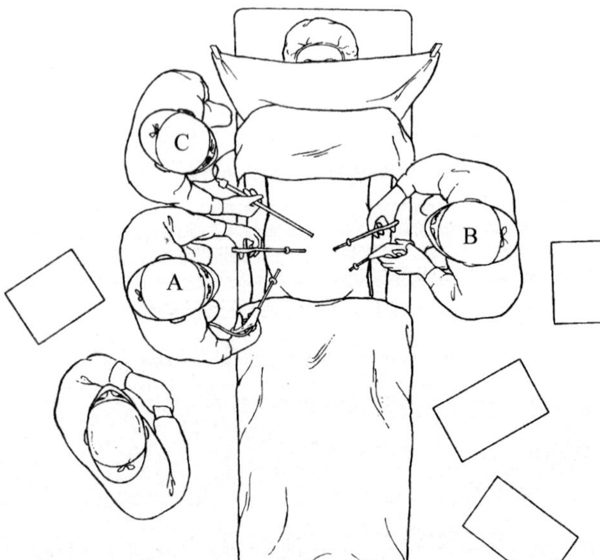

图 50-1　患者体位,手术人员和设备　A:外科医生;B:第一助手;C:摄像助手

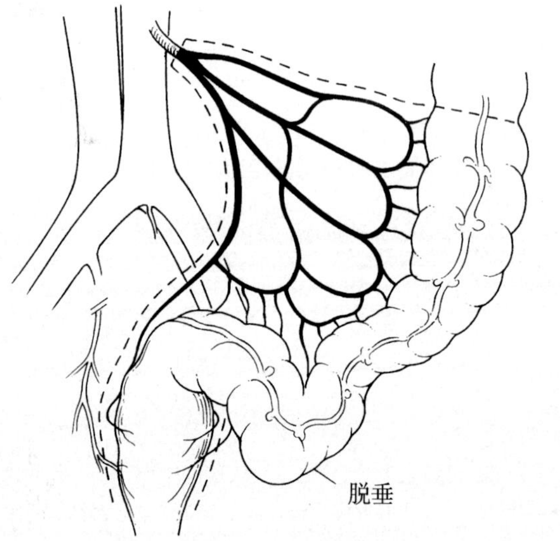

图 50-3　乙状结肠肠系膜一直分离至(A)肠系膜下动脉起端。确定并保留(B)左侧输尿管和(C)生殖血管。这时输尿管和生殖血管已经通过前面的腹壁后解剖被移开

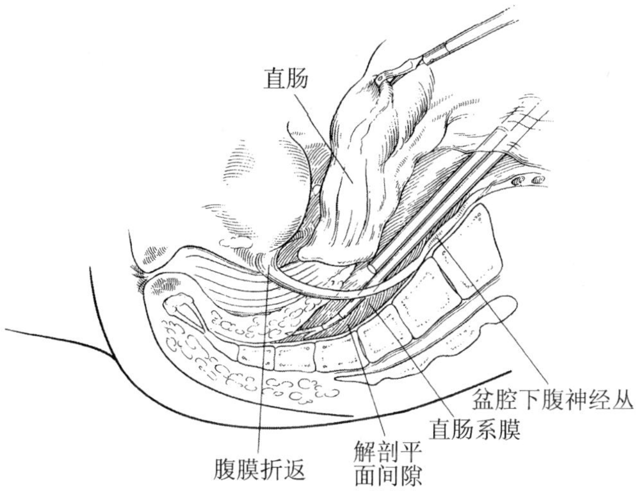

图 50-4　直肠向近端和向前回缩显示直肠系膜和骶前韧带之间暴露出的平面。下腹神经丛被仔细地保留在骶前韧带上

5. 乙状结肠切除术　乙状结肠及其系膜的远侧末端用内镜直线缝合器钉住并横断。然后乙状结肠通过耻骨上 4 厘米长的 Pfannenstiel 切口被取出腹腔。切除一段适宜长度的乙状结肠，远侧末端环绕着腔内环形缝合器的独立杆被闭合。近侧末端，包括缝合器的平头，被送回腹腔，关闭切口，重新建立气腹。通过腔内环形缝合器械的肛门内引导完成再次吻合(图 50-5)。

6. 缝合直肠固定术　轻轻将直肠牵到左侧，使用一种内镜缝合装置(内缝法；美国外科学，Norwalk，CT，USA)，在右侧将 2-0 可吸收缝合线插入骶岬水平的骶前韧带中(图 50-6)。这种器械有一个特殊的针(两端都是尖的)，针能够安全地通过器械的两个孔。这样缝合线就可以方便地插入器械两孔间抓住组织；注意要避开输尿管和盆腔神经丛。

将直肠从骨盆拉出；在接近骶岬缝合处的地方，缝合线的另一端通过直肠系膜边缘。缝合线通过体内打结法系紧，剪断并取出线的末端(见图 50-6)。直肠左侧使用同样的缝合法，这样直肠可以在较低的张力下竖直地保持在盆腔外。另一种腹腔镜直肠固定术除了前面的单独切除术之外还包括聚丙烯网和腹腔镜疝缝合器[2～4]的使用[5]。

7. 切口闭合　检查手术区域的出血情况。移走套管，缝合切口。常规插入一个直肠管。

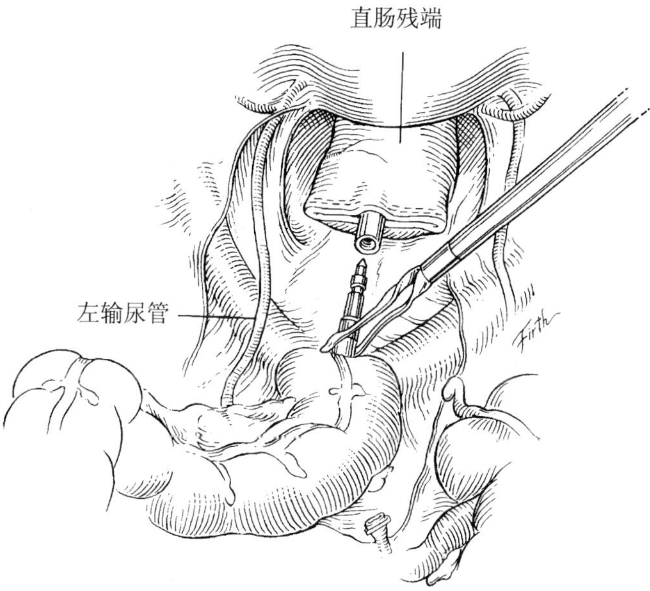

图 50-5　结肠末端的再次吻合，使用经肛门引导的腔内环形缝合器械，将结肠与缝合封闭的直肠残端闭合

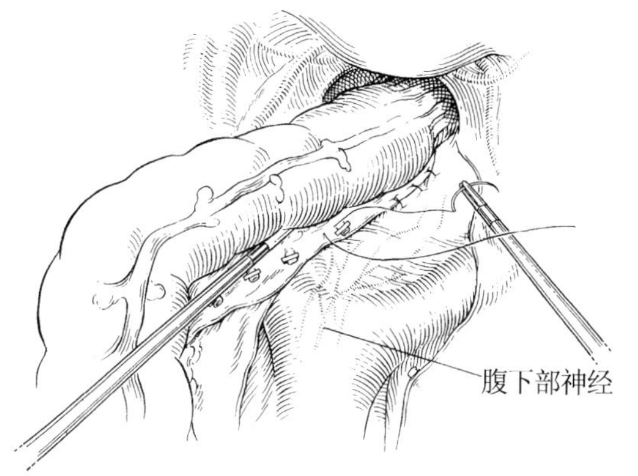

图 50-6　当拉出直肠后，通过使用内镜缝合装置将缝线插入骶前韧带。缝线连续地穿过向近侧拉出的结肠和直肠系膜边缘后，用体内打结法将缝合线系住

结论

治疗直肠脱垂有很多可行的外科术式，包括非腹腔镜腹部手术，腹腔镜腹部手术和经会阴手术。腹腔镜法显示出在术后切口美观，肠功能恢复快，复发率低、住院时间短这些方面有显著好处。但是只有通过长时间的随访才能知道功能效果及复发率如何。

(田文 李荣　译)

参考文献

1. Speakman CT, Madden MV, Nicholls RJ, Kamm MA. Lateral ligament division during rectopexy causes constipation but prevents recurrence: results of a prospective randomized study. Br J Surg 1991;78:1431-1433.
2. Cuesta MA, Borgstein PJ, De Jong D, Meijer S. Laparoscopic rectopexy. Surg Laparosc Endosc 1993;3:456-458.
3. Darzi AW. Lewis C, Guillou P, Monson J. Stapled laparoscopic rectopexy for rectal prolapse. Surg Endosc 1994;8:233.
4. Cuschieri A, Shimi SM, Vander Velpen G, Banting S, Wood RAB. Laparoscopic prosthesis fixation rectopexy for complete rectal prolapse. Br J Surg 1994;81:138-139.
5. Ballantyne GH. Laparoscopic assisted anterior resection for rectal prolapse. Surg Laparosc Endosc 1992;2:230-236.

第五十一章 肠梗阻的腹腔镜治疗

Alon J. Pikarsky 和 *Petachia Reissman*

虽然实验室和影像学研究已经取得了一些进展，但肠梗阻的治疗依然是外科学的一个挑战。根据病因学，肠梗阻可用保守疗法或外科手术治疗。因为既往腹部手术所导致的粘连正成为肠梗阻的主要病因[1]，所以一直首先尝试保守疗法，但任何肠缺血的症状或体征一旦出现，则需要立即进行外科手术。每当存在不确定性时，不要过多等待仍然是最安全的指导方针。迅速识别需要手术治疗是治疗肠梗阻成功的关键因素。

在过去的 20 年间，肠梗阻的治疗几乎没有重大的进展，在决定患者是否需要和何时进行手术治疗时，大多数外科医生继续依靠临床标准，同时结合实验室和 X 光片的检查发现。小肠梗阻(SBO)的大多数病例中最常见且最终需要手术治疗的病因是粘连，第二位和第三位分别是疝气和肿瘤[2]。这些病因联合起来可以解释所有 70%～80%的病例。在讨论大肠梗阻(LBO)时，必须要考虑肠扭转所致的乙状结肠和结肠假性梗阻、Ogilvie's 综合征[3]。外科手术病例中至少 50%是直接与术后粘连有关。在这些病例中，最初进行非手术治疗是可接受的，成功率在 50%～85% 之间。为了避免肠缺血而进行过分积极的手术治疗必须在 30%的并发症发生率和甚至手术治疗的死亡率之间权衡利弊。需要特别指出的是，既往腹部外科手术史和可疑肠粘连伴肠管扩张最初被认为是腹腔镜的禁忌证，因为腹腔镜的视野范围局限，且有肠损伤的风险[4]。但是外科手术经验的积累和不断完善的外科设备促使了这样一种观念的改变，即将肠梗阻纳入腹腔镜外科治疗的潜在适应证[5]。

诊断用腹腔镜有助于避免使用剖腹术，并且在适合的病例中允许使用腹腔镜进行治疗。在肠梗阻中使用腹腔镜也是对患者有某些危险。扩张肠管增加了进入位点处肠损伤的风险，特别在第一个套管进入时。在搬动水肿易碎的肠管时可能导致肠管损伤和穿孔。在不能迅速控制住血管的情况下搬动坏疽肠管可能导致内毒素性脓毒症。通过使用开放的套管针技术和轻柔地操作肠襻，这些问题能得以限制。

另一个与腹腔镜技术相关并值得关注的问题是气腹对肠系膜血流的影响。Kleinhaus[6]研究了在狗身上注入 CO_2 致不同腹内压对肠系膜血流的影响。当腹内压为 2.67kPa(20mmHg)时，肠系膜血流减少至基线的 70%。当腹内压升至 5.33 kPa (40mmHg)时，肠系膜血流进一步减少至基线值的 50%。当第二组狗用气囊部分堵塞肠系膜上动脉后，肠系膜血流在腹内压为 2.67kPa (20 mmHg)时减为基线的 50%，腹内压为5.33kPa (40mmHg)时减为基线的 40%。

有关腹内压对股动脉血流影响的文章甚至更甚。气体注入对血流动力学的影响似乎通过两种机制实现。第一种是心输出量的减少，因为从身体下半部分回流的静脉血减少。另外，对股动脉血流的影响提示这种影响要么是腹内压对腹主动脉及其分支的直接影响，要么是不同血管床对外周阻力的不同反应。因此当腹内压没超过 1.33～2.0kPa(10～15mmHg)时，对急性肠梗阻患者实行腹腔镜时也需要谨慎。

因为存在许多陷阱和可疑的难点，即使是经验丰富的外科医生在遇到可疑受累肠襻或极度紧密粘连的肠襻时，也必须降低中转手术的门槛。为了减少意外肠切开的概率，我们提倡最初套管放置时采用开放的技术。搬动薄壁易碎的扩张肠管时可能导致肠管损伤，大量污染的肠液溢入腹腔，这可能会导致腹内脓肿或全身脓毒症。因此应该仅使用无创性器械。鉴于这些潜在并发症，Duh[7] 概括了一些用来选择腹腔镜治疗 SBO 的标准；我们又加入一些其他标准(表 51-1)。

表 51-1　小肠梗阻腹腔镜治疗的标准(摘自 Duh.[7])

1. 轻度腹部膨胀
2. 近端梗阻
3. 部分梗阻
4. 预期单纯的“单段”梗阻
5. X 光片显示的局限扩张
6. 无全身败血症体征
7. 无既往肠粘连松解术史
8. 必要时准备剖腹术

显然，肠粘连外科手术的目的是解除梗阻，如果可能，预防梗阻复发。因此，腹腔镜粘连松解术的适应证包括既往有腹部手术史，目前有一过性再次发作或急性渐重的肠梗阻发作的患者。急性肠梗阻的腹腔镜外科治疗标准与剖腹术的标准完全一样，还包括保守治疗失败后疼痛加重，重复腹平片显示肠襻逐渐扩张加重，白细胞增多，发热和腹部局部触痛和腹膜刺激的体征。在慢性复发性肠梗阻中，可能还会发现体重减轻，饭后腹胀和腹泻与便秘交替的症状。

技术

在准备腹腔镜检查时，用导管排空胃和膀胱。此外，对于有既往盆腔手术史，接触放射线史，以前有过盆腔感染或多次下腹部手术史的病例中，双侧输尿管置管对于术中快速安全地确认输尿管非常有用。在术前评估不能确定有无腔内梗阻的病例中，可以考虑在术中使用结肠镜或小肠镜。因此将患者置于改良截石位也许有帮助。手术室设备应该至少包括两台视频监视器，保证术者和助手能够舒适地观看。所有患者都应被告知存在剖腹术，肠切除和肠穿孔及根据术中所见发生意外事件的潜在可能；肠造口术治疗的术前常规咨询是有所帮助的。应认真地计划和执行气腹的最初创建。在选择第一个套管针的放置位点时，尽可能避免既往切口，包括既往腹腔镜遗留的瘢痕，因为这个部位的肠或网膜可能粘连。位置选定后，使用开放法插入一个钝头的 Hasson 套管针或带有可视功能的 10mm 套管。对 Hasson 技术而言，做 10mm 或更大的切口后，在直视下切开韧带和腹膜。如果切口离开中线，则要进行仔细的肌肉分离以避免损伤腹上部血管。一旦进入腹腔，韧带应该荷包缝合或二根固定缝合。这时引入钝头套管针或 10mm 套管，合适缝合固定韧带。因此，即使皮肤切口再长一点，也不会发生空气泄漏。如果最初选位在众多粘连之中，应努力闭合韧带以防空气泄漏，并另选一处。腹腔在直视的条件下，可以松解脐下区域的粘连足以在直视控制下安置一个 10mm 套管。先使用 0°腹腔镜。最近，小迷你镜出于诊断和外科手术目的而被采用。这些直径在 1.7～3.5 mm 的迷你镜能够连接在普通腹腔镜的摄像机上。虽然这个构想很吸引人，但技术仍在发展当中，这些摄像机中大多数的分辨率不够好。第二个套管用来松解与腹壁间的粘连，当需要止血时使用热凝剪刀或超声解剖刀(Ethicon，内镜外科学，Cincinnati，OH，USA)。随着粘连被松解，可检查腹腔更大范围，为了牵拉，暴露和抽吸—冲洗，可置入更多的套管。随着网膜和肠管与腹壁间的粘连被分离，通常需要在不同的套管重新放置摄像机和器械。从外部用手挤压通常可将粘连送至手术区域，而不需要额外增加套管。一旦腹壁粘连被清除干净，应着手开始仔细检查肠管。当第一个套管入位后，不超过 2.0kPa(15mmHg)的气腹被建立，在建立过程中要密切观察患者的血流动力学状态。若患者稳定性有任何改变，腹内压都应该降低。内镜一旦进入腹腔，首先进行总体检查，以便发现腹腔内显而易见的肠缺血或坏疽，穿孔或粪便，这些都是需要立即进行剖腹术的指征。其他能解释患者症状但与肠梗阻无关的发现，比如憩室炎或胰腺炎，也应该被妥善地治疗。如果扩张肠襻出现严重膨胀，壁非常薄，并且预期非常易碎且难以安全地搬动，则应该考虑剖腹术。如果在最初检查时没有明显的发现，在中线上套管下方的每一侧再放置两个5mm或10mm的套管。检查使用无创性环形夹钳，采用双手法（双手交替），并根据被检查区域频繁变换手术台位置。通常在这些病例中会有腹水，可以将其吸出并送去做革兰染色，测定淀粉酶和胆红素，做细菌培养。

小肠梗阻

一、与粘连相关的小肠梗阻

在SBO病例中，从盲肠开始用无创抓钳轻轻抓起小肠，采用双手交替法逆行性检查小肠。小肠的远端是减压的并可进行评估，直至其进入粘连处，该处可见其过渡到扩张、梗阻的肠管。移行区定位后，潜在病变就清楚了。在由单个粘连带导致的梗阻病例中，通过使用剪刀，超声解剖刀或电凝刀，抓起并分离粘连带。在使用电凝刀时要特别小心不要伤及邻近肠管。在其他病例中，肠管在粘连带形成的团状聚集，应该对粘连进行仔细的锐性分离直至肠管完全游离。为了促进分离，用轻轻推拉提供牵引力要比抓更安全。同样，手术台倾斜有助于促进暴露。在全部粘连松解后，注意必须对全部小肠进行认真检查。再一次重申，应该轻柔地操作肠管，用闭合的器械推而不要用张开的器械抓。个别区域，尤其是粘连被分开的地方，需要检查。在所有可疑区域，应该修复肌肉切口和所有肠管切口。这些操作可由体内或体外缝合技术完成。疝缝合器对这种操作也许是适合的选择。

如果存在任何疑问，肠管体外检查是最安全的。但是可能要包括一些辅助技术。用结肠镜进行经口或经肛门的内镜检查，将检查肠浸泡在盐水中，逐渐向近端轻轻闭合肠管并通过内镜向肠管内注入空气能够确定所有损伤区域。另一可供选择的技术包括通过鼻胃管注入二氧化碳使肠管远端轻度闭合，再一次仔细地检查所有可疑区域。腹腔镜肠粘连松解术的主要危险之一是不能发现损伤区域，这会导致以后重新手术或可能导致肠管皮肤瘘。确实，在Bailey[8]报道的35例用腹腔镜治疗的患者中，5例需要早期重新手术（14%），相比之下88例接受剖腹术的患者中有4例（4.6%）有此需要。这5例患者中有2例出现再梗阻，可能因为未被发现的梗阻带。由于未被发现的损伤，3例患者因穿孔而需要手术。如果需要切除肠襻，则应用腹腔镜结肠回肠手术的一般原则。最好将肠管通过一个受到保护小切口，比如腹腔镜协助下的结肠切除术中所做的切口，从腹腔内取出，再吻合术可在体外很好地完成。

二、慢性腹痛

不幸的是，判断小肠梗阻的腹腔镜肠粘连松解术的治疗结果是困难的，因为涵盖了患有慢性腹痛的患者而使许多方面变得混乱。虽然妇产科医生认为粘连是腹痛的主要原因，但这种理论几乎不被肛肠外科和普通外科的医生所接受。但是，在某些病人身上除了慢性间歇性或急性复发性SBO之外，慢性疼痛可能也是一个特征。文献中的很多系列包括因为慢性腹痛而施行选择性肠粘连松解术的患者。尽管这其中的一些病人可能成为候选者，但注意要与患者沟通，说明再次手术将分离粘连，也许还能解除梗阻，但对先前存在的所有疼痛可能没有一点作用。对这部分患者术前的适当评价不仅包括对所有既往住院记录的广泛回顾，还包括对既往腹平片,小肠检查,肠粘连松解术研究和其他胃肠道的研究。

三、肿瘤

与术后粘连相比,肿瘤是SBO非常少见的病因。但是,一位老年患者或既往无腹部手术史的患者存在这种致SBO的病因的风险较高。初步探查用与粘连相关的小肠梗阻中一样的方法进行。检查完塌陷的肠管后,肿瘤被确定为梗阻物。切除肿瘤时,还必须切除肿瘤基底,包括切除肿瘤边缘一定宽度的肠系膜。虽然体内操作在技术上是可行的,但时间限制,花费,潜在污染的可能,为取出切除标本而再做切口的需要,缺乏证明其好处的证据,这些问题对其使用产生了不良的影响。另一种选择是,含有肿瘤的肠管通过一个位置合适且受保护的切口从腹腔中取出。切除肿瘤带着一定宽度的肠系膜边缘,最后重建肠管连续性。对腹腔进行彻底检查,包括肝的全部表面,排除转移病灶。如果肿瘤固定于周围器官,导致肠襻聚集或伴有严重的肠系膜短缩,比如在类癌肿块的病例中,最安全的方式也许是转为剖腹术。对医生手上功夫和有效操作器械的能力评价和严格鉴定应该超过对技术性成功的渴望。

四、缺血或坏疽肠管

SBO中的缺血或坏疽肠管常与闭合襻梗阻有关,通常是由于粘连带导致的。因为静脉闭塞在动脉闭塞之前发生,所以缺血肠襻最先表现为扩张静脉的淤血,尽管仍可见动脉搏动。接下来,继发的动脉血栓形成。新近发展的Doppler探头也许有助于在腹腔镜检查过程中确定肠系膜动脉的搏动。无论是通过剖腹术还是腹腔镜,在这些环境中分离梗阻带需要格外小心。应尽可能最低限度地搬动受累肠襻;应该尝试仅抓住粘连带本身。梗阻肠襻游离后,应被置于原位15～20分钟,同时检查其余的肠管。因为肠襻可能恢复存活状态,所以稍后可能难以辨认。因此,应该仔细地置夹于缺血段的近端和远端的肠系膜肠结合处。正常的颜色,存在蠕动和静脉淤血的逆转,都是好转的体征,显示梗阻被解除,肠襻存活。如果肠管坏疽并需要切除,手术程序与腹腔镜协助下的小肠切除伴体外吻合术一样。所有程序完成之前,应予大量的生理盐水冲洗。

结肠梗阻

LBO最常见需要立即处理的病因是梗阻性肿瘤[9]。目前腹腔镜手术在治疗结肠癌中的明确地位还未确立。因此在现阶段我们不能推荐腹腔镜法来治疗梗阻性结肠癌。如果怀疑存在癌,应该通过术中结肠镜证实。手术方式可能需要转为剖腹术。但是,若存在转移病灶,姑息性切除也许更适合使用腹腔镜。适当的术前检查,包括内镜、腹平片和直立位腹部X光片,水溶性造影剂灌肠和CT平扫能提供LBO的恰当诊断。LBO在术前未被发现而在术中腹腔镜中被诊断,这种情况应该相对罕见。应努力在术前区分这些肿瘤间的不同,因为治疗方法会有很大不同。特别是患有完全性左侧结肠梗阻的患者也许需要造瘘(可能是永久性)或次全结肠切除术,后者也许需要剖腹术并显著改变肠管通常的结构和功能。憩室炎和炎症性肠病有时也导致结肠梗阻。治疗这些病种的技术将在其他章节中分别讨论。

一、肠扭转

乙状结肠扭转最初是通过结肠减压治疗。减压不理想或扭转复发是切除的适应证[10]。关于切除范围观点各异,虽然一些作者提倡次全结肠切除术,但许多外科医生认为乙状结肠切除术才是选择的术式。在腹腔镜乙状结肠切除术之前可在手术台上灌肠,使用阑尾作为流入通道。阑尾通过右下象限的套管被取出腹外,通过另一工作通道夹住回肠末端。用内镜缝合器在直肠乙状结肠接合处离断乙状结肠，分离出的乙状结肠通过左下象限的小切口从腹腔内取出，作为灌肠的流出通道。使用插入脐部的0°摄像机和沿右侧腋前线排列的两个工作窗口，从侧面游离乙状结肠。用直线缝合器在直肠乙状结肠接合处将乙状结肠横断，注意不要打开腹膜返折。在左侧髂窝做一个5厘米大的切口，通过这个切口将乙状结肠从腹腔内取出。在体外完成对乙状结肠动脉的控制，然后切除。33毫米环形缝合器的可拆卸铁杆用荷包缝合封闭于结肠内。将结肠送回腹腔，然后通过切口插入一个33毫米的工作套管并重新建立气腹。通过直肠引入环形缝合器，建造末端对末端的结肠直肠吻合。或者按标准的乙状结肠切除术进行体内血管结扎。但是，过长或活动的乙状结肠，提供通过施行腹腔镜协助的手术来加速手术进程并减少花费的机会。

二、Ogilvie's 综合征

结肠假性梗阻（Ogilvie's 综合征）是结肠梗阻鉴别诊断中的一部分。通常见于老年人，术后虚弱的患者，外伤或败血症，在用标记气体扩张结肠[11]时能显示出这个综合征。诊断和治疗都需要用结肠镜来除外机械性肠梗阻的存在并进行减压。当腹平片中显示盲肠直径增加（超过9～12厘米）时，在这种情况下结肠减压作为辅助治疗手段是必须的。85%的病例使用结肠镜减压成功，虽然可能需要做2次或3次。替代结肠镜减压的另一种方法是硬膜外吗啡注入法。这些操作的成功率，包括结肠镜减压，通常以纠正原来的异常为前提。在大多数病例中，需要纠正蛋白质、白蛋白和电解质异常以预防Ogilvie's综合征的复发。在一些顽固的病例中，由于基础病因不能纠正或即使在病因纠正后Ogilvie's综合征还是复发，这时必须进行手术。

如果盲肠出现缺血或穿孔的征象，则需要被切除。否则，如果盲肠是有生活力的，可以进行盲肠造口术。对这些濒危患者，腹腔镜能提供最佳的探查方法。在脐水平通过右腋前线套管轻轻抓起盲肠。使用抓钳操作盲肠从一侧翻到另一侧来评价其生活力和除外穿孔存在。在腹腔镜直视控制下，四个T-扣件（Flexico 胃造口术引导组件；罗斯实验室，Columbus，OH，USA）通过腹壁被引入盲肠。气腹压力减至1.07kPa(8mmHg)，回拉扣件使盲肠附着于腹壁。使用Seldinger技术，将一个16F膀胱导尿管（通过导丝使其变硬）插入盲肠。通过向膀胱导尿管中注射可溶性造影剂，拍摄X光片能够判定泄漏的存在。这时，膀胱导尿管被连于重力引流袋。扣件在放置后14天可在接近皮肤处切断。金属棒将经过粪便排出。对这些不存在肠梗阻的高风险患者，这种方法可以避免进行剖腹术。

盲肠造口术可能很难处理。另一种Thurbolt"通风口"横结肠造口术可选择性实施。这种技术要求仅仅是乙状结肠对肠系膜边缘而非所有肠壁全层。可用腹腔镜或环切法操作。腹腔镜的优点是能够进行完整的腹部内检查，而环切法则不行，后者只能允许完成造口术。

禁忌证

腹腔镜治疗慢性、复发性或急性发作的肠梗阻的绝对禁忌证，与其他腹腔镜操作的禁忌证相同，还包括凝血病和不能耐受全身麻醉这两种情况。相对禁忌证包括下述情况。①严重腹部膨胀伴大量小肠扩张：这种情况也许既与注气和分离时所致肠损伤有关，又与暴露和视野不充分有关。②腹膜炎：在局限性或弥漫性腹膜炎病例中，可能已经存在穿孔和坏疽肠管；如果发现受累肠管，这可能会增加术后感染并发症的风险；剖腹术中要果断切除并迅速完成手术较为适合。③在手术中与外科医生对安全性的正确判断有关的预后估计也许是最重要的禁忌证，非常致密的粘连和肠襻结合的存在会增加发生肠切开的风险。在这种病例中，剖腹术将有助于确保患者有安全的结局。

结果

在 SBO 患者中，腹腔镜作为基本诊断和治疗工具的临床经验正在逐步增加(表 51-2)。自从 1991 年 Bastug et al. 的病例报告后[12]，出现了患者数更多的其他报告。Keating 在 1992 年[14]用腹腔镜粘连松解术成功地治疗了 5 例 SBO 患者。两年后，Franklin 报告了 2 年中 23 例治疗的患者。如表格 51-2 所示。

表 51-2　腹腔镜治疗 SBO 的结果

作者	患者数	发病率	死亡率	正确诊断	腹腔镜治疗	转为剖腹术
Bastug[12]	1	0	0	1	1	0
Adams[13]	3	0	0	3	3	0
Keating[14]	5	0	0	5	5	0
Franklin[15]	23	4	0	23	20	3
Ibrahim[16]	33	1	1	28	22	5(在协助下 6)
Bailey[8]	55	4	1	50	31	9(在协助下 15)

这些患者中有 20 名用腹腔镜成功地治疗。Ibrahim 和 Bailey 在另两个近期的报告中治疗了更大数目的患者，从这些报告中似乎可以看出转为剖腹术的比率一般接近 10%～20%，并发症发病率和死亡率与 SBO 传统开放治疗所获得的数据相当。所有这些报告缺乏长期随访，而腹腔镜在粘连复发和肠梗阻方面的影响需要这样的长期随访。确实，腹腔镜的潜在优势之一，特别对于 SBO，是粘连发生率较低。不少动物模型显示了粘连发生率的降低。在比较腹腔镜和传统剖腹术时，使用前切除术的猪模型中，我们可以看到不论是粘连发生率还是粘连的严重程度都较传统开放手术有所减少[17]。在至少一个报告中[8]，腹腔镜治疗的患者比剖腹术治疗的患者出院要早。但腹腔镜治疗的患者确实有病变程度比较轻的倾向。27 例腹腔镜治疗的患者都在 3 天内出院。

腹腔镜也是治疗由粘连导致的慢性疼痛的候选方式。不少报告提出了在由术后粘连导致的慢性腹部和盆腔疼痛的评价和治疗中使用腹腔镜。在 Lavonius et al.[18]所做的回顾性研究中，46 例患者由于慢性腹痛接受了腹腔镜治疗，这些患者症状持续时间平均为 3.5 年。这 46 例患者中的 72%既往有手术史。29 例患者被发现导致疼痛的原因是粘连，同时接受粘连松解术的患者中有 24 例症状解除。Fayez 和 Clark 在 156 例存在术后慢性腹痛的患者中得到相同的结果，其他一些回顾性研究同时也得到同样的结果。

新方向

直至近期，粘连相关研究才将焦点集中于梗阻发生率、病因和粘连性疾病的治疗。但是，在过去的几年内，在可能限制粘连发展的方面已经取得了一些重大进展。一些动物研究显示透明质酸—羧甲基纤维素(HA/CMC)在减少粘连发生率方面有作用。Hadaegh et al.[22]使用了 69 只兔子做试验，试验显示当建立完全吻合时，HA/CMC 能显著减少粘连发生率。重要的是，当建立不完全吻合时，HA/CMC 不影响伤口愈合过程。但在这些病例中，HA/CMC 也没影响粘连生成。还发现 HA/CMC 的应用可以减少兔身上子宫角损伤处的粘连[23]，在另一个试验中，可以减少小鼠对存在的异物(应用网状物)产生的粘连。同样，这些研究中没有一个报道了伤口愈合方面的不良反应。

人体研究同样已经证明使用 HA/CMC 能显著地减少粘连的形成。具体讲，Becker et al.[25]叙述了他们前瞻性随机外科医生单盲的研究，包含 183 例患者，在他们体内置入 Seprafilm™ (Genzyme Corp., Cambridge MA, USA)。与对照组相比，在促恢复的直肠、结肠切除术后置入 Seprafilm™的患者，显示出应用位置的粘连形成显著地减少。后来，Wexner et al.[26](是 Becker et al.[25]的研究中最初观察者之一)证明15例酌情应用的患者中成功缓解慢性肠梗阻的病例占75%。最后，Salum et al.[27]进行了如下研究，一组259例患者，他们在直肠结肠手术中被放入Seprafilm™，另一组179名患者，他们没有应用Seprafilm™，而是经历了常规的与诊断相符的手术治疗。将两组进行比较。在平均65个月的随访期中，Seprafilm™组因肠梗阻而需要剖腹术的减少了超过50%；而在非Seprafilm™组，平均随访了81个月，并没有发现相同的减少。虽然存在粘连生成确实减少的可能，或至少存在减少使用剖腹术治疗粘连需要的可能，这非常令人兴奋，但至今没有简单应用腹腔镜的方法。但不管怎样，在腹腔镜协助手术时，12厘米×8厘米的片状Seprafilm™能被切成更小的片并且可通过3～5厘米的腹腔镜协助切口放入。自美国食品与药物管理局在1996年8月批准了Seprafilm™之后，这种方法已经成为我们的常规治疗。

其他有关Seprafilm™的常规放置的问题是其在高风险患者组中的应用。具体讲，因梗阻已经施行了肠松解术的粘连特别坚固的患者也许是对这种治疗最有效的患者。就是这种患者可能已经造成肠切开或肌肉切开。为了回答这个问题，Moreira et al.[28]前瞻性的随机取样了160个肠管受损的兔子模型。随机取样组包括修复的肠切开，修复的和未修复的肌肉切开，和一个对照组。Seprafilm™与这些位置的粘连发生率的统计学显著减少有关，而不增加败血症性后遗症，比如脓肿，蜂窝织炎或吻合口漏。

结论

腹腔镜在诊断和治疗肠梗阻中的地位还没有被完全确立。近期，关于这个题目的出版物数目的增加反映了对这种方式有了更多的经验和更大的积极性。对SBO患者，腹腔镜在建立早期诊断时的作用看上去已经很明确了。针对粘连形成的腹腔镜粘连松解术的长期效果是否会证明优于传统剖腹术，这一点在长期研究中还未被证实。迄今为止，基于动物研究结果，这种假说似乎是可信的。对于任何一种新的方法，认识这种方法的局限性和潜在缺点对限制所有不良结果是很重要的。一位外科医生拥有的最好工具是判断力，而不是任何一种设备或技术。

(田文 李荣 译)

参考文献

1. Bastug DF. Laparoscopic adhesiolysis for small bowel obstruction. Surg Laparosc Endosc 1991;4:259-62.
2. Mucha P. Small bowel obstruction. Surg Clin N Am 1983;67:597-620.
3. Anuras S. Colonic pseudoobstruction. Am J Gastroenterol 1984;79:525-532.
4. Reissman P. Laparoscopic colorectal surgery: ascending the learning curve. World J Surg 1996;20:277-282.
5. Sackier J, Wexner SD (eds) Protocols in General Surgery. Laparoscopic Colorectal Surgery. New York:Wiley, 1999.
6. Kleinhaus S. Effects of laparoscopy on mesenteric blood flow. Arch Surg 1978;113:867-869.
7. Duh QY. Small bowel obstruction. In: Toouli J, Gossot D, Hunter JG (eds) Endosurgery. New York: Churchill Livingstone, 1996:425-431.
8. Bailey IS. Laparoscopic management of acute small bowel obstruction. Br J Surg 1998;85:84-87.
9. Serpell JW. Obstructing carcinoma of the colon. Br J Surg 1989;76:965-969.
10. Mellor SG. The aetiology and management of sigmoid volvulus in the UK: how much colon need to be excised? Ann R Coll Surg Engl 1990;72:193-195.
11. Geelhoed GW. Colonic pseudo-obstruction in surgical patients. Am J Surg 1985;149:258-265.
12. Bastug DF, Trammell SW, Boland JP, Mantz EP, Tiley EH III. Laparoscopic adesiolysis for small bowel obstruction. Surg Laparosc Endose 1991;l(4):259-262.
13. Adams S. Laparoscopic management of acute small bowel obstruction. Aust N Z J Surg 1993;63:39-41.
14. Keating J. Laparoscopy in the diagnosis and treatment of acute small bowel obstruction. J Laparosc Endose Surg 1992;2:239-244.
15. Franklin ME. Laparoscopic surgery in acute small bowel ob-

struction. Surg Laparosc Endose 1994;4:289-296.

16. Ibrahim IM. Laparoscopic management of acute small bowel obstruction. Surg Endose 1996;10:1012-1015.

17. Reissman P, Teoh TA, Skinner K, Burns JW, Wexner SD. Adhesion formation after laparoscopic anterior resection in a porcine model: a pilot study. Surg Laparosc Endosc 1996;6:136-139.

18. Lavonius M, Gulichsen R, Laine S, Ovaska J. Laparoscopy for chronic abdominal pain. Surg Laparosc Endosc 1999;9:42-44.

19. Fayez JA, clark RR. Operative laparoscopy for the treatment of localized chronic pelvic pain caused by postoperative adhesions. J Gynecol Surg 1994;10:79-83.

20. Klingensmith ME, Soybel DI, Brooks DC. Laparoscopy for chronic abdominal pain. Surg Endose 1996;10:1085-1087.

21. Miller K, Mayer E, Moritz E. The role of laparoscopy in cronic and recurrent abdominal pain. Am J Surg 1996;172:353-356.

22. Hadaegh A, Bruns J, Burgess L, Rose R, Rowe E, Lamarte WW, Becker JM. Effects of hyaluronic acid/carboxymethylcellulose gel on bowel anastomoses in the New Zealand white rabbit. J Gastronintest Surg 1997;1:569-578.

23. Leach RE, Burns JW, Dawe EJ, SmithBarbour MD, Diamond MP. Reduction of postsurgical adhesion formation in the rabbit uterine horn model with use of hyaluronate/carboxymethcellulose gel. Fertil Steril 1998;69:415-418.

24. Alponat A, Lakshminarasappa SR, Yavuz N, Goh PM. Prevention of adhesions by Seprafilm™, an absorbable adhesion barrier: an incisional hernia model in rats. Am Surg 1997;63:818-819.

25. Becker JM, Dayton MT, Fazio VW. Prevention of postoperative abdominal adhesions by a sodium hyaluronatebased bioresorbable membrane: a prospective, randomized, double-blind multicenter study. J Am Coll Surg 1996;183:297-306.

26. Wexner S, Beck D, Seprafilm™ Compassionate Study Group. Clinical resolution of life threatening recurrent adhesive disease by Seprafilm™: a compassionate use treatment series [abstract]. Dis Colon Rectum 1998;41:A58.

27. Salum M, Lam DTY, Wexner SD, et al. Does bioresorbable membrane of modified sodium hyaluronate and carboxymethylcellulose (Seprafilm™) have possible short term beneficial impact. Dis Colon Rectum 2001;44:706-712.

28. Moreira H Jr, Wexner S, Yamaguchi T, et al. Use of bioresorbable membrane (sodium hyaluronate and carboxyme + hylcellulose) after controlled bowel injuries in a rabbit model. Dis Colon Rectum 2000;43:182-187.

第五十二章　经肛门内镜显微外科和术中结肠镜的作用

Luca A. Vricella and Bruce A. Orkin

经肛门内镜显微外科

腹腔镜外科手术的原则可用于直肠中段和上段病变的治疗。使用持续注气法和特别设计的器械，通过肛门内镜显微外科（TEM），可提供改进的直肠显露，并允许进行外科内窥镜操作切除以前认为经肛门方式[1]不能到达的病变。现在对有选择的患者，使用TEM能够安全完成对浅表直肠癌和大而固定的绒毛腺瘤的切除或不完全切除的息肉基底部的盘状切除。本章将焦点集中于这项新型治疗方式[2~6]和术中结肠镜技术方面的应用。

一、患者选择和术前评估

认真选择患者在TEM中至关重要。由于器械的长度限制，距肛门边缘20cm以上的病变不是经肛门内镜切除的适应证。与直肠相比，乙状结肠的正常缩窄和直肠乙状结肠接合处的成角可能会进一步加强这种限制。到肛门的距离必须容许病变近端和远端各有1厘米的边缘。位于直肠下1/3的病变（距肛门边缘8厘米以内）可以通过传统的经肛门技术被安全有效地切除。此外，远端直肠的病变也许不适用TEM，因为手术用直肠镜的倾斜末端可能无法完全保留在肠腔内，使得维持注气很困难。并且因为接近痔血管[7]，出血可能会很多。而且，这种病变经常可用标准经肛门技术轻易切除。位于中上直肠的小的带蒂瘤是使用可弯曲或刚性乙状结肠镜内镜切除的适应证。对于较大的或位于向头侧8cm的环状肿瘤，与通过其他技术将肿块一块块取出相反，TEM能以更美观和完整的形式切除肿块。直肠中段1/3的病变也许可以分别通过使用其他类型的牵引器经肛门切除或经肛门括约肌或骶旁的方式，比如York-Mason或Kraske方法切除。但是这些操作费力且有相当高的并发症。

恶性病变也可用TEM切除，但病变浸润深度和病理特点限制了局部切除的适应证。可以选择淋巴转移或远处扩散风险低、治疗可能性大的病变施行直肠恶性肿块的局部切除。经肛门切除的经典适应证是直径小于3cm的呈外向型生长的累及少于直肠周围1/3的可活动肿瘤（提示为浅表浸润）。因为淋巴结状况在病理检查之前不能被直接评估，所以术前分期受到局限。目前，淋巴转移或远处扩散的风险似乎与直肠壁浸润深度密切相关。患有T_1期癌或局限于黏膜下层的癌的患者中，只有不到5%的患者存在淋巴转移。侵入或穿过肌层（T_2和T_3期病变）与更高的淋巴结转移发生率（分别是15%和高达50%）有关，也与扩散灶和更高的局部复发率有关[9~11]。这些统计数字应该一起分析。因为累及淋巴的患者中不到50%可被根治性外科手术来治愈，甚至加用辅助治疗；T_1期病变的患者中，只有5%或更少的患者有淋巴结转移，其中不足2%可能从根治性切除得益。此外，在与 T_1 病变的配伍组结果比较时，在局部复发和 5 年死亡率方面没有发现统计学上的显著性差异[12,13]。因此，可以向 T_1 期病变位于近段和中段直肠的患者推荐 TEM 切除术。

直肠内超声(EUS)已经成为决定局部可切除性的主要手段，它在患有中段和上段直肠病变的患者的术前分期中扮演关键角色也已有十余年。对操作熟练者，EUS 探查肠壁浸润深度的特异性和敏感性报道分别高达 96%和 89%，但探查淋巴转移的敏感性低于 80%，因为受累淋巴通常是显微镜性的，而 EUS 仅能发现增大明显的淋巴结[15]。因为进行 TEM 的患者其早期局部复发在其他症状和体征出现前就可能被发现，故对这部分病人的长期随访显示 EUS 具有实用价值。一些作者还提倡使用核磁共振成像术(MRI)或计算机 X 线断层照相术(CT)进行术前分期。尽管 CT 可能看到肝脏的累及，但我们没有发现它能对局部病变进行精确的分期，即使是带有腔内线圈的 MRI 其精确度也只是适中，却要比 EUS 昂贵许多，且不比 EUS 更精确。

一旦患者选择 TEM，就对其进行结肠镜检查以排除同时存在的病变。患有恶性病变的患者术前可能需要做腹部 CT 来发现有无肝转移灶。如果肝脏被广泛累及，TEM 仍可被认为是局部控制和缓解的一种选择[16]。对有 T_2 和 T_3 期直肠癌的高危患者还可以选择性考虑经肛门内镜显微外科(EM)，但要详细讨论增加局部复发和淋巴转移的风险。

肿瘤的分化和淋巴血管浸润程度常作为独立的预后因素加以讨论。低分化病变和那些累及黏膜下淋巴管和血管的肿瘤更容易扩散至淋巴结。因此，对这些患者行传统外科切除术通常是更合适的方法。

虽然 TEM 主要用于直肠息肉和早期癌的经肛门局部切除术，但是其他适应证也已经被探索出来。这种技术已经被用来治疗直肠脱垂，单个直肠溃疡和直肠狭窄[7,10]。我们发现，在治疗脱垂患者时，其他方法更好。有症状的单个直肠溃疡的切除在个别不伴脱垂的患者身上是可接受的。中段和上段直肠的良性狭窄可用 TEM 器械协助的经肛门狭窄成形术治疗。恶性狭窄最好用直肠切除术治疗，但姑息性经肛门治疗，像激光再通，支架和环状经肛门切除再吻合术也许可用于被选择出的病例。我们描述了 TEM 在直肠肿瘤的治疗性切除中应用时的技术问题，这是本章节的目的，因为直肠肿瘤的诊断是这种手术最常见的适应证。

二、器械操作法和术前准备

TEM 的基本设备包括：①一个连于“核心器械”的手术用直肠镜；②光学可视系统；③注气装置；④TEM 器械。另外还需要一个标准电凝刀器械，一个刚性乙状结肠镜和墙式抽吸装置。

核心器械包括一个带手柄的金属圈或环。手术用直肠镜缩短至核心器械的一侧，一个面板连于另一侧。每一个器械都被固定入位使整个系统密闭。整个操作单元通过带有双球凹咬合关节系统的 Martin 臂被固定在手术台上。这个臂在操作过程中应易于调节，这样就可以随时调整 TEM 的位置，使手术区域始终位于内镜可及的视野内。整套装置提供两个外径 40 毫米，长度分别为 12 和 20cm 的手术用直肠镜；提供两个面板来闭合系统。第一个面板有一个简单的窗口和一个连接纤维光源的地方。这种面板被用于直肠镜的初始插入和放置。而第二个面板是工作单元，一个注气套管被安装在核心器械上。老式的设计有五个大套管，其中有四个有唇状凸起。第一个套管用于可视系统，其他三个用来操作器械(图 52-1)；新式的设计有四个套管，第五个套管不是必需的。为了密闭，四个套管中的每一个都安装了塑料套管和盖子。可视系统提供一个双目显微镜，三维、可直视手术区域，放大率近似 6 倍，放大程度取决于显微镜与病变之间的距离大小。另外一个附加单眼观察口提供给助手，这个观察口一般被连于标准电视摄像机，使所有参与手术的人员能够通过监视器观看操作(图 52-2)。可视系统的轴通过面板前进至直肠镜上缘沿直肠镜的上缘而下。尖端以 45°角向下倾斜观看手术区域，同时反射出手术用内镜的倾斜度。

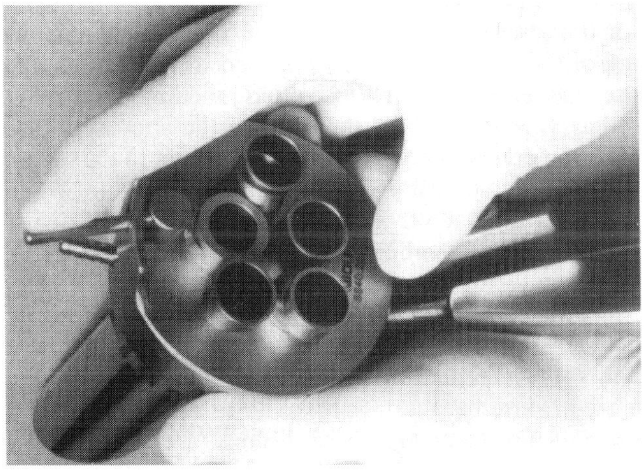

图 52-1　带有工作插入面板的直肠镜

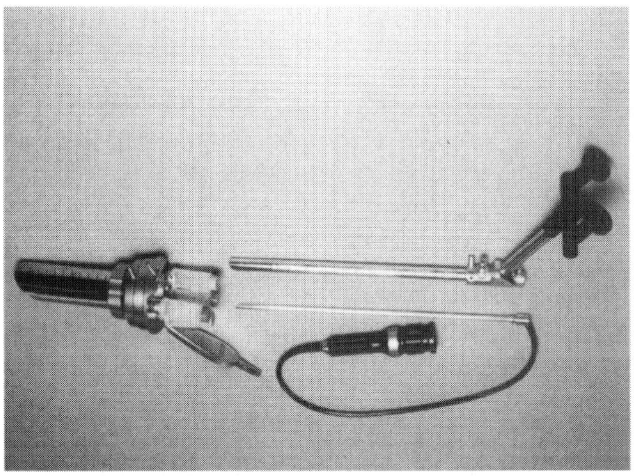

图 52-2　核心器械，可视系统和侧翼观察可视套管

内镜外科装置有注气器，冲洗和抽吸装置及一捆软管连接到手术系统，内镜系统使用二氧化碳(CO_2)来扩张直肠，流速上至 6L/min，通过一条单独的线管来维持和监测肠腔内压，控制在 1.6～2.0kPa(12～15mmHg)。内镜系统同时提供滚轴—泵机制的低压抽吸和冲洗装置使手术视野变清楚。

TEM 使用的所有器械是呈 45°角平行向下观看的。典型设备中包括有直的和成角的器械，有固定针用的引导器，右角镊和左角镊，右弯和左弯剪刀，缝合钳装置和高频电凝刀(图 52-3)。在结扎缝线时，银钳用来固定连续缝合线的近端和远端而不是打结，缝合钳装置利于银夹的放置(图 52-4A,B)。一枚银夹放置在距针 6 厘米的 3-0 聚二氧杂环乙酮缝合线上。在瘤切除后，缝合线被修剪整齐，用来再次对合肿瘤切除后所留下的直肠缺损处。

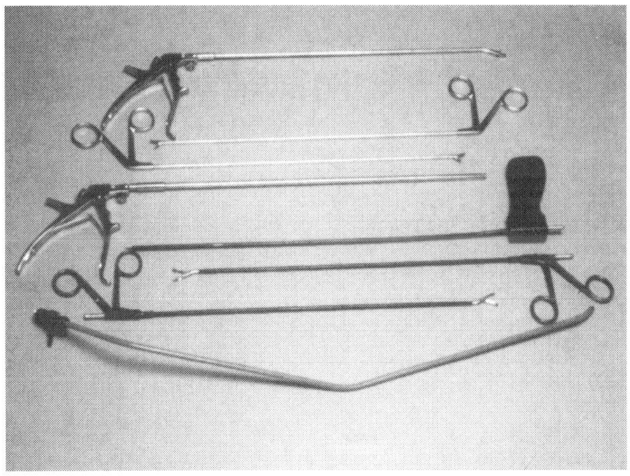

图 52-3　经肛门内镜显微外科(TEM)的典型器械装置

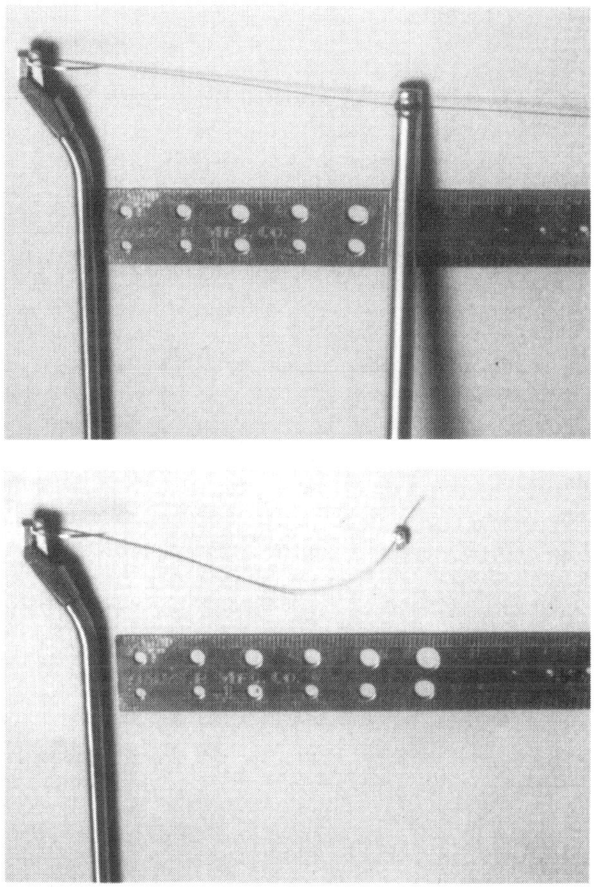

A

B

图 52-4　A 缝合线用持针器拉紧(左手)，银夹与右手使用的器械一起运用。放松 B 银夹

术前肠道准备包括机械性冲洗，口服 4 升聚乙烯乙二醇溶液或 90 毫升磷酸钠，接下来口服

抗生素；在麻醉引导时给予全身抗生素应用。应与患者和家属讨论详尽手术的风险，特别要强调转为剖腹术的可能性，还有癌的局部复发和淋巴转移病灶未被发现的可能性。TEM 特定的其他并发症还包括出血，盆腔感染，缝合线开裂，大小便失禁，尿潴留，直肠阴道瘘和直肠狭窄。

三、术中技术

虽然在某些被选定的患者身上已经使用过区域麻醉，但操作通常在全麻下进行。插入一个导尿管，患者取合适的位置，保证病变位于手术区域的下面。通过术前直肠镜检查确定直肠内病变的确切定位，在操作开始时用直肠镜证实。后一个检查完成时用聚乙烯吡咯烷酮—碘（Betadine）进行腔内冲洗。后方的病变患者取截石位时最易到达。直肠前壁的病变需要患者位于俯卧呈 V 型弯位。外科医生必须站在患者两腿之间，这样患者的腿在髋关节和膝关节弯曲成 90°，用铁镫支撑双腿。对于位于侧壁的肿瘤，患者取侧卧位，腿向左侧或右侧弯曲，并放在一个板状臂上；相应的，会阴部则置于离开手术台边缘。受压点垫以泡沫材料，在操作过程中，静脉内液体输入应尽可能减少，这样可以降低术后尿潴留的风险。

患者位置摆好后，再次使用直肠镜证实肿瘤位置和冲洗手术区域。会阴部，必要时包括阴道用无菌操作法准备并覆盖。用手扩张肛管后，将连于核心器械的手术用直肠镜插入直肠拔除内芯。带窗面板连于核心器械，用手工向直肠内注气。手术用直肠镜被安置在手术区域中下部，病变的右侧部分处。然后带窗面板换为工作面板。插入可视系统并置于能够观看整个手术区域的位置。在更换器械时为了使 CO_2 损失最小，器械套管中的每一个都用塑料套管和盖子压紧闭塞。邻接内镜手术单元的软管被连于合适的位置，用于注入 CO_2，压力监测，冲洗和抽吸。电凝器和纤维光缆分别连于烧灼刀和可视系统。注气开始，检查整个手术区域，寻找最佳位置。通过面板左侧套管插入一把镊子，通过右侧套管插入烧灼刀，通过下面的套管插入成角的抽吸装置（图 52-5）CO_2 漏入结肠近段并不是重大问题，因为能被很快吸收和呼出。

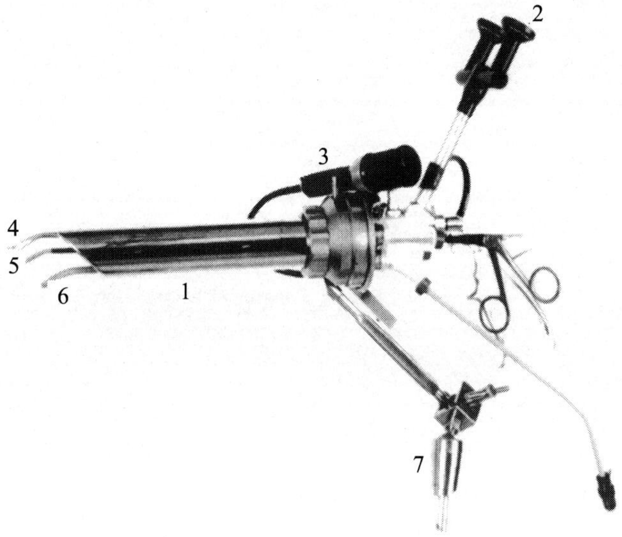

图 52-5 全部组装好的经肛门内镜显微外科组件
1. 直肠镜；2. 可视系统；3. 侧翼观察套管；4. 持针器；5. 镊子；6. 抽吸导管；7. Martin 臂

在进行 TEM 时，手术器械的操作严重受限于手术用直肠镜的直径和这些器械必须平行使用的事实。在 TEM 培训中，器械必须平行使用的技术局限必须克服。因为许多新用这种技术的医师在操作剖腹术或腹腔镜时习惯于以直角或锐角进行工作；这个特点构成学习此操作的学习曲线的主要组成。用点状电凝法给切除边缘划界。这步非常重要，因为一旦切除开始，要决定正确的分离线就变得非常困难。虽然一些外科医生沿着切除边缘用稀释的肾上腺素渗透黏膜下层平面而将出血减至最少，但是我们还没有发现这步的必要性。分离从病变右侧边缘开始，向左侧进行。右手持烧灼刀分离最右侧边缘，左手持镊，用镊子抓起病变侧边缘。然后病变被拉向左边，在切开平面保持牵引力，同时右手持烧灼刀继续分离。所有血管在可视下被烧灼并快速控制，因为任何出血都将迅速模糊手术视野。绝大多数出血都能通过直接烧灼被控制；偶尔一根血管可能需要用镊子夹起，通过连于镊子手柄的绝缘传输电线烧灼。

经典方法是以直角进入黏膜层，病变连同肠壁全层切除。较少的是在检查、EUS和组织活检中呈现良性的肿瘤在黏膜下平面切除。因为考虑到进入阴道或穹窿的可能，这种方法也许对女性患者的前壁病变有帮助。但是，较大的腺瘤有高达30%～50%的隐匿潜隐癌病灶的风险。如果浸润性癌灶在术后病理检查中确认，黏膜下切除是不够的。一些作者甚至提倡切除更深的直肠周围脂肪以试图包括直肠系膜淋巴结[3]。但我们不认为这种方式是合理的。另外，因为缝合线张力过大，黏膜切除和部分肠壁切除后的缺损也许比全层切除更难闭合[17]。一些外科医生选择留置开放伤口待Ⅱ期愈合。除了一些特殊病例，我们通常采用全层切除。重要的是只操作病变周围的正常组织而不是病变的本身，以避免撕裂、出血或肿瘤细胞植入切除床。手术用直肠镜必须经常更换位置，尽量满足这项技术所需的暴露程度。完成切除后，标本用镊子牢牢抓住与面板一体移走，注意保持其方位。将标本仔细钉入一个软木板上，上面附说明性短语使病理医生能够定位。停止注气，向切除床垫入纱布垫。如果对肿瘤游离边缘存在任何疑问，应该进行冰冻切片检查，指导下一步切除适当的区域。

移走纱布，通过开放的视野冲洗切除床。工作面板被重新连于核心器械并再次开始注气。使用3-0聚二氧六环缝合线穿过直肠壁全层进行缝合，缺损处通常从右到左横向闭合。如果肠腔直径没有受累，小型缺损也许可以纵向地从近端至远端缝合。一个银夹放置在距针6厘米处，去处多余的缝线。需要抓起缺损的最右侧使缝线穿过此区，一直拉着缝线直到银夹入位。用右手操作针引导器，使针一直指向左边。与其使用针引导器旋转和促使针穿过组织，还不如左手持镊子夹住直肠壁全层使其通过针。针从缺损处内部开始，先带上上缘，然后向下穿过黏膜表面再回到缺损处，如此这样反复。在上面的每一针穿过后，通过向手术范围远端回撤针引导器，拉紧缝合线。一旦缺损被完全闭合，第二个银夹被用于拉紧的缝线的左侧最远端，然后剪断缝线。因为所有缝线长为6厘米，闭合较大的缺损可能需要不止一根线。如果已经进入腹腔，不管是故意地还是意外，缺损仍应首先被闭合；但是保持良好视野可能会比较困难。一旦闭合令人满意，应停止注气并将手术用直肠镜移出。再次使用刚性直肠镜检查缝合线有无出血及其完整性，并确保直肠肠腔的开放程度。

四、术后护理

一般状态良好且病变较小的患者在手术当天就可出院。病变较大，手术时间长或同时合并其他病变的患者可在医院住1～3天，并可以接受额外剂量的抗生素。饮食在能够耐受的情况下要尽量吃好，患者可以带着治疗方案出院，这个方案包括高纤维饮食，补充纤维，软化大便的食物和增加液体摄入。受选病变特别大的患者可在医院住3天，这些患者因为48小时内使用可待因和洛哌丁胺而导致便秘。出院时，发给患者打印好的关于并发症的症状和体征的介绍，并与其讨论细节。最初的6个星期，患者要到医疗中心进行随访，然后在3个月时做直肠镜，之后常规随访1年。1年以后重复做结肠镜，之后根据结果指示常规复查。对于浸润性恶性病变的患者的长期随访包括每3个月查1次EUS和癌胚抗原(CEA)水平。肝脏和胸部的影像学检查在术后1年时做，之后根据结果显示决定下一步治疗方案。

五、TEM结果

TEM技术由德国的Gerhart Buess及其同事开展，而且自1983年已经被临床应用于一个大型系列[18～21]。因为精通TEM需要广泛的培训和明显的学习曲线，而且设备本身的花费较多，所以仅有少数几家医疗中心能够常规进行TEM[22～26]。在近期回顾中[27]，我们报道了来自 5 个美国研究所的 153 例经历了 TEM 的患者的结果，被切除的病变主要是腺瘤(n=82，53.6%)和癌(n=54，35.3%)。手术的其他适应证(n=17，11.1%)很少见(5 例类癌，3 例单个直肠溃疡，3 例直肠狭窄，1 例分两阶段切除的直肠残端，3 例子宫内膜异位症，1 例直肠脱垂，2 例肠道阴道瘘)。肿瘤同样被分为中段和近端直肠病变，所有病例都采用全层切除。14 例患者在术中遇到了困难(9.1%)，其中有 9 例需要中转开腹(5.8%)。仅有 1 例是因为进入腹腔而被迫进行剖腹术，而另外 8 例是因为近端暴露不充分而中转。18 例患者发生次要的术后并发证(发热，梭状芽孢杆菌属顽固性腹泻和尿潴留，占 11.7%)。3 例患者出现直肠出血，但没有 1 例需要再次手术；1 例患肺炎，1 例有严重的缝合线裂开。主要的晚期并发证包括 3 例轻度大便失禁，其中 2 例是一过性的，2 例是由于直肠狭窄。平均手术时间腺瘤要比癌稍长，也许因为它们的大小不同(116∶109 分钟)。患者的平均住院时间也是腺瘤稍长(3.2∶2.2 天)；没有围手术期死亡率。我们近期的方案包括更加积极地使患者在手术当天出院的计划。

在长期随访过程中，T_1，T_2 和 T_3 期病变的局部复发率分别为 10%、40%和 66%。所有 6 例复发的 T_2 期患者接受了挽救性腹会阴切除术。腺瘤的复发率为 11%。在不全切除的病例或局部复发的病例中，可采用以治愈为目的的第二次手术[28]。

其他大宗病例研究报道了相似的结果。Mentges et al. 报道了在施行 TEM 的 236 例患者中，并发症发病率和死亡率分别为 5.5%和 0.3%。为期 24 个月的随访中，T_1 期患者中有 2 例局部复发(3.6%)[29]。多中心回顾性研究中，来自 57 个德国研究所的 1 900 例病例得到了回顾性研究[30]。在病理学评价中，1 411 例腺瘤和 433 例癌切除，中转开腹术的比率在 1.2%～11.6%之间，有 3 例死亡(0.2%)和 120 例出现并发证(6.3%)。

Kreis 与其同事调查了 TEM 之后的长期功能性结果，在与较低位的直肠前切除比较时，报道了更优越的结果。特别是轻度的大便失禁在术前和术后没有观察到差异(42 例患者中有 6 例；14.2%)[31]。Banerjee et al. 前瞻性地研究了进行 TEM 的 36 名患者，用直肠描记器和测压法，得到相似的结论[32]。在他们的系列中，最大肛门压之间没有发现差异；但在 7 例患者身上观察到较低的静息压和直肠肛门抑制反射丧失。但在术后 12 个月没有发现临床功能的改变。

考虑到这些经验，对良性腺瘤和 T_1 期癌，直肠瘤的经肛门切除术应得到支持。显然 T_3 期病变通过局部方式治疗是不够的，辅助化疗和放疗还未被证明可以替代根治性的外科手术。T_2 期病变通过局部切除也不能很好地治疗，辅助治疗是否能合理地替代根除法还有待观察。

术中结肠镜

在选择的病例中结肠镜的术中应用是非常有用和重要的。本节集中讲述术中结肠镜(IOC)的适应证和技术问题。如果术前评估很彻底，很少需要术中结肠镜。术中内镜的最常见适应证被总结在表 52-1 中。没有使用 IOC 的绝对禁忌证；但外科医生必须评价术中结肠镜使用的好处和延长手术时间的内在风险之间权衡利弊。对情况很差的患者或在手术过程中情况不稳定的患者，这个选择仅仅是一种考虑。但是，高达 97%的病例能成功地实施了 IOC，并且对于经验丰富的医生，整个操作时间不会超过 15 分钟[33]。

表 52-1 术中内镜的适应证

1. 胃肠道出血
   - 大量
   - 隐匿
2. 隐匿病变的定位
   - 小结肠癌
   - 息肉
   - 不完全息肉切除部位
3. 寻找同时存在的病变

续表

4.病变发生的评估
5.其他各种情况
异物回收
创伤性损伤
炎证性肠病
开腹手术/腹腔镜协助下结肠镜息肉切除术

一、胃肠(GI)出血

在间歇性或慢性出血的病例中，若术前没有精确定位的，IOC也许有助于确定出血来源并指导切除范围。胃肠出血的常规评价应能够确定超过95%的出血位置。但有时患者存在间断性出血，需要输血，而术前出血位置没有确定。也许可在术中实施广泛内镜检查，通过使用结肠镜先行上段肠内镜检查，再行全肠内镜检查，最后行结肠内镜检查。IOC可以帮助外科医生确定血管扩张，在透照肠壁时会出现特征性的迂曲血管[34]。在不常见的急性大量胃肠出血的病例中，如果患者先前没有做定位检查(结肠镜，出血扫描或血管造影术)就被推往手术室，IOC也许能起到重要作用。术前结肠镜在严重活动性出血的病例中不能精确发现出血来源，这一点是很显然的。而通过在手术台上使用结肠冲洗，能够大大促进IOC在这种情况下的使用[35]。

二、不能触及病变的定位

术中结肠镜对不能触及病变的定位具有极重要的价值，像良性瘤、微小癌和息肉切除部位。术前结肠镜在限定病变至肛门边缘的距离时经常是不精确的。小的病变如果位于肠系膜面或有大量脂肪围绕结肠时，很难被触及。在腹腔镜结肠切除术中病变的定位已经成为IOC常见的适应证。因为许多病变从小肠浆膜面是看不见的，触诊也无法选择，IOC也许能迅速和精确地确定要被切除病变的位置。

确定对于需要进一步切除治疗的新近的息肉切除部位，也许是IOC最常见的适应证之一。在没有确定息肉切除术的位置时，外科医生不会去切除一段结肠。盲肠定位一般比较精确，但对从上段升结肠到直肠上的任何位置的确定，术前结肠镜都是不可靠的。根据要求，手术切除应在息肉切除术后的2～3周内进行。IOC通常被用来确定息肉切除术的位置，因为它们很难被触及，而且如果黏膜缺损尚未完全愈合，这种方法将会非常成功。如果离手术有一段较长的时间，或手术室内无法使用IOC，则应果断地重复使用结肠镜，用染料标记位置，像吲哚花青绿，印度墨水或次甲基蓝。应该在4个位置作标记，特别是应该围绕肠管四周每隔90°作标记，而不要围绕病变四周每隔90°作标记。这种考虑的原因是后一种标记方法作的四个标记有可能处在肠系膜边。在这种情况下，在腹腔镜甚至剖腹术中可能看不到这些标记。围绕肠管四周标记有助于确保至少有一个点处在肠系膜对侧，且更加容易在手术时被看到。

三、结肠评估

结肠肿瘤患者进行手术之前，应该检查全结肠，因为同时存在息肉(27%～75%)和结、直肠癌(1.7%～7.6%)的几率比较高，这会改变手术计划[33, 36]。结肠评估通常在术前做，采用结肠镜或者气钡对照灌肠显影和乙状结肠镜。因此，术中进行结肠评估基本是不必要的。但在部分或完全梗阻的病例中，不太可能在术前排除同时存在的病变。对这部分患者中的绝大多数，使用IOC进行手术台上冲洗和一期吻合术都是可行的选择。在实践中，很多外科医生会在术中触及保留的肠管，并推迟内镜检查，他们更愿意在大约6个月后进行选择性结肠镜检查。IOC应被鼓励使用在同时存在其他病变的病例中，因其有效性并且能避免第二次手术。

四、偶然碰到的病变和其他适应证

对剖腹术中偶然发现的病变，使用术中结

肠镜有助于更好地评价这些病变。这种方法能够避免肠切开术和不必要的污染。IOC还有助于指出炎症性肠病和狭窄的黏膜病变范围。IOC适应证目录的扩展还包括异物取出和有争议的腹腔镜协助下的结肠镜息肉切除术。

手术中技术

IOC使用的器械与传统结肠镜一样。应用一个160厘米的标准可弯曲镜，并且现在大多数系统使用三色视频片而不用纤维光学束。为了能同时进入腹部和会阴，患者被置于改良截石位。我们一般使用刚性结肠镜检查，用聚乙烯吡咯烷酮—碘溶液冲洗结肠，评价肠道准备是否充分，并利于结肠镜进入。这时注入尽可能少的气。进行腹部和会阴准备，将患者用无菌单覆盖起来。通过开腹术或腹腔镜进入腹腔。当患者仰卧位时，在腹腔镜或开腹术过程中如果发现需要进行IOC，结肠镜可以沿弯曲右腿插入肛门，并在无菌单下操作[37]。但是最好将所有安排要做经腹部肠道手术的患者都置于改良截石位。用非创伤性肠钳或脐带绳闭塞回肠末端。持内镜者保持结肠镜尖端在肠腔中间前进或后退，这时手术人员轻轻协助肠管前进并将肠腔推上内镜(折叠)。为了避免损伤肠管，持内镜者和手术人员之间的沟通非常重要。应避免过量注气，肠子不应被拉紧。乙状结肠应该折叠，并通过用手协助压迫其进入盆腔和左侧髂窝而使其保持这种状态。结肠脾曲可从侧面和上面用手支撑。有时为了帮助内镜前进，可能需要游离结肠脾曲和肝曲，但这种情况比较少见。可在横结肠上暂时置一肠钳来避免手术早期的近段肠扩张。在内镜前进时观察黏膜，而不要在回撤器械时观察；这种方法可以避免将黏膜的医源性损伤当成肠本身的病变。用透照肠壁法完成评估，这时将手术室灯光调暗，用缝线标记病变处。为了检查和透照发现血管扩张症，内镜可能需经常进入末端回肠。在移走内镜时，应尽可能将注入的气体去掉，以使下一步手术和腹腔闭合变得容易。

IOC的发现经常会改变手术时的切除范围。在一份报告中[38]，有高达16.4%的病例IOC改变了计划好的手术步骤。虽然会发生像由于操作脾曲而导致的损伤，活检后出血或息肉切除术和穿孔这些并发证，但在大宗病例观察其发生率与传统结肠镜检查中的相似[38~40]。

结论

经肛门内镜显微外科是一项革新性技术，它可以容许切除直肠中段和上段的病变，具有治愈性的作用，住院时间短及很少围绕手术期并发症。但它需要具备特定的技术技巧，并需要一个配合熟练的手术队伍和非常昂贵的设备。但对于极少数最后被选定的患者，TEM是一种最低限度的侵入方式，而其长期结果与传统的根治性手术相当。由于需要培训，昂贵的花费和能够使用这项技术的患者数有限，TEM很可能被保留在数目有限的外科医生手中。

术中结肠镜已经迅速扩大了其在结直肠手术中的潜在适应证，并在改变既定手术计划中起主要作用。在经验丰富的外科医生手中，它能够精确地对肠腔内或血管的病变进行定位，而对手术时间影响非常少；这项技术应能为所有外科医生所使用。

作者感谢Richard Wolf医学仪器公司提供TEM器械的图片。

（田文 李荣　译）

参考文献

1. Orkin BA. Transanal endoscopic microsurgical excision. In: Shirmer BD, Rattner DW (eds) Ambulatory Surgery. Philadelphia: Saunders, 1998;435-445.

2. Buess G, Hutterer F, Theiss J, et al. Das System fur die transanale endoskopische rectumoperation. Chirurg 1984;55:667-680.

3. Buess G, Theiss R, Gunther M, et al. Endoscopic surgery in

the rectum. Endoscopy 1985;17:31-35.

4. Buess G, Kipfmuller K, Ibald R, et al. Clinical results of transanal endoscopic microsurgery. Surg Endosc 1988;2:245-250.

5. Buess G, Theib R, Gunther M, et al. Endoscopic operative procedure for the removal of rectal polyps. ColoProctology 1984;6:254-261.

6. Buess G, Kipfmuller K, Theib R. et al. Clinical results of transanal endoscopic microsurgery. Surg Endosc 1988;2:245-250.

7. Saclarides TJ, Smith L, Ko ST, Orkin BA, Buess G. Transanal endoscopic microsurgery. Dis Colon Rectum 1992;35:1183-1191.

8. Allgower M, Durig M, Hochstetter A von, Huber A. The parasacral sphincter-splitting approach to the rectum. World J Surg 1982;6:539-548.

9. Orkin BA. Local treatment of rectal neoplasms. In: Mazier WP, Levien DH,Luchtefeld MA, Senagore A (eds) Surgery of the Colon. Rectum and Anus. Philadelphia: Saunders. 1995;470-489.

10. Smith LE. Transanal endoscopic microsurgery for rectal neoplasms. Gastroint Clin N Am 1993;3:329-341.

11. Saclarides TJ, Bhattacharya AK, Britton-Kuzel C, et al. Predicting lymph node metastases in rectal cancer. Dis Colon Rectum 1994;37:52-57.

12. Winde G, Nottberg H, Keller R, et al. Surgical cure for early rectal carcinomas (Tl). Transanal endoscopic microsurgery versus anterior resection. Dis Colon Rectum 1996;39(9):969-976.

13. Hildebrandt U, Feifel G. Preoperative staging of colorectal cancer by intrarectal ultrasound. Dis Colon Rectum 1985;28(1):42-46.

14. Hildebrandt U,Schuder G, Feifel G. Preoperative staging of rectal and colonic cancer. Endoscopy 1994;26(9):810-812.

15. Turler A, Shafer H, Pichimaier H. Role of transanal endoscopic microsurgery in the palliative treatment of rectal cancer. Scand J Gastroenterol 1197;32(1):58-61.

16. Said S, Stippel D. Ten years experience with transanal endoscopic microsurgery. Histopathologic and clinical analysis. Chirurg 1996;67(2):139-144.

17. Lezoche E, Guerrieri M, Paganini A, et al. Is transanal microsurgery (TEM) a valid treatment for rectal tumors? Surg Endosc 1996;10:736-741.

18. Buess G, Mentges B, Manncke K, et al. Technique and results of transanal endoscopic microsurgery in early rectal cancer. Am J Surg 1992;163:63-70.

19. Buess G, Mentges B, Manneke K, Stanlinger M, Becker HD. Minimal invasive surgery in the local treatment of rectal cancer. Int J Colorect Dis 1991;6:77-81.

20. Mentges B, Buess G. Effinger S, et al. Indications and results of local treatment of rectal cancer. Br J Surg 1997;84:348-351.

21. Said S, Stippel D. Transanal endoscopic microsurgery in large sessile adenomas of the rectum. A 10-year experience, Surg Endosc 1995;9(10):1106-1112.

22. Saclarides TJ. Transanal endoscopic microsurgery. Surg Clin N Am 1997;77(1):229-238.

23. Saclarides TJ. Transanal endoscopic microsurgery. A single surgeon's experience. Arch Surg 1988;133:595-599.

24. Smith LE, Orkin BA. Transanal microscopic excision of rectal neoplasms [abstract]. Surg Endosc 1994;8:468.

25. Steele RJ, Hershman MJ, Mortensen NJ, et al. Transanal endoscopic microsurgery. Initial experience from three centers in the United Kingdom. Br J Surg 1996;83(2):207-210.

26. Stipa S, Lucandri G, Stipa F, et al. Local excision of rectal tumors with transanal endoscopic microsurgery. Tumori 1995;81(suppl 3):50-56.

27. Smith LE, Ko ST, Saclarides T, et al. Transanal endoscopic microsurgery. Initial Registry results. Dis Colon Rectum 1996;39:S79-S84.

28. Mentges B, Buess G, Effinger G, et al. Local therapy of rectum carcinoma. Chirurg 1996;67(2)133-138.

29. Mentges B,Buess G, Shafer D, et al. Local therapy of rectal tumors. Dis Colon Rectum 1996;39(8):886-892.

30. Salm R, Lampe H, Bustos A, et al. Experience with TEM in Germany. Endosc Surg Allied Technol 1994;2(5):251-254.

31. Kreis ME, Jehie EC, Haug V, et al. Functional results after transanal endoscopic microsurgery. Dis Colon Rectum 1996;39(10):1116-1121.

32. Banerjee AK, Jehle EC, Kreis ME, et al. Prospective study of the proctographic and functional consequences of transanal endoscopic microsurgery. Br J Surg 1996;83(2):211-213.

33. Brullet E, Montane JM, Bombardo J, et al. Intraoperative colonoscopy in patients with colorectal cancer. Br J Surg 1992;79(12):1376-1378.

34. Orkin BA, Fazio VW. Vascular ectasias of the colon. In: Fazio VF (ed) Current Therapy in Colon and Rectal Surgery. Philadelphia: Dekker, 1989;238-245.

35. Whelan RL, Buls JG, Goldberg SM, et al. Intraoperative

endoscopy: University of Minnesota experience. Am Surg 1989;55:281-286.

36. Orkin BA. Treatment of rectal cancer. In: Beck DE, Wexner SD (eds) Fundamentals of Anorectal Surgery. New York: McGraw-Hill, 1992;279.

37. Orkin BA. Intraoperative colonoscopy. Semin Colon Rectal Surg 1992;3(1):35-41.

38. Sakanoue Y, Nakao K, Shoji Y, et al. Intraoperative colonoscopy. Surg Endosc 1993;7(2):84-87.

39. Saclarides TJ, Wolff BG, Pemberton JH, et al. Clean sweep of the colon. The use of intraoperative colonoscopy. Dis Col Rectum 1989;32(10):864-866.

40. Cohen JL, Forde KA. Intraoperative colonoscopy. Ann Surg 1988;207(3):231-233.

第五十三章　腹腔镜超声在腹部和盆腔微创操作中的应用

Senagore AJ ,Marcello PW

微创技术的迅速应用于越来越复杂的腹腔内和盆腔外科操作中，增强显示病变的能力是必需的，因为此时依靠传统触摸来评估腹腔内脏器和附加病变是受限制的。在这里回顾近年来腹腔镜操作中超声显像的应用技术。

多数使用的腹腔镜探头应用紧密排列的线阵传感器固定在硬质或可弯曲可以通过标准腹腔套管的操作杆上[1,2]。腹腔镜传感器频率类似传统普通使用的相应的探头，频率从 5.0 至 10.0MHz[3]。另外可以使用多普勒超声探头，频谱分析或彩色显像，以改善临床评估。选择适合的探头频率以显示所选择的内部结构是很重要的，频率越高，穿透力越浅，近距离显示越好；一般来说，探头频率在 6.5～7.5MHz 适合用于腹腔镜超声。

胰腺的腹腔镜超声

腹腔镜超声已成为胰腺肿瘤的分期中的一个重要内容[4～6]。腹腔镜评估腹膜表面可以确定有无转移性病变，对于无十二指肠梗阻的病人可以避免不必要的开腹术。近来增加 LUS 对肝和胰腺的评估，进一步有助于选择治愈性切除术的病人。根据 LUS，不能切除的胰腺癌特征是包括：肿瘤直径大于 5 厘米，血管受侵犯，区域性淋巴结肿大(超过 10 毫米)[7]。很明显，任何腹部病变都可以在 LUS 引导下活检来指导临床决策。结合 LUS，对胰腺癌分级的特异性从 50%增加至 89%，正确预测率从 65%达到 89%[7]。也有些报道胰腺 LUS 可能对确诊胰岛细胞瘤有帮助，并可以在腹腔镜下切除[8,9]。

胆道的腹腔镜超声

腹腔镜下胆囊切除术已成为有症状胆囊结石的标准术式，由此导致附加的操作检查胆道树，以避免遗漏胆总管内结石。为此，最近 NIH 提倡手术前作 ERCP 检查，可以同时做或不做乳头切开术。但这个操作是有创的，有一定的并发症和死亡率[10]。LUS 能获得相同的信息而不损伤胆总管；LUS 探查胆道树的技术在他处已有描述，这里只进行简单叙述[11～13]。将 LUS 探头插入上腹套管，使传感器直接接触胆管，提供管腔横向的图像；必须检查从左右肝管分叉到十二指肠开口胆管的全长。相邻的肝动脉和门静脉影像显示为典型的“鼠头”[14]。一些研究表明胆道树 LUS 和胆管造影比较，LUS 图像有很好的敏感性(72%～100%)和准确率(97%～100%)[15～19]。

盆腔外科的腹腔镜超声

腹腔镜超声提供评估盆腔恶性肿瘤时淋巴结病变的可能性，而晚近临床分期的评价方法是受限制的[20]。甚至通过触摸评估淋巴结转移的方法准确率只有 44%[21]。通过开腹或腹腔镜手术盆腔淋巴结切除是对子宫和子宫颈恶性肿瘤最确实的分期方式[22~24]。但是,这些手术具有发生术后肠粘连,增加术后放疗的毒性和淋巴水肿的危险。

LUS 能在不广泛分离下证实淋巴结的情况,减少手术并发症和淋巴结切除的后遗症。最近报道 11 例盆腔恶性肿瘤的淋巴结转移病人,证实 LUS 的敏感性为 91%,特异性 100%[23]。当纵向直径与横向直径比率为 2 或更小时,便能证实为淋巴结有转移侵犯的表现,而不需要复杂的超声或淋巴结结构的波形分析[25,26]。这种方法虽然能减少广泛盆腔淋巴结解剖和围手术期放疗时特殊性上的限制,但还需进一步验证。

腹腔镜肝脏超声

已建议将结直肠癌的腹腔镜切除作为常规切除的替代方式。微创手术的益处,如已证实在良性疾病结肠切除那样,也显示在几个独立统计的腹腔镜结直肠癌切除的前瞻性随机临床试验的早期结果上[27~31]。早期恢复胃肠道功能,较早进食,减少了术后疼痛,改善肺功能从而减少了住院时间。但早期结直肠恶性肿瘤的微创切除报告中,有移出穿刺孔种植和切缘及分期上的困难。要使腹腔镜能和常规手术一样提供相同的对癌症治愈的机会,需要坚持恶性肿瘤的切除原则,包括:近端肠管结扎,广泛的肠系膜切除,切缘无癌和对肝实质的评估是必要的。

因为在腹腔镜手术时不能用手触摸肝脏,在切除的时候必须利用其他方法评估肝脏。术前的肝脏超声或造影增强 CT 是常用来评估肝脏转移的方法。但在常规外科手术时,术中超声已显示是探测肝脏损害的最灵敏的方法之一[32,33]。术中超声也提供小病灶的活检引导。随着 LUS 探头的发展,LUS 可以用于在开腹术中相同的方式。LUS 不仅能评估同期出现的结直肠癌转移,而且也能评估上消化道的恶性肿瘤,并对肝脏原发或转移灶进行评估,以决定是否能做肝切除而没有开腹探查的并发症[34]。

已有一些报道描述了对结直肠癌手术时的腹腔镜肝脏超声检查[35~38]。在我们医院,在一位有经验放射科医师辅助下,已作为标准的手段[35,36]。创建气腹后,从脐下和右下腹分别放入 10 毫米 或 12 毫米套管(图 53-1)。在诊断性腹腔镜后,病人倾斜成反 Trendelenberg 位。顶端可弯曲的多频(5-6. 5-7. 5MHz)表面凸起阵列传感器探头通过右下腹套管插入,术者站在病人两腿之间,引导超声探头至肝脏表面(图 53-2)。超声影像同时与腹腔镜摄像图像从置在病人右肩旁上方的监视器上观察。肝脏用标准的顺序系统检查以确保检查的全面性(图 53-2)。超声发现局部的异常典型特点的如囊肿,血管瘤,转移癌或未确定的病灶。在超声的引导下,通过右上腹不同的穿刺部位,对可疑病灶的针刺活检是可行的。

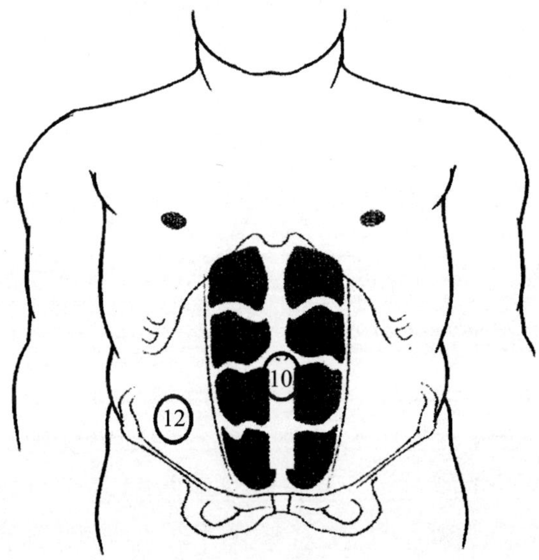

图 53-1 腹腔镜超声(LUS)套管的放置。摄像是通过脐部套管,LUS 探头是通过右下腹套管。以后的诊断性腹腔镜是通过右下腹套管。10:10mm 套管;12:12mm 套管

虽然众多的报告证实在胃肠恶性肿瘤的分期(staging)中腹腔镜和 LUS 的可行性和有效性,但很少研究去评估手术中腹腔镜肝脏超声

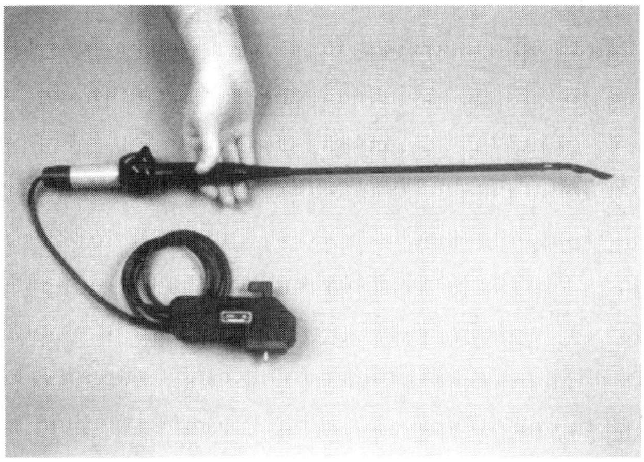

图 53-2　顶部可弯曲，多频（5-6.5-7.5MHz）表面凸起阵列传感器探头（Bruel & Kjaer, Marlborough）

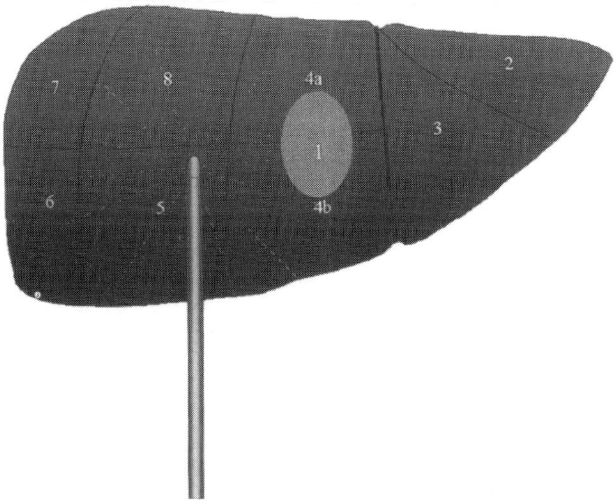

图 53-3　用腹腔镜探头系统的检查肝脏，从第 6 段和第 7 段开始检查并向中线移动。肝前方检查完毕后，如果需要，探头可通过肝下方检查尾状叶（1 段）

在结直肠恶性肿瘤的分期的作用（表 53-1）。在我们医院早期的报告中，报道了 22 例施行结直肠癌腹腔镜的姑息或根治性切除并联合腹腔镜肝脏超声检查[35]；手术前所有病人做了 CT，所有病人均顺利地作了肝脏各段全面的评估，中位数操作时间是 10 分钟（5～15 分钟）。LUS 发现 7 例病人的 16 处局部异常，而术前 CT 扫描只发现 10 个病灶。术前 CT 认为这些病灶中 7 个是转移灶，LUS 正确地发现所有的病灶并发现另一个 CT 未发现的转移灶。这个发现致使腹腔镜手术转成开腹手术，随后肝活检证实为转移性腺癌。病人同时进行了肝脏楔形切除和直肠切除。

根据这最初的系列的阳性结果，在 Cleveland Clinic（Ohio），腹腔镜肝脏超声进行开腹术、腹腔镜和结直肠癌切除对比的前瞻性随机试验[27]。在最近我们提供的 LUS 对造影剂增强 CT 的腹腔镜癌症试验的大样本的前瞻性双盲对照研究中[36]，连续 44 例病人进行手术前 CT 扫描，诊断性腹腔镜、腹腔镜肝脏超声检查。病人随机分配在开腹术者，亦施行肝脏超声和肝脏双合触诊。完成 LUS 的中位数时间仍是 10 分钟。在手术时，放射科医师不知道术前 CT 的结果。有 1 例发生了肝包膜撕裂和 LUS 有关，需要中转开腹进行缝合修补，结果并发症率为 1.9%。结果以每种影像方法发现的病灶的数目除以发现的总的病灶数计算（见表 53-1）。常规术中超声与 LUS 比较没有发现另外的异常。LUS 发现转移病灶是 93%，CT 为 89%。良性和转移病灶一齐计算，LUS 的发现为 91%，显著高于术前 CT 扫描（68%）。经中位数为 17 个月的随访后，没有发现新增加的肝脏转移灶。

这个较大系列研究的结果，也已为另外几组病例所证实[37,38]。Goletti 等[38]回顾 33 例结直肠癌病人，腹腔镜肝脏超声敏感率为 100%，相比之下术前超声和 CT 扫描为 62.5%。结合最初的腹腔镜和腹腔镜肝脏超声的结果，在 11 例（33%）中改变了治疗计划；4 例（12%）则是单独由 LUS 的结果而作出的改变。

腹腔镜肝脏超声不仅用在结直肠肝脏转移的检查上，而且亦用在对这些病灶治疗处理。作为替代肝切除，肝转移癌的冷冻消融治疗需要超声实时监视冷冻的范围，冷冻的微创手术处理可以减少常规操作所带来的并发症。我们医院最近报道成功地完成 7 例肝转移癌的腹腔镜冷冻治疗[39]。其中 4 例腹腔镜肝脏超声发现原来未看见的新的可治疗的病灶。这个较早的报道证实腹腔镜超声在肝转移灶治疗中应用的可行性。

随着微创技术在腹内恶性肿瘤治疗应用上的增加，腹腔镜肝脏超声是评估转移扩散的一个组成部分。结直肠恶性肿瘤进行腹腔镜下切除时，LUS 能安全快速的检查肝实质。当和手术前 CT 扫描相比，LUS 发现的转移灶的数量和CT相当，但总的来说是占优势。LUS也可以作术中活检和以后的改变治疗方式，而这些是其他术前检查的方法不能提供的。除此之外，腹腔镜肝脏超声结合腹腔镜冷冻治疗时，在对肝转移癌的治疗上亦起一定的作用。

结论

腹腔镜超声提供了易于使用的微创技术以增强手术中的评估。虽然它没有完全代替外科医师所依赖的触觉，LUS能在许多病例中提供对手术安全有关的解剖上和病理学上的视觉证明。而且，该技术本身似是安全的。重要的是腹腔镜外科医师应掌握这项迅速发展的技术以不断提高微创外科操作。未解决的问题是：包括观察者和观察者间的差异，并且需要有大量的病例去熟悉这项技术和对图像的解释（学习曲线）。

表 53-1 结直肠癌腹腔镜肝脏超声的结果

作者	年份	数目	术前评估	转移癌		良性	
				敏感度(%)	特异性(%)	敏感度(%)	特异性(%)
Marchesa[35]	1996	22	CT	100	100	100	100
Jerby[36]	1998	54	CT	93	-	90	-
Goletti [38]	1998	33	US. CT	100	-	-	-
Kumar[37]	1998	76	US. MRI	90	100	-	100

（黄晓强 译）

参考文献

1. Jakimowicz JJ. Technical and clinical aspects of intraoperative ultrasound applicable to laparoscopic ultrasound. Endosc Surg Allied Technol 1994;2:1 19-126.
2. John TG, Banting SW, Pye S, et al. Preliminary experience with intracorporeal laparoscopic ultrasonography using a sector scanning probe. A prospective comparison with intraoperative cholangiography in the detection of choledocholithiasis. Surg Endosc 1994;8:1176-1180.
3. John TG, Garden OJ. Clinical experience with sector scan and linear array ultrasound probes in laparoscopic surgery. Endosc Surg Allied Technol 1994;2:134-142.
4. Catheline JM, Turner R, Rizk N, Barrat C, Champault G. The use of diagnostic laparoscopy supported by laparoscopic ultrasonography in the assessment of pancreatic cancer. Surg Endosc 1999;13:239-245.
5. Palazzo L, Roseau G, Gayet B, et al. Endoscopic ultrasonography in the diagnosis and staging of pancreatic adenocarcinoma. Results of a prospective study with comparison to ultrasonography and CT scan. Endoscopy 1993;25:143-150.
6. Irving AD, Cuschieri A. Laparoscopic assessment of the jaundiced patient: a review of 53 patients. Br J Surg 1978;65:678-680.
7. Murughiah M, Paterson-Brown S, Windsor JA, Miles WFA, Garden OJ. Early experience of laparoscopic ultrasonography in the management of pancreatic carcinoma. Surg Endosc 1993;7:177-181.
8. Gagner M, Pomp A, Herrera ME Early experience with laparoscopic resections of islet cell tumors. Surgery (St. Louis) 1996;120:1051-1054.
9. Sussman LA, Christie R, Whittle DE. Laparoscopic excision of distal pancreas including insulinoma. Aust NZ J Surg 1996;66:414-416.
10. King CMP, Reznek RH, Dacie JE, Wass JAH. Review. Imaging islet cell tumours. Clin Radiol 1994;49:295-303.
11. Bezzi M, Merlino P, Orsi F, et al. Laparoscopic sonography during abdominal laparoscopic surgery: technique and imaging findings. AJR Am J Roentgenol 1995;165:1193-1198.
12. Lirici MM, Caratozzolo M, Urbano V, et al. Laparoscopic ultrasonography: limits and potential of present technologies. Endosc Surg Allied Technol 1994;2:127-133.
13. Yamamoto M, Stiegmann GV, Durham J, et al. Laparoscopy-guided intracorporeal ultrasound accurately delineates

hepatobiliary anatomy. Surg Endosc 1993;7:325-330.

14. Machi J, Sigel B, Zaren HA. et al. Technique of ultrasound examination during laparoscopic cholecystectomy. Surg Endosc 1993;7:544-549.

15. Cavina E, Goletti O, Buccianti P. Echolaparoscopy: an indispensable procedure for laparoscopic surgery. Endosc Surg 1994;2:143-148.

16. Rothlin MA, Schlumpf R, Largiarder F. Laparoscopic sonography. An alternative to routine intraoperative cholangiography? Arch Surg 1994;129:694-700.

17. John TG, Banting SW, Pye S, Paterson-Brown S, Garden OJ. Preliminary experience with intracorporeal laparoscopic ultrasonography using a sector scanning probe. A prospective comparison with intraoperative cholangiography in the detection of choledocholithiasis. Surg Endosc 1994;8:1176-1181.

18. Stiegmann GV, Soper NJ. Filipi CJ, MeIntyre RC, Gallery MP, Cordova JF. Laparoscopic ultrasonography as compared with static or dynamic cholangiography at laparoscopic cholecystectomy. A prospective multicenter trial. Surg Endosc 1995;9:1269-1273.

19. Santambrogio R, Bianchi P, Opocher E, et al. Intraoperative ultrasonography (IOUS) during laparoscopic cholecystectomy. Surg Endosc 1996;10:622-627.

20. LaPolla JP, Schlaerth JB, Gaddis O, Morrow CP. The influence of surgical staging on the evaluation and treatment of patients with cervical carcinoma. Gynecol Oncol 1986;24:194-206.

21. Kinney WK, Hodge DO, Egorshin EV, Ballard DJ. Oodratz KC. Surgical treatment of patients with stage IB and II A carcinoma of the cervix and palpably positive pelvic lymph nodes. Gynecol Oncol 1995;57:145-149,

22. Recio FO, Piver MS, Hempling RE. Pretreatment transperitoneal laparoscopic staging pelvic and paraaortic lymphadenectomy in larg (>5 cm) stage lb2 cervical carcinoma. Report of a pilot study. Gynecol Oncol 1996;63:333-336.

23. Querleu D, Leblanc E, Castelain B. Laparoscopic pelvic lymphadecetomy in the staging of early carcinoma of the cervix. Am J Obstet Gynecol 1991;164:579-581.

24. Childers JM, Hatch KD, Tran AN. Surwit EA. Laparoscopic para-aortic lymphadenectomy in gynecologic malignancies. Obstet Gynecol 1993;82:741-747.

25. Vassallo P, Wernecke K, Roos N, Peters PE. Differentiation of benign from malignant superficial lymphadenopathy: the role of high resolution. US Radiol 1992;183:215-220.

26. Choi MY, Lee JW, Kyung JJ. Distinction between benign and malignant causes of cervical, axillary and inguinal lymphadenopathy: value of Doppler spectral waveform analysis. AJR 1995;165:981-984.

27. Milsom JW, Bohm B, Hammerhofer KA, et al. A prospective, randomized trial comparing laparoscopic versus conventional techniques in colorectal cancer surgery: a preliminary report. J Am Coll Surg 1998;187:46-54.

28. Lacy AM, Garcia-Valdecasas JC. Pique JM, et al. Shortterm outcome analysis of a randomized study comparing laparoscopic vs open colectomy for colon cancer. Surg Endosc 1995;9:1101-1105.

29. Stage JG, Schulze S, Moller P, et al. Prospective randomized study of laparoscopic versus open colonic resection for adenocarcinoma. Br J Surg 1997;84:391-396.

30. Schwenk W, Bohm B, Witt C, et al. Pulmonary function following laparoscopic or conventional colorectal resection. Arch Surg 1999;134:6-12.

31. Stocchi L, Nelson H. Laparoscopic colectomy for colon cancer: trial update. J Surg Oncol 1998;68:255-267.

32. Stone MD, Kane R, Bothe A Jr, Jessup JM, Cady B, Steele GD. Intraoperative ultrasound imaging at the time of colorectal cancer resection. Arch Surg 1994;129:431-435.

33. Rafeaelson SR, Kronborg O, Larsen C, Fenger C. Intraoperative ultrasonography in detection of hepatic metastases from colorectal cancer. Dis Colon Rectum 1995;38:355-360.

34. John TG, Greig JD, Crosbie JL, Miles WF, Garden OJ. Superior staging of liver tumors with laparoscopy and laparoscopic ultrasound. Ann Surg 1994;220:711-719.

35. Marchesa P, Milsom JW, Hale JC, O'Malley CM, Fazio VW. Intraoperative laparoscopic liver ultrasonography for staging of colorectal cancer: initial experience. Dis Colon Rectum 1996;39:S73-S78.

36. Jerby B, Milsom J, Hale J, Herts B, O'Malley C. A prospective blinded comparison of laparoscopic ultrasonography and computed tomography (CT) for liver assessment in patients with colorectal cancer. Dis Colon Rectum 1998;41:A23-A24.

37. Kumar H, Hartley J, Heer K, Duthie G, Avery G, Monson J. Efficacy of laparoscopic ultrasound scanning (USS) in detection of colorectal liver metastases during surgery. Dis Colon Rectum 1998;41:A24.

38. Goletti O. Celona G, Galatioto C, et al. Is laparoscopic sonography a reliable and sensitive procedure for staging of colorectal cancer? A comparative study. Surg Endosc 1998;12:1236-1241.

39. lannitti DA, Heniford T, Hale J, Grundfest-Broniatowski S, Gagner M. Laparoscopic cryoablation of hepatic metastases. Arch Surg 1998;133:1011-1015.

第五十四章　并发症的预防

Sher MT，Cristina Sardinha T

像已经报道的回肠肛门贮袋手术和其他复杂的结直肠外科操作那样，不论腹腔镜结直肠外科有多少好处，并发症是不可避免的。并发症可能和腹腔镜医师的经验有关。结—直肠外科手术的学习曲线是陡峭和漫长的[1~5]，而且吻合口漏的后果可能是灾难性的；因此要求避免并发症的发生，包括技术上的精细，熟练的技巧和广泛的训练。

许多外科医师学习这项新的技术时并没有获得像传统的外科住院医生培训或医院的正规训练。由于缺乏有组织的规范化的训练，加上手术的复杂性增加，加剧了由腹腔镜手术引发的并发症[2,3]。适当的病例选择和谨慎的判断，提倡及时地中转开放手术，已成为获得良好疗效所必须坚持和谨记的原则[6,7]。对于各类特殊的并发症如穿刺点癌复发[8,9]和疝，要求不但在局部的外科质量保证会议上讨论，而且应当将病人纳入多中心的前瞻性随机试验中重新评估[8,9]。这改进措施在结直肠癌病变治疗上具有巨大的益处。然而，对渴望适应这门技术的外科医师进行强化训练，监督和颁发资质证书，对超越困难的学习曲线是必需的[10~13]。腹腔镜结—直肠外科的并发症的原因归结为：①陡直和漫长的学习曲线。② 直接和特别的与腹腔镜的操作有关。③ 决定和选择病例错误。

并发症的发生归咎于学习曲线是不足为奇的。腹腔镜结肠切除术甚至是对那些最熟练的器械师——那些具有将三维解剖学转化成为二维电视屏图像的天分的人的挑战。腹腔镜结肠切除术需要在腹腔内多个象限处广泛游离一个大的空腔脏器。而且在脂肪聚积的肠系膜上广泛地控制血管需要昂贵的器械以保证安全。并且常常在狭窄的盆腔中，需要建立一个血运丰富、无张力、周边完整的吻合。在做每个新的和不熟悉步骤时，无疑增加了并发症的可能性[14,15]。

腹腔镜操作的特殊并发症包括：套管部位的疝，穿刺孔肿瘤种植复发和与人工气腹有关的问题。直接和套管针有关的肠和血管损伤是不少见的，亦是可以避免的。不适合的体位，显露困难和缺乏触觉，可能易于出现和腹腔镜技术有关的并发症。并发症的种类包括输尿管、血管损伤和由于肠损伤引起的污染和感染。

错误的外科判断引起的并发症，常来自不适当的病例选择和不适当地应用这项技术去治疗所有的病变而不管它的后果如何。没有哪一样单一的外科工具，操作和方式是万能的。腹腔镜也不例外，传统的开腹手术仍起重要作用。其他的判断错误引起的并发症，来自不适当的延长手术时间和当有需要时不愿意中转开腹手术。

陡峭和漫长的学习曲线

并发症也部分地反映了手术医师的经验。Agachan 等[4]报道在 Cleveland Clinic，Florida，分别自 1991、1993 和 1995 年并发症率呈进行性下降，从 29%、11%至 7%。似乎需要 55 例腹腔镜结直肠操作才使并发症率达到一个平稳的学习曲线；需要 70 例的经验才能明显地减少平均手术时间。然而，这一组病例的学习曲线掺杂了对病例选择的因素，因为全结肠切除术已早被放弃，而采用部分结肠切除术和其他损伤小一点的手术。

Simons 等[3]用手术时间作为唯一的学习指标，报告需要 11～15 个病例。Falk 等[13]注意到经过 10 个月后，手术室的时间可减少 50%。其他作者[14～16]也认为手术经验和仔细选择病例是并发症最关键性的因素。

学习曲线的定义是随意和难以评定的。一些作者[2～5,14]用手术时间而另一些作者用并发症发生率来评定。更以这手术过程与其复杂性、病人的体型和病变情况而不同。有些病人曾有多次手术，有大的蜂窝组织块或有严重致密粘连。手术复杂性的重要性已被证实，如 Reissman 等[1]报道全部并发症的 42%是发生在全结肠切除术，明显高于部分结肠切除术时所报道的 9%。

Senagore 等[2]分析连续 60 例腹腔镜结肠切除术，根据外科医师的经验分成三组，每组 20 例。第一组肺部并发症发生率为 30%，后二组降至 5%。该作者等强调平行于学习曲线同时，掌握熟练的肠道游离技术是非常重要的。经过培训之后，正如中转率，不小心的肠切开和其他并发症减少了。Agachan 等人[5]同时证明，因原有的开腹手术或炎症的粘连，使得分离麻烦和延长手术时间；相反，不管对脓肿、瘘和致密粘连时手术固有的复杂性，经过培训后手术时间是缩短了，这反映了技巧上的进步和手术者学得到了更多的经验。

Sher 等[17]据疾病严重性分层对比急性憩室炎病人的腹腔镜切除术和传统的手术切除。多于 85%的中转开腹手术是直接和严重的炎症有关。在前 4 例手术之后，Hinchey Ⅱ 型憩室病的病人腹腔镜手术的并发症发生率为 14.3%，约相当于用开腹手术治疗的并发症的半数。这样，在上升的学习曲线之后，甚至在 Hinchey Ⅱ 型憩室病的病人，亦应该考虑用腹腔镜手术。

Pandaya 等[18]复习连续 200 例腹腔镜手术病人中转开放手术的适应证，中转率为 23.5%（47 例病人）。作者等注意到中转的原因变化从开始的技术问题（反映了学习曲线）到与病人相关方面的限制如大块的蜂窝织炎，致密粘连，巨大肿瘤和病变固定。如果这些特征术前已确认，他们推荐开腹手术；若在腹腔镜中遇见这种情况时，则及早中转开放手术。在统计学上，前 50 例病人（前 1/4）的 36%的中转率要大于后 3/4 病人的 16%（51～200 病人）中转率。因此，Agachan 等[5]注意到学习曲线是 50 例手术病人。该作者还强调病例选择的重要性和建议避免用于 Hartmann 术逆转术和远端直肠的外科手术。

腹腔镜手术途径

腹腔镜操作特有的并发症可分为以下问题：气腹的使用；套管针有关的问题；以及不正确的体位，显露困难和触觉缺乏等直接与腹腔镜操作有关的问题。

气腹相关的并发症

腹腔内二氧化碳充气，可经腹腔和皮下吸收，使动脉血 CO_2 升高[14]，所以，在长时间手术的病人，连续的二氧化碳分压测量和血气测定是必须的。所用的 CO_2 气体应该是温暖的以防发生低体温；多数健康的病人仅出现很轻的高碳酸血症。心肺功能不全的病人能出现严重的高碳酸血症和酸中毒，引起很多并发症[12]。

广泛的皮下气肿中有大量游离的 CO_2，它将超过内源性的清除机能，进一步加重呼吸性酸中毒[12]。此种情况，典型地出现于皮肤变薄、有心肺疾病的脆弱的老年病人。这个问题可以从仔细固定套管和有助手确保在通过套管送入或取出器械时套管保持稳定而避免。腹腔内的压力应保持在 2.0kPa（15mmHg），以下因为气腹压增加能减少静脉回流。这个压力对于原有容量不足的病人特别重要,特别是那些经过肠道准备后。进一步增加腹内压力可以改变肺的机械功能,降低顺应性和膈肌升高。在阻塞性肺病肺活量下降的病人,可能发生困难而需要增加呼吸机的吸入压。

套管有关的并发症

套管最危险的是首次的盲目穿刺。粘连着的器官和腹壁内或深部的血管可能被损伤。Hasson 技术能消除 Veress 针盲穿和首次套管穿刺时的并发症。Hasson 技术亦并不是没有并发症的,像粘连撕裂或甚至肠穿孔的并发症都可以发生。然而,并发症发生率要比闭合技术者少及后果也轻。不论用什么技术放置首个套管,随后套管的放置均应在直视下进行,特别是注意避免上腹血管。这个位置对于肥胖病人的上腹部血管是不容易透光显示。为了帮助减少上腹部血管损伤的机会,随后的穿刺孔可放在血管的侧方。这个位置也有利于左、右结肠的游离,使在二穿刺孔间有最大的距离。皮肤切口应该够大,腹部要充分的扩张,使放置套管时不需要太大的用力。

继发于较大的非常规的套管放置时,需频繁的操作和分离,可能是穿刺孔疝的发生率增加的原因。因此,所有的 10 毫米或更大的套管的穿刺孔均应该仔细地缝合,但在肥胖病人有时是很困难的。有时,皮肤上切口必须扩大,结果抵消了腹腔镜外科的一些好处。已经有一些器械发明(Endo-Judge, UR-6 needle; Ethicon Endosurgery, Cincinnati, OH, USA)以帮助完成这项单调但重要的任务。

手术过程相关的并发症

在摆病人体位时,应该把可能受伤的所有部位放上衬垫。除此之外,因为外科手术时需要的各种姿势,必须保证病人安全地固定在手术台上,以防止在极端位置时滑动[19]。长时间手术和使用气腹下,下肢静脉血回流减少,静脉血栓形成并发症的危险性是高的。已经证明使用间断贯序挤压长袜能降低腹腔镜结直肠手术的术后深静脉血栓形成危险[19]。长时间的手术过程带来低体温和增加伤口感染危险。因此,任何问题干扰手术进程时,应及早中转开腹手术以避免严重并发症发生。

在每个病例均显露输尿管,可减少发生损伤的可能性。术前 CT 扫描或静脉肾盂造影(IVP),可以证实输尿管的位置和发现由大块新生物或炎症肿块所引起的偏移。在这些病例,可考虑用输尿管导管,就像开腹手术时一样。而且,在所有急性憩室炎病例炎症包块可能干扰解剖学位置时,均应该手术前放置输尿管导管。在横断管道或肠管之前必须首先认清输尿管(图 54-1)。

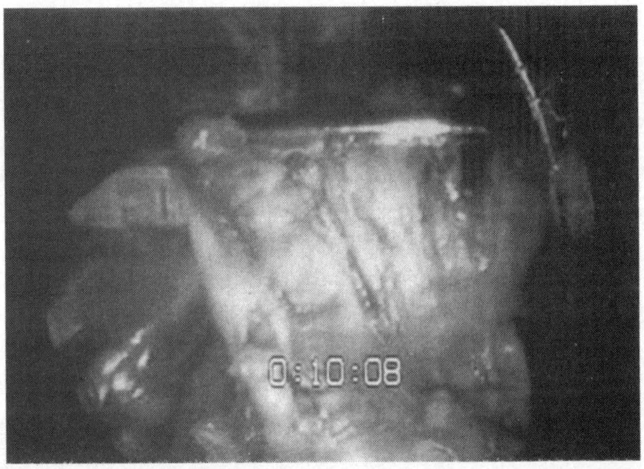

图 54-1 完全分离和显露肠系膜血管蒂

当作肠道操作和游离时,使用无损伤肠钳能减少肠管的损伤。肠钳绝不应该扣死,并当在抓提、打开、插入和取出时应始终保持在视野中。这样做可以避免因疏忽的损伤。同时,这个建议可以避免当拽出器械时使卷入的大网膜或网膜垂受伤。套管、电凝器和直接的器械创伤能导致肠穿孔。热损伤常不易察觉;所以,精确,绝缘和视野的监视是头等重要的。

在钳夹、闭合和切断前,完全分离和显露肠系膜血管蒂是必要的(图 54-2)。适当的分离有助于减少闭合时的组织体积和确保止血。超声解剖刀(Harmonic scalpel)可能是有帮助的(Ethicon Endosurgery),特别是在大块炎性的肠系膜时,有助于在直肠系膜上做成一通道,以闭合直肠残端(图 54-3)。

最后,特别值得关注的是在套管穿刺孔处发生癌转移复发的可能性[8,9,20,21]。直至目前,此类报告很少,其真实的发病率也未证实。不管怎样,标本应该放在标本袋中或通过密封的切口保护中移出。仔细处理肿瘤标本防止破碎、气雾化和种植是必要的。在得到前瞻性随机试验的结果之前,这些手术应纳入外部监察、同行评议、前瞻性随机试验的病人中。

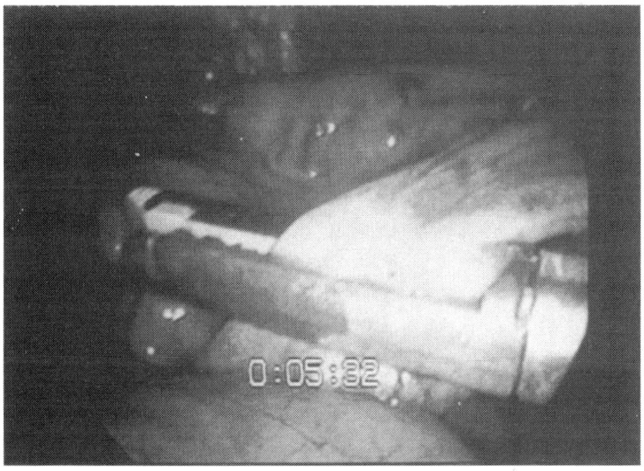

图 54-2　在血管和肠管横断之前辨认输尿管

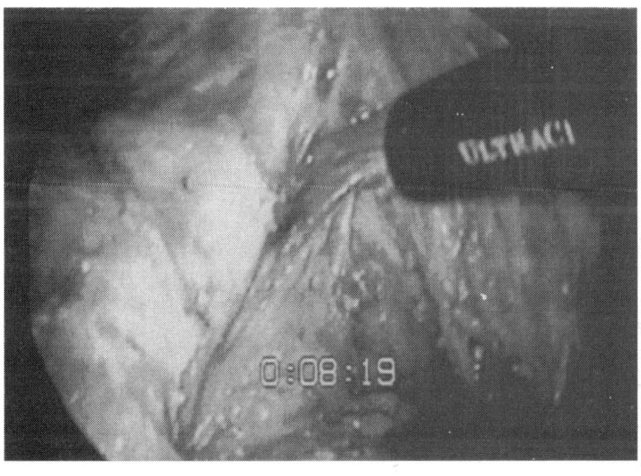

图 54-3　用超声刀分离肠系膜(Ethicon Endosurgery, Cincinnati, OH)

判断和病例选择的错误

及早地中转开腹应该认为是合理和适当的判断。它是避免并发症发生的关键和确保成功结果的最好的方式。永远不应把中转手术看做是手术失败。在中转手术之前,延长腹腔镜手术时间,反而会增加总体并发症发生率和费用[18,22,23]。及早中转仍有待于对治疗和实际节省费用的理解。

急性憩室炎需要中转和开腹治疗病人相比,Sher 等[15]发现在住院时间、并发症种类或发生率上都没有差别。复习 200 例病例,肿瘤体积过大、致密的粘连、病变固定和继发于憩室炎的蜂窝织病变,明确作为腹腔镜手术的技术限制。该作者也告诫不要在盆腔感染之后做逆转 Hartmann 手术和施行远端直肠外科手术。

Larach 等[22]赞成对继发于粘连的解剖不清、肥胖或其他任何严重障碍时,及时地中转开放手术。如果输尿管显示不清,中转开腹手术是必需的。该作者能使和与技术经验不足相关的医源性并发症从 7.3%降至 1.4%。如果任何原则或方式不能完成时,实时放弃腹腔镜手术认为是合理的。这种方式就解释了为什么在有经验之后他们的总体中转率没有变化的原因。

Kockerling 等[23]复习了德国和澳大利亚 1 年的经验,包括 18 个中心的 500 例病人,总体中转率为 7%。多数中转是因解剖学的原因、肿瘤体积或位置,在手术的早期便进行中转的。因及时的中转,术中并发症发生率为 0。

在避免并发症中,病例选择可能是最重要的因素。在使用任何工具时,由经验获得的选择性应用工具,将得到最好的结果。因此,虽然当技术属可行时,随意地应用腹腔镜技术对所有的结直肠病变,是应该反对的。首先必须发现一部分病人,能从腹腔镜手术中得到真正的益处,而不赞成由于其他原因使用腹腔镜。

Kockerling 等[23]和其他作者[24,27]阐明,特

别是对于不同的肠道病变有不同的并发症发生率。例如,术中并发症如出血和肠穿孔在直肠低位前切除时是常见的;这些手术也有最高的中转率。急性憩室炎的切除术也是因为增厚、炎症和脆弱的肠系膜而伴有出血并发症。相反的,因癌症的腹腔镜乙状结肠切除,腹会阴切除,造口术和直肠固定术较少发生手术中并发症及更合适做腹腔镜操作。Lumley 等[6]也注意到低位前切除和全结肠切除在技术上的困难,因为缺少在气腹下直线切割器允许在狭窄的盆腔的界限下行精确的腹腔镜辅助下直肠低位切断。Sher 等[17]注意到 HincheyII 型憩室病,与 HincheyI 型相比,腹腔镜的并发症和中转率增高,推荐腹腔镜手术首先用于 Hinchey I 型。Molenaar 等[7]和 Kohler 等[24]亦证实在伴有炎性疾病的病人和所有在术前检查有固定性包块的病人中受到限制。然而,如何精确的诊断憩室炎病人具有自由地移动的肠管而不是紧密粘连在左侧结肠旁沟或相邻的器官上,尚不清楚。目标应该是避免并发症而不是中转开腹。

结论

避免微创技术对结直肠疾病应用带来的并发症,应该和采用不熟悉的其他外科领域创新技术。不断积累经验,仔细和科学的选择病例,及时转开腹手术和在技术上的发展,将有助于保证得到理想的结果。

(黄晓强　译)

参考文献

1. Reissman P, Cohen S, Weiss E, et al. Laparoscopic colorectal surgery: ascending the learning curve. World J Surg 1996; 20:277-282.
2. Senagore AJ, Luchtefeld MA, Mackeigan JM. What is the learning curve for laparoscopic colectomy? Am Surg 1995; 61:681-685.
3. Simons AJ, Anthone GJ, Ortega AE. Laparoscopic-assisted colectomy learning curve. Dis Colon Rectum 1995; 38: 600-603.
4. Agachan F, Joo JS, Weiss EG, et al. Intraoperative laparoscopic complications: are we getting better? Dis Colon Rectum 1996;39:S14-S19.
5. Agachan F, Joo JS, Sher M, et al. Laparoscopic colorectal surgery: do we get faster? Surg Endosc 1997;11:331-335.
6. Lumley JW, Fielding GA, Rhodes M, et al. Laparoscopicassisted colorectal surgery: lessons learned from 240 consecutive patients. Dis Colon Rectum 1996;39:155-159.
7. Molenaar CBH, Bijnen AB, De Ruiter P. Indications for laparoscopic colorectal surgery: results from the Medical Centre Alkmaar, The Netherlands. Surg Endosc 1998;12:42-45.
8. Pahlman L. The problem of port-site metastases after laparoscopic cancer surgery. Ann Med 1997;29:477-481.
9. Schaeff B, Paolucci V, Thomopoulos J. Port site recurrences after laparoscopic surgery. Dig Surg 1998;15:124-134.
10. Weiss EG, Wexner SD. Training and preparing for laparoscopic colectomy. Semin Colon Rectal Surg 1994; 5: 224-227.
11. See WA, Cooper CS, Fisher RJ. Predictors of laparoscopic complications after formal training in laparoscopic surgery. JAMA 1993;270:2689-2692.
12. Beck DE. Laparoscopic surgery. In: Hicks TC, Beck DE. Opelka FG, Timmcke AE (eds) Complications of Colon and Rectal Surgery. Baltimore: Williams & Wilkins, 1996;153-162.
13. Falk PM, Beart RW Jr, Wexner SD, et al. Laparoscopic colectomy: a critical appraisal. Dis Colon Rectum 1993;36:28-34.
14. Beck DE, Opelka FG. Laparoscopic complications. In Jager R, Wexner SD (eds) Laparoscopic Colorectal Surgery. New York: Churchill Livingstone, 1996:267-276.
15. Sher ME. United States. In: Wexner SD (ed). Laparoscopic Colorectal Surgery. New York: Wiley-Liss, 1999;541-550.
16. Larach SW, Patankar SK, Ferrara A, et al. Complications of laparoscopic colorectal surgery. Dis Colon Rectum 1997; 40:592-596.
17. Sher ME, Agachan F, Bortul M, et al. Laparoscopic surgery for diverticulitis. Surg Endosc 1998;11:264-267.
18. Pandaya S, Murray JJ, Coller JA, et al. Laparoscopic colectomy: indications for conversion to laparotomy. Arch Surg 1999;134:471-476.
19. SchwenkW, BohmB, JunghansT, et al. Intermittent sequen-

tial compression of the lower limbs prevents venous stasis in laparoscopic and conventional colorectal surgery. Dis Colon Rectum 1997;40:1056-1062.

20. Milsom JW, Bohm B, Hammerhoffer K, et al. A prospective randomized trial comparing laparoscopic versus conventional techniques in colorectal cancer surgery: a preliminary report. J Am Coll Surg 1998;187:46-57.

21. Stage JG, Schulze S, Moller P, et al. Prospective randomized study of laparoscopic versus open colonic resection for adenocarcinoma. Br J Surg 1997;894:391-396.

22. Larach SW, Gallagher J, Ferrar J. Lessons learned from laparoscopic colectomy. Semin Colon Rectal Surg 1999;10:59-63.

23. Kockerling F, Schneider C, Reymond MA. Early results of a prospective multi-center study on 500 consecutive cases of laparoscopic colorectal surgery. Surg Endosc 1998; 12: 37-41.

24. Kohler L, Rixen D, Troidl H. Laparoscopic colorectal resection for diverticulitis. Int J Colorect Dis 1998;13:43-47.

25. Sardinha TC, Wexner SD. Laparoscopy for inflammatory bowel disease: pros and cons. World J Surg 1998;22:37.

26. Bouillot JL, Aouad K, Badaway A, et al. Elective laparoscopic-assisted colectomy for diverticular disease. Surg Endosc 1998;12:1393-1396.

27. Lacy AM, Garcia-Valdecasas JC. Delgado S, et al. Postoperative complications of laparoscopic-assisted colectomy. Surg Endosc 1997;11:119-122.

第五十五章　腹腔镜手术的成本核算问题

Johann Pfeifer and Selman UranÜs

腹腔镜微创外科技术与方法的革命性变化已经引起了一系列新问题，其中不算小的问题便是费效问题。由于西方国家卫生保健费用的持续增长，如今这些问题已经变成了特别重要的话题。保险公司、医疗机构、卫生主管、政府立法机构、外科医生甚至病人因为卫生资源的管理而相互争论。尽管出版的有关微创外科临床方面的研究不少，但相关经济问题的研究却比较少。而由于研究的多样性和研究结果之间的相互矛盾，导致这些研究结果比问题本身更混乱。另一个主要问题是，当今研究结果大多数所报告的均为“收费”而不是成本费，而收费是人为制定的，不能准确反映真正的成本。本章的目的是从总体上重点研究成本核算问题，并详细分析腹腔镜结直肠手术的成本。

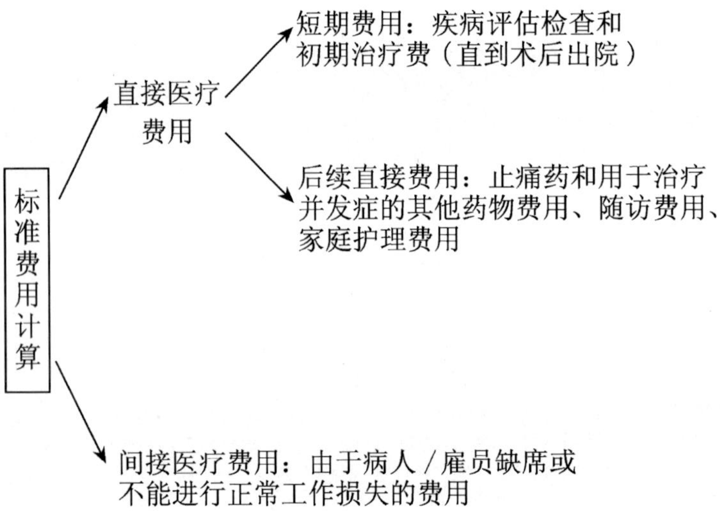

图 55-1　计算腹腔镜手术费用时应考虑的直接和间接费用

怎样计算费用?

1988 年，Lohr 把卫生保健的目的定义为“降低死亡率、疾病、残疾和不适，并提供最大限度的满意度”。“生活有质量的时间(年)”和每一“有生活质量年”的成本是研究的重点，目的在于回答先前看上去并不相关的问题。然而，社会正面临着日益增长的卫生保健费用和有限的资源，以及公众对保健费用实效的要求。为了分析腹腔镜手术成本核算的所有方面，必须考虑许多问题(图 55-1)。一次外科手术在经济方面的总体影响，包括支付者提供的直接医疗费用，病人损失的工资，雇主损失的收入和/或由于病人或雇员的缺席所致的成本费增加。这样一来，有两种主要的成本种类：①直接医疗费用，其中包括初期的手术费用和并发症的治疗费用；②间接费用，包括与病人离开工作岗位有关的所有费用。

直接成本费

医疗成本与外科手术直接相关(图 55-2)，它们可以被分为短期费用和后续的直接费用。

短期费用包括入院后的初诊和检查评估到出院的所有费用。这些费用可以被细分为劳务费、耗材费、化验检查费和投入性费用。

(1)劳务费：劳务费包括外科医生、麻醉师和其他医务人员评价和治疗病人所需劳务的时间和每小时的成本费。

(2)耗材费：耗材费的评估应把重点放在所用物品的数量和每一件物品的费用上，包括医疗器械和其他物品。医疗用品的报价因医院而不同。除此之外，一个特定的医院所用的特定产品的数量对于价格的计算是十分重要的。对于耐用物品来说，仪器的维护费也必须计算在内，但其问题在于很少能得到客观数据。人们必须经常在实际的成本费和收费(算在病人账单上的)之间做出判断。其他物品费包括绷带、敷料、静脉输液、药物治疗和所有其他辅助物品。

(3)诊断性检查费：为了做出诊断，一些评估是必要的。在计算个体手术费用时，应同时考虑到明确诊断和术前准备所必需的人力、设备以及时间等因素。

(4)资本投入项目费用：最贵的项目是手术室、监护室、医院病床的收费。其他费用可能包括管理费、耗材费和护理费。

后续直接费用为初期手术之后的一些费用(即使这些费用没有被支付)，例如止痛剂和其他药物，以及后续的随访费用与并发症的治疗费用。

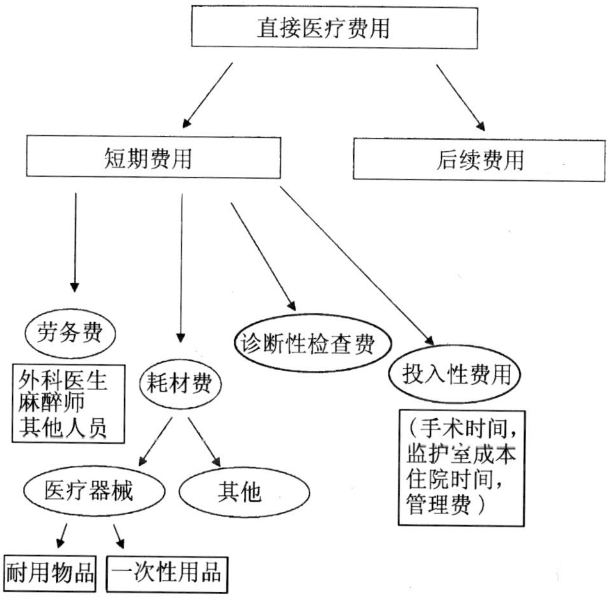

图 55-2　腹腔镜手术短期与随访直接费用

间接成本费

间接成本费应包括病人离开工作岗位和正常活动所发生的费用，这些费用通常很难计算。然而，真实的费用效益研究应该包括这方面的所有费用，直到病人恢复正常的活动。

(1)对雇主来讲，间接费用可包括替换工作人员、失去的收入以及残疾的费用。

(2)对补偿费和残疾费的支付者来说，间接费用可能包括发给处在恢复过程的雇员的补助费。

(3)对于丧失工作能力的来讲，间接费用可能包括雇员损失的工资。

费用的特殊考虑

在费用的研究计算方面，了解外科医生做手术的专业水平显得非常重要。对此，人们多次讨论了(尤其当腹腔镜手术处于发展阶段时)腹腔镜手术相对于剖腹术来说，时间增加的问题。与剖腹手术比较，腹腔镜手术的学习花费难以估算。然而，随着外科医师技术和设备的改善，手术时间和设备的费用减少，腹腔镜手术花费也会随之减少。Suschieri 等建议，应该逐步报告新的腹腔镜手术方法。在 20～50 次手术之后构成学习曲线，与剖腹术比较可能是有效的。并且，不同医生对不同仪器的偏爱大不相同，在进行每种费用分析时应该考虑这种情况。

另一种重要影响费用效益的因素是住院时间。病人可以常规性地安全出院，比先前的剖腹手术出院时间早得多。由于投入性费用问题，住院时间长短对于整个费用有着重大影响。因此，过去许多对腹腔镜手术和“历史对照(传统手术)”的对比研究是建立在有缺陷的设计之上的。

一次性器械与可反复应用的器械

从腹腔镜手术开展以来，一直存在着关于是使用一次性物品还是使用可重复应用的物品的争论。需要考虑的是费用、安全和卫生问题。

1. 费用　如果应用一次性器械，不仅需要计算实际价格(或者收费)，也需要计算耗材的处置费用(危险废物的应用与消毒)。重复性器械的费用计算应该包括最初的购买、维护费用，以及替代和清洗、维修、重新包装和消毒的费用。在计算价格时，尤其是计算所使用的“半耐用品”的价格常常很困难。本组病例中，所用物品一部分是可重复性应用的器械，另一部分是一次性的。

2. 安全　一次性设施与耐用设施在安全方面没有差别。

3. 卫生　几种研究指出了重复性器械的卫生问题。然而，迄今为止还没有研究可以证明，由于重复性器械的卫生问题引起了任何并发症。

表 55-1　腹腔镜手术与开腹术结肠切除费用比较

作者	年份	腹腔镜手术	开腹术	差额	中转开腹术
falk[10]	1993	12 000	12 500	－500	15 000
Vayer[19]	1993	26 662	22 938	＋3 724	13 956
Senagore[20]	1993	12 131	14 469	－2 367	17 583
Musser[21]	1994	9 811	没有描述		11 207
Reiver[22]	1994	23 294	19 384	＋3 910	没有描述

续表

作者	年份	腹腔镜手术	开腹术	差额	中转开腹术
Hoffmann[23]	1994	12 464	10 213	+2 250	13 956
Pfeifer[5]	1995	29 626	22 938	+6 688	13 954
Bokey[24]	1996	6 021	5 235	+786	没有描述
Liberman[25]	1996	11 528	13 426	−1 898	没有描述
		36 745	29 981	+6 764	没有描述
Bruce[26]	1996	10 230	7 068	+3 162	没有描述
Bergamaschi[27]	1997	10 929	9 944	+985	没有描述
Psaila[28]	1998	4 712	5 362	−650	没有描述
平均费用		15 953	14 506	+1 905	14 276

所有价格以美元计。

为了在费用、安全和卫生方面达成适当的平衡，多数研究更推崇联合使用一次性(第一次使用的套管针)和可重复使用的器材(其他套管针)。

费用研究

在效果研究方面，费用考虑只是评估实际费用的一部分。每个外科医生必须考虑腹腔镜外科手术对他/她所在部门和医院的经济影响。费用计算因医院、区域、国家的不同而显著不同。而且，费用考虑必须依据每一个部门的手术例数。表 55-1 和 55-2 列举了一些近期发表的有关费用效益方面的研究情况。

表 55-2 腹腔镜和开腹阑尾切除费用比较

作者	年份	腹腔镜手术	开腹术	差额
cohen[29]	1993	9 656	8 384	+1 272
williams[30]	1994	7 500	5 700	+1 800
Buckley[31]	1994	7 238	5 343	+1 895
Martin[32]	1995	6 077	7 227	−1 150
Richards[33]	1996	4 900	4 950	−50
McCahill[34]	1996	7 760	5 064	+2 696

续表

作者	年份	腹腔镜手术	开腹术	差额
Heikkinen[35]	1998	4 557	6 039	−1 482
Johnson[36]	1998	6 430	6 669	−239
		7 506	10 504	−2 998
平均费用		6 847	6 653	193

所有价格以美元计。

腹腔镜相关的费用考虑

从前面提到的费用研究可以看出下面的倾向：①几乎所有的研究都表明，中转手术的花费比腹腔镜和开腹手术多；②腹腔镜手术费用有增高的趋势。这是由于手术时间更长及应用更复杂设备的缘故。然而，像上面提到的，真正的经济影响尚未被计算出来。

结论

由于费用计算是一个动态的过程，它只能依据特定的手术、特定的医院、特定的外科医生、所做手术的特定例数来考虑。但对于外科医生来说，病人的疗效是最重要的。所有与此相关的部门必须统一协调，共同来解决不断增加的医疗费用问题。

（付素珍　译）

参考文献

1. Lohr KN. Outcome measurements: concepts and questions. Inquiry 1988;25:37-50.
2. Kievit J. Decision analysis, cost-benefits analysis and costeffectiveness analysis in surgical research. In: Troidl H, McKneally MF, Mulder DS, Wechsler AS, McPeek B, Spitzer WO (eds) Surgical Research. New York: Springer, 1998; 555-570.
3. Reissman P, Cohen S, Weiss EG, et al. Laparoscopic colorectal surgery: ascending the learning curve. World J Surg 1996;20:277-281.
4. Cuschieri A, Ferreira E, Goh P, et al. Guidelines for conducting economic outcomes studies for endoscopic procedures. Surg Endosc 1997;11:308-311.
5. Pfeifer J, Wexner SD, Reissman P, et al. Laparoscopic vs open colon surgery. Costs and outcome. Surg Endosc 1995;9: 1322-1326.
6. Wexner SD, Reissman P, Pfeifer J. et al. Laparoscopic colorectal surgery: analysis of 140 cases. Surg Endosc 1996; 10: 133-136.
7. Rajagopal AS, Thorson AG, Sentovich T, et al. Decade trends in length of postoperative stay following abdominal colectomy [abstract]. Dis Colon Rectum 1994;37:26.
8. Reissman P, Teoh TA, Cohen SM, et al. Is early oral feeding safe after elective colorectal surgery? A prospective randomized trial. Ann Surg 1995;222:73-77.
9. Schoetz DJ Jr, Bockler M, Rosenblatt MS, et al. "Ideal" length of stay after colectomy: whose ideal? Dis Colon Rectum 1997;40(7):806-810.
10. Falk PM, Beart RW, Wexner SD, et al. Laparoscopic colectomy: a critical appraisal. Dis Colon Rectum 1993; 36: 28-34.
11. Monson JRT, Darzi A, Carey PD, et al. Prospective evaluation of laparoscopic-assisted colectomy in an unselected group of patients. Lancet 1992;340:831-833.
12. Phillips EH, Franklin M, Carroll BJ, et al. Laparoscopic colectomy. Ann Surg 1992;212:703-707.
13. Lefering R, Troidl H, Ure B. Entscheiden die Kosten? Einweg oder wiederverwertbare Instrumente bei der laparoskopischen Cholecystektomie? Chirurg 1994;65:317-325.
14. Paolucci V, Schaeff B, Gutt C, et al. Einmal versus wiederverwendbare Instrumente in der laparoskopischen Chirurgie eine kontrollierte Untersuchung. Zentralbl Chir 1995; 120: 47-52.
15. Des Coteaux J, Poulin E, Julien M, et al. Residual organic debris on processed surgical instruments. J Assoc Oper Room Nurses 1995;62:23-29.
16. Fengler TZ, Pahlke H, Kraas E. Five-year-experience with laparoscopic instruments and accessories. Minim Invasive Med 1995;4:153-158.
17. MacFadyen BV, Lenz S. The economic considerations in laparoscopic surgery. Surg Endosc 1994;8:748-752.
18. Kriwanek S, Armbruster C, Dittrich K, et al. Einmal versus wiederverwendbare Instrumente in der laparoskopischen Cholecystektomie Kostenkalkulation und Nutzwertbestimmung. Acta Chir Austriaca 1997;29:42-49.
19. VayerAJ, LarachSW, WilliamsonPR, et al. Cost effectiveness of laparoscopic assisted colectomy. Coloproctology 1994;16: 190-195.
20. Senagore AJ, Luchtefeld MA, MacKeigan JM, et al. Open colectomy versus laparoscopic colectomy: are there differences? Am Surg 1993;59:549-554.
21. Musser DJ, Boorse RC, Madera F, et al. Laparoscopic colectomy: at what cost? Surg Laparosc Endosc 1994;4:1-5.
22. Reiver D, Kmiot WA, Cohen SM, et al. A prospective assessment of laparoscopic versus open procedures in colorectal surgery [abstract]. Dis Colon Rectum 1994;37:22.
23. Hoffmann GC. Baketr JW, Fitchett CW. et al. Laparoscopic assisted colectomy: initial experience. Ann Surg 1994;219: 732-743.
24. Bokey EL, Moore WE, Chapuis PH. et al. Morbidity and mortality following laparoscopic-assisted right hemicolectomy for cancer. Dis Colon Rectum 1996;39:S24-S28.
25. Liberman MA, Phillips EH, Carroll BJ, et al. Laparoscopic colectomy vs traditional colectomy for diverticulitis. Outcome and costs. Surg Endosc 1996;10:15-18.
26. Bruce CJ, Coller JA, Murray JJ, et al. Laparoscopic resection for diverticular disease. Dis Colon Rectum 1996;39:Sl-S6.
27. Bergamaschi R, Arnaud JP. Immediately recognizable benefits and drawbacks after laparoscopic colon resection for benign disease. Surg Endosc 1997;11:802-804.
28. Psaila J, Bulley SH, Ewings P, et al. Outcome following laparoscopic resection for colorectal cancer. Br J Surg 1998; 85:662-664.

29. Cohen M, Dangleis K. The cost-effectiveness of laparoscopic appendectomy. J Laparosc Endosc 1993;3:93-97.

30. Williams MD, Miller D, Graves E, et al. Laparoscopic appendectomy: is it worth it? South Med J 1994; 87: 592-598.

31. Buckley R, Hall T, Muakkassa F, et al. Laparoscopic appendectomy: is it worth it? Am Surg 1994;60:30-34.

32. Martin LC, Puente I, Sosa JL, et al. Open versus laparoscopic appendectomy. A prospective randomized comparison. Ann Surg 1995;222:256-261.

33. Richards K, Fisher K. Flores J, et al. Laparoscopic appendectomy: comparison with open appendectomy in 720 patients. Surg Laparosc Endosc 1996;6:205-209.

34. McCahill LE. Pellegrini CA, Wiggins T, et al. A clinical outcome and cost analysis of laparoscopic versus open appendectomy. Am J Surg 1996;171:533-537.

35. Heikkinen TJ, Haukipuro K, Hulkko A. Cost effective appendectomy: open or laparoscopic? A prospective randomized study. Surg Endosc 1998;12:1204-1208.

36. Johnson AB, Peetz ME. Laparoscopic appendectomy is an acceptable alternative for the treatment of perforated appendicitis. Surg Endosc 1998;12:940-943.

第五十六章　泌尿系并发症的预防和治疗

Chen RN

在结直肠手术中开腹手术的输尿管损伤发生率为 0.71%[1]，腹会阴直肠切除的输尿管损伤发生率高达 3.7%[2]。因为缺乏触觉的反馈和显露困难，腹腔镜外科对结直肠外科医师提出新的挑战。腹腔镜妇科手术时报道的输尿管损伤发生率为 0.6%～1.6%[3,4]。显然，医源性输尿管损伤的发生率随选择病人的条件而有不同，如有放射治疗史或腹膜后及盆腔的纤维化症。医源性泌尿系损伤的风险亦受局部的病理改变和完成腹腔镜操作时需要广泛的组织分离的影响。

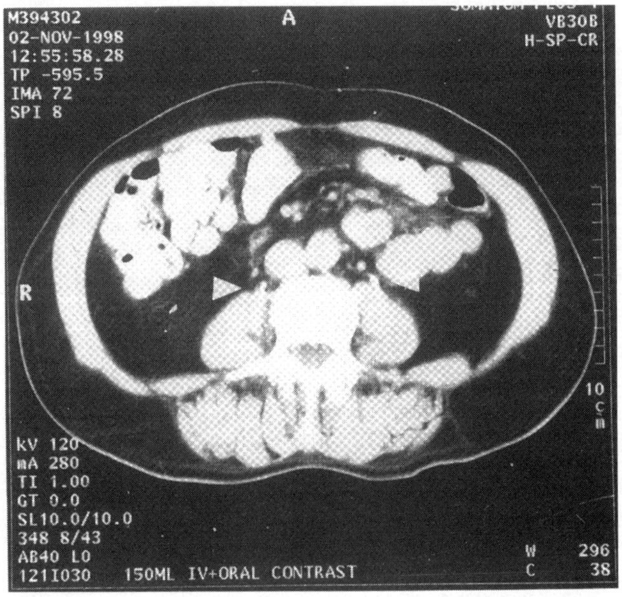

图 56-1　在上腹部腹膜后，输尿管（箭头）是在腰大肌的前方和升结肠或降结肠系膜的后方

输尿管的解剖

因为升结肠和降结肠的一部分是在腹膜后间隙内，当外科手术分离时，必须考虑到输尿管。输尿管在腹膜后的行程位于结肠系膜后方（图 56-1）。输尿管近端到中段就紧靠大血管和在腰大肌的前方。输尿管跨过髂血管的分叉处沿着盆壁走向后侧（图 56-2）。然后，输尿管在已闭塞的脐动脉的后方通过，在通过肌肉鞘进入膀胱后外侧壁之前，在男性穿过输精管血管的后面，在女性穿过漏斗状盆腔韧带（图 56-3 56-4）。因为远端输尿管紧靠妇科器官和直肠，大多数医源性输尿管损伤发生在输尿管的远端 1/3[5]，特别是盆腔缘处。

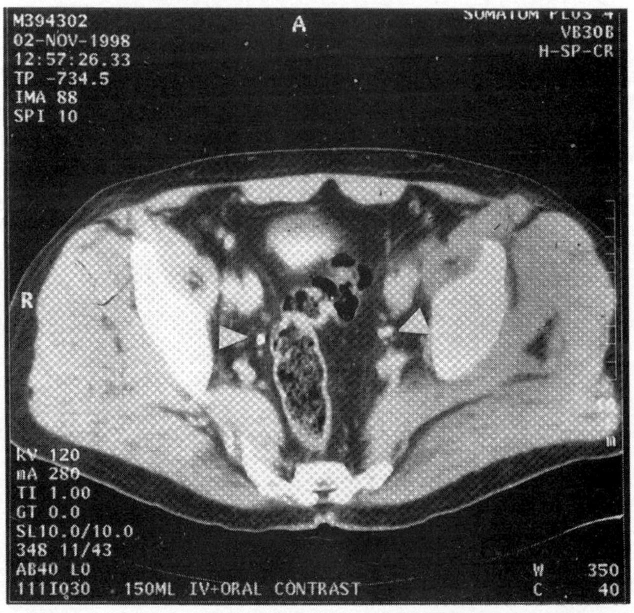

图 56-2　在盆腔中，输尿管（箭头）沿着盆壁乙状结肠的侧方

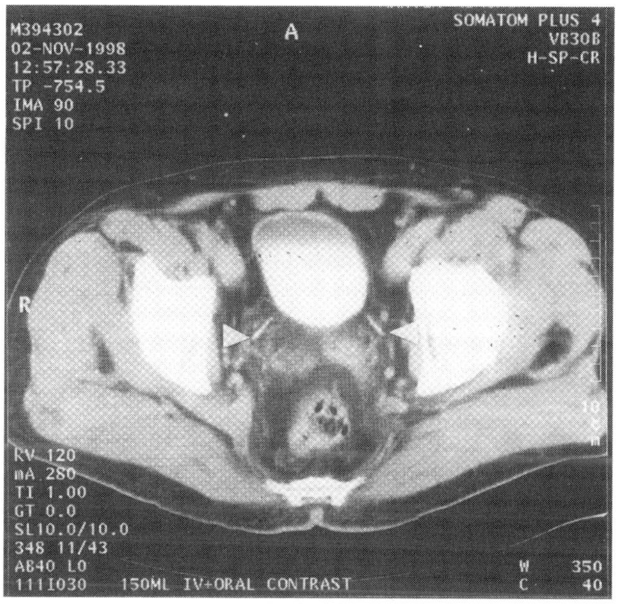

图 56-3　在男性，多数远端输尿管（箭头）在输精管血管的前方和远离直肠

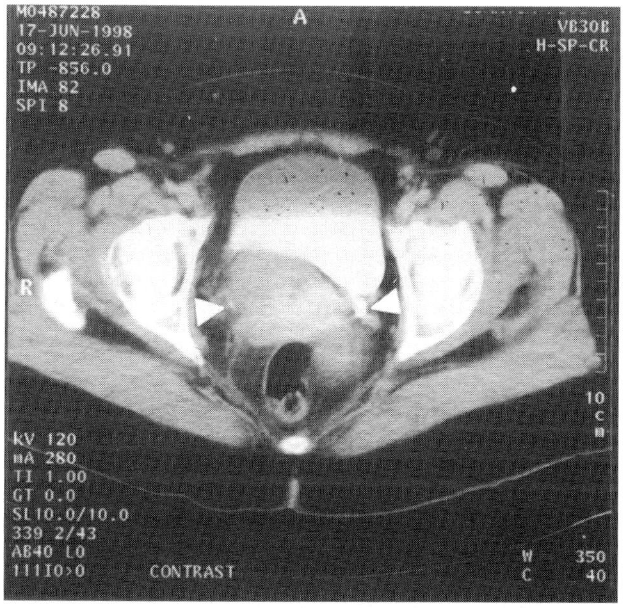

图 56-4　在女性，多数远端输尿管（箭头）在子宫的侧方和直肠的前面

输尿管损伤的预防

避免输尿管损伤最重要的方面是意识有这种可能性。病人有明显的腹膜后炎症，如炎性肠病或盆腔脓肿，特别容易发生输尿管损伤。癌浸润或有腹部放疗史的病人，医源性输尿管损伤的危险也增加。

输尿管导管可以在结肠手术前放置，有助于在困难的病例中用触摸的方法辨认输尿管。因为输尿管导管在腹腔镜手术时触摸困难，当术中观察后腹膜时，通过拉动尿道的输尿管导管，可看到活动而有助于输尿管的辨认。如果在结肠病变处未能辨认输尿管，以及输尿管受累的可能性大时，可在病变的远处谨慎地找到输尿管，然后再追踪到受累的区域。发光型输尿管导管有利于它的辨认[6]，但价格昂贵，应用于特别困难的病例。已有输尿管导管发出红外线光，并有红外线腹腔镜摄像系统（图 56-5）。

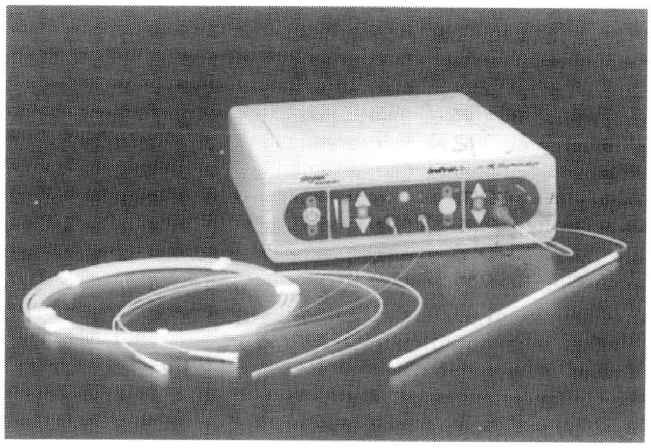

图 56-5　红外线输尿管导管系统（Courtesy of Stryker Endoscopy，San Jose，CA）

泌尿道损伤的辨认和治疗

在术中发现医源性泌尿道损伤远比术后才发现问题要好得多。多数泌尿道损伤的线索相对明显，例如术中突然出现血尿或膀胱导管引流袋充满 CO_2 气体。术前放置输尿管导管有利于术中当分离时外科医师能直接看见导管以辨认输尿管损伤[1]。在没有输尿管导管的情况下，输尿管损伤非常容易漏过。当怀疑有输尿管损伤时，在手术过程的任何阶段均可通过膀胱镜放置输尿管导管，然后灌注亚甲蓝溶液或生理盐水。灌注液的溢出将是证据。如果怀疑膀胱损伤，膀胱导管可同样地灌注亚甲蓝或生理盐水。

如果在术中辨认出泌尿道损伤，可立即采取修补损伤的步骤。如果是非常小的输尿管破口（＜1～2mm），放置输尿管内支架和后腹膜引流就足够。较大的裂口可以用可吸收线(<4-0)间断缝合修补。缝合应是横向的以尽可能不影响输尿管的直径。如果损伤严重或输尿管已完全横断,依据损伤的部位和范围,需要在开腹或腹腔镜下作输尿管吻合术或输尿管移植重建。输尿管的断端应剪掉和剪成竹叶状,但不要过多的游离。手术的目的是建立一个不漏水的、无张力的和输尿管两端都有良好血供的吻合。如果输尿管是因疏忽被结扎了,结扎段应切掉和作输尿管端-端吻合。一般推荐在输尿管旁放置引流。在严重情况下,很长一段输尿管缺失,没有足够的长度作输尿管作再植入,治疗的选择包括复杂的开腹重建手术,如回肠输尿管再造,经输尿管输尿管吻合术,自体肾移植和肾切除术。这些复杂的手术不必要在首次输尿管损伤时就进行。

如果膀胱受损伤,膀胱可以使用可吸收线经开腹或腹腔镜下进行一层或二层修补。在膀胱修补时,应注意不要损伤和阻碍尿道及膀胱颈部或输尿管及开口。依据损伤的类型,放置一个大号膀胱导管(不小于 20F)1～2 周。在导管拔出之前做自然重力下的膀胱造影以证明吻合口无外溢。

当时未被发现尿路损伤的病人,可以出现术后腹痛或腰痛,发热,白细胞升高或持续的肠麻痹。虽然不常见,如果双侧输尿管损伤可能注意到术后少尿和无尿。CT 是发现尿路损伤的有价值的工具。如果在 CT 上看见造影剂外溢或积聚,应该放置引流管引流和送液体样品检查肌酐。其他可以用于定位或有特征性的诊断方法包括静脉肾盂造影,膀胱造影,膀胱镜和逆行肾盂造影。

总结

在腹腔镜或开腹结肠手术中尿路损伤是不多见的。但是,如果有明显的炎症和纤维化时,输尿管和膀胱可以被损伤。要意识到尿路损伤的可能性和采用预防损伤的步骤,如术前放置输尿管导管能减少损伤的发生率。术中及时发现远比术后诊断尿路损伤要好。幸运的是只要在愈合的过程中,尿液被内支架管或大号膀胱导管引出,尿路损伤是相对好处理的。

（黄晓强　译）

参考文献

1. Bothwell WN, Bleicher RJ, Dent TL. Prophylactic ureteral catheterization in colon surgery. Dis Colon Rectum 1994;37:330-334.
2. Andersson A, Bergdahl L. Urologic complications following abdominoperineal resection of the rectum. Arch Surg 1976;111:969-973.
3. Harkki-Siren P, Kurki T. A nationwide analysis of laparoscopic complications. Obstet Gynecol 1997;89:108-112.
4. Saidi MH, Sadler RK, Vancaillie TG, et al. Diagnosis and management of serious urinary complications after major operative laparoscopy. Obstet Gynecol 1996;87:272-276.
5. Selzman AA, Spirnak JP. latrogenic ureteral injuries: a 20-year experience in treating 165 injuries. J Urol 1996;155:878-881.
6. Low RG, Moran ME. Laparoscopic use of the ureteral illuminator. Urology 1993;42:455-457.

第五十七章　血管并发症的预防和治疗

Mark K. Grove and Mark E. Sesto

血管并发症不常见，但对腹腔镜外科来说可引起潜在的灾难性后果。虽然血管损伤这个术语意味着血管壁的医源性损伤，但同样能由气腹引起的血液动力学的变化或因疏忽使气体进入循环可引起严重血管并发症。术者应了解血管的解剖学和正确理解气腹的生理原理以避免在腹腔镜手术时发生血管并发症。

与静脉淤积有关的并发症

外科医师对静脉血栓形成栓塞的危险因素已非常了解，因此，对预防围手术期深静脉血栓形成(DVT)已经有了标准化的防治措施[1,2]。腹腔镜操作时产生的气腹，与发生静脉淤积和潜在的血栓形成栓塞方面有特别的关系。一些研究已证实当腹腔内压超过 1. 87kPa (14mmHg)时，可出现下肢静脉血液淤积[3]。更有的病人在气腹后有发生血液呈高凝状态的趋向。尽管这些因素预期会增加腹腔镜后静脉血栓形成栓塞的可能性，但事实上，临床上静脉血栓形成栓塞的发病率却低于相应的开腹手术。

有一组超过 500 病例的腹腔镜结直肠手术，并没有发生深静脉血栓形成(DVT)或肺梗塞[4]。虽然属于推测，腹腔镜结直肠外科手术时静脉血栓栓塞的发病率低，可能和手术中病人多是放置于 Trendelenburg 体位有关。当前建议在有发生 DVT 危险的病人作腹腔镜手术时应采用预防措施[5]。预防应包括机械性措施(下肢气垫加压)，当需要时，辅以应用抗凝剂如肝素或低分子量肝素。应用充气加压(pneumatic compression)可改善腹腔镜手术时静脉的血流动力学[6,7]。

气腹对肠系膜循环的影响

在实验上，气腹导致的腹压增高降低了内脏的灌流[8]。然而，因为常规腹腔镜手术后内脏缺血的表现非常罕见，相对的肠系膜低灌注对临床的影响是不清楚的。Richmond 只收集到了 5 例因腹腔镜所致的肠系膜缺血的病例[9]。

气栓

气栓可视为腹腔镜的一个血管并发症。这种可致死的并发症罕见的原因可能是由于二氧化碳(CO_2)迅速地在血液中溶解的结果。但是，当大量的 CO_2 气体进入血循环时，能导致突然的心血管衰竭。当腹腔镜手术时，若病人发生血液动力学不稳定或衰竭，特别是伴有心动缓慢和发绀时，应高度怀疑 CO_2 气栓。虽然呼气末 CO_2 增加的高碳酸血症并不是能经常发现。监测呼气末 CO_2 可以帮助证实诊断。近 2/3 的报道 CO_2 气栓的病例，心血管衰竭发生在充气时或立即在充气后出现[10]。在大多数的病人中，怀疑是由于不小心将 Veress 针插入血管内引发的。

对发生气栓的病例的治疗是立即停止充气和放出腹腔内气体。病人应放置在陡直的 Trendelenburg 位和左侧卧位。在此等病例，通过中心静脉导管从右心房抽出气体可能是救命的措施。

与 Veress 针放置和插管相关的血管损伤

直接血管损伤的可能性始于腹腔插管(图 57-1)。气腹建立常是通过脐周切口刺入 Veress 针。Veress 针盲穿腹壁时可能损伤腹主动脉分叉部或髂血管。据解剖学上研究证实,在仰卧位时,2/3 的病人腹主动脉分叉位于脐部上 5cm 之内,其余的在脐以下水平[11]。值得注意的是,虽然曾建议在穿孔时病人采取头低位的位置能减少内脏损伤的机会,但这样操作亦使脐向上移位,在这个位置时,60%的病人的腹主动脉分叉处在或低于脐的水平,可使盲穿时发生重大的血管损伤。仰卧截石术位能进一步改变腹膜后血管和脐部位置的对应关系[12]。

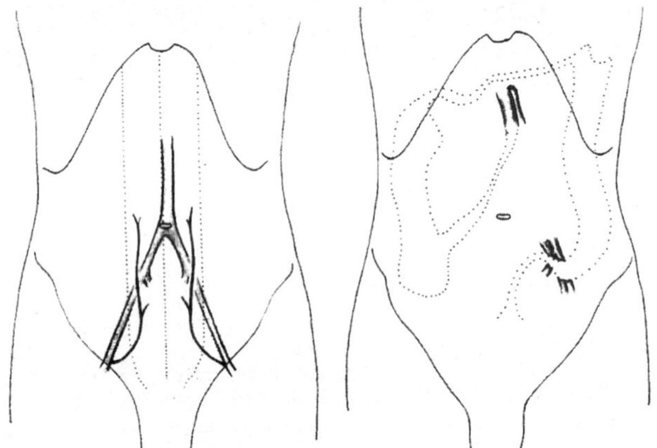

A B

图 57-1 A:腹壁和腹膜后血管相对脐部和腹直肌的定位;B:结肠系膜在后腹膜的附着。当分别切断横结肠和乙状结肠系膜时,肠系膜上血管和左髂血管特别容易受损伤

腹主动脉、下腔静脉和髂血管与腹壁间的距离,在不同体型的病人有很大的差异[13]。在消瘦的病人,腹主动脉可能仅距脐部深面几个厘米(图 57-2)。如应用闭合穿刺技术,引进 Veress 针或套管针时,必须适当地提高腹壁和足够的气腹以减少发生血管损伤的可能性。

大宗系列病例调查显示:高达 90%以上的重大血管损伤均是由于腹壁盲穿或盲目放入套管造成的[14~16]。Veress 针损伤占多数。而放置套管时的损伤,是由于气腹不足够所造成。这些观察导致一些作者使用开放性插管而不用闭合法置管,如 Hasson 首先描述的方法[17~21]。虽然没有对照,此方法的技术资料,支持前者方式的优点,从而限制了重大的潜在的致死性血管损伤发生。

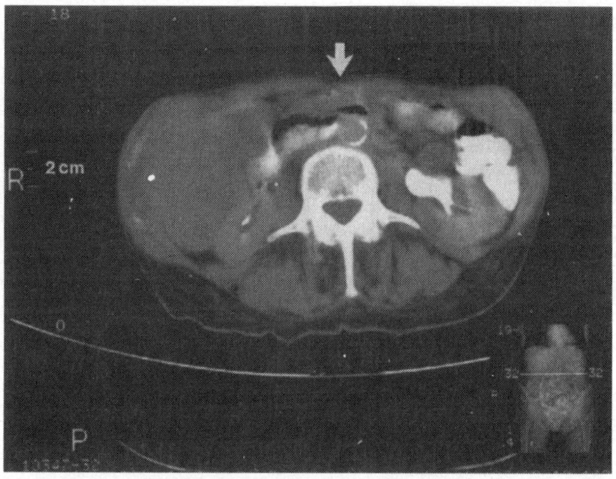

图 57-2 腹膜后血管可能位于前腹壁下的几厘米,当腹壁穿刺时容易遭到损伤

在腹腔镜操作中最常见的血管损伤无疑是在腹壁上动脉。这根血管在腹腔镜结直肠手术中可能特别易受伤害,因为它位置贴近于手术时套管穿刺的位置。因为被套管和气腹的暂时填塞,腹壁下动脉损伤可能不易发现,在这方面,重要的是强调在撤出套管和气腹减压后,用腹腔镜直接观察穿刺孔以保证彻底的止血。这种病例可以出现明显的腹腔内出血、腹膜前间隙和腹直肌鞘内出血。重新放入套管,暂时止血一般不成问题。缝合控制止血是用直针在穿孔处上、下方的单股线贯穿褥式缝合(图 57-3)。

与迅速发展的胃肠道和实质器官的经验和文献对比,腹腔镜下体内血管外科技术尚没有很大的发展。虽然也有人报道在腹腔镜下作腹主动脉股动脉搭桥[22]。血管技术在腹腔镜外科尚不能认为已经成熟。因此必须强调,当腹腔镜手术时出现损伤大血管,在绝大多数情

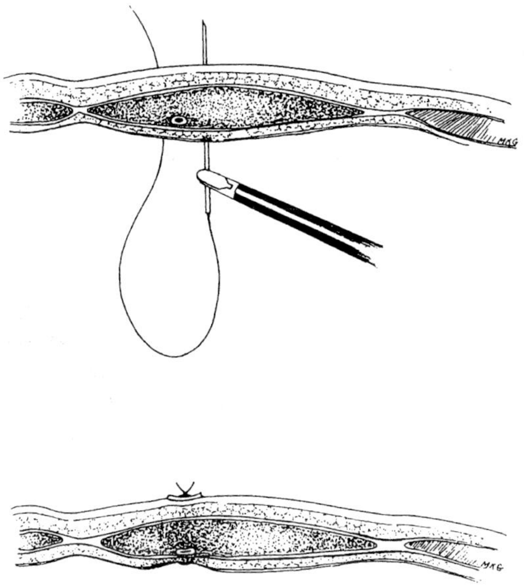

图 57-3　腹直肌横切面表示贯穿腹壁的褥式缝合压迫上腹壁动脉，缝线在手术后数天拆除

况下(除了极少数的例外)，所有病例都需要中转开腹手术以直接控制血管及进行修补。

开腹手术可提供满意的血管暴露和允许用血管外科技术修补。大多数病例，都是用细单股线直接缝合修补(图 57-4A)。在一些特殊的病例，出现较大面积的动脉或静脉壁破裂，可能需要更精致的重建技术，例如清创术，补片血管成形(图 57-4B)或节段切除端端吻合或间位移植(图 57-4C,D)。后者需要自体血管移植(当在污染区操作)，可使用大隐静脉或少数情况下应用下腹动脉。

当打孔和分离盆腔时，髂血管有受伤的危险。在原来没有动脉粥样硬化疾病的情况下，髂总和髂外动脉的急性阻塞，可引致严重的下肢缺血；利用解剖学的和解剖学外的技术(extra-anatomic technique)迅速而精确地修补损伤是必须的。相比之下，长时间试图修补损伤的髂内动脉可能是不适当的，特别是当对侧髂内动脉是完整的或是已做直肠乙状结肠切除时。在这样的病例，结扎一般不会有后患。相应地，虽然修补了髂静脉损伤会较好，但如果情况不允许，结扎也能很好耐受。髂静脉结扎后，预期会有下肢肿胀，使用加压袜可能有帮助。

当游离和切除横结肠时可能损伤肠系膜上血管，肠系膜上血管损伤可能导致灾难性后果(图

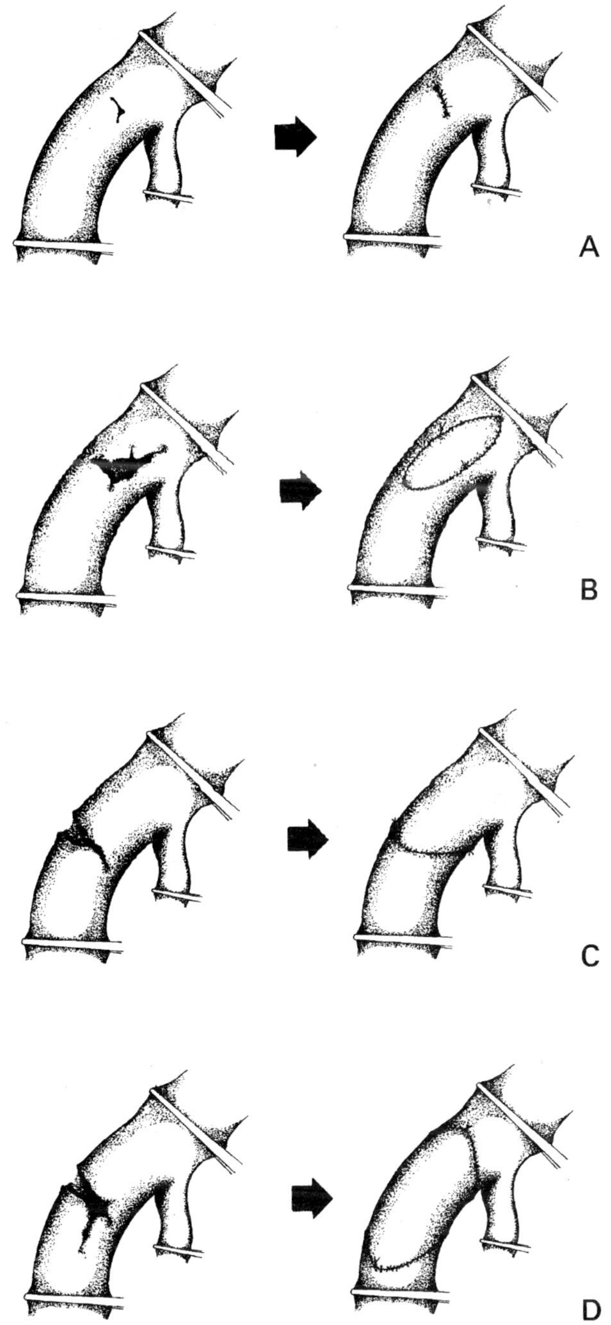

图 57-4　血管的修补技术。　A:清创和缝合修补；B:清创和补片血管成形；C:节段切除和端端吻合；D:节段切除和间位移植

57-1B)。当横结肠因恶性肿瘤或炎症疾病缩短时，这个部位的操作特别困难。一旦出现肠系膜上动脉或静脉损伤，精确的修补是急需的，以预防广泛肠系膜血管梗死。与自发性肠系膜静脉血栓形成相比较，在医源性肠系膜上静脉血栓形成时，应考虑血栓清除以尽可能恢复静脉的通畅。

(黄晓强　译)

参考文献

1. Clagett GP, Anderson FA, Geerts W, et al. Prevention of venous thromboembolism. Chest 1998;114(suppl):531-560.
2. Collins R, Scrimgeour A, Yusuf S, et al. Reduction in fatal pulmonary embolism and venous thrombosis by perioperative administration of subcutaneous heparin. N Engl J Med 1988; 318:1162-1173.
3. Reymond MA, Christen Y, Morel P, et al. Pneumoperitoneum-related circulatory changes of the lower extremities. In: Rosenthal RJ, Friedman RL, Phillips EH (eds) The Pathophysiology of Pneumoperitoneum. Berlin: SpringerVerlag, 1998:28-41.
4. Kockerling F, Schneider C, Reymond MA, et al. Early results of a prospective multicenter study on 500 consecutive cases of laparoscopic colorectal surgery. Laparoscopic Colorectal Surgery Study Group (LGSSG). Surg Endosc 1998;12: 37-41.
5. Society of American Gastrointestinal Endoscopic Surgeons. Global statement on deep venous thrombosis prophylaxis during laparoscopic surgery. Surg Endosc 1999;13:200.
6. Christen Y, Reymond MA, Vogel JJ, et al. Hemodynamic effects of intermittent compression of the lower limbs during laparoscopic cholecystectomy. Am J Surg 1995;170:395-398.
7. SchwenkW, Bohm B, JunghansT, et al. Intermittent sequential compression of the lower limbs prevents venous stasis in laparoscopic and conventional colorectal surgery. Dis Colon Rectum 1997;40:1956-1962.
8. Ishizaki Y, Bandai Y, Shimomura K, et al. Changes in splanchic blood flow and cardiovascular effects following peritoneal insufflation of carbon dioxide. Surg Endosc 1993; 7: 420-423.
9. Richmond BK, Lucente FC, Boland JP. Laparoscopy-associated mesenteric vascular events: description of an evolving clinical syndrome. J Laparoendosc Adv Surg Tech A 1997;7:363-367.
10. Lowham AS, Filipi CJ, Tomonaga T. Pneumoperitoneumrelated complications: diagnosis and treatment. In: Rosenthal RJ, Friedman RL, Phillips EH (eds) The Pathophysiology of Pneumoperitoneum. Berlin: Springer-Verlag, 1998:28-41.
11. Nezhat F, Brill AI, Nezhat CH, et al. Laparoscopic appraisal of the anatomic relationship of the umbilicus to the aortic bifurcation. J Am Assoc Gynecol Laparosc 1998;5:135-140.
12. Hurd WW, Bude RO, DeLancey JOL, et al. Abdominal wall characterization with magnetic resonance imaging and computed tomography: the effect of obesity on the laparoscopic approach. J Reprod Med 1991;36:373-376.
13. Hurd WW, Burd RO, DeLancey, et al. The relationship of the umbilicus to the aortic bifurcation: implications for laparoscopic technique. Obstet Gynecol 1992;80:48-51.
14. Usai H, Sayad P, Hayek N, et al. Major vascular injuries during laparoscopic cholecystectomy: an institutional experience with 2589 procedures and literature review. Surg Endosc 1998;12:960-962.
15. Hanney RM, Alle KM. Cregan PC. Major vascular injury and laparoscopy. Aust NZ J Surg 1995;65:533-535.
16. Seville LE, Woods MS. Laparoscopy and major retroperitoneal vascular injuries (MRVI). Surg Endosc 1995;9:1096-1100.
17. Hasson HM. A modified instrument: method for laparoscopy. Am J Obstet Gynecol 1971;110:886-887.
18. Witz M, Lehman JM. Major vascular injury during laparoscopy. Br J Surg 1997;84:800.
19. McKernan JB, Champion JK. Access techniques: Veress needle-initial blind trocar insertion versus open laparoscopy with the Hasson trocar. Endosc Surg Allied Technol 1995; 3:35-38.
20. Sigman HH, Fried GM, Garzon J, et al. Risks of blind versus open approach to celiotomy for laparoscopic surgery. Surg Laparosc Endosc 1993;3:296-299.
21. Bonjer HJ, Hazebroek EJ, Kazmier G, et al. Open versus closed establishment of pneumoperitoneum in laparoscopic surgery. Br J Surg 1997;84:599;602.
22. Berens ES, Herde JR. Laparoscopic vascular surgery: four case reports. J Vasc Surg 1995;22:73-79.

第七部分

腹腔镜检查诊断在急腹症中的应用

Steve Eubanks
Section Editore

第五十八章　诊断性腹腔镜检查的原则

Ross L. Mcmahon

1901 年，在德国第 37 届德累斯顿自然医学医师和内科医师大会之前，德累斯顿的外科医师 Kelling 在狗体上成功地做了第 1 例腹腔镜手术[1~4]。他先在腹壁上做区域麻醉插入穿刺针，室内空气经消毒棉过滤后注入腹腔，形成气腹。接着插入大的鞘管(trocar)，通过鞘管内腔插入膀胱镜。在第 2 个鞘管孔处，将探条插入腹腔来操作腹内脏器。

1910 年，Jacobaeus 将该技术运用于腹水病人。他用自己发明的鞘管进行了 20 例尸体试验后，又对 17 例腹水、2 例脓胸病人分别行腹腔镜和胸腔镜手术。他没像 Kelling 那样用单独的针注气，而是通过原来的鞘管注气。之后，他认为腹腔镜是恶性肿瘤“早期”诊断的工具[3,5]。

在美国，霍普金斯医院的 Bertram Bernheim 于 1911 年做了首例腹腔镜手术。当时他显然没有注意到 Kelling 和 Jacobaeus 的工作。仅用了直径约 1.2cm(0.5 英寸)的直肠镜通过上腹部小切口插入腹腔，没制成气腹，但他报道声称观察到了胃、胆囊、肝脏和腹膜[4]。

1920 年，Orndoff 首次报道了应用腹腔镜诊断的大宗病历。即“42 例腹腔镜检查”发表在《放射学杂志》上[4]。文中描述了金字塔型鞘管刀片和应用 X 线透视来减少鞘管穿刺造成内脏损伤。1928 年，Kalk 和 Bruhl[3,6] 也报道了大宗腹腔镜应用的情况。Ruddock 于 1937 年报道了 500 例病人应用腹腔镜检查，而无 1 例死亡，从而证明腹腔镜的安全性和有效性[1~7]。由于这些前辈们创造性的工作，腹腔镜检查渐演化成腹、盆腔疾病诊断的重要工具。

在妇科医师的器械检查中，腹腔镜已应用多年。30 年前就有妇科医师用腹腔镜评价盆腔病理情况，腹腔镜诊断是妇科医师最常用的操作之一。然而，普通外科医师最近才接受腹腔镜诊断技术。在引起普通外科革命性变革的腹腔镜胆囊切除之前，普通外科医师几乎无人应用这项技术，但现在，越来越多的普通外科医师用腹腔镜诊断各种腹部疾病。应用腹腔镜治疗疾病加速了其作为诊断工具的进程。

应用腹腔镜诊断腹部疾病最近几年迅速发展。外科医师扩大腹腔镜应用范围至术前癌症分期，术后治疗或恶性肿瘤、肝脏疾病、腹水的术后二次探查。可选择的治疗方法也大为增加。

腹腔镜检查的适应证

腹腔镜检查的适应证非常多，而且还在不断增加。已公认的适应证见表 58-1[8]。

一、急性右下腹痛

虽然不是传统意义上的腹腔镜检查指征，但腹腔镜阑尾切除使腹腔镜评价右下腹痛得到迅速广泛的应用。腹腔镜检查的同时，可治疗疾病。女性右下腹痛的情况(RLQ)尤其适用通过腹腔镜鉴别诊断和治疗。范围广泛的鉴别诊断和高阴性率阑尾切除，使许多医生对患右下腹痛的女性行诊断性阑尾切除，否则这些右下腹痛的患者仍不免行阑尾切除术。

表 58-1 目前诊断性腹腔镜检查的适应证

1. 急性右下腹痛
2. 慢性腹、盆腔痛
3. 不育症
4. 腹部包块评估
5. 肝脏疾病
6. 肝肿瘤
7. 腹水
8. 肿瘤分期
9. 治疗后二次探查评估

二、慢性腹痛、盆腔痛

对消化科和妇科的医患双方来讲，最棘手的问题之一是慢性腹部疼痛。许多病例，一连串检查结果，使得医患双方不知其发病原因。不可否认，许多病人最终难以确定是否为器质性病变，然而，当所有的非侵袭性检查都难以确定病灶时，诊断性腹腔镜检查是排除器质性疾病的最后手段。Wood 和 Cuschieri 做的前瞻性研究表明，30％的难解释性腹部疼痛患者存有明显病变，包括未估计到的恶性肿瘤。这个问题将在第 63 章进一步讲解。

三、肝脏疾病

诊断性腹腔镜检查联合腹腔镜活检适合于诸如小肝脏、大量腹水的肝硬化患者，因为常规活检难以确诊或者是不适宜的[8,9]。由于晚期肝病病人活检后更易出血，腔镜下可用电凝及其他止血法直接在活检部位止血。

四、肝脏肿瘤

腹腔镜检查可以改善对原发性还是继发性肝脏恶性肿瘤的评估[8,9,11]，由于 80％～90％的病灶位于肝脏表面，腹腔镜可观察到 2/3 的肝表面积。当怀疑肝占位而经皮肝盲穿活检为阴性时，用腹腔镜活检是非常有用的。当需手术时，腹腔镜检查能显示其他方法难以发现的小卫星结节(小于 2cm)。

五、腹水

当腹水的病因难以找到，尤其是继发于结核或肿瘤性腹水，腹腔镜检查非常有效[8]。

六、不育症

标准的不育检查已包括诊断性腹腔镜检查。伞部、输卵管、子宫和卵巢都可以评估，瘢痕和其他发育异常增加不孕不育的可能得到证实。这项检查常与输卵管染色法联合使用。常用靛胭脂染料评测输卵管的通畅性。染料不能自由通过提示输卵管内病变，这可导致病人不育[12]。

七、肿瘤分期

腹腔镜检查有助于多种恶性肿瘤分期，如淋巴瘤、胰腺癌[8,13]、胃癌、食道癌[8,14]。在第 63 章详细讨论肿瘤分期问题。

八、治疗后二次探查

前面几位作者主张利用腹腔镜检查探查放、化疗后的隐匿性疾病[8]。对这些情况了解的增加，会促使临床医生改进治疗方案，消除残留病灶。

九、可触及性包块

用非侵袭性和半非侵袭性检查(B 超、CT、MRI、内窥镜)不能充分阐明包块的性质时，通过诊断性腹腔镜观察和活检可迅速确诊[8]。不但有组织学诊断而且可明确包块的真正生长范围，包括所涉及的周围组织结构。

十、其他

其他适应证包括不明原因的发热，怀疑腹部病变的急症，原因不明的胃肠道出血，创伤或肠系膜缺血切除/重建后二次探查[8]。

腹腔镜检查的禁忌证

绝对和相对禁忌证列于表58-2[8]。

表58-2 诊断性腹腔镜检查的禁忌证

绝对禁忌证	相对禁忌证
明确的膈疝	机械或麻痹性肠梗阻
血液动力血不稳定	未纠正的凝血机制障碍
	弥漫性腹膜炎
	严重心肺疾病
	大食管裂孔疝
	不可复性腹外疝
	腹壁感染

一、绝对禁忌证

(一)明确的膈肌撕裂[8] 已知的膈肌破裂时不能用气腹[8]。膈肌撕裂后腹腔内注入气体，将导致张力性气胸，结果使血液动力学不稳及呼吸系统功能不全。因此，必须用可替代气腹的方法来消除这些副作用。

(二)血液动力学不稳[8] 病重或严重创伤时血液动力学耗竭，不能用腹腔镜检查来发现病源。因气腹引起的血液动力学变化和手术检查引起的时间延迟会危及病人安全，因此，不能施行腹腔镜检查[8]。在此等严重情况，腹腔镜下没有几种切实可行的治疗可供选择，故应立即剖腹探查，清除病患。

二、相对禁忌证

(一)机械性或麻痹性肠梗阻 肠管高度充气扩张或肠襻内充满气/液体不宜行腹腔镜检查，因为造成肠穿孔可能性大为增加[8]。如果这类病人确实需要腹腔镜检查，可谨慎地使用Hasson法。检查中，由于肠管的扩张，腹内压力已经升高，所以要仔细监测，以避免腹腔间隙综合征的出现。

(二)未纠正的凝血机制障碍 如果凝血机制障碍纠正后，可行腹腔镜检查，出血的危险性较低；反之，出血危险性较大[8]，降低了腹腔镜检查的成功率，出现并发症的可能性增加。因此，临床评判应建立在每个具体病例基础之上。

(三)弥漫性腹膜炎 弥漫性腹膜炎是剖腹探查的指征[8]，许多人认为腹腔镜检查没有必要，是耗时的序曲。然而，在某些情况下，腹腔镜检查可发现弥漫性腹膜炎的病因，如十二指肠、胃溃疡穿孔等。再者，正如外科医生的技能，需要临床上的判断与洞察力。

(四)严重心肺疾病 患严重心脏疾病的患者，术前应行仔细的一系列检查[8]。稳定性心绞痛不是禁忌证，但必须术中与麻醉师密切沟通有关血液动力学变化的情况。严重的肺阻塞性疾病可导致由CO_2气腹所致的高碳酸血症，引起酸中毒。对有高碳酸血症危险患者，有许多代替CO_2气腹的方法。

(五)大食管裂孔疝 大食管裂孔疝在制气腹时，可引起纵隔气肿[8]。疝的大小决定病人的危险程度有待科学地判定。在切除食管旁疝及大食管裂孔疝的疝囊后，X光检查可显示纵隔气肿。

(六)腹壁感染 美国胃肠内镜外科医师协会(SAGES)认为腹壁感染是相对禁忌证。需要考虑的是感染的扩散，诱发菌血症和由高腹压造成受损组织的氧化能力降低，CO_2弥散等。

设备

腹腔镜检查器械的使用与一般腔镜手术相差无几。0°角的腹腔镜能满足大多数检查的需要，但手头最好备有30°，甚至45°角的镜头，以便有些部位的观察。标准光源、光源缆线、气腹机等都与腹腔镜胆囊切除的器械一样。病人要牢固地固定于手术床上，床能向头、尾及左右两侧调节。要备能多次处理、反复使用的10毫米的鞘管和至少1个5毫米的鞘管，钝头探条、冲洗一吸引器、有创抓钳，一付腔镜剪。见图58-1（另外章节，将讨论微型腹腔镜器械的使用）。也需配备有钛夹钳、钛夹、持针器等。如果病人是膀胱截石位，还要备举宫器、Hulka钩及凝血器械。

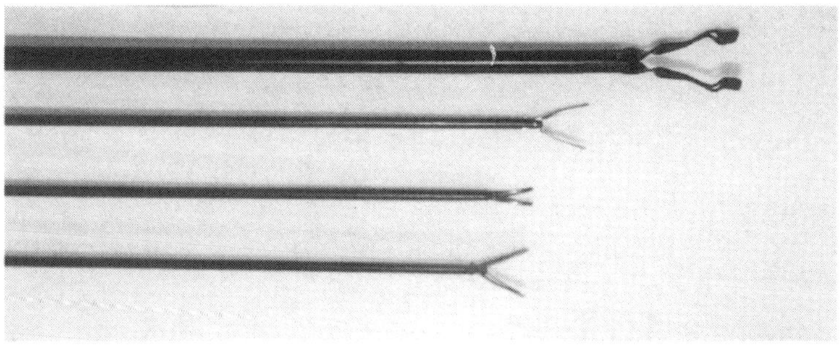

A

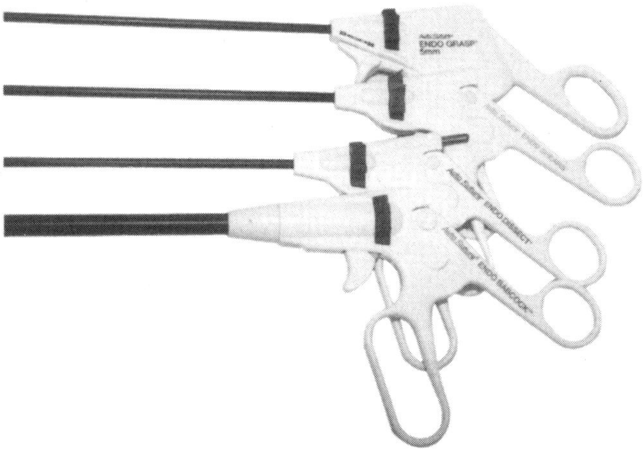

B

图58-1　腹腔镜检查时选择的部分器械。　A：抓钳及Babcock钳；B：一次性的抓钳柄

鉴别诊断

诊断性腹腔镜检查的鉴别诊断取决于检查的适应证。急性腹痛最常见的原因是阑尾炎、盆腔炎、卵巢囊肿破裂、附件扭转、宫外孕等。这些疾病在术前通过询问病史，体格检查，实验室和放射学检查大都可以推断出来（表58-3）。

表58-3　鉴别诊断

1. 急性右下腹痛
a 急性阑尾炎
b 盆腔炎性疾病
c 卵巢囊肿破裂
d 附件扭转
e 宫外孕

续表

2. 慢性盆腔疼痛
a 子宫内膜异位症
b Fita-Hugh-Curtis 综合征（肝周围琴丝状粘连伴腹痛）
c 粘连
d 恶性肿瘤

诊断性腹腔镜检查的手术方法

全麻成功后，对男性患者，如果考虑不是盆腔疾病，可采取平卧位；女性患者，诊断不清，采用膀胱截石位，膀胱要排空。而且常用到Hulka拉钩。

一、穿刺部位

由于脐部是前腹壁最薄的部位，常选做Veress气腹针和腹腔镜入路的穿刺部位，该处深部组织紧贴上面组织层。在该部位的其他穿刺方法已作叙述[15]。若考虑到有潜在并发症的可能(如肠粘连)，可改变Veress针的穿刺部位，由中点下移2～3cm，或选择左肋缘、左第9肋间隙。在这些部位穿刺，对充气的胃或肿大的脾脏是危险的。选择左下腹或脐上也有报道(图58-2)。

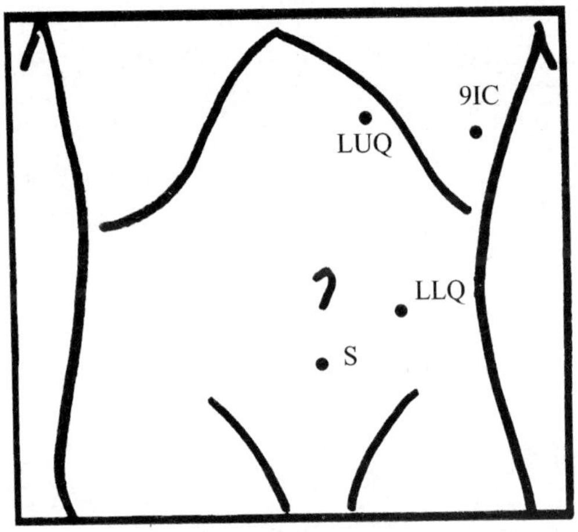

图58-2 Veress针可选穿刺点　左上腹(LUQ)；第9肋间隙(9IC)；耻骨上(S)；左下腹(LLQ)

根据不同的适应证，选择不同的穿刺部位，但要掌握总体原则。多数情况下，脐部穿刺点(10毫米)用来放置腹腔镜的。如果诊断不清，需要第2个穿刺点以方便腹内脏器操作。

如果右下腹痛需探查，可以在中线耻骨联合上或左下腹(LLQ)选择第2个穿刺点，这样用来操作肠管、阑尾、盆腔脏器非常方便。如果病人位于牵引镫(带按摩气囊的体位镫)上，拉钩牵拉子宫颈，可获得观察下腹部、盆腔的良好视野。

如上腹部痛是主要的问题，可选择左上腹并加做上腹部穿刺点以能操作上腹部脏器。

二、术者位置

术者的视轴和手应集中在感兴趣的部位。术者应站位于显露区对面，越过腹中线操作。如果要探查右下腹(如阑尾炎等)，术者要站在病人左侧；探查左上腹时，站在右侧。多数情况下，助手站在术者对面。监视器应放在术者和助手前面，以便观察和操作。

三、手术

如果要探查盆腔脏器，病人最好摆成改良膀胱截石位，而且全麻。10毫米鞘管放置在脐下方。Hasson法(开放式腹腔镜技术)与Veress法都可使用，但Hasson法更合适。CO_2气腹压力达1.6kPa(12mmHg)，用0°或30°角的腹腔镜插入腹腔，应系统地检查上、下腹情况。如果仍未能确诊，可于下腹部耻骨联合中线上部增加使用5毫米鞘管或微型腹腔镜。要备好能翻动肠管、盆腔脏器、阑尾的器械，如钝头探条、无创抓钳、Babcook钳。下腹部和盆腔应仔细系统地探查，以免遗漏。

探查时，仔细游离粘连组织以显露感兴趣区。要在无血管的平面进行，做到无出血，以免限制视野，影响诊断。探查要按照一定次序进行，以便全面检查，防止遗漏。用拉钩辅助有利于道格拉斯窝、卵巢等部位检查。常用的检查次序是：①使子宫后倾，检查子宫道格拉斯窝前面腹膜有无子宫内膜异位；②子宫后壁表面，注意大小、形状、子宫色泽。③使子宫前倾，检查道格拉斯窝后面、子宫骶韧带、乙状结肠前面等；④从左至右检查附件。翻动子宫使卵巢良好显露，注意其大小、色泽及柔韧性，是否有囊肿；⑤检查阑尾、右侧结肠、回盲部、末段回肠等。具体的次序由医生根据病人情况决定。

四、特殊发现

腹腔镜检查的结果较多，主要取决于手术指征。常见的探查情况见表58-3。女性急性腹痛结果常见于：正常、急性阑尾炎、盆腔炎性疾病、卵巢囊肿破裂、附件扭转等。宫外孕应于术前发现β-hCG升高，B超发现子宫内没有胎儿。

五、阑尾炎

第六十一章讨论急性阑尾炎的治疗。多数

情况下，腹腔镜可安全地切除阑尾，手术时需要第2个大口径的鞘管（10毫米或12毫米）（表58-4），根据医生的喜好、阑尾系膜的厚度、费用等可选用钛夹或套圈法。

表58-4　根据术中情况选择的手术方式

术中情况	手术方式
急性阑尾炎	增加鞘管：共3个（10毫米，12毫米，5毫米）
卵巢囊肿破裂	冲洗和关闭
附件扭转	咨询妇科医生±扭转复位±卵巢切除
宫外孕破裂	咨询妇科医生±输卵管切除
盆腔炎性疾病	冲洗、充分引流、术后抗炎

六、盆腔炎性疾病

盆腔炎性疾病（PID）往往伴有炎性渗出物、输卵管红斑、偶尔出现输卵管脓肿。这时，应听取妇科医生的意见。但总的原则是：引流、冲洗及应用抗生素。

七、黄体血肿或破裂

卵巢囊肿破裂包括无其他发现病理、盆腔或道格拉斯窝积液、卵巢上有囊肿壁残留。血性囊肿表明卵巢出血。只有囊肿时，只须冲洗盆腔。重要的是必须完全、彻底地检查腹、盆腔。

八、附件扭转

有些情况，卵巢扭转术前未确诊。因为一些卵巢扭转与急性阑尾炎症状相似。在腹腔镜下观察卵巢系膜的扭转比较容易。根据扭转缺血的程度、是否有梗死及病人今后生育要求等选择扭转复位或卵巢切除等治疗方法。

九、宫外孕

术前未能诊断出宫外孕的患者，腹腔镜可确诊。输卵管受孕可观察到输卵管局部呈蓝色隆起。根据病人的一般状况、是否需维持生育能力、宫外孕的体积、输卵管状况以及医生的技术情况，决定采用输卵管切除或造口。如果可能的话，最好咨询妇科医生。

十、中转开腹

中转开腹的原因很多见列于表58-5。中转开腹必须有充分的理由，即不能够在腹腔镜下施行必需的手术。虽然该理由似乎过于基本和简单，而这个前提常被忽视或不受赏识。常见中转开腹原因是：视野不良、设备使用问题或出现并发症。

视野不良或解剖不清是中转开腹的最常见原因。改善视野的方法有：①改用30°、45°或更大角度的镜头；②如向头侧、尾侧倾斜手术床，调节两侧的角度，术中充分显露感兴趣区是能完成检查的重要保证；③使病人位于牵引镫上，拉钩牵拉子宫颈，使子宫移位，可明显改善盆腔视野。然而，通过以上措施，医生根据病情、解剖结构仍不清晰等因素，可决定中转开腹。

器械使用也是一个影响因素，其中包括显露问题。由于器械的长度、病人腰围、器械的角度等原因，使器械不能伸展到感兴趣区，完不成有效操作。对此，可以增加穿刺部位，更换更先进的器械等，来减少此类问题的发生。如果现有的器械不能完成检查，建议中转开腹。

表58-5　中转开腹的指征

1. 腹腔镜不能控制/修复的并发症
   a 大量出血
   b 复杂肠切开术
   c 膀胱切开术
   d 输尿管损伤
   e 其他难以评估的器官损伤
2. 视野不良
   a 血染视野
   b 解剖细节不清晰
   c 牵拉问题
   d 显露困难
3. 器械使用问题
   a 肥胖病人现有鞘管、器械长度太短
   b 器械角度问题

并发症引起的中转开腹主要是腹腔镜下难以

控制的并发症，这自然与外科医生的技能有关。公认的中转开腹的指征是大量出血、复杂的肠切开术以及性质难定的并发症。

上述三种情况常有交叉，很少单独存在，也较少单独发生。其中医生的判定与能力起主导作用。重要的是：中转开腹不是手术失败，而是正确的外科判定。

并发症

腹腔镜检查的并发症见表58-6。并发症分为一般性和特有并发症，一般并发症指由任何手术或麻醉引起；特有并发症指该种手术引起。特有并发症可根据手术不同阶段进一步分类：①Veress 针穿刺时；② Hasson 鞘管安置时；③鞘管穿刺时；④手术进行时；⑤气腹等。

一、Veress 针穿刺损伤

Veress 针穿刺时会造成血管损伤。1977年 Mintz 报道 99 000 例腹腔镜检查，大血管损伤率为0.3‰[17]。1987 年 Bergqvist 和 Bergqvist 报道 75 000 例检查，仅有 4 例血管损伤，损伤率为 0.07‰[18]。Querleu 等报道损伤率为 0.2‰，但有 1 例出血死亡[19]。

表 58-6　诊断性腹腔镜检查的并发症

技术	研究人	年代	检查例数	血管损伤	内脏损伤	并发症(‰)
Veress	Loffer 和 Pent[16]	1975	32,719	NR	22	0.67
	Mintz[17]	1977	99,204	30Veress	5Veress	0.35
			18 鞘管	26 鞘管	0.44	
	Bergqvist[18]	1987	75,035	4Veress	NR	0.07
			1 鞘管			
	Querleu[19]	1993	17,521	4	7	0.63
Hasson	Hasson[20]	1980	200	0	0	0
	Lafullarde[21]	1999	803	0	0	0

Veress 针穿刺最易造成小肠损伤，估计损伤率高于报道结果。由于穿刺针较细，距摄像头近的损伤易被忽略，而且穿刺针较细，一些损伤可以不经修补而愈合。但是如果延误发现病情，可明显增加并发症率。Loffer 和 Pent 报道内脏穿孔率为 0.67‰[16]。Mintz 报道与 Veress 针相关为 0.05‰[17]。Querleu 报道为 0.4‰[19]，但仅约一半的内脏损伤在腹腔镜操作中被诊断出来。

二、鞘管损伤

灾难性的鞘管损伤(大血管或内脏伤)主要发生于直接盲穿或在建立气腹之后。Mintz 报道鞘管穿刺直接损伤大血管是0.18‰。Bergqvist 和 Bergqvist 报道是 0.01‰，小肠损伤也是鞘管损伤的常见并发症，Mintz 报道内脏损伤率是 0.26‰。

Nuzzo 报道 Veress 针和鞘管穿刺引起的损伤率最高[22]。他提供了从 1991 年至 1996 年 9 个研究中心的腹腔镜胆囊切除的报告，其中涉及 160 000 例病人，结论是：由 Veress 针或鞘管穿刺引起的死亡率是 0.05‰～0.2‰。至少一半（0.1%～0.4%总数）的内脏损伤与 Veress 针或鞘管穿刺有关。血管、小肠总并发症率是 0.63‰～0.8‰[17,19]。

三、Hasson 法穿刺损伤

虽然许多医生认为 Hasson 法比 Veress 法更安全，但也引起特有的并发症[23]。Hasson 提出的开放式鞘管穿刺术：①能保证气腹的制成；②避免盲目穿刺的危险性。通过解剖、缝合筋膜，显露腹膜，非常容易放置钝头鞘管。Perrone 用该法进行了 585 例手术，其中 173 例（29.5%）先前曾接受过腹部手术，内脏可能贴附于前腹壁上[24,25]，没有严重并发症（如大血管、小肠损伤）的报道。Lafullarde 等报道了他们的用 Hasson 法的经验[21]，802 例手术没有血管和内脏损伤。

四、手术损伤

手术损伤的种类多种多样。血管、消化道、泌尿系损伤最常见。损伤机制有直接切割或截伤，电凝器引起的热灼伤，抓钳引起的夹伤，牵拉伤。类似机制可引起实质脏器的损伤。要注意直接或间接电弧及绝缘不良引起的电灼伤。Levy 认为早先认为的电灼伤可能也与插入鞘管有关[26]。

五、气腹并发症

CO_2 是建立气腹最常用的气体，CO_2 气腹能引起许多生理学反应。

（一）CO_2 吸收　CO_2 透过腹膜吸收率大于通过呼吸及体液缓冲系统的抵消补偿，则病人 $PaCO_2$ 升高，呼气末-潮气 CO_2 能反映出来，故应在每位病人中检测。如果病人呼吸储备受限，术中可检测动脉血气分析。

（二）心律不齐　气腹引起 20%的病人心律不齐[27]。最常见的是心动过速、室性早搏、心动过缓。多数情况下是一过性的，不会引起临床病症。

（三）心排量下降　高碳酸血症、高腹压、高海拔等可明显引起心排量下降。气腹机功能障碍或肌肉松弛不充分可导致腹内压升高。酸血症抑制心肌，静脉受压致静脉血回流减少等都能引起低血压。

（四）气栓　CO_2 是强弥散力的气体，少量的 CO_2 无论是直接注入血流或经腹膜吸收入血，都不会引起生理改变。如果大量的 CO_2 入血可引起气体栓塞综合征，危及生命。幸运的是这种情况发生率低，65 000 例中可能有 1～4 例[27]。如果病人出现难以解释的低血压、心律不齐、新发生的心脏杂音、呼气末-潮气 CO_2 增加，提示 CO_2 气体栓塞发生；出现低氧血症、肺动脉高压、右心室阻塞可导致右心衰竭。治疗措施应立即放空气腹，头低脚高、左侧卧位，通过中心静脉插管吸出右心室气体，吸 100%的纯氧等。

（五）肺部并发症　CO_2 吸收或高腹压能引起呼吸系统改变。功能残气量（FRC）和强制性呼气量（FEV）减少多达 23%[27]。高腹压、膈肌扩张不全可能导致高达 50%的病例手术后发生肺膨胀不全[27]。

对有经验的医生，并发症发生率和死亡率应都较低。有报告指出：46 000 例中死亡率为 0.054%，稍优于其他非侵袭性治疗方法。

腹腔镜技术是革命性创举，它的出现迅速在普通外科领域得到广泛应用。其结果是该技术迅速取代原来许多疾病的诊断性剖腹探查术。

（王大东　译）

参考文献

1. Berci G. Elective and emergent laparoscopy. World J Surg 1993;17(1):8-15.
2. Kelling G. Ueber Oesophagoskopie, Gastroskopie und Kolioskopie. Munch Med Wochenschr 1902;1:21-24.
3. Khaitan L, et al. Diagnostic laparoscopy outside of the operating room. Semin Laparosc Surg 1999;6(1):32-40.

4. Davis CJ, Filipi CJ. A history of endoscopic surgery. In: Arregui ME, et al. (eds) Principles of Laparoscopic Surgery: Basic and Advanced Techniques. New York: Spinger-Verlag, 1995.

5. Jacobaeus H. Uber die moglichkeit, die zystskopie bei untersuchung seroser hohlunger anzuwenden. Munch Med Wochenshcr 1910;57:2090-2092.

6. Kalk H, Bruhl W. Leitfaden der Laparoscopie und Gastroskopie. Stuttgart: Thieme, 1951:1-158.

7. Ruddock C. Peritoneoscopy. Surg Gynecol Obstet 1937; 65: 523.

8. Guidelines for diagnostic laparoscopy. Society of American Gastrointestinal Endoscopic Surgeons (SAGES). Surg Endosc 1993;7(4):367-368.

9. Bruguera M, et al. A comparison of the accuracy of peritoneoscopy and liver biopsy in the diangosis of cirrhosis. Gut 1974; 15(10): 799-800.

10. Brady PG, et al. A comparison of biopsy techniques in suspected focal liver disease. Gastrointest Endosc 1987;33(4): 289-292.

11. Coupland GA, Townend DM, Martin CJ. Peritoneoscopyuse in assessment of intraabdominal malignancy. Surgery 1981; 89(6):645-649.

12. Diamond MP. A Manual of Clinical Laparoscopy. New York: Parthenon, 1998.

13. Andren-Sandberg A, et al. Computed tomography and laparoscopy in the assessment of the patient with pancreatic cancer. J Am Coll Surg 1998;186(1):35-40.

14. Bogen GL, Mancino AT, Scott-Conner CE. Laparoscopy for staging and palliation of gastrointestinal malignancy. Surg Clin N Am 1996;76(3):557-569.

15. Toth A, Graf M. The center of the umbilicus as the Veress needle's entry site for laparoscopy. J Reprod Med 1984; 29 (2):126-128.

16. Loffer FD, Pent D. Indications, contraindications and complications of laparoscopy. Obstet Gynecol Surv 1975;30(7): 407-427.

17. Mintz M. Risks and prophylaxis in laparoscopy: a survey of 100,000 cases. J Reprod Med 1977;18(5):269-272.

18. Bergqvist D, Bergqvist A. Vascular injuries during gynecologic surgery. Acta Obstet Gynecol Scand 1987; 66(1): 19-23.

19. Querleu D, et al. Complications of gynecologic laparoscopic surgery--a French multicenter collaborative study [letter]. N Engl J Med 1993;328(18):1355.

20. Hasson HM. Window for open laparoscopy [letter]. Am J Obstet Gynecol 1980;137(7):869-870.

21. Lafullarde T, Van Hee R, Gys T. A safe and simple method for routine open access in laparoscopic procedures. Surg Endosc 1999;13(8):769-772.

22. Nuzzo G, et al. Routine use of open technique in laparoscopic operations [see comments]. J Am Coll Surg 1997;184(1):58-62.

23. Hasson HM. A modified instrument and method for laparoscopy. Am J Obstet Gynecol 1971;110(6):886-887.

24. Rosen DM, et al. Methods of creating pneumoperitoneum: a review of techniques and complications. Obstet Gynecol Surv 1998;53(3):167-174.

25. Perone N. Laparoscopy using a simplified open technique. A review of 585 cases. J Reprod Med 1992;37(11):921-924.

26. Levy BS, Soderstrom RM, Dail DH. Bowel injuries during laparoscopy. Gross anatomy and histology. J Reprod Med 1985;30(3): 168-172.

27. Cooperman AM. Complications of laparoscopic surgery. In: Arregui ME, et al. (eds) Principles of Laparoscopic Surgery-Basic and Advanced Techniques. New York: Springer-Verlag, 1995.

第五十九章 床旁腹腔镜

Khaitan L

1901 年 Kelling 首先用狗试验做诊断性腹腔镜(DL)[1]操作。1910 年 Jacobaeus[2]把这项技术用于人,用空气将腹腔膨胀起来,以便能在直视下观察腹腔。Kalk 和 Bruhl[3]在 1928 年首次报道诊断性腹腔镜用于大系列的病人。从那时起,腹腔镜技术已越来越多地用于腹部的操作。腹腔镜已成为外科医师手中诊断和治疗技术设备中的另一个工具。

有趣的是,外科医师在手术室之外使用腹腔镜技术,以帮助评估腹腔内原因不明的疾病的诊断。诊断性腹腔镜已用于创伤治疗室、急诊室、ICU 甚至在门诊接诊室。当外科医师更熟悉此项技术时,治疗性腹腔镜在以上情况下的使用亦变得越来越平常。在这个章节,将讨论手术室外病人床旁腹腔镜。

床旁腹腔镜的适应证

床旁腹腔镜是为了诊断目的而保留的技术。当前,已有各种各样的诊断技术供外科医师使用,包括超声、CT、MRI、诊断性腹腔灌洗及最后的开腹探查。虽然,放射影像技术是无创伤的,亦可以提供不同程度的诊断效果。但是,把病人从 ICU 转移到放射科检查室是非常困难的。在此种情况下,正如以往的报道的[4],常发生气管内套管脱落、液体外渗以及监护仪故障等。门诊病人也会遇到难以得到必要的诊断。这些检查的安排亦很麻烦,因可能缺乏设施、受保险公司的限制或搬动困难。诊断性腹腔镜(DL)提供了有效的、直接观察腹腔的方法,无论在哪里的病人,其伴同的并发症和死亡率都很小。DL 能用在大多数腹腔内疾病诊断不明的病人。特别是对非常衰弱而外科医生希望避免阴性开腹探查的病人,或当医生希望取得最准确的诊断而病人的并发症最少。

床旁腹腔镜可在医院内的许多地方使用。一个有腹痛及病史不清楚的病人可能来到急诊室,用小型器械和在局部麻醉下,可以施行 DL 以找出疼痛的原因。在急诊室里对伴有下腹部疼痛的年轻妇女,DL 在区别妇科和非妇科疾病的原因上,特别有用。它可以比体格检查或单独的 CT 能提供更多的信息。在创伤治疗室中使用腹腔镜仍有争议,有关反映 DL 在创伤时的效果的研究,将在本章中提及。普通外科医师在 ICU 里工作时,DL 变得非常有用。DL 能让人了解腹腔内的多种情况,它亦能避免对已非常衰弱病人的阴性开腹探查。在门诊,多数妇科医师用 DL 判断盆腔疾病,将在另外的章节讨论。这方面的适应证以后将详细讨论(表 59-1)。

诊断性腹腔镜的禁忌证

诊断性腹腔镜的禁忌证相对较少。关注存在的禁忌证可避免病人遭受不必要的伤害。相对禁忌证包括:凝血病,曾作过腹部手术,病理性肥胖,不能复位的腹外疝,心肺功能不全,缺乏技术和人员的支持或者病人刚做完手术。同时,对一个有腹部紧张而膨胀的病人,在技术上也许难于完成诊断性腹腔镜。但这些指征都不是绝对的，所以临床医师必须用自己的临床经验决定DL是否对病人有危险或有益处。绝对的禁忌证仍然带有主观性。

表 59-1　在急诊室，创伤救治和ICU中床旁腹腔镜的适应证

不明原因的腹痛
脓毒症
不能解释的酸中毒
临床、实验室和放射影像怀疑腹腔内疾病而又不清楚诊断
证实腹腔内疾病
感觉迟钝或镇静下的病人有发热或白细胞升高，不能用其他已知的问题如肺炎，输液管道感染、尿路感染解释的
不能解释的腹部膨胀
急诊室中青年妇女的右下腹痛
筋膜穿孔证据不确实的腹部穿入伤伤口局部探查
有疑问的切线枪伤伴有潜在的筋膜穿孔

床旁腹腔镜的准备

很容易准备。把器械和消毒巾铺在手推车上(图 59-1)。手推车可放在ICU或急诊室以备随时使用，若手推车在手术室里，它应能容易随时移动。经过训练使用腹腔镜的专业人员应随时待命。但在经济预算的今天，可能不容易办到。所以外科医生应熟悉操作和解决设备的问题[5,6]。床旁腹腔镜给外科医生提供应变的手段从而避免转送病人时的不方便和危险。

设备

手术室以外的床旁腹腔镜不需要很多设备。重要的是外科医生对设备使用的熟悉。作为安全的DL，基本设备包括0°镜或有角度的腹腔镜，监视器，2个套管针，操作器械，光源和光缆线，气腹机和连接管以及常用的注射器和吸引器械。这些设备应贮放在一个便携式手推车中，以便于存取和推到需要的场地去(图 59-1)。

最近，小型腹腔镜变得更普及，特别是在门诊和创伤救治室。这种器械直径1～2毫米，可通过特制的小型套管，甚至可以在局部麻醉下放置。另外小型器械的优点是套管能容易地多次放置，对病人的损伤很小(图 59-2)。

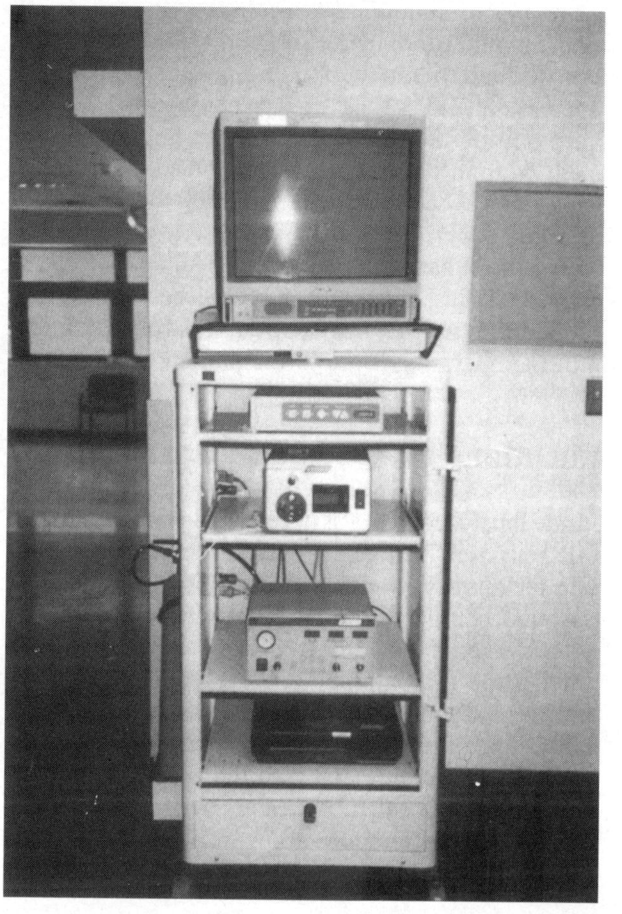

图 59-1　可携带腹腔镜手推车装有监视器、光源、气腹机和消毒巾

一、远视镜

对于腹腔镜外科医师来说，视觉成像的质量是最重要的。Hopkin的柱状透镜系统允许光线通过一系列末端为棱镜的玻璃柱，改革了腹腔镜外科的光学系统。Hopkin内镜有0°、30°和45°镜。45°窥镜提供了更多的功能，它能看见周围角落和底下的结构。诊断性腹腔镜医师必须熟悉使用和操作。0°镜能提供外科医师足够的信息以便对病人作进一步的处理。

除了有不同的角度，现代内镜有不同粗细的型号，最广泛使用的窥镜是10mm；5mm和

2mm 窥镜亦能提供相似的影像，但和 10 毫米的窥镜所呈现的图像不完全相同。较小的器械允许减少麻醉用量和减少病人的不适。当光学朝着数字化方向发展时，较小型的窥镜所看到的影像也将会改善。在图 59-3 的胆囊图像是通过 2mm 的窥镜所见到的，分辨率非常清楚。

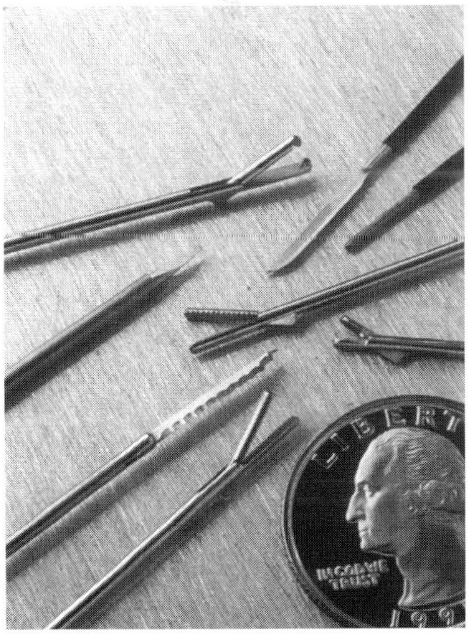

图 59-2　微型腹腔镜器械

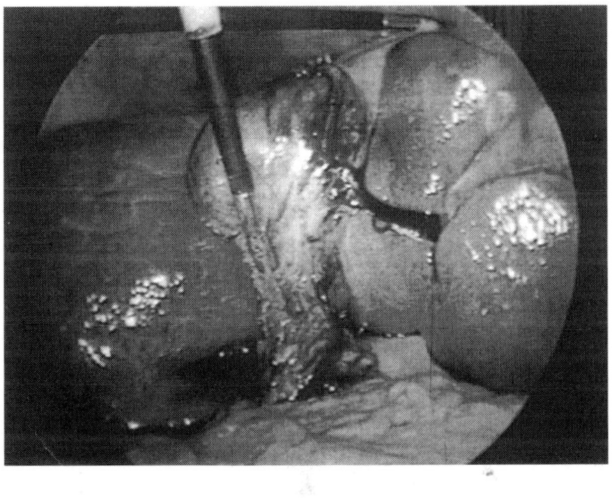

图 59-3　通过 2mm 内窥镜观察到的坏疽的胆囊

二、摄像头

摄像头和内窥镜同等重要。虽然单晶片影像使分辨率有些丢失，但也能使用，然而还是推荐三晶片的摄像头。摄像头是适合于各种型号的窥镜而设计的。随数字技术的进步，摄像头的分辨率也会有改进。

三、监视器

监视器的屏幕允许影像的二维投射，因此所有相关人员都能看到外科医师所看见的。监视器是影像环节上在内镜、摄像头之后的第三个重要的配备。这三个设备必须提供足够的分辨率使得外科医师能在清楚的视野下操作。监视器有不同的型号和不同的分辨率。屏幕直径至少是 25cm（10 英寸）的，这种屏幕才能在 0.91至 1.22m 距离处比较舒服的观看。推荐使用一个高分辨率的监视器，以能使图像尽可能的真实。屏幕上图像的质量是重要的，特别是当评估病人是否有肠缺血的时候。质量上略微的像差或图像色彩的差异均能导致错误的诊断。图 59-3 为一个在 2mm 内镜下高清晰度屏幕的坏疽胆囊图像。如果改变图像的颜色，或者如果监视器的分辨率很差，外科医生可能很难解释屏幕上的图像。另外，监视器能用于教学和做病例的录像带或为文档捕捉静止图像。

已有头盔用于提供腹腔的三维影像。但这种技术还不成熟，仍然昂贵，至今仍未普及。同时，只有带上为提供三维图像设计的特制头盔者才可看到操作。

四、套管针

对于 DL，一般仅需要两个套管针。一个 2，5，10 或 12mm 孔径用来放入腹腔镜（根据它的直径）；另一个 2 或 5 毫米套管是用作为钝头的操作器械。

五、光源

传统上，明亮的光源如氙 300-V 是必需的投射光线，通过摄像头提供满意的腹腔图像。必须有一根从光源到窥镜的光缆线。

六、气腹机

可使用 Veress 针（腹部未做过手术）或

Hasson 套管（外科医师的喜爱或病人曾经腹部做过手术）为气腹提供腹腔的通路。DL 选择的是 CO_2 气腹，最终获得 1.6～2.0kPa（12～15mmHg）的腹腔内压力。但稍低的压力如 1.07～1.33 kPa（8～10mmHg）能使清醒的病人在操作中更好的耐受又能提供适当的视野。

七、腹腔镜器械

希望有一定数量的腹腔镜器械，但并不都是必需的，这些可以是 5mm 或 2mm 的器械。需要的器械包括钝头无损伤抓钳、钝头探针、活检钳、“花生米”或 Kittners 和活检针。吸引装置也是有用的。总的说来，一次性使用的器械较易保持和贮存。

麻醉

可用全身麻醉或局部麻醉。在急症危重的病人，全身麻醉可只用苯丙二氮（midazolam）和短效的肌松剂（cis-atracurum，diprivan）。低压力的气腹结合局部麻醉能用于不适合作全身麻醉的病人或是门诊病人。

这种操作是否需要麻醉师？多数病例不需要，在 ICU 时，ICU 医师可给药，特别是对已插管病人甚至是肌肉松弛的病人。在门诊、急诊室或创伤救治间使用这种操作时，一般用局部麻醉[6～8]。如果病人在局麻下同时接受了镇静剂，监护是需要的。根据镇静的深度，若外科医师手术时认为需要，应有麻醉师。

腹腔镜技术

进入腹腔的途径首选脐部。依据病人是否有腹部手术史或外科医师的喜好，可使用 Veress 针或 Hasson 技术。

一旦腹部经充气隆起，插入腹腔镜。按顺序窥视腹腔。四个象限均应检查，查找有无大体异常的改变。盆腔、左、右结肠旁沟有无液体。如果发现液体，抽出来作 Gram 染色和培养。第二个套管的理想位置是右肋缘下（或没有腹腔粘连的位置），直视下放至腹直肌腱鞘外侧，以仔细的进行腹腔内器官的操作。

操作时，病人床采取 Trendelenburg 位或反 Trendelenburg 位是有帮助的，向两边倾斜，利用重力能很容易找所有器官，但在门诊部可能较困难，因为门诊的病床一般不能转动。ICU 的床一般有 Trendelenburg 位和反 Trendelenburg 位的功能。如果在清醒病人，外科医师可请病人两侧转动，以进一步显露左右结肠旁沟。

只要实行系统的寻视，腹部的探查从何处开始都并不重要。在 ICU 的病人，最常见的腹腔内疾病是非结石性胆囊炎[9]。胆囊应仔细的观察或用钝头器械抬起胆囊，或用无损伤抓钳将胆囊抓起而不损伤器官；这样允许有一些触觉感知胆囊是否胀大或水肿。此外，应观察肝脏，部分十二指肠和胃。

接着，右下腹显露阑尾和盲肠。将病人转向左侧更有利观察这些结构。病人可平躺并 Trendelenburg 位观察盆腔结构，排空膀胱对观察盆腔结构是有帮助的，特别是在放置套管时，可请病人预先排空膀胱或放置 Foley 尿管。将摄像镜头沿着腹壁缓慢的移动以能观察到所有象限。应能观察到小肠，结肠，脾和胃。如有需要翻动小肠，放入第三个套管。先辨别回盲瓣，再从远端开始向上，仔细观察小肠至 Treitz 韧带。使用这项技术时应该记住腹膜后的结构是不能完全看到的。

操作结束时，应完全排尽腹内气体，以减少术后的肩痛。移出套管和腹腔镜，大于 5 毫米的切口应在筋膜水平关闭。皮肤可用皮钉或缝合。

一、创伤病人的腹腔镜应用

在创伤人群中使用诊断性腹腔镜仍有争议，对创伤时使用腹腔镜的关注是围绕着设施的耗资，可获得性，准备的时间和气腹的潜在的并发症，包括气栓和气胸。开始时，腹腔镜需要一名麻醉师和使用一间手术室。随着小型腹腔镜的出现，这个操作可由熟练的医师在局部麻醉下在创伤间里完成。这样，手术并不比诊断性腹腔灌洗的创伤大多少[10]。

虽然现在 CT 和超声已渐普及，诊断性腹腔灌洗(DPL)仍是诊断腹腔内创伤的金标准。然而 DPL 是受限制的，而且，没有特异性和不能判明损伤的类型或器官损伤的程度。创伤中诊断性腹腔镜的适应证类似于 DPL 的适应证，包括 Glasgow 昏迷评分少于 13 或缺少神经学的缺陷、可疑的腹部检查、不能解释的突发低血压(收缩压低于 90mmHg)或在穿透伤中可疑筋膜穿通[11]。在 1 次阳性的 DPL 后，据报道无治疗意义的剖腹术高达 20%[12,13]。如果 DPL 呈阳性，可用腹腔镜辅助以确定小的损伤，不需要开腹探查来进行处理。这样，一些无治疗意义的开腹探查数量就可以减少。同样的情况可用于 CT 呈阳性发现或有可疑的。腹腔镜能探查到 CT 所不能见到或 DPL 不能确定的膈肌损伤[14]。亦能确定 CT 或 DPL 不能清楚辨认的内脏穿透伤。DL 能用于钝器伤和穿透性伤上。一句注意的话：必须认识评估腹膜后创伤时腹腔镜的局限性，评定这个间隙需要另一种诊断方法，腹部和盆腔 CT 是金标准。

在创伤时，DL 是有帮助的，但不能取代开腹探查。然而，它能有助于确定哪些在 CT，超声和 DPL 上的阳性发现的病人，但可以免除不必要的开腹探查。Gazzaniga 等人[15]报道 37 例病人进行急诊诊断性腹腔镜，在钝器伤中，10/24 例(42%)避免了无治疗意义的开腹探查。对 182 例血液动力学稳定但腹部检查可疑的病人前瞻性分析，诊断性腹腔镜的发现使一大组的刀刃伤、枪弹伤和钝器伤的病人，避免了阴性剖腹探查[16]。大样本多中心回顾性分析报告，在穿透伤使用腹腔镜，根据腹腔镜的发现，有 54.3% 避免开腹探查；有 26 例病人在腹腔镜下进行治疗，避免了开腹手术而加快恢复[17]。

二、急诊室腹腔镜

诊断性腹腔镜在急诊室对右下腹痛的年青女性很有帮助，能在可疑患者中排除阑尾炎和肠缺血，有时用于评估急腹症。这项操作能用作诊断和治疗。

在急诊室使用 DL 的限制因素是 DL 仅由外科医师开展，但外科医师不能总是在急诊室。设备的质量和操作者的经验有很大的差别。最终，开腹探查术仍然是金标准。

对门诊病人因急腹症使用腹腔镜的文献是很少的。一份有趣的文章值得注意，它回顾性报道了一个医院对妊娠期急腹症病人使用了腹腔镜，腹腔镜检查发现 34 例为症状性胆道病，5 例阑尾炎，其余为肠梗阻或盆腔肿块。23 例病人在妊娠期需要外科处理，其中 15 例在腹腔镜下进行。病人在整个妊娠期中手术没有并发症[18]。DL 用于无妊娠的妇女诊断阑尾炎或妇科疾病亦有帮助。

三、ICU 内腹腔镜

对于外科医师来说，当被召唤来排除危重病人腹腔内疾病时，是一个诊断上的挑战。危重病人腹腔内并发症虽然不是很常见，但当出现的时候，常伴有很高的并发症发生率和死亡率。很少有报道在这些病人群体中应用诊断性腹腔镜。那些在 ICU 中使用过 DL 的人，发现它是很有价值，诊断价值高，并发症很少。这些病人常有多器官衰竭，并很少能从病史和检查中提供帮助。开腹探查将带来的高风险亦不知道对病人有何帮助。常常遇到的是下列情况：一位入住 ICU 的病人，在冠状动脉搭桥或心肌梗死之后，曾经非常不平稳的过程；然后，出现不明病因的发热、情况不明的腹胀或无法解释的酸中毒。体检发现轻微的腹部触痛，但是由于镇静剂或病情重而神经系统受抑制而不能得出一个可靠的结果。鉴别诊断包括胆囊炎，阑尾炎和肠缺血(表 59-2)。对这些危重病人，最重要的是在病程的早期做出腹腔内疾病的诊断,越早越好。在 ICU 中,通常因为多种原因而延迟决定手术,包括在缺乏明确的诊断时不愿手术,害怕阴性开腹探查造成有害的生理学效应,盲目信任抗菌素治疗和拖延了特殊的诊断检查[19]。DL 提供了一个微创方法,它可以准确和迅速的做出诊断或排除腹腔内疾病。因为 DL 是微创的,故能避免延误而给病人及时的治疗。

通过充分的文献复习显示对危重病人很少有诊断性腹腔镜的经验,曾经在危重病人用过 DL 的评价,发现这项诊断技术很有用处,病人亦能很好耐受。

Brandt 等人在这个题目上作了二项研究,一是复习了 ICU 病房里的 9 名怀疑有非结石性胆囊炎的外伤病人,4 名有阳性发现,5 名结果呈阴性,DL 使其避免了无治疗价值的开腹探查。在 ICU 内科/外科病人的研究中,25 名病人进行了 DL,12 例呈阳性,13 例为阴性腹腔镜探查。这项研究中,9 例因腹腔镜发现而改变了治疗方法;4 例早期探查,5 例避免开腹探查[20]。在研究 ICU 中内科/外科病人,25 例施行了 DL,12 例为阳性,13 例为阴性腹腔镜探查,DL 的发现使 9 例病人的处理发生了改变:4 例早期探查;5 例避免了剖腹。在这个时期 DL 导致了 40%的治疗上的改变[21]。Bender 和 Talamini 亦评估了 DL 在 ICU 病人中的作用,提出 DL 能使一个外科医师能做出准确诊断而没有任何不必要的诊断上的延误[22]。这些研究结果列在表 59-3 中[20~23]。另一篇文章关于 ICU 内使用腹腔镜和诊断性腹膜腔灌洗的比较,总的结果是 12 例病人中 5 例的原因是由 DL 发现做出的[24]。

因此,DL 对诊断危重病人腹内疾病是有用的,但亦必须理解这种诊断方法实际应用上的限制。DL 的优点是可在床旁明确诊断,使一些病人避免无治疗意义的开腹术和其相关的后遗症。

表 59-2 危重病人需要诊断性腹腔镜的腹部疾病的鉴别诊断

无结石/结石性胆囊炎
肠坏疽
肠/系膜缺血
憩室穿孔
消化性溃疡穿孔
其他内脏穿孔
急性阑尾炎
胰腺炎
肠梗阻
腹腔内出血

表 59-3 ICU 诊断性腹腔镜文献报告数据

作者	病人数量	年龄(岁)	阳性腹腔镜	手术时间	改变临床处理
Brandt (1994)[20]	9		4		5(55%)
Brandt (1993)[21]	25		12	51	9(36%)
Bender(1992)[22]	7	64.3	5		2 (29%)
Forde (1992)[23]	10		4		6(60%)

四、门诊腹腔镜

在门诊,腹腔镜当前主要是用于妇科。操作一般是使用小型腹腔镜设备配合局部麻醉。病人能很好的耐受这项操作,并在不明原因腹痛的病例,病人能给外科医师指出最痛点或触痛处[6,25]。门诊 DL 用于评估病人的癌病、子宫内膜异位、慢性盆腔疼痛和卵巢癌有用。一些作者认为在手术室以外对诊断各种盆腔疾病非常有帮助。在门诊作绝育变得普通了。Schnepper 报道在门诊局部麻醉下施行 810 例绝育手术,808 例成功。并发症仅是 3 名病人伤口感染[26]。

另一个门诊腹腔镜的应用是诊断和潜在的治疗慢性盆腔疼痛。22 名妇女在局部麻醉下作微型腹腔镜术(microlaparoscopy),所有的病人诊断均告成功。病人能给外科医师指示局部疼痛的位置，因为病人在手术过程中是清醒的。9/14子宫内膜异位症病人在门诊作病灶电灼术处理，7/8盆腔粘连病人在门诊进行粘连松解术[6,7]。另外，门诊腹腔镜对于盆腔疼痛和传统腹腔镜相比能节省80%的费用[25]。

Runowicz报道门诊腹腔镜作为对卵巢癌的筛查工具，辅助以微型超声获得到卵巢内部结构的图像。这个方法不能用于大批人群的筛查，但可用于怀疑有卵巢癌病人的后续检查[27]。

诊断性腹腔镜和其他诊断方法的对比

Brandt等人回顾了DL和CT，超声和MRI在准确性上的对比（表59-4）。不是所有病人都作了所有的检查，DL的结果和开腹探查或尸检的发现相比较。根据这个统计，总体上DL的敏感度是96%[20]。在表59-4中，DL的优点与其他诊断方法作了比较[28]。但金标准仍是开腹探查术，然而因为DL在受过训练的人的手中似乎能得相同的效果，对病人来说，微创技术是并发症少的检查。

Walsh等人前瞻性地把DL和DPL诊断的准确率和操作的时间做一比较。和腹腔灌洗相比，DL在提供诊断和确定是否要进一步探查上占优势。腹腔镜需要平均19分钟，DPL需14分钟。因此，在有经验的人手中，腹腔镜能实时提供准确的诊断[24]。

表59-4　诊断性腹腔镜与其他腹内疾病诊断技术的比较

研究	CT	腹部超声	开腹探查	诊断性腹腔镜
Brandt等(1994)[19]	1true-	2true-	5true-	5true-
	1true-	2true+	4true+	4true+
		1false-	1false-	
		0false+	2false+	
研究病人数量	3/9	7/9	9/9	9/9
Brandt等(1993)[20]	5true-	5true-	13true-	0true-
	3true+	3true+	12true+	25true+
	1false-	2false-		
	0false+	1false+		
研究病人数量	9/25	11/25	25/25	25/25

续表

潜在的并发症与处理

床旁腹腔镜是一个对诊断腹腔内疾病多用途和有用的技术（表59-5），但有儿种可能的并发症。认识这些并发症可使外科医师能避免可能的并发症以及当出现后能够认识。首先，导入Veress针时，能造成肠损伤，对不需要开腹手术的病人却需要开腹手术处理；其避免的方法是在放置Veress针和套管时用谨慎的外科技术，放置第一个套管后，其余的都应在直视下插入。如果病人原有手术史，最好在腹侧壁插入第一个套管远离切口。也可应用Hasson技术放置套管。这样，能在直视下放置第一个套管，减少损伤腹腔内脏器的危险。

另一个可能的并发症和床旁腹腔镜的缺点是遗漏病变，床旁腹腔镜只局限于能看得见的腹腔表面的病变，对于腹膜后或隐匿于肠襻下的病变就可能被遗漏。设备的不充分性也能阻碍对肠管的情况的判断，造成遗漏病变情况。意识到腹腔镜的局限性后能避免可能的并发症。如果临床上怀疑腹膜后病变，腹腔镜不是最好的诊断方法。为了避免遗漏肠管病情，应该很好的维护设备，熟练的腹腔镜下摆布肠管的外科技能，有可转动的病床以便于窥视腹腔内的所有象限，以及45°的腹腔镜，能允许看清周围所有的结构。尽管所有这些预防措施，仍会遗漏一些病变。在这些病例中，必须依靠临床判断和对病人适合的治疗。

最后，肠管或任何其他结构都可能在操作过程中受损伤，必须有好的外科技术并能发现损伤。手术最后，确保关闭大于5毫米的所有的筋膜缺损，否则，可能造成很难处理的慢性腹水漏。

表 59-5　评估腹部的不同的诊断方法[27]

方法	优点	缺点
诊断性腹腔灌洗	便宜	有创
	易于操作	无特异性
	迅速	不能确定损伤的程度
	并发症少	对膈肌或后腹膜损伤不可靠
	敏感率>95%	假阳性率高
	确定液体的特点	非治疗性开腹手术率高
CT	无创	昂贵
	损伤定位	需要熟练的技术
	最好用于实质器官损伤	费时
	最好用于腹膜后器官损伤	可用性
		许多肠损伤误诊
超声	无创	敏感性比CT差
	易于操作	很长的学习曲线
	迅速	可用性
	便携	许多肠损伤误诊
		损伤不能定位
		肥胖病人可信度差
诊断性腹腔镜	精确损伤定位	昂贵
	证实活动性出血	有创
	确定出血的来源	费时
	最好用于膈肌损伤	许多腹膜后损伤误诊
	能用于治疗	许多需要麻醉
	减少非治疗性开腹手术(25%)	气栓
		如有膈肌损伤出现张力性气胸
		难以确定出血量

结论

当召唤来评估一个危重病人,一个门诊的腹痛病人,急诊室里腹部有可疑发现或一个腹部外伤的病人时,外科医师必须选择适当的诊断工具,以便能快速准确地诊断病人。诊断性腹腔镜提供了微创的方法并有效和准确地确定腹内疾病的变化。在多数情况下,病人在极少并发症的情况下得到准确的诊断。

随着技术的发展,影像学在进步,2毫米内窥镜的分辨率可以接近10毫米内窥镜的水平,放置小型腹腔镜类似一次经腹壁的针刺活检。近年所使用的DL标准尺寸的设备,当和开腹探查手术相比较时,是属于微创性的。DL能避免多种可能是昂贵、缺乏特异性和不能治疗的诊断方法。而且这种手术能在创伤救治间,ICU和门诊开展。

DL的另一个优点是有很高的效价比。若有相应的设备和训练有素的人员,DL能很有效地实施。DL能避免使用几种敏感性差但很昂贵的放射学检查,在考虑要迅速准确的诊断及早期处理避免其他诊断检查和不必要的开腹探查时,DL显示了它的效益。另外,已公认的腹腔镜术后比开腹术住院时间缩短。

不过,这种诊断方法也有一些缺点,特别是在ICU。这些病人已经非常衰弱常预示无论怎样治疗预后很差。在这些病人中用DL能避免非治疗性开腹术。DL是准确的,但也显示不能改善总的生存率或这些病人的预后。另外,不是所有的医院都能有DL的设施,DL是一项有创性操作亦有潜在的严重并发症。

总之,腹腔镜能在几种情况下在手术室以外用,这种手术最常用于诊断,偶尔也能用于治疗。在诊断能力上,当有阳性发现时,腹腔镜非常有帮助。对解释阴性发现时,一定要非常小心,虽然DL是相当地特异的。当腹腔镜设备变得更小,更便于携带,这种手术将会增多。当期待有准确的实时结果时应该使用腹腔镜。

(黄晓强 译)

参考文献

1. Kelling G. Ueber oesophagoskopie, gastroskopie, and kolioslopie. Munch Med Wochenschr 1902;49:21.
2. Jacobaeus HC. Uber die moglichkeit, die zystskopie bei untersuchung seroser hohiunger anzuwenden. Munch Med Wochenschr 1910;57:2090-2092.
3. Kalk H, Bruhl W. Leitfaden der Laparoscopie and Gastroskopie. Stuttgart: Thieme, 1951:1-58.
4. Indeck M, Peterson S, Smith J, Brotman S. Risk, cost, and benefit of transporting ICU patients for special studies. J Trauma 1988;28(1):1020-1025.
5. Brooks DC. Bedside laparoscopy in the critically ill ICU patient. In: SAGES Course Hand Book. Society of American Gastrointestinal Endoscopic Surgeons. 1997:8-12.
6. Demco LA. Patient-assisted laparoscopy. J Am Assoc Gynecol Laparosc 1996;3(suppl 4):S8.
7. Almeida OD Jr, Val Gallas JM. Office microlaparoscopy under local anesthesia in the diagnosis and treatment of chronic pelvic pain. J Am Assoc Gynecol Laparosc 1998;5(4):407-410.
8. Hall TJ, Donaldson R, Brennan TG. The value of laparoscopy under local anaesthesia in 250 medical and surgical patients. Br J Surg 1980;67:751-753.
9. Brandt CP, Priebe PP, Jacobs DG. Value of laparoscopy in trauma ICU patients with suspected acute acalculous cholecystitis. Surg Endosc 1994;8(5):361-364; discussion 364-365.
10. Berci G. Elective and emergent laparoscopy. World J Surg 1993;17:8-15.
11. Salvino CK, Esposito TJ, Marshall WJ, et al. The role of diagnostic laparoscopy in the management of trauma patients: a proliminary assessment. J Trauma 1993;34(4):506-513.
12. Soderstrom CA, Du Pries RW, Cowley RA. Pitfalls of peritoneal lavage in blunt abdominal trauma. Surg Gynecol Obstet 1980;151:513.
13. Peterson SR, Sheldon GF. Morbidity of negative finding at laparotomy in abdominal trauma. Surg Gynecol Obstet 1979;148:23.
14. Leppaniemi AK, Elliot DC. The role of laparoscopy in blunt abdominal trauma. Ann Med 1996;28(6):483-489.
15. Gazzaniga AB, Stanton WW, Bartlett RH. Laparoscopy in the diagnosis of blunt and penetrating injuries to the abdomen, Am J Surg 1976;131:315-318.

16. Fabian TC, Croce MA, Stewart RM, et al. A prospective analysis of diagnostic laparoscopy in trauma. Ann Surg 1993; 217:557-564.

17. Zantut LF, lvatury RR, Smith RS, et al. Diagnostic and therapeutic laparoscopy for penetrating abdominal trauma: a multicenter experience. J Trauma Injury Infect Grit Care1997;42(5):825-831.

18. Gurbuz AT, Peetz ME. The acute abdomen in the pregnant patient. Is there a role for laparoscopy? Surg Endosc 1997; 11(2):98-102.

19. Nel CJC, Pretorius DJ, De Vaal JB. Re-operation for suspected intra-abdominal sepsis in the critically ill patient. South Afr J Surg 1986;24:60-62.

20. Brandt CP, Priebe PP, Jacobs DG. Potential of laparoscopy to reduce non-therapeutic trauma laparotomies. Am Surg 1994;60:416-420.

21. Brandt CP, Priebe PP, Eckhauser ML. Diagnostic laparoscopy in the intensive care patient. Avoiding the nontherapeutic laparotomy. Surg Endosc 1993;7:168-172.

22. Bender JS, Talamini MA. Diagnostic laparoscopy in critically ill intensive-care-unit patients. Surg Endosc 1992;6:302-304.

23. Forde KA, Treat MR. The role of peritoneoscopy (laparoscopy) in the evaluation of the acute abdomen in critically ill patients. Surg Endosc 1992;6:219-221.

24. Walsh RM, Popovich MJ, Hoadley J. Bedside diagnostic laparoscopy and peritoneal lavage in the intensive care unit. Surg Endosc 1998;12(12):1405-1409.

25. Palter SF, Olive DL. Utility, acceptance and cost-benefit analysis of office laparoscopy under local anesthesia for chronic pelvic pain. J Am Assoc Gynecol Laparosc 1995;2(suppl 4):S39-S40.

26. Schnepper FW. Office-based sterilization by open laparoscopy. J Am Assoc Gynecol Laparosc 1996;3(suppl4):S45.

27. Runowicz CD. Office laparoscopy as a screening tool for early detection of ovarian cancer. J Cell Biochem (Suppl) 1995; 23:238-242.

28. Memon MA, Fitzgibbons RJ Jr. The role of minimal access surgery in the acute abdomen. Surg Clin N Am 1997;77(6): 1333-1353.

第六十章　盆腔疼痛的诊断性腹腔镜检查

Linda Fetko

盆腔疼痛是妇女常见主诉，可占妇科门诊的25%及腹腔镜检查的40%以上[1]。传统上，盆腔疼痛分为急、慢性疼痛，即疼痛迁延超过6个月，称为慢性疼痛。临床实践中，以急性发作或加重的慢性盆腔疼痛也相当常见。

实际上，急性疼痛常需要及时诊断和处理。而腹腔镜检查非常适合于诊断和治疗。慢性疼痛需彻底的评估，以确定诊断及选择合适的治疗方法。同样，腹腔镜检查是行之有效的工具。

盆腔疼痛的初步评估

初步评估盆腔疼痛应详细采集病史，包括妇产科病史；仔细的体格检查，体检必须有盆腔检查内容；实验室检查、放射学检查也应列入其中。

应立即决定是否需要进一步检查方法，来确定结果。病人是否怀孕，是否有其他可能的疼痛原因。如果怀孕，必须确定是宫内孕还是宫外孕，疼痛是怀孕所致还是另有他因。

一、病史采集

盆腔疼痛应有详细的疼痛性质和完整的妇产科病史。疼痛是间歇性还是持续性；是锐性还是钝性疼痛。空腔脏器扩张（如输尿管、肠梗阻）是间歇性绞痛；急性阑尾炎、盆腔炎性疾病、卵巢囊肿破裂等引起的腹膜刺激征是急性、持续性疼痛。

需评估疼痛的严重程度，在一段时间内疼痛程度的变化是有助于诊断的。突然发作或逐渐起病是重要的诊断线索，突然发作或疼痛加重提示盆腔脏器破裂或穿孔，如输卵管、肠管、卵巢囊肿破裂。逐渐起病提示无痛感的病因，如伴发盆腔炎性疾病的感染。如果与症状的自然过程相联系，疼痛持续时间和在一段时间内的变化有助于判定疼痛原因。

疼痛与月经周期的关系是重要的诊断线索。月经中期疼痛可能是排卵或卵巢囊肿破裂；经期疼痛提示子宫内膜异位症或痛经；停经后疼痛是早期怀孕征象。

相关的症状提示疼痛的病因。恶心、呕吐、腹泻、厌食提示胃肠道病变；尿频、尿急、排尿困难提示泌尿系病变。

妇产科病史对确定某些以盆腔疼痛为表现的情况是至关重要的。完整的妇科病史包括上次月经周期，月经规律性，性活动包括新的性伴侣，避孕措施。产科病史包括先前的流产史、宫外孕等，二者都有增加再发的危险性。

二、体格检查

一般体格检查包括心率、血压、直立体位、体温，这些情况有助于判定疾病的剧烈程度及可能的病因。

腹部应有视、触、叩、听的检查内容并应行盆腔检查。检视女性外生殖器，包括巴氏腺、处女膜、尿道。插入窥阴器，可观察到子宫颈，评估下阴道感染情况，收集标本备湿选、培养和巴氏涂片。双手法查宫颈的活动韧性、子宫大小、形状、活动度、柔韧性。骨盆应查是否有可触及性包块及其柔韧性。

三、实验室检查

白细胞计数、血色素和人绒毛膜促性腺激素(β-hCG)等,分别有助于诊断感染、出血、怀孕。宫颈分泌物培养、湿选、尿常规、尿培养、血培养、血沉率、肿瘤标记物等亦有助于诊断。术前准备查血型、筛查或交叉配血。

术前行腹、盆腔的 B 超、CT、MRI 检查对诊断和改进手术方案有益。

盆腔腹腔镜检查的一般注意事项

腹腔镜术用于盆腔及盆腔器官有别于对上腹部疾病的腹腔镜检查。对待盆腔内而非上腹病变时,在术前准备、入腹、鞘管的安放位置等,均需要外科医生的适应。

一、术前准备

腹部消毒前,剃除阴毛,尤其是选择耻骨上穿刺时,更应备好皮。如果选在脐部穿刺,可不用剔毛。阴道和外生殖器也要做术前准备。根据预计手术时间的长短,选用临时导尿或持续性导尿。

因常需搬动子宫,患者宜位于改良膀胱截石位,即用可调节的牵引镫使大腿与腹部处于同一平面。使用现有的器械可完成对子宫的操作,常规使用的是 Hulka 举宫器。但如果妇女正常怀孕,可在阴道内放置一根海绵棒更合适。现在,市面上许多创伤更小的举宫器可代替 Hulka 举宫器。

二、入腹

可以通过开放式,Veress 针穿刺注气、直接鞘管穿刺等方式入腹。开放式入路在其他章节中陈述,这里不在赘述。

由于 Veress 针和直接鞘管穿刺都是盲穿,因此,术前必须很好地辨认解剖标志。脐一般位于 L_4 和主动脉分叉的平面,肥胖女性脐可位于该区域的尾侧;消瘦妇女的骶骨岬很易触及。穿刺时,手术床保持水平。

Veress 针注气最好选择脐区域,因为该处的筋膜与皮肤最近。皮刀切开皮肤,Veress 针穿到筋膜上。由于下部的前腹壁已提起,Veress 针在中线处,朝向骶骨凹,刚好低于骶骨岬,穿透腹壁各层。对消瘦妇女,穿刺角大约呈 45°角;肥胖妇女,接近 90°。

提起下部腹前壁,用无菌生理盐水注入穿刺针孔芯,观察盐水水平面下降,证明 Veress 针位于腹腔内。也可用装满无菌生理盐水的注射器连接穿刺针孔芯,注入腹腔 2～3ml 生理盐水的方法,完毕后退针。回抽生理盐水,如果有尿、血、大便等成分,说明穿刺位置不当。

下一步是腹腔注入 CO_2,观察注入压小于 2.0kPa(15mmHg),肝区叩诊呈浊音,腹部均匀充气,说明穿刺针位于腹腔内,放置得当。穿刺针位于筋膜与腹膜之间时,会出现高注入压,腹壁非均匀性隆起,肝区没有浊音。出现这些情况,可行第 2 次穿刺。气腹建立后(需 2～3L 气体),撤掉 Veress 针。带套的鞘管以同样的角度和朝向插入腹腔。

直接鞘管穿刺腹腔,用或不用腹腔镜引导皆可。如果直接穿刺,而没有观察到先前器械穿过前腹壁各层情况,应该采用 Veress 针穿刺时的角度和朝向。以手或以巾钳提起下部前腹壁,使腹膜与盆腔脏器之间的空隙变大后,容易打开。鞘管插入腹腔后,气腹很容易建立。

Veress 针或直接鞘管穿刺的相对禁忌证是:怀疑盆腔有粘连,曾行腹腔镜检查或在预计穿刺部位曾行剖腹探查术,腹部包块,高度肥胖病人。此种情况下,选择开放式腹腔镜更安全。

三、鞘管的放置

如果仅仅是诊断性腹腔镜检查,仅有耻骨上的另外 1 个穿刺点即可。患者位于特伦德伦伯格（Trendelenburg）体位，耻骨联合中线以上约2厘米，横行切开小口，直视下插入鞘管。如果插入困难，鞘管朝向子宫或通过镜头套管插入。

如果行治疗性腹腔镜检查，穿刺点放在左、右下腹部较好。因为，放置在病变对侧使腔镜器械操作方便。穿刺时应小心避免上腹部下部血管损伤。

盆腔疼痛特有病因的腹腔镜检查

虽然医生尽了最大努力，对患者的初步评估往往未能确诊，确诊有时很困难，如盆腔炎性疾病或阑尾炎；先兆流产或宫外孕，术前难以确诊。而应用了腹腔镜检查术后，仅以微小的创伤即可诊断此类疾病。腹腔镜检查诊断阑尾炎、肠道疾病、恶性肿瘤在另外章节陈述，本章主要谈腹腔镜检查妇科病因引起的盆腔疼痛。

一、宫外孕

随着辅助生育技术的应用和盆腔炎性疾病不断增加。在过去20年内，宫外孕的发病率增加4倍。未能诊断及治疗的宫外孕，仍然是孕妇首三月死亡的首要病因[4]。确诊和及时治疗，对此病至关重要。

发生宫外孕的危险因素有：曾有过宫外孕史；曾行输卵管结扎或输卵管再吻合术；曾应用过辅助生育技术；宫内器械避孕；盆腔炎性疾病等。

盆腔（包括阴道内）B超检查，结合β-hCG高敏感分析是诊断此致命性疾病的首要方法。阴道内B超可发现距最后月经周期35天的宫内妊娠囊，此时β-hCG可达1 500mIU/ml。血清β-hCG结合B超，对疼痛的早孕患者，可确定是宫内孕或是宫外孕，或是早期的宫外孕，但太早尚不能确定。

宫内、外孕同时发病的发生率曾认为只是1∶30 000[5]，但由于辅助生育技术的应用，宫外孕的发生率升高。异位妊娠的发生率为（1∶3 889）[6]～（1∶6 778）[7]。因此有宫内孕时不能排除同时发生宫外孕。

对此类仍难以诊断的患者应考虑腹腔镜检查。对宫外孕患者，不论在腹腔镜之前或在进行时得到诊断，腹腔镜仍是宫外孕特有的治疗方法之一。虽然，血液动力学不稳则是剖腹探查指征，但腹腔镜可减少腹内粘连，缩短住院时间，康复快。

宫外孕常位于输卵管部，表现为肿胀、蓝色、充血的输卵管，伴有伞部滴血和血腹症。必须同时观察对侧输卵管作比较和发现病理情况。

对未破裂的输卵管妊娠，特别是输卵管壶腹部，在输卵管膨大部的对系膜侧切开，可以用腹腔镜作直线形输卵管造口的保守治疗。手术可用剪刀、尖式、钩式电凝器。宫外孕可用钩式电凝器、镊子切除，电凝止血。包块可用内套袋从腹部取出，也可直接通过鞘管套或子宫直肠凹切开取出。

对已破裂的宫外孕，或输卵管峡部种植受孕，可选择输卵管切除术。根据病人生育要求，同期的病理，周围组织受损情况，宫外孕的位置等决定远端、区段或全切除输卵管。以单、双极电凝或内套圈分离输卵管，已游离的输卵管段以剪刀、电凝、钉合器切除，从腹腔取出。

二、盆腔炎性疾病

盆腔炎性疾病（PID）是上生殖道的感染。这个名称是输卵管炎、卵巢炎、子宫周围炎、盆腔腹膜炎的统称。性传播疾病，如淋病奈瑟氏菌、沙眼衣原体是主要致病菌，然而，感染常常是多种细菌的复合感染。每年1%～2%的有性活动的年轻妇女发生PID，每年住院数高达250 000～300 000例[9]。有多个性伴侣的妇女发病率是单性伴侣的4～6倍。隔膜和口服药物避孕可降低急性PID的危险。

急性PID的最常见症状是下腹痛，90%患者出现该症状，75%的有阴道脓性分泌物[10]。盆腔疼痛、发热、白细胞升高三联症出现率仅15%～30%[11]。

腹腔镜检查仍是诊断盆腔炎性疾病的"金标准"。尽管多数病例临床上可以诊断，在难确诊情形下，可采用腹腔镜检查法。虽然，腹腔镜检查也可遗漏很早期的PID，但可排除其他诊断。Jacobson和Westrom回顾了814例临床诊断为急性PID的患者，经腹腔镜检查，65%是输卵管炎，23%未见异常，12%患其他盆腔疾病[11]。

腹腔镜观察到发炎的输卵管滴脓确立诊断。也可有输卵管红斑、变硬、水肿、脓液、输卵管-卵巢脓肿。尚可观察到盆腔粘连，肝周粘连(Fitz-Hugh-Curtis综合征)等。以生理盐水或乳酸林格氏液冲洗腹、盆腔，来降低菌落计数，抽吸液送培养。治疗应包括性伴侣在内，一同应用广谱抗生素。

三、输卵管-卵巢脓肿

输卵管-卵巢脓肿是以输卵管、卵巢实质为囊壁形成的脓肿，是PID延误或未充分治疗的后果。腹腔镜检查不仅可诊断该病，而且可引流未破裂的脓肿。Henry-Sucher报道通过腹腔镜引流50例女性患者，90%治愈[12]。

输卵管-卵巢脓肿破裂会危及生命。病人出现急性、严重疼痛，存在弥漫性腹膜炎的体征，盆腔可触及包块。虽然腹腔镜有助于诊断，但确定性治疗包括去除脓液、脓肿、子宫、输卵管、卵巢。由于病情剧烈和解剖变形，剖腹探查是首选方法。

四、盆腔结核

在美国，盆腔结核罕见，但在其他国家，是不育症和PID的常见病因。随着结核发病率和人免疫缺陷病毒(HIV)感染率的升高，以及来自亚洲、中东、南美洲的移民增加，该病较原来更常见了。结核分支杆菌和牛分支杆菌是主要致病菌。肺部病灶通过血行播散较性交传播更普遍。

临床表现令人迷茫，主要表现为盆腔疼痛和/或不育症，呈揉面感的附件包块及腹水。子宫内膜活检、扩宫、刮宫、子宫输卵管造影都有诊断意义，确诊需观察盆腔情况。

盆腔结核腹腔镜检查发现，可见广泛粘连，腹膜表面粟粒状结节，无光泽的附件包块[13]。确定性诊断需腔镜取材的阳性培养结果。由于结核所致的广泛盆腔粘连，鞘管穿刺时，应十分小心。治疗方案是异烟肼、利福平、链霉素、乙胺丁醇、吡嗪酰胺联合应用。对内科药物治疗失败或效果不良者，外科行全子宫切除，双侧输卵管-卵巢切除等治疗方法[14]。

五、卵巢囊肿和附件包块

生理性卵巢囊肿及其他附件包块偶尔出现盆腔疼痛。必须行双手合诊检查，查明包块的位置、大小、坚硬度、形状、移动性、柔韧性、双侧对称性及其他相关情况。B超、CT、MRI等影像学检查有助于提示恶性肿瘤。手术切除可确定包块的性质，腹腔镜观察常可明确诊断，可避免剖腹探查的并发症。

需外科探查的指征是：卵巢包块直径大于6厘米；附件包块直径大于10cm；绝经后发生包块；X线影像学不能确定包块性质；原先认为是生理性囊肿，但却持续存在。

腹腔镜处理附件包块和卵巢囊肿应注意病人自己的选择。应考虑恶性肿瘤潜在的可能性，检查时向病人讲明情况，以避免延误诊断。如果腔镜发现恶性肿瘤，应采取下列措施：①获取腹膜冲洗液；②完全、彻底的腹部探查；③完全、彻底的盆腔检查；④获取术中病理学会诊；⑤考虑剖腹探查。

最常见的卵巢包块是生理性囊肿，是卵巢小滤泡未能破裂或黄体萎缩所致。这类囊肿表面光滑、可移动、囊性、轻触痛。一般情况下，生理性囊肿观察2个月经周期后，可自然萎缩，囊肿持续存在并引起疼痛，则需外科处理。腹腔镜检查既可确定诊断又可治疗。

对良性卵巢囊肿，腔镜卵巢囊肿切除是可行的。先用无创钳固定卵巢，牵拉绷紧囊壁，沿卵巢皮层最薄的地方切开，术中应用腔内剪及单极电凝。以锐/钝性切除、电凝、水切技术将囊肿剥离卵巢实质，扭转囊壁有助于将囊肿由卵巢组织上剥下。分离时不要将囊肿内容物溢入腹腔内；切除和取出囊肿时，要排除内容物减压后进行。生理性囊肿，在腹腔镜直视下，通过腹壁插入脊髓穿刺针至囊肿，抽吸囊肿内容物即可。

止血后，卵巢切口敞开自然愈合或使对拢后缝合，也有用双极电凝使卵巢组织再对拢的报道。

六、附件扭转

附件扭转不是盆腔疼痛的常见原因，但它占妇科急腹症的第 5 位[15]。经典表现是急性发作的腹痛、附件包块和腹膜炎。正常情况下，附件较少扭转，只有出现输卵管积水、卵巢囊肿后常发生附件扭转，有报道行输卵管结扎、次全切除后，输卵管残端发生扭转。

B 超检查附件包块，多普勒发现血流减少或缺血提示附件扭转。确诊需腹腔镜检查。

早年时考虑血栓栓塞的危险性，近来 Mage[16]、Shalev 和 Peleg[17] 等证实卵巢结构复位的治疗是安全的。血供恢复后，要观察颜色的变化来确定附件是否存活并去除病因，如切除卵巢囊肿等。不提倡常规卵巢固定术。若观察不到血流恢复或属扭转复发，则腔镜下切除卵巢。

七、盆腔粘连性疾病

盆腔疼痛行腹腔镜检查时，最常发现盆腔粘连[18]。Kresch 报道女性腹腔镜检查盆腔疼痛，89%有粘连[19]。曾行手术、盆腔炎性疾病、囊肿破裂、产后感染，阑尾炎，子宫内膜异位症都可引起粘连。

非外科法诊断盆腔粘连不确实。Stovall[20] 等研究表明，体格检查不能提示粘连的存在和定位。同样，放射影像学也无助于诊断。

腹腔镜检查不但能了解盆腔粘连的情况，而且比剖腹探查提供更好的治疗。Sutton 和 MacDonald 等报道，慢性盆腔疼痛行镜下粘连松解术后，85%的缓解[21]。Steege 和 Stout 等报道 67%的缓解率[22]，腹腔镜粘连松解术后，粘连指数下降约 50%[23]。

腹腔镜粘连松解术有许多具体方法。只要在腔镜下，任何器械牵拉粘连带即可钝性分离粘连，尤其是薄的粘连，遇到出血则停止；以剪刀进行锐性分离较厚的粘连带和肠管间的粘连；单、双极电凝可分离有血管的粘连，但不能离肠管和输尿管过近；激光可准确一次切开和止血；高水压切开，可迅速、安全的劈开组织。选择分离方法需考虑这些器械引起的周围组织损伤[24]

八、子宫内膜异位症

子宫内膜异位症是子宫内膜种植到子宫以外的组织。卵巢、子宫韧带、直肠阴道膈膜、腹膜壁、肠浆膜层、阑尾是常见种植部位。子宫内膜种植组织常呈黑色、皱褶样变、红色息肉似的组织或囊泡状。典型的黑色和火药灼伤样蓝色是内膜退行性变的遗迹；红色息肉样变的部分代谢最旺盛；子宫内膜瘤内有时可见呈特异性的“可口可乐”颜色的液体。

126 例难确诊的盆腔疼痛妇女，41 例(32.5%)以腹腔镜发现子宫内膜异位症。现在公认为子宫内膜异位的范围和位置与腹痛程度无关，而与病变侵犯的深度有关，深度超过 1 厘米，会引起严重疼痛[25]。

腹腔镜检查可明确诊断子宫异膜异位症。疼痛、不育、内科治疗失败是手术指征。通过腹腔镜可实施活检，异位种植内膜切除，粘连松解，卵巢囊肿切除，卵巢切除，输卵管切除等手术。对广泛、深部的盆腔粘连或大的子宫内膜瘤，剖腹探查最有价值。

因为需翻动盆腔器官，彻底检查盆腔，即使单纯的诊断性腔镜检查，至少也需要 2 个穿刺点。切除异位内膜的基本操作有直接切除、凝固、汽化。凝固的方法有单、双极电凝、热凝、激光等，深部病变切除应至少距组织边缘 2～4 毫米。由于临近重要结构，如血管、输尿管等，使得腔镜下处理这类病变变得复杂[26]。

九、静脉充血

盆腔静脉充血是否引起盆腔疼痛仍有争议。长久站立、举重等增加腹压的因素，可加重疼痛，疼痛性质呈钝性、隐痛。尽管盆腔静脉曲张的描述可追溯到 1857 年时的 Richet，但症状的非特异性、多样性使诊断困难，而且诊断标准不一致。

腹腔镜诊断盆腔静脉充血的作用有限，由于血管位于后腹膜，充气后腹压升高，病人位于特伦德伦伯格体位静脉回流增加，使得静脉充血难以辨认[27]。静脉造影仍然是“金标准”，腹腔镜检查的价值介于非诊断性腔镜检查和静脉血管造影之间。Beard 等以静脉造影证明，腹腔镜检查无病理发现的盆腔疼痛妇女，91%的有子宫阔韧带静脉和卵巢静脉丛的扩张[28]。

显微腹腔镜检查和清醒态下的腹腔镜检查

与腹腔镜技术一同发展的是降低手术的侵袭性，尤其主要是诊断目的腔镜检查。显微腹腔镜检查技术的出现，即操作器械和鞘管直径在 0.5～3 毫米之间，为这两个方向的融合发展提供了广泛天地。

显微腹腔镜检查技术减轻了病人的痛苦。局部麻醉后，病人处于清醒镇静的状态下，进行手术。该方法的其中一项应用是病人清醒下，能自己描绘疼痛图。即让病人参与疼痛病灶的定位[29]。该法由于更好地使腔镜检查发现与病人疼痛体验相结合，提高了痛因的诊断能力，改进了治疗方案。

结论

对盆腔疼痛的诊断和治疗方面，腹腔镜检查不但非常有用，而且是必须的工具。越早采用腔镜检查评估盆腔疼痛，则更早诊断，而且以微侵入性技术进行疗效确定的治疗。

（王大东　译）

参考文献

1. Howard FM. The role of laparoscopy in the evaluation of chronic pelvic pain; promise and pitfall. Obstet Gynecol Surv 1993;48:117-118.
2. Porpora MG, Gomel V. The role of laparoscopy in the management of pelvic pain in women of reproductive age. Fertil Steril 1997;68:765-779.
3. Goldner TE, Lawson HW, Xia Z, Atrash HK. Surveillance for ectopic pregnancy--United States, 1970-1989. MMWR 1993;42:73-85.
4. Grimes DA. The morbidity and mortality of pregnancy: still risky business. Am J Obstet Gynecol 1995;170:1489-1494.
5. DeVoe RW, Pratt JH. Simultaneous intrauterine and extrauterine pregnancy. Am J Obstet Gynecol 1948;56:1119-1126.
6. Bello GV. Schonholz D, Moshirpur J, Jeng D-Y, Berkowitz RL. Combined pregnancy: the Mount Sinai experience. Obstet Gynecol Surv 1986;41:603-613.
7. Hann LE. Bachmann DM, McArdle C. Coexistent intrauterine and ectopic pregnancy: a reevaluation. Radiology 1984;152:151-154.
8. Zouves A, Urman B, Gomel V. Laparoscopic surgical treatment of tubal pregnancy. A safe, effective alternative to laparotomy. J Reprod Med 1992;37:205-209.
9. Droegemueller W. Infections of the upper genital tract. In: Mishell DR, Stenchever MA, Droegemueller W, et al. (eds) Comprehensive Gynecology. St. Louis: Mosby, 1997:662.
10. Martens MG. Pelvic inflammatory disease. In: Rock JA, Thompson JD (eds) Te Linde's Operative Gynecology, 8th

Ed. Baltimore：Lippincott Williams & Wilkins，1997：660.

11. Jacobson L，Westrom L. Objectivized diagnosis of acute pelvic inflammatory disease. Am J Obstet Gynecol 1969；105：1088.

12. Henry-Suchet. Soler A，Loffredo V. Laparoscopic treatment of tubo-ovarian abscesses. J Reprod Med 1984；29：579.

13. Sutherland AM. Laparoscopy in diagnosis of pelvic tuberculosis. Lancet 1979；2：95.

14. Martens MG. Pelvic inflammatory disease. In：Rock JA，Thompson JD（eds）Te Linde's Operative Gynecology，8th Ed. Baltimore：Lippincott Williams & Wilkins，1997：678-684.

15. Sanfilippo JS，Rock JA. Surgery for benign disease of the ovary. In：Rock JA，Thompson JD（eds）Te Linde's Operative Gynecology，8th Ed. Philadelphia：Lippincott Williams & Wilkins，1997；630-633.

16. Mage G，Canis M，Mandes H，et al. Laparoscopic management of adnexal torsion：a review of 35 cases. J Reprod Med 1989；34：520.

17. Shalev E，Peleg D. Laparoscopic treatment of adnexal torsion. Surg Obstet Gynecol 1993；176：448.

18. Stout AL，Steege JF，Dodson WC，et al. Relationship of laparoscopic findings to self-report of pelvic pain. Am J Obstet Gynecol 1991；164：73-79.

19. Kresch AJ，Seifer DB，Sachs LB，et al. Laparoscopy in the evaluation of pelvic pain. Obstet Gynecol 1973；64：672.

20. Stovall TG，Elder RF，Lind FW. Predictors of pelvic adhesions. J Reprod Med 1989；34：345.

21. Sutton C，MacDonald R. Laser laparoscopic adhesiolysis. J Gynecol Surg 1990；6：155.

22. Steege JF，Stout AL. Resolution of chronic pelvic pain after laparoscopic lysis of adhesions. Am J Obstet Gynecol 1991；165：278.

23. Operative Laparoscopy Study Group. Postoperative adhesion development after operative laparoscopy：evaluation at early second look procedures. Fertil Steril 1991；55：700.

24. Namnoum AB，Murphy AA. Diagnostic and operative laparoscopy. In：Rock JA，Thompson JD（eds）Te Linde's Operative Gynecology，8th Ed. Lippincott Williams & Wilkins，1997：401-402.

25. Koninckx PR，Mueleman C，Demeyere S，et al. Suggestive evidence that pelvic endometriosis is a progressive disease，whereas deeply infiltrating endometriosis is associated with pelvic pain. Fertil Steril 1991；55：759.

26. Hesia JS，Rock JA. Endometriosis. In：Rock JA，Thompson JD（eds）Te Linde's Operative Gynecology，8th Ed. Baltimore：Lippincott Williams & Wilkins，1997；599-602.

27. Metzger DA. Pelvic congestion. In：Steege JF，Metzger DA，Levy B（eds）Chronic Pelvic Pain：An Integrated Approach. Baltimore：Saunders Co.，1998：153.

28. Beard RW，Highman JH，Pearce S，Reginald PW. Diagnosis of pelvic varicosities in women with chronic pelvic pain. Lancet 1984；2：946.

29. Palter SF，Olive DL. Office microlaparoscopy under local anesthesia for chronic pelvic pain. J Am Assoc Gynecol Laparosc 1996；3：359-364.

第六十一章　对可疑阑尾炎的腹腔镜诊断

Pryor A D

历史回顾

在 1711 年，Heister 首先清楚地描述了他所做的 1 例阑尾炎尸检，并发表于 1753 年。他描述了一个死刑犯在黑色的阑尾周围有一个小脓肿。Amyand 在 1735 年首先报道了阑尾切除术，但并不是因为阑尾炎。手术是为一名 11 岁男孩，他有斜疝(阴囊疝)并有一粪瘘，原因是阑尾被一枚针穿破了[1]。Mestivier 报道随后的一例阑尾炎，他在 1759 年描述在尸检时发现阑尾有一枚针并伴有盲肠的坏疽样改变。

这个区域的病理描述可追溯得更久远，最开始描述很可能由阑尾炎造成的右下腹化脓的资料可追溯到公元 30～39 年。那时，Aretus 报道了引流这个部位的一个脓肿，他的病人存活了。1812 年 Parkinson 将一位病人的死亡归咎于阑尾的穿孔。1827 年 Melier 报道阑尾的穿孔是因粪石的存积，阑尾进一步扩张，破裂和腹膜炎。他也建议外科手段可能治疗这种疾病。但是，那时最有名的外科医生 Dupuytren 不同意这个观点。他支持当时流行的理论，认为是右下腹的炎症“盲肠炎”是由于盲肠的病理，因而暂时压制了对阑尾炎研究的兴趣。在 19 世纪 30 年代，Bright 和 Addison 描述了阑尾炎的临床表现，并随后的腹膜炎和死亡或形成脓肿及引流。Williard Parker 1867 发表了 4 个阑尾脓肿手术引流治疗的系列病例，并使之成为一种确定的治疗方法。然而，一直至 1886 年 Reginal Fitz 将此种病理情况与阑尾结合起来。Fitz 从尸检 研究中证明在大多数盲肠炎病人有阑尾穿孔，并提出外科可以治愈所谓的阑尾炎[2]，并对当时术前诊断为阑尾炎者施行了首例阑尾切除术。

1889 年 McBurney 出版了他关于阑尾炎表现的经典描述，包括疼痛的位置“从髂前上嵴到肚脐划一直连线距髂前上嵴的 4～5 厘米(1.5～2 英寸)处。”[3]；他继续在 1894 提出现在标准的阑尾切除术的肌肉分离切口[4]。Lewis McArthur(对他 McBurney 让与优先权)同时也描述了相同的手术。在 1900 年早期，Rockey 和 Davis 提出皮肤横切口[1]。阑尾炎的手术方式在随后 100 年里很少改变。

腹腔镜最早是美国文献在 1911 年提及[5]，直到近十年，这个操作多数限于妇科。在 1982 年，Kurt Semm，一位妇科医师，首先描述腹腔镜阑尾切除术[6]。自从那时，腹腔镜阑尾切除术(LA)被越来越多的普通外科医生接受。它被证明是安全的手术，但实用性还有疑问。腹腔镜也认为对诊断有帮助并成功地用于阑尾炎诊断的确诊上。

解剖

阑尾是靠近回盲瓣处盲肠的一个延伸类似盲管状的结构。它从结肠带的基底部向外伸出。阑尾的长度 5～20 厘米。血液供应是从回结肠动脉来的阑尾动脉。正如其他肠道一样，阑尾血管也位于其系膜中，被称为阑尾系膜。阑尾壁内充满淋巴组织。阑尾的黏膜含有直的管状腺体、杯状细胞、Paneth 细胞和 APUD 细胞，一般缺少吸收细胞。

阑尾在腹腔内的位置是有变化的。图 61-1 显示阑尾常在的位置和相对的频率。

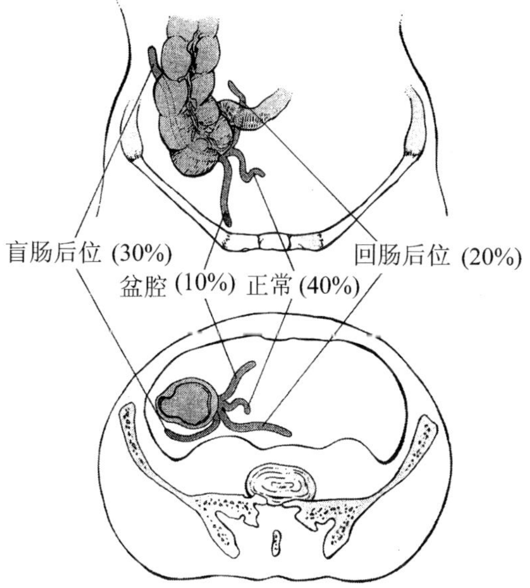

图 61-1　阑尾尖端的变化，频率在括号中

病理生理

阑尾炎认为是开始于其结肠开口的阻塞，继发性扩张，随后细菌侵入管壁导致坏死和最终的穿孔。外来物，淋巴增生或肿瘤都能造成阑尾腔的阻塞。典型的外来物是未消化的食物(种子)或肠腔内的产物(粪石)。淋巴增生多见在年轻人中。类癌和淋巴瘤是导致阑尾炎的典型的肿瘤。在阑尾梗阻时，黏膜细胞持续分泌液体，导致腔内压力增高。当腔内压力超过静脉压力，静脉淤积造成缺血，将导致黏膜的溃疡形成和细菌侵入。管壁中的炎性细胞浸润导致微脓肿形成和动脉的栓塞。阑尾壁发生坏死，常在梗阻开始后 24～48 小时内穿孔。阑尾炎的结局和穿孔有关，包括阑尾周围脓肿、瘘、门静脉炎和肝脓肿[9]。

发病率

阑尾炎是急腹症最常见的原因。在美国每年治疗约 250 000 例阑尾炎。阑尾炎的高发年龄在 10 岁至 19 岁男孩，男性多见(1.4∶1)，白人和非白种人的比例为 1.5∶1。人一生中男性患阑尾炎的危险性是 8.6%，女性为 6.7%，但做阑尾切除术者男性为 12.0% 女性为 23.1%，因为女性中阴性的或伴同的阑尾切除术的发生率较高(图 61-2)[10]。

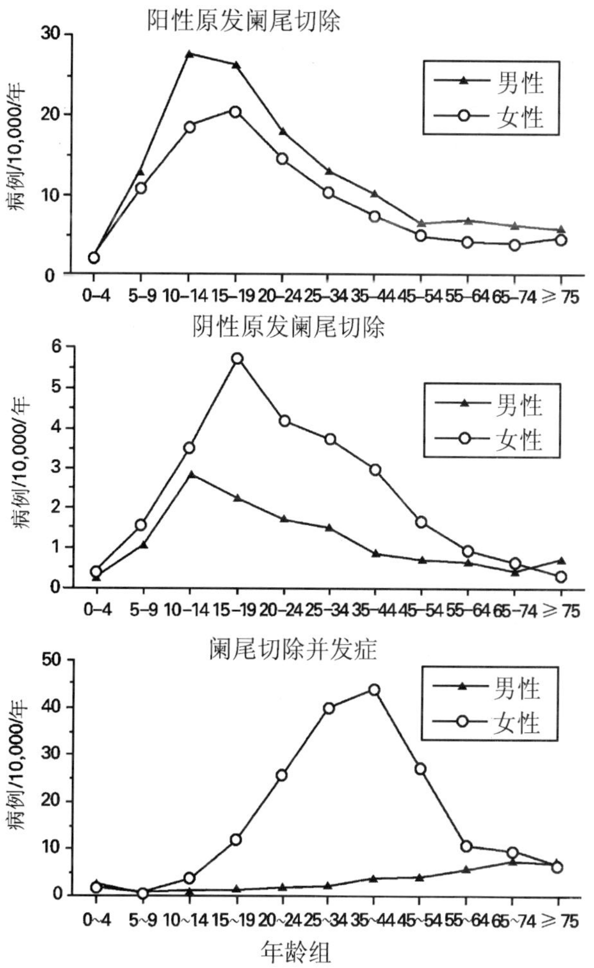

图 61-2　1979～1984 年美国每万人中阑尾切除的年发生率。按阑尾切除类型、年龄和性别分类[1]

诊断

一、临床表现

典型的阑尾炎表现，在急性发作疼痛前一或几个小时有胃肠道症状或不适的病史。可以出现腹泻或便秘。疼痛开始放射到脐周围区域，几个小时后转移至右髂窝，一旦局限，已发展至腹膜刺激征。

疼痛发作后，典型的可发生恶心，呕吐或食

欲不振。如果病人确实感到饥饿，需要怀疑这个诊断。在阑尾区域压痛，典型的在 McBurney 点，呈进行性加重，但在疾病的早期亦可能没有。叩诊有触痛、局部的肌紧张，也可出现感觉过敏。当屈髋加压时可引出疼痛，腰大肌征阳性说明这个区域有明显的刺激。

在开始的 24 小时中，一般有低热，伴随中度的白细胞增高。心动过速亦可以是由于腹膜刺激，反射性麻痹性肠梗阻的胀气或睾丸反射痛都可以出现。

最明显的压痛点常在 McBurney 点区域，在右髂前上嵴与肚脐连线间的中点上。然而，当阑尾不位于一般的腹内方位时，体征可以有变化。例如，盆位的阑尾症状可以有深部的盆腔痛，膀胱刺激征或直肠周围触痛，屈髋内旋转可以引出这个部位的疼痛，典型的闭孔征。

如果前 24～48 小时错过了诊断，阑尾将穿孔，导致局限性或弥漫性腹膜炎。有时在阑尾周围脓肿的区域可扪及一个包块，或出现腹膜炎体征。穿孔之后有发热和白细胞计数升高[11]。

二、鉴别诊断

在很多情况下可出现类似急性阑尾炎的表现，反之也一样，详见表 61-1。表现或缺乏系统性症状，在病毒性疾病较常见，有时可以和病毒性胃肠炎鉴别。细菌性胃肠感染一般伴有重度的腹泻。髂窝区的反跳痛或深压痛，这些腹部体征都有助于急性阑尾炎和有腹部症状的肺炎相鉴别。胸部 X 线照片和仔细的胸部检查可以更明确肺炎的诊断。急性肝炎或糖尿病性酮症酸中毒也能引起混淆性的腹部体征；这些能用相应的实验室资料来鉴别。对于一个可能是急性阑尾炎的病人，关键的病史是以往的腹部外科手术史，特别是可能的阑尾切除史。

表 61-1　一些类似阑尾炎的情况

一般情况
十二指肠溃疡
胆囊炎
肾周脓肿
肾盂肾炎
肾/输尿管结石
大网膜扭转
Crohn 病
回盲部癌
肠梗阻
腹直肌断裂
胃肠炎
腰大肌脓肿
Meckel 憩室
妇科情况
异位妊娠
卵巢扭转
PID
黄体或滤泡破裂(Mittelschmerz)

小肠、肾和胆囊的刺激和炎症都能出现类似阑尾炎的表现。对病史、查体和常规的尿液分析均应仔细的复习以除外这些改变的可能。腹直肌血肿常在突然用力后出现。肠梗阻在疾病的早期便可出现腹胀。憩室炎可以出现和阑尾炎相似的症状，但疼痛一般局限于左髂窝。

女性生殖器官的疾病特别难于和阑尾炎相鉴别。妊娠试验有助于鉴别异位妊娠或先兆流产。卵巢扭转开始有疼痛同时也有呕吐。由于滤泡破裂的疼痛，计算月经周期的中期痛 Mittelschmerz 对诊断有鉴别意义。输卵管炎和阑尾炎的鉴别特别困难，诊断常要手术中才确定。

阑尾穿孔之后，如果弥漫性症状发生，则阑尾炎的诊断变得更困难，病史就显得更重要。任何原因的原发性和继发性腹膜炎，包括任何的脏器穿孔都有可能，系膜血管疾病或急性胰腺炎都应该考虑[12]。作为急性阑尾炎治疗的 1 000个病人的最后诊断见图 61-3。

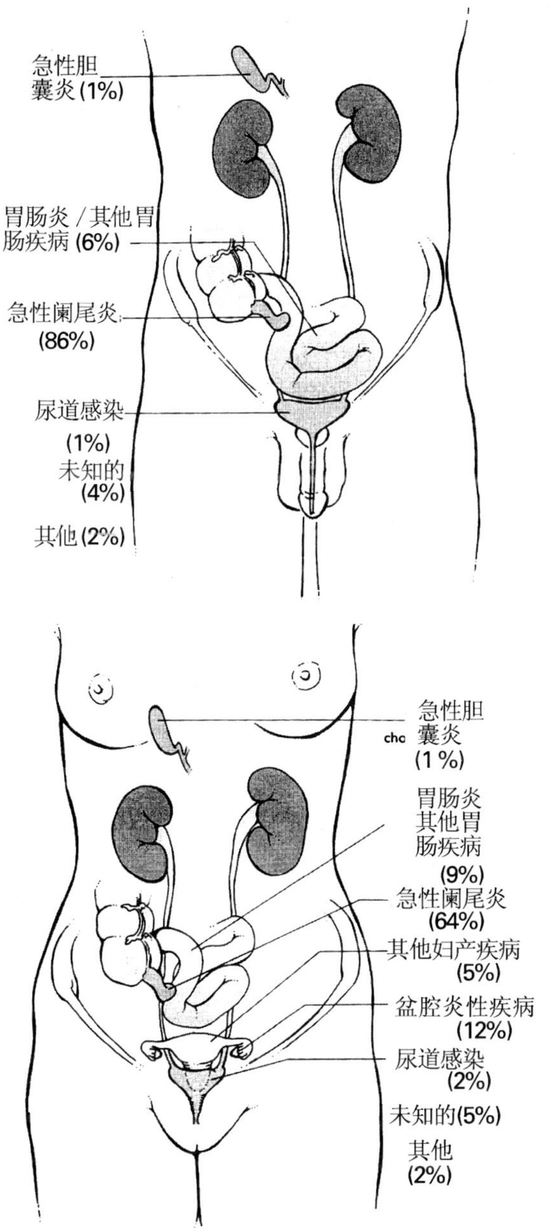

图 61-3　对急性阑尾炎病人探查后的最后诊断，除以性别，括号中为发病率

三、辅助检查

许多方法能支持确定可疑阑尾炎的诊断。在急诊室常要求腹痛病人做腹部平片，超声波和 CT。虽然已知传统的腹部平片上发现腔内粪石提示阑尾炎，但 X 线平片对阑尾炎诊断的实用性受到置疑；单用腹部平片，放射学提示的阑尾炎不到病理学证实的阑尾炎病人的 10%[14]。超声已广泛用于右下腹疾病的诊断。而且，精确率在 71%～95%[15～19]。它可能对生育期妇女最有用，因为也能看见卵巢和子宫的病变。

腹部 CT 诊断阑尾炎的准确性在 93%～98%，近期有些材料显示手术前使用 CT 能减少阴性阑尾切除术的比例。Rao 等人的报告显示在 CT 组阑尾切除术后病理证实为正常阑尾从 20%(98/493)降至 7%(15/209)。但是仅在 209 病人中的 123 人作了 CT。此外，206 人进行阑尾 CT 避免了手术探查，CT 对成人和妇女的诊断有实际的帮助[20]。不管这些出色的结果，并不是所有病人都能得到高质量的放射设备或根据始初的表现分析出正确的结果。一些外科医师的文章报告 CT 或超声诊断阑尾炎的正确率只有 60%[21]。

在门诊诊断阑尾炎的主要手段是病史和体格检查。辅助性检查主要用于诊断不明或手术高度危险的病人。因阑尾的检查而延迟手术会导致穿孔和相应的并发症的发生率增加。另外一种工具既能诊断又能处理而不会延迟治疗，这就是腹腔镜。

外科处理

一、开放手术

在经典的阑尾炎处理时，根据病人病史、体格检查得出诊断送至手术室。典型的开腹阑尾切除术(OA)是经过右下腹切口，仅能看见阑尾和局部的肠管。一般结果满意，并发症很低。对于未穿孔的阑尾炎或病理上正常的阑尾切除术的并发症发生率约为 5%，死亡率少于 0.25%[22]。但是，穿孔约占阑尾炎病人的 20%[10]。在这组中，并发症上升至 19%，死亡率达 1.66%[22]。因为穿孔后并发症和死亡率的明显增加，故 10%～20%的阴性阑尾切除术仍认为是可接受的[23]。

二、腹腔镜的应用

在过去的 20 年中，随着腹腔镜外科的流行，导致许多外科医师使用腹腔镜诊断以减少阴性的阑尾切除术发生率而不增加穿孔率的危险[24]。腹腔镜也对最终手术有利，因为腹腔镜探查得到的病理改变可以同时加以治疗。这项选择特别适用于对阑尾炎诊断有怀疑的病人。

三、诊断性腹腔镜术

对于怀疑阑尾炎时诊断性腹腔镜的早期描述，通常外科医师是通过肚脐处放入腹腔镜。如果阑尾是正常的，探查就终止了。如果阑尾有炎症或看不见，便终止腹腔镜而作开腹阑尾切除术[25,26]。这种技术可减少阴性阑尾切除术的数量，而没有严重的并发症。另一些外科医生则建议在阑尾切除之前[27]或之后[28]通过右下腹阑尾切除术的切口处作腹腔镜探查。随着腹腔镜外科实践的增加，在阳性腹腔镜探查后更多的是作腹腔镜下阑尾切除术[29]。

当行诊断性腹腔镜时，偶然可发现阑尾以外的病理，许多情况下，腹腔镜探查后可直接用腹腔镜治疗。在生育期妇女中，因怀疑阑尾炎探查时，25％可以没有阑尾炎病理改变[30]。卵巢-输卵管脓肿破裂，皮样囊肿破裂和子宫内膜异位，附件扭转和异位妊娠均是年轻妇女右下腹痛潜在的原因，这些能用微创的手术处理[31]。手术前诊断为阑尾炎在50岁以下的男性中，仅有5％发现为阑尾以外的病理情况；在50岁以上的男性（或女性），发生率则上升到20％[30]。出院时诊断为阑尾炎的女性为64％，男性为86％（图61-3）。由于这个原因，诊断性腹腔镜常推荐给手术前诊断为阑尾炎的妇女。

阑尾炎的诊断在妊娠妇女甚至变得更困难，当子宫增大，阑尾将不在原典型的位置，而推至右上腹。在这种情况下，急性阑尾炎和急性胆囊炎的鉴别诊断非常困难，手术也变得复杂。腹腔镜阑尾切除术已成功地用在这种情况下并可能是有帮助的治疗决策[32,33]。

四、附加阑尾切除术

在腹腔镜外科中附加阑尾切除术是有争议的。当作右下腹切口行开腹阑尾切除术时，不顾及有没有阑尾的病理改变，切除阑尾被作为是标准的医疗行为。争论中的一个理由是术后当医生检查病人时看见了手术瘢痕，就认为阑尾已经切除。而在腹腔镜手术时瘢痕不明显，这也就不再成为切除阑尾的理由。

对腹腔镜附加阑尾切除术同时有赞成者和反对者。支持者的争辩说这种操作很少增加并发症，有些（5％～26％）大体上正常的阑尾而在病理切片下显示有炎症，而切除阑尾可以在以后发生右下腹痛时排除阑尾炎的诊断[34,35]。也有争议认为腹腔镜外科医师的基本原则应是腹腔镜的操作和开腹相同，亦包括阑尾切除术。附加阑尾切除术的反对者引用诊断性腹腔镜的应用和这种手段提供较低的阴性阑尾切除术（1％对10％）。但是，这组医生单独根据腹腔镜肉眼发现而忽略了阑尾炎的诊断，至少16％以上的病人在初次腹腔镜时保存了阑尾而随后需要施行再次手术[24,36]。但是当为其他疾病行外科手术时，完全是遭遇性的附加阑尾切除术是没有指征的。

根据这个结果，如果一个外科疾病在腹腔镜诊断时阑尾炎被诊断，当时应该处理；包括阑尾炎，异位妊娠等。为了减少将来干预的需要，阑尾应该切除不管是否有明显的阑尾的病理改变，除非是腹痛已认定是可治疗而不再反复的病变（例如，Meckel 憩室）。如果是进行性复发性疾病例如盆腔炎性疾病或肠炎性疾病，阑尾切除术是非常重要的。这些疾病中，切除阑尾有助于在以后的右下腹痛时排除阑尾炎的诊断。

五、阑尾切除术的适应证

（一）腹腔镜对开腹术　很多人会争辩，腹腔镜阑尾切除术前只有可疑为阑尾炎的诊断便足够了。然而，有些特别的病人情况给以更强烈的支持。年轻妇女，不论性别的老人，诊断不太清楚的免疫抑制的病人，在阑尾切除术前作腹腔镜探查是有益的。肥胖病人开腹阑尾切除术经常需要较大的切口，作腹腔镜也是有利的。

反对腹腔镜的认为开腹阑尾切除术和腹腔镜的方式结果没有明显的差异。较长的手术时间和更加昂贵的器械抵消了任何潜在的术后好处。病人有多次腹部手术或晚期妊娠一般不选作腹腔镜的对象。争议最多的是那些年青男性疑患阑尾炎用诊断性腹腔镜，因为他们的误诊率是很低的[37]。相对的适应证和禁忌证列在表 61-2。

表 61-2　对可疑阑尾炎腹腔镜探查的适应证，益处和禁忌证

适应证/益处
溃疡病的诊断
年轻妇女
肥胖病人
减少诊断的延误
禁忌证(一些为相对禁忌证)
年青男性
不适合腹腔镜者
外科医师的能力

(二)手术步骤　一旦怀疑有阑尾炎诊断并决定作腹腔镜探查，病人便准备行外科手术。因为诊断性腹腔镜和阑尾切除术的危险性都非常低，手术前除诊断所必需的检查之外，其他检查应因人而定。广谱抗生菌如氨苄青霉素-舒巴坦或头孢替坦应在术前 1 小时内给予。

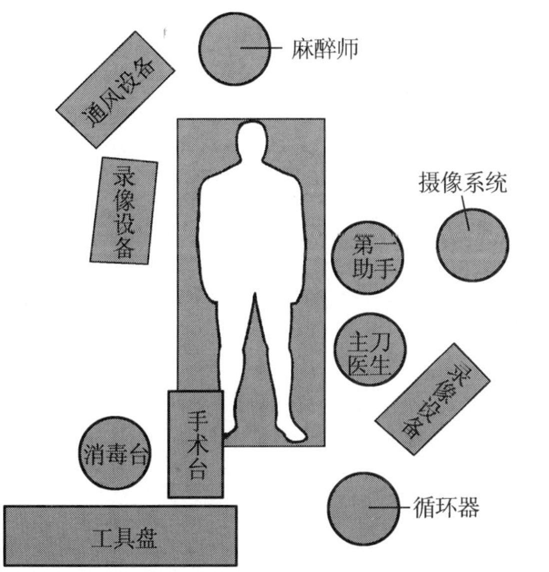

图 61-4　做诊断性腹腔镜或预期阑尾切除术的手术室布置[8]

手术室里，病人取仰卧位。全身麻醉诱导，裹住病人左臂。通常放置 Foley 尿管以减少在手术中对膀胱损伤的危险。术者站在病人的左侧，助手在放置操作通道和探查时站在右侧，而开始作阑尾切除时移到病人的左侧。监视器放在病人肚脐水平术者的两侧(图 61-4)。

在脐部打一个 10～12mm 孔，并进行腹腔充气。Hasson 技术可防止腹腔内脏器的损伤。但是也可用 Veress 针进行盲穿。随后放置腹腔镜进行腹腔内的探查。检查整个腹腔排除病变是非常重要的。最后局限在右下腹并观察阑尾。采用 Trendelenburg 位及右侧抬高有助于以后的腹腔镜操作。

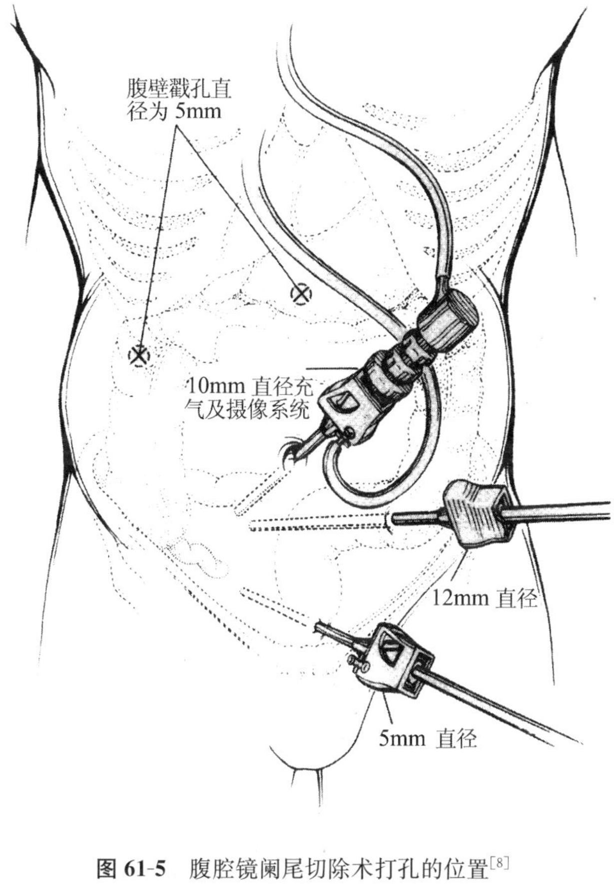

图 61-5　腹腔镜阑尾切除术打孔的位置[8]

增加操作孔有利于探查(图 61-5)，最好是在对下一步手术最有帮助的部位打孔。对于阑尾切除手术，另外 2 个操作孔是需要的；包括 1 个 10～12 毫米孔允许术中通过内镜钉合切开器和 1 个 5 毫米孔放置抓钳。10～12 毫米孔在左下腹部中点腹壁血管的外侧。1 个 5 毫米孔位于耻骨联合上方中线。变通办法是这 2 个手术孔都改在中线上，但腹腔内的操作空间会减少。在阑尾切除术中偶然需增加 1 个 5 毫米操作孔以帮助牵开暴露。

操作孔放置后，注意力转向辨认阑尾。锐性分离阑尾周围的粘连或如需要时可用电凝钩小心地分离。在少数的盲肠后位阑尾，需要沿着白色的 Toldt 线分离腹膜；结合钝性，锐性加上电凝分离是能完成的。找到阑尾的一些窍门是沿着小肠到回盲瓣或沿着结肠带到盲肠底部。

一旦找到阑尾，检查是否有炎症征象。有阑尾炎时，阑尾可以是红色的或肿胀，提供诊断的直接证据。亦可能在盲肠周围有脓液而未见阑尾明显受累，这也认为是阑尾炎的征象。此时，周围的脏器需要小心地检查有无炎症的证据。如果阑尾显示正常，腹腔内的其他脏器要仔细逐个检查。如果证实不是阑尾炎，手术应根据情况改变。

要进行阑尾切除术时，需要时可另附加操作孔。然后抓住阑尾并提起。对炎症或坏疽的组织要注意，不要抓阑尾本身，在游离时最好抓住其系膜。也可用线套提起阑尾而有利于显露。沿系膜到达阑尾基底部，用钝性分离方法在阑尾基底部与阑尾动脉之间的阑尾系膜上分开一个窗(图 61-6)。把窗开在靠近盲肠是重要的。在这个平面使用内镜钉合切开器切开系膜和阑尾(图 61-7、图 61-8)。小肠钉合切开器用于阑尾，血管钉合切开器用于动脉。任何一结构可以首先钉合切开。

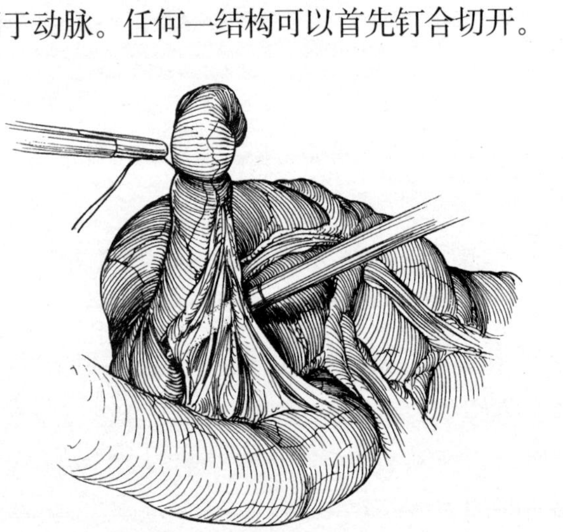

图 61-6 在线套的帮助下提起阑尾并分离出系膜窗[38]

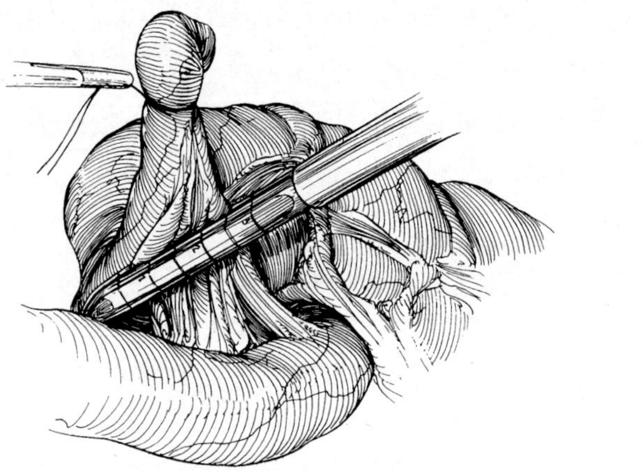

图 61-7 切断系膜[38]

将阑尾从 10 或 12 毫米套管取出。可以直接取出或使用取物袋，这要根据炎症的程度。取出阑尾之后，腹腔冲洗和检查阑尾断端确实止血。小的残根出血可用电凝控制。如果需要进一步止血，缝扎是有帮助的。最后再次探查腹腔。

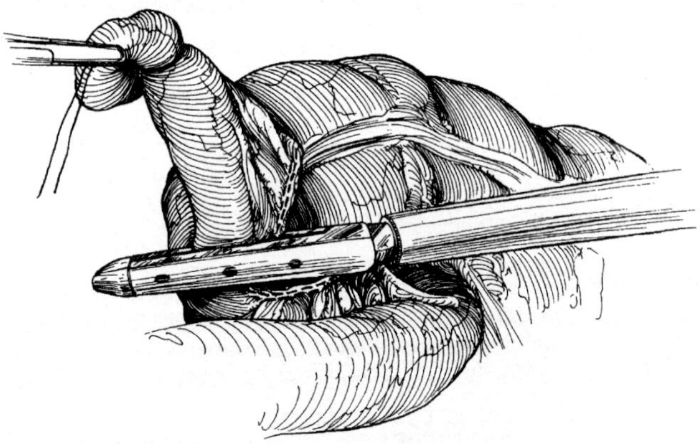

图 61-8 切断阑尾基底部[38]

10 和 12 毫米的操作孔在腹腔镜监视下用内镜闭合器关闭。5 毫米套管取出后检查有无出血。在穿孔部位可给予局部麻醉。腹腔排气。脐部穿刺孔的筋膜和所有穿刺孔的皮肤给予闭合。

手术后，病人给予流质饮食。如果能很好耐受，第二天将开始规律进食及病人出院。

结果

一、预期结果

对可疑阑尾炎的病人，诊断性腹腔镜 84%～100%可明确诊断[21,26,29,39～43]。在探查中，基于其他诊断有 10%～50%病人能避免开腹术或阑尾切除术[25,26,29,39,40,42,44,45]。如果病人仅是因为诊断问题探查，这个数字最高。约有1%的病人怀疑有阑尾炎者，需要另外的外科手术，可以开腹手术或用腹腔镜[29]。腹腔镜探查能帮助此组病人的确诊。

对腹腔镜阑尾切除术发表的大多数报道均局限于回顾性分析。近年有更多的前瞻性研究，有一些是随机的。但这些文章的病人数量有限以及结果有差异。近数年，部分作者通过meta-分析进行一些研究，因 meta-分析受个体本身研究的限制。如有些项目如住院天数和手术时间在各中心之间都不同，手术医师的操作水平也不同。另外的重要批评是把从腹腔镜中转开腹的病人常常排除在分析之外[46]。尽管有这些不足，meta-分析仍是将多个试验结果汇合的不错的工具。1999 年的一个 meta-分析汇集 17 个随机对照的研究，一共约 1 800 例病人。腹腔镜阑尾切除术伴有手术时间延长（8～29 分钟；p<0.0001），减少住院时间（0.1～2.1天；p<0.007），及可能较早恢复正常活动。减少伤口感染，相对于开放阑尾切除[46]。其他分析显示腹腔镜阑尾切除能减少术后疼痛[47,48]及增加腹腔内脓肿的倾向[49]。

不论几组 meta-分析的不同的结论，统计学结果表明是腹腔镜阑尾切除术增加手术时间，能提早正常活动及可能减少术后的疼痛。一些腹腔镜阑尾切除术分析倾向明显的是减少伤口感染，提早正规进食和缩短住院时间。主要研究结果显示在表 61-3。

表 61-3 meta-分析结果总结[49]

项目	病例	方式	p 值
术后住院天数	14	3.23 LA	0.03
		3.84OA	
固体食天数	7	1.74LA	0.01
		96OA	
手术时间. min	16	69.8LA	<0.0001
		51.5OA	
到正常活动天数	12	11.9LA	<0.0001
		19.0OA	
术后疼痛	11		0.003
伤口感染	16	2.8% LA	NS
		7.1% OA	
腹腔内脓肿	15	2.02% LA	NS
		0.937% OA	

LA：腹腔镜阑尾切除术；OA：开放阑尾切除术；NS：无统计学意义

二、缺点和并发症及其预防与处理

腹腔镜探查一般都能很好接受。多数作者报道的并发症率在 5%以下[21,29,40]。腹腔镜阑尾切除术并发症也很低。腹腔镜和开腹手术两者的并发症发生率在 8%，死亡率在 1%以下。主要并发症和疾病本身有关，包括腹腔内脓肿和切口感染，小肠梗阻或肠麻痹。预防性给予抗生素能减少感染的危险。充分的但是局部的冲洗能减少脓肿形成和加快自然排气。有的并发症和腹腔镜有关，如穿刺针，套管和电凝对肠管或血管的损伤；这些问题仔细注意后和采用开放脐部放置套管法可减少损伤。

在阑尾切除术时，如果阑尾和盲肠接合部不易确定，就可能沿着阑尾的体部切除而不是在根部切除。这样导致少数病例在腹腔镜阑尾切除术后阑尾炎复发[50,51]。然而，这种并发症在开腹阑尾切除术也有报道[52]。这类并发症可以通过正确辨认解剖结构来避免，确认钉合切开器是靠近盲肠。如果有必要可包括小部分盲肠而不会有明显的并发症。

结论

对于可能做阑尾切除术病人的腹腔镜探查是安全和也是阑尾炎处理的直截了当的步骤。因为能在术中探视整个腹腔，比开腹阑尾切除术更有诊断的实用性以及可能的优点是对未明确病因的病人进行诊断。这组病人很多除了探查之外能避免开腹手术。如果阑尾炎探查是阳性的，施行腹腔镜下阑尾切除术能减少术后住院时间和缩短外科手术后到正常进食及正常活动的时间。尽管腹腔镜阑尾切除术减少了切口的感染，但它的手术时间较长及有较高的腹腔内脓肿形成的发生率。其他的腹腔镜阑尾切除术的并发症和外科技术错误或诊断的延误有关，这些都可以用仔细的操作和早期处理来减少发生。

腹腔镜诊断对于年轻女性怀疑阑尾炎的使用是值得推荐的，其他还有年长的病人或病理不清楚而需要广泛探查的，或对肥胖病人能减少技术上的困难。腹腔镜阑尾切除术也能安全的用于其他阑尾炎病人，可缩短术后恢复时间和潜在的疼痛。

（黄晓强　译）

参考文献

1. Williams GR. A history of appendicitis with anecdotes illustrating its importance. Ann Surg 1983;197:495-506.
2. Royster HA. Appendicitis. New York: Appleton, 1927.
3. McBurney C. Experience with early operative interference in cases of disease of the vermiform appendix. NY Med J 1889; 50:676-684.
4. McBurney C. The incision made in the abdominal wall in cases of appendicitis, with a description of a new method of operating. Ann Surg 1894;20:38-43.
5. Bernheim BM. Organoscopy: cystoscopy of the abdominal cavity. Ann Surg 1911;53:764-767.
6. Semm K. Advances in pelviscopic surgery. Curr Probl Obstet Gynecol 1982;5:1-42.
7. Ross MH, Reith EJ, Romrell LJ. Histology: A Text and Atlas, 2nd Ed. Baltimore: Williams & Wilkins, 1989;466.
8. DeMatos P, Ludwig KA. Laparoscopic appendectomy. In: Pappas TN, Chekan EG, Eubanks S (eds). Atlas of Laparoscopic Surgery, 2nd Ed. Philadelphia: Current Medicine. 1999;11. 1-11. 11.
9. Rubin E, Farber JL. Essential Pathology. Philadelphia: Lippincott, 1990;389-391.
10. Addiss DG, Shaffer N, Fowler BS, Tauxe RV. The epidemiology of appendicitis and appendectomy in the United States. Am J Epidemiol 1990;132:910-925.
11. Silen W. Appendicitis. In: Cope's Early Diagnosis of the Acute Abdomen, 19th Ed. New York: Oxford University Press, 1996:70-87.
12. Silen W. The differential diagnosis of appendicitis. In: Cope's Early Diagnosis of the Acute Abdomen, 19th Ed. New York: Oxford University Press, 1996:88-110.
13. Lewis FR, Holcroft JW, Boey J, Dunphy JD. Appendicitis: a critical review of diagnosis and treatment in 1000 cases. Arch Surg 1975;110:677-684.
14. Rao PM, Rhea JT, Rao JA. Plain abdominal radiography in clinically suspected appendicitis: diagnostic yield, resource use, and comparison with CT. Am J Emerg Med 1999;17:325-328.
15. Yacoe ME, Jeffrey RB. Sonography of appendicitis and diverticulitis. Radiol Clin N Am 1994;32:899-912.
16. Puylaert JB. Imaging and intervention in patients with acute right lower quadrant disease. Baillieres Clin Gastroenterol 1995;9:37-51.
17. Incesu L, Coskun A, Selcuk MB, et al. Acute appendicitis: MR imaging and sonographic correlation. AJR Am J Roentgenol 1997;168:669-674.
18. Rioux M. Sonographic detection of the normal and abnormal appendix. AJR Am J Roentgenol 1992;158:773-778.
19. Balthazar EJ, Birnbaum BA, Yee J, et al. Acute appendicitis: CT and US correlation in 100 patients. Radiology 1994; 190:31-35.
20. Rao PM, Rhea JT, Rattner DW, Venus LG, Novelline RA. Introduction of appendiceal CT: impact on negative appendectomy and appendiceal perforation rates. Ann Surg 1999; 229:344-349.
21. Connor TJ, Garcha IS, Ramshaw BJ, et al. Diagnostic laparoscopy for suspected appendicitis. Am Surg 1995;61:187-189.
22. Velanovich V, Satava R. Balancing the normal appendecto-

my rate with the perforated appendicitis rate: implications for quality assurance. Am Surg 1992;58:264-269.

23. Pappas TN, Gale F, Ross RP. Appendicitis can be treated safely with a negative appendectomy rate of 10%. Dig Surg 1989;6:74-77.

24. Leape LL, Ramenofsky ML. Laparoscopy for questionable appendicitis: can it reduce the negative appendectomy rate. Ann Surg 1980;191:410-413.

25. Kum CK, Sim EKW, Goh PMY, Ngoi SS, Rauff A. Diagnostic laparoscopy: reducing the number of normal appendectomies. Dis Colon Rectum 1993;36:763-766.

26. Tytgat SHAJ, Bakker XR, Butzelaar RMJM. Laparoscopic evaluation of patients with suspected acute appendicitis. Surg Endosc 1998;12:918-920.

27. Suh HH. A minimally invasive technique of appendectomy using a minimal skin incision and laparoscopic instruments. Surg Laparosc Endosc 1998;8:149-152.

28. Schrenk P, Rieger R, Shamiyeh A, Wayand W. Diagnostic laparoscopy through the right lower abdominal incision following open appendectomy. Surg Endosc 1999;13:133-135.

29. Moberg AC, Ahlberg G, Leijonmarck CE, et al. Diagnostic laparoscopy in 1043 patients with suspected appendicitis. Eur J Surg 1998;164:833-840.

30. Velanovich V, Harkabus MA, Tapia FV, Gusz JR, Vallance SR. When it's not appendicitis. Am Surg 1998;64:7-11.

31. Apelgren KN, Cowan BD, Metcalf AM, Scott-Conner CE. Laparoscopic appendectomy and the management of gynecologic pathologic conditions found at laparoscopy for presumed appendicitis. Surg Clin N Am 1996;76:469-482.

32. Gurbuz AT, Peetz ME. The acute abdomen in the pregnant patient: is there a role for laparoscopy? Surg Endosc 1997;11:98-102.

33. Schreiber JH. Early experience with laparoscopic appendectomy in women. Surg Endosc 1987;1:211-216.

34. Greason KL, Rappold JF, Liberman MA. Incident al laparoscopic appendectomy for acute right lower quadrant abdominal pain: its time has come. Surg Endosc 1998;12:223-225.

35. Grunewald B, Keating J. Should the "normal" appendix be removed at operation for appendicitis. J R Coll Surg Edinb 1993;38:158-160.

36. Thorell A, Grondal S, Schedvins K, Wallin G. Value of laparoscopy in fertile women with suspected appendicitis. Eur J Surg 1999;165:751-754.

37. Mutter D, Vix M, Bui A, et al. Laparoscopy not recommended for routine appendectomy in men: results of a prospective randomized study. Surgery 1996;120:71-74.

38. Economou SG, Economou TS. Appendectomy. In: Atlas of Surgical Techniques. Philadelphia: Saunders, 1996;258-269.

39. Cox MR. McCall JL, Padbury RTA, Wilson TG, Wattchow DA, Toouli J. Laparoscopic surgery in women with a clinical diagnosis of acute appendicitis. Med J Aust 1995;162:130-132.

40. Jadallah FA, Abdul-Ghani AA, Tibblin S. Diagnostic laparoscopy reduces unnecessary appendicectomy in fertile women. Eur J Surg 1944;160:41-45.

41. Whitworth CM, Whitworth PW, Sanfillipo J, Polk HC. Value of diagnostic laparoscopy in young women with possible appendicitis. Surg Gynecol Obstet 1998;167:187-190.

42. Spirtos NM, Eisenkop SM, Spirtos TW, Poliakin RI, Hibbard LT. Laparoscopy--a diagnostic aid in cases of suspected appendicitis: its use in women of reproductive age. Am J Obstet Gynecol 1987;156:90-94.

43. Ure BM, Spangenberger W, Hebebrand D, Eypasch EP, Troidl H. Laparoscopic surgery in children and adolescents with suspected appendicitis: results of medical technology assessment. Eur J Pediatr Surg 1992;2:336-340.

44, Kuster GGR, Gilroy SBC. The role of laparoscopy in the diagnosis of acute appendicitis. Am Surg 1992;58:627-629.

45. Taylor EW, Kennedy CA, Dunham RH, Bloch JH. Diagnostic laparoscopy in women with acute abdominal pain. Surg Laparosc Endosc 1995;5:128-128.

46. Fingerhut A, Millat B, Borrie F. Laparoscopic versus open appendectomy: time to decide. World J Surg 1999;23:835-845.

47. Chung RS, Rowland DY, Li P, Diaz J. A meta-analysis of randomized controlled trials of laparoscopic versus conventional appendectomy. Am J Surg 1999;177:250-256.

48. Sauerland S, Lefering R, Holthausen U, Neugebauer EAM. Laparoscopic vs. conventional appendectomy--a meta-analysis of randomized controlled trials. Langenbecks Arch Surg 1999;383:289-295.

49. Golub R, Siddiqui F, Pohl D. Laparoscopic versus open appendectomy: a metaanalysis. J Am Coll Surg 1998;186:545-553.

50. Greenberg JJ, Esposito TJ. Appendicitis after appendectomy: a warning. J Laparoendosc Surg 1996;6:185-187.

51. Devereaux DA, McDermott JP, Caushaj PF. Recurrent appendicitis following laparoscopic appendectomy: report of a case. Dis Colon Rectum 1994;37:719-720.

52. Demartines N, Largiader J. "Residual" appendicitis following incomplete appendectomy. Br J Surg 1996;83:1481.

第六十二章 肠道疾病的诊断性腹腔镜检查

James J. Gangemi and Edward G. Chekan

肠道疾病长时间属于普通外科范畴。最近,多种常见的肠道疾病均可通过腹腔镜检查确立诊断。在本章,主要叙述了两种小肠疾病:小肠系膜缺血和小肠梗阻。肠系膜缺血可分为急性和慢性疾病。急性肠系膜缺血常由血栓形成、栓塞或医源性原因(腹主动脉瘤手术)引起。慢性肠系膜缺血则是重度肠系膜动脉粥样硬化性病变的结果。另一方面,小肠梗阻的病因较多,最常见的是粘连、肿瘤、疝。因为小肠梗阻可导致肠系膜缺血,所以肠系膜缺血和小肠梗阻常同时发生。

本章简要回顾了小肠系膜缺血和梗阻,并更进一步探讨了腹腔镜检查在诊断和治疗这些疾病的作用。

常规腹腔镜检查

腹腔镜检查可在各种条件下(包括从ICU设施完善的监护病床到手术室)诊断多种肠道疾病。常规来讲,如果病人需要实施治疗如肠切除,那么这个手术应该在手术室完成。然而,在ICU完成诊断性检查也有其优点。例如,ICU腹腔镜检查避免了搬动病情不稳定的病人以及不必要高昂的手术室费用[1]。文献报道:一例病人在因腹主动脉瘤而行腹主动脉并双侧股动脉重建之后,就是利用床旁腹腔镜检查确诊了一段小肠坏疽[2]。

不论在何种场合下施行诊断性腹腔镜以评估小肠疾病,极其重要的是能够得到先进的成像设备。因为手术的决定很大程度上依赖于所产生的光学图像,所以应该选择那些能产生高质量图像的腹腔镜和照相机。虽然现有微型腹腔镜,并常试图在以上疾病中使用,但其成像的质量较常用的5或10mm直径的腹腔镜图像质量差。三芯片照相机或高清晰度的电视也能产生高质量活体组织的图像。同样,不应该使用微型设备来操作扩张的肠管,因为它狭小的夹持部位可能导致肠穿孔。最后,在使用腹腔镜实施诊断或治疗的过程中,一定要准备好,随时可能需要迅速转为剖腹探查。

缺血性/坏死性肠管

在15世纪后期急性肠系膜缺血第一次被描述[3]。在1894年,Councilman介绍了慢性肠系膜缺血这种疾病[4]。现代,Klass应用血管外科的一般规则,推测肠系膜上动脉(SMA)血栓是急性肠系膜缺血的一个病因。在1957年,Shaw和Rutledge在临床上首先成功地实施了SMA血栓切除术[3]。

肠系膜血流突然中断是典型的血管急性血栓形成或源于心脏的栓子栓塞的结果(即心肌梗死、心室动脉瘤、心房纤颤或二尖瓣狭窄)。急性肠系膜血管闭塞较少见的病因包括非闭塞性的肠系膜缺血(即过敏性反应、动脉血管痉挛或毛细血管渗透性降低)或肠系膜静脉血栓形成。尽管有典型的临床表现,但区分急、慢性肠系膜缺血常是困难的。教科书中描述的急性肠系膜缺血症状是突发剧烈腹痛,常与体征不符。实验室检查常无特异性表现,可能有代谢性酸中毒、乳酸盐水平升高、白细胞计数升高[2]。虽然常被谈及，肠系膜静脉血栓形成是少见的，常是动脉血流中断或急性机械性肠梗阻的结果。有时，创伤、感染性疾病、肿瘤 、门静脉高压或急性体液丢失（即使用利尿剂、真性红细胞增多）是诱发因素[5]。通常病人先出现非典型性腹痛，提示肠管有缺血的可能。例如，Serryn等人报道了一例年轻病人，可疑妇产科病变而行腹腔镜检查，发现肠系膜血栓形成继发肠管梗死，给予行腹腔镜肠切除术[5]。

慢性肠系膜缺血是由动脉粥样硬化闭塞性疾病引起的，可表现为肠管坏疽、缺血性狭窄或肠炎。慢性肠系膜缺血病人的起始症状隐匿。病人可表现为非特异性腹痛（常在进食后30～90分钟开始）、腹泻或肠道狭窄所致的典型梗阻性症状。当慢性血管狭窄发生急性栓塞时，将出现急性缺血的症状。

当病人在术后早期出现肠系膜缺血时，临床医生常面临着挑战性的形势。病人切口的疼痛和缺血性疼痛常混淆。气管插管下或反应迟钝的病人也可出现诊断困难。复杂的冠状动脉搭桥术后，病人常给予插管或镇静，仅依赖客观标准来确立肠缺血的诊断。

血管造影是诊断肠系膜缺血的金标准。然而，血管造影常被病人复杂的临床变化所排除，因为转运血液动力学不稳定的病人或在放射科进行复苏抢救是困难的。因此，包括内窥镜、剖腹探查以及近期腹腔镜检查等介入措施已被用于诊治这些病人。内窥镜检查除了可以直视胃、十二指肠、结肠黏膜外，还有安全的优点。内镜的便携性使其成为ICU术后插管病人重要的诊断工具。当需要选择剖腹探查术时，有时术中的特殊处理（亦即荧光素注射）对辨别小肠有无生机是必要的。尽管担心病人会冒腹部大手术的风险，但剖腹探查术常是唯一可行的诊断选择。然而，成功地应用这种方法的益处是既能诊断又能治疗。近来，在治疗急慢性肠系膜缺血的过程中，已经成功地应用腹腔镜来进行诊断和治疗性干预。肠系膜缺血的诊断性腹腔镜检查最适合于诊断困难、病情不稳定以及担心临床失代偿而不能转运的病人。此部分病人是不能很好地耐受剖腹探查术。不论在ICU实施治疗以避免搬运病人还是在手术室完成治疗，腹腔镜检查均可帮助外科医生避免不必要的剖腹探查术以及其所带来的并发症。

肠系膜缺血的腹腔镜检查

病人仰卧位，有时截石位以便术中结肠镜检查。诊断性腹腔镜检查后的病人应放置导尿管和鼻胃管减压。肠管减压可使腹腔内预留出便于行肠管操作的较大空间，膀胱减压对操作者清楚地看到直肠是必要的。在行腹腔镜检查之前，应该检查所有设备以确保正常功能。最重要的是确保照相机精确的白平衡以使显示器上颜色真实。肠管的颜色常是确定治疗措施的决定因素。

通过开放Hasson套管入腹技术进入腹腔，此种技术允许操作者直视腹膜腔的入口，有效地避免了穿刺到易脆的、缺血扩张的肠管。腹部注入CO_2气体达到大约2.0kPa(15mmHg)，腹腔镜通过脐部套管插入腹腔，对腹腔脏器进行全面的观察。可采用30°或0°视角镜进行观察。30°视角对肠管全面观察提供了最广泛的机动性。附加的套管（最初5毫米）在直视下放置在侧面，有助于腹腔探查。如果有必要对肠管行更广泛的操作或切除，这些套管可更换到10或12毫米大小。双手对肠管行非创伤性操作，至少需要两个套管。在肠管操作中应使用大的肠钳或夹子，因为小的肠钳或分离钳可引起肠壁穿孔。应该准备一吸引器以便吸出腹膜腔内的液体并进行分析。

当套管放入腹腔，网膜轻轻地牵开，即可看到肠管的浆膜面。缺血性肠管可有各种颜色，因此，照相机的白平衡是重要的。如果仅有黏膜缺血，缺血性肠管可能呈现正常色或粉红色；当出现透壁性坏死时，肠管可能呈黑色。因此，精确地描述肠管的颜色是非常重要的。如果首次检查,肠管灌注正常,应该行整个小肠的系统性检查。肠道的全周径检查应从 Trietz 韧带开始,使用非创伤性肠钳和交替技术检查小肠(图 62-1)。抓持肠管时要小心,仅限于使用全层的大咬合的抓钳,因为小的咬合抓钳有撕裂肠管的倾向,尤其当整个肠管因缺血而变薄时。如果遇到粘连,应该用小的剪刀锐性切开,极力避免用电凝器,以免将热量传导到肠管。

不论是用腹腔镜检查或开腹探查时,识别缺血的肠管并进行分级是最具有挑战性的。虽然在腹腔镜探查中也使用开腹术中应用的设备,如多普勒超声、组织氧合探针、荧光染色[2],但它们的可靠性尚不能确定,切除的边缘常常仅依赖于视觉的判断。例如,外观呈黑色的肠管可能是坏死或者正常,因为肠腔内的血液或粪便可使肠管表现呈黑色[6]。

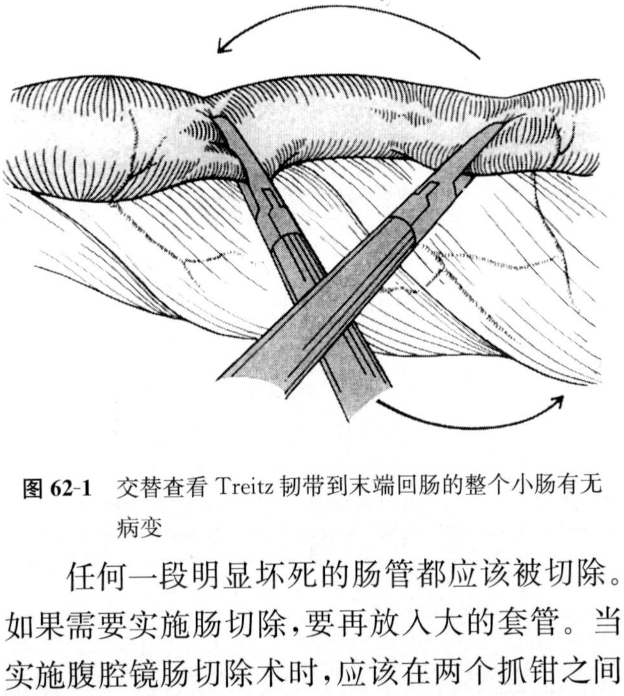

图 62-1 交替查看 Treitz 韧带到末端回肠的整个小肠有无病变

任何一段明显坏死的肠管都应该被切除。如果需要实施肠切除,要再放入大的套管。当实施腹腔镜肠切除术时,应该在两个抓钳之间悬吊缺血的肠管,以便清楚地看到肠系膜血管弓。下一步,使用锐性分离钳在肠系膜上开一个口,以便识别肠切除的近端和远端范围(图 62-2)。然后使用一个内镜闭合器离断肠管。使用内镜剪和夹子或者使用超声剪离断肠系膜。在轻度扩大套管置孔后,常取脐部孔,将标本取出。在体外吻合之前,通过同一扩大的孔将肠管的断端从腹腔中取出进行触诊,肠管灌注情况以断面出血作为参考,体外行肠吻合。吻合完的肠管放回腹腔,关闭放置套管的孔。虽然在腹腔镜检查期间,可以行多个肠段切除,但若发现全小肠坏死,则应该停止手术并关腹。因为对这些不幸的病例,任何手术干预对其治疗均无益处。

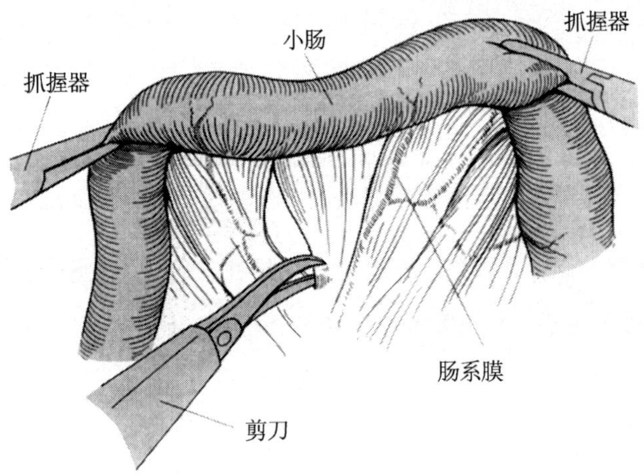

图 62-2 使用钝性和锐性分离,在肠系膜上开一个窗,用以标记要切除的区域

据文献报道:对肠系膜缺血病人,首次剖腹探查、腹腔镜检查或介入放射治疗之后,腹腔镜的“二期探查”是一种有用的方法。Slutzki 等人报道了 5 例最初经血管造影证实为急性肠缺血的病人,随后行治疗性剖腹探查术[7]。其中 3 例病人行肠切除术,2 例给予肠系膜上动脉血栓切除术。术后 48～72 小时,每个病人均行腹腔镜的二期探查。全部病人均避免了二次剖腹探查术。腹腔镜的“二期探查”可简化为在剖腹探查时,放置一足以通过腹腔镜的套管。先将这个套管用无菌敷料覆盖,如用一无菌手术巾覆盖后放置在术野适当位置[7]。在“二期探查”时,腹腔镜可以被用来评估肠管的生机或监控肠管从最初缺血状态恢复的情况。其他学者也已经报告了这种方法的良好结果[8～10]。

Regan 等人使用了一种替代方法以避免首次剖腹探查。这些作者报道了一例经血管造影显示肠系膜上动脉完全闭塞的肠系膜缺血病人。不采用剖腹探查,而是先给予病人动脉内输注溶栓药直到血栓溶解,血管造影显示正常。两天后,病人在手术室行诊断性腹腔镜检查,结果显示肠管正常，病人恢复良好[11]。

腹腔镜诊断肠系膜缺血有一些明显的缺点。首先，诊断性腹腔镜检查并不总能满足对后腹膜腔的评估(亦即十二指肠或直肠)。此外，如果仅能看到肠管的浆膜层，但在肠缺血的早期阶段它可能看起来是正常的。应用腹腔镜技术，术者不能靠触诊小肠系膜来评估肠管灌注情况，而在开腹手术中主要靠这种方法来判断肠管的生机。最后，鉴于在腹腔镜检查中使用的气腹能降低肠系膜血流，因此，应该避免高的气腹压。

在行腹腔镜检查过程中，中转开腹的可能性总是存在的。在病人出现以下情况时应考虑中转开腹：难以控制的出血，肠壁完整性受损、或者因成像质量差而不能正确评估肠管的生机。

肠梗阻

肠梗阻最常见的原因是粘连(50%)、疝(15%)或肿瘤(15%)[12]。外科史显示：在公元前350年，Praxagoras是第一个通过行肠造瘘术来治疗肠梗阻的人[13]。自从那时起，对怀疑肠梗阻的病人，针对外科手术、或静脉输液和鼻胃管减压，哪种是最适当的治疗措施展开了一场辩论。目前，科学的资料支持外科和内科联合的治疗模式。

小肠梗阻的病人可出现非特异性的症状或体征，例如恶心、呕吐、腹痛。当体检时，腹部可能是有触痛的和膨胀的。这些病人的诊断检查应该包括评估体内水分和升高的白细胞计数这些基本的实验室分析。腹部X光照片能典型地显示扩张肠襻、气液平面、缺乏或具有少量气体的结肠。肠腔内容物的淤积可能导致细菌的过度生长，导致一些病人出现中毒症状。这样的病人需立即外科手术干预。

出现轻度中毒的大多数病人，有多种治疗选择，包括从保守的内科治疗到包含剖腹探查或腹腔镜检查的外科治疗。病人的临床情况决定着干预的方式和程度。

肠梗阻的病人在选择外科治疗措施时，选择剖腹探查还是选择腹腔镜检查，需根据病人的情况，如急性疼痛的程度、以前有无腹部手术史、腹腔镜设备的可用情况、肠管扩张的严重程度。概括地说，那些血液动力学稳定而又无广泛腹腔内粘连的病人可考虑腹腔镜治疗。对小肠梗阻施行腹腔镜手术的病人应在手术室内进行。

小肠梗阻的腹腔镜检查

因为大多数肠梗阻病人会出现扩张的肠襻，所以要使用Hasson套管开放技术进入腹腔。其腹腔镜探查的方法与前述肠系膜缺血的方法相似。

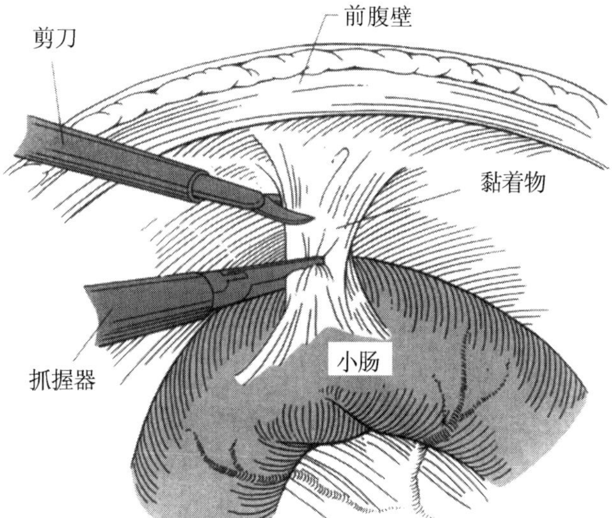

图 62-3 单一的粘连带可在直视下使用锐性分离和较小的电凝松解

在全面探查期间，要寻找扩张肠襻和未扩张肠襻的交界处。如果找到这个部位，就能证实肠梗阻的诊断，常可用简单的粘连松解术治疗。对单纯的粘连，腹腔镜剪刀附加最小程度地使用电凝即可松解梗阻的肠管。然而，应用腹腔镜松解单一的粘连带是简单的，但对广泛的粘连松解则是困难的。腹腔镜检查发现广泛的粘连是中转开腹的相对适应证。最后，如果未发现扩张与未扩张肠襻的交界点，要逐段交替检查整个肠管。必须小心以避免对扩张肠襻行创伤性操作，因为它们是易脆的，尤其对梗阻时间较长的病人，应避免过多的使用电凝（图 62-3）。

并发症与禁忌证

并发症可发生在任何手术过程中。在腹腔镜干预肠道疾病时，大多数的意外发生在进入腹腔时。扩张的肠襻减少了腹膜腔潜在的空间，由于前腹壁与肠襻的靠近，所以发生肠穿孔较常规腹腔镜检查时更常见。对肠管的错误操作或仅是接触肠壁完整性受到破坏的扩张或缺血的肠襻时，均可造成穿孔。只要气腹压维持在最小的水平，很少发生由升高的腹内压所致的并发症。然而，应该知道缺血的肠管也只有微弱的血流供应，因此，过度膨胀可减少供给这些肠管的动静脉血流。肠缺血或肠梗阻病人的腹腔镜检查有几个相对的禁忌证（表 62-1）。

表 62-1　肠道疾病腹腔镜检查的相对禁忌证

致密的粘连
不合格的或功能不全的设备
曾行过腹部外科手术
肥胖

结论

腹腔镜检查对小肠缺血和梗阻的病人是安全和有效的，然而，对病人应该仔细地选择。腹腔内脏器的腹腔镜评估最终决定于设备的好坏以及观看图像医生的外科经验。当外科医生面临肠梗阻、肠系膜缺血或两者同时出现常见易混淆的临床情况时，腹腔镜是外科医疗设备中一种有效的工具。

（李文岗　译）

参考文献

1. Khaitan L, Chekan E, Brennan E, Eubanks W. Diagnostic laparoscopy outside of the operating room. Semin Laparosc Surg 1999;6:32-40.
2. Iberti T, Salky B, Onofrey D. Use of bedside laparoscopy to identify intestinal ischemia in postoperative cases of aortic reconstruction. Surgery 1989;105:686-689.
3. Boley S, Lawrence J, Sammartano R. History of mesenteric ischemia. Surg Clin N Am 1997;77:275-288.
4. Councilman W. Three cases of occlusion of the superior mesenteric artery. Boston Med Surg J 1894;130:410.
5. Serryn R, Schoofs P, Beatens P, Vanderkerkhove D. Laparoscopic diagnosis of mesenteric vein thrombosis. Endoscopy 1986;18:249-250.
6. Matern UP, Haberstroh JP, el Saman AP, Pauly EP, Salm RP, Farthmann EHP. Emergency laparoscopy. Technical support for the laparoscopic diagnosis of intestinal ischemia. Surg Endosc 1996;10:883-887.
7. Slutzki S, Hapern Z, Negri M, Kais H, Halevy A. The laparoscopic second look for ischemic bowel disease. Surg Endosc 1996;10:729-731.
8. Sackier J. "Second Look" laparoscopy in the management of acute mesenteric ischemia. Br J Surg 1994;81:1546.
9. Waclawiczek H, Holzinger J. Bedside laparoscopy instead of second-look operation bowel resection in scope of mesenteric infarction. Surg Endos 1996;10.
10. MacSweeny S, Postelthwaite J. "Second look" laparoscopy in the management of acute mesenteric ischemia. Br J Surg 1994;81:90.
11. Regan F, Karlstad R, Magnunson T. Minimally invasive management of acute superior mesenteric artery occlusion: combined urokinase and laparoscopic therapy. Am J Gastroenterol 1996;91:1019-1021,
12. Mucha P. Small bowel obstruction. Surg Clin N Am 1987;67:597-620.
13. Jones RS. Intestinal obstruction. In: Sabiston D (ed) Textbook of Surgery: The Biologic Basis of Modern Surgical Practice. Philadelphia: Saunders, 1997;915-923.

第六十三章　恶性肿瘤的腹腔镜诊断

Rebekah R. White and Douglas S. Tyler

随着外科医生熟练使用腹腔镜技术处理良性疾病，腹腔镜处理恶性肿瘤的潜在价值越来越受到重视。相对于开腹胆囊切除术腹腔镜胆囊切除术具有住院和术后恢复时间短的优势。腹腔镜技术的优势正越来越多地应用到其他良、恶性疾病诊治。微创性技术用于癌症的治疗初期仅局限于根治术前的分期和探查。20世纪70年代，有研究资料表明腹腔镜可用于隐匿性转移灶的诊断，以避免剖腹手术[1~3]。

与此同时对腹腔镜技术是否有悖于肿瘤外科治疗原则的担心使应用这项技术受到诸多非议。然而腹腔镜技术却成功地治疗结肠癌[4]、胃癌[5]、肾上腺癌[6]和胰腺内分泌肿瘤[7]。与开腹切除术相比，尽管腹腔镜技术具有徒直的学习曲线，但许多有经验的外科医师使用腹腔镜技术取得了足够的阴性手术切缘和淋巴结清扫，在很大程度上避免了术中对肿瘤的直接性接触。人们主要的注意力是关注腹腔镜结肠癌切除术后的复发问题，腹腔镜切除术后的复发率曾报道高达1.6%[8]。这种不同寻常的现象可归结为在CO_2造成的气腹的高压环境有利于肿瘤细胞自原发灶脱落生长[9]并可能因避免术中对肿瘤不必要的接触和对标本的处理改进而减少。事实上，最新资料显示相比于开放手术创口复发率的0.6%[11]，腹腔镜创口的复发率为0.8%[10]。动物实验证实由于腹腔镜切除术创伤小，避免了对机体免疫功能的破坏，进而降低了肿瘤扩散的可能[12]。

术前对局限性浸润的肿瘤辅助性治疗措施力度的加大需要比以往更为准确的诊断和分期。大多数肿瘤因发生转移而成为积极治疗的禁忌证。CT是消化道恶性肿瘤分期的主要手段，尽管其技术日趋完备，但对小于0.5厘米的肝内病灶和腹膜病变做出准确判断仍然是十分棘手的问题。血管造影、超声内窥镜(EUS)、磁共振成像(MRI)和正电子体层造影(PET)联合CT检测可能是有价值的手段，但就上述某种单独的诊断技术而言，其诊断价值低于CT。腹腔镜定期(staging)可提供对微小转移灶定位诊断，腹膜转移的细胞学诊断，联合辅助性腹腔镜下超声技术可准确地评估肿瘤能否切除。腹腔镜下可准确地对肝病灶，可疑淋巴结或原发灶的活检。当需要新辅助治疗措施时腹腔镜下可实施肠腔造瘘放置营养管滴注要素饮食。当遇到转移性病灶时，可实施腹腔镜下病灶的姑息性手术。

腹腔镜可单独用于病变的分期，且具有并发症和住院天数少的优点。本研究机构采用直视下建立气腹，应用30°角腹腔镜。2个5毫米的套管针放在右上腹部，当需要空肠造瘘放置喂养导管或胃空肠吻合时可用10毫米的套管针替换。可实施全面的，全方位360°腹腔检查，腹腔检查从肝脏开始，大网膜和整个小肠系膜，切开肝胃韧带可全面检查网膜囊。可获取任何可疑部位的活检并送病理检测。应避免对原发性肿瘤的活检以避免理论上癌细胞在腹腔内扩散的可能。如果无明显的转移性病灶存在，应向腹腔内注入1～2升的生理盐水收集腹腔内的脱落细胞。腹腔镜的使用存在着因放置套管针和气腹的并发症问题，但综合文献资料其死亡率为零。尽管腹腔镜检查是在全身麻醉下进行的，但至少有一个中心在局麻下成功地实施了腹腔镜检查[13]。

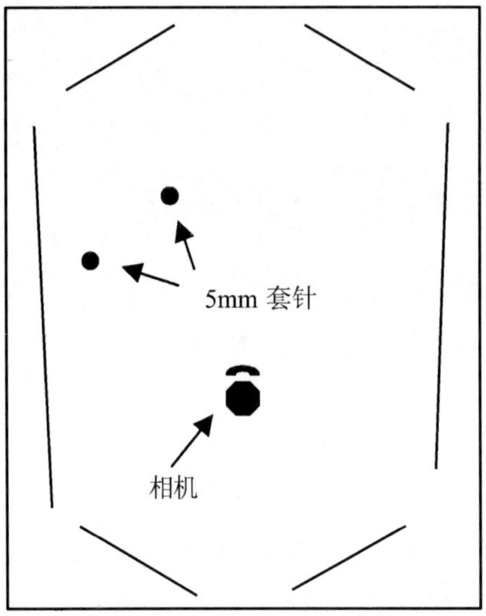

图 63-1 腹腔镜分期的置孔

作为进展期恶性肿瘤开腹探查术的辅助性诊断措施，腹腔镜的适应证已扩大为用于可治愈性疾病治疗分期的一种敏感的手段。类似于其他分期方法，当腹腔镜分期的结果影响到治疗时最宜使用。结论可能被诸多因素如新辅助治疗措施和受影像学技术的影响。外科医师理应考虑到腹腔镜具备手术损伤小和安全水平高的优点。在处理某种特定的恶性肿瘤方面腹腔镜分期的潜在价值在以下章节中讨论。

胰腺癌的腹腔镜诊断

多数意见赞同使用胰腺癌的腹腔镜分期方式。超过 30%的胰腺癌患者表现有转移。只有 10%～15%在诊断明确的胰腺癌患者适于根治性切除，余下约 50%的胰腺癌因肿瘤浸润已不能切除。尽管切除术后并发症发生率和死亡率已明显降低，但切除术后总的 5 年生存率仍不足 5%[14]。对明显无法切除的病人，应避免不必要的手术造成的并发症发生率和死亡率以及生存质量的降低[15,16]。

现行的术前影像学技术依然不能够确定胰腺癌是否可以切除。增强 CT 的使用是最为常见的手段，很久以来学者们对该项技术的准确性进行了跟踪性研究。20 世纪 90 年代 Warshaw 等人发表一系列文章探讨 CT 的诊断价值，他们发现 CT 预测不能切除的准确率超过 90%，但准确预测可切除率仅 45%[17]。在 26%病人中小的肝转移灶和血管性浸润不能为 CT 识别。随后的研究资料显示 CT 预测可切除的准确性 57%～88%[18～21]。尽管技术上不断改进，CT 对小的转移灶和血管浸润的判断上仍存在着局限性。对于可切除病例，CT 血管造影预测切除率为 66%～77%，但存在着 14%的假阳性率[22]。超声内窥镜略能改善预测切除率，但有对肿瘤过高分期的缺点尤其是对那些体积较大的肿瘤[23]。与 CT 相比 MRI 并不能提供更多的信息[17]。PET 在常规胰腺癌分期中的作用仍有待确定[24]。总之许多中心的做法是选择性地使用血管造影，超声内窥镜主要用于小胰腺癌的诊断。

腹腔镜可确定 CT 无法确定的小的转移灶。有几篇文献阐述了腹腔镜对影像学上局限性病变决定剖腹切除术前的意义。两大研究机构的学者 Fernandez-del Castillo[25] 和 Conlon[21]等人最近采用腹腔镜对患者进行分期分别发现有 24%和 19%的存在远处转移。这些数据略低于其他学者早期报道的资料，可能是因 CT 检查的进步和不同的患者人群。腹腔镜判断无不能切除的证据随后的切除率在 37%～91%(表 63-1)。

表 63-1 胰腺癌腹腔镜分期结果

作者	例数	腹腔镜未切除百分比	可切除病例占腹腔镜阴性百分比	未切除病例占腹腔镜阴性百分比	
				局部	远处
Warshaw(1990)[17]	40	35	42	46	12

续表

作者	例数	腹腔镜未切除百分比	可切除病例占腹腔镜阴性百分比	未切除病例占腹腔镜阴性百分比	
				局部	远处
John(1995)[26]	40	35	46	46	11
Fernandez-del Castillo(1995)[25]	114	24	37	61	2
Conlon(1996)[21]	115	36	91	1.5	7.5
Holzman(1997)[27]	28	54	38	54	8

在这些资料中腹腔镜用于排除胰腺外侵犯。两项研究资料显示对腹腔镜阴性者采用腹腔镜超声[26]或血管造影[25]以评估肿瘤浸润的程度，实际切除率分别提高达79%和75%。Duke的资料主要显示肿瘤局部进展情况，术前影像学资料显示了不可切除率出乎意料的高，这一结果被腹腔镜和随后的剖腹探查术所证实[27]。相比较而言Memorial Sloan Kettering中心的Conlon使用更为详细的包括对网膜囊进行检查的腹腔镜分期法，又额外发现有9%的患者因存在不能切除的单独决定因素血管浸润而不能被切除。作者随后使用腹腔镜发现除胰腺癌外的壶腹部良、恶性肿瘤的切除率为91%。

普通腹腔镜检查手段缺乏直视下的和触觉感和三维空间立体结构感。腹腔镜超声技术一直以来被认为是普通腹腔镜的辅助性检查手段以判断局部浸润程度，尤其是胰后血管浸润。早期经验证实腹腔镜超声技术可获得普通腹腔镜检测无法获得的信息[28,29]。John[26]强调指出腹腔镜超声技术对可切除率判断的阳性预测值为79%，而腹腔镜为46%。上述结果被其他学者[30,31]和John[32]等人后来的资料进一步证实。最新的前瞻性资料显示腹腔镜超声技术对可切除率的判断要优于腹部超声、CT和血管造影，其阳性预测值和阴性预测值分别为68%和97%。所有资料都证实腹腔镜超声技术对可切除率的判断明显好于单独腹腔镜检查手段，因为后者对9%的肝微小转移无法判断[30]。根据MSK的经验腹腔镜超声技术对14%模棱两可的血管和淋巴结有无转移可做出准确判断；腹腔镜超声技术证实或扩大了腹腔镜检可或不可切除的判断[31]。说明腹腔镜超声技术至少可用于挑选合适病例。

值得一提的是腹腔镜的另一辅助性作用是腹腔冲洗检查瘤细胞。腹膜是继肝转移后的又一常见淋巴结外转移部位。单独腹腔镜能够检测出大约20%的腹膜转移患者。然而据马塞诸赛州中心医院的经验，有8%的无腹膜转移证据的患者腹腔脱落瘤细胞阳性[33]。腹腔脱落瘤细胞阳性患者的预后并不比有明确腹膜转移的患者的预后要好。腹腔冲洗收集癌细胞是一简单、廉价的方法，可在腹腔镜检查时直接进行。通常需要一天多的时间的就能够完成对收集标本的处理和细胞病理学诊断，对于那些不打算立即做剖腹探查的患者腹腔冲洗收集癌细胞是一项较为乐于被接受的工作。

腹腔镜分期的第二个领域是开展对影像学诊断为局限病变进行术前治疗（包括新辅助治疗）的筛选。普遍接受的观点是根治性切除对患者长期生存是十分必要的。事实上手术切缘癌细胞阳性的患者术后生存率与单纯接受放化疗的预后相似[34]。手术切缘癌细胞阳性率高，淋巴结转移和局部复发降低了有局部浸润的胰腺癌切除术后的生存质量。已证明术后放化疗能够延长11～12个月的生存期，术后放化疗已被多个治疗中心所接受[36]。

由于出现并发症和康复期延长，多达 25% 的患者不能接受预先计划的术后放化疗[37]。因而除理论上辅助性治疗降低肿瘤分期外，术前放化疗的优势理应包括所有的患者都接受术前放化疗，并且术前放化疗应在肿瘤得到最大氧供时进行。

包括我们在内的几家大的治疗中心的经验证实，新辅助治疗是切实可行的，并不增加并发症和死亡率[37~39]。与肠道和食管癌相比，尽管胰腺癌术后放射学改变较轻微，但有明显的病理组织学改变，病理学上的消除虽罕见，但根据我们的经验，新辅助治疗后的复发率低，手术切缘癌细胞阳性率和淋巴结阳性率低。通常用于新辅助治疗的方案是以 5-氟尿嘧啶(5-FU)为基础联合 EBRT，通常情况下对未切除的患者采用上述方案可较简单用化疗者延长 6～10 个月的生存期[40]。上述放化疗方案并不适用于已发生远处转移的患者。

新辅助治疗的拥护者使用腹腔镜分期不仅能够使发生隐性转移的患者避免接受不必要的剖腹探查术，而且避免不必要的积极放化疗的时间、金钱损失和并发症的发生。许多外科医生通过腹腔镜常规地或有选择地放置空肠造瘘管以对接受放化疗的患者实施肠道内营养。少数研究还利用腹腔镜验证放化疗后的疗效。腹腔镜检查可克服 CT 对判断较小体积的转移灶存在敏感性低的关键性问题。根据我们的经验，被影像学确定为局限病变者，有超过 20% 的患者存在着腹腔镜下肉眼或显微镜下的转移(肝转移 14%，腹膜转移 5%，腹腔瘤细胞阳性 5%)而不适合做手术前新辅助治疗。我们这一组数据与其他学者报道的在剖腹探察前使用腹腔镜分期以决定是否切除所取得的数据相近似。我们中心没有采用腹腔镜超声内窥镜，因为所有的局限性肿瘤患者不论是否接受局部切除都接受了新辅助治疗方案。无远处转移证据的患者都有腹腔镜下空肠造瘘插入 Hickman 管接受胃肠内营养和接受腹腔镜下腹腔冲洗进行脱落细胞学鉴定的经历。腹腔镜检查后的局限性病变患者接受术前放化疗，随后做 CT 以重新分期。尽管常规置肠内营养管没有明显影响切除术后的并发症发生率和生存率，选择性应用肠内营养使患者能够更好地耐受新辅助治疗。

无论外科医师是否愿意接受术前或术后放化疗，许多人提倡剖腹探查前使用腹腔镜对肿瘤进行分期。如果某位患者需要姑息性剖腹探查术，腹腔镜作为避免剖腹探查术的优势就消失了。历史上，剖腹探查术时可对肿瘤进行分期。如果证实肿瘤不能切除，可进行预防性胆道和胃旁路手术。因为不能切除的胰腺癌患者胆道和胃肠道梗阻的发生率分别为 70% 和 25%[41]。如果需要可使用先进的腹腔镜技术进行胃空肠吻合术。虽然能够实施腹腔镜胆肠吻合术，但上世纪 80 年代[42~45]许多随机性研究资料证实内镜下胆道支架能明显缓解症状，早期并发症的发病率亦低。现在金属性可扩张支架较先前用的细的、可更换的塑料支架相比能较长时间地使用[46]。另外一些研究机构的资料证实内镜可成功地解决十二指肠梗阻的问题[47]。Espat[48]等人报道 155 例肿瘤不能切除的患者进行腹腔镜分期，未行预防性旁路手术，许多患者接受内镜下胆道减压手术，只有 2% 的患者因为症状未缓解而接受剖腹手术。患者中位生存 6 个月，无接受放化疗。是否有更新的治疗措施能够满足因延长生存期对手术缓解症状的需求和改善对肿瘤控制的需求还不清楚。

胃癌的腹腔镜诊断

类似于胰腺癌，在美国胃癌多数为进展期胃癌，至少有 25% 的患者在诊断明确时已发生转移，超过 60% 的患者病程达Ⅲ或Ⅳ期[49]。相比于日本术后 5 年生存率的 45%，美国为 14%。手术切除是长期生存的必要条件，即使是根治性切除也经常发生术后复发的现象。与胰腺癌不同，即使是存在着转移，传统的胃癌治疗方式是手术切除。已明确诊断为胃癌的术前分期包括 CT 扫描，随而剖腹探查分期和胃部分或全胃切除。

包括腹腔镜姑息性切除甚至胃切除在内的多种治疗手段的重要意义是增强了术前分期的准确性。影像学的重要意义是判断有无肝转移,CT扫描在肿瘤大小,淋巴结转移程度的判断上存在着局限性[50]。CT往往过低地估计大多数原发肿瘤的分期而过高估计其他的分期,就淋巴结有无转移而言CT既缺乏敏感性又缺乏特异性。内窥镜超声(EUS)因而成为局部区域性分期的可以选择的影像学检查。EUS对浸润深度的判断与病理学T分期的吻合率达86%,对局部复发有高度的预测性,对 T_1 和 T_2 期肿瘤低于20%而 T_3,T_4 期肿瘤超过75%[51]。尽管好于CT,但EUS判断淋巴结有无转移的准确性仅60%到80%[50,51]。尽管目前一代CT检测肝转移的能力仍在提高,但对微小转移灶的确定——对胃癌非常重要——远处 N_2 淋巴结转移,仍然存在着判断不明的问题。

尽管腹腔镜在胃癌诊治方面的研究不如胰腺癌那样广泛。最近的一系列资料显示有24%~37%的局限性病变腹腔镜可发现而高质量CT扫描没有发现的隐匿性转移灶(表63-2)。腹腔镜对转移性疾病(M期)的分期是最有价值的。

表63-2　胃癌腹腔镜分期结果分类

作者	例数	腹腔镜检测出的转移数			腹腔镜未检测出的转移数		
		肝	腹膜	淋巴结	肝	腹膜	淋巴结
Lowy (1995)**	71	1	23	NS	3	1	NS
Stell (1996)[52]	103	25	9	25	1	4	22
Burke (1997)[57]	111	3	25	1	0	3	3
Asencio (1997)[53]	76	16	21	39	0	3	24

这些资料中肝转移的发生率差异较大,部分原因是由于在一组病例中包括被CT确定肝转移患者[52],而CT在另一组患者的应用受到限制[53]。通常情况下腹腔镜识别腹膜转移的敏感性(69%~94%)要高于肝转移(33%~100%)。肝作为唯一转移部位,胃癌的发生率低于胰腺癌。单凭腹腔镜对淋巴结外观的观察以识别有无转移并不太敏感[50,52],在许多中心,淋巴结转移并非是手术的禁忌证。相对于治疗而言腹腔镜活检技术可提高淋巴结分期的敏感性[53]。

有着内镜超声诊断技术用于判断胰腺和肝胆管恶性肿瘤局部复发的经验,腹腔镜超声诊断技术曾一度被认为提升了肝和淋巴结转移的检测水平[54]。在肿瘤分期方面腹腔镜超声(LUS)达到或甚至超过内窥镜超声诊断技术水平。LUS用于胃癌诊断的经验有限,但早期资料显示LUS提供了极佳的原发肿瘤的影像[55,56]。

本组有超过80%的患者术前接受腹腔镜检查时并无远处转移的证据。至少1/3的患者免除接受剖腹探查术。进一步而言腹腔镜分期中有转移的患者未接受姑息性手术,不到1%的患者随后需要接受剖腹探查术以缓解症状。这些患者中的大多数可通过诸如放疗、化疗、肠内营养和内镜激光和支架术等非手术治疗来减轻症状,预期寿命为6个月,优点是避免胃切除并减少了住院时间[57]。

建议腹腔镜分期用于那些存在远处转移的患者,这种分期方式既影响手术方式也影响术前治疗方式的选择。在常规使用内镜超声的单位，它在治疗步骤中起到关键作用。超声内窥镜诊断为小肿瘤者转移危险性很低，腹腔镜诊断的收获很低因而削弱了其作为常规检查手段的地位。因而就大多数外科医生实施直视下胃癌切除术，内窥镜超声诊断为 T_1 或 T_2N_0 的患者可直接接受剖腹探查手术切除。但是，许多治疗中心都有着腹腔镜胃切除术的经验，对超声内窥镜确定为小肿瘤的胃癌适合于腹腔镜切除术。许多研究者有着腹腔镜胃切除术的经验[5,58]，但与其他恶性肿瘤相比极少应用腹腔镜实施胃癌切除，原因可能与胃癌腹腔镜胃切除术的样本量小和难度高有关。腹腔镜分期对较大肿瘤的患者可能具有更大的应用价值。对于肿瘤局限且无症状的患者，对远处转移灶的识别可避免患者遭受剖腹探查。对发生远处转移且有症状的患者，实施诸如部分胃切除术胃空肠吻合术的姑息性腹腔镜手术，可以作为选择的对象。许多治疗中心手术前采用多种药物的联合化疗方案（新辅助治疗）治疗无转移的局部进展期患者，反应率达 70%，使先前认为不能切除的肿瘤治愈性切除率达 50%[59]。对于这组患者，精确的分期可能是最为重要的因素，由于有隐匿性转移的患者可能遭受化疗药物的毒副作用。过高或过低地估计肿瘤的分期会错误地影响我们对治疗效果的评价。

值得一提是腹腔镜处理胃和食管结合部的病变。内镜支架术，放射线和光动力治疗等非手术姑息性治疗方式的进展，降低了对姑息性手术切除的需求。在三个最新的研究资料，腹腔镜在不足 10%的食管或胃食管结合部癌检测到远处转移，而这些患者中无鳞状细胞癌[56~61]。其中的两篇文献报道结合腹腔镜超声诊断技术使其对转移诊断的敏感性增加了 70%和 90%，尤其是增强了对腹腔淋巴结病变性质的判定[56,60]。与对其他恶性肿瘤微转移灶的诊断结果相比仍然偏低。对那些要接受新辅助治疗的患者，腹腔镜分期技术不仅能有助于对可疑发生转移的识别判断并在多种治疗方式选择前提供一种用于肠道营养途径手段。

大肠癌的腹腔镜诊断

不论是治愈性还是姑息性治疗大多数大肠癌需要手术治疗，通常情况下手术时就可完成大肠癌的临床分期。因为几乎 100%的患者可通过视觉、触摸和对可疑部位的活检就可完成对大肠癌的临床分期。直肠癌患者的局部病变的切除有赖于非手术性分期，内窥镜超声用于判断转移淋巴结和 CT 用于识别远处转移。普遍认为 CT 扫描的局限性在于对肝转移的判断。理论上腹腔镜可检测出很大比例的 CT 不能检测出的转移性病灶。然而除非是局限性大肠癌患者应用新辅助化疗，远处转移有否并不影响手术。腹腔镜是否适用于新辅助治疗的直肠癌的分期并没有得到广泛研究。最新的一组来自 MSK 的资料对 14 名直肠几乎梗阻的病例采用腹腔镜分期技术[62]。4 名（29%）发现腹膜转移患者没有进行手术治疗，另 10 名经腹腔镜结肠造瘘的患者接受放化疗后手术切除。这组小样本资料说明了腹腔镜技术应用于局部进展期肿瘤的潜在价值。

另外从文献资料可看出腹腔镜结肠切除已受到广泛关注。最初因有创口复发和手术时间长的争议而妨碍了该项技术的推广。研究量的迅速增加提示该项技术的可行性，对肿瘤的根治性，较短的住院时间，康复时间短，痛苦少。一项前瞻性，随机对照性研究正在进行以证实该项技术的优势[63]。与剖腹探查术相比，腹腔镜技术的缺陷是对肝和淋巴结转移识别的敏感性低，腹腔镜识别肝和淋巴结转移的敏感性为 75%和 6%[64]，作为腹腔镜切除的辅助措施，腹腔镜超声技术识别肝和淋巴结转移的敏感性达 100%和 94%。

显而易见，大肠癌腹腔镜分期的最明显的作用是对肝转移的评估。已显示出大肠癌肝转移病灶切除的优势，一小部分患者因而获得了长期生存[65]。什么是“可以切除”的问题，已从小的单个肝叶的切除发展到余肝功能正常，技术上允许，并尽可能地切除以达到根治目的已成为外科界的一致共识。然而仍有 40％的被选择采用切除方式治疗的患者剖腹探查时已不能切除。因此大肠癌术前分期的目的很类似于肝癌的术前分期，大多数针对肝肿瘤的腹腔镜超声技术的研究包括原发和继发性肿瘤[66～69]。关键性的区别在于，大多数肝转移，多达 2/3 的患者因为肝外疾病如局部复发，淋巴结转移，或腹膜种植被认为是不能切除，而仅 1/3 接受切除的患者是由于对肝内病变程度估计过低。腹腔镜能够识别肝外病变，而腹腔镜超声技术检查肝的目的是获取技术上不能切除的证据[70]。在专门研究大肠癌肝转移切除用于评估其疗效的 47 例病例中，有 13％的患者因单纯腹腔镜技术发现半数为多发灶，半数腹膜转移而不能切除，腹腔镜超声技术发现另 25％的患者因多发性病灶，位置不适宜切除和诊断错误而不能切除[71]。那些随后接受剖腹探查的患者，79％手术切除，而 75％不能切除的患者免受了剖腹探查。腹腔镜超声技术对肝转移性病变诊断的价值与原发性肿瘤的诊断价值相同。

肝胆恶性肿瘤

如胰腺癌、胃肠道恶性肿瘤一样，外科手术仍然是肝胆管恶性肿瘤的主要治疗手段。就肝最常见的恶性肿瘤肝细胞肝癌而言，仅有 20％的肝癌在明确诊断时可手术切除，而切除后大约半数的患者切除术后复发[72]。肝细胞肝癌具有局部浸润特征常常浸润门静脉和在肝内形成卫星性转移病灶。即使是技术上允许，肝切除术后常因余肝硬化使肝功能储备不足。肝内胆管细胞癌是仅次于肝癌的肝内原发性恶性肿瘤，胆管细胞癌就发现时常常伴有广泛的局限性病变和区域性淋巴结转移。胆囊癌很少术前被诊断清楚，常常是剖腹探查或因良性病变胆囊切除术后病理检查时偶然发现。肝门和远端胆管癌造成早期的胆道梗阻常允许及时诊断和更大的切除率。尽管远端胆管癌浸润能力相对较低，但具有类似于胰腺癌血管和淋巴结浸润的特性。因此在这里强调原发性肝癌和近端胆管癌的分期，要做到这一点，肝解剖影像学十分重要。

与其他消化道恶性肿瘤不同，外科手术极少用于原发性或转移性肝肿瘤的姑息性切除。经皮肝内酒精注射（PEI），经肝动脉插管化疗栓塞（TACE）等非手术治疗措施对控制局部复发取得了较满意的疗效，就小肝癌而言非手术治疗的疗效不亚于手术治疗[73]。冷冻治疗常常用于转移性肝肿瘤的治疗，最少在一组资料显示出在原发性肿瘤治疗取得了好的疗效[74]。有效的和侵袭性低的姑息性治疗措施适宜于多数不能切除的肝肿瘤。因此对不能切除的肝肿瘤使用剖腹探查术除增加不必要的开销和并发症外而没有任何好处。

尽管影像学诊断技术和质量日益改善，手术探查时常因意想不到的多发性病灶的存在而放弃手术切除。CT 和超声技术仍然是首选的影像学手段[75]。经静脉注射造影剂可增强 CT 诊断的敏感性，并且还存在着诸如动静脉双期影像诊断技术、延期扫描、动脉门静脉期显影等许多增强技术。动脉期门脉 CT（CTAP）显影使转移性肿瘤的敏感性增加至 90％以上[75]。螺旋 CT 为非侵袭性诊断技术，可双期显影但敏感性低[76]。除了 CT 固有的分辨率的限制之外，另外硬化性肝脏在扫描层面上因层流灌注的缺陷和局部脂肪沉积易形成伪影，导致较高的假阳性率的产生[77]。超声在诸如解剖、血流等方面具有优势能提供有价值的血管信息，但依赖于操作者的熟练程度，敏感性并不高于 CT。MRI 对区别血管瘤和小于 1 厘米的病变有所帮助，但其价值还有待于进一步阐明[78]。所有这些影像学技术对转移淋巴结和腹膜转移的判断都缺乏敏感性。

病灶的数量和大小以及与血管和胆管的关系是决定是否手术和肝切除量的关键因素。尽管术前影像学技术可能确定某些患者的肿瘤不能手术切除，剖腹探查术中超声成为决定可切除性的金标准。直视下可判断是否存在肝硬化。对可疑淋巴结和腹膜病变采取活检证实。直接接触肝表面可对直径小到 3～5 毫米大小的肿瘤做出判断[79]。超声多普勒能够对血管结构和血管内的癌栓做出定位。术中超声的敏感性达 98%[80]，能够准确地勾画出肿瘤的轮廓并提供信息，结果使几乎 50%患者改变了手术方式。

腹腔镜因准确的诊断和分期而改变某些患者对剖腹探查术的需求，肝肿瘤的术前诊断并不总是在术前就确定下来。腹腔镜能纠正多达 1/3 被认为是原发性肝肿瘤的患者的错误诊断，其实其原发灶在肝外[67]。尽管原发性肝肿瘤比转移性肝肿瘤肝外播散的机会少，腹腔镜诊断技术可对少部分可疑腹膜转移做出判断。腹腔镜能够获得不能切除的证据，如意想不到的肝硬化或双叶病变，使几乎 10%的患者避免进一步的检查或剖腹探查[81]。

早在 20 世纪 80 年代的早期就将超声技术与腹腔镜诊断技术结合在一起，成为肝肿瘤分期的理想结合。在过去的十年里腹腔镜超声技术早期的研究资料证实的这种想法的正确性，在可切除的肝肿瘤患者群体中选择使用这项技术可使相当部分的患者避免遭受剖腹探查术[28,82]。如上所述，最新的资料表明腹腔镜超声技术不仅用于原发性肝恶性肿瘤，也用于转移性肝肿瘤；其中一份资料显示出该项技术应用于良性病变[67]（表 63-3）。

表 63-3　肝肿瘤的腹腔镜超声诊断结果

作者	例数	免受剖腹探查术百分比	剖腹探查术后切除百分比
Babineau(1994)[66]	19	48	73
John(1994)[67]	50	72	93
Barbot(1997)[67]	23	30	93
Lo(2000)[69]	104	16	75

仅有 1 份资料腹腔镜超声技术专门用于检查肝细胞癌[81]，由于 16%的接受腹腔镜超声检查的患者存在着确凿的不可切除的证据而免受剖腹探查术；对 88%接受腹腔镜超声检查的患者实施剖腹探查术切除肿瘤，而非随机对照组的切除率为 68%。腹腔镜超声技术对大于 10 厘米的肿瘤准确性低，通常情况下对癌栓和临近器官受侵程度的敏感性较低。

尽管动物实验用于比较腹腔镜超声与剖腹直视下超声检查肝病变的敏感性相似[83]，但剖腹探查直视下超声始终是检测肝病变的金标准。腹腔镜超声传感元件技术的革新会逐步克服敏感性的差异。与此同时，影像学确定的可切除性肿瘤在腹腔镜超声技术下有15%～20%被确定为不可切除，这种诊断策略值得深思。

结论

就诸多消化道肿瘤的分期与治疗而言，腹腔镜是有用的工具。其富有效率而易于获得。随着相关技术的进步，腹腔镜技术在恶性肿瘤的分期和治疗上会承担更大的作用。

（毋德清　译）

参考文献

1. Sugarbaker P, Wilson R. Using celioscopy to determine stages of intra-abdominal malignant neoplasms. Arch Surg 1976;111:41-44.
2. Bleiburg H, Rozencweig M, Mathieu M, et al. The use of peritoneoscopy in the detection of liver metastases. Cancer 1978;41:863-867.
3. Cuschieri A, Hall A, Clark J. The value of laparoscopy in the diagnosis and management of pancreatic carcinoma. Gut 1978;19:672-677.
4. Phillips E, Frankin M, Carroll B, et al. Laparoscopic colectomy. Ann Surg 1992;216:702-707.
5. Ballesta-Lopez C, Bastida-Vila X, Catarci M, et al. Laparoscopic Billroth II distal subtotal gastrectomy with gastric stump suspension for gastric malignancies. Am J Surg 1996;171:289-292.
6. Ono Y, Katoh N, Kinukawa T, et al. Laparoscopic nephrec-

tomy, and adrenalectormy: Nagoya experience. J Urol 1994; 152:1962-1966.

7. Sussman L, Christie R, Whittle D. Laparoscopic excision of distal pancreas including insulinoma. Aus N Z J Surg 1996; 66:414-416.

8. Sugarbaker P, Corlew S. Influence of surgical techniques on survival in patients with colon cancer: a review. Dis Colon Rectum 1982;25:545-557.

9. Jones D, Li-Wu G, Reinhard M. et al. Impact of pneumoperitoneum on trocar site implantation of colon cancer in hamster model. Dis Colon Rectum 1995;38:1182-1188.

10. Hoffman G, Baker J, Doxey J, et al. Minimally invasive surgery for colorectal cancer: initial follow up. Ann Surg 1996;223:790-798.

11. Reilly W, Nelson H, Schroeder G, et al. Wound recurrence following conventional treatment of colorectal cancer. A rare but perhaps underestimated problem. Dis Colon Rectum 1996;39:200-207.

12. Allendorf J, Bessler M, Kayton M, et al. Increased tumour establishment and growth after laparotomy versus laparoscopy in a murine model. Surg Endosc 1995;9:49-52.

13. Sand J, Marnela K, Airo I, Nordback I. Staging of abdominal cancer by local anesthesia outpatient laparoscopy. Hepato-Gastroenterology 1996;43:1685-1688.

14. Sener S, Fremgen A. Menck H, Winchester D. Pancreatic cancer: a report of treatment and survival trends for 100, 313 patients diagnosed from 1985-1995, using the National Cancer Database. J Am Coll Surg 1999;189:1-7.

15. Watanapa P, Williamson R. Surgical palliation for pancreatic cancer: developments during the past two decades. Br J Surg 1992;79:8-20.

16. DeRooij P, Rogatko A, Brennan M. Evaluation of palliative surgical procedures in unresectable pancreatic cancer. Br J Surg 1991;78:1053-1058.

17. Warshaw A, Gu Z, Wittenberg J, Waltman A. Preoperative staging and assessment of resectability of pancreatic cancer. Arch Surg 1990;125:230-233.

18. Gulliver D, Baker M, Cheng C, et al. Malignant biliary obstruction: efficacy of thin-section dynamic CT in determing resectability. AJR Am J Roentgenol 1992;159:503-507.

19. Freeny P, Traverse L, Ryan J. Diagnosis and staging of pancreatic adenocarcinoma with dynamic computed tomography. Am J Surg 1993;165:600-606.

20. Fuhrman G, Charnsangavej C, Abbruzzese J, et al. Thin-section contrast-enhanced computed tomography accurately predicts the resectability of malignant pancreatic neoplasms. Am J Surg 1994;167:104-113.

21. Conlon K, Dougherty E, Klimstra D, et al. The value of minimal access surgery in the staging of patients with potentially resectable peripancreatic malignancy. Ann Surg 1996;223:134-140.

22. Dooley W, Cameron J, Pitt H, et al. Is preoperative angiography useful in patients with periampullary tumors? Ann Surg 1990;211:649-655.

23. Howard T, Chin A, Streib E. et al. Value of helical computed tomography, angiography, and endoscopic ultrasound in determining resectability of periampullary carcinoma. Am J Surg 1997;174:237-241.

24. Keogan M, Tyler D, Clark L, et al. Diagnosis of pancreatic carcinoma: role of FDG PET. AJR Am J Roentgenol 1998; 171:1565-1570.

25. Fernandez-del Castillo C, Rattner D, Warshaw A. Further experience with laparoscopy and peritoneal cytology in the staging of pancreatic cancer. Br J Surg 1995;82:1127-1129.

26. John T, Greig J, Carter D, Garden O. Carcinoma of the pancreatic head and periampullary region. Tumor staging with laparoscopy and laparoscopic ultrasonography. Ann Surg 1995;221:156-164.

27. Holzman M, Reintgen K, Tyier D, Pappas T. The role of laparoscopy in the management of suspected pancreatic and periampullary malignancies. J Gastrointest Surg 1997; 1: 236-244.

28. Cuesta M, Meijer S, Borgstein P, et al. Laparoscopic ultrasonography for hepatobiliary and pancreatic malignancy. Br J Surg 1993;80:1571-1574.

29. Murugiah M, Paterson-Brown S, Windsor J, et al. Early experience of laparoscopic ultrasonography in the management of pancreatic carcinoma. SurgEndosc 1993;7:177-181.

30. Bemelman W, De Wit L, Van Delden O, et al. Diagnostic laparoscopy combined with laparoscopic utrasonography in staging of cancer of the pancreatic head region. Br J Surg 1995;82:820-824.

31. Minnard E, Conlon K, Hoos A, et al. Laparoscopic ultrasound enhaces standard laparoscopy in the staging of pancreatic cancer. Ann Surg 1998;228:182-187.

32. John T, Wright A, Allan P, et al. Laparoscopy with laparoscopic ultrasonography in the TNM staging of pancreatic carcinoma. World J Surg 1999;23:870-881.

33. Fernandez-del Castillo C, Warshaw A. Laparoscopic staging and peritoneal cytology. Surg Oncol Clin N Am 1998;7:135-142.

34. Lillemoe K, Cameron J, Yeo C. et al. Pancreaticoduodenec-

tomy: does it have a role in the palliation of pancreatic cancer? Ann Surg 1996;223:718-728.

35. Willet C, Lewandrowski K, Warshaw A, et al. Resection margins in carcinoma of the head of the pancreas: implications for radiation therapy. Ann Surg 1993;217:144-148.

36. Group GTS. Further evidence of effective adjuvant combined radiation and chemotherapy following curative resection. Cancer 1980;59:2006-2010.

37. Spitz F, Abruzzese J, Lee J, et al. Preoperative and postoperative chemoradiation strategies in patients treated with pancreaticoduodenectomy for adenocarcinoma of the pancreas. J Clin Oncol 1997;15:928-937.

38. Yeung R, Weese J. Hoffman J, et al. Neoadjuvant chemoradiation in pancreatic and duodenal carcinoma: a phase II study. Cancer 1993;72:2124-2133.

39. White R, Lee C, Anscher M, et al. Preoperative chemoradiation for patients with locally advanced adenocarcinoma of the pancreas. Ann Surg Oncol 1998;6:38-45.

40. Moertel C. Frytak S, Hahn R, et al. Therapy of locally unresectable pancreatic carcinoma: a randomized comparison of high dose (6000 rads) radiation alone, moderate dose radiation (4000 rads) + 5-fluorouracil, and high-dose radiaion +5-fluorouracil. The Gastrointestinal Tumor Study Group. Cancer 1981;48:1705-1710.

41. Sarr M, Cameron J. Surgical palliation of unresectable carcinoma of the pancreas. World J Surg 1984;8:906-918.

42. Bornman P, Harries-Jones E, Tobias R, et al. Prospective controlled trial of transhepatic biliary endoprosthesis versus biliary bypass surgery for incurable carcinoma of the head of the pancreas. Lancet 1986;1:69-71.

43. Shepherd H, Royle G, Ross A, et al. Endoscopic biliary endoprosthesis in the palliation of malignant obstruction of the distal common bile duct: A randomized trial. Br J Surg 1988;75:1166-1168.

44. Andersen J, Sorneson S, Kruse A, et al. Randomized trial of endoscopic endoprosthesis versus operative bypass in malignant obstructive jaundice. Gut 1989;30:1132-1135.

45. Smith A. Dowsett J, Russell R, et al. Randomised trial of eudoscopic stenting versus surgical bypass in malignant low bileduct obstruction. Lancet 1994;344:1655-1660.

46. Adam A, Cherry N, Roddie M, et al. Self-expandable stainless steel endoprostheses: for treatment of malignant bile duct obstruction. AJR Am J Roentgenol 1991;156:321-325.

47. Keymling M, Wagner J, Vakil N, Knyrim K. Relief of malignant duodenal obstruction by percutaneous insertion of a metal stent. Am J Gastroenterol 1993;39:439-441.

48. Espat N, Brennan M. Conlon K. Patients with laparoscopically staged unresectable pancreatic adenocarcinoma do not require subsequent surgical biliary or gastric bypass. J Am Coll Surg 1999;188:649-657.

49. Wanebo H, Kennedy B, Chmiel J, et al. Cancer of the stomach: a patient case study by the American College of Surgeons. Ann Surg 1993;218:583-592.

50. Botet J, Lightdale C, Zauber A, et al. Preoperative staging of gastric cancer: comparison of endoscopic US and dynamic CT. Radiology 1991;181:419-425.

51. Smith J, Brennan M, Botet J, et al. Preoperative endoscopic ultrasound can predict the risk of recurrence after operation for gastric carcinoma. J Clin Oncol 1993;11:2380-2385.

52. Stell D, Carter C, Stewart I, Anderson J. Prospective comparison of laparoscopy, ultrasonography and computed tomography in the staging of gastric cancer. Br J Surg 1996;83:1260-1262.

53. Asencio F, Aguilo J, Salvador J, et al. Video-laparoscopic staging of gastric cancer. A prospective multicenter comparison with noninvasive techniques. Surg Endosc 1997;11(12):1153-1158.

54. Bartlett D, Conlon K, Gerdes H, Karpeh M. Laparoscopic ultrasonography: the best pretreatment staging modality in gastric adenocarcinoma? Case report. Surgery 1995; 118:562-566.

55. Conlon K, Karpeh M. Laparoscopy and laparoscopic ultrasound in the staging of gastric cancer. Semin Oncol 1996;23:347-351.

56. Smith A, John T, Garden O, Brown S. Role of laparoscopic ultrasonography in the management of patients with oesophagogastric cancer. Br J Surg 1999;86(8):1083-1087.

57. Burke E, Karpeh M, Conlon K, Brennan M. Laparoscopy in the management of gastric adenocarcinoma. Ann Surg 1997;225(3):262-267.

58. Goh P, So J. Role of laparoscopy in the management of stomach cancer. Semin Surg Oncol 1999;16(4):321-326.

59. Wilke H, Preusser P, Fink U, et al. Preoperative chemotherapy in locally advanced and nonresectable gastric cancer: a phase II study with etoposide, doxorubicin. and cisplatin. J Clin Oncol 1989;7:1318-1326.

60. Romijn M, van Overhagen H, Spillenaar Bilgen E, et al. Laparoscopy and laparoscopic ultrasonography in staging of oesophageal and cardial carcinoma. Br J Surg 1998;85(7):1010-1012.

61. Bonavina L, Incarbone R, Lattuada E, et al. Preoperative laparoscopy in management of patients with carcinoma of

the esophagus and of the esophagogastric junction. J Surg Oncol 1997;65:171-174.

62. Koea J, Guillem J, Conlon K, et al. Role of laparoscopy in the initial multimodality management of patients with near-obstructing rectal cancer. J Gastrointest Surg 2000; 4: 105-108.

63. Stocchi L, Nelson H. Laparoscopic colectomy for colon cancer: trial update. J Surg Oncol 1998;68:255-267.

64. Goletti O Celona G, Galatioto C. et al. Is laparoscopic sonography a reliable and sensitive procedure for staging colorectal cancer? A comparative study. Surg Endosc 1998; 12:1236-1241.

65. Scheele J, Stangl R, Altendorf-Hofmann A. Hepatic metasteses from colorectal carcinoma: impact of surgical resection on the natural history. Br J Surg 1990; 77: 1241-1246.

66. Babineau T, Lewis D, Jenkins R, et al. Role of staging laparoscopy in the treatment of hepatic malignancy. Am J Surg 1994;167:151-155.

67. John T, Greig J, Crosbie J, et al. Superior staging of liver tumors with laparoscopy and laparoscopic ultrasound. Ann Surg 1994;220:711-719.

68. Barbot D, Marks J, Feld F, et al. Improved staging of liver tumors using laparoscopic intraoperative ultrasound. J Surg Oncol 1997;64:63-67.

69. Jarnagin W, Bodniewicz J, Dougherty E, et al. A prospective analysis of staging laparoscopy in patients with primary and secondary hepatobiliary malignancies. J Gastrointest Surg 2000;4:34-43.

70. Sugarbaker P. Surgical decision making for large bowel cancer metastatic to the liver. Radiology 1990;174:621-626.

71. Rahusen F, Cuesta M, Borgstein P, et al. Selection of patients for resection of colorectal metastases to the liver using diagnostic laparoscopy and laparoscopic ultrasonography. Ann Surg 1999;230:31-37.

72. Fuster J, Garcia-Valdecasas J, Grande L, et al. Hepatocellular carcinoma and cirrhosis: results of surgical treatment in a European series. Ann Surg 1996;223:297-302.

73. Liu C, Fan S. Nonresectional therapies for hepatocellular carcinoma. Am J Surg 1997;173:358-365.

74. Zhou X, YuY, Tang Z, et al. An 18-year study of cryosurgery in the treatment of primary liver cancer. Asian J Surg 1992;15:43-47.

75. Karl R, Morse S, Halpert R, Clark R. Preoperative evaluation of patients for liver resection: appropriate CT imaging. Ann Surg 1993;217:226-232.

76. Irie T, Takeshita K, Wada Y, et al. CT evaluation of hepatic tumors: comparison of CT with arterial portography, CT with infusion hepatic arteriography and simultaneous use of both techniques. AJR Am J Roentgenol 1995; 164: 1407-1412.

77. Moran B, O'Rourke N, Plant G, Rees M. Computed tomographic portography in preoperative imaging of hepatic neoplasms. Br J Surg 1995;82:669-671.

78. Kruskal J, Kane R. Imaging of primary and metastatic liver tumors. Surg Oncol Clin N Am 1996;5:231-260.

79. Bismuth H, Castaing D, Garden O. The use of operative ultrasound in surgery of primary liver tumors. World J Surg 1987;11:610-614.

80. Paul M, Sibingamulder L, Cuesta M, et al. Impact of intraoperative ultrasonography on treatment strategy for colorectal cancer. Br J Surg 1994;81:1660-1663.

81. Lo C, Lai E, Liu C, et al. Laparoscopy and laparoscopic ultrasonosgraphy avoid exploratory laparotomy in patients with hepaticellular carcinoma. Ann Surg 1998;227:527-532.

82. Miles W, Paterson-Brown S, Garden O. Laparoscopic contact hepatic ultrasonography. Br J Surg 1992;79:419-420.

83. Cozzi P, McCall J, Jorgensen J, Morris D. Laparoscopic vs. open ultrasound of the liver: an in vitro study. Hepatobiliary Pancreat Surg 1996;10:87-89.

索 引

责任编辑：黑　虎

封面设计：典点瑞泰

荣德教辅 RONGDEJIAOFU

荣德基 总主编

2007年春季荣德基主编图书八年级新课标一览

《特高级教师点拨》系列

语文（人教版，北师版，语文版，苏教版，鄂教版，河大版，鲁教版）

数学（人教版，北师版，华师版，湘教版，苏科版，冀教版，沪科版，鲁教版）

英语（人教版，冀教版，牛津版，外研版，鲁教版）

物理（人教版，北师版，沪科版，苏科版，沪粤版，教科版）

科学（浙教版）

《荣德基三味讲练测》系列

《自助作业》《单元盘点》

语文（人教版，北师版，语文版，苏教版）

数学（人教版，北师版，华师版，沪科版，苏科版）

英语（人教版，冀教版，牛津版，外研版）

物理（人教版，北师版，沪科版，苏科版，教科版）

历史（人教版）

政治（人教版）

《综合应用创新题典中点》系列

语文（人教版，北师版，语文版，苏教版，鄂教版，河大版，鲁教版）

数学（人教版，北师版，华师版，湘教版，苏科版，浙教版，冀教版，沪科版，鲁教版）

英语（人教版，冀教版，牛津版，外研版，鲁教版）

物理（人教版，北师版，沪科版，苏科版，沪粤版，教科版）

生物（人教版，北师版）

科学（浙教版，华师版）

历史（人教版，北师版）

政治（人教版）

地理（人教版，湘教版）

《荣德基剖析新课标新教材》系列

语文（人教版，语文版，苏教版）

数学（人教版，北师版，华师版，苏科版）

英语（人教版，冀教版，牛津版，外研版）

物理（人教版，北师版，沪科版，教科版，沪粤版，苏科版）

http://www.rudder.com.cn

RD720802R1290

ISBN 7-5312-2149-7

9 787531 221494 >

ISBN 7-5312-2149-7/G·1138

全套共10册　总定价：130.00元

综合应用创新题 典中点 八年级数学（下） 内蒙古少年儿童出版社

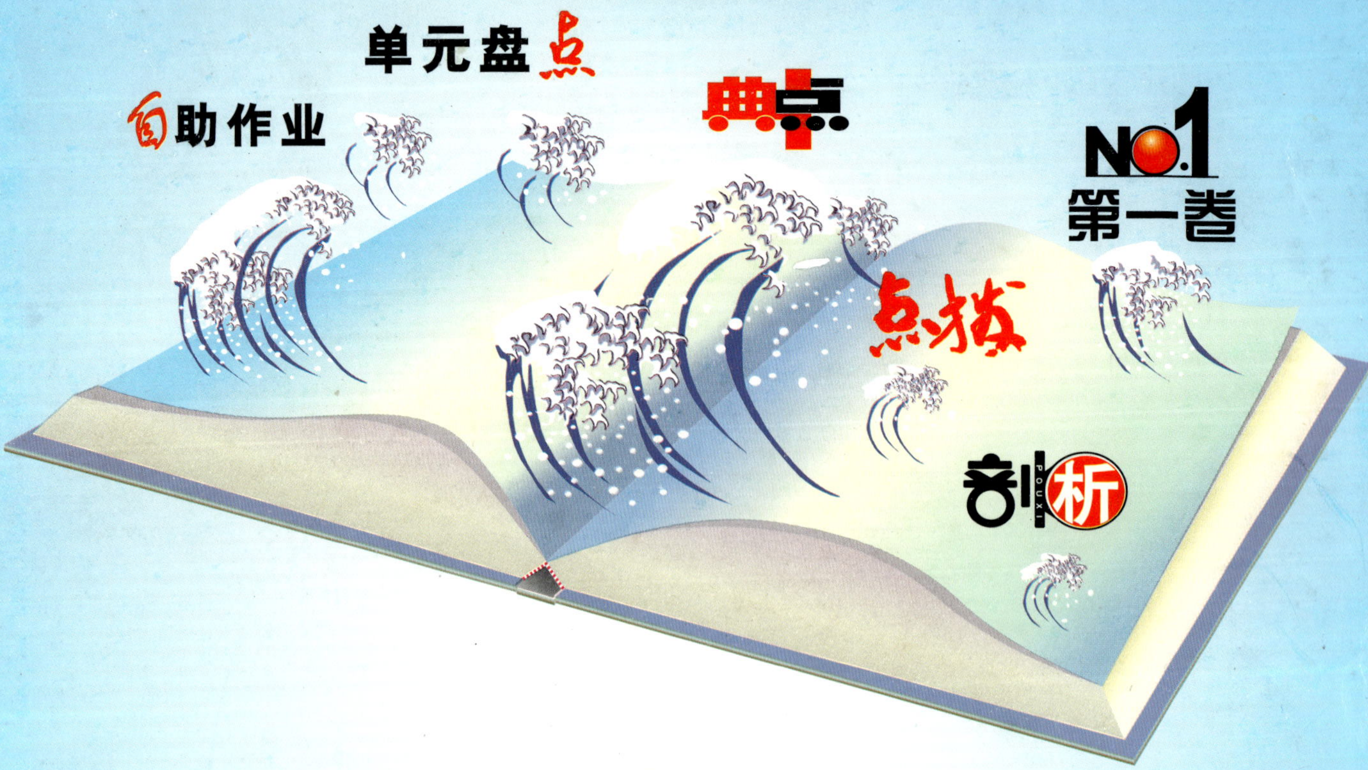

在知识的海洋里汲取智慧的浪花

见过一片海，

用渊博的知识激荡起壮阔的海面；

采过一丛花，

因智慧的碰撞绽放开含蓄的花瓣；

有过一个梦，

决定从这里启程……